新编实用痔瘘学

主　审　胡伯虎

主　编　李金顺　朱林存　李　婷

副主编　李正正　李金杰　刘　洋

科学技术文献出版社

SCIENTIFIC AND TECHNICAL DOCUMENTATION PRESS

·北京·

图书在版编目（CIP）数据

新编实用痔瘘学 / 李金顺，朱林存，李婷主编. —北京：科学技术文献出版社，2022.6
（2023.4重印）

ISBN 978-7-5189-7617-1

Ⅰ.①新… Ⅱ.①李… ②朱… ③李… Ⅲ.① 痔—诊疗 Ⅳ.① R657.1

中国版本图书馆 CIP 数据核字（2020）第 267948 号

新编实用痔瘘学

策划编辑：薛士滨　　责任编辑：薛士滨　张雪峰　　责任校对：张永霞　　责任出版：张志平

出　版　者	科学技术文献出版社
地　　　址	北京市复兴路15号　邮编 100038
编　务　部	（010）58882938，58882087（传真）
发　行　部	（010）58882868，58882870（传真）
邮　购　部	（010）58882873
官 方 网 址	www.stdp.com.cn
发　行　者	科学技术文献出版社发行　全国各地新华书店经销
印　刷　者	北京虎彩文化传播有限公司
版　　　次	2022 年 6 月第 1 版　2023 年 4 月第 2 次印刷
开　　　本	889×1194　1/16
字　　　数	1066千
印　　　张	39.25　彩插12面
书　　　号	ISBN 978-7-5189-7617-1
定　　　价	150.00元

《新编实用痔瘘学》编委会

主审简介

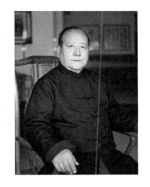

胡伯虎，甘肃天水人，1942年出生。1961年考入甘肃中医学校。1964年毕业被分配到民勤县医院，从事针灸、中医临床工作四年后调回原天水市医院（现天水市中医院），其间参加了由甘肃省人民医院尹伯约院长领导的肛肠病普查，遂入肛肠专科之门，1978年赴浙江医科大学附属医院痔科进修一年，在痔科元老陆琦教授指导下，学业大为长进。

1979年已37岁的他，以中专学历，考取中国中医科学院中西医结合研究生班，导师是著名肛肠病专家周济民、史兆岐。1982年毕业获硕士学位，其毕业论文获中国中医科学院1982年科研成果二等奖。留中国中医科学院广安门医院肛肠科工作。1985年中国中医科学院成立了北京针灸骨伤学院及望京医院，由各单位调入组建新院，胡伯虎被调入，先后任北京针灸骨伤学院教育处副处长、基础部主任，以及中国中医科学院望京医院肛肠科主任。

胡伯虎勤奋好学，在临床、科研与教学中取得了诸多成果。他长期从事大肠肛门疾病的临床工作，对痔、肛瘘、肛裂、便秘、炎症性肠病等大肠肛门病有丰富的临床经验，师承恩师史兆岐发明的《消痔灵注射疗法治疗三期内痔》的非手术疗法。用消痔灵注射液治疗痔疮，无痛、无后遗症，深受国内外患者欢迎，为此还应邀在印度尼西亚雅加达行医一年余，为许多患者解决了疾苦。他研究的苁蓉通便口服液是天水唯一的国家级新药，该药治疗便秘，疗效显著，获甘肃省科技进步二等奖、中国首届老年用品博览会金奖等。之后，该药获得中国发明专利，引起业界重视，其间广州一大药厂，出高价欲购买新药证书及专利，被胡伯虎谢绝。他以报效家乡父老养育之恩的赤子之心，将苁蓉通便口服液交由天水制药厂生产，该药现已成为天水岐黄药业有限责任公司的拳头产品，远销全国各地，为该厂的生存与发展，做出了很大贡献。他曾任中国中医科学院培训中心肛肠高级培训班教师，为全国各地培养了数百名肛肠科人才，桃李满天下。他著作甚丰，发表论文50余篇，主编专著有《实用痔瘘学》《大肠肛门病治疗学》《大肠肛门病问答》《中国大肠肛门病学》等，被国内外多家媒体称为"肛肠秀才"。胡伯虎还精通针灸学，主编有《现代针灸医师手册》《针刺手法一百种》等，曾两次应邀赴日本讲学及开展临床工作。日本东洋学术出版社还出版了他的专著《针刺手技学》的日文版。后又去美国进行学术交流。现兼任《中国大肠肛门杂志》副主编、中华中医药学会肛肠分会、中国民间中医药研究开发协会肛肠分会顾问等职。被中华中医药学会肛肠分会评为"全国中医肛肠学科名专家"。

胡老退休后仍服务临床及承担科研工作。今已80岁的他在京仍坚持定期出专家门诊，并常应邀在国内外各地讲学、会诊。近年来他研发的通便食品"蔬通消化饼干"，已由马应龙药业集团生产上市，深受便秘患者的青睐。

主编简介

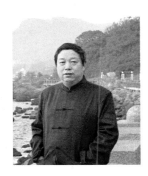

李金顺，字心如，道号老木子，人送绰号"李一招"，1957年9月生，山东东营市人。1975年从医，全国知名肛肠病专家，全国基层名中医，山东省中医药五级师承指导老师，东营市首届名中医，东营市首批中医药专家师承指导老师，广饶名医，主任医师，非物质文化遗产项目"德顺堂传统痔瘘疗法"第五代代表性传承人。现任东营肛肠病医院院长、中国核心期刊《世界中西医结合杂志》等杂志编委，同时兼任中华中医药学会肛肠分会常务理事、全国中医高等教育学会肛肠分会副会长、山东省中医药学会肛肠专业委员会副主任委员、东营市中医药学会肛肠专业委员会主任委员等学术职务，并先后多次被授予全国、省、市、县多项荣誉称号。

先生业医47载，启蒙于"德顺堂传统痔瘘疗法"第四代传承人李元贵老先生，后师从胡伯虎、黄乃健等多位名师，他熟读经典，医理精湛，刻苦自励，学验俱丰，精通中医疮疡外科，对肛肠病尤擅长，并在书法、武术、易道方面有很好的修养，书法以狂草毛体见长，是全国毛体书法艺术家协会副主席。其祖传武术"地弓拳"在全国独具风格，自成一派，多次在国内外武术大赛中摘金夺银，并饰演、指导多部武打电影。现任东营市武术运动协会副会长，地弓拳研究会会长，广饶县武术运动协会会长，地弓拳第十四代代表性传承人，国家级裁判、教练，武术六段位。

先生治学严谨，善于总结经验，勤于著述，主编、参编著作十余部，发表有学术价值的论文20多篇，科技成果和发明专利10多项，经常到全国各地，甚至出国讲学、义诊并进行学术交流，弟子遍及国内外，为肛肠界培养了众多专科医生，为中国文化走向世界做出了积极的贡献。2013年曾集体受到习近平总书记及党和国家主要领导人的接见。

先生工作认真，精勤勿懈，高风亮节，令人钦敬。平素博学好读，善思创新，谨求古训，博采众长，选方用药切合实际，多不虚发，技术独到，法多有效。他学古而不泥古，结合多年的临床经验，在继承的基础上，创立了许多中医、中西医结合治疗肛肠病的制剂和新疗法，尤其在治疗环状混合痔、高位复杂性肛瘘、溃疡性结肠炎、便秘等疑难肛肠病方面具有鲜明的特色，其疗法是非物质文化遗产项目"德顺堂传统痔瘘疗法"，并且在全国肛肠界享有很高的知名度。

先生医德高尚，和蔼可亲，视患者如亲人，四十七年来，已为无数肛肠病患者解除了病痛，在人民群众中享有很高的声誉，国内外多家主要新闻媒体曾先后多次报道过他的先进事迹。是一位博学多才、文武兼修的文化人才。

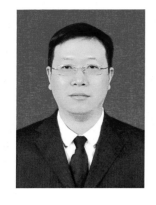

朱林存，副主任医师，非物质文化遗产项目"德顺堂传统痔瘘疗法"第六代传承人。现任东营肛肠病医院肛肠科主任，兼任全国中医药高等教育学会肛肠分会常务理事、中国非公立医疗机构协会肛肠专业委员会委员、中国抗癌协会会员、中国民族医药学会肛肠科分会理事、世界中医药联合会肛肠专业委员会委员、山东中医药学会肛肠专业委员会委员、山东省医师协会中医脾胃病专业委员会委员、山东省医学会肛肠病分会肛周疾病组组员、山东省医师协会社会办医分会委员、东营市医师协会肛肠病专业委员会副主任委员、东营市中医药学会肛肠专业委员会常务委员、东营市医学会消化专业委员会委员、东营市医学会消化内镜专业委员会委员。师从全国名老中医药专家李金顺先生，是山东省人社厅、卫健委等颁证的中医药师承教育出师弟子。

曾在贵州省肛肠病医院、解放军第九六〇医院进修学习，主要从事肛周疾病及脾胃病的中医、中西医结合诊治工作，在肛周疾病、消化道常见病的诊治及胃肠内镜诊疗等方面有丰富的临床经验，尤其在无痛微创治疗肛周疾病、中西医结合治疗便秘、中药灌滴疗法治疗溃疡性结肠炎、内镜下治疗胃肠道病变、消化道早癌筛查等方面开展了大量有效的工作，在传承创新的基础上，总结出了一套行之有效，并独具特色的治疗方案。

在核心期刊发表论文21篇。获国家科技发明专利1项。担任《炎症性肠病中西医治疗新解》副主编、《专家点评——常见病小处方》编委、《专家教你解读体检表》编委。多次被市卫健委授予"先进中医医生""先进医务工作者"等荣誉称号。

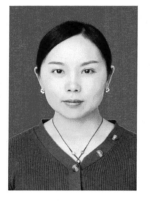

李婷，女，中共党员，主治医师，毕业于贵州中医药大学，非物质文化遗产项目"德顺堂传统痔瘘疗法"第六代传承人。现任东营肛肠病医院执行院长，中医药高等教育学会肛肠分会常务理事，世界中医药联合会肛肠分会会员，中国医药教育协会肛肠疾病专业委员会委员，中国民族医药学会肛肠科分会理事，中国非公立医疗机构协会肛肠专业委员会委员，山东省中医药师承教育学术继承人，山东省消化内镜分会委员，山东省医师协会社会办医分会常务委员，东营市中医药肛肠专业委员会常务理事，东营市医师协会理事、肛肠病专业委员会常务理事等学术职务。

从事中医肛肠工作15年，在肛肠疾病的诊治工作中积累了丰富的临床经验，曾在中国中医科学院西苑医院、济南军区总医院、贵州省肛肠病医院等进修学习。现主要从事内镜下消化疾病及消化道早癌的诊治工作。在山东省中医药师承指导老师、全国肛肠名老中医、非物质文化遗产项目"德顺堂传统痔瘘疗法"第五代代表性传承人李金顺老师的指导下运用经方辨证施治溃疡性结肠炎、肠易激综合症、慢性功能性便秘等顽固性肠道疾病，并取得了很好的成绩，特别是运用"泄泻灌肠散"灌滴疗法治疗溃疡性结肠炎取得显著疗效。东营肛肠病医院肛肠科被国家中医药管理局确定为国家"十一五""十二五"专科专病（溃疡性结肠炎）协作攻关单位。获国家科技发明专利1项。参与编写《功能性肠病》《炎症性肠病中西医治疗新解》等4部著作，先后撰写了10多篇论文，且在业内被公开发表，多篇论文于黄河口科技论坛论文评选中获"三等奖"。并多次被市、县授予"优秀中医医生""优秀党员"等多项荣誉称号。

自幼随父习武，是省级非物质文化遗产——祖传"地弓拳"第十五代传承人，曾参加国内外传统武术大赛，多次摘金夺银，为国争光。参加了多部武打影视剧的拍摄工作，被多家新闻媒体报道过先进事迹，是一名优秀的传统文化人才。

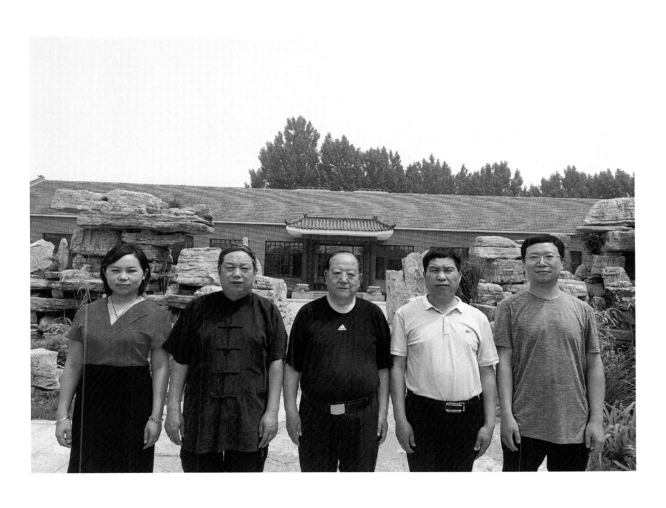

编委会主要人员在东营肛肠病医院"顺园"合影留念

代 序

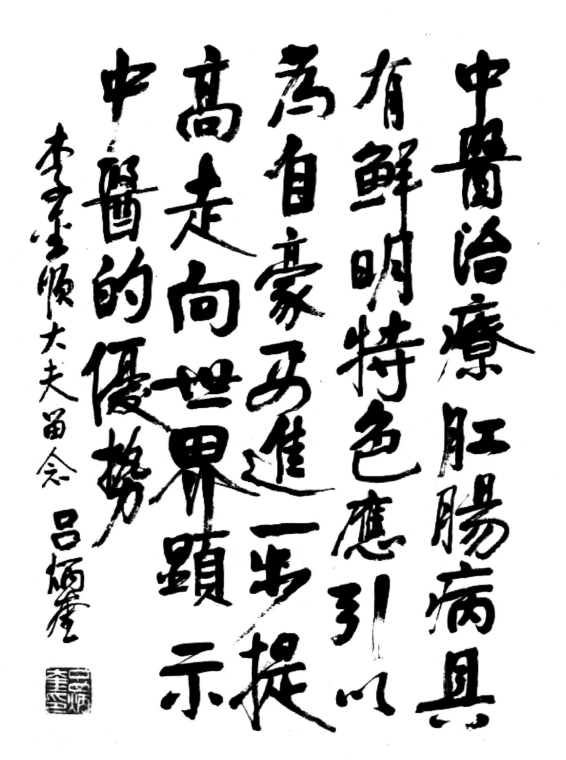

中醫治療肛腸病具有鮮明特色應引以為自豪勇進
高走向世界顯示中醫的的優勢

李金順大夫留念 吕炳奎

原中华人民共和国卫生部第一任中医司司长、中医泰斗吕炳奎为李金顺同志题词

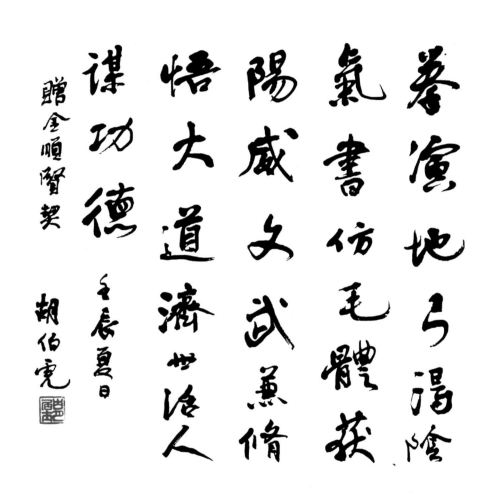

拳演地弓调阴阳
气书仿毛体获
阳盛文武熏修
悟大道济世活人
谋功德

赠金顺贤契

壬辰夏日 胡伯虎

中国中医科学院望京医院原肛肠科主任、全国著名肛肠病专家胡伯虎教授为弟子李金顺题诗

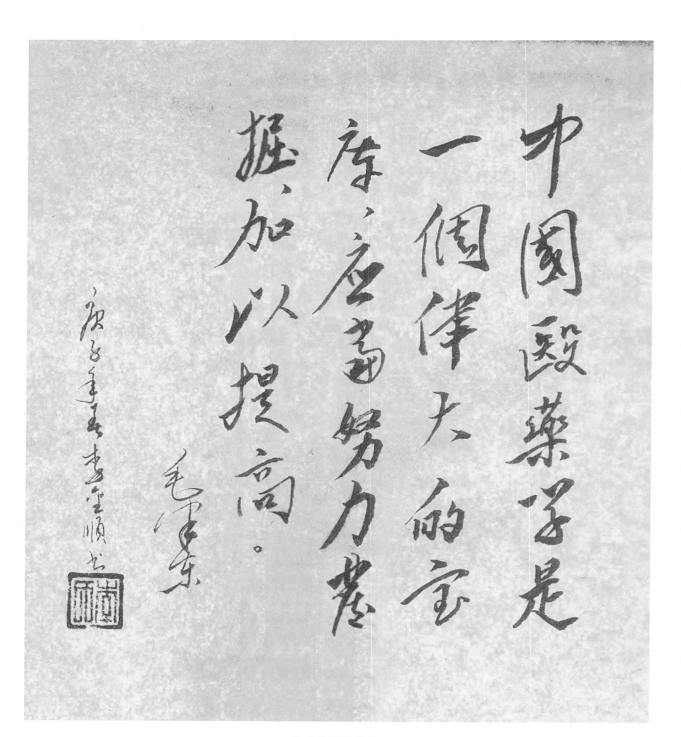

中国医药学是一个伟大的宝库，应当努力发掘，加以提高。

毛泽东

李金顺毛体书法

前　言

　　我等所著《实用痔瘘学》自1988年4月由科学技术文献出版社出版以来，先后印刷七次，发行量近四万册，在肛肠专业图书中遥遥领先。发行上市后收获颇多好评，日本大肠肛门学会原会长隅越幸男（已故）阅后来信说："这是一本出色的肛肠学专著，介绍的内容很丰富。"同时，不少学者、专家也对本书给予了肯定，常有读者说："我读得最早的肛肠书就是《实用痔瘘学》，当时是最好的入门书，深入浅出、内容丰富、非常实用，可惜现在买不到了。"热心读者也提出了存在问题及不足之处，期望能加以充实、提高后早日再版。这对我们是极大的鼓励。1988年至今已过去34年了，我已成80岁老人。但仍想尽心尽力新编此书以报读者厚爱。

　　30多年来，随着改革开放的推进，国内外学术交流日趋活跃，大肠肛门学科的发展日新月异，基础研究和临床治疗都有大量新进展、新成果、新技术、新规范问世。只有不断更新，才能满足基层医护人员的需求。鉴于此，吾亲自指导弟子李金顺等着手《新编实用痔瘘学》之编撰。经过中青年一代编撰人员8年的辛勤努力，收集了国内外最新技术和传统方法，加上自己多年未公开的一些特色疗法，编撰成本书。

　　《新编实用痔瘘学》虽是《实用痔瘘学》之新编，较之前充实了内容，增加结肠疾病，实已增补为大肠肛门病学，但仍以痔瘘等常见、多发病为论述之重点，以中医、西医和中西医结合的临床治疗和实用技术为核心，力求使之成为读了能有用、用了能有效、图文并茂、深入浅出，具有临床实用性、参考性、规范性，为基层医护人员提供的实用临床参考读本。

　　医学是在继承的基础上发展而来的，本书也是在继承的基础上有所发展编著而成的。一个人的经验和能力有限，阅历更有限，故只有集思广益、博采众长、不懈努力，才能给读者提供有价值的参考资料。因此，如果本书能为读者提供一些有益的知识和经验帮助的话，读者和编委们都应当感谢那些在肛肠学科内辛勤耕耘的前辈和今人们。

　　在编撰过程中，中国人民解放军第九六〇医院消化科主任刘晓峰教授对本书提出了宝贵的指导性意见；王成键、李妍妍、李通等同志对本书的文字整理做了一定的工作，在此一并致谢！

　　敬希读者对本书之存在问题及不足之处，多加指正。

胡伯虎

目　　录

基　础　篇

临　床　篇

基础篇

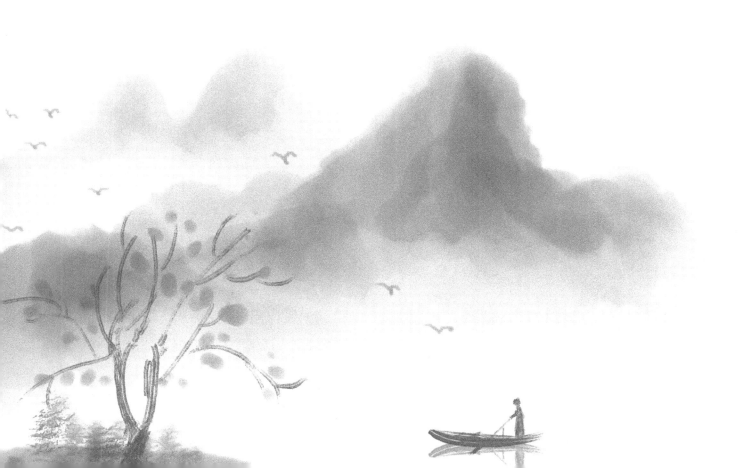

第一章 大肠肛门病学发展简史

华夏五千年，历史文化源远流长，中医医学博大精深。大肠肛门学科是一门既古老又新兴的学科。远在公元前它就受到了人们的重视并有了许多文献记载，几千年来也一直不断有进步和发展，但其从外科和消化科里分门立户成为一门独立的学科，还是近百年的事。

大肠肛门学科的发展历史，国际上一般都将其划分为三个历史发展阶级：古代，指公元前；中世纪，指1—1700年；近代，指1701年至今。我们依此惯例，亦按这三个历史分期来研究我国和国外肛肠病学的发展历史。

第一节 中国大肠肛门病学发展简史

一、古代（公元前）

中医学对肛肠病的发展有很大贡献，这是有目共睹的。国外学者在讨论肛肠学科发展史时，都引用我国古代的大量文献，公认在古代、中世纪及现代中国，中医学都对肛肠专业的发展做出了重要贡献。

作为一个文明古国，古代时期的先贤们就对大肠肛门病学的研究有着突出贡献，对此，日、英等国的学者有很高的评价。

我国关于肛肠病的最早文献记载首见于距今3000余年前商代甲骨文中，所载疾病的名称可能与大肠疾病有关，如"下痢""疾腹""痔""病蛊"等。"痔"是指包括大肠病在内的肠道疾病；"蛊"可能是指肠道寄生虫。

春秋战国（公元前770—前221年）时期，我国医家们就提出了"痔""瘘"的病名，后为世界医学所采用，并沿用至今。痔、瘘病名的提出，首见于《山海经》。《山海经·南山经》有："南流注于海，其中有虎蛟，其状鱼身而蛇尾，其音如鸳鸯，食者不肿，可以已痔。"《山海经·中山经》有："仓文赤尾，食者不痈，可以为瘘。"《庄子·列御寇》有："秦王有病召医，破痈溃痤者，得车一乘，舐痔者，得车五乘。"《韩非子》有："内无痤疽瘅痔之害。"《淮南子》有："鸡头已瘘。"从这些记载可见，战国时对一些常见肛门直肠病已有相当的认识。1973年长沙马王堆汉墓出土的《五十二病方》（估计抄成不晚于秦汉）载有"牡痔"、"牝痔"、"脉痔"、"血痔"、"朐痒"（肛门痒）、"巢者"（肛门瘘管）、"人州出"（脱肛）等多种肛肠病及其治法。如治"牡痔……以小绳，剖以刀"的结扎切除法；治痔瘘"巢塞直者，杀狗，取其脬，以穿籥，入直（直肠）中，炊（吹）之，引出，徐以劙刀去其巢"的牵引切除法；治"牝痔之有数窍，蛲白徒道出者方：先道（导）以滑夏铤（探针），令血出……坐以熏下窍"的肛门探查术及熏治法；治"牡痔……与地胆虫相半，和以傅之。燔小隋（椭）石，淬醯中，以熨"的敷布法和热熨法。这些都是世界上最早记载的肛肠病手术疗法、保守疗法。

《内经》对肛肠解剖、生理、病理等有详细论述。如《灵枢·肠胃篇》记述了回肠（结肠）、广肠（直肠）的长度、大小、走行。《素问·灵兰秘典论》记述："大肠者，传道之官，变化出焉。"《素问·五脏别论》有："魄门（肛门）亦为五脏使，水谷不得久藏。"对大肠肛门主要功能已有正确认识。《素问·生气通天论》有："筋脉横解，肠澼为痔。"首先提出痔是血管弛缓、血液瘀滞澼积的见解。《灵枢·水胀篇》有："寒气客于肠外，与卫气相搏，气不得荣，因有所系，癖而内著，恶气乃起，瘜肉乃生。"最早提出了肠道息肉的病名。《灵枢·刺节真邪篇》有："寒与热相搏，久留而内著……有所结，气归之，卫气留之不得反，津液久留，合而为肠溜，久者数岁乃成，以手按之柔。有所结，气归之，津液留之，邪气中之，凝结日以易甚，连以聚居，为昔瘤，以手按之坚。"最早描述了肠道肿瘤。《内经》还对便血、泄泻、肠澼、肠覃等肛肠疾病作了论述。《五十二病方》已有"蛲白"之名。《灵枢·厥病篇》又说："肠中有虫瘕及蛟蛕。"（蛕音回，与蛔音义同。）《说文解字》曰："腹中长虫也。"这是对肠道寄生虫的最早描述。

《难经》首载了肛门的解剖："肛门重十二两，大八寸，径二寸大半，长八尺八寸。"

二、中世纪（1—1700年）

东汉·许慎（58—148年）《说文解字·玉篇虫部》："蛕，人腹中长虫也。"这是对肠道寄生虫的最早描述。汉代《神农本草经·下卷虫兽部中品》首次提出脱肛病名，"蛞蝓味咸寒。主贼风，喎僻，轶筋，脱肛，惊痫挛缩。一名陵蠡。生池泽"。

东汉·张仲景在《伤寒杂病论》（200—219年）中首创了肛门栓剂和灌肠术。他提出对津亏便秘证候使用蜜煎导方：以食蜜炼后捻作梃，令头锐，大如指，长二寸许，冷后变硬，内纳谷道中，为治疗便秘的肛门栓剂。他又用土瓜根或大猪胆汁和少许法醋灌谷道中以通便，发明了灌肠术。《伤寒杂病论》还对下痢、便脓血、便血、便秘、肠痈、蛔厥、痔等大肠肛门病，确立了辨证施治、立方用药的原则。如《金匮要略·惊悸吐衄下血胸满瘀血病脉症并治第十二》已有"远血"和"近血"之分，首次将上消化道出血及下消化道出血区分开来，提出以黄土汤治疗近血的治则、治法、方药，现仍广为传用。

西晋·葛洪（261—341年）《肘后备急方》中"治大便不通，土瓜根捣汁。筒吹入肛门中，取通"。从记载来看，当时已有了灌肠器——"筒"。西晋皇甫谧《针灸甲乙经·卷九足太阳脉动发下部痔脱肛篇》记述了针灸治疗脱肛、痔、下痢等肛肠病的方法，并首载了"凡痔与阴相通者，死"。这是对肛肠病合并阴道、尿道瘘的最早论述。该书还首载了针刺穴位治疗痔疾的方法

"痔痛，攒竹主之；痔，会阴主之；痔，篡痛，飞扬、委中及承扶主之；痔篡痛，承筋主之；脱肛下，刺气街主之之。"

隋代·巢元方的《诸病源候论》（610年）详列痔病诸候5种、瘘病35种、大便病诸候5种、痢候40种，对肛肠疾病的认识比较深入。如"脱肛候"有："脱肛者，肛门脱出也。多因久痢后大肠虚冷所为。""痔病诸候"中，提出了"牡痔、牝痔、脉痔、肠痔、血痔"五痔分类法，另文提出了"气痔、酒痔"。认为"痔久不瘥，变为瘘也"。"脓瘘候，是诸疮久不瘥成瘘。"后世"痔瘘"病名，即始于此。在防治肛肠病方面，最早记载了导引之术："一足踏地，一足屈膝，两手抱挼鼻下，急挽向身极势，左右换易四七，去痔、五劳、三里气不下。"该书中记载"谷道生疮候"有："谷道，肛门大肠之候也。大肠虚热，其气热结肛门，故令生疮。""谷道痒候"有："谷道痒者，由胃弱肠虚则蛲虫下浸谷道，重者食于肛门，轻者淡痒也。蛲虫状极细微，形如今之蜗虫状也。"这些描述都很具体确切。这与现代医学的蛲虫病、肛门皮肤病以及肛周炎症有相似之处。书中对肛肠病病因病机的观点，可总结为以下几个方面：①与前人相比，《诸病源候论》强调了"劳伤"的致病作用，如"劳伤筋脉"导致"大便血"，"冒触劳动"致"血痢"，军事劳伤导致肛肠病的论述。②巢元方认为，冷热不调是引发大便异常的常见因素，如"滞利候"中说："滞利，由冷热不调，大肠虚，冷热气客于肠间。"又如"大便不通候"中说："三焦五脏不调和，冷热之气结于肠胃，津液竭燥，大便壅塞，故大便不通。"③该书正确地认识到肛瘘是由于肛周脓肿经久不愈演变形成的。④该书明确地指出气虚下陷或腹压增高是直肠脱垂的主要原因。

唐代·孙思邈（581—682年）的《千金方》和《千金要方》中首载了用鲤鱼肠、刺猬皮等治痔的脏器疗法。记载了以鼻、面、舌、口唇出现的粟粒疹、斑点诊断肠道寄生虫的经验。唐代·王焘的《外台秘要》中引用许仁则的："此病有内痔，有外痔，内但便时即有血，外有异。"科学地将痔分为内痔、外痔两种，并描述了内、外痔的不同临床表现。该书引用《古今录验》治疗关格、

大小便不通方"以水三升，煮盐三合使沸，适寒温，以竹筒灌下部，立通也"，首创了利用竹筒作为灌肠器的盐水灌肠术。

宋、元、明三代，中医肛肠科学逐渐发展成为一个独立的学科，并取得了重大进展。

宋代出现了治疗痔瘘的专科和专家。宋代《太平圣惠方》（982—992年）中记载了将砒溶解于黄蜡中，捻为条形，纳痔瘘疮窍中的枯痔钉疗法，并发展了痔的结扎术。载有"用蜘蛛丝缠系痔鼠乳头，不觉自落"的治疗方法。该书在诊断和治疗方面，较前有所突破，如首先将痔、瘘分列为两章，对肛门瘘管的形成和主证都有详细的描述。南宋·魏岘的《魏氏家藏方》（1220年）进一步详载了制作枯痔散的具体方法和过程。南宋《疮疡经验全书》（1281年）在五痔基础上，将痔分为二十五痔，虽然分法过于复杂，但是反映了当时医家对肛肠疾病研究的细致和深入，如其中最早提出"子母痔"的概念，正确地反映了痔核之间的关系，为后世所沿用。

明代·徐春甫的《古今医统大全》（1556年）中首倡肛瘘挂线法："上用草探一孔，引线系肠，外坠铅锤悬，取速效。药线自下，肠肌随长，澼处既补，水逐线流，未穿疮孔，鹅管自消。"挂线疗法的贡献在于成功地解决了高位复杂性肛瘘手术后引起的肛门失禁的问题，对肛肠科学术的发展做出了不朽的贡献。

明、清时代对"痔""瘘"等疾病的病因病机有了新的认识。明代·陈实功的《外科正宗》（1617年）记载有"夫痔者乃素积湿热，过食炙煿；或因久坐而血脉下（不）行；又因七情而过食生冷，以及担轻负重，竭力远行，气血纵横，经络交错；又或酒色过度，肠胃受伤，以致血流注肛门，俱能发痔。"清代·祁坤《外科大成》说："妇人或产难，小儿或夜啼等因，致使气血纵横，经络交错，流注肛门而成此痔。"这些观点，与现代医学对痔的病因认识颇有共同之处。

《外科正宗》一书较为全面地总结了明代以前的外科成就，对肛肠病以痔疮、脏毒立篇论述，提出了一套辨证施治、内外兼治的方法，其方药至今仍为临床习用。陈实功在前人基础上，发展了枯痔疗法、挂线疗法，并提出了许多新的内服

外用方药。该书专门对结核性肛瘘、肛门病兼杨梅下疳、砒中毒的防治等作了专门论述，如"又有虚劳久嗽，痰火结肿，肛内如粟者，破必成瘘，沥尽气血必亡"，这是对全身结核病并发肛瘘的具体描述。《外科正宗》还记载了"三品一条枪"的制作及使用方法，由过去的外搽枯痔散到药钉插入痔核内，在痔的治疗方面取得了突破性进展。

明代·薛己的《薛氏医案·外科枢要》（1528年）提出肛门病的发生与局部气血运行不足有关。书中记载："臀，膀胱经部分也，居小腹之后，此阴中之阴。其道远，其位僻，虽太阳多血，气运难及，血亦罕到，中年后忧虑此患（指痔、漏）。"这种见解与近现代医学认为痔是人类直立后局部进化未跟上，肛门部位的静脉回流受阻，血流运行阻滞而生痔的观点相似。

清代在学术方面虽乏创新，但在文献整理方面做出了重要贡献。其中以祁坤的《外科大成》（1665年）贡献最大，书中《外科大成·痔漏篇》中记载："锁肛痔，肛门内外如竹节锁紧，形如海蜇，里急后重，便粪细而带扁，时流臭水，此无治法。"此乃对肛门直肠癌的生动描述。又如："钩肠痔，肛门内外有痔。摺缝破烂，便如羊粪，粪后出血，秽臭大痛。"此为对肛裂的生动描述。

三、近代（1701年至今）

1. 名医贡献

陈梦雷的《古今图书集成·医部全录》（1723年）全面、系统地整理了历代医学文献，其中所收集的治疗肛肠病的方法有内治、外治、枯痔、结扎、熏洗、熨帖、针灸、导引等十余种（图1-1）。所载治疗肛肠疾病的内服方有242首、单验方317首，为后代的研究工作提供了宝贵的资料。高文晋的《外科图说》（1834年）中绘有多种手术器械，其中治疗肛肠疾病的手术器械有弯刀、钩刀、柳叶刀、笔刀、尖头剪、小烙铁、探肛筒、过肛针等（图1-2）。这些器械设计独特，精巧实用，至今仍被沿用。

赵濂的《医门补要》（1883年）对肛瘘挂线、异物入肛、先天性无肛症的手术方法有进一步的改良和发展，反映了肛肠外科在清代的新进展。

"中华民国"（1912—1949年），简称民国，

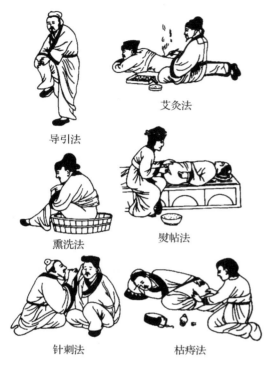

导引法　　艾灸法

熏洗法　　熨帖法

针刺法　　枯痔法

图 1-1　古代治痔法

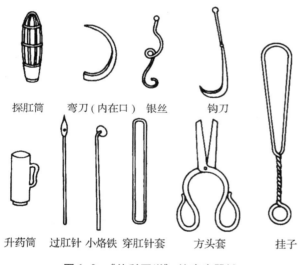

探肛筒　弯刀（内在口）　银丝　钩刀

升药筒　过肛针　小烙铁　穿肛针套　方头套　挂子

图 1-2　《外科图说》的痔瘘器械

计 38 年。蒋中正（1887—1975 年）执政后，内战与抗日战争不断，肛肠学科和医师的生存十分困难，多数医师在民间行医。1929 年 2 月 23 日至 26日，南京政府卫生部召开了第一届中央卫生委员会，余云岫以"中华民国"医药学会上海分会会长的身份参加了会议，提出了《废止旧医以扫除医事卫生障碍案》。以余云岫为代表的西医废止旧医的最重要理由，就是认为中医不合近代科学，

妄图消灭中医。所以此案一出，医界鼎沸，社会震动，立即爆发了中医近代史上规模浩大的抗争风潮。数日之内全国各地中医药团体、药商团体、全国商会联合会等团体质问南京政府的函电不可胜数。中国香港、菲律宾、新加坡等地区中医药团体也纷纷来电请愿。面对国内外中医界和各界人士的强烈反对，国民政府为了息事宁人，不得不取消废止中医提案。虽然该风波对中医学的发展造成了极大困难，但由于中医治疗痔瘘有自身优势，还是出现了一批痔瘘专家。这批专家经民国到中华人民共和国，对肛肠科学术发展做出承先启后之贡献。

黄济川（1862—1960 年），清末出生于四川省内江市一个贫苦的小贩家庭，17 岁时患严重肛瘘，后遇富顺县民间医生龚心裕用挂线法经数月治愈，遂拜龚为师。几年后，龚氏途经内江，黄闻讯拜谒，将龚氏接到家中奉养。龚氏告别，黄饯行。席间见一路人遗失纸条，黄捡起视之为银票 300 两，迅即追回失主，当面归还。龚氏见黄拾金不昧，大为感动，遂留之将痔瘘方药全部传授。清朝末年（1897 年，光绪二十三年），黄在四川省泸州市开设痔瘘诊所，1904 年（光绪三十年）到四川省成都市开办了"黄济川痔瘘诊所"，成民国一代痔瘘名医。中华人民共和国成立后创建成都黄济川痔瘘医院（现成都肛肠专科医院），任首任院长。1954 年四川省中医代表会上，他毫无保留地将自己的"枯痔散""药线"等秘方、秘法、痔瘘专科绝技献给了国家。国家卫生部责成四川省卫生厅组成痔瘘专家小组赴北京，将黄公的"枯痔疗法"向全国汇报表演并在全国推广。黄公还将自己近 80 年来治疗痔瘘的丰富经验、方药撰写成《痔瘘治疗法》，后该书成为新中国治疗痔瘘疾病的第一部中医专著。1956 年 95 岁高龄的黄济川赴北京参加第十届中华医学会全国代表大会，当选为外科学会常务委员，并受到周恩来总理的亲切接见。黄公从医期间培养了一大批痔瘘专业的骨干力量，如著名肛肠专家周济民、姜怀琳、李雨农、曹吉勋、黄祥麟、黄国民、王维烈等，为痔瘘学科的发展做出了贡献。

闻茂康（1911—1996 年），浙江鄞州区人。民国 14 年（1925 年），14 岁即师从宁波名中医严

海葰专习中医外科。三年学成后，即在老师诊所襄理业务，并潜心研究中医外科、痔科要旨，后在浙江慈溪悬壶济世。1934年悬壶沪上，以内痔及肛瘘治疗著称。1954年加入"五门诊"主持肛肠科（上海中医药大学附属岳阳医院门诊部之前身）。根据临床治疗痔瘘经验改进了传统中医的枯痔疗法、挂线疗法，并创立套扎术。他编著的《实用中医痔科学》成为指导从事痔科医护人员防治肛肠病的专业书籍，并作为教材使用。曾发表《肛门疾病312例疗效分析》《改进枯痔散用法的经验》《用插药疗法治疗内痔的临床观察》《肛瘘挂线疗法采用纸制药线的介绍》《中西医结合治疗高位肛瘘》《中西医结合治疗环状混合痔为例临床报告》等论文，为中医肛肠学科的发展做出了贡献。

卢克捷（1909—1991年），安徽省无为县人，清末出生于天津一个医学世家。"民国"时期就读于天津新医学校（大学），大学毕业后从事医疗工作。民国中期，在北京开设肛肠专科医院，至40年代末已经颇具规模，成为民国时期最有名也是最大的京城肛肠病第一家专科医院。新中国成立后该医院公私合营为北京二龙路医院。目前已发展为拥有200多张病床的北京市肛肠医院。卢克捷为终生名誉院长，成为北京肛肠界的开山人物。卢克捷治疗重度混合痔常采用结扎注射内括约肌松解术，远期疗效甚佳；治疗肛裂纵切横缝；治疗肛瘘挂线引流。他还培养了一代后起之秀，如刘安、董平等，著有《肛肠疾病的预防治疗与自检》等。

张庆荣（1913—2004年），辽宁省铁岭人，"民国"29年毕业于辽宁医学院七年制班。民国晚期在北京协和医院任实习医师和住院医师，之后任天津第四医院和工人福利医院外科主任，当时已经开展肛肠外科工作。1953年调天津滨江医院任外科主任并在外科建立肛肠组，成为我国早期收治大肠肛门病、能做大肠癌手术的著名医院。所著《实用肛门直肠外科学》多次再版，是我国首部肛肠外科专著，影响很大。曾任天津市滨江医院名誉院长和美国国际肛肠学会名誉副会长。专长肛管大肠外科和普通外科，曾多次主持全国性和地域性肛肠专业提高班、天津市滨江医院肛

肠外科进修班，培养了大批肛肠外科专业人才，是我国肛肠外科的创始人之一。他把Gabriel肛裂切除术在肛门缘切除大片皮肤的所谓"Gabriel三角"改进为小片球形，此举缩短了患者住院天数。20世纪50年代，他首创了低位直肠癌或肛管癌经腹会阴联合切除，采用会阴肛门重建加股薄肌移植代替括约肌的手术方式。他手术时重建肛直角的理念成为我国各种同类手术改良术式的圭臬，对推进肛肠外科事业的发展功不可没。

后继王玉成、吴菲、马东旺、张作兴等亦名扬肛肠界。

周济民（1919—1994年），重庆市人。民国23年（1934年）师从著名老中医刘崇恩。由于刻苦攻读，潜心研究，不久便在重庆开业行医。20世纪50年代，他改进枯痔散，去掉白砒，重用白矾，称为"无砒枯痔散"，避免了砒中毒，提高了枯痔疗法的安全性，在当时是一大改良，卫生部将其治疗经验总结成文，向全国推广。1954年参加重庆痔瘘小组，专业治痔，由于方法简便，疗效显著，名声大噪。出版了《痔疮痔瘘患者须知》《痔瘘中医疗法手册》等著作。随之被卫生部调入北京，担任中国中医科学院广安门医院肛肠科主任，他勇于实践，勤于总结，从不保守，且待徒如子，除倾心培养研究生胡伯虎、李国栋外，还带出高徒寇玉明。20世纪60年代，他发表了《结扎疗法治疗各期痔核的疗效报告》《复杂性肛瘘150例经验介绍》等文章。20世纪80年代他与胡伯虎等编写了《中医鉴别诊断学·痔瘘篇》。他与史兆岐合作进行的"6%明矾注射液治疗完全性直肠脱垂的研究""切开挂线疗法治疗高位复杂性肛瘘的研究"等，获卫生部科技成果奖。

王芳林（1911—1993年）与王庆林（1908—1975年）兄弟，出身中医世家，民国19年（1930年）起开始从事中医痔瘘专科，先在洛阳开业。于1936年~1937年，相继由河南来西安定居开痔瘘诊所。1952年王芳林任西安市中医医院痔瘘科主任，王庆林任新城区中医院痔瘘科主任。王芳林从事中医痔瘘临床60余年，打造了西北地区历史最悠久的痔瘘专科。他们行医重视整体观念，内外结合治疗肛肠疾病，其家传秘方"王氏痔瘘消减丸"以及自拟清肺消肿汤治疗痔肿胀嵌顿，

颇有疗效。1958 年，王芳林著的《临床痔瘘学》出版，保持中医痔瘘的特色的同时，汲取西医治疗的长处，总结了诊治痔瘘的临床经验，在当时颇有影响。

丁泽民（1919—2014 年），出身于江苏丁氏痔科，迄今数百年，嗣续祖业，为第八代传人。幼承庭训，民国 24 年 16 岁起即随其父，著名中医丁氏痔科七代传人丁辅庭行医，后又拜师于两淮官医朱霞林门下，系统学习中医内科知识。1943 年离家到扬州行医，1945 年又辗转到南京，1948 年就读于国医专科学校（国医馆）。在国医馆，丁老系统地学习了有关祖国医学的基本理论和临床的基本技能，毕业后在南京地区开办诊所，医术享誉四方。1956 年，他放弃私人诊所的优厚待遇，将祖传的专科器械和验方献给政府，创建了南京市中医院肛肠科，并担任肛肠科主任中医师，该科室于 1994 年成为我国最早的一所全国中医肛肠专科医疗中心。1959 年出席全国群英会，被授予"全国劳动模范"称号，1980 年任中华中医药学会肛肠学会会长，并被授予"国家级专家"称号，1994 年被聘为南京中医药大学教授。1995 年任第五届亚太地区肛肠学术会议大会执行主席。1982 年提出分段齿形结扎法治疗环形混合痔，提高了疗效，并有效地减少了术后并发症的发生，成为我国中西医结合自创的痔治疗经典术式；对复杂性肛瘘治疗提出了采用扩置引流保留括约肌的手术方法，获得国内同道的认同、赞许。慢性非特异性溃疡性结肠炎的治疗是一个世界性难题，单纯西医治疗虽然近期疗效较好，但难以回避使用激素制剂的副作用。丁老在应用整体中药内服的基础上，结合局部中药保留灌肠疗法，取得了较为巩固的疗效，提高了患者的生活质量。出版有《丁氏痔瘘学》等，是我国现代中医肛肠学科奠基人和开拓者之一。子丁义江、丁义山又承父业，在肛肠领域亦颇有建树。丁氏痔科已传十代，蜚声海内外。

杜家驹（1923—2002 年）与杜家模（1921—1992 年），系天津著名痔瘘世医杜氏第三代传人。杜氏痔瘘的第一代为曾祖父杜金峰，天津静海人。幼年好学，崇尚国医，蒙名师传授，于清朝末年毕业于乡里。以中医外科为主，尤擅痔瘘专科。

治愈患者无数，每逢沉病痛疾，均能药到病除，故闻名遐迩，求医者众。第二代为杜家驹之父杜恩树、杜家模之父杜恩锡，民国年间承父学，专治痔瘘，名噪于津京两地。杜家驹与杜家模幼年即随父学医，于 1940 年前后考入孔伯华先生开办的北平国医学院学习。1956 年北京中医医院成立，兄弟二人先后参加工作，成为该院痔瘘科的创建者和技术骨干。1964 年，又到原宣武区中医医院组建痔瘘科。杜氏第四代家传有杜文、杜克礼、杜克义等，第五代有杜宗洁、杜韦静、杜家勇三人。杜氏家族近百年来已有五代十六人传承痔瘘之学，行医于京津地区及深圳，可与南京丁氏痔科比肩，可谓中华痔瘘两枝花也，中医家学之盛可见一斑。杜氏痔瘘积累了许多痔瘘良方，注重内外兼治，整体调理，推崇清热散瘀、凉血祛毒之法，坚守中西医结合之路，手法求精，方药求准，自成一家。

芮恒祥（1923—2010 年），河北省武邑人，14 岁时拜冀中名医李印堂门下学习中医外科及皮肤科，尽得其学。又拜当地名医宋超凡门下学习中医内科。新中国成立后任河北省中医院肛肠科主任。在肛瘘治疗方面以预测瘘管走向准确，手术快捷，手术方法先进，疗效好而著称。临床实践中，循古而不泥古，拘其法而不泥其方，发明瘘管脱离器、肛瘘刀等，即将刀片和探针连接成一体，具有简化操作过程、手术时间短、损伤组织少、出血少等优点。他还提出了"芮氏截径术"，该法采用治其本、兼顾其标的原则，重点处理原发病灶及部分主管，其余部分采用旷置引流，取代了全程切开瘘管的手术方法，有效地保持了肛门形态及括约肌功能，克服了肛瘘术后创面大、损伤多、形成瘢痕多的弊端。1975 年，芮公承办了由中国中医科学院广安门医院主持的、在河北省衡水地区召开的第一次全国中西医结合防治肛肠疾病协作组会议，为学科发展做出了奠基性贡献。1978 年出席全国科学大会荣获全国科学大会奖。其子女芮冬、芮洪顺承父业亦成当代肛肠名医。

李雨农，民国 9 年（1920 年 3 月）出生，四川乐山人，1939 年考入原四川成都华西协和大学医科，1947 年 6 月任华西大学医院外科住院医师，

1950 年任重庆中央医院外科住院总医师。1953 年李雨农等重庆痔瘘小组赴京汇报研究情况，引起医界广泛重视。之后李雨农在用枯痔疗法治疗痔疮、收固液治疗直肠脱垂等方面有较深研究，撰有《枯痔注射及外痔切除疗法治疗痔疮》等论文，专著有《中华肛肠病学》。其运用直肠黏膜下四方柱状注射法结合直肠后间隙高位注射治疗 Ⅲ 度直肠脱垂，获重庆市科技成果三等奖。重庆中医药研究所"新 6 号枯痔液治疗内痔的研究"获 1978 年全国科学大会奖。

陆琦，民国 10 年（1921 年）出生于温州瓯海，他的祖父、曾祖父都是当地有名的中医，受家庭影响，从小便立志从医。二十多岁自温州医学院毕业后成为一名普外科医生，后岳父留洋归来，启发了他对肛肠病治疗的兴趣。渐渐地成了闻名乡里的除痔名医。解放初期他将自己的验方毫无保留地献于人民。1956 年后，任浙江医科大学第一附属医院肛门外科主任医师、教授，先后研发内痔插药疗法、内痔套扎疗法、改进痔固定环切术、应用植皮术于复杂肛瘘等。1978 年他设计的"内痔套扎疗法及套扎器"在全国医药卫生科学大会获成果奖，任中华中医药学会肛肠分会第一届副会长，同时担任《中国肛肠病杂志》编委会主任兼总编辑。曾多次在美国学术会议中获奖，因其对肛肠学术有诸多贡献，卫生部长崔月犁特题赠"痔科元老"以彰其功。

彭显光（1928—1997 年），四川安岳县人，自幼跟随叔父学习中医，1946 年又师从重庆名医周济民，获其真传，受益匪浅。1953 年医师进修学校毕业。曾分别在贵州省中医研究所、省人民医院、贵阳中医学院从事中医及肛肠病的临床、科研、教学等工作。曾任贵阳中医学院学术委员会副主任委员，贵阳中医学院教授、主任医师。从医 40 多年来，取得了许多科研成果。他主持的"枯痔散治疗内痔""中药治疗内痔""肛瘘中药插棒疗法""应用中草药内服治疗手术后麻痹性肠梗阻"等研究，1958 年荣获卫生部嘉奖；1994 年主持的"眼球结膜血管望诊诊断内痔 2000 例"的研究，获得在美国召开的首届世界传统医学研讨会金奖。参加编写《痔瘘中医疗法》《中西医结合治疗肛门直肠常见病》《中国现代名中医医案精

华》《中国肛肠病学》等专著。其子彭卫红承业已成肛肠名医。

朱秉宜，15 岁初中即将毕业时，其父让其拜苏州名医王寿康为师。王寿康先生内外兼修，尤擅外科。王寿康的老师为章志芳，而章志芳的师承外科"心得派"代表人物高锦庭。高锦庭（1755—1827 年），清代太学生，《疡科心得集》（1805 年）一书为其主要代表作。朱秉宜的父亲朱竹云（1902—1952 年），师从苏州名医吴子深师医习画，亦医亦画，1927 年苏州美术专科学校成立后，受聘为国画科教授，乃专职从事艺术，成为一代名画师。朱竹云的老师吴子深（1893—1972 年），江苏苏州人，为吴中望族。吴子深十七岁那年曾随舅父曹沧州学习医术和国画，渐渐成了著名的国医兼国画家。曹为清末名医，曾被召入宫为光绪帝和慈禧太后治病。朱秉宜从事肛肠专业近 50 年，有深刻的理论造诣和丰富的临床经验，擅长运用中医传统疗法治疗痔、瘘、肛裂、肛门脓肿等肛门疾病。创新采用"切开挂线对口引流术"治疗难治性高位复杂性肛瘘，"分段切除结扎注射术"治疗环状混合痔。对慢性溃疡性结肠炎、肿瘤、便秘等大肠疾病亦颇有研究，用内外两法，辨证施治，经验丰富，疗效显著。现任江苏省中医院主任医师、南京中医药大学教授。1989 年被南京市人民政府授予劳动模范称号，卫生部首批带徒授徒中医药专家。发表论文 30 余篇，著作《实用中医肛肠病学》等。1972 年朱秉宜首创枸橼酸制剂"603"消痔液注射疗法治疗内痔取得良好疗效，并进行了机理研究，证明枸橼酸制剂"603"能松弛肛管平滑肌、改善局部血液循环，使痔核纤维化，这一重大发现后来被加入明矾制成了消痔灵注射液，加入白芍制成了芍倍注射液。但首创人"消痔液注射疗法及其原理研究"仅获江苏省 1980 年度科技成果奖，成了肛肠发展史上的一大憾事。之后，朱秉宜获第三届"江苏省医师终身荣誉奖"。朱秉宜作为研究生指导老师，先后培养了史仁杰、李国年、陈玉根、钱海华、何雯玉等一批后起之秀。

李润庭（1931—2016 年），1965 年沈阳市医学院夜大医疗系毕业。他从 15 岁开始学徒行医，经多年后创办沈阳市肛肠医院，任院长、主

任医生。积累了丰富的治疗肛肠专科疾病的临床经验。1987年专著《肛门直肠病学》出版后颇受业界推崇。曾任全国人民代表大会代表，中华全国中医学会肛肠分会副会长，日本大肠肛门病学会会员，《中国肛肠病杂志》副主编，《实用外科杂志》编委。日本熊本市大肠肛门病中心高野病院顾问。曾获全国劳动模范、荣获"五·一劳动奖章"、全国科学大会奖、全国医药科学大会奖。1997年，李润庭退休后移居深圳，本来是想换个环境享享清福，可是当看到周围邻居看病难时就坐不住了，2005年10月，八十多岁的他在社区服务站挂牌办起了"李润庭义务健康保健咨询室"。自开诊至2011年，累计提供义务医疗服务5000多人次。他一生从不收红包，是医界公认的医德高尚、技术超群、德高望重之模范。

曹吉勋，1929年生，山东省乳山市人。1944年参加革命，曾任八路军某部手术队护士。1949年毕业于中国医科大学外科系，1956年调入成都中医学院，后在附属医院任外科负责人。1963年~1966年，就读于本院西医离职学习中医班。曾任附属医院肛肠科主任、教授、主任医师、硕士生导师。兼任全国中华中医药学会肛肠分会副会长，全国中医药高等教育学会肛肠分会主任委员，《中国肛肠病杂志》副主编等职。长期致力于传统医学与现代医学相结合研究，将各家学说兼收并蓄，尤其对肛肠科麻醉和肛瘘、肛周脓肿方面的研究，成绩斐然。发明的腰俞穴位麻醉法，简便安全，已成为肛肠科的主要麻醉方法，被编入高等医药院校教材。于1950年率先提出切开挂线疗法、管道切缝挂线法，既减轻患者痛苦，又缩短疗程，提高治愈率，1979年曾获四川省政府重大科技成果奖。1966年他研制成黄连脱肛液，总结出双层注射加肛门紧缩术的疗法，治疗成人直肠脱垂。1978年曾获得卫生部三等科技成果奖。在1980年肛瘘括约肌保护手术研究中，他设计出的内口闭锁药捻脱管术式，成功解决了肛门失禁的难题，并于1991年获省中医管理局科学技术成果三等奖。他研制的痔瘘口服液（痔康舒）已销售全国，1996年获中医药科学技术进步三等奖。血宁冲剂治疗内痔出血的研究，1990年获省中医管理局科学技术成果三等奖。著作颇丰，发表学术论文60余篇。主要著作有：《中国痔瘘学》（主编），视听教材《中国肛肠病学》（主编），《中国肛肠病学》和《中国医学百科全书·中医外科学》（副主编），《中医大辞典·外骨五官科》《中医外科学》《外科学》《中医外科》（编委）等。他总是毫不保留地将自己的宝贵经验倾囊相传，高足有杨向东等。

尹伯约，1933年生，浙江临江人，江苏医学院（现为南京医科大学）毕业，主任医师。全国卫生先进工作者、甘肃省优秀专家、中国有突出贡献专家。兰州医学院、西北民族学院医疗系教授。1983年起任甘肃省人民医院副院长、院长，创建了甘肃省人民医院肛肠科，培养了不少人才。擅长各种类型大肠癌、复杂重症痔、肛裂、肛瘘、顽固性便秘、复杂性肛瘘、混合痔、直肠脱垂、肛门狭窄、会阴及肛门缺损、结直肠炎、结直肠功能性疾病等的治疗。主编《人体包虫病》《下消化道内窥镜检查术及图谱》《人工肛门》《肛肠病预防手册》等，在国内外期刊发表论文40余篇。研制的消痔丸投产后畅销中国及东南亚地区、日本等地。多次赴日本、美国、澳大利亚、加拿大等国考察讲学，颇受好评，引进不少国外先进经验。如2012年尹伯约应美国著名肛肠病专家蒙特尔邀请，赴美考察八个月，在美期间参观了多家美国肛肠专科医院，与美国著名外科及肛肠科同行切磋交流，学习到不少在临床有实用价值的新理念、新方法。尤其是会见了结直肠癌全系膜淋巴结切除术（TME）的创始者希尔教授，并详细观看了他的手术演示。TME手术是目前世界上流行治疗结直肠癌最有效的手术方法，可大大减少肠癌患者术后复发率，提高治愈率。引进后在甘肃大肠肛门病医院率先开展，这使甘肃省在肛肠疾病的治疗和预防方面处于全国领先水平。喻德洪与尹伯约等是我国人工肛门的先驱者，对推动人工肛门的管理做出了杰出贡献。2009年出版的《人工肛门》（二版），是至今为止国内有关"人工肛门"的唯一专著，受到国际人工肛门协会主席Di Bracken女士及国内同行的认可与好评。曾任中国肛肠学会副会长、日本肛肠学会会员、中国肛肠杂志副主编、中国实用外科杂志编委等职。虽然尹伯约对肛肠事业做出了很大贡献，社会给予他许多荣誉及头衔，可是他从不张扬，总是默默做人，踏实做事，从不标榜炫耀。

史兆岐（1935—2001年），河北省丰润人，研究员、主任医师。1977年任中国中医研究院广安门医院肛肠科主任后，开始研制"消痔灵注射液"和四步注射操作方法，经潜心研究，在晚期痔疮、完全性直肠脱垂、溃疡性大肠炎、直肠癌、顽固性便秘等疾病的中西医临床研究和治疗方面，获得一项国家级成果（国家科技进步二等奖），二项卫生部级成果，三项中国中医研究级成果，两次获国际和世界发明金奖，两次获国家内科医药科技成果金杯奖和神农杯金奖。1983年获国家人事部颁发的有突出贡献专家证书，多次赴日本、东欧、西欧、澳洲、中东讲学和治疗，为推广中西医结合科研成果做出贡献。主要成果有：消痔灵四步注射法治疗Ⅲ、Ⅳ度痔的研究、完全性直肠脱垂的非手术方法研究、中西医结合治疗直肠癌，其研究多有创新，达到了国际先进水平。消痔灵四步注射法在国内外得到了推广应用，并在日本生产了消痔灵注射液（更名痔稳）。中国痔科成就走向世界的成果：一是枯痔散、钉，主要由东南亚华人使用；二是消痔灵注射液，西医也在用。史老成为新中国成立以来获奖最多、影响最大的肛肠科大师之一，在推动肛肠学会之成立，肛肠杂志之创办等方面做出了很大贡献，还培养了我国第一代肛肠专业硕士研究生。从事中西医防治肛肠病工作40余年，先后在国内外医学杂志上发表论文40余篇，撰写专著7部。曾先后担任中华全国肛肠学会副会长兼秘书长，北京市肛肠学会名誉主任，日本肛门大肠病学会会员，《中国肛肠病杂志》副主编，《中级医刊》《中西医结合杂志》编委等。一生严谨治学，将自己的经验毫无保留地传授给后人，在全国各地培养出一大批专业人才，除胡伯虎、李国栋外，高徒还有张树义、任全保、邓正明、赵宝明、王善立、陈孟燊、韩平、韩宝、陈金泉等数百人，如今皆是肛肠界干才或领军人物。

宋光瑞，1939年出生，河南安阳人，主任医师、教授。1968年，采用中药保留灌肠治疗溃疡性结肠炎，开启了我国经肛门直肠给药治疗该病的新途径。1987年创办河南省首家大肠肛门病医院——郑州市大肠肛门病医院，任院长。发挥中医药优势，结合现代医药研究，通过灌肠治疗溃疡性结肠炎，在治疗方法上独辟蹊径，取得了重大突破，受到了原卫生部崔月犁部长的高度评价。从事临床工作60余年来，潜心研究大肠肛门疾病，诊治疾病时始终坚持不忘整体与局部、标与本的关系；不忘扶正与祛邪的关系；不忘顾护脾胃，用药宜温运；不忘疏导为主与慎用涩敛；不忘因人因时因地辨证大法；不忘调节情志。尤其在治疗溃疡性结肠炎、高位复杂性肛瘘、顽固性便秘等疑难病方面有独到的见解和方法。1985年，主编出版中国第一部大肠肛门病专著——《中国大肠肛门病学》，后又主编《中医肿瘤治疗学》《中国肛肠病学》《大肠肛门病综合征》等专著，在国内外报刊发表学术论文40多篇。现为国家有突出贡献的专家、国家级名老中医，兼任中华中医药学会肛肠专业委员会副会长、世界中医药学会联合会肛肠专业委员会副会长等。先后培养出巩跃生、宋太平等多名肛肠界知名专家。

黄乃健，1964年对套扎疗法进行了系统研究后，设计成功了我国第一代牵拉式内痔套扎器，对这一疗法的推广普及起到了领军人物作用。黄乃健是位善于继承、勇于创新的学者，首先发现了高位肛瘘直肠环纤维化现象；对直肠脱垂首用一次适当多量注射疗法，取得较好的疗效；首创臀部皮肤移位肛管成形术；开创了中药局部涂敷治愈小儿肛瘘之先河；创用成人肛瘘微创伤手术内口及其临近管道切开术，30余年来取得较好疗效，此法在国内已推广应用。研制的新型痔钳已获国家发明专利，直肠脱垂动物标本的采集和动物模型的建立为国内外首创。先后获国家级科研成果奖2项，发明专利6项。主编《中国肛肠病学》及《中国肛肠病杂志》，现为山东中医药大学、北京中医药大学的教授、博士后导师、主任医师，培养了我国第一代肛肠博士研究生李华山、贾小强、丁克、刘仍海等，对肛肠学科发展贡献颇丰。

2. 大事记

1949年中华人民共和国建国，毛泽东主席对中医情有独钟，他多次在不同场合强调过："中国对世界有很大贡献的，我看中医是一项。中医尽管有些道理还说不清，但行之有效就是真理。"1950 年，毛主席为第一届全国卫生工作会议题词："团结新老中西医各部分医药卫生人员，形成巩固的统一战线，为开展伟大的人民卫生工作而奋斗。"这次会议正式把"团结中西医"作为新中国卫生工作的一项重要方针。1954 年，毛主席指出："重视中医，学习中医，对中医加以研究整理，这将是我们祖国对人类贡献的伟大事业之一。"

1950 年 7 月，毛主席发出西医学习中医的号召。1954 年 11 月，中央在批转中央军委党组《关于改进中医工作问题的报告》的批示中指出："当前最重要的事情是大力号召和组织西医学习中医，鼓励那些具有现代科学知识的西医，采取适当的态度和中医合作，向中医学习，整理祖国医学遗产。只有这样，才能使我国原有的医学知识得到发展并提高到现代科学的水平，也只有这样，才能纠正对中医的武断态度和宗派主义情绪，巩固地建立中西医之间的相互尊重、相互团结的关系。"

1958 年第一批西医离职学习中医班结业后，卫生部党组向中央写了《关于组织西医离职学习中医班总结报告》，受到毛主席和党中央的肯定。毛主席在报告上做了重要批示，他说："我看如能在 1958 年每个省、市、自治区办一个 70～80 人的西医离职学习班，以两年为期，则在 1960 年冬或 1961 年春，我们就有大约 2000 名这样的中西医结合的高级医生，其中可能出几个高明的理论家。"毛主席还说，"这是一件大事，不可等闲视之。"也在这里，毛主席提出了那句激励了几代中医人奋发进取的著名批示："中国医药学是一个伟大的宝库，应当努力发掘，加以提高。"

1955 年，卫生部中医研究院宣告成立，其所属的西学中班也同时举行开学典礼。周总理亲笔题词：发扬祖国医药遗产，为社会主义建设服务。

正是在毛主席的直接关怀下，20 世纪 50 年代中期到 60 年代中期，出现了中医现代史上发展的第一个令人瞩目的高峰，肛肠学科亦迎来了发展之大好时期。

1955 年中央卫生部举办了全国痔瘘学习班，以继承发掘为主，面向临床，面向基层，培养师资和人才。

1956 年由卫生部调入肛肠病专家周济民、陈之寒、蒋厚朴等成立了中国中医研究院痔瘘研究小组，改进枯痔散，去掉白砒重用白矾，称为"无砒枯痔散"，避免了砒中毒，提高了枯痔疗法的安全性，在当时可谓一大改进，卫生部将其治疗经验总结成文向全国推广。中国中医科学院广安门医院与西苑医院肛肠科逢春而生，并成为全国肛肠学科的牵头单位。

1957 年痔瘘疾病和防治工作被列入国家 12 年远景规划，并定为国家科研课题。

1958 年史兆岐等入学西医学习中医班，以现代科学方法整理研究中医疗法，后来取得了卓越成果。

1963 年痔瘘防治工作被列入国家 10 年科研规划。广大肛肠病学者精神振奋，决心为继承发扬中国肛肠病学献计出力。

1964 年中医研究院召开了全国 11 个单位参加的痔瘘研究座谈会，重点研究如何开展肛肠专业学术交流、开展科研工作。

1965 年在山东、浙江、重庆召开了痔瘘等肛肠疾病大区协作会。

1966 年卫生部召集中国中医研究院及全国 20 余家中医院校的中医肛肠专家和一部分西医肛肠专家在中医研究院召开了中医治疗痔瘘成果座谈会，通过评定，充分肯定了中医治疗痔瘘疗法的临床疗效。会上成立了全国中西医结合防治肛肠疾病协作组，成为全国肛肠分会的前身。中国医科大学附属第四医院肛肠外科李春雨痔瘘成果鉴定会初步肯定了切开挂线疗法治疗高位复杂性肛瘘，结扎法、枯痔法治疗内痔所取得的成绩，找出差距，提出了努力方向。

1971 年，中央卫生部委托中国中医研究院，在沈阳举办了九省市肛肠病防治学习班，编写了《中西医结合治疗肛门直肠疾病》一书，一些新疗法、新技术得到总结、肯定、推广、应用。

1975 年 10 月 27 日，由中国中医科学院广安门医院主持在河北省衡水地区召开了第一次全国中西医结合防治肛肠疾病协作组会议。会议收到学术论文 57 篇，"603 消痔液注射疗法治疗内痔""母痔基底硬化疗法""长效麻醉剂"问世。会议推动了全国各地肛肠学术队伍的建立，学科开始向深度、广度发展。随着我国的社会进步和医学发展，肛肠专业得到了切实重视。会议确定每三年召开一次全国中医肛肠学术会议，专题研讨会每年一次。迄今为止已召开15次全国中医肛肠学术会议，参会人员有中医、中西医结合和部分西医肛肠专家，以及各地区肛肠医师、科教人员和基础医学研究者。由于全国大会集中了肛肠学科的学术精英，会议出版的论文汇编显示出了较高的学术水平，会上学术研讨的气氛也非常活跃，对我国肛肠学科发展起到了积极的促进作用。

1977年我国在全国各省、自治区、直辖市29个地区，对工矿、机关、学校、部队、服务行业、街道居民、农民、渔民等76 692人进行了肛门直肠疾病普查。对其中取得完整资料的57 297人，进行了统计分析，结果表明患有肛门直肠疾病的共有33 837人，总发病率为59.1%。也就是说10个人中就有近6个人患有肛肠疾病。普查结果表明：肛肠疾病的发病，以成人居多；发病与久站、久坐、少活动、便秘、腹泻、排便时间延长、饮酒、嗜好辛辣饮食等有关。发病率女性高于男性。整个肛肠疾病中，以痔发病率最高。

1977年11月19日，在南京召开了第二次全国学术会议，会议收到论文118篇，不同类型的新疗法、新技术脱颖而出。

1978年全国科学大会在北京召开，在这次盛会中荣获国家奖励的肛肠学科成果有北京中医研究院"复杂性肛瘘的术式研究"、山西省稷山县痔瘘医院"母痔基底硬化注射疗法及长效止痛剂的应用研究"、重庆中医药研究所"新6号枯痔液治疗内痔的研究"、山东中医药大学附院"内痔套扎疗法的研究"、福建省人民医院"枯痔钉治疗痔的研究"等。

1980年，陈民藩（1935—）等对枯痔钉的研究获福建科技成果奖。生产的枯痔钉，远销东南亚一些国家。在枯痔钉的研究方面，取得较大进展。福州市人民医院经过长期的研究，阐明了枯痔钉治疗内痔的作用机制。

1980年全国中医学会成立后，中医肛肠协作组立即申请加入中医学会并得到批准，且酝酿成立中医肛肠学会（二级分会）。1980年7月12日在福建省福州市召开了第三次全国肛肠学术会议

暨选第一届理事会，出席会议的代表有300余人，提交学术论文358篇，时任卫生部部长崔月犁出席了本次会议。在这次会议上，经过民主选举产生了中华中医学会肛肠分会第一届理事会。会长：丁泽民，副会长：史兆岐（兼秘书长）、闻茂康、王芳林、张庆荣、陆琦、李雨农、李润廷、金虎、杨书兴，并选出常务理事15人：尹伯约、叶松荣、卢克捷、任全保、陈之寒、陈永健、芮恒祥、李笑风、林之夏、周济民、贺执茂、黄乃健、曹吉勋、彭显光、喻德洪。这次会议是中医、西医、中西医结合三支力量团结合作的大会，是由痔瘘走向大肠肛门学科的开拓性大会，一些大肠病的论文如"120例慢性非特异性溃疡性结肠炎临床分析"等，引起了大会注意。会议制订了《1981—1983年科研协作计划》，而且正式成立了"中华全国中医学会肛肠分会"，决定创办《中国肛肠病杂志》，并产生了编委会。

1998年该学会在湖南省张家界市召开第三届换届会议暨第九次学术会议，选出会长：丁义江，副会长：史兆岐、张树义、邓正明、柏连松、贺执茂、田振国、丁义山，秘书长：史兆岐（兼），副秘书长：张树义（兼）、邓正明（兼），以及常务理事18人。

现任中华中医药学会肛肠分会名誉会长：丁义江。会长：田振国。副会长：韩宝、李国栋、张燕生、赵宝明、宋光瑞、杨东生、王业皇、周建华、杨向东、贺向东、傅传刚、曹永清、凌光烈等。秘书长：韩宝，副秘书长：柳越冬、孟强、刘佃温、姜春英、何永恒、罗湛滨、汤勇、芮冬、耿学斯等。2012年11月5日，中华中医药学会肛肠分会第十四次湖南长沙学术交流会理事高达1640人，创世界之最。2015年中华中医药学会肛肠分会学术年会在郑州召开，本届中华医学会肛肠分会学术年会汇聚了国内肛肠领域权威专家、知名学者达1500人，论文报告500余篇，超过30%是关于经方、验方的整理研究，创历届之最。肛肠分会在中华中医药学会领导下，学科发展迅速，在国内、国际颇有知名度和影响力，国际交流频繁，分会创办的《中国肛肠病杂志》是国内核心期刊，分会被中华中医学会评为先进分会。

1990年中国中西医结合学会大肠肛门病专业

委员会成立。首任会长：吴佐周，副会长：陆金根、吴菲、马东旺、李国栋等出版有《中国中西医结合肛肠病杂志》。第四届主任委员：马东旺；候任主任委员：任东林；副主任委员：徐廷翰、李东冰、曹永清、傅传刚、曾宪东；秘书：陈希琳、张庆怀、杨关根；现任会长：任东林。该学会国内学术交流活跃，已举办全国性学术会议十七届，对外交流广泛，与欧、美、日、俄、埃、以、新加坡，以及中国台湾、香港地区肛肠学界往来颇多，与《中华胃肠外科杂志》经常合作举办各种学术会议。

1992年2月29日第一届肛肠外科研讨会在北京顺义召开，全国肛肠外科学组成立（后更名为中华医学会外科学分会肛肠外科学组）。组长为喻德洪，副组长为刘世信、尹伯约。共有来自全国各省市的120余位代表参加，共收到论文40余篇。1995年中华医学会外科分会结直肠外科学组的专业性期刊《结直肠肛门外科》出版。该学会引进国外先进肛肠理论，在基础与临床研究方面有许多成果，牵头制订结直肠癌、痔、肛瘘、肛裂、便秘等诊治标准，在开展大肠肿瘤临床、科研、教学等方面居领先地位。现任中华医学会结直肠肛门外科学组组长为汪建平博士〔美国外科学会成员（FACS），日本消化外科学会会员，亚洲肠造口协会中国区主席〕。

其后中医、西医、中西医结合三大学会相继成立了省级肛肠学会，定期开展形式多样的学术活动。至此我国肛肠事业进入高速发展时期，不仅在许多省、市、县级中医院设立有肛肠科，而且在西医院也逐渐成立肛肠科。全国各地还成立了多所肛肠专科医院，如郑州市大肠肛门病医院、沈阳市肛肠病医院等，并建立了近百个研究所或研究室。在全国肛肠同仁的努力下，学术氛围日趋浓厚，相继成立了世界中医药学会联合会肛肠专业委员会、世界中医药学会联合会盆底医学专业委员会、中医药高等教育学会临床教育研究会肛肠分会、中国医师协会肛肠专业委员会、中国民族医药学会肛肠科分会、中国中医药研究促进会肛肠分会、中国医师协会中西医结合医师分会肛肠病学专家委员会、全军肛肠学会、中国女医师协会肛肠分会、中国民间中医药研究开发协会肛肠分会等学术组织，促进了肛肠专业队伍的形成和壮大。

国际学术交流日趋活跃，我国对外学术早期主要是和日本、美国交流较多，我国学者尹伯约、喻德洪等是先行者。1998年10月史兆岐、丁泽民、韩宝等作为中方代表团团长，到日本福冈参加日本大肠肛门病学术会议及中日第四次大肠肛门病学术会议，之后参加日本大肠肛门病学术会议及中日大肠肛门病学术会议的学者日益增多，赴日学者有张东铭、丁义江、赵宝明、彭卫红、田振国、张燕生、史仁杰、李国栋、胡伯虎、曹永清、郁宝铭等上百人。如1995年史兆岐等应邀出席第五届中日大肠肛门病学术交流会。2001年4月，以郑州市大肠肛门病医院院长宋光瑞为团长的一行九人，应邀到日本国熊本市高野病院、久留米日高病院、福冈高野病院进行友好访问和学术交流，与高野正博先生洽谈友好医院事宜。日本学者经常来中国参会者有土屋周二、高野正博、隔越幸男、辻仲康伸等数十人，为中日交流开启了新局面。1986年史兆岐等参加布鲁塞尔第三十五届尤里卡世界发明博览会并获得尤卡世界发明博览会勋章。1998年史兆岐夫妇在阿联酋参加学术交流，又去东欧、西欧、澳洲讲学。1999年李国栋应邀参加了在罗马举行的中意医学交流；并邀请法国肛肠学会主任委员丹利斯教授来华进行学术交流。1995年6月彭卫红参加亚细亚大肠肛门病学会。2002年8月24日李国栋主持接待由美国、英国、加拿大、新加坡等地的近20名肛肠外科专家组成的5768Neldon肛肠外科代表团，并到中国中医科学院广安门医院进行学术交流。2003年10月李国栋应邀在泰国（曼谷）做了有关直肠癌术中骶前出血的原因与防治的报告，受到与会代表的好评。2005年辽宁省中医药学会肛肠分会派考察团赴澳进行学术交流。2005年6月邵万金、鞠应东、俞立民等参加马来西亚亚太PPH学术交流会。2005年7月李国栋应邀参加澳大利亚（悉尼）第20届出血性疾病诊治研讨会；2006年田振国应邀到澳大利亚参加世界151次大肠炎性疾病学术会议，并在大会上做专科学术报告，受到专家一致好评。2007年2月张东铭教授应日本大肠肛门病学会会长、亚洲结直肠病学会联合会主席高野正博教授的邀请赴日本讲学，做了题为"肛垫——痔病的解剖学基础""盆底肌形态学新概念"等演讲，演讲内容深受好评。2008年3月上海龙华医院王琛博士应邀到英国圣马克医院参加学术交流，继而访问英国圣马克医院的有李国栋等多人。2009年胡伯虎应邀在印尼雅加达诊治肛肠病一年余，采用消痔灵注射治痔受到广泛好评。2015年11月6日—8日在杭州召开了首届"国际盆底疾病协会"学术交流大会，参会学者有中国、美国、英国、意大利、俄罗斯、埃及、印度、韩国、日本、新加坡、捷克、土耳其、南斯拉夫、泰国、斯洛文尼亚、以色列和中国香港、中国台湾等国家和地区的肛肠外科、妇产科、消化内科、泌尿外科、精神心理、医学影像等多个学科及基础研究领域的顶级知名专家、教授，是近年来的学术大餐。随着我国实力的不断增加，出国访问越来越方便，参加国际交流也形成常态化。我国的一些有中国特色的治疗方法如消痔灵注射液的四步注射方法治疗晚期痔疮、消痔灵注射液治疗完全性直肠脱垂、中医药治疗溃疡性大肠炎等达到了国际领先水平，受到了国际广泛关注，并为外国引进和采用。在肛肠学术水平上已与国外差距不大。

2010年国办发58号《国务院办公厅转发发展改革委卫生部等部门关于进一步鼓励和引导社会资本举办医疗机构意见的通知》发表后，民资举办的肛肠医院出现了规范建设和连锁发展的态势。目前主要三种形式：第一种名医创办的规范建设型肛肠医院，如尹伯约创办的甘肃大肠肛门病医院、宋光瑞创办的郑州大肠肛门病医院等，特点是名医挂帅、规范发展、坚持非盈利为民服务方向、学术领先、服务全面、能开展多种大肠病手术、中西医结合、被评为三级甲等，这表明了中国也会出现日本高野大肠肛门病医院模式的优质民营医院；第二种是上市药业公司举办的连锁型医院，如马应龙药业集团创办或合作的北京、武汉、西安、南京、沈阳等连锁发展型肛肠医院，以医疗服务、学科建设、品牌推广、医药并重为宗旨，得到了稳健发展。北京马应龙长青肛肠医院成功登三甲后，又牵手黑龙江中医药大学佳木斯学院成为其临床教学医院，开创了马应龙连锁医院新纪元；大同马应龙医院首创"北京专家周末巡诊"服务模式，广受患者赞誉。这显示了创建优质品牌医院，稳步提升医院业务量与经营业绩是连锁发展型肛肠医院的重要举措。第三种是社会资本举办的连锁型医院或民营医院，如北京东大医院管理（投资）有限公司等，特点是致力于肛肠疾病诊疗、肛肠医院投资、肛肠医生培训、肛肠医院联销管理及运营等。东大自从2000年于山西太原建立集团第一个医疗项目——山西惠民中西医结合医院开始，在国内先后投资并托管六十余家专业肛肠医院。以"精于此道、以此为生"为企业市场定位，实现资金、人才、设备、渠道等方面的统一调配，初步形成了医院连锁、集团化运营的格局。特点是能顺应激烈的市场竞争需求，追求品牌化运作，现从业人员6000余人，成为中国专科医疗领域发展最快的医疗集团之一。总之，民营医院的高速发展起到了解决看病难、就业难的社会需求，是促进肛肠专科发展的重要力量。

2012—2014年，时隔37后，中华中医药学会肛肠分会与马应龙药业集团合作，开展了第二次《全国常见肛肠疾病流行病学抽样调查》，对全国68 000余人进行了问卷调查，历经两年半时间，覆盖全国31个省、市、自治区。本次流调对象为我国18周岁以上（含）的城镇、社区居民及农村居民中的常住人口，调查结果显示，上述人群肛肠疾病患病率高达50.1%。以我国18周岁以上人口为基数测算，约5.2亿人不同程度地患有肛肠疾病，其患病率远远高于一般常见疾病，包括心脑血管、高血压、糖尿病等。此次调查结果显示，我国现阶段肛肠病发病率，从1975年的59%下降为50%，这和我国医药卫生事业的发展，尤其是肛肠病诊疗技术的进步密不可分。

2002年国家中医药管理局开始组织全国重点专科专病建设，经过"十五、十一五、十二五"的发展，目前我国肛肠科已建立起68个国家级重点专科、14个临床重点专科、16个国家级重点学科、20个重点专科肛肠病协作组；发布21个疾病的中医标准化指南，已发布中医肛肠11个病种进入临床路径，并发布中医肛肠专科医院基本标准及等级评审标准。

3. 中医药振兴发展迎来天时、地利、人和的大好时机

2015 年 12 月 22 日，习近平致中国中医科学院成立 60 周年的贺信指出："当前，中医药振兴发展迎来天时、地利、人和的大好时机，希望广大中医药工作者增强民族自信，勇攀医学高峰，深入发掘中医药宝库中的精华，充分发挥中医药的独特优势，推进中医药现代化，推动中医药走向世界，切实把中医药这一祖先留给我们的宝贵财富继承好、发展好、利用好，在建设健康中国、实现中国梦的伟大征程中谱写新的篇章。"

2016 年 8 月 19 日，习近平出席全国卫生与健康大会时的讲话指出："我们要把老祖宗留给我们的中医药宝库保护好、传承好、发展好，坚持古为今用，努力实现中医药健康养生文化的创造性转化、创新性发展，使之与现代健康理念相融相通，服务于人民健康。"

2018 年 10 月 22 日，习近平在珠海横琴新区粤澳合作中医药科技产业园考察时的讲话指出："中医药学是中华文明的瑰宝。要深入发掘中医药宝库中的精华，推进产学研一体化，推进中医药产业化、现代化，让中医药走向世界。"

习近平总书记对中医药工作做出的重要指示，为加快促进中医药传承、创新、发展提供了重要遵循和行动指引。《中共中央国务院关于促进中医药传承创新发展的意见》提出，传承创新发展中医药是新时代中国特色社会主义事业的重要内容，是中华民族伟大复兴的大事。落实习近平总书记关于中医药工作的重要指示，促进中医药传承创新发展，切实把中医药这一祖先留给我们的宝贵财富继承好、发展好、利用好，是全社会的共同责任。

从这些史料中可以看出，我国古代和中世纪对肛肠学科的发展有独特贡献，曾居于世界领先地位。唐宋时期，这些方法就传到了东南亚国家及波斯等国，痔、瘘等我国提出的病名，被世界医学所采用。枯痔疗法、肛瘘挂线疗法等我国独创的治疗方法，解决了肛肠疾病治疗中的一些难题，为世界肛肠学科的发展做出了很大贡献。今天，只要我们很好地继承这些宝贵遗产，并通过我们的实践加以提高，就完全有可能对世界肛肠学科的发展做出新的贡献。

现在是中国肛肠病发展历史上的最佳时期，让我们遵循习近平总书记的重要指示，把中国肛肠病的防治推向一个新时代。

第二节　国外大肠肛门病学发展简史

一、古代史

公元前 2500 年的埃及壁画中反映出当时的宫殿内已设有腹部内科医和肛门保护医，被后世尊为肛门专科医的始祖。国外肛门直肠外科最早的文字记录见于公元前 2250 年巴比伦《汉穆拉比法典》。这部法典有一条法规："如果医生给自由民治好肠疾，患者当酬之以五银币。"

公元前 1700 年的古埃及文献中也有治疗肛门疾病的记载和治疗方法的说明。

公元前 460—前 377 年，希波克拉底有关肛肠疾病的理论和方法对后世具有深远的影响。关于痔的病因，他认为这是来自"脾血"和"胆液"的废物积聚而成。痔出血就是这些积聚物的排泄。他认为"痔流"排泄体外可以预防胸膜炎、丘疹、脓肿和癫痫等。他的这些假说一直影响到 17 世纪。所著《论瘘》一文中提出的肛瘘病因是由于外部损伤使血液积聚于接近肛门的臀部，先形成结节，然后化脓破溃成瘘，并主张在破溃之前排出脓液。他采用马鬃和麻线做挂线疗法，并描述了切断肛门括约肌会导致排便失禁的灾难性后果及扩肛器的使用。

公元前 25—50 年，古罗马著名的医生 Celsus 在他的著作《医学》中推荐用刀割治肛瘘。对具有多发性外口的肛瘘，他介绍的方法是挂线与切开并用。在这一时期，地中海北岸一带的医生对痔和肛瘘的治疗已经广泛采用手术疗法。1918 年意大利庞贝城中考古发掘出的双叶肛门器被认为是公元 79 年制成的，是世界上最早的肛门镜。

从这些古文献可以看出，在春秋以前及希波克拉底时期，对肛肠疾病的认识和治疗方面取得了一定的成就，对于病因、病理、解剖、治疗等方面具有了初步认识，其中许多内容对后世有着

深远的影响。

二、中世纪

1世纪时的Leonides医生对脱出性内痔使用腐蚀疗法。这种方法先用钳子紧紧夹住痔核，继以小刀切去顶端部分，再用一种圆形器皿装满腐蚀剂对剩下的痔核进行处理，使其腐蚀硬化。

古罗马的盖伦（Galen）（131—201年）通过对动物直肠的研究提出了"直（Rectum）"命名。希腊语Rectum除有伸直之义外，还有指导者、第一人的意义，反映出直肠肛门病帝王易患，从而受到重视的事实。他还依据痔的大小、数目、形态、位置和性质，将痔分为五类，主张药物治疗和必要的手术治疗。

527—565年拜占庭御医Etirs提出痔的"动脉瘤"观点。Etirs是个著名的妇产科医生，但是，他对痔疮和痔手术的论述都是古代医学文献中最突出的，他认为："痔是由血液下流引起的，很像动脉瘤，从而造成了许多痛苦，甚至导致死亡"，并提出彻底的切除术是最好的，也是最彻底的治法。他的手术方法是首先让患者节制饮食、大量饮水，然后用镊子把痔疮拉出体外，进行消毒后结扎并切除。拜占庭的另一位医生Paul（620—690年）也主张对痔疮进行结扎。他的办法是首先清空患者肠胃，同时刺激肛门使其突出，然后用麻线结扎脱出内痔。他在痔结扎后用一根铅管插入肛门以预防挛缩和狭窄。

1918年在罗马庞贝城考古发掘中，从一个医生房子中，发掘出一个窥器，很类似现代的直肠内窥器，根据考古鉴定，应是公元79年制成，被认为是世界上最早的肛门镜。

对于痔的治疗，印度的梵文中也有进行手术的记载，并强调手术前后应注意消毒，方法是用碱水和灼灸的办法。阿拉伯的医生们一般都是按照加伦的办法进行手术的。此外，印度的经卷中有《疗痔病经》（750—774年），主张用经文治疗。

日本、朝鲜、越南等国则早在唐代就学习我国的中医疗法。朝鲜《东医宝鉴》（1596年）系统介绍了我国的内治外用药物。1610年朝鲜御医李馨益在继承我国针灸术基础上，通过火针疗痔取得了良好效果。

中世纪发达起来的欧洲，虽出现许多著名的医生，但在肛肠疾病的治疗方面并没有提出什么新方法。也可能是他们对自己技术保密的缘故。后来，外科手术成了理发师的副业几乎有三个半世纪之久，手术水平之低就可想而知了。1422年英皇亨利死于肛瘘，说明当时对此病尚无佳策。但这其间也有颇有贡献者，如英国医生Arderne曾著有痔、肛瘘论文，采用烧灼治痔，沿导向探针切开肛瘘；法国医生菲利克斯曾用特制的手术刀为法皇路易十四治愈了肛瘘，获得巨额报酬。

14世纪英国医生Arderne在1379年出版的《肛瘘论文集》中对肛瘘的论述很接近现代观点。他已认识到远离肛门的坐骨肛门窝脓肿最终可以形成肛瘘，主张应在脓肿破溃之前切开排脓，沿导向探针切开肛瘘，创面用蛋清、蛋黄制成的油换药。

1686年11月，法国外科医生Felix和他的助手Bessier在没有麻醉的情况下成功地完成了路易十四的肛瘘手术。这次成功的手术使法国甚至整个欧洲的外科事业得以复兴。在这一时期，有关肛肠病学的一些理论仍然没有摆脱希波克拉底的影响，当时普鲁士宫廷医生Stahl（1660—1734年）提出，痔出血是一种"自身净化"的生命现象而不是疾病，是人体多血时的一种安全活瓣，认为内痔出血是一种生理现象。

三、近代

肛肠病学的理论和实践被赋予现代概念是从17世纪开始的。一些解剖学的发现被用来解释一些疾病的病因、病理和治疗。

1. 名医贡献

1729年Stahl通过解剖学观察提出了门静脉回流受阻而导致痔静脉曲张生痔的学说。

1733年Wirmslor提出了肛门小窝的命名。

1749年意大利学者Morgagni《从解剖学研究致病原因和疾病部位》一书中，阐述了其观察到的在四足动物身上从不发生痔的事实。他认为人类生痔是因为身体直立的结果，并且可能与遗传有关。他还详细地研究了肛管的解剖，肛瓣和肛柱就是以他的名字命名的。

1760年出版的《詹姆士大词典》对内痔的解

释是："由于痔静脉没有静脉瓣，因而难以从垂直的痔静脉输送血液到门静脉。"这确立了痔的静脉曲张学说。

1774 年现代外科的创始人之一的 Petit，改进了痔切除术，接着 Coopez 在他的《应用外科辞典》中支持 Petit 的观点，进一步否定了痔出血有好处的传统观念。

普鲁士王裴特烈二世的私人医生 Sell（1746—1800 年）给他的患者制订的内痔治疗方案有 3 条规定：①严格的饮食管理；②适当地应用缓泻剂；③多多运动。在肛瘘方面，Huntel J（1728—1793 年）主张对肛瘘管道从外口到内口要全部敞开；他相信，高位肛瘘的管道应该是接近内口的部分要比外口部分处于更高的位置。

17 世纪，英王查理二世的御医 Wesnmnn R 在他所著的《外科的各种治疗方法》一书中就报道过 5 例直肠脱垂病例。这是历史上系统地描述直肠脱垂的文献。

1775 年 More 行死婴尸解发现肠管套叠。

1793 年法国海军外科医生 Duret 成功地给一个刚出生 3 天的先天性肛门闭锁的婴儿做了乙状结肠造口手术。

1794 年 Daguescean 发明了用特制革袋制成的造口佩戴粪袋。

1795 年德国 Bozzini 用细铁管插入直肠内，借助烛光观察直肠病变，开创了内镜史的新纪元。

18 世纪时肛肠科学进入了一个相当繁荣的阶段。这时对肛门直肠的解剖进行了大量细致的研究。自 19 世纪 30 年代至 19 世纪 90 年代先后报道了直肠瓣、肛管白线、肛腺的形态学，肛门外括约肌排列的层次，联合纵肌等局部解剖结构。对于痔瘘等病的治疗也进行了研究和探索。内痔的注射疗法也于此时兴起。

1805 年 Hey 在他的报告中推荐用烧灼的方法离断脱出的直肠黏膜，这是近代直肠脱垂手术治疗的第一次完整记录。

1818 年 Boyen 提出肛裂的侧方切断括约肌手术方法。

1835 年 Rodie 在他所著《直肠病讲义》中阐述了括约肌痉挛与肛裂的关系，并且提出在肛门侧方切开括约肌要比在后方切开好。在这一时期，

对肛裂的病因、临床特征和治疗也都有较详细的描述。

1838 年法国医生 Recamier 最先采用扩张肛门括约肌的方法治疗肛裂。

1869 年 Morgan 首先介绍把亚硫酸铁溶液注入痔核治疗痔的方法。

1871 年美国 Mitchell 用高浓度石炭酸杏仁油直接注射到脱出的内痔上。

1873 年维也纳 Dittel 教授介绍用弹性橡皮条对肛瘘做绞勒性结扎，这是采用橡皮条挂线疗法治疗肛瘘的最早记录。

1879 年 Andre WS 确定了注射液的浓度和剂量，改进了注射方法，治疗效果得到明显的改善。在这一时期，对肛裂的病因、临床特征和治疗也都有较详细的描述。

1888 年 Mikulicz 报道 6 例患者采用在肛门外切除脱出肠管并行端端吻合获得良好效果。同一时期 Thirsch 采用肛门周围锁线的方法治疗脱垂，这种方法在后来有过很多改进并沿用了很长时间。

1890 年 Jeannel 提出系膜过长是本病的原因，几年后他又提出盆底支持组织软弱也是造成脱垂的因素。

1892 年 Cooper 和 Edward 认为直肠脱垂是由于直肠下半部分缺乏正常的骶骨前屈曲度的支持。但是套叠的观点直到 20 世纪 60 年代才被普遍接受下来，治疗方法也就更为合理和有效。

1376 年一位英国医生以指诊方式发现直肠癌。1826 年 Lisfrance 报道了他做过的 9 例直肠切除手术。1873 年 Vemeuil 提出切除尾骨接近直肠的手术方法。Kocher 于 1876 年介绍的方法是切除尾骨并切除部分骶骨，然后切除直肠和肿瘤。1884 年 Vincenz Czerny 完成第 1 例腹会阴联合切除术。Miles 对该手术方法和切除范围作了深入的研究，并对手术结果进行了分析，最终他的手术方法成为标准。1885 年 Kraske 采用骶尾入路，上、下各距肿瘤 1.3 cm 横断切除癌变的肠管。1889 年 Norton 最先报道通过阴道为女性患者切除直肠癌。Byme 于 1889 年率先报道了用电凝法治疗直肠癌，而 Kolishei 又从理论上加以论述并建议推广应用，1892 年新西兰医生 Manusell 提出从肛门拖出肠管的方法切除肿瘤后两端加以吻合。前切除术是

1897 年 Cripps H 有计划地完成的，Dixon C 后来把这一手术方式扩展为低位前切除术。1901 年 Weil R、1903 年 Ball C 改良了上述方法，后来演变成 Bacon H 手术。1910 年他著文推荐用电凝切除不能手术的肿瘤。

结肠造口术的开展具有非常重要的意义，1754 年马耳他外科医生 Cima 在狗身上成功地完成了试验性结肠吻合术。19 世纪初发现了肠管浆膜面严密对接能良好愈合，经过数十年的多次实践找到了可靠的吻合方法，如 Lembert 的浆肌层内翻缝合、Connell 的全层内翻缝合和 Cushing 常用的直角连续缝合以及其他各式各样的吻合方法，使结肠手术达到了完美的程度。

1833 年 Reydard 完成第 1 例乙状结肠部分切除术。1878 年 Gussenbauer 报道了他做的第 1 例升结肠切除术，第 2 年他和 Martin 分别报道了切除乙状结肠肿瘤的同时行永久性的双腔肠造口。1884 年 Heinekewh 采用分阶段结肠切除术。1892 年 Mikulicz 发表了结肠外置手术，虽然早在 2 年前哥本哈根的 Bloch 就曾报道过这种手术，但是人们还是把肠外置手术与 Mikulicz 的名字联系在一起。

18 世纪以后，由于解剖学、生理学、胚胎学，特别是以 Virchow 为代表的细胞病理学和以 Mendel 为代表的遗传学迅速发展，以及 X 射线、显微镜的应用，西方医学发生了深刻的变化，肛肠科学也随之大大进步。在此期间认识了许多新的疾病，丰富了许多理论，改进或创用了许多治疗方法，如孤立性直肠溃疡（Cruveilhier）、骶前畸胎瘤（Middeldorpt）、尾部藏毛窦（Hodges RM）、会阴部坏疽性筋膜炎（Fuournier），就是在这个时期被命名的疾病。

1847 年 Cuersant 报道了青年性直肠息肉病。

1863 年 Virchow 指出家族性结肠息肉病的家族性。

1875 年 Wiks 与 Moxon 首先从细菌性疾病中分离出了溃疡性大肠炎。

1878 年 Chiari 提出了肛门小管及肛门腺的命名。

1881 年 Cripps 证实腺瘤病的遗传性并指出腺瘤性息肉可能有癌变的倾向。

1882 年 Whitehead 首创痔环状切除术。

1882 年 Cripps 报道了家族性息肉病。

1888 年 Syminton 提出了肛管的命名。

1892 年 Whitehead 所创的痔环切术，由于存在很多缺点，未被大多数医生采用。

1895 年 Kelly 制成 35 cm 的以额镜反射观察的乙状结肠镜。

1895 年 Kelley 制成带光源的乙状结肠镜，为肛肠科医生提供了一个非常得力的诊断工具。

1898 年 Pennigton 介绍了他常用的开放式痔切除术，这种术式成为以后各种改良手术的基础。

1914 年 Quervai 与 Case 首先报道了大肠憩室症。

1932 年 Crohn 报道了克罗恩病。

2. 大事记

1835 年，Frederik Salmon 在伦敦建立了世界上第一个肛肠专科医院——圣马克医院，改进了痔的结扎术，之后该院名医辈出，在肛肠解剖、生理、病理、治疗方面做了大量研究工作，几乎完成的一些手术都与该院的研究有关，成了世界肛肠学科研究的一个中心。肛肠专科医院的出现和肛肠专业学术组织的建立标志着肛肠病学的发展进入了一个新的阶段。

1878 年，美国 Mathews JM（1847—1928 年）在肯塔基州路易斯维尔开设肛肠专科诊所，1883 年，他在肯塔基州医学院建立了美国第一个大学的肛肠病专业。

1880 年与 Mathews 同时代的另一位美国医生 Kelsy CB 在纽约建立了圣保罗肛肠专科医院。肛肠专业学术组织的建立是肛肠专科化的又一重要标志。

1934 年英国 Milligan 与 Morgann 发表的《肛管外科解剖学》密切结合临床，填补了肛管应用解剖学的一些空白，把肛肠外科推向了一个新阶段。

1899 年美国肛肠外科协会成立，1958 年创办《结肠与直肠疾患》杂志。

1940 年 3 月 21 日，日本直肠肛门学会由民间医疗专家创立，会长为山本八治，1960 年改名为日本大肠肛门病学会。继任会长有三轮德定、小平正、阵内僧之助、土屋周二、高野正博、辻仲康伸等。当初会员数为 500 名，至 70 年代会员增加，现已超过 5000 名。学术总会每年举行一次，定期发行学会机关杂志《日本大肠肛门学杂志》。初期的总会规模比较小，1970 年以后逐年增加演讲数，参加者不断增加。学会杂志近年发行号数及篇幅均有增加，现每年发行 10 期。学会也不断举行或协办国际学会，开展国际交流。日本大肠肛门病学会与我国肛肠学界有广泛学术交流，两国学者来往颇多，土屋周二、高野正博、隅越幸男、辻仲康伸等与我国学者丁泽民、史兆岐、喻德洪、张东铭、尹伯约、宋光瑞、韩宝、田振国、李国栋等互相参加学会活动，互访医院，促进了学术发展。

1948 年在美国成立的"国际大肠肛门病学会"和出刊的《美国结肠肛门病学会杂志》是第一个国际的肛肠学会和刊物。接着一些欧洲国家（1961 年）在罗马、一些美洲国家在墨西哥（1962 年）、一些亚洲国家在孟买（1973 年）、拉丁美洲国家在阿尔及利亚（1973 年）又相继成立了国际性的学会，各自出版刊物，定期召开学会，使肛肠专业得到了很大发展。其后，世界上许多国家和地区相继建立了肛肠专业学术组织。肛肠专科医院和肛肠专业学术组织的建立进一步促进了肛肠科学的发展和专科化进程。

20 世纪以来，医学与各门自然科学和技术的结合越来越紧密是西医学技术发展的另一个标志。包括肛肠病学在内的各个医学专门学科的理论和实践无一不受到新理论、新观念、新方法的重新检验和评价。微创外科手术、小切口正在取代复杂性手术。

1983 年 Semm 首次报道了腹腔镜下阑尾切除术，是内镜治疗史上的历史性突破，同时也标志着手术向着精细化、微创化方向发展。

1980 年 Dimagno 和 Creen 首次将内镜和超声结合在一起，应用电子线型超声胃镜对狗进行腔内超声获得成功，其后内镜超声得以逐渐发展。

20 世纪末，肛肠专业的病种更多了，相关的学科也越来越多。如过去被称为局限性回肠炎的克罗恩病，此时认为结肠部分的病变更为重要。白塞病是口、眼、生殖器综合征，肛肠科医生对该病的结肠型病例表现出浓厚的兴趣。其他如结肠息肉病并发其他器官不同疾病构成的综合征已发现有五六种之多。20 世纪早些时候提出的一些学说或具有争议的问题，此时提出了崭新的看法和解释。Eisenhammer 指出所谓环形皮下部实际上是内括约肌向下突出的部分，这一新观点也同时替代了困扰几十年的 Miles 栉膜带学说。

1966 年日本松永藤雄研制成功光导纤维结肠镜，大大提高了大肠疾病的诊断水平。

1975 年 Thomson WH 首次提出了肛垫学说，奠定了痔的现代概念基础并受到人们的普遍重视。根据该学说，免疫学对溃疡性结肠炎、克罗恩病的病因做出了新的解释。近年来，便秘越来越引起肛肠科学界的关注，结肠传输试验、肛肠压力测定、盆底肌电图检查、排粪造影术的应用等为重新认识和诊治便秘提供了帮助。

20 世纪 80 年代腔内 B 超的应用，为深入了解直、结肠肿瘤与周围组织的关系提供了可靠方法，同时亦促进治疗水平的提高。CT 技术、消化道电位测试和全消化道压力测试技术的开展为全面研究肛肠疾病的发生和转化创造有利条件。目前，国外肛肠专科研究重点是结肠炎症性疾病、直结肠癌、排便困难等。

1977 年日本大肠癌研究会制订的"临床、病理大肠癌处理规约"对淋巴结的分布、分组、分站及编号做了一系列规定，这一规定对其他国家包括我国的大肠癌治疗的规范化、合理化产生了较大影响。世界卫生组织还制订了溃疡性结肠炎诊断标准，为研究该病提供了有利条件。

1993 年，Longo 博士在托马森 Thomson 首创的肛垫学说的起点上，与美国强生公司合作开发出 PPH 吻合器。1997 年，Longo 博士利用该发明成功进行了世界上第一例 PPH（吻合器痔上黏膜环切术）无痛痔疮手术。

20 世纪 90 年代腹腔镜初应用于结、直肠手术，临床中可分为全腹腔镜手术和腹腔镜辅助手术两种。腹腔镜手术有着创伤小、恢复快、疼痛轻、肠功能恢复快等许多优点，目前虽然对其是否可治疗癌肿仍有较大的分歧，但凭借其微创优势，仍被誉为 21 世纪结、直肠外科的发展方向。各国学者对肛门、直肠、结肠的生理、解剖、病理研究亦取得许多进展，为预防、诊断、治疗肛肠疾病和研究其发生、发展规律不断做出新的贡献。

2006年3月，在澳大利亚悉尼召开了"国际151次炎症性肠病学术会议"，有来自中国、美国、日本、英国、法国等33个国家的共614名代表参加了会议，有38位代表在大会上发言，各国代表相互交流了各自国家对炎症性肠病的最新研究进展。田振国所做《中医在炎症性肠病的应用与评价》阐述了中医及中医治疗大肠炎性疾病的特色与优势，并以大量实验数据论证了中医药疗法的确切疗效，报告得到了与会代表的充分肯定。

参考文献

1. 马王堆汉墓帛书整理小组. 五十二病方 [M]. 北京：文物出版社, 1979.
2. 佚名. 黄帝内经素问 [M]. 北京：人民卫生出版社, 1963.
3. 佚名. 灵枢经 [M]. 北京：人民卫生出版社, 1963.
4. 秦越人. 难经集注 [M]. 北京：学苑出版社, 2014.
5. 吴普著，（日本）森立之重辑. 神农本草经 [M]. 上海：联众出版社, 1955.
6. 湖北中医学院. 伤寒论选读 [M]. 上海：上海科学技术出版社, 1979.
7. 山东中医学院. 针灸甲乙经校释 [M]. 北京：人民卫生出版社, 1980.
8. 巢元方. 诸病源候论 [M]. 北京：人民卫生出版社, 1955.
9. 孙思邈. 卷二十三　痔漏方 [M]//备急千金要方. 北京：人民卫生出版社, 1955.
10. 王焘. 外台秘要 [M]. 北京：人民卫生出版社, 1955.
11. 王怀隐，等. 太平圣惠方 [M]. 北京：人民卫生出版社, 1958.
12. 陈梦雷. 脏腑身形（下） [M]//古今图书集成·医部全录. 北京：人民卫生出版社, 1959.
13. 朱橚，滕硕，刘醇，等. 普济方 [M]. 北京：人民卫生出版社, 1959.
14. 窦汉卿. 卷三 [M]//外科全书. 经元堂, 同治元年.
15. 徐春甫. 卷七十三　交肠病 [M]//古今医统大全. 北京：人民卫生出版社, 1994.
16. 陈实功. 外科正宗 [M]. 北京：人民卫生出版社, 1973.
17. 薛己. 卷十四 [M]//薛氏医案. 北京：中国医药科技出版社, 2011.
18. 祁坤. 外科大成 [M]. 上海：上海科学技术出版社, 1958.
19. 高文晋. 外科图说·卷一 [M]. 上海：上海大魁桢记刻本, 1834.
20. 徐伟祥，曹永清. 实用中医肛肠病学 [M]. 上海：上海科学技术出版社, 2014.
21. 陆金根. 中西医结合肛肠病学 [M]. 北京：中国中医药出版社, 2009.

第二章　大肠肛门实用解剖与生理

第一节　中医学对大肠肛门解剖与生理的认识

中医学将大肠肛门列为六腑之一，与脾、胃、小肠、三焦、膀胱共为仓廪之本、营之居处。其功能如容盛食物的器皿，能化糟粕转味而司入出，其气象天，泻而不藏，故又名曰传化之腑。大肠属于阳明经，其经脉络肺，与肺相表里。居小肠之下，上起阑门，下止魄门，包括了回肠、广肠、魄门等，为传导之官，变化出焉，主司津液，而与肺共应皮毛，是人体消化道的最下段。以消化运转食物、形成并排出粪便、吸收水分等为主要职能。《内经》对大肠肛门的解剖已有相当详细、精确的描述。《灵枢·肠胃篇》载："黄帝问于伯高曰：余愿闻六腑传谷者，肠胃之大小长短，受谷之多少奈何？伯高曰：请尽言之。谷所从出入浅深、远近、长短之度：唇至齿长九分，口广二寸半……咽门重十两，广二寸半，至胃长一尺六寸。胃纡曲屈，伸之，长二尺六寸，大一尺五寸，

径五寸，大容三斗五升。小肠后附脊，左环回周迭积，其注于回肠者，外附于脐上，回运环十六曲，大二寸半，径八分分之少半，长三丈二尺。回肠当脐，左环回周叶积而下，回运环反十六曲，大四寸，径一寸寸之少半，长二丈一尺。广肠傅脊，以受回肠，左环叶积上下辟，大八寸，径二寸寸之大半，长二尺八寸。肠胃所入至所出，长六丈四寸四分，回曲环反，三十二曲也。"

《平人绝谷篇》进一步载："回肠大四寸，径一寸，寸之少半，长二丈一尺，受谷一斗，水七升半。广肠大八寸，径二寸，寸之大半，长二尺八寸，受谷九升三合八分合之一。肠胃之长，凡五丈八尺四寸，受水谷九斗二升一合，合之大半，此肠胃所受水谷之数也。"

明代·马莳《黄帝内经素问灵枢注证发微》（1586）说："回肠者，大肠也……又广肠者，直肠也。"

《内经》所描述的胃肠道尺寸长短的比例与现代医学解剖的长度比例的对照见表2-1。

表 2-1　《内经》胃肠道长度比例与解剖长度比例对照

解剖部位		长度		食道与肠道比
内经灵枢	咽至胃（食道）	1尺6寸		16：568 = 1：36
	小肠（十二指肠、空肠）	3丈3尺		
	回肠（回盲部至降结肠）	2丈1尺	5丈6尺8寸	
	广肠（乙状结肠、直肠）	2尺8寸		
现代解剖	食道	25 cm		25：925 = 1：37
	小肠	750 cm	925 cm	
	大肠	175 cm		

可见《内经》食道与肠道的比例1：36与现代解剖1：37是十分接近的，并有相当精确的描述。归纳《内经》及历代医家的论述，中医学认为大肠肛门的功能主要如下。

一、属传化之府，主传导变化

如《素问·五藏别论》有："夫胃、大肠、小肠、三焦、膀胱，此五者，天气之所生也，其气象天，故泻而不藏，此受五藏浊气，名曰传化之府，此不能久留输泻者也。魄门亦为五藏使，水谷不得久藏。"

魄门：唐代·王兵（762）注："谓肛之门也。内通于肺，故曰魄门。受已化物，则为五藏行使。然水谷亦不得久藏于中。"

《素问·六节藏象论》有："脾胃、大肠、小肠、三焦、膀胱者，仓廪之本，营之居也，名曰器，能化糟粕，转味而入出者也。"

《素问·灵兰秘典论》则具体指出："大肠者，传道之官，变化出焉。"

王冰注解："传道，谓传不洁之道。变化，谓变之形。"

《灵枢·平人绝谷篇》又有："胃满则肠虚，肠满则胃虚，更虚更满，故气得上下，五藏安定，血脉和利，精神乃居。""故神者，水谷之气也……故平人不食饮七日而死者，水谷精气津液皆尽故也。"

综上所述，可见大肠与胃、小肠、三焦、膀胱等密切配合，进行着虚实更迭的有节律的消化活动，共同担负着消化吸收水谷精气津液，形成营气，产生精气，保持五脏正常功能，使血脉得充、精神旺盛的职能，而大肠则主要司转化、排泄糟粕浊气，使之变成有形粪便，排出体外。

二、主津液的吸收

《灵枢·经脉篇》有："大肠……是主津液所生病者。"《东垣十书》痔瘘论曰："夫大肠庚金也，主津，本性燥清，肃杀之气，本位主收，其所以司行津液。"

津液是人体正常水液的总称，主要来源于饮食。津液的生成、吸收、输布、转化、排泄与脾、肺、肾、三焦、膀胱等有关，但吸收则主要在大肠，胃"泌糟粕、蒸津液"之后，输送于大肠，大肠则吸收津液，使糟粕形成有形之粪便，故大肠有病，则津液吸收失调，或为腹泻，或为便秘，所以说大肠主津液所生病。

三、与肺相表里，共应皮毛

《灵枢·经脉篇》有："大肠手阳明之脉……下入缺盆，络肺，属大肠。"

《灵枢·本藏篇》有："肺合大肠，大肠者，皮其应……肺应皮。皮厚者，大肠厚；皮薄者，大肠薄；皮缓，腹里大者，大肠大而长；皮急者，大肠急而短；皮滑者，大肠直；皮肉不相离者，大肠结。"《丹溪心法》脱肛项内有："肺与大肠为表里，故肺脏蕴热，则肛门闭结，肺脏虚寒，则肛门脱出。又有妇人产育用力，小儿久痢皆致。此治必须温肺脏，补脾胃。"

肺与大肠的表里关系在临床反应明显，如肺有热则常便秘，大肠气机不利等。故《素问·咳论》有："肺咳不已，则大肠受之，大肠咳状，咳而遗矢。"肺与大肠共应皮毛多为人们忽视，而大肠的某些病变如多发性肠道息肉可见有口唇周围、颊黏膜、手指和足趾皮肤黏膜黑色素斑点沉着症，即所谓的Peutz-Jeghers综合征。再如痔、息肉病常见腰骶部及口唇带外红斑及肥大颗粒等，也都是大肠应皮毛的征象，值得更进一步的观察和验证。

第二节　肛门直肠实用解剖

一、肛门直肠的形态

直肠是消化管的末段，位于盆腔内。上端约在第三骶骨平面与乙状结肠相连，向下沿骶、尾骨屈曲，穿过盆底移行于肛管、终于齿线。成人直肠有12~15 cm。

直肠并不笔直，它的两头狭小，中间宽阔。上端狭窄区位于直肠、乙状结肠结合部，是结肠的最狭窄部分。下端狭窄区是平时闭紧的肛管；中间膨大的部分称为直肠壶腹，是大肠最宽阔的部分。直肠壶腹的前壁向前膨出，后壁沿骶尾骨弯曲前方下行，形成一个几乎与肛门呈直角的大弯曲，这就是直肠骶骨曲。之后，直肠绕过尾骨尖，转向后下方，在肛管处又形成一个弓向前的弯曲，叫直肠会阴曲（图2-1）。直肠的这些弯曲在行乙状结肠镜检查时，要求结肠镜方向需先指向脐部，过肛管后再改向骶骨岬，才能顺利到达直肠壶腹。

肛门位于臀部正中线与两侧坐骨结节横线的交叉点上，平时闭紧时呈椭圆形。肛缘与坐骨结节之间的范围称肛周，该处皮肤有明显的色素沉着和毛发。肛门缘的皮肤松弛而有皱襞，有利于排便时张开。

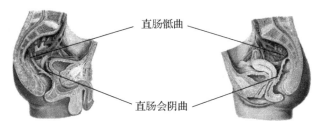

图 2-1　肛门直肠的大体形态和弯曲

二、肛管

由肛缘到直肠末的一段叫肛管。肛管皮肤特殊，上部是移行上皮，下部是鳞状上皮，表面光滑色白，没有汗腺、皮脂腺和毛囊。手术中被切除后，会形成肛管皮肤缺损、黏膜外翻和肛腺外

溢。补上其他部位的皮肤都不如原来的功能良好，所以做肛门手术时要尽量保护肛管皮肤。肛管还是连接直肠与肛门的肌性通道。在发生学上处于内、外胚叶层的衔接地区，所以构造复杂。肛管壁由内向外共有五层：黏膜层、黏膜下层、内括约肌、联合纵肌、外括约肌。其肌束的排列方向是：内环、中纵、外环，中间的联合纵肌分出许多纤维向内外穿插，将肛管的各部组织捆扎在一起，构成一个功能整体。

肛管有解剖学肛管和外科学肛管之分。解剖学肛管是指齿线至肛缘的部分。成人平均长约 2.1 cm，在排便扩张时直径可达 3 cm。外科学肛管是指肛缘到肛管直肠肌环平面以下（肛直线）的部分，成人平均长约 4.2 cm。其上界，男性与前列腺齐高，女性与会阴体齐高。周围是内、外括约肌及联合纵肌和肛提肌。闭紧时管腔呈前后位纵裂状。肛管长轴和直肠壶腹之间角度很大，90°～100°，称肛直肠角。该角距肛门上方 3.2～3.3 cm，距尾骨尖 5.1～6.4 cm（图 2-2）。Shafik（1975）认为应把肛提肌内侧缘至齿线的一段称为

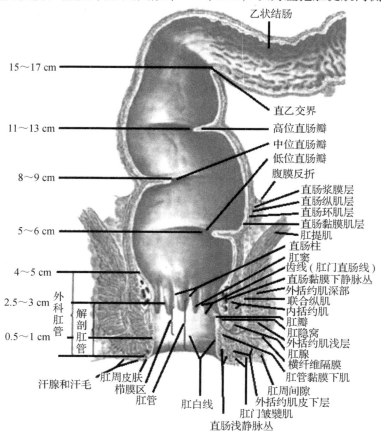

图 2-2　肛管直肠的大体形态

直肠颈，长约 2 cm；把齿线至肛缘段称为固有肛管（解剖肛管），把直肠与直肠颈交界处称为直肠颈内口，肛管外口称为肛门。我们认为这种新分界法比较合理，既反映了解剖特点，又能指导临床（图 2-3）。

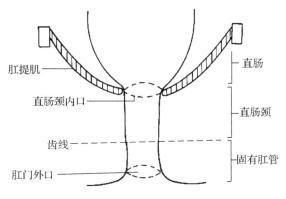

图 2-3　肛管的结构（Shafik 图）

三、齿状线

肛管皮肤与直肠黏膜相连合处，可见到一条锯齿状的线，称齿状线（齿线）或梳状线。齿线是胚胎期原始直肠的内胚叶与原始肛门的外胚叶交接的地方，上下组织构造不同，85% 以上的肛门直肠病都发生在齿线附近，在临床上有重要意义（图 2-4）。

1）上皮：齿线以上是直肠，肠腔内壁覆盖着黏膜，其上皮为单层立方或柱状的消化管黏膜上皮；齿线以下是肛门，肛管覆盖着皮肤，其上皮为移行扁平或复层扁平上皮。齿线以上的痔是内痔，以下的痔是外痔；齿线以上的息肉、肿瘤附以黏膜，多数是腺瘤；以下的肿瘤，附以皮肤，是皮肤癌等。

2）神经：齿线以上的神经是自主神经，没有明显痛觉，故内痔不痛，手术时是无痛区；齿线以下的神经是脊神经，痛觉灵敏，故外痔、肛裂非常痛，手术时有痛区，凡是疼痛的肛门病都在齿线下。

3）血管：齿线以上的血管是直肠上血管，其静脉与门静脉系统相通；齿线以下的血管是肛门血管，其静脉属下腔静脉系统。在齿线附近，门静脉与体静脉相通。

4）淋巴：齿线以上的淋巴向上回流，汇入盆腔淋巴结（内脏淋巴结）；齿线以下的淋巴向下回流，经大腿根部汇入腹股沟淋巴结（躯体淋巴结）。所以肿瘤转移，齿线上的向腹腔，齿线下的向大腿根部。

由此可见，齿线是胚胎内、外胚层碰头会师的地方，所以几乎所有肛门、直肠先天性畸形如锁肛等都发生在齿线。

齿线还是排便反射的诱发区。齿线区分布着高度特化的感觉神经终末组织，当粪便由直肠到达肛管后，齿线区的神经末梢感受器受到刺激，就会反射地引起内、外括约肌舒张，肛提肌收缩，

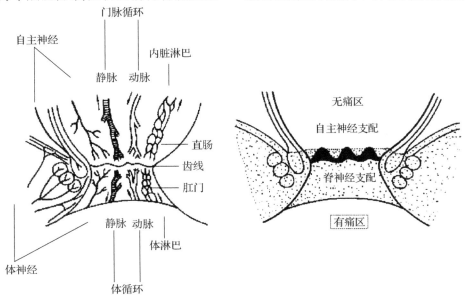

图 2-4　齿线上下的不同结构

使肛管张开，粪便排出。如手术中切除齿线，就
会使排便反射减弱，出现便秘或感觉性失禁。

四、肛直线（Hermann 线）

肛直线距齿线上方约 1.5 cm，是直肠柱上端
的连线。指诊时，手指渐次向上触及狭小管腔的
上缘，即达该线的位置。此线与内括约肌上缘、
联合纵肌上端及肛直环上缘等位置基本一致。

五、直肠柱（Morgagni's 柱）

直肠柱或称肛柱，为肠腔内壁垂直的黏膜皱
襞，有 6 ~ 14 个，长 1 ~ 2 cm，宽 0.3 ~ 0.6 cm，
在儿童比较显著。直肠柱是肛门括约肌收缩的结
果，当直肠扩张时此柱可消失。直肠柱上皮对触
觉和温觉刺激的感受甚至比齿线下部肛管更敏锐。
各柱的黏膜下均有独立的动脉、静脉和肌组织。
直肠柱越向下越显著，尤其在左壁、右后和右前
壁者最明显，柱内静脉曲张时，常在以上三处发
生原发性内痔。

六、肛瓣

各直肠柱下端之间借半月形的黏膜皱襞相连，
这些半月形的黏膜皱襞称肛瓣，有 6 ~ 12 个。肛
瓣是比较厚的角化上皮，是原始肛膜的残迹，它

没有"瓣"的功能。当大便干燥时，肛瓣可受粪
便硬块的损伤而撕裂。1908 年 Ball 曾认为肛瓣撕
破是肛裂的病因，此种论点未得到广泛的支持。

七、肛隐窝（Morgagni's 隐窝）

肛隐窝或称肛窦，是位于肛柱之间、肛瓣之
后的小憩室，它的数目、深度和形状变化较大。
Tucker 将动物和人的隐窝进行比较，发现犬、猫
比人的发达；人的隐窝有 6 ~ 8 个，呈漏斗状，上
口朝向肠腔的内上方，窝底伸向外下方，深度一
般为 0.3 ~ 0.5 cm（图 2-5）。比较恒定而大的隐
窝通常在肛管的后壁，据 Callager 报道，后方隐
窝炎发病率为 85%，前方占 13%，侧方的感染以淋
病、梅毒较多见。肛隐窝的功能不明，它有存储
黏液、润湿大便的作用。由于该处常易存积粪屑、
杂质，容易发生感染，引起隐窝炎，许多学者强
调指出，隐窝炎是继发一切肛周疾病的祸根。

Shafik（1980）提出肛隐窝是胚胎遗迹，是后
肠与原肛套叠形成的环状凹陷，由于直肠柱的出
现，才将此凹陷分割成许多小室。在发育过程中，
因前方有前列腺（男）或阴道（女）的影响，故
肛管后壁的肛隐窝较前壁发育好。据他统计，隐
窝大而深的占 45%，小而浅的占 17%，无肛隐窝
者占 7%；发育完好的隐窝在小儿和婴儿较多见，

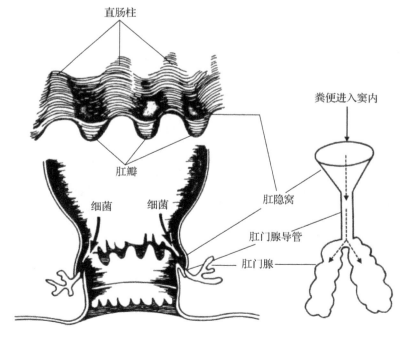

图 2-5　直肠柱、肛瓣和肛隐窝

隐窝浅而小和缺如者则多见于成人，因而可以推测肛隐窝随着年龄的增长有逐渐消失的趋势。他认为在发育过程中由于肛隐窝上口的闭锁，可以导致先天性肛瘘和囊肿的形成。

八、肛腺

肛腺是连接在肛隐窝内下方的腺体。连接肛隐窝与肛腺的管状部分叫肛门腺导管。不是每个肛隐窝都有肛腺，一般约有半数肛隐窝有肛腺，半数没有。肛腺的形态、数目和结构分布个体差异很大，成人 4~18 个，新生儿可达 50 个。多数肛腺集中在肛管后部，5 岁以下儿童多呈不规则分布。肛腺一般仅局限于下段肛管的黏膜下，很少向上超过肛瓣平面。肛门腺导管的肛腺的走行弯

曲多变，多数肛门腺开口与肛门腺导管在一条垂直线上（约为 65%），不在一条垂直线上的约有 35%，它们向外向下，可伸延入内括约肌层和联合纵肌层。一个腺体的分支伸展范围约为 1 cm²。腺管长 2~8 mm，导管走行在齿线下方者占 68%，在齿线上方者占 28%，上、下方均有者占 40%，呈葡萄状分布。腺体的构造介于柱状和鳞状上皮之间，细胞排列为复层，类似消化上皮。肛腺的功能是分泌多糖类黏液，润滑粪便，保护肛管。但有人认为肛腺是无分泌功能的退化组织（图 2-6）。

1878 年 Chiari 发现肛腺，使人彻底改变了千余年来一直认为肛门感染是外伤引起肛管皮肤及直肠黏膜损伤所致的陈旧观点。但对于肛腺在临床的意义目前仍有一些分歧，多数学者主张肛腺

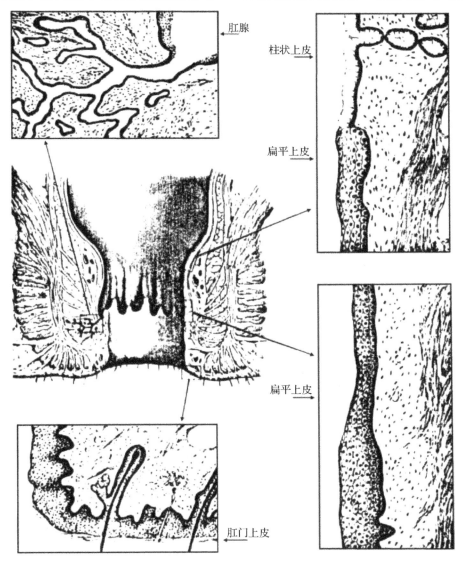

图 2-6 肛线和直肠肛管上皮的构造

是一切肛周疾病总的策源地，Stezner（1959）指出95%的肛瘘起源于肛腺感染，所以肛腺在外科上的重要性是毋庸置疑的。但是1967年Goligher对此表示异议，他仔细检查了22例肛管直肠脓肿与肛隐窝（内口）及括约肌间脓肿的关系，结果仅有5例证实脓肿与肛隐窝相连，8例有括约肌间脓肿。他切除的34例肛瘘中，由括约肌间脓肿造成的肛瘘仅有9例，因此他的结论是，隐窝腺感染对解释多数肛瘘的病因不适用；Shafik（1980）持同样观点。故将一切肛周疾病归咎于肛腺感染是不合适的。1978年Eisenhammer将肛周脓肿分为两大类：一类与肛腺有关，称"隐窝腺性肌间瘘管性脓肿"，一类与肛腺无关，称"非隐窝腺性非瘘管性脓肿"，我们认为这一观点较为合理。

九、肛乳头

一般把肛管与直肠柱相接区隆起的小圆锥体或三角形的小隆起称为肛乳头。肛乳头的表面覆盖着光滑的乳白色或淡红色皮肤，沿齿线排列。多数人没有肛乳头，有肛乳头者占13%~47%，常合并有肛隐窝炎。乳头多为2~6个，数目、形态和大小因人而异，存在着个体差异。当肛管处有感染、损伤及长期慢性刺激，如肛裂时，肛乳头可增生变大，脱出肛门外，形成肛乳头炎或乳头肥大。有的可呈乳头瘤状，病理检查常为纤维性息肉，一般不发生恶变，电灼、碳化、结扎或切除后可根治（图2-7）。

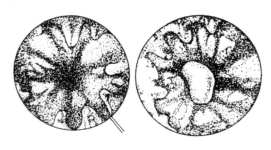

图2-7 肛乳头肥大

十、栉膜

1987年Dure将肛管上皮分为三部分：皮肤、中间带和黏膜。中间带是皮肤和黏膜过渡区，皮薄致密，色白光滑，对照上端的肛柱和齿线颇似梳背，故被Stroud（1896）命名为梳状区，又称栉膜带。之后，Miles（1919）等认为栉膜带是一种病理性的纤维组织环状带，可约束肛管使之失去弹性，是形成肛裂的原因。他用切断栉膜带的方法治疗肛裂取得了良好效果。近年来，多数学者认为栉膜带实际上是不存在的，而是痉挛的内括约肌下缘，切断的是内括约肌。因此，现在的多数肛肠学教材已不再提栉膜带的概念。

十一、括约肌间沟

括约肌间沟（即肛门白线）距肛缘上方约1cm。此沟正对内括约肌下缘与外括约肌皮下部的交界处。1877年Hilton称此沟为白线，故又称Hilton白线，但实践证明此线并不存在，Ewing（1954）建议在教科书中和文献中将其取消。1965年日本三枝纯郎提出白线的存在与种族有关，白种人清楚易认，而有色人种（黄、黑皮肤）则不存在。Whitehead手术的环形切线一般以白线为标志，因此线不能确定，故切线的位置或高或低，常引起不良后果，所以取消白线而代以"括约肌间沟"的命名比较合理。

括约肌间沟是一个重要标志，用手指抵压肛管内壁逐渐向下，可在后外侧摸出此沟，沟的上缘即内括约肌下缘，沟的下缘即外括约肌皮下部的上缘；皮下部多呈前后位的椭圆形，故其前后部不易触及。沟的宽度为0.6~1.2cm。外括约肌皮下部与内括约肌之间的间隙很小，有来自联合纵肌的终末纤维在此呈放射状附着于肌间沟附近的皮肤，故该处皮肤较固定，有支持肛管、防止直肠黏膜脱垂的作用。如果这种支持结构被破坏可能导致脱肛。此外，在麻醉时，特别是在腰麻的情况下，括约肌松弛；内括约肌下降，外括约肌皮下部向外上方移位，此时括约肌间沟消失；来自联合纵肌的肛门支持结构同时弛缓，结果直肠黏膜、齿线和齿线下的皮肤出现下移情况；在骶管麻醉下，这种现象明显，最易引起脱垂。

十二、直肠瓣

直肠瓣是直肠壶腹内呈半月形的黏膜横皱襞，1830年Houston首次提出，故此瓣又称Houston瓣。直肠瓣是由黏膜、环肌和纵肌层共同构成，纵肌发育良好者，于肠壁的表面，约当直肠瓣处可出现显著的凹沟。直肠瓣的数目多少不定（可出现 2~5 条不等），一般多为 3 条。直肠瓣向肠腔内突入，高 1~2 cm，或者很小而不清楚。直肠瓣最上方的一个接近于直 - 乙结合部，位于直肠的左壁或右壁上，距肛门约 11.1 cm。偶尔该瓣可环绕肠腔一周，在这种情况下，肠腔可不同程度地被缩窄。中间的一个又叫 Kohlrausch 瓣，是三个瓣中最大的，也是位置最恒定的一个，它内部的环肌层特别发达，位于直肠壶腹稍上方的前右侧壁，距肛门约 9.6 cm，相当于腹膜反折的平面。因此，通过乙状结肠镜检查确定肿瘤与腹膜腔的位置关系时，常以此瓣为标志，最下方的一个，位于中瓣的稍下方，位置最不恒定，一般多位于直肠的左侧壁，距肛门约 7.7 cm 处。当直肠充盈时，该瓣常可消失，而排空时则较显著。直肠检查时可用手指触知，易误认为新生物。直肠瓣的功能尚未肯定，可能有使粪便回旋下行和使粪块得到支持的作用。在直肠镜检查时，正常的直肠瓣边缘锐利，当黏膜水肿时边缘即变钝，溃疡时粗糙不平，因长期炎症而有瘢痕形成时即呈萎缩状。了解直肠瓣的数目和位置及距肛门的距离，可于做乙状结肠镜检时避免损伤此瓣；从瓣的改变，也可以初步判断直肠黏膜炎症的程度。

十三、肛门内括约肌

内括约肌是直肠环肌延续到肛管部增厚变宽而成，属平滑肌，受自主神经支配。上起肛直环平面，下至括约肌间沟，包绕肛管上 2/3 部，高（2.32 ± 0.65）cm，厚（0.54 ± 0.38）cm。肌束呈椭圆形，乳白色，连续重叠排列如覆瓦状。上部纤维斜向内下，中部呈水平，下部稍斜向上，在最肥厚的下端形成一条环状游离缘，指诊括约肌间沟可明显触及此缘（图 2-8）。大约在齿线以下 1.0~1.5 cm 处。在慢性便秘、高龄和慢性肛裂等情况下，肛门内括约肌往往较肥厚。

肛门内括约肌内无神经细胞，在内括约肌的近端神经元突触的数量逐渐减少，至远端已基本消失。肛门内括约肌受自主神经系统的交感神经和副交感神经双重支配。其交感神经来自腹下神经，交感神经兴奋后释放去甲肾上腺素递质，通过去甲肾上腺素能 α 受体，直接作用于平滑肌细胞，可以使内括约肌收缩。支配肛门内括约肌的副交感神经来自于盆神经（S_{1-2}），其末梢纤维与壁内神经丛（肌间神经丛和黏膜下神经丛）的突触后神经元联系，副交感神经具有明显的抑制作用，使内括约肌松弛。

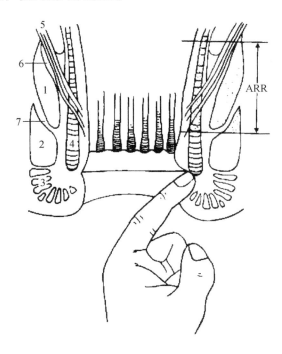

1. 耻骨直肠肌；2. 外括约肌深部；3. 外括约肌浅部；
4. 内括约肌；5. 耻骨尾骨肌；6. 耻骨直肠肌内侧隙；
7. 外括约肌内侧隙；ARR：肛直环

图 2-8　内括约肌和括约肌间沟

在正常情况下，肛门内括约肌呈持续性收缩状态，产生和维持着肛管静息压。据报道，肛管静息压的 50%~75% 是由内括约肌持续性收缩所维持，在交感神经作用被阻断后，肛门内括约肌仍保持约 50% 的正常基础张力，表明其张力的维持有肌源性和神经源性双重作用。随着近年来研究的不断深入，人们发现肛门内括约肌张力的异常与许多肛管、直肠疾病的发生密切相关。例如，特发性大便失禁患者肛门内括约肌反射性抑制的阈值明显降低，内括约肌静息张力降低，肛管最大静息压低于正常，肌电图研究亦显示静息状态下内括约肌自发性舒张刺激的发放频率比正常人少，而处于活动状态时舒张刺激发放频率高于正常人，且延续时间长。此外，超微结构观察也显示特发性大便失禁患者的肛门内括约肌呈纤维样和萎缩样改变，可见肛门内括约肌的功能和形态改变是发病的重要原因。肛门内括约肌过度痉挛收缩与痔、肛裂等发病也有密切关系。肛门内括约肌具有消化道环肌层的固有特性，容易发生痉挛，尤其是位于肛管下的消化道末端，对于一些刺激（例如药物灌肠、肛隐窝炎、痔及直肠炎等）较为敏感，容易引起内括约肌的痉挛。如果痉挛持续性存在，将会使肛门内括约肌的组织结构发生改变而导致永久性挛缩，加重一些肛管、直肠疾病的病情和病理变化。Nothmann 等对慢性肛裂患者的肛门内、外括约肌压力进行了观察，发现慢性肛裂患者内括约肌压力明显高于正常人，而外括约肌压力与正常人相比无显著性差异，因此通过扩肛或肛门内括约肌部分切断手术，可以减轻肛门内括约肌的过度痉挛，是治疗慢性肛裂的重要措施之一。

肛门内括约肌的松弛反射是正常排便活动的一个重要组成部分，也是反映肛门内括约肌功能的重要指标，临床上常用直肠内括约肌反射来描述这一功能变化的情况。直肠内括约肌反射是指直肠或直肠乙状结肠扩张时所立刻引起的肛门内括约肌松弛的反应，多数学者认为该反射是一种受脊髓调节的局部反射，迅速而又间歇地扩张直肠，可以延长肛门内括约肌松弛时间；若直肠持续扩张，开始时可以引起内括约肌松弛，随后将逐渐恢复其静止张力。

十四、肛门黏膜下肌

肛门黏膜下肌位于肛管黏膜与内括约肌之间，是一种含有大量弹性纤维的平滑肌组织，其中纤维成分占 62%、肌组织占 38%。1853 年由 Treitz 首先报道，故又称 Treitz 肌。关于该肌的来源问题：Fine-Lawes（1940）认为是直肠黏膜肌层的延续；Parks（1956）等认为，除黏膜肌层外还融汇了部分内括约肌纤维，以及穿过内括约肌而来的部分联合纵肌纤维；从发生上看，Shafik（1980）认为黏膜下肌是肛直窦闭合而成的胚胎剩件，他命名为肛直带。该肌层厚 0.15 ~ 0.53 cm，长 0.3 ~ 0.8 cm，其下界不超过栉膜下缘，通常齿线附近发育最佳。黏膜下肌的分布形式大约有以下 4 种：

1）纤维肌组织呈网状缠绕痔静脉丛，构成静脉的支持架。

2）绕内括约肌下缘或穿其最下部肌束与联合纵肌再次连合。

3）部分来自联合纵肌的纤维穿内括约肌直接附着于齿线以下的栉膜区皮肤。

4）终末部纤维沿内括约肌和外括约肌皮下部的内侧下行，附着于肛周皮下；或穿入内括约肌下部肌束间；或穿入外括约肌皮下部的肌束间，形成网状，附着于肛周皮肤（图 2-9）。

其作用是将肛管皮肤固定于内括约肌上，故 Parks（1995）称此纤维为"黏膜悬韧带"。悬韧带将栉膜下层分隔为上下两丛：上部为黏膜下间隙，内含内痔丛；下部为肛周间隙，内含外痔丛。两部之间由韧带牵引形成一环形的痔间沟，位于白线与齿线之间。故有人主张内、外痔应以痔间沟分界较为合理。

黏膜下肌是肛管的重要支持组织，它有使排便结束后肛黏膜回缩的作用。此种作用在有些动物上表现很明显，如马排粪时肛管黏膜几乎全部脱垂，排粪后可全部缩回。临床上，在脱垂性内痔中可发现肛管黏膜下肌有肥大或断裂现象。因此 Treitz 提出：肛管支持组织的变性，将会引起部分黏膜及黏膜下组织下移而成痔，这就是成痔的黏膜滑动学说；1982 年 Gemsenjager 在 100 例痔切除时施行 Treitz 肌保存手术，获得较好疗效。近年来，越来越多的学者主张痔手术中应尽量保存肛管黏膜下肌，并出现了一些新的术式，可以说是痔认识和治疗上的一大进步。

十五、肛垫

肛垫，是指齿线上方宽约 1.5 cm 的直肠柱区。该区呈环状增厚，借"Y"形沟分割为右前、右后及左侧三块。1975 年，年轻的 Thomson 在他的硕士论文中首次提出"肛垫"的概念，并认为"它是人体解剖的正常结构"，"正常肛垫的病理性肥大即谓痔"。他的论断受到 Alexander-Williams（1982）、Bemstein（1983）及 Melaier（1984）等一些著名学者的支持，并在 1983 年的德国科伦堡举行的第 9 届国际痔科专题研讨会上获得一致确认，此后国外出版的肛肠病学专著中已广泛采纳

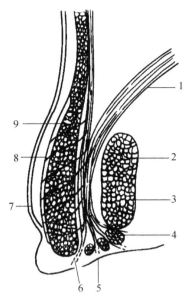

1. 肛提肌；2、3、4. 外括约肌；5、6. 联合纵肌终支；

7. 黏膜肌层；8. 黏膜下肌；9. 内括约肌

图2-9　黏膜肌层与黏膜下层的关系

痔的新定义。他的研究对痔的本质和治疗产生了深远影响，但很多学者对此与之有重大分歧。

早在19世纪，法国解剖学家 Bernard 就注意到直肠柱区呈海绵状结构。从20世纪60年代起，德国学者（Stelzner、Staubesand、Thulesins 等）对该区的组织学成分进行了详尽的观察。研究结果表明，肛垫并非直肠黏膜下层的一般性增厚，它包含有与直肠不同的黏膜上皮、血管，以及纤维肌性组织。肛垫黏膜呈紫红色，向上与直肠接壤处则变为粉红色。黏膜上皮为单层柱状上皮与复层鳞状上皮之间的移行上皮，细胞为柱状、立方状或低立方状。从胚胎学上看，在孕期7周时（即人胚35 mm阶段），肛膜破裂，齿线与直肠黏膜结合处出现鳞状上皮与柱状上皮的重叠区，此区逐渐扩展至成人约15 mm宽，即肛垫区上皮。近代应用光学和电子显微镜观察结果表明，该区上皮的超微结构与泄殖腔上皮近似，因而证实了肛垫黏膜上皮代表了内、外胚层的分界，即肛膜的附着处，也是肛管与直肠的衔接地带。肛垫上皮内感觉神经末梢器极为丰富，这些神经是肛门反射中重要的感受装置，对直肠内容物的性质有精细的辨别能力。肛垫区感受器的面积虽小，但在大便临近肛门时可起到警报作用，故具有某种

保护功能。肛垫黏膜下所包含的静脉丛和相应的动脉终末支之间存在着普遍的直接吻合，吻合部称为"窦状静脉"。此种丰富的血管形成丝球样的结构，是肛垫独特的血管模式。

根据 Miles 的传统观点，直肠上动脉的三个主支：右前、右后及左支分布于肛垫，因而原发性内痔好发于动脉分支的相应部位。但是，据近代研究资料证实，肛垫的动脉来自直肠下动脉和肛门动脉；直肠上动脉不参加。肛垫的三分叶（右前、右后及左侧）排列模式与直肠上动脉的分支无关。Miles 用直肠上动脉的分支类型来解释内痔的好发部位，缺乏解剖学支持。1976年宫崎治男通过动脉造影观察肛垫区内微血管分布密度，发现来自6个方向的肛垫血管均汇集于此，全周分布均等，没有偏移，未发现右前、右后及左侧三处的血管较别处特别密集的现象，因而否认痔核的好发部位与血管的分布有关。肛垫黏膜下静脉丛（内痔丛）呈囊状膨大，各膨大部以横支相连，其旁支穿出直肠壁与外膜下静脉丛相连。内痔静脉丛是直肠静脉丛的一部分，它与直肠内门静脉和体循环静脉之间有着广泛交通。正常情况下，门静脉血可经痔间交通静脉与痔生殖静脉分流至体循环，在排便时直肠收缩，此种分流现象更加显著。通过痔丛造影发现，痔生殖静脉有静脉瓣的作用，只允许痔静脉丛的血液流向前列腺静脉丛或阴道静脉丛（体循环），而体循环血液则不能流向门静脉系统，因而门静脉高压与痔无直接联系。过去肛肠科专著中普遍记载的门静脉高压与痔的发病密切相关的假说，现在已被否定。传统的由于痔静脉丛瘀血、曲张而成痔的概念，受到质疑。

1962年 Stelzner 等在连续组织切片中发现肛垫黏膜下层有动静脉吻合。1963年 Staubesand 用X线造影法、1975年 Thomson 用乳胶注射法，均相继证实了这种特殊血管的存在，称为"窦状静脉"。

动静脉吻合是指小动脉和小静脉间的直接吻合，血液可不经毛细血管从动脉流向静脉，此类血管可直行或呈球状、迂曲状。管壁构造很特殊：内皮细胞直接与变形的平滑肌细胞相接，外膜内有丰富的神经纤维。正常情况下，肛垫内动静脉

吻合的开放或闭合是交替进行的，每分钟开放8～12次，也有开放数天或关闭数天的。由于吻合管能自由开放，因而对肛垫区的温度与血量调节具有重大作用。由于动脉血直接流入静脉，可使肛垫静脉丛的静脉血动脉化，甚至静脉出现节律性搏动。Thulesins、Gjores等对痔血的血气分析及温度传导性的试验研究，均有力地证实了肛垫内此类吻合管的存在，并对痔血为何呈鲜红色（动脉血）给予了明确的解答。

肛垫正常功能的维持，主要依赖于动静脉吻合管对肛垫血流量的正常调节，以及Treitz肌对肛垫位置的固定。动静脉吻合是肛垫良好的血量调节器，肛垫供血量的多少和它的功能状态及内、外环境的刺激有密切关系。正常情况下，肛垫吻合管的血流量占直肠总血量的20%，甚至可达50%。小儿因性激素水平高，吻合管发育不良，直到青春期才发育完全，故小儿很少出现肛垫肥大。妊娠期雌激素水平升高，吻合管变粗，血流量增加，故孕妇痔的发生率很高。假如饮食不节、细菌感染、微量元素（锌）和碱性磷酸酶缺乏，以及某些神经体液因素，使动静脉吻合发生调节障碍，则肛垫将出现充血性肥大。若内括约肌张力过高，静脉回流受阻，充血现象加重（图2-10）。反复的慢性充血导致Parks韧带伸长和肥厚，并随即伴有Treitz肌断裂。若肛垫失去肌层的支持，即可发生间歇性脱垂，继而发生持续性脱垂即成痔。

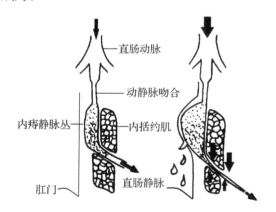

图2-10　内括约肌张力与肛垫充血性肥大（痔）的关系

Treitz肌是垫的网络和支持结构，它有使排便结束后肛垫向上回缩的作用。如Treitz肌断裂，支持组织松弛，肛垫即可出现回缩障碍，从原来固定于内括约肌的位置下移（图2-11）。促使肛垫下移的因素很多，除先天性Treitz肌发育不良的遗传因素外，如便秘、努责、久泻久痢、排便习惯不良及括约肌动力失常等，均可增大下推肛垫的垂直压力，使Treitz肌过度伸展、断裂，导致肛垫下移。必须指出的是，年龄因素不可忽视。20世纪60年代已经阐明，肛垫支持组织的纤维和细胞随年龄增长而逐渐退变，这是因为成胶质酶因年龄而变化，影响成胶质合成，并使自然成胶质退化之故。1984年Hass等指出，Treitz肌退变始于18～20岁，随年龄增长而加重，变得扭曲、松弛、自然断裂、肛垫下移，痔的发生率也随之增加。正常Treitz肌网络静脉丛对肛垫体积有约束作用，当其松弛后，静脉扩张，体积变大，用力排便时更易被挤出，导致血液瘀滞、血凝块形成，或黏膜肿胀、糜烂并伴出血，即出现痔的症状。综上所述，肛垫具有特殊的黏膜上皮、丰富的动静脉吻合、大量的Treitz肌纤维，是人体正常的解剖实体，它的主要功能是协助括约肌关闭肛门。

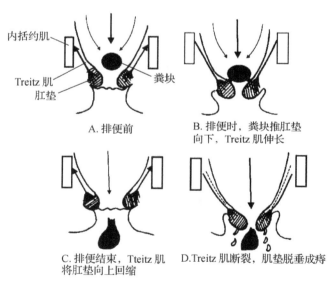

A. 排便前

B. 排便时，粪块推肛垫向下，Treitz肌伸长

C. 排便结束，Tteitz肌将肛垫向上回缩

D.Treitz肌断裂，肌垫脱垂成痔

图2-11　Treitz肌的功能及异常

十六、肛直套叠与肛直窦

直肠和肛管在发生上来源不同，前者来自后肠，后者来自原肛；但二者在如何衔接问题上教科书中很少论述。1954年Last曾发现：作为后肠和原肛分界标志的齿线位置，可高达肛直环或低至肛白线的平面。Stephens（1963）从250 mm和

65 mm 人工胚中发现内括约肌下端不在柱状上皮与鳞状上皮移行线之下，而是位于其上方。据他推测，随着人胚的发育，属后肠的内括约肌将向下迁移，而属原肛的鳞状上皮则有向上迁移的趋势。1980 年 Shafik 通过肛管齿线区的组织学观察，进一步提出了肛直套叠学说，并对某些肛门疾病的病因病理做了新的探讨。"肛直套叠"是指肛管形成过程。在胚胎发育期，原肛凹向上套入后肠的下端；在套处形成 2 个环状间隙，外侧为肛直窦，内侧为肛旁腺。以后肛直窦闭合，肛管壁外移并与直肠壁吻合，结果肛旁隙消失，肛管腔变宽，肛管形成。若生后肛旁隙继续保留，将会导致先天性肛管狭窄（图 2-12）。

肛直窦若继续保留或部分闭合，则在肛管黏膜下可形成一种管状残留物，即所谓"肛腺"。有时肛直窦完全闭合后，尚可遗留一些纤维上皮组织——肛直带或散在残留上皮。据统计，生后仍有肛直窦者占 62%（其中窦大而深者 45%、小而浅者 17%），无肛直窦者占 7%；有肛直带者 21%，有残留上皮者 10%。其中窦大而深者多见于小儿；小而浅者和有肛直带者或肛直窦缺如者常见于成人。由此可见，肛直窦在生后仍有随年龄增长而由下向上逐渐闭锁和消失的趋势。

肛直窦及其残留物与某些肛门疾病关系密切。上带和残留上皮这些胚胎剩件对病菌的易感性较强；它们犹如埋在肛壁黏膜下的"死骨"，一旦感染常易滞留，故肛门直肠周围炎症在临床上呈迁延性并多数形成瘘管。发育良好的肛直带，有时可在肛壁黏膜下形成坚硬的纤维环，影响排便时肛管自由扩张，粪块易擦伤上皮，引起局部肛直带反复感染，这就是慢性肛裂的起因。在肛直套叠过程中，由于前方有前列腺（男）或阴道（女）的影响，致使肛直窦及其残留物在后壁较前壁发育为佳，故肛管后壁肛门病的发病率一般比前壁高。此外，肛直窦的发育和异常，可使某些原发性肛门疾病的病因可得到合理的解释，如肛门瘙痒症可能与肛直窦的残留上皮代谢产物或反复感染刺激有关。先天性肛瘘和肛管囊肿的病因，可能是肛直窦上口早期封闭。肛管腺癌的来源，过去说法不一，有的认为来自肌间隙，有的主张来自移行上皮或腺状分泌腺；目前看来极大可能

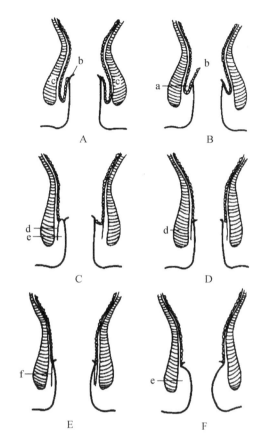

A. 窦大而深（发育完好）45%；B. 窦小而浅（部分消失）17%；C. 肛直窦消失，残留肛直带 21%；D. 肛旁系消失，肛直带紧贴肛管壁；E. 肛直窦完全消失及其残留上皮 10%；F. 肛旁系未消失，导致肛管狭窄。
a. 肛直窦；b. 肛瓣；c. 内括约肌；d. 肛直带；e. 肛旁系；f. 残留上皮
图 2-12 肛直窦的发育和异常

来自肛直窦的残留上皮。总之，肛直套叠学说在探索某些迄今原因不明的肛门疾病的病因病理方面，有一定指导意义。

十七、盆底

人类进化成直立行走的动物后，盆底就成为重要的结构，其主要功能是支撑所有的盆腔器官。健康人盆底结构受损，可导致直肠脱垂、排便与排尿困难和膨出。近年来，盆底的重要性受到广泛的关注，从解剖、生理、病理到临床的内、外科治疗，开始了一个以盆底为对象进行整体性研究的新趋势，盆底在肛肠疾病中的作用，将引起更广泛注意。

盆底有两种概念：在解剖学上，盆底即指盆

膈，盆膈以下封闭骨盆下口的全部软组织称会阴。盆膈是由肛提肌、尾骨肌及其筋膜构成的漏斗形面板，其前部有盆膈裂孔，由会阴部的尿生殖膈将其封闭。尿生殖膈是由会阴深横肌及其筋膜构成的三角形肌板。从临床观点来看，盆底包括的范围较广，即自盆腔腹膜以下至会阴皮肤的全部肌肉筋膜层，由上而下依次为：腹膜、盆内筋膜、盆膈、尿生殖膈、肛门外括约肌和尿生殖肌群浅层组成盆底的前小部，在女性有尿道和阴道穿过。故盆底可分为前、后两部，即尿生殖部和直肠部。

盆底执行着双重功能，既承托盆、腹腔脏器，又协调排便的制动。如果盆底结构或功能异常，可形成盆底松弛或失弛缓综合征、会阴下降综合征等，出现大便失禁、直肠前膨出、直肠内套叠、直肠脱垂及出口梗阻型便秘等症。

（一）盆底肌

盆底肌可分为两类：

会阴肌 { 后会阴肌——肛门外括约肌
前会阴肌——球海绵体肌、坐骨海绵体肌、会阴浅横肌、会阴深横肌

盆膈肌 { 肛提肌——髂骨尾骨肌、耻骨尾骨肌
耻骨直肠肌
尾骨肌

1. 会阴肌

（1）后会阴肌——肛门外括约肌

传统概念将肛门外括约肌分为皮下部、浅部和深部三层组织，实际上三者之间的绝对分界线并不是非常清楚（图2-13）。

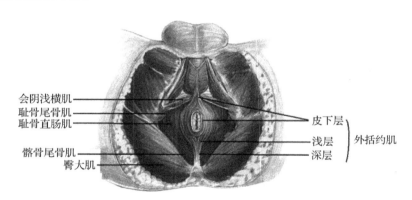

会阴浅横肌
耻骨尾骨肌
耻骨直肠肌
髂骨尾骨肌
臀大肌

皮下层
浅层
深层
外括约肌

图2-13 肛门括约肌及其附着组织

①皮下部：宽0.3～0.7 cm，厚0.3～1.0 cm，肌束环绕肛门呈圆形，位于皮下，触摸肛门周围皮肤时往往可以触及。皮下部肌束稍向外侧排列，与内括约肌在同一垂直平面构成肛管的下端，皮下的上缘与肛门内括约肌下缘相邻，两者之间有联合纵肌纤维构成肌间隔穿行至肛管皮下。在皮下部前方，有部分肌纤维交叉与外括约肌浅部肌束相延续，过去的传统观念认为切断皮下部不会引起肛门失禁，但近年来有人认为女性肛门外括约肌皮下部在肛门前方和后方处与浅部无联系，如在前方切断此层可能发生肛门关闭功能减弱。

②浅部：宽0.8～1.5 cm，厚0.5～1.5 cm，位于皮下部外侧稍上方，肌束呈梭状环形包绕肛管中部，为肛门外括约肌中收缩能力最强的部分，其后部肌束附着于尾骨后外侧面，构成肛尾韧带

的重要部分。

③深部：宽0.4～1.0 cm，厚0.5～1.0 cm，环绕内括约肌和直肠纵肌层的外面，肌束呈圆形。深部后方肌束的上缘与耻骨直肠肌后部密切连接，其前方游离，有部分纤维交叉向外延伸与会阴深横肌连续，止于坐骨结节。深部的大部分肌束与耻骨尾骨肌联合构成肛管直肠肌环的前部。

传统的外科学和解剖学观念认为，肛门外括约肌皮下部和深部前后方无附着点，只有浅部的后方附着于尾骨。近年来的研究逐步显示外括约肌各部的附着点非常广泛。按照括约肌肌力作用方向可以分为后方附着点：肛尾韧带、尾骨尖两侧、肛门尾骨沟外皮肤；前方附着点：会阴中心腱、肛门和阴囊皮肤、尿道球中隔、球海绵体肌；侧方附着点：会阴浅横肌、两侧坐骨结节。肛门

括约肌在排便节制中的重要作用与其附着点的完整保存有密切关系。

外括约肌是受脊神经支配的随意肌，排便时可随便意舒张，排便后可人为地收缩，使宿便排净。当直肠内蓄存一定量粪便产生便意后，如果无排便条件，外括约肌在大脑皮层控制下，可随意地抑制排便，加强收缩，阻止粪便排出，并使直肠产生逆蠕动，将粪便推回乙状结肠，便意消失。若外括约肌受损或松弛时，这种随意自控作用就会减弱，全部切断外括约肌会引起排便不完全性失禁，失去对稀便和气体的控制；切断外括约肌皮下部和浅部，一般不会严重影响排便的自控作用。如果切断外括约肌的后部会造成肛门向前方移位并丧失括约功能，故在肛瘘或肛旁脓肿等手术中应避免后正中切口，不能横切，以免肛尾韧带损伤。

埃及学者 Shafik 根据肌束方向、附着点和神经支配的不同，将肛门外括约肌分类尖顶襻、中间襻和基底襻三个"U"形的肌襻，各襻均有其独立的附着点、肌束方向、神经支配和筋膜鞘（图 2-14），该分类已基本上得到了学术界的公认。尖顶襻：为肛门外括约肌深部和耻骨直肠肌融合而成，呈"U"形环绕直肠颈上部的后面和两侧，向前上方内侧走行，附着于耻骨联合；尖顶襻向下延长的部分沿直肠颈和固有肛管形成联合纵肌的一部分，支配神经为痔下神经。中间襻：为肛门外括约肌浅部，环绕直肠颈的下部和固有肛管的上部，然后再汇集一起附着于尾骨尖，由第 4 骶神经的会阴支支配。基底襻：为肛门外括约肌的皮下部，该襻的下部内侧肌束呈圆形围绕肛门，肌束向前附着于近中线的肛门周围皮肤，支配神经为痔下神经。

三个肌襻的重要生理作用表现在闭合肛管、蠕动性排便和单襻节制三个方面。

①闭合肛管：由于三个肌襻肌束方向明显不同，收缩时三个肌襻各向相反的方向压缩和闭合直肠颈和固有肛管。同时，由于各肌襻的作用力相反，除了具有压缩和闭合作用以外，还可以使肛管扭曲。从力学原理上扭曲的作用能够以最小的肌力使管腔闭合得最为完全。

②蠕动性排便：由于三个肌襻各自的支配神

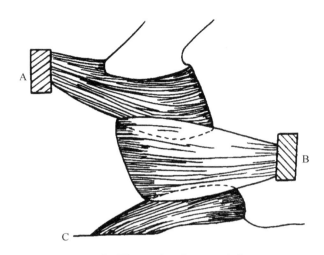

A. 尖顶襻；B. 中间襻；C. 基底襻

图 2-14　肛门外括约肌三肌襻系统

经不同，故可以交替收缩，向下推移粪块，将粪块推出体外。如果要中断排便，则肛门外括约肌的三个肌襻可以产生逆行蠕动，即由基底襻首先在肛门处切断下降的粪柱，将粪柱的下部排出后由中间襻和尖顶襻依次收缩，使肛管由下而上逐次关闭，将其中剩余的粪便重新驱回直肠。由此可见，肛门外括约肌的蠕动收缩与肠壁的蠕动活动相似，但是肛管却没有这种功能。

③单襻节制：由于外括约肌的三个肌襻各自有其独立的附着点、肌束方向和支配神经，并且分别包在各自的筋膜鞘内，任何一个肌襻均能够独立地执行括约功能，除非三个肌襻全部破坏，只要保留一个肌襻就不会出现完全性大便失禁，故有人提出了"单襻节制学说"。过去许多学者认为，耻骨直肠肌和外括约肌深部（尖顶襻）对大便节制功能起决定性作用，手术中如果切断尖顶襻会不可避免地引起大便失禁，其实这是由于手术者在切断尖顶襻的同时也将中间襻和基底襻一并切断造成的。如果能够将三个肌襻加以分离，单独切断尖顶襻，对肛门的自制将没有重大的影响。

（2）前会阴肌

1）球海绵体肌：位于肛门前方，包围尿道球。女性的海绵体肌亦名阴道括约肌，起于会阴中心腱，其一部分肌纤维为肛门外括约肌的直接延续，沿阴道两侧前进，环绕阴道口，覆盖前庭大腺、前庭球及阴蒂海绵体表面，止于阴蒂海绵体白膜及其周围的纤维组织。

2）坐骨海绵体：成对，起于坐骨结节内面，向前内侧走行，最后肌腱止于阴茎海绵体下面及外侧面的白膜，女性此肌比较小，覆盖阴蒂脚的表面。

3）会阴浅横肌：成对，有时一侧或双侧缺如。位于会阴皮下，起于坐骨结节，向内横行止于会阴中心腱。此肌发育与外括约肌关系密切，有时该肌是外括约肌的直接延续；有部分纤维可超过正中线与对侧的会阴浅横肌、球海绵体肌相连。女性该肌多缺如。

4）会阴深横肌：成对，居会阴浅横肌的深部。起自耻骨支外侧，肌纤维向内行与对侧来的同名肌在中线交织，附着于会阴中心腱。女性会阴深横肌较薄弱，个体差异显著。

2. 盆膈肌

（1）肛提肌（图2-15）

过去一般认为肛提肌由耻骨直肠肌、耻骨尾骨肌和髂骨尾骨肌三部分组成，是附着于骨盆内壁的成对薄片状肌群。每片肌肉左右各一，两侧在肛管处联合成一个漏斗状盆底，承载着腹、盆腔的器官。近年来，有人提出肛提肌主要由髂尾肌和耻尾肌两部分组成，耻骨直肠肌与肛提肌在形态上有一定差别当区别另论。耻尾肌又可分为提肛板和肛门悬带二部。

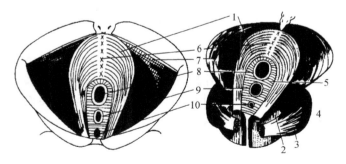

1. 提肌板；2. 肛门悬带；3. 肛尾缝；4. 提肌脚；5. 裂隙韧带；6. 耻骨直肠肌；7. 髂尾肌；8. 直肠颈；9. 阴道；10. 尿道

图2-15 提肌板和肛门悬带

1）髂尾肌：起自坐骨棘和盆筋膜腱弓（白线）的后部，其前部肌束在肛尾缝处与对侧相连，后部肌束附着于骶骨下端，正中肌束附着于肛门和尾骨之间。髂尾肌在人类是退化性器官，一般较薄弱，甚至完全缺如，或大部分被纤维组织所

代替。

2）耻尾肌：是肛提肌的重要部分。自盆筋膜腱弓的前部和耻骨体背面，两侧肌束在肛尾缝处交叉，少数纤维不交叉直接附着于尾骨尖。

耻尾肌又分为提肌板和肛门悬带二部分。

①提肌板：分内外两部，其内侧部称肛提肌，脚的内缘呈"U"形围成提肌裂缝，并与隙内的直肠颈借裂隙韧带相连。提肌脚的后方有肛尾缝。以往学者认为该缝是肛提肌的附着点，实际上是左右肛提肌腱纤维的交叉线；因而两侧肛提肌不是独立的，而是呈"二腹肌"样，可同时收缩。肛尾缝在排便活动中起重要作用，因该缝如同"宽紧带"一样，提肌脚收缩时，它变窄拉长，提肌裂隙扩大，拉紧裂隙韧带，间接地开大了直肠颈内口，使直肠内粪便进入直肠颈。

②肛门悬带：提肌板在提肌裂隙的周缘急转向下形成垂直方向的"肌袖"，称肛门悬带，它包绕直肠颈和固有肛管，下端穿外括约肌皮下部，附着于肛周皮肤。提肌板收缩时，悬带相应地向外上方退缩，上提并扩大直肠颈和固有肛管；外括约肌皮下部也被拉至内括约肌下端的外侧，肛门张开以利排便。

提肌脚、肛门悬带、提肌裂隙和裂隙韧带等总称为肛提肌复合体，对肛管的固定起重要作用。肛门悬带固定直肠颈于垂直位，而裂隙韧带提供水平方向的支持。当用力排便时，提肌板收缩，裂隙韧带紧张，密闭了提肌裂隙，防止腹内压的升高。但在慢性腹内压增加，超过了上述结构的负荷极限时，将会导致肛尾缝过度伸展，提肌裂隙扩大，提肌板下陷，裂隙韧带松弛以及肛门悬带断裂，肛管因失去了支持而发生脱垂。

（2）耻骨直肠肌

耻骨直肠肌是肛门括约肌群中最重要的组成部分，对维持肛门自控起关键作用。肛提肌的耻尾部主要起自耻骨体的脊面和肛提肌腱弓的前部。而耻骨直肠肌则位于耻尾肌内侧部的下面，联合纵肌的外侧（图2-16）。其起点是耻骨联合下支背面及其邻近筋膜，向后下方行，绕过阴道或前列腺的外侧，于肛管直肠连接处的后方，左右二肌连合成"U"形，像一条坚强的吊带将肛管直肠连接部向前牵引形成肛直角，对肛门起强有力

支持固定作用。耻骨直肠肌在形态、功能和神经支配方面，均与肛提肌有显著差别（表2-2）。所

以Shafik等认为它不应当是肛提肌的一部分，而应当作为独立的肛管括约肌看待。

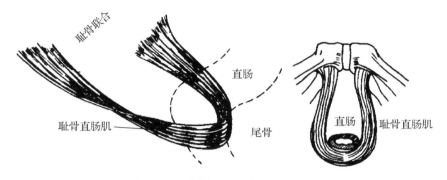

图2-16 耻骨直肠肌的形态和作用

表2-2 耻骨直肠肌与肛提肌的区别

	肛提肌	耻骨直肠肌
肛尾缝	有	无
肌肉形状	水平位，薄板状	垂直位，扁带状
神经支配	S_4会阴支	痔下神经
功能	开大直肠颈	关闭直肠颈

耻骨直肠肌的作用有两个方面：一方面它提托支持着肛管直肠，使肛管直肠固定于一定位置和角度，对粪便下降起着机械屏障作用；另一方面其收缩可将肛管向外向上提拉，使肛管张开（图2-17），利于粪便排出；它舒张可使肛管闭紧，暂时蓄存粪便，故而其可随意控制排便。耻骨直肠肌受损后，可使肛管直肠的成角形态变直，发生排便失禁和直肠脱垂。所以手术中不能切断耻骨直肠肌，一旦切断就会形成完全性排便失禁，失去对干、稀便和排气的控制，使肛管向后移位，出现肛门畸形，并发肛腺外溢、黏膜脱出和直肠脱垂等严重后遗症。

（3）尾骨肌

起自坐骨棘的内面，向后止于骶骨下部和尾骨前面的外侧缘。尾骨肌与骶棘韧带呈表里关系，其发育情况及抵止极不恒定，有的发育较好，有的较差，甚至以少量肌纤维混入骶棘韧带。尾骨肌构成盆膈后部，作用是承托盆内脏器，固定骶尾骨。

（二）括约肌复合体

1. 肛直肠肌环（简称肛直环）

肛直肠肌环是指肛管与直肠连接处括约肌群

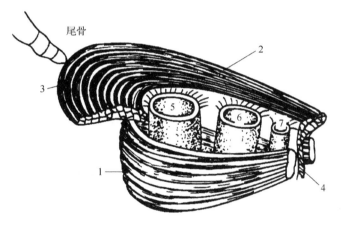

1. 耻骨直肠肌；2. 耻骨肌内侧部；3. 肛尾缝；
4. 联合纵肌；5. 直肠；6. 阴道；7. 尿道

图2-17 耻骨直肠肌的位置

的总称。耻骨直肠肌在此处，其纤维与耻骨尾肌和外括约肌深部相融合，并与盆膈上、下筋膜和直肠纵肌层的纤维相交织；深肌纤维与内括约肌，浅肌纤维与外括约肌，交错掺混，形成一个具有多种成分的强有力的纤维肌肉环。环的前部与后部相比：前部较薄弱、短窄，其位置较后部低0.7～0.8 cm；后部肌束向上移动，直接与外括约肌深部接触，有移动性，容易触及。指检时，手指由括约肌间沟沿内括约肌向上移动，至肛管上端突然向后触到一清楚的边缘，即为此环的正常位置。在此平面以上手指稍向后即可钩住这个肌环。如令被检查者做收缩肛门动作，则手指钩住肌环的感觉更为明显。该环向肛管两侧延伸而逐渐变得不明显，至前壁则触之有松软感（图2-18）。

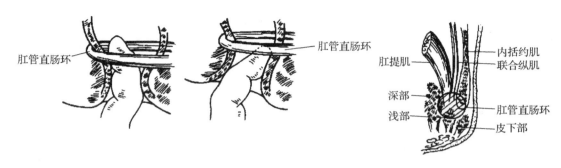

图 2-18　肛管直肠环

肛直环后部的宽度和厚度分别为：成人（1.17±0.27）cm，（1.17±0.25）cm；小儿（0.82±0.29）cm，（0.71±0.13）cm。成人肛直环的上界高出肛直线平面（0.87±0.22）cm，距肛缘（2.95±0.78）cm。下界一般距齿线上方（1.02±0.49）cm，距肛缘（1.95±0.69）cm。

肛直环对维持肛门自制起重要作用。传统的概念认为，手术中如完全切断肛直环，必将引起肛门失禁；如果保留了肛直环，即使牺牲了全部括约肌，肛门的自制功能也无重大影响，故手术时应注意保护此环。若手术中必须切断肛直环，可有两种选择。最好的途径是循肛管后正中线，正对尾骨，沿肛尾韧带纵行切开。这是因为肛门外括约肌的浅部、深部及耻骨直肠肌都有一部分肌纤维附着于肛尾韧带，耻骨直肠肌的部分纤维还与耻骨尾骨肌相交错，因此循肛尾韧带纵行切开肛直环时，切断的肌纤维还与肛尾韧带相连接，不至于大幅度地回缩，术后可恢复肛直环的完整性，不会造成严重肛管闭合不全，可以减少术后发生排便失禁的可能性。假如术中必须在其他部位切断肛直环，应在需要切断的部位垂直切断肌纤维，而且最好分期部分切断，这样可以避免损伤过多的肌纤维。不可一次切断全部肌纤维，否则将造成严重的肛门失禁。对妇女，不可在前正中线切断肛直环，以免造成会阴结构薄弱。

2. 联合纵肌

直肠穿过盆膈时，其纵肌层与肛提肌、耻骨直肠肌及其筋膜汇合，走行于内、外括约肌之间，包绕肛管，形成一个平滑肌、横纹肌与筋膜纤维混合的筒状纤维肌性复合体，即联合纵肌，又称联合纵肌鞘。在齿线平面以上，鞘内是以平滑肌和横纹肌为主；由齿线向下，这两种肌纤维逐渐

减少；至内括约肌下缘平面以下，除少量纤维仍为平滑肌外，绝大部分为结缔组织纤维所代替，形成中央腱。中央腱位于纵肌鞘的下端与外括约肌皮下部之间的环行间隙内，分出许多小的纤维隔，向内止于肛管皮肤，向外进入坐骨肛门窝，向下穿过外括约肌皮下部，止于肛周皮肤。

1）联合纵肌鞘的肌肉成分，根据起源不同可分内侧、中间和外侧 3 层（图 2-19）。

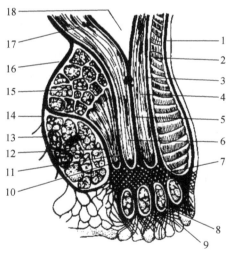

1. 黏膜下间隙；2. 内括约肌；3、5、10、12. 括约肌间隙；
4. 内侧纵肌；6. 中间纵肌（肛门悬带）；7. 中央间隙和
中央腱；8. 外括约肌皮下部；9. 皮下间隙和皱皮肌；
11. 外侧纵肌；13. 外括约肌浅部；14. 肛外侧隔；
15. 外括约肌深部；16. 坐骨直肠间隙；17. 提肌板；
18. 骨盆直肠间隙

图 2-19　联合纵肌和肛周间隙

①内侧纵肌是直肠纵肌层的延续部分，属平滑肌，与内括约肌相邻，有些纤维穿行于内括约肌之间并与其融合，称"结合纤维"。

②中间纵肌是提肌脚下延为肛门悬带的部分，属横纹肌。此层上半部位于外括约肌深部与内侧

纵肌之间；下半部在内、外侧纵肌之间。

③外侧纵肌是耻骨直肠肌与外括约肌深部向下延伸部分，属横纹肌，位于外括约肌浅部与中间纵肌之间。

2）联合纵肌鞘的纤维成分，主要来自盆膈上、下筋膜与直肠固有筋膜。这些筋膜纤维向下延伸，穿插分隔各肌层，形成以下 6 个环状筋膜隔。

①肛门内侧隔，即肛管黏膜下层，是直肠黏膜下组织的直接延续。

②肛门外侧隔，位于外括约肌的外侧面，为肛提肌下面筋膜的直接延续。

③括约肌间内侧隔，为直肠纵肌和环肌之间筋膜层的延续部分，位于内括约肌与内侧纵肌之间。

④括约肌间外侧隔，位于联合纵肌的外侧面，是肛门外侧隔向内侧的延伸部分，最初穿行于外括约肌深、浅层之间，以后沿外括约肌浅部与外侧纵肌之间下降。

⑤纵肌内侧隔，是直肠固有筋膜的直接延续，沿内侧和中间纵肌之间下降。

⑥纵肌外侧隔，为肛提肌下面筋膜的直接延续，其上部在中间纵肌与外括约肌深部之间；下部在中间纵肌与外侧纵肌之间。

3）联合纵肌的肌束下降后分为三束：一束向外，行于外括约肌皮下部与浅部之间，形成间隔将坐骨肛门窝分成了深、浅两部；一束向内，行于外括约肌皮下部与内括约肌下缘之间，形成肛门肌间隔，止于括约肌间沟处的皮肤，在内括约肌的内侧皮下形成了肛门黏膜下肌；另一束向下，穿外括约肌皮下部，止于肛周皮肤，形成了肛门皱皮肌（图 2-20）。

4）联合纵肌在临床上有重要意义。

①固定肛管：由于联合纵肌分布在内、外括约肌之间，把内、外括约肌及耻骨直肠肌和肛提肌联合箍紧在一起，并将其向上外方牵引，所以就成了肛管固定的重要肌束（图 2-21）。如联合纵肌松弛或断裂，就会引起肛管外翻和黏膜脱垂。所以有人将联合纵肌称为肛管的"骨架"。

②协调排便：联合纵肌把内、外括约肌和肛提肌联结在一起，形成排便的控制肌群。这里联

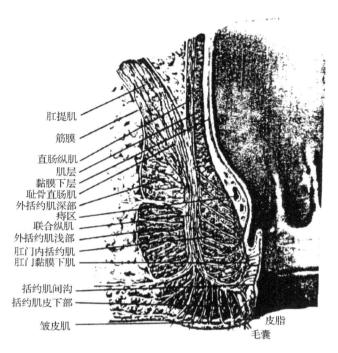

肛提肌
筋膜
直肠纵肌
肌层
黏膜下层
耻骨直肠肌
外括约肌深部
痔区
联合纵肌
外括约肌浅部
肛门内括约肌
肛门黏膜下肌
括约肌间沟
括约肌皮下部
皱皮肌
皮脂
毛囊

图 2-20　联合纵肌及肛管直肠肌

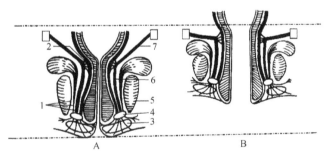

A. 未排便时；B. 排便时。
1. 裂隙韧带；2. 联合纵肌；3. 肛门悬带；4. 提肌板；
5. 外括约肌；6. 耻骨直肠肌；7. 肛提肌
图 2-21　联合纵肌的作用

合纵肌有着协调排便的重要作用，虽然它本身排便自控作用较小，但内、外括约肌的排便反射动作，都是依赖联合纵肌完成的，所以联合纵肌在排便过程中起着统一动作、协调各部的作用，可以说是肛门肌群的枢纽。

③伞疏导作用：联合纵肌分隔各肌间后在肌间形成了间隙的隔膜，这本身有利于肌群的收缩和舒张动作，但却给肛周感染提供了蔓延的途径。

5）联合纵肌之间共有 4 个括约肌间隙。最内侧隙借穿内括约肌的纤维与黏膜下间隙交通；最外侧隙借外括约肌中间襻内经过的纤维与坐骨直

肠间隙交通。内层与中间层之间的间隙向上与骨盆直肠间隙直接交通；外层与中间层之间的间隙向外上方与坐骨直肠间隙的上部交通。所有括约肌间间隙向下均汇总于中央间隙。括约肌间间隙是感染沿直肠和固有肛管蔓延的主要途径。

联合纵肌下端与外括约肌基底襻之间为中央间隙，内含中央腱。由此间隙向外通坐骨直肠间隙，向内通黏膜下间隙，向下通皮下间隙，向上通括约肌间间隙，由此进而可达骨盆直肠间隙。中央间隙与肛周感染关系极为密切。所有肛周脓肿和肛瘘，最初均起源于中央间隙的感染；先在间隙内形成"中央脓肿"，脓液继沿中央腱各纤维隔蔓延至各处，形成不同部位的脓肿和肛瘘。中央间隙感染多数是由于硬便擦伤肛管黏膜所致。因此处黏膜与中央腱相连，较坚硬，缺乏弹性。黏膜深面是内括约肌下缘与外括约肌基底襻之间的间隙，缺乏肌肉支持，故最易发生外伤感染而累及中央间隙。感染可短期局限于该间隙内，如不及时处理，即可向四周扩散。

（三）会阴肌复合体

包括会阴体、Minor 三角和肛尾韧带。

1. 会阴体（会阴中心腱）

会阴体是纤维性中隔。男性位于肛管与尿道球之间，女性位于肛管与阴道之间。长约 1.25 cm，呈楔状，其尖朝向上，底朝向盆底，深 3～4 cm。胚胎期，该处是两侧肛结节融合的地点，并由此将泄殖腔括约肌分为肛门部和尿生殖部。所以会阴体是来自各方向的筋膜肌肉相互交织的结合点，也是肛门外括约肌与尿生殖肌群附着于此的固定点。

会阴体有加固盆底的作用，女性此处撕裂伤可引起外括约肌收缩力降低。分离肛提肌破坏了筋膜反折部，容易发生直肠膨出、膀胱疝及脱垂。会阴体作为到达前列腺直肠间隙的手术入路具有重要临床意义。在肛瘘或前列腺手术时，破坏了会阴体将引起肛门直肠的严重变形。

2. Minor 三角

外括约肌浅部呈梭形，其上、下面由呈环形的皮下部和深部夹着，因而浅部附着于尾骨的部分形成三角形间隙，即 Minor（或 Brick）三角

（图 2-22）。该处在肛门后壁正中，与括约肌间沟相对应。此三角区的存在，使肛门后方不如前方保护严密，肛门过度扩张时后方易于发生裂伤。尤其是肛管后壁为隐窝炎的好发部位，持续性的炎症会造成组织脆弱，易被硬便擦伤，形成肛门溃疡。溃疡底部伸向三角区的凹窝内，伴有粪便杂质的潴留，外括约肌皮下部收缩可阻止其引流，以致经久不愈而成慢性炎症。此外，肛门后方由外括约肌和肛提肌双重固定于骶尾骨，较前方缺乏移动性；加之耻骨直肠肌牵引肛管上部向前，外括约肌拉肛门向后，致使直肠下部和肛管的长轴形成突向前的角度，肛管后壁凸向肠腔，因此排便时后壁受到的碰击和摩擦力较大，易发生创伤。肛门后壁上的肛隐窝因损伤而致隐窝炎的机会也较多，因而肛周脓肿和肛瘘的原发部位80%发生于肛管后壁。

3. 肛尾韧带

肛尾韧带为尾骨尖与肛门之间的纤维性结缔组织索（图 2-22），从种系发生上看，它是低等动物的尾巴，含有下列成分：

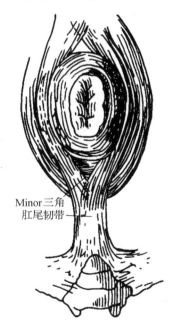

图 2-22　Minor 三角和肛尾韧带

1）外括约肌深部有少量纤维，但不恒定；
2）外括约肌浅部止于尾骨的肌束；
3）后三角间隙浅层的蜂窝组织；
4）会阴浅筋膜和皮肤；

5）有时外括约肌皮下部有少量纤维参加。

肛尾韧带对保持直肠与肛管间的正常角度十分重要，手术切断肛尾韧带处理不当时，会造成肛门向前移位，影响正常排便。肛尾韧带有时易与尾骨体相混淆。尾骨体或称 Luschka 腺，很小，直径约 3 mm，位于尾骨尖的下方，可能是胚胎剩件，与骶中动脉的终末分支、嗜铬神经及尾肠有关。在解剖学上或临床上无重要意义。在极少见的情况下，尾骨体与此区的先天性肿瘤的病因有关。

（四）提肌筋膜

提肌筋膜是提肌裂孔内的结缔组织，它包围盆腔器官，维持尿道、膀胱、阴道、子宫和直肠在盆腔内的相互位置。它由两个部分组成：腹叶，一般称为盆内筋膜；阴道叶或盆外筋膜。此两层筋膜包围盆腔内器官，并在外侧会合。肛提肌直接支持近端阴道和膀胱底，而提肛筋膜则主要在盆腔内支持尿道和膀胱颈。提肛筋膜在有些部位加厚，成为韧带。

近年来大量研究和临床证明：这些由结缔组织构成的筋膜和韧带对支持盆底内器官并维持其正常功能至关重要，如肛提肌裂隙韧带，维系着肛管的闭合和开放，过度伸展或断裂，可引起直肠脱垂；肛尾韧带断裂，可致肛门变形、移位与失禁；黏膜悬韧带，即 Parks 韧带，对支持肛垫有重要作用，是将肛管皮肤、黏膜固定于内括约肌上的组织，断裂或松弛后会破坏固定，使肛垫下移，形成痔。

十八、肛管直肠周围间隙

人体的组织之间总是存在着一些间隔空隙，这些间隙保障着组织的运动和伸缩。肛管直肠周围同样存在着一些间隙，保障着肛管直肠的正常活动，特别是排便运动。

肛管直肠间隙可分为肛提肌上间隙和肛提肌下间隙两类（图2-23，图2-24）。

1. 肛提肌上间隙

肛提肌上间隙主要有以下4组。

1）骨盆直肠间隙：位于上部直肠与骨盆之间的左右两侧。下为肛提肌，上为腹膜，前面是膀

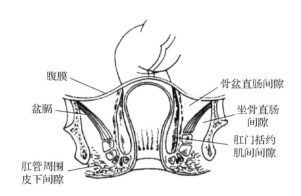

图 2-23　肛管直肠周围间隙

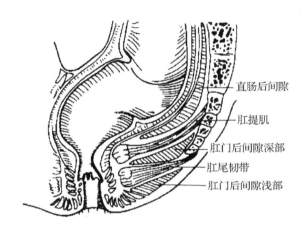

图 2-24　肛管直肠前后周围间隙

胱、前列腺或阴道，后面是直肠侧韧带。其顶部和内侧是软组织，由于该间隙位置高，处于自主神经支配区，痛觉反应不敏感，所以感染化脓后，常不易被发现。多数学者认为骨盆直肠间隙与坐骨直肠间隙相交通，前者感染可通过后者蔓延至肛周皮肤。Shafik（1976）不同意此说法，他指出，上述二间隙无直接交通，骨盆直肠间隙感染只能通过内侧纵肌和中间纵肌之间的括约肌间间隙蔓延至肛周皮肤。来自骨盆直肠间隙的脓液沿括约肌间间隙先至中央间隙，再从中央间隙至坐骨直肠间隙。

2）直肠后间隙：又称骶前间隙。位于上部直肠与骶骨前筋膜之间，下为肛提肌，上为腹膜反折。间隙内含骶神经丛、交感神经支及骶中与痔中血管等。

3）直肠膀胱间隙：位于直肠与前列腺、膀胱或阴道之间。上为腹膜，下为肛提肌。

4）黏膜下间隙：位于肛管黏膜与内括约肌之

间，向上与直肠黏膜下层相连，间隙内有黏膜下肌、内痔静脉丛及痔上动脉终末支等，与内痔发生有关。感染后可形成黏膜下脓肿。

2. 肛提肌下间隙

肛提肌下间隙共有8组。

1）坐骨直肠间隙：在肛管两侧，左右各一，其上面为肛提肌，内侧为肛管壁，外侧为闭孔内肌及其筋膜。间隙内有脂肪组织和痔下血管、神经通过，其容量为50 mL左右，如积脓过多而致窝内张力过高时，脓液可穿破肛提肌，进入骨盆直肠间隙内。因为肛提肌上、下两个窝内的脓肿较大而连通的瘘管一般较细，就形成所谓"哑铃形"脓肿。坐骨直肠间隙与皮下间隙直接交通，还可沿中央腱的纤维隔与中央间隙相通，通过纵肌外侧隔或括约肌间外侧隔或外括约肌浅部肌束间纤维与括约肌间间隙交通。此间隙还可向前延伸至尿道生殖膈以上，向后内侧经肛管后深间隙与对侧的坐骨直肠间隙相通（图2-25）。

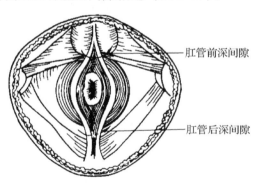

肛管前深间隙
肛管后深间隙

图2-25　肛管前后深间隙

2）肛管后浅间隙：位于肛尾韧带的浅面，常是肛裂引起的皮下脓肿所在的位置，一般不会蔓延至坐骨直肠间隙与肛管后深间隙。

3）肛管后深间隙：即Courtney间隙，位于肛尾韧带的深面，与两侧坐骨直肠间隙相通，为左、右坐骨肛门窝脓肿相互蔓延提供了有利通道，可形成严重的"后蹄铁形瘘管"。

4）肛管前浅间隙：位于会阴体的浅面，与肛管后浅间隙相同，一般感染仅局限于邻近的皮下组织。

5）肛管前深间隙：位于会阴体的深面，较肛管后深间隙小，虽与两侧坐骨肛门窝相通，但在临床上前方"蹄铁形瘘管"远较后方少见。此间

隙感染还可向Colle筋膜延伸。

6）皮下间隙：位于外括约肌皮下部与肛周皮肤之间，内侧邻肛缘内面，外侧为坐骨肛门窝。间隙内有皱皮肌、外痔静脉丛和脂肪组织。皮下间隙借中央腱的纤维隔向上与中央间隙相通，向内与黏膜下间隙分隔，向外与坐骨直肠间隙直接连接。Milligan-Morgan曾提出皮下间隙与坐骨直肠间隙不交通，Shafik表示反对。

7）中央间隙：是Shafik提出的一个重要间隙，位于联合纵肌下端与外括约肌皮下部之间，环绕肛管下部一周。间隙内有联合纵肌的中央腱。中央间隙借中央腱的纤维隔直接或间接地与其他间隙交通。向外通坐骨直肠间隙，向内通黏膜下间隙，向下通皮下间隙，向上通括约肌间间隙并经此间隙与骨盆直肠间隙交通。中央间隙与肛周感染关系极为密切，间隙内脓液可沿上述途径蔓延至其他间隙；反之，来自其他间隙的脓液在未流向皮肤和肛管之前均先汇总于中央间隙（图2-26）。

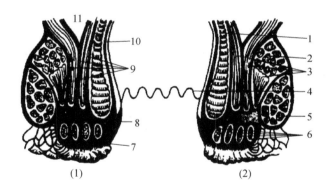

(1)　　　　　(2)

1. 内括约肌；2. 耻骨直肠肌与外括约肌深部；
3. 内、中、外纵肌；4. 齿线；5. 外括约肌浅部；
6. 外括约肌皮下部；7. 皮下间隙；8. 中央间隙；
9. 括约肌间间隙；10. 黏膜下间隙；11. 骨盆直肠间隙

图2-26　中央间隙与括约肌间间隙

8）括约肌间间隙：也是Shafik首次提出的间隙，位于联合纵肌的内、外括约肌之间。内侧纵肌与中间纵肌之间的间隙向上与骨盆直肠间隙直接交通，是骨盆直肠间隙感染蔓延的主要途径。外侧纵肌与中间纵肌之间的间隙向外上方与坐骨直肠间隙的上部交通。所有括约肌间间隙向下均汇总于中央间隙。括约肌间间隙是感染沿肛管扩散的重要途径。骨盆直肠脓肿向下沿此间隙可至

肛周皮肤，而中央脓肿或皮下脓肿也可经此途径向上蔓延至骨盆直肠间隙，因此括约肌间间隙构成高位肛瘘的躯干部。

第三节 结肠解剖

一、结肠的形态

结肠由回盲瓣起止于直肠，分盲肠、升结肠、肝曲、横结肠、脾曲、降结肠及乙状结肠，长120～200 cm。横结肠及乙状结肠有肠系膜，活动范围较大，其他部分比较固定。结肠比小肠短而粗，其长度不超过小肠的1/4。盲肠直径6 cm，向远则逐渐变小，乙状结肠末端直径是2.5 cm。结肠空虚收缩时，其直径只能通过拇指，如有梗阻可极度扩张。结肠特点是有3条由纵肌形成的结肠带在结肠表面，距离相等，宽6 mm。结肠带比结肠短1/6，因此使结肠形成一列袋状突起，称为结肠袋，并由3条结肠带将结肠袋分成3行，在结肠外面结肠带的两侧有肠脂肪垂，该脂肪垂在乙状结肠较多并有蒂（图2-27）。

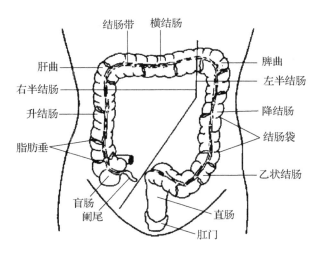

图 2-27 大肠的形态

1. 盲肠

位于右髂凹，腹股沟韧带外侧的上方，长约6 cm，宽7 cm，是结肠壁最薄、位置最表浅的部分。在盲肠与升结肠连接处有回盲瓣，其顶端内侧有阑尾。盲肠大部分有腹膜包绕，只约5%后方无腹膜，系膜短小，活动受限；有的系膜较长，可充分活动。后方有髂肌、腰肌、股神经及髂外血管。有时因发育不全，盲肠可在肝下右肾前方，也有可能向下到盆腔。

2. 升结肠

在盲肠与肝曲之间，由盲肠向上，到肝右叶下面，下端与髂嵴相平，上端在右第十肋横过腋中线上与横结肠相连，长12.5～20 cm。前面及两侧有腹膜遮盖，使升结肠固定于腹后壁及腹侧壁，约1/4的人有升结肠系膜，成为活动的升结肠，可引起盲肠停滞。有的因向下牵引肠系膜上血管蒂可将十二指肠压迫在腰椎体上，造成十二指肠横部梗阻。前方有小肠及大网膜和腹前壁；后方由上向下有右肾、腰背筋膜，内侧有十二指肠降部、右输尿管，手术分离困难。

3. 横结肠

长40～50 cm，自结肠肝曲开始，横行于腹腔中部，在脾下方变成锐角，形成脾曲，向下移行于降结肠。横结肠全部被腹膜包绕，形成了较宽的横结肠系膜。该系膜在肝曲、脾曲逐渐变短，中间较长，使横结肠呈弓状下垂。

横结肠上方有胃结肠韧带连于胃大弯，下方续连大网膜，开腹后易辨认。结肠脾曲是大肠中除直肠外最为固定的部分，因此在纤维结肠镜检查时，通过较困难。

4. 降结肠

是由脾曲到乙状结肠的一段结肠，长25～30 cm，由横结肠终点向下向内，横过左肾，然后垂直向下到髂嵴与乙状结肠相连。前面及两侧有腹膜遮盖，偶有降结肠系膜。后方有股神经、精索或卵巢血管、腰方肌及髂外血管，内侧有左输尿管，前方有小肠。

5. 乙状结肠

位于盆腔内，起于降结肠下端，向下在第三骶椎前方、正中线左侧，止于直肠上端。其上段叫髂结肠，在左髂凹内，常无系膜，比较固定，在髂肌前面向下，平髂前上棘转向内，与腹股沟韧带平行，到盆缘与下段盆结肠相连。盆结肠即乙状结肠的下段，在髂结肠与直肠之间。乙状结肠肠曲弯曲，长度变化很大，短的10～13 cm，长的90 cm，一般是25～40 cm。平常在盆腔左半，长而活动的可到右髂部。因长而活动容易外置，也容易扭转。肠脂肪垂多而明显，腹膜包绕全部乙状结肠，并形成乙状结肠系膜，系膜在肠中部较长，向两端逐渐变短而消失。因此，乙状结肠两端在与降结肠及直肠连接处固定。中部活动范围较大。乙状结肠系膜呈扇形，根部斜行附着于盆腔，有升降二部，升部由左腰大肌内缘横过左侧输尿管及左髂外动脉，向上向内至正中线，然后在骶骨前方垂直向下，成为降部，止于第三骶椎前面。乙状结肠前方与膀胱或子宫之间有小肠，后有骶骨，左侧输尿管由其后经过，手术时应避免损伤。

6. 直肠乙状结肠连接处

乙状结肠纵肌成 3 条肌带，直肠纵肌则均匀分布于肠壁。但由 3 条肌带变成平均分布，是经过一段肠曲逐渐改变的，无确切分界线。因乙状结肠远端 2～3 cm 一段的解剖学与直肠有密切关系，临床上称直肠乙状结肠连接处。此处有 6 种解剖学特点：①肠腔直径变小；②连接处下方的肠曲不完全有腹膜包绕；③肠系膜消失；④纵肌带成为连续的肌层；⑤无肠脂肪垂；⑥皱褶黏膜变成平滑黏膜。此处在临床上很重要，是癌、溃疡性大肠炎和息肉病的好发部位。患者垂头仰卧手术时，乙状结肠由骨盆移向上方，直肠乙状结肠曲消失，不能分清直肠与乙状结肠的界线。确定肿瘤部位，常以骶骨岬作为标志，即将乙状结肠由盆腔牵出，牵紧直肠。如肿瘤在骶骨岬下方，即是直肠肿瘤；如在骶骨岬之上，即是乙状结肠肿瘤。

二、结肠及肛管直肠的组织构成

1. 结肠

结肠的壁由四层构成，即黏膜、黏膜下层、肌层和外膜（浆膜或纤维膜）（图 2-28）。

1）黏膜：由上皮、固有层和黏膜肌层三层构成。黏膜表面平坦，无环状皱襞和绒毛，但有很多肠腺的开口。黏膜上皮为单层柱状上皮，由柱状吸收细胞、杯状细胞和少量内分泌细胞构成。固有层为结缔组织，内含丰富的血管、淋巴管和一些淋巴小结。固有层内还有大量肠腺。大肠的肠腺密集而深长，长度可达 0.5 mm，腺上皮在柱状细胞间夹有大量的杯状细胞，一般无潘氏细胞，嗜银细胞也较少。肠腺底部尚有一些未分化细胞，

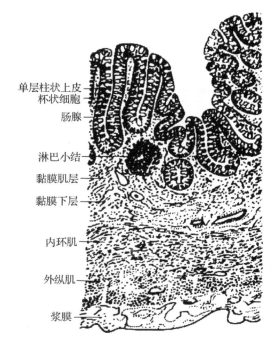

图 2-28　结肠的微细结构

这些细胞不断的增生分化，形成新细胞，当上皮受损后，由再生的新细胞修复完整。黏膜肌层为一薄层连续的平滑肌，把黏膜固有层与黏膜下层分隔开。

2）黏膜下层：为疏松结缔组织，其中有许多较粗的血管和淋巴管，还有黏膜下神经丛（Meissner 神经丛）。

3）肌层：由大量平滑肌构成。依肌纤维走行的主要方向分为内环肌和外纵肌。结肠的外纵肌形成 3 条结肠带，带间只有薄层纵行肌。内环肌与外纵肌之间有肌间神经丛（Auerbach 神经丛）。

4）浆膜：即腹膜脏层，由疏松结缔组织及外表面的间皮构成，结缔组织内有丰富的血管、淋巴管和脂肪细胞。

2. 肛管直肠

（1）直肠

直肠与结肠一致，亦由黏膜层、黏膜下层、肌层和外膜组成（图 2-2，图 2-6）。

1）黏膜层：由上皮、固有层和黏膜肌层三层构成。黏膜上皮为单层柱状细胞，之间夹有大量杯状细胞。内含丰富肠腺，肠腺多数是直的管状腺，开口于肠黏膜，能分泌肠液、保护肠壁、润滑粪便。黏膜层中有两薄层平滑肌，内层呈环行，

外层呈纵行，称黏膜肌。

2）黏膜下层：是黏膜层之下的一层疏松结缔组织，该层含有大量脂肪细胞、血管、淋巴和神经丛。

3）肌层：由两层组成，内层是整齐的环形平滑肌，外层是纵行的平滑肌。肌层可通过节律性蠕动，推动粪便排出。

4）外膜层：上部的前面与两侧是浆膜，其余部分为纤维膜。

（2）肛管

肛管有自己特殊的组织构造：

1）肛管的上皮在齿线上方是复层柱状上皮，在下方则是复层扁平上皮，有"移行"的特点。

2）肛门腺的走行比直肠腺弯曲多变。

3）肛管下的肌层是直肠环形肌增厚而成的内括约肌。直肠纵肌则与肛提肌结合在一起形成联合纵肌，分布在肛管周围。

第四节 大肠的血管、淋巴及神经

一、血管

（一）结肠血管

1. 动脉

结肠血管主要来自肠系膜上、下动脉。简言之，右半结肠动脉来自肠系膜上动脉，左半结肠动脉来自肠系膜下动脉（图2-29）。

（1）肠系膜上动脉

起自腹主动脉前壁，约在第一腰椎平面，位于腹腔动脉起点以下1.0~1.5 cm处。该动脉在胰腺后面经十二指肠下部前面穿出，随即进入小肠系膜。其主要分支有以下3种。

1）中结肠动脉：在胰腺下缘起自肠系膜上动脉右缘，在胃后进入横结肠系膜内，分为2支。右支在肝曲附近多与右结肠动脉的升支吻合，分布于横结肠右半部（或1/3）；左支多与左结肠动脉的升支吻合，分布于横结肠左半部（或2/3）。由于中结肠动脉主干多数由中线右侧进入横结肠系膜，故手术中切开横结肠系膜时，宜在中线的左侧进行。

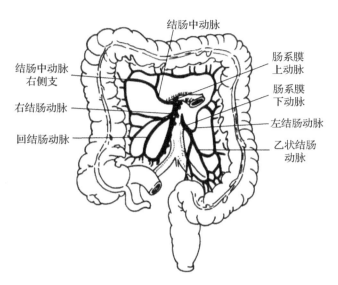

图2-29 结肠血管分布

中结肠动脉多数为1支（占72.3%），也可出现2~3支（占24.9%），有时尚可缺如（占2.8%）。副中结肠动脉一般比较细小，多起于肠系膜上动脉的左侧壁，偏左进入横结肠系膜，行于系膜的左侧半。有的副中结肠动脉尚可起始于肠系膜下动脉的左结肠动脉。因此，手术时应注意副中结肠动脉的存在和位置，以免误伤（图2-30）。

2）右结肠动脉：在中结肠动脉起点下方的1~3 cm处起于肠系膜上动脉（占40%）；有时二者可合起（占30%）；有时右结肠动脉与回结肠动脉共干起始（占12%）；该动脉缺如者占18%。右结肠动脉经腹后壁腹膜的深面横行向右，至升结肠附近分为升支和降支，分别与中结肠动脉右支和回结肠动脉的结肠支吻合，并沿途分支至升结肠。

右结肠动脉多为1支，占62.4%；2支者较少，占13.7%；缺如者占23.9%。

3）回结肠动脉：在右结肠动脉起点的下方，或二者共干起自肠系膜上动脉，经腹膜后向右下方斜行，至盲肠附近分为上、下2干，由此2干再发出：①结肠支，多为上干的延续，转向上，与右结肠动脉的降支吻合，主要营养升结肠；②盲肠支，起自回结肠动脉分歧部或上干，分为前、后2支，分布于盲肠。

（2）肠系膜下动脉

约在腹主动脉分叉处以上至少4 cm，距骶岬

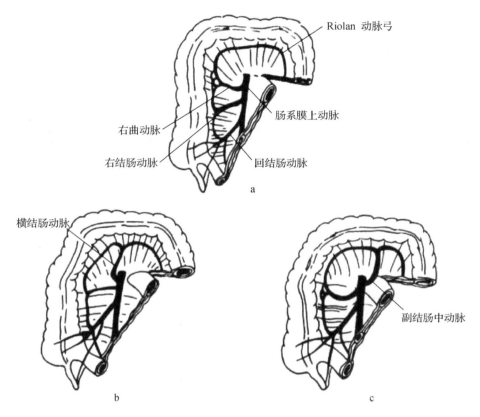

a. 右曲动脉；b. 横结肠动脉；c. 副结肠中动脉

图 2-30   结肠中动脉及其变异

上方 10 cm 处，发自腹主动脉前壁，有时有变异（图 2-31）。动脉起始处常被十二指肠上部掩盖，所以直肠切除时，如在腹主动脉处高位结扎该动脉，须将十二指肠稍向上、向右移动。动脉的走行呈弓状斜向左下方，跨越左髂总动脉，移行为直肠上动脉。其分支有左结肠动脉和乙状结肠动脉。

1）左结肠动脉：起点距肠系膜下动脉根部 2.5~3.5 cm。该动脉经腹膜的后方向左向上走向脾曲，主干分升、降 2 支。升支进入横结肠系膜与中结肠动脉吻合，降支下行进入乙状结肠系膜与乙状结肠动脉吻合，沿途分支，分布于降结肠

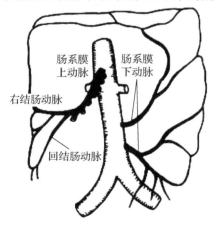

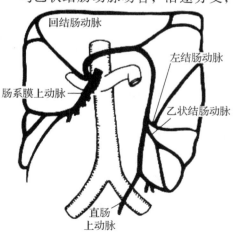

a. 双肠系膜下动脉，中结肠动脉缺如，
横结肠由副肠系膜下动脉分支分布

b. 肠系膜下动脉缺如，左半结肠
系膜上动脉分支分布

图 2-31   肠系膜下动脉的变异

和脾曲。左结肠动脉多数为1支（占94.95%），有时有2支。

2）乙状结肠动脉：数目不等，一般为2~6支，一般分为第一、二、三乙状结肠动脉；其起点也不一致，有的可自肠系膜下动脉先分出1个主支，再分成2~4个小支。或者几个小支均直接发自肠系膜下动脉。乙状结肠动脉经腹膜深面斜向左下方，进入乙状结肠系膜内，各分出升支和降支，互相吻合成动脉弓，分支分布于乙状结肠。最下1支乙状结肠动脉与直肠上动脉之间缺乏边缘动脉。两动脉之间称Sudeck点，若在此点以下结扎直肠上动脉，将引起直肠上部坏死。

边缘动脉是指各结肠动脉的结肠支在结肠系膜缘吻合的动脉弓，肠系膜上、下动脉的血流借边缘动脉相互交通。从边缘动脉至肠管的终末支称直动脉。直动脉有长支和短支两种（图2-32）。长支，在系膜缘（或系膜带）处或在长支的起点附近又分为前、后2支，沿结肠的前、后面，经浆膜与肌层之间，至系膜缘的对侧缘，分布于对侧系膜面的1/3肠管。最后，前、后2支在独立带与网膜带之间构成极不充分的血管吻合，这是结肠血液供应的一个重要特点。短支，起于边缘动脉或长支，一般2~3支，在系膜缘立即穿入肠壁，供应系膜面的2/3肠管，短支和长支共同营养结肠壁的系膜部分，故此部肠壁血液供应相当丰富。而肠壁的其余部分仅由长支营养，血管是贫乏的，故在结肠壁做纵向切口时，宜在独立带与网膜带之间进行。有人报道，损伤1长支可使肠管坏死约2.5cm，因此结肠切除时为了保留足够的直动脉，边缘动脉应在肠管断端远1cm处结扎。

2. 静脉

结肠壁内静脉丛汇集成小静脉，在肠系膜缘合成较长静脉，与结肠动脉并行，成为与结肠动脉相应的静脉。伴随右半结肠动脉的有结肠中静脉、结肠右静脉和回结肠静脉。这些静脉合成肠系膜上静脉，入门静脉。左半结肠静脉经过乙状结肠静脉和结肠左静脉，入肠系膜下静脉，在肠系膜下动脉外侧向上，到十二指肠空肠曲外侧转向右，经过胰腺右方，入脾静脉，最后入门静脉。

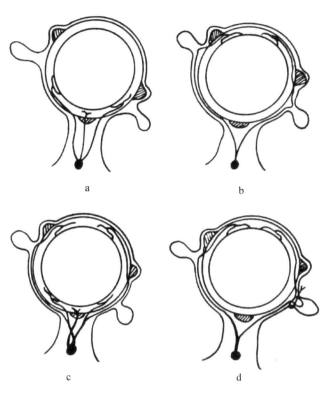

a. 短支；b. 长支；c. 长、短支；
d. 不可用力牵引肠脂肪垂，避免误扎长支

图2-32　直动脉的分布

（二）肛门直肠部血管

1. 动脉

肛门直肠部的血管丰富，动脉供应主要来自直肠上动脉、直肠下动脉、骶中动脉和肛门动脉4支（图2-33）。

1）直肠上动脉（痔上动脉）：直肠上动脉是肠系膜下动脉的延续，在第三骶骨水平面上分为左、右两支，沿直肠两侧下降，穿过直肠肌层到黏膜下层，形成痔上动脉，其毛细血管丛与直肠下动脉、肛门动脉（痔下、中动脉）吻合。直肠上动脉的终末支（痔上动脉）约在肛管直肠线上方5cm处，又分为右主支和左主支。右主支又分为前、后两支，至痔区的右前和右后；左主支则直接至痔区左外侧，所以痔区右前、右后和左侧（截石位3点、7点、11点）常可触及搏动的动脉（图2-34），是痔多发部位，也是痔术后大出血部位。

2）直肠下动脉（痔中动脉）：为髂内动脉前

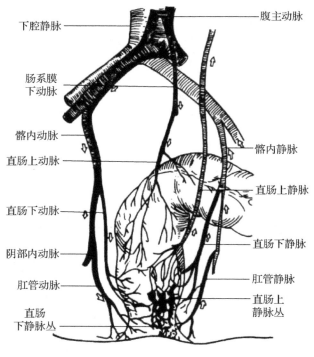

图 2-33　直肠肛管血液供应

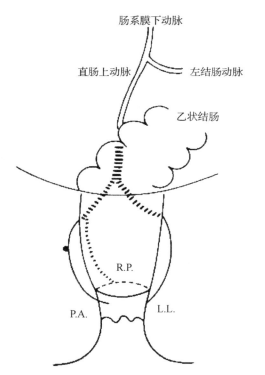

P. A. 右前支；R. P. 右后支；L. L. 左外支

图 2-34　直肠上动脉的分支

干的一个分支，在腹膜下向前、内走行，经直肠侧韧带达直肠下段的前壁。主要分布于直肠肌肉，其终末支与痔上、下动脉均有吻合。直肠下动脉

的起源和分布变异很大，有时缺如或多达 2 ~ 3 支。该血管一般很小，断裂后不致引起严重出血，但有 10% 的病例其出血也可能很多，故手术时也应予以结扎。

3）肛门动脉（痔下动脉）：通过阴部内动脉间接起自髂内动脉，经过坐骨肛门窝时分为数支，主要分布到肛提肌及内、外括约肌和肛管，也分布至下部直肠。肛门动脉、痔中或痔上动脉与对侧的血管虽也有吻合支，但一般很细小，不致引起大出血。

4）骶中动脉：起自腹主动脉分支部上方约 1 cm 处的动脉后壁，沿第四、第五腰椎和骶尾骨前面下降，行于腹主动脉、左髂总静脉、骶前神经、痔上血管和直肠的后面，其某些终末分支可沿肛提肌的肛尾缝下降至肛管和直肠。骶中动脉在外科上的意义是，切除直肠时将直肠由骶骨前面下拉，并与尾骨分离时，切断此动脉有时会引起止血困难。

2. 静脉

肛门直肠的静脉分布状态和动脉相同，但这些静脉都来自两个静脉丛，即痔上静脉丛和痔下静脉丛，且分别汇入门静脉与下腔静脉。

1）痔内丛（痔上丛）：位于肛管齿线以上的黏膜下层内。静脉丛在直肠柱内呈囊状膨大，且各膨大以横支相连，在肛管的右前、右后、左外三个区域，静脉丛较显著，是原发内痔的好发部位。静脉丛汇合成 5 ~ 6 支集合静脉垂直向上，约行 8 cm 的距离，穿出直肠壁形成痔上静脉（直肠上静脉），经肠系膜下静脉入门静脉。这些静脉无静脉瓣，穿过肌层时易受压迫（尤其排便时更为明显），这是形成内痔的原因之一。门静脉高压患者因痔上静脉回流受阻，静脉丛易怒张膨大形成痔。

2）痔外丛（痔下丛）：位于齿线下方的皮下，由肛管内壁静脉、肛周静脉、直肠壁外静脉汇集而成，沿外括约肌外缘连成一个边缘静脉干。痔外丛在直肠柱的下端（有人主张在括约肌间沟附近）与痔内丛吻合。吻合的横支形成静脉环称痔环。肛管下部的静脉可稍越齿线以上与痔环连接，向下入肛门静脉。当肝硬化而有门静脉高压时，这些吻合支即为门 - 腔静脉侧支循环的通路。肛

门直肠恶性肿瘤或感染的播散，亦按上述静脉分布的情况而有一定的规律。

多数教科书上记载：内、外痔丛以齿线分界，上下分流，这不是绝对的，与年龄和病理过程有关。Gorsch 认为痔内、外丛之间是交错重叠的，二者均可回流至门静脉或下腔静脉，痔外丛也可流入痔内丛。痔手术时牵引痔内丛会引起内、外痔丛同时充血和扩张，就是一个很好的例证。Reuther 指出痔静脉丛与门静脉系的吻合程度，随着年龄的增长和痔病的发展而增加。

关于痔的成因，近几年来国外又有新的学说，如洞状静脉扩张学说与直肠海绵体增生学说。

日本学者通过对肛管微细血管的组织学研究，发现直肠上动脉的终末分支与痔内丛的静脉连接方式，不是通过毛细血管网，而是以动脉、静脉直接吻合的方式相连通，称这种静脉为"洞状静脉"（图2-35）。洞状静脉管壁肌层发育不良，胶质纤维较多，血管壁弹性弱，容易瘀血。洞状静脉的瘀血是产生内痔的解剖学基础。长期用力排便，可以促使洞状静脉压力增高，致洞状静脉扩张而发生内痔。

1980年Henrich提出在齿线以上的黏膜下层有"直肠海绵体"。它是由大量血管、平滑肌、弹力纤维和结缔组织所组成。当括约肌收缩时，它像一个环状气垫一样协助密闭肛管内腔。所以直肠海绵体也是肛门自制器官的重要组成部分。他认为直肠海绵体组织的增生和肥大，即可形成痔。但是海绵体的血管不是静脉而是扩大的动脉，除肛门指诊时可以在3、7、11点位处摸到动脉搏动外，最有力的证据是：取痔的血液做气体分析证明是动脉血，用动脉造影术也可显示痔丛的位置。Henrich还指出：直肠海绵体像性器官的勃起组织一样，直到青春期以后才能得到充分发育，因此儿童即使肛旁皱襞水肿性肿大，也不会发生痔。

二、淋巴

（一）结肠淋巴组织

淋巴组织在各部结肠的分布多少不同，回盲部最多，乙状结肠次之，肝曲和脾曲较少，降结肠最少。分壁内丛、中间丛和壁外丛（图2-36）。

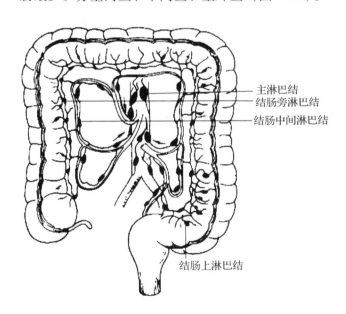

图2-36　结肠的淋巴结群

（主淋巴结）
（结肠旁淋巴结）
（结肠中间淋巴结）
（结肠上淋巴结）

（1）壁内丛

与直肠相似，包括结肠黏膜、黏膜下层、肌间和腹膜下淋巴网。由小淋巴管互相交通，并与其上方和下方的淋巴网相连。其上下交通不如围绕肠壁交通丰富，因此肿瘤围绕肠壁环形蔓延、上下纵行者较多，容易造成肠梗阻。

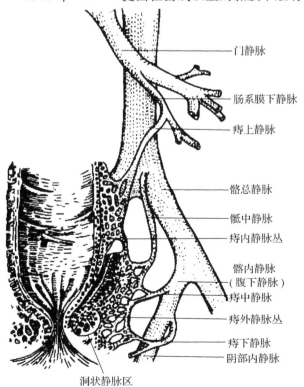

门静脉
肠系膜下静脉
痔上静脉
髂总静脉
骶中静脉
痔内静脉丛
髂内静脉（腹下静脉）
痔中静脉
痔外静脉丛
痔下静脉
阴部内静脉
洞状静脉区

图2-35　洞状静脉区

（2）中间丛

即是连接壁内丛与壁外丛的淋巴管。

（3）壁外丛

包括结肠壁外的淋巴管和淋巴结，这些淋巴结有4种：①结肠上淋巴结，在肠壁浆膜下方或在肠脂肪垂内，沿结肠带较多，特别在乙状结肠显著；②结肠旁淋巴结，在结肠系膜内，沿边缘动脉的末梢动脉分布；③中间淋巴结，在结肠动脉弓与肠系膜上下动脉的主要分支之间；④主淋巴结，在由主动脉起点的肠系膜上下动脉周围。

（4）结肠各部淋巴流向

结肠淋巴引流方向有一定顺序，常由壁内丛至壁外丛到结肠上淋巴结，再到结肠旁淋巴结，然后经各结肠动脉附近的中间淋巴结至中央淋巴结。结肠各部淋巴管通常沿其结肠血管分别汇入有关的中间淋巴结。如升结肠淋巴经其旁淋巴结注入回结肠及右结肠淋巴结；升结肠上部淋巴可经其旁淋巴结注入中结肠淋巴结；横结肠淋巴经其旁淋巴结亦注入中结肠淋巴结，但近肝曲者可注入右结肠淋巴结，近脾曲者则可注入左结肠淋巴结；降结肠和乙状结肠的淋巴经其旁淋巴结分别注入左结肠与乙状结肠淋巴结。概括起来讲，即右半结肠（升结肠和肝曲及横结肠右侧部）的淋巴管，大部分伴随肠系膜上动脉的分支，终于肠系膜上淋巴结；左半结肠（横结肠左侧部及脾曲以下结肠）的淋巴管，主要终于肠系膜下淋巴结或腰淋巴结，它们最终到达主动脉周围淋巴结，所以大肠的淋巴可分为肠系膜上、下淋巴系和主动脉周围淋巴系。

1）肠系膜上淋巴系：回盲部淋巴管沿回结肠动脉的回肠支和结肠支注入2支分支部的淋巴结，其输出管沿回结肠动脉注入回结肠动脉根部的回结肠淋巴结（图2-37）。

升结肠和横结肠右半的淋巴管沿右结肠和中结肠动脉注入该动脉根部淋巴结，其输出管入肠系膜上静脉右侧缘的淋巴结，有些淋巴管横越肠系膜上静脉至肠系膜上动脉前面的淋巴结。

总之，右半结肠的淋巴大部分注入右结肠和中结肠淋巴结，继而注入肠系膜上静脉右缘的主淋巴结。

2）肠系膜下淋巴系：左半结肠的淋巴经肠系

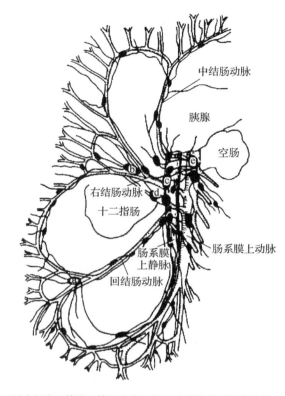

回盲部淋巴管沿回结肠动脉汇集于该动脉的回肠支及结肠支分岔部淋巴结（a）；升结肠和横结肠右半淋巴管沿右结肠动脉和中结肠动脉先入其共同干处淋巴结（b），继而入肠系膜上静脉右侧缘的淋巴结（c、d），随之横行于肠系膜上静脉前面至肠系膜上动脉前面的淋巴结（e）

图2-37　右半结肠淋巴系

膜下淋巴结终于主动脉周围淋巴结，来自上、下、左、右4个方向的淋巴管汇集于此（图2-38）。

右侧和上方来的淋巴管入主动脉前淋巴结，继而至主动脉和下腔静脉间淋巴结的最上部淋巴结。

左侧来的淋巴管向上行至主动脉左侧的主动脉外侧淋巴结。

下方来的淋巴管至肠系膜下淋巴结，有些淋巴管中途向右侧横行至主动脉前淋巴结与右侧主动脉、下腔静脉间淋巴结、左侧最下部的主动脉外侧淋巴结相联系。这些由下方来的淋巴管是直肠上淋巴结的输出管，它们横越上腹下丛的前面而至肠系膜下动脉起始部下方的主动脉前淋巴结。

上方优位型淋巴结是主动脉、下腔静脉间的最上部淋巴结群。

下方优位型淋巴结是主动脉、下腔静脉间的最下部淋巴结群。淋巴廓清术须注意上述问题。

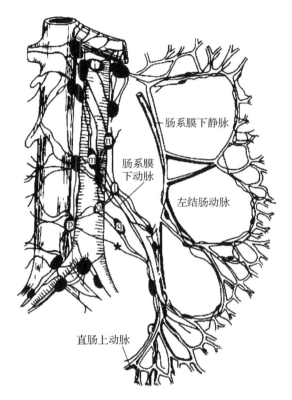

横结肠左半和脾曲的淋巴管入主动脉中部的主动脉前淋巴结（m），至主动、静脉间淋巴结的最上部淋巴结（i）；降结肠淋巴管上行至主动脉左侧的淋巴结（n）；乙状结肠淋巴管至主动脉下方入肠系膜下动脉根部的淋巴结，其淋巴管途中右行至主动脉前淋巴结（o），与右侧主动、静脉间淋巴结（p）、左前下部的主动脉外侧淋巴结（q）相联系；直肠上动脉起始部淋巴结（j）收集直肠淋巴，其输出管（★）横行于上腹下丛的前面至肠系膜下动脉根部下方的淋巴结（l）

图 2-38　左半结肠淋巴系

降结肠淋巴入上方优位型淋巴结，直肠淋巴入下方优位型淋巴结，乙状结肠淋巴入中间型淋巴结。

3）主动脉周围淋巴系：肠系膜上淋巴系最终汇入主动脉与左、右肾动脉（左肾静脉）之间呈四角形排列的淋巴结群。

肠系膜下淋巴系沿主动脉两侧由下而上走行，终于左肾静脉下方的左、右淋巴结。

右侧主动脉、下腔静脉间淋巴结与左侧主动脉外侧淋巴结的输出管，主要形成左、右腰淋巴干，经主动脉后通过膈肌主动脉裂孔合成胸导管。

在肠系膜下动脉起始部和主动脉分歧部之间的区域内，左、右腰内脏神经在此合成上腹下丛（骶前神经），合成的位置恰位于主动脉分歧部。若在此区内廓清主动脉周围淋巴结，极易损伤此

神经而引起性功能障碍，故须特别注意。

肛门直肠和结肠恶性肿瘤行切除手术时，首先要熟悉淋巴组织的分布。恶性病变初起时，可由淋巴管向上、向下及向两侧传播到远处淋巴结内。因而原发恶性肿瘤虽小，也要切除全部淋巴组织。

根据淋巴分布，肛门、直肠、结肠癌根治手术，应切除肿瘤和一部分正常肠管，并尽力切除所有淋巴组织。肛管和肛门周围恶性肿瘤应行腹会阴合并切除术，分期切除腹股沟淋巴结。直肠下段癌，距肛门缘 6 ~ 7 cm，向两侧蔓延，应切除直肠侧韧带。直肠上段癌、乙状结肠癌和降结肠癌，应在肠系膜下动脉从主动脉起点下方结扎切断。脾曲和降结肠癌，应切除左半结肠。横结肠中部癌，应切除横结肠包括肝曲、脾曲、大网膜、胃结肠韧带。肝曲、升结肠和盲肠应切除右半结肠。

（二）肛门直肠淋巴组织

1. 肛管淋巴组织

肛管淋巴组织有壁内丛和壁外丛。

1）壁内丛：包括肛管皮内、肛管皮下、直肠柱黏膜下层、内外括约肌之间和直肠纵肌间的淋巴网。向上与直肠淋巴网，向下与肛门周围淋巴网相连。

2）壁外丛：分上、下两组，上组包括在齿线处汇集的肛门梳附近淋巴管和沿着直肠下血管及阴部内血管的淋巴管；下组在肛门梳后方，汇集肛周围淋巴管，向前经过会阴与股内侧之间，入腹股沟浅部淋巴结，再经过髂外淋巴结或髂总淋巴结，最后入腰淋巴结。直肠下段、肛管和肛门周围皮肤之间淋巴网，紧密连接，很难分清是属于哪一部分的淋巴管。肛门周围淋巴管与骶尾部淋巴管和臀部淋巴管也有广泛连接。淋巴管连接广泛时，淋巴常有逆行引流。

2. 直肠淋巴组织

直肠淋巴组织有壁内丛、中间丛和壁外丛，3个淋巴丛由小淋巴管互相连接（图 2-39）。

1）壁内丛：包括直肠黏膜、黏膜下层和环肌与纵肌之间的淋巴网，由小淋巴管互相交通。直肠壶腹黏膜下淋巴网向上与乙状结肠黏膜下淋巴

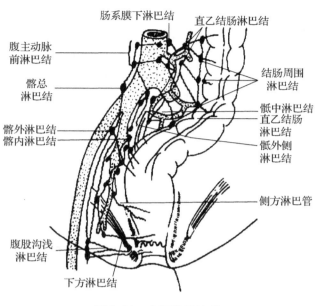

图2-39 直肠淋巴结群

图中标注：
肠系膜下淋巴结　直乙结肠淋巴结
腹主动脉前淋巴结
髂总淋巴结
结肠周围淋巴结
骶中淋巴结
直乙结肠淋巴结
髂外淋巴结
髂内淋巴结
骶外侧淋巴结
侧方淋巴管
腹股沟浅淋巴结
下方淋巴结

网相连，向下与肛管皮下淋巴网相连。肌间淋巴网向上与乙状结肠肌间淋巴网连接，向下与外括约肌淋巴网相连。

2）中间丛：包括直肠有腹膜遮盖部分的腹膜下淋巴网和无腹膜部分的肌层与直肠周围脂肪间的淋巴窦，是将肠壁各层与壁外丛互相交通的淋巴管。

3）壁外丛：是最重要的淋巴丛，包括直肠周围淋巴窦和直肠壁外的淋巴结，分上、中、下3组。

上组包括沿着直肠上血管的淋巴管和淋巴结，在围绕直肠上血管的蜂窝组织内和乙状结肠系膜内，成为3组独立淋巴结。①直肠后淋巴结或结肠系膜下部淋巴结，在骶骨凹内，汇集直肠上部淋巴管。这些淋巴结在直肠上动脉分叉处最显著，叫直肠主要淋巴结。②直肠乙状结肠淋巴结，在直肠上动脉与乙状结肠动脉连接处，汇集直肠上部和乙状结肠下部淋巴管。③直肠乙状结肠淋巴结，在结肠左动脉和第一乙状结肠动脉的肠系膜下动脉起点附近，汇集直肠、乙状结肠和降结肠的淋巴管，是直肠和乙状结肠恶性肿瘤转移的主要淋巴结。

过去认为齿线上部淋巴向上回流注入腹腔淋巴结，齿线下部淋巴向下注入腹股沟淋巴结。实际上齿线上、下方的淋巴管是交通的，肛门癌可

转移至腹股沟淋巴结、直肠旁淋巴结、髂淋巴结和主动脉旁淋巴结。因此肛门癌根治术，应考虑全面清除腹股沟淋巴结、盆内淋巴结、直肠周围及部分结肠淋巴结（图2-40）。

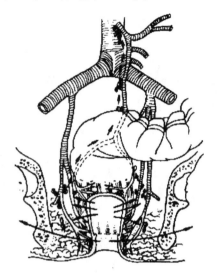

图2-40 肛管直肠的淋巴及其回流

三、神经

（一）结肠神经（图2-41）

1. 交感神经

结肠的交感神经主要来自肠系膜上丛和肠系膜下丛。肠系膜上丛为腹腔丛向下的延续，位于肠系膜上动脉的根部。丛的上部有肠系膜上神经节，来自脊髓第5（T_5）胸节至第2（L_2）腰节侧角内的交感神经节前纤维至此节交换神经元，节后纤维形成次级的神经丛，伴随肠系膜上动脉的分支分布于盲肠阑尾、升结肠和横结肠右半（即右半结肠）。肠系膜下丛位于肠系膜下动脉根部，丛内有肠系膜下神经节。来自$L_1 \sim L_3$脊髓第1～3腰节（$L_1 \sim L_3$）侧角的交感神经节前纤维至此交换神经元，节后纤维形成次级的神经丛，随肠系膜下动脉的分支分布于横结肠左半、降结肠、乙状结肠和直肠上部（即左半结肠）。

2. 副交感神经

右半结肠的副交感神经一般认为来自右迷走神经的腹腔支。该支参加腹腔丛和肠系膜上丛后，伴肠系膜上动脉及其分支，分布至盲肠、阑尾、升结肠及横结肠右半。左半结肠的副交感神经来

自脊髓第 2～4 骶节侧角，经骶神经出脊髓后合成盆内脏神经至下腹下丛，与交感神经相混。这些神经纤维除分布于直肠、膀胱等盆腔器官外，其中部分纤维向上行，经上腹下丛到肠系膜下丛，伴肠系膜下动脉及其分支，分布于结肠脾曲、降结肠、乙状结肠及直肠上部。

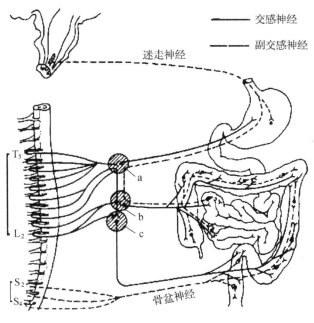

a. 腹腔神经节；b. 肠系膜上神经节；c. 肠系膜下神经节

图 2-41　结肠的神经支配

3. 结肠传入神经

结肠的传入神经纤维混合在交感与副交感神经（迷走神经或盆内脏神经）中，其神经细胞体在脊神经节或脑神经节内。一般说，大肠的痛觉是经交感神经传导的，这种纤维的神经元在脊神经节内，并经后根入脊髓。结肠的痛觉传导纤维经胸、腰内脏神经。有人研究发现，在正常时刺激可引起右半结肠的疼痛，切除右侧交感神经以后，却发生痛觉丧失，痛觉丧失向远侧可达横结肠中部。但在横结肠左半、结肠左曲及降结肠上部仍可引起疼痛。切除左侧交感神经以后则相反，牵拉髂嵴以上腹腔左侧的结肠不发生疼痛，而牵拉或电刺激右半结肠可引起疼痛，并在右下腹引起牵涉痛。在左侧交感神经切除后，降结肠以下的肠管痛觉丧失范围可至肛门以上 16 cm 处（相当于直肠与乙状结肠结合部），在此平面以下则痛觉仍存在。这是因为直肠的痛觉纤维及反射性传

入纤维均经盆内脏神经（副交感神经），而不是交感神经。

（二）肛门直肠神经

肛门直肠神经主要来自下腹下丛（盆丛）。下腹下丛为前后（5.00 ± 0.83）cm、上下（3.08 ± 0.58）cm 的四角形网状扁平神经丛。位于腹膜反折部以下至肛提肌之间（骨盆直肠间隙）的腹膜外组织内，居髂内动脉与直肠之间。盆丛的组成成分是主要来自腹主动脉丛的骶前神经（交感纤维）和来自骶节 $S_2 \sim S_4$ 的盆内脏神经（副交感神经）。

交感神经来自骶前神经丛，该丛在主动脉分叉下前方，于直肠固有筋膜之外分为左、右两支，各向下与骶部副交感神经会合，在直肠侧韧带两旁组成骨盆神经丛。副交感神经来自骶节 $S_2 \sim S_4$ 的骨盆骶神经。一般副交感神经兴奋，会增强直肠蠕动，促使腺体分泌，使肛门内括约肌松弛以排出气体和粪便；与此相反，交感神经兴奋，会抑制直肠蠕动，减少腺体分泌，使内括约肌收缩，控制排便（图 2-42）。

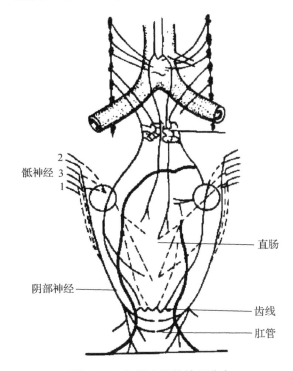

图 2-42　肛门直肠的神经分布

骶前神经还支配着排尿、阴茎勃起和射精，损伤后可引起阳痿等，所以肛门直肠部手术特别

要注意避免损伤骶前神经。

胸椎、腰椎、骶椎外伤断裂的患者，肠管运动仍可正常进行，对机械、化学刺激仍能发生反应。这一事实说明，肠管的运动并不完全受外来神经的支配，而是主要依靠肠壁本身的感受神经来完成。动物实验也证明了这一点。

肛管的神经来源众多，肛周的皮肤内有丰富的神经末梢，对刺激如痛觉、温觉、触压觉等特别敏锐，这就给肛门直肠区的麻醉带来了复杂性，容易麻醉不够完全，患者仍有痛、胀、牵拉等不适反应。肛门有内、外括约肌，这些肌肉的松弛或紧张与手术的成功与失败有密切关系。因此必须考虑到充分麻醉不同来源的感觉神经和支配括约肌的运动神经，才能使手术顺利进行。

肛管的神经从性质上可分为内脏神经和躯体神经两类。

1）内脏神经（自主性神经）：肛管和肛周皮肤的交感神经主要是从骶前神经和交感干上的骶部神经节及尾神经发出的纤维，分布于肛周皮肤内的腺体和血管。交感神经的作用是抑制肠蠕动和收缩内括约肌，故骶前神经被认为是内括约肌的运动神经。

肛管的副交感神经是由直肠壁内肠肌神经丛延续而来，形成联合纵肌神经丛，分布于肛周皮肤。黏膜下神经丛与肛周皮肤的神经丛连接，分布于肛周皮内汗腺、皮脂腺和大汗腺。副交感神经的作用是增加肠蠕动，促进分泌，并开放内括约肌。

内脏感觉神经较迟钝，故肛管黏膜部临床上称为"无痛区"。

2）躯体神经（脊神经）：肛管的躯体神经支配共有6个来源，其中以阴部神经发出的肛门神经为主要来源，之外尚有阴部神经发出的括约肌前神经和会阴神经的肛门支，S_2、S_3、S_4 骶神经后支，由 S_5 与 C_0 合成的肛门尾骨神经，股后皮神经的长会阴支。在这些神经中，对肛门功能起主要作用的是肛门神经（图2-43）。

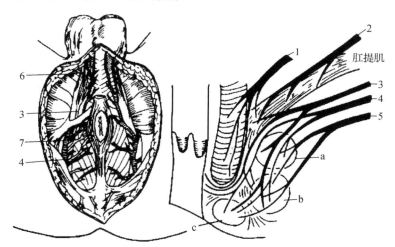

1. 盆内脏神经；2. 肛提肌神经；3. 会阴神经；4. 肛门神经；5. 肛门尾骨神经 S_4 会阴支；
6. 阴囊后神经；7. 阴部神经；a. 外括约肌深部；b. 浅部；c. 皮下部

图2-43　肛门部神经及其在括约肌的分布

肛门神经起自阴部神经（$S_2 \sim S_4$ 后支组成），与肛门血管伴行，通过坐骨肛门窝，分布于肛提肌、外括约肌及肛管皮肤部和肛周皮肤。关于肛门神经起点的位置，一般认为是在骶结节韧带的下方（60%）。起自骶结节韧带上方者，据国外资料记载，仅属少数。据翁嘉颖（1980）观察，中国人属此类型者有20%之多，其位置在"白环俞"附近。肛门神经虽主要分布在齿线以下，但齿线上方 $1.0 \sim 1.5$ cm 的黏膜区也有肛门神经分布，麻醉时应注意这一特点，将麻醉面提高至齿线上方。由于肛门神经与尿生殖系统神经同起自阴部神经，所以肛门手术及肛门疾病容易引起反射性排尿困难等尿生殖系统的功能紊乱。肛门神经是外括约肌的主要运动神经，损伤后会引起肛门失禁。

第五节　大肠生理

一、吸收与消化

大肠的主要功能之一是吸收水分和电解质，其吸收量可将测定的每日由回肠进入结肠的液体量和成分，以及由粪中排出的量和成分进行比较计算出来。正常情况下，大肠每日约从内容物中吸收水分 1350 mL，钠离子 200 mmol 和氯离子 150 mmol。这个数值相当于每日由回肠进入大肠的水分的 80% 和氯化钠的 90% 以上，而由粪便排出的仅含 100～200 mL 水分和少量电解质。这是就一般情况而言，实际上大肠的吸收能力比这大得多。据研究，大肠 24 小时内至少可吸收水分 2500 mL，有的报道认为可以达到 5000 mL。

大肠各部分的吸收能力大小不一。右结肠的吸收能力最大，其后依次为横结肠、降结肠，吸收能力逐渐减少，直肠的吸收能力已微不足道了。由于存在这种吸收能力的差别，因此临床上可观察到：回肠造瘘者排出的大便成稀糊状，横结肠造瘘者排出的大便却已成形，而乙状结肠造瘘者排出的则为干燥大便。右半结肠切除的患者由于水分吸收障碍，术后常出现暂时性的腹泻，直到左半结肠吸收水分的功能代偿后才趋于好转。全结肠切除后，其吸收水分的功能则转移到回肠。末段 30 cm 回肠在水分的吸收上起重要作用，手术时应视情况予以保留。如家族性腺瘤病患者采用"全结肠切除，回肠造瘘"或"全结肠切除，回－直肠吻合"治疗时，术中应尽可能保留此段 30 cm 的回肠。术后其水分吸收的代偿机制为：肠管扩张，黏膜绒毛增生，运动迟缓。这种所谓的"小肠结肠化"过程，约需 18 个月才可完成。

正常大肠对钠及氯离子有吸收功能，而钾离子和重碳酸盐则通过大肠被排泄进入大肠腔内的粪流中。正常人每天从大肠吸收 55～70 mmol 钠离子，28～34 mmol 氯离子。直肠癌全盆腔清除时，如以乙状结肠代膀胱，术后尿液中排出的氯在乙状结肠可再吸收，故可能引起高氯性酸中毒。

大肠中微生物分解大便成分而产生的一些毒性产物，如吲哚、胺类、氨、酚、硫化氢等也可在大肠被吸收，但在肝脏可被解毒。如果肝病患者肝脏解毒功能低下，或有毒物质产生过多时，就有可能产生如肝昏迷一类的自身中毒症状。

大肠的吸收受一些病理生理因素的影响，例如溃疡性大肠炎和局限性结肠炎时，结肠对水和钠的吸收能力减低；有的研究显示，此时肠黏膜还主动分泌钠和氯。由于对水盐吸收不良，排出增多，患者常发生腹泻。

一些激素和体液因素，对结肠的吸收能力也有影响。醛固酮可促进结肠吸收水、钠和排泄钾，这与醛固酮对肾小管的作用相似。原发性醛固酮增多症患者对钠的吸收增加，此时测量其直肠黏膜电位增大，此法已被用于该病的诊断和普检。血管紧张素可促进结肠对钠的吸收；脑垂体后叶释放的抗利尿激素则可抑制结肠对水和钠的吸收。这些作用可能与细胞外液量的保持和调节有关。此外，9－氟氢可的松也有促进结肠吸收钠和水的作用，至于其他肾上腺皮质激素是否对其也有影响，尚无定论。

大肠吸收水和电解质的机制有主动吸收和被动吸收两种。钠的吸收是个主动过程。结肠黏膜上的钠泵可以逆着浓度梯度和电位梯度把肠腔内的钠离子运到周围血液中，完成吸收过程。因此粪便中的钠浓度远低于血浆钠浓度。灌流实验证明，钠的吸收可以一直进行到灌流液的钠浓度减低到 15～25 mmol 时止。氯的吸收并非单纯地继发于钠的吸收之后，以保持电中性，它还包含一个主动吸收过程和与 HCO_3^- 交换的过程。氯从肠腔吸收入血液，与此同时 HCO_3^- 则通过黏膜分泌入肠腔，以进行交换。水的吸收是个被动过程，它继发于钠和氯的吸收之后。由于钠和氯等溶质吸收的结果，在肠黏膜的两侧形成渗透梯度，使水分从肠腔透过黏膜被吸收入血。

人的正常消化功能是在胃和小肠内进行，主要是各种酶的消化作用。一般来说，结肠和直肠不产生酶，无消化作用，但有细菌消化作用。结肠内有很多细菌，厌氧杆菌占 90%，此外还有链球菌、变形杆菌、葡萄球菌、乳杆菌、芽孢和酵母，也有少量原生物和螺旋体。

二、传输与储存

大肠是传输食物残渣至肛门，经一定时间储存后排出体外的器官，传输与储存是其基本功能。

结肠运动的机制有两种：一种是肠肌自发的肌肉活动，叫肌动，由神经体液和生物生理作用管理；另一种叫蠕动，蠕动是使粪便在肠腔内向肛门推进的活动，由肠内固有神经支配，同时也受中枢神经的影响，主要运动形式分为 4 种。

1. 袋状往返运动

结肠环肌收缩，使黏膜折叠成结肠袋，这种收缩在不同部位交替反复发生，是一种往返运动，使结肠袋里的内容物向近侧和远侧做短距离活动。这种缓慢揉搓作用，使肠内容物混合，并与肠黏膜接触，帮助其吸收。

2. 分节推进运动

将一个结肠袋的内容物推到一段肠内，继续移向远侧，而不返回原处，这种运动叫分节推进运动。接着远处结肠袋肌肉收缩，将肠内容物挤向远侧和近侧，但推向远侧力量较大，可使粪便向远侧移动。

3. 多袋推进运动

这种运动是邻近几段结肠同时收缩，将肠内容物移到远侧邻近的一段结肠内，然后移入肠内容物的一段结肠以相同形式收缩，使内容物推向前段。

4. 大蠕动

蠕动是由一些向前的收缩波组成，几节肠段一致收缩，将粪便推进到远侧肠内。这种蠕动常由肝曲开始，以每分钟 1～2 cm 的速度，将肠内容物推到左半结肠。如乙状结肠内存有粪便，可使粪便进入直肠，引起排粪反射。结肠大蠕动不是经常出现的，每日有 2～3 次，但在进食后，由于胃结肠反射，可引起结肠总蠕动，产生想排便的感觉。正常人结肠内粪便向前推进速度为每小时 5 cm，进食后向前推进速度每小时约为 10 cm。

进食和进食后，回肠内食糜进入盲肠，结肠内压力增高。因此，有些人进食后会因乙状结肠内压力过高，感觉腹胀和饭后腹痛。情绪紧张、愤怒、体力活动、肠炎可增加肌动性，使结肠持续收缩。忧郁、恐惧、外伤、过冷或太热可减少肌动性。结肠膨胀可刺激肌动性，泻药可使肠内液体积增大，刺激这种肌动性，引起排便。

在正常情况下，大肠的储存活动，是通过"贮袋作用"和"顺应性"来完成的。

所谓"贮袋作用"，是指结肠可容纳一定量粪便，只有当体积和压力增加到某一极限时，方激发其蠕动的功能。此种功能的维持主要依赖于：①机械性因素，即乙状结肠外侧角和 Houston 瓣有阻止或延缓粪便前进速度的作用，粪便的重量可增强此角度的栏栅作用。②生理性因素，即直肠的运动频率和收缩波幅均高于乙状结肠，这种反方向的压力梯度，可阻止粪便下降，这对维持直肠经常处于空虚和塌陷状态是必要的，对控制少量稀便和气体是重要的。若结肠的贮袋作用遭到破坏，则结肠内粪便不断进入直肠，而直肠内粪便又不能借逆蠕动返回结肠，势必造成直肠粪便堆聚，压力上升，排便反射及便意频频不断，而外括约肌和耻骨直肠肌收缩为时过久而不能坚持，则必然引起失禁。

实验证明，正常情况下，直肠内粪便容积大量增加时，肠腔内压下降或轻微上升，以维持肛门自制，此种特性称为直肠的顺应性。它不但使直肠在排便前能贮存相当多的粪便，而且使排便动作推迟。顺应性过低可使便次增多，甚至肛门失禁；顺应性过高可造成慢性便秘。正常人的直肠顺应性为 1.53 mL/kPa（15.6 mL/cmH$_2$O）± 0.67 mL/kPa（6.8 mL/cmH$_2$O），最简单的方法可用测定直肠最大耐受量（MTV）来代表，即患者因痛要求停止操作前能注入直肠乳胶囊内的水或空气量。正常成人 MTV 平均为 406 mL（范围 280～540 mL）。临床证实，低位前切除术后排便异常的主要原因是顺应性降低，即贮袋作用和肠壁伸展性降低。术后临床排便状态的改善，显然是在吻合部以上肠管获得某种程度的适应性反应的结果。

三、排便与自控

排便是一种错综复杂而协调的动作，包括随意和不随意的活动，是一种既协调又准确的生理反射机能。

健康人直肠内通常没有粪便，随起床引起的

直立反射，早餐引起的胃、结肠反射，结肠可产生强烈"总蠕动"，将粪便送入直肠。直肠内粪便蓄积到一定量，一般为 150～200 mL，产生 45～50 mmHg 内压时，就会激惹直肠壁内的神经感受细胞，使直肠运动亢进，直肠纵肌收缩，直肠内压进一步上升，直肠、乙状结肠、降结肠和肛门之间的弯曲角度变小或消失，直肠伸展变直，肛门括约肌舒张，粪便排出体外。一般把这种直肠受到压力刺激后可产生伸展变直，并使肛门括约肌舒张排出粪便的反射活动，称直肠肛门反射或排便反射，是不随意的反射活动。

　　直肠壁内神经感受细胞对压力非常敏感，当受到一定阈值压力时，即可将冲动通过盆神经及腹下神经，传至腰骶部脊髓（S_2～S_4）的排便反射的低级中枢。此中枢一方面可直接传出冲动，通过盆神经及腹下神经到直肠壁及肛门内括约肌，使其收缩或舒张；另一方面又可将冲动上升到丘脑和大脑皮层的排便活动的高级中枢，如条件许可排便，即发出指令到脊髓（S_5），通过阴部神经，令随意肌的外肛门括约肌舒张、肛提肌向上向外收缩牵拉，使上部肛门管口张开。并同时指令膈肌下降，腹肌及大腿肌收缩，呼吸暂停使胸膜腔内压及腹内压急速上升，加强粪便排出（图 2-44）。此时，如果因没有排便环境和条件，须缓排便，高级中枢则指令肛门外括约肌紧张性增加，乙状结肠及直肠舒张，并通过直肠的逆蠕动使粪便返回乙状结肠，使便意暂时消失，排便间隔延长。排便的这种大脑皮层随意控制作用有利于人应变环境，养成定时排便习惯。但长期任意延迟排便，忽视正常排便，又可使直肠对粪便压力刺激的正常敏感性降低，粪便留滞于直肠内而不能及时产生排便反射，这是造成习惯性便秘的最常见原因。

　　排便自控有两种：①储存器节制作用或结肠节制功能；②括约肌节制作用。结肠节制功能不依赖于括约肌作用。左侧结肠能蓄积一定量的粪便，如超过一定数量时，可刺激结肠，使粪便进入直肠。乙状结肠造口术的患者，如饮食调理适当，每日灌肠，可形成排粪习惯。会阴部结肠造口术在这种基础上，也能有些节制作用。括约肌节制作用即是肛门括约肌抵抗结肠蠕动向前推进

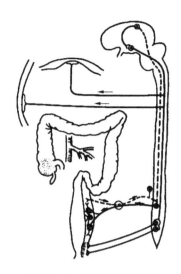

图 2-44　排便反射模式

力的作用。括约肌收缩力必须胜过结肠推进的力量，才有节制作用，否则会出现肛门失禁现象。当结肠切除后，回肠与直肠吻合，括约肌虽然完整，但因上方推进力太大，节制作用不良，也可有肛门失禁现象。

　　直肠与内括肌之间、直肠与肛门外括约肌之间都有神经反射作用存在。肛门括约肌随意收缩，对结肠收缩无直接作用。外括约肌反射与大脑皮层有密切联系。脊髓损伤患者，外括约肌收缩力可以保留 40%～80%。稀粪不能节制，干粪则有便秘。排便时肛门张开，并不是外括约肌失去紧张力的真正松弛，而是由于上方向下的推进力，使有紧张力的肌纤维扩张，同时再加以内括约肌反射功能的作用所致。如外括约肌无紧张力时，即可发生肛门失禁，因此排便也是一种抵抗外括约肌紧张力的作用。

　　如要保持完好的节制作用，必须保留齿线以上 4～7 cm 的一段直肠。因在此区域内的本体感觉感受器，可引起内、外括约肌反射功能的作用。如将这一段直肠切除，手术后可发生肛门失禁，必须等结肠节制功能形成后，肛门失禁才可好转。只保留外括约肌及其运动神经，不能保证节制作用。如切除时保留直肠远端不足时，也不能引起反射冲动使外括约肌增加紧张力。因而常在无排便感时，粪便即自行流出。如在会阴部或直肠手术时损伤肛门神经，虽然肛门括约肌完整，也可发生暂时失禁现象。肛门瘙痒症行皮下切除手术

时，因失去自体感觉，可发生暂时肛门失禁，有时需经数月后方可恢复。

肛管和直肠连接形成的角度，有时比直角还小。因此直肠内存积粪便达不到相当数量，不能压迫齿线引起排便反射。肛提肌的耻骨直肠部常向上向前牵拉肠管上部，以增加肛管和直肠所形成的角度。如手术时在肛门后方切开过深或因其他原因改变这一角度，使直肠与肛管成一垂直管状，破坏了直肠的容器作用，可造成肛门失禁。

四、肠道微生物

预计人肠道中存在 1 000 ~ 1 150 种微生物，其中78%是新近发现的，细菌数量极大，约有 10 万亿个，是人体细胞总数的 10 倍。在胃内细菌数量最低，主要有乳酸杆菌、链球菌和酵母存在；在十二指肠主要是乳酸杆菌、链球菌，健康人十二指肠中菌群的数量高于胃内，接近于 100 种；微生物群从十二指肠到回肠有较大的变化，肠道微生物群数量达 10^6 ~ 10^8 种；结肠微生物群高达 10^{10} ~ 10^{12} 种。整个肠道绝大多数微生物群种属于厚壁菌门、拟杆菌、放线菌、变形菌门，而相对较低数量的属于梭杆菌、疣微菌门。

胎儿的胃肠道是无菌的，出生后，细菌开始移居，并在肠道中迅速繁殖，细菌的来源主要是由吞咽摄入，来自母乳的细菌主要是双歧乳酸杆菌，占所有细菌的90%；如果是人工喂养，肠道中的细菌则以嗜酸性乳酸杆菌、非特异性厌氧菌和肠球菌为主。所以母乳喂养的孩子很少腹泻或便秘，人工喂养则易发生消化不良、腹泻或便秘。喂养方式的不同，可以造成肠道细菌种类的差异。婴儿肠腔中的细菌高速繁殖，数量和种类迅速增加，一旦人体内环境发育成熟、稳定，菌群的数量和种类也就稳定下来。虽然不同的人肠道中的细菌数量有所差异，但具体到每一个人，肠道菌群的稳态可保持一生。

结肠中的细菌有 400 多种，包括需氧菌和厌氧菌，其中厌氧菌占90%。厌氧菌主要有梭状芽孢杆菌属、类杆菌属、双歧杆菌、消化链球菌和真菌属等，需氧菌有大肠杆菌、链球菌、乳酸杆菌、葡萄球菌等。肠道中的细菌繁殖受到细菌与细菌之间和细菌与宿主之间的相互制约。如大肠

杆菌在适宜的培养条件下，每 20 分钟便分裂 1 次，而在体内大肠杆菌分裂速度则要慢得多，每天只有 1 ~ 4 次。机体有一系列措施来限制肠道中细菌的繁殖，肠蠕动将肠内容物连同细菌一起向下排送于体外，便是一个非常重要的将菌群保持在一定范围内的防范措施。

肠道内的不同菌属之间有既互相支持、又互相制约的作用，从而保持肠道内细菌的生态平衡。细菌在大肠内竞争有限的营养物质，兼性厌氧菌可以将结肠内少量氧消耗，否则结肠内的环境便不能达到，进而使一些对氧非常敏感的专性厌氧菌得以生存，结肠内亦不能维持其庞大的菌群。相反，当肠腔 pH 发生改变时，一些细菌代谢产物可以抑制其他细菌的生长繁殖。如大肠杆菌属的一些细菌能分泌有杀菌作用的大肠杆菌素，其他的细菌如枯草杆菌及绿脓杆菌亦可分泌有杀菌作用的物质，厌氧菌分泌的短链脂肪酸在结肠的 pH 条件下亦有抑菌的作用。

人体为微生物提供生存场所和营养，而微生物则为人体产生有益的物质，并保护人类健康。人体肠道的正常微生物，如双歧杆菌、乳酸杆菌等能合成多种人体生长发育必需的维生素，如 B 族维生素（维生素 B_1、B_2、B_6、B_{12}）、维生素 K、烟酸、泛酸等，还能利用蛋白质残渣合成必需氨基酸，如天门冬氨酸、苯丙氨酸、缬氨酸和苏氨酸等，并参与糖类和蛋白质的代谢，同时还能促进铁、镁、锌等矿物元素的吸收。这些营养物质对人类的健康有着重要作用，一旦缺少会引起多种疾病。它们还能影响人的体重和消化能力、抵御感染和患自体免疫疾病的风险，还能控制人体对癌症治疗药物的反应。

肠道微生物分为正常菌群和过路菌群两大群。正常菌群对人体有益无害，而且是必需的。正常菌群是由相当固定的细菌组成，有规律地定居于身体一些特定部位，成为身体的一个组成部分。正常菌群数量是巨大的，大约为 10^{14}。正常菌群在人体某一特定部位黏附、定植和繁殖，形成一层菌膜屏障。通过拮抗作用，抑制并排斥过路菌群的入侵和群集，调整人体与微生物之间的平衡状态。当人体免疫力低下时，微生物之间的平衡状态也会被破坏，一些寄宿于肠道的正常菌群如大

肠杆菌、金黄色葡萄球菌、绿脓杆菌等就会因失衡而大量繁殖，引发肛周脓肿、肠道炎症等疾病。

正常粪便中含有70%～80%的水分，这些水分的保持就得益于肠内菌群的附着和存在。如果肠道中没有肠道菌群（比如吃了抗生素把肠道菌群大部分都杀死了），粪便中也就没有了菌群和水分的完美结合，粪便就会变得又干又硬，便秘就在所难免了。国际微生态组织统计显示，人在婴幼儿时期肠道内的有益菌占肠道细菌总量的98%，青少年时期能占到40%左右，中年时期则下降到10%，人到65岁之后，益生菌比例还不到5%。有益菌越多，食物残渣发酵形成的粪便质量就变好，呈成形软便，排出通畅。有益菌减少，粪便质量就变差，干燥硬结，排出困难，这也是老年人更容易便秘的原因之一。1908年，诺贝尔生理学奖获得者——苏联生物学家梅契尼科夫，提出肠道健康的实质就是肠道自身的活力问题，直接体现在肠道的蠕动力、水分、菌群三个方面，被医学家们统称为"肠道活力"，便秘等肠道类疾病都是由于肠道活力减弱而引发。补充有益菌就成了治疗便秘，特别是老年便秘的重要措施之一。

近年来，越来越多的研究显示益生菌和益生元有可能影响结肠癌（CRC）的发生和发展，并可能在CRC的预防和治疗中发挥作用，这为CRC的预防和治疗提供了一个新的研究方向。近年来肠道微生态与CRC的关系已逐渐成为研究热点。在使用抗癌药时，选用普乐拜尔、贝飞达等多联活菌制剂，并加用益生元制剂如益常乐口服液（低聚木糖14 g/100 mL）等，可提高抗癌药的疗效。随着肠道微生态检测技术的发展，肠道菌群结构的变化有望成为预测和评价宿主罹患CRC风险的指标，同时微生态制剂的使用，将为CRC的预防和治疗提供新的思路和途径。

益生菌大体上可分成三大类：

①乳杆菌类，如嗜酸乳杆菌、干酪乳杆菌、詹氏乳杆菌、拉曼乳杆菌、枯草杆菌、酪酸梭菌等；

②双歧杆菌类，如长双歧杆菌、短双歧杆菌、卵形双歧杆菌、嗜热双歧杆菌等；

③革兰阳性球菌，如粪链球菌、乳球菌、中介链球菌等。

④此外，还有一些酵母菌与酶亦可归入益生菌的范畴。

目前世界上研究的功能最强大的益生菌产品主要是由以上各类微生物组成的复合活性益生菌，其广泛应用于生物工程、生命健康领域。其中以双歧杆菌、乳酸菌为首选，潜在的治疗靶点包括克罗恩病、溃疡性结肠炎、结肠癌、腹泻、慢性便秘等。

目前对肠道微菌群调整的方法有两种：一是益生菌补菌；二是促进肠道中益生菌的自身增菌。国内外已开发出数百种的益生菌保健产品及药品。其中包括含益生菌的酸牛奶、酸乳酪、酸豆奶以及含多种益生菌的口服液、片剂、胶囊、粉末剂、抑菌喷剂等；美国开发的益生菌剂含有长双歧杆菌、乳双歧杆菌、嗜酸乳杆菌、鼠李糖乳杆菌、婴儿双歧杆菌、干酪乳杆菌等十多种菌株，有的还加入了低聚木糖等益生元，功能良好。

微生态制剂是一类几乎无毒副作用的生物制剂，临床应用范围广泛，任何存在肠道菌群失调的疾病均是本类制剂的适应证，例如各种急慢性肠道疾病，包括急性肠炎、细菌性痢疾、肠道易激综合征、炎症性肠病、功能性腹泻与便秘、抗生素相关性腹泻及兼有肠道菌群失调的胃肠动力障碍性疾病等。恶性肿瘤患者进行化疗或放疗时常存在肠道菌群失调，使用微生态制剂可改善胃肠道功能，有利于抗癌药更好地发挥作用。

益生菌的最大问题是口服进入的人造益生菌并不能附着于肠壁形成菌落甚至菌膜，因此它只能短暂地存在于宿主体内。一旦停止服用，结肠内益生菌的优势也就不存在了。因此如何使所服用的益生菌在肠道内形成菌落，并长期存在下去就成了关键问题。在检测分析婴儿肠道菌群时发现，母乳喂养的婴儿肠道双歧杆菌约占厌氧菌的99%，而人工喂养婴儿的肠道双歧杆菌仅占厌氧菌的90%左右。原因何在？研究结果表明，在人乳汁中含有一种叫N-乙酰-D葡萄糖的物质，且在人的初乳中含量最多，该物质能够促进双歧杆菌繁殖增生。于是人们便将这类能促进自身双歧杆菌增生的物质称为前生素（probiotics），又称益生元、双歧因子等。经体外增生实验发现，不仅人乳中，在天然物质中也可以分离出促进双歧杆菌增生的物质，但最终可做成制剂产品的增生因子却并不多，这是因为双歧杆菌栖宿处主要在小肠末端和盲肠、结肠内，双歧增生因子必须在经过小肠前段时不被胃酸破坏和消化吸收才行。葡萄糖虽然在体外可使双歧杆菌增殖，可葡萄糖在小肠前段已被吸收，根本无法到达结肠，故不适合做成双歧增生制剂。

1970年，日本著名医学家日下部功在传统肠道理论的基础之上，结合西方研究成果，发现了提高肠活力的关键物质：肠道活力因子——低聚木糖（又叫木寡糖），低聚木糖是以精制玉米芯粉为原料，经过酶法分离、提纯等生产工艺加工而成的一种功能性糖。低聚木糖是由2～7个木糖分子以 $\beta-1,4$ 糖苷键结合而成的功能性聚合糖。与通常人们所用的大豆低聚糖、低聚果糖、低聚异麦芽糖等相比具有独特的优势，它可以选择性地促进肠道双歧杆菌的增殖活性。低聚木糖是聚合糖类中使双歧杆菌增殖功能最强的品种之一，它的促生功效是其他聚合糖类的10～20倍。人体胃肠道内没有水解低聚木糖的酶，所以其可直接进入大肠内优先为双歧杆菌所利用，促进双歧杆菌增殖，同时产生多种有机酸，降低肠道 pH，抑制有害菌生长，使益生菌在肠道大量增殖。

这样就筛选出一些不被人体消化吸收的低聚糖和多糖，以原形到达结肠后成为可被肠道细菌所利用的葡萄糖，亦称益生菌的"结肠食品"。作为"结肠食品"的益生元主要有人乳低聚糖、低聚木糖、异化乳糖低聚糖、乳果低聚糖、大豆低聚糖、水苏糖、菊粉、抗性淀粉、全谷物食物、膳食纤维等，以低聚木糖为佳，因其能使人体内原有的益生菌快速增生，达到以菌养菌、自己养菌的目的。

临床应用微生态制剂要注意几个问题：原则上不要同时使用抗生素；采取缺则补之、过则抑之原则；虽然复合菌种比单菌种效果好，但不是菌数越多越好。

五、肠腔内的气体

1862年德国化学家鲁格对胃肠道的气体进行了分析，指出这种气体是由氮、氢、氧、甲烷及二氧化碳5种气体组成。这以后的研究说明，人体排出的胃肠道气体——屁，其臭味是由氨、硫化氢、挥发性氨基酸、短链脂肪酸等多种带有特殊气味的气体组成的，这些成分虽含量很少，但传播迅速，人的嗅觉对它们非常敏感，空气中有一亿分之一，即可使人遮鼻喊臭。

胃肠道气体的70%来源于随饮食和呼吸吞入的空气，30%是由细菌的分解代谢及血液中气体扩散到肠腔而产生的。一般以氮气为最多，其次为氢气、甲烷、二氧化碳等。豆类、葱、蒜、白菜等中，含有能产生大量二氧化碳、氢气等的基质，所以食后会使气体含量大增。消化不良时，随着发酵可产生大量二氧化碳、氧气等，也会使人腹胀屁多。氧气、氢气、甲烷都是可燃或助燃气体，当肠内含量过高时，如果医生此时正在做肠腔内的电灼等手术，就会发生爆炸的意外事故。

气体的作用是什么呢？主要是刺激和加强肠的蠕动，推动粪便排出，帮助完成消化排泄。其次是给肠道需氧菌提供氧气，利于它们分解食物，帮助机体消化吸收某些营养素。当气体增加到一定量时，就会刺激肠腔使其蠕动增加，使人产生腹胀、肠鸣，促使放屁排便，排出后即可感到轻松。气体过多或肠梗阻使气体不能排出时，轻者腹胀、腹痛，重者可使膈肌升高妨碍呼吸及血液循环，手术后还可能使伤口裂开或影响愈合，这时常是"闻屁而喜"。

肠内气体正常值一般为100 mL左右。高空作业时，肠内气体会因压力的改变而增加，一般海拔9000米时，肠内气体的体积可增加4倍，所以人们登上高山后，常常感到腹胀、屁多。

肠内氧含量极少，仅占肠腔内气体的0.1%～2.3%，所以肠道是厌氧菌及厌氧的寄生虫如蛔虫等生活的好地方。给肠腔注入大量氧气后，可使这些寄生虫死亡，随大便排出体外，这就是临床上注氧驱蛔虫的原理。

六、大肠免疫

胃肠道黏膜免疫系统是整个黏膜免疫系统的重要组成部分，大肠在这一系统中起着重要作用。胃肠道直接受各种口服抗原物质，如微生物抗原、食饵性抗原等的刺激，是局部免疫反应的主要场所。黏膜免疫反应不仅与全身免疫系统协调发挥着免疫保护、监督作用，是防止感染、变态反应和肿瘤的免疫屏障，而且参与许多系统性免疫应答的调节。肿瘤、炎症性肠病等也与免疫密切相关，因此近年来对肠道免疫的研究越来越引起重视。

（一）肠道的非特异性防御功能

肠道的非特异性防御功能是指肠道黏膜的天然屏障机能、非特异的细胞因素、体液因素及炎症反应等。肠道内表面连续完整的黏膜上皮结构和黏液是阻挡异物入侵的机械性屏障；黏膜表面分泌物和消化液中的一些天然因子具有化学性保护作用，如各种消化酶，不仅具有一定的杀菌力，且有消除营养物质中"异己"性作用；黏蛋白可使黏膜免受微生物的侵袭；胆盐可抑制肠内细菌生长过盛；溶菌酶能分解细菌胞壁成分如肽聚糖等，使细菌发生低渗性裂解、死亡；乳铁蛋白以脱铁乳铁蛋白形式存在时有低浓度抑菌、高浓度杀菌作用。

（二）肠道相关淋巴组织

肠道相关淋巴组织（GALT）是存在于整个消化道的淋巴组织的总称，可分为四个部分：集合淋巴小结、黏膜固有层淋巴细胞、膜上皮细胞和上皮细胞内淋巴细胞。具有摄取和提呈抗原、产生抗体、免疫调节等多种功能，是肠道免疫的第一道防线。

1. 集合淋巴小结

集合淋巴小结（Peyer结）含有免疫应答所必需的所有细胞，是肠腔内抗原与淋巴组织相互作用的主要部位。其中的T、B细胞最初是由脾脏迁移而来，因而Peyer结在开始发育时类似原发淋巴组织。机体内通过各种途径输入的抗原不能在Peyer结内检出抗体，因为抗原进入黏膜后，通过Peyer结内的单核巨噬细胞（M）、T细胞及B细胞引起的初次免疫应答，既不产生免疫球蛋白，也不进入血液循环移居他处，而是发生母细胞化，再从生发中心进入肠系膜淋巴结，在肠系膜淋巴结内经进一步发育后经胸导管进入循环。Peyer结内淋巴细胞，经淋巴和血液途径在体内循环，最后又返回肠壁的过程称为淋巴细胞的再循环。可及时识别、发现体内出现的抗原，由脾脏过滤、

分裂增殖，再次遇到同一抗原刺激即可发生免疫应答作用。因而可以说，无论机体任何部位出现IgA合成细胞都可能是来自Peyer结中经抗原刺激的IgA前卫细胞。

2. 黏膜固有层淋巴细胞

黏膜固有层内含有B淋巴细胞、浆细胞、T细胞、巨噬细胞、肥大细胞和嗜酸性粒细胞等，分布在富含血管和淋巴管的结缔组织内。

1）B淋巴细胞和浆细胞：肠道产生和分泌的免疫球蛋白（Ig）有IgA、IgM、IgG、IgD及IgE 5种。其中以B淋巴细胞和浆细胞中产生的IgA最多，可达80%。肠道IgA是由J链联结的IgA双聚体（dIgA）与分泌成分（SC）组合而成，称为分泌型IgA（sIgA）。sIgA对细菌、食物抗原和肠道自身组织抗原均有较高的抗体活性，可阻止细菌向肠壁的附着和定居，防止细菌对上皮的损害；能中和感染的病菌，防止其侵入；与溶菌酶、补体协同起溶菌作用。sIgA与抗原形成的免疫复合物可以使抗原滞留于黏液层，被黏液内酶分解破坏，这种免疫复合物也可刺激黏液分泌，冲洗肠壁，阻止抗原接近上皮细胞。sIgA缺乏者肠道肿瘤的发生率达正常人的34倍。肠道局部炎症、抗原过多或IgA缺陷症时，肠道内抗原入血，IgG抗体产生增加，被运至黏膜固有层并出现于肠腔，起防御作用。IgG可引起补体结合反应，也可使细菌内毒素活化，引起Arthus反应而使炎症慢性化。IgE抗体可协助、介导肥大细胞、嗜酸性粒细胞消灭病原体，驱除寄生虫，同时也造成局部组织的炎症损伤。炎症性肠病、乳糜泻等时，IgA、IgG、IgD或IgE可呈上升趋势，反映出炎症性肠病等与免疫密切相关。

2）T细胞：在黏膜固有层内，20%～40%的淋巴细胞是T细胞。一般认为T细胞并不直接参与组织损伤过程，而是通过释放细胞因子起到组织损伤作用。

3）巨噬细胞：各种原因导致肠黏膜受损时抗原便可穿过第一道屏障，进入肠壁内的毛细血管和淋巴管，肠系膜淋巴结和肝脏则构成肠道免疫系统的第二道防线。来自肠道的小分子抗原经门脉循环至肝脏，此时吞噬细胞发挥着重要免疫作用，如库普弗（Kupffer）即星形细胞有很强的吞

噬能力，门脉血中 99% 的细菌在经过肝静脉窦时被吞噬、处理，失去抗原性，极少部分抗原也可经提呈而刺激机体免疫应答。部分细菌和其他有害抗原可以和 IgA、IgG、IgM 结合成免疫复合物经胆汁排出。

固有膜内的大单核巨噬细胞表面有 FcR、补体 C_3 受体（C_3R）等 50 余种受体，细胞内含近 80 种酶和活性代谢产物，因而具有吞噬、杀菌、抗肿瘤、抗原提呈、免疫辅佐和免疫调节等多种功能，是一类重要的免疫应答和调节细胞。它不仅能非特异性地吞噬、处理、滞留和清除病原体及异物，清除局部细胞残骸和其他细胞碎片，帮助组织损伤修复；而且能被淋巴因子激活，或在抗体介导下直接或通过抗体依赖的细胞介导的细胞毒作用方式杀伤肿瘤细胞；同时，可作为辅佐细胞参与一切涉及 T 细胞应答的活动过程，如对 T 细胞依赖性抗原的抗体应答、T 细胞介导的淋巴细胞溶解反应（CML）、T 细胞对丝裂原的增殖反应及抗原对 T 辅助（Th）细胞生成的诱导等。作用的实现依赖于 M 表面 MHC 类抗原，尤其是 HLA_DR 抗原表达、产生和提供白细胞介素 – 1（IL-1）的能力，抗原提呈细胞（APC）作用是肠道 M 的主要功能。

固有膜内的另一种巨噬细胞叫树突状细胞（DC），有许多与 M 相似的功能，由于表面抗原和受体的种类、密度不同，表现出较弱的吞噬、黏附能力和远远大于 M 的 APC 能力以及在混合淋巴细胞反应（MLR）中对自身 T 细胞较强的增殖辅助活性。它既是 TD 抗体产生的"天然"佐剂，还能改变 B 细胞抗体产生的类型。作用的关键在于 DC 能与其靶细胞——T 细胞结成细胞簇，在细胞簇中 DC 能激发 T 细胞产生 IL-2，并使部分 T 细胞获得对 IL-2 的敏感性，由 IL-2 引起 T 细胞增殖和直接激发 T 细胞产生 B 细胞辅助因子；受外源性抗原刺激时，成簇的 DC、T 细胞可直接刺激 B 细胞产生特异性抗体。DC 也参与了某些自身免疫病和同种移植排斥反应。

4）肥大细胞：固有层内有丰富的肥大细胞。肥大细胞内含嗜酸性颗粒，颗粒中含有肝素、5-HT、组胺、嗜酸性颗粒细胞趋化因子等，这些介质能增加血管通透性、收缩平滑肌、促进电解质分泌及炎性细胞浸润。炎症性肠病和肠道过敏性疾病的腹泻与肥大细胞释放的介质有关。

5）嗜酸性粒细胞：固有层中嗜酸性粒细胞也较丰富，有抗肠道寄生虫感染的作用。

3. 膜上皮细胞

膜上皮细胞（M 细胞）是覆盖在 Peyer 结表面的一层特殊的上皮细胞，又称微褶皱细胞，来源于隐窝的未分化细胞。其结构的典型特征是胞质内凹形成中央腔，腔内含有一至数个细胞，主要有淋巴细胞，还有淋巴母细胞、浆细胞、M 等。这种与 HEV 相似的结构特点提示，M 细胞可能是淋巴细胞移行至肠腔和进行再循环的通道，具有摄取，选择性吸附和吞噬肠道微生物、颗粒性及大分子物质的功能。而其化学特征为：溶酶体中脂酶活性高，酸性和碱性磷酸酶活性低而又缺乏水解酶。这决定了 M 细胞在转运大分子异物时不发生降解，有利于其抗原性的保存。M 细胞通过黏附、吞噬、水泡转运、向间隙释放、由淋巴细胞摄取五个步骤传递抗原。M 细胞通过其胞质突起与中央腔淋巴细胞伸出的伪足相互交叉，有的突起甚至伸入淋巴细胞内，利于抗原的刺激和信息传递。

4. 上皮细胞内淋巴细胞

上皮细胞内淋巴细胞包括上皮内淋巴细胞（IEL）和黏膜肥大细胞。人类肠黏膜 IEL 占肠壁表面细胞总数的 1/6，占肠壁淋巴细胞总数的 1/3 以上。目前认为，IEL 就是 Peyer 结内受抗原刺激而激活，经淋巴循环返回到黏膜层中的特殊细胞—致敏 T 细胞。主要为 CD 表型。

肠道黏膜肥大细胞至少有两种：一种与组织肥大细胞相同，即结缔组织肥大细胞（CTMC）；一种为肠道特有，称黏膜肥大细胞（MMC），二者均源自骨髓衍生的前体。但 MMC 与 CTMC 不同，MMC 的增殖和分化依赖于激活的 T 细胞释入的 IL-3，而且其前体具有明显的亲黏膜特性，肥大细胞能够通过其表面 FcsR 使 IgE 聚集，MMC 的胞浆中也有 IgE 的聚集。IgE 抗体的结合可以介导肥大细胞的抗原依赖性脱颗粒，释出炎性介质，如组胺、5-HT、嗜酸细胞趋化因子（ECF-A）、白三烯（LT）、前列腺素（PGs）、血小板活化因子（PAF）等，引起速发型超敏反应。

5. 自然杀伤细胞

自然杀伤细胞（NK）为大颗粒淋巴细胞（LGL），有较广的抗肿瘤谱，抗肿瘤活性不需预先致敏，且先于 T 细胞出现，不受 MHC 限制也无记忆性。当体细胞发生转化时，由 NK 细胞首先加以对抗，对沿血行转移至他处的肿瘤细胞又可再次加以攻击。因而，NK 细胞既是肿瘤发生早期的第一道防线，对恶变的血淋巴细胞、血行转移途中的肿瘤细胞又有重要的防御效能，还能杀伤受病毒感染的细胞，对真菌感染和寄生虫也有防御能力。杀伤机制是通过其表面受体或受体样结构对靶细胞识别，并与之结合，经由靶细胞释放的酶激活，通过细胞内一系列信息传递触发 NK 细胞毒性因子（NKCF）和溶酶体样颗粒释放机制活化、启动杀伤机制，导致 NKCF 库内可溶性 NKCF 和颗粒内物质（多聚穿孔素）释放，导致靶细胞核解体、细胞死亡。

（三）炎症介质

炎症介质是指一类在致炎因子作用下，由局部组织、血浆产生或释放的，参与炎症反应并具有致炎作用的化学活性物质，故亦称化学介质。自 20 世纪初发现第一种炎性介质—组胺以来，迄今已有上百种。与大肠炎症相关的炎症介质主要有以下几种。

1. 组胺

属咪唑类化合物，在体内有广泛分布，有 3 种受体亚型，即 H_1、H_2、H_3 受体。组胺在体内不仅参与生理过程，也参与炎症、过敏等病理反应。组胺作用于不同的受体，可产生不同甚至相反的生物学效应。一般认为组胺与 H_1 受体结合后，可使细胞内环磷酸腺苷（cAMP）增多、血管通透性增强，产生促炎作用；组胺与 H_2 受体结合后，可使细胞内环磷酸腺苷（cAMP）增多，并产生一系列的抑炎效应；另外，组胺还可通过与 H_2 和 H_3 受体的结合，反馈性地抑制组胺释放。因此，组胺是一种重要的炎症调节介质，既有促炎作用，又有抑炎效应，但在炎症早期，主要起致炎作用。

2. 5－羟色胺

5－羟色胺（5-HT）又称血清素，是吲哚类衍生物。在体内由色氨酸经羟化、脱羧后形成，主要分布在胃肠道嗜铬细胞、血小板和中枢神经系统的大脑皮质、下丘脑等部位，可被单胺氧化酶脱氨氧化而变成 5－羟吲哚乙酸，自尿中排出。抗原抗体反应及血小板损伤等原因都可导致 5-HT 释放。人类的肥大细胞中不含 5-HT，故炎症时的 5-HT 主要来源于血小板。其致炎作用与组胺基本相同，可使血管壁通透性增高，在低浓度（10^{-9} g/mL）时即有致痛作用。

3. 前列腺素

前列腺素（PGs）是致炎因子激活磷脂酶后，导致细胞膜磷脂分解，产生花生四烯酸，经环氧化酶作用途径而生成的。产生 PGs 的细胞主要有中性粒细胞、巨噬细胞、血小板、淋巴细胞、嗜碱性粒细胞、肥大细胞及血管内皮细胞等。前列腺素在炎症中的作用为：舒张血管及增高微血管壁通透性，可使微动脉等前阻力血管扩张；增加局部血流量，并能使血管壁通透性增高，也可通过刺激组胺释放，产生组胺和激肽，增高血管壁通透性，PGs 的这种作用持续时间较长；并有致痛、致热、趋化作用等。PGs 可直接与其他介质（如组胺、激肽、补体成分等）协同发挥致炎或促炎作用；PGs 还可通过增加细胞内 cAMP 浓度，抑制组胺和溶酶体酶的释放、抑制免疫细胞的活性等产生抑炎作用；另外，高浓度的 PGs 也是有明显的抗炎效应。一般认为，炎症时内源性 PGE 浓度低，主要起促炎作用；而外源性药理剂量 PGE 浓度高而起抑炎作用。因此，PGs 不仅是促炎介质，还是炎症中的调整介质。

4. 白三烯

白三烯（LTs）是 1979 年 Borgeat 和 Samllell-son 将从兔腹腔中获得的中性粒细胞与花生四烯酸共育后所发现的另一类花生四烯酸衍生物，首先在白细胞中被发现，且化学结构中具有三个共轭烯键故被命名为白三烯。白细胞内的花生四烯酸，在脂加氧酶的作用下，首先产生 5－氢过氧化花生四烯酸（5-HPETE），继而转变为 5－羟花生四烯酸（5-HETE）或脱水生成 LTA，再经各种酶的催化作用产生其他类型的白三烯。根据白三烯产生的次序和化学结构的不同，目前将白三烯分为 A ~ F 共 6 种，与炎症关系最为密切的是 LTB_4。近年来发现，体内除中性粒细胞、嗜酸性粒细胞、巨噬细胞、单核细胞等白细胞外，内皮细胞、血管平滑肌细胞、肥大细胞、T 淋巴细胞等也可产生 LTs。只是不同的刺激和不同的细胞产生的 LTs 类型不尽相同。如人的中性粒细胞主要产生 LTB_4，而肥大细胞除产生 LTB_4 外，还可产生 LTC_4、LTD_4 和 LTE_4 等。

白三烯在炎症中的作用主要是趋化作用。LTB 是目前发现的作用最强的趋化因子之一，不仅有化学趋化作用，可使白细胞向炎症局部区域大量聚集，而且还有能增强白细胞随意运动的化学激动作用，其趋化作用为 Ca 的 10 倍，有很强的增加血管通透性的作用，其促渗出作用比组胺至少强几百倍，这种作用不能被组胺拮抗剂或吲哚美辛所取消，表明此作用不是通过组胺或 PGs 的释放发挥作用，但 PGE 可加强 LTs 的促渗出作用；此外 LTB_4、LTC_4 和 LTD_4 均有收缩支气管和回肠平滑肌的作用，其中 LTD_4 的收缩作用最强，维持时间也较长。

5. 血小板活化因子

血小板活化因子（PAF）最初发现于嗜碱性粒细胞，因能激活血小板释放组胺而命名，其化学结构为乙酰甘油醚磷脂酰胆碱（AGEPC）。有人认为 PAF 是一种独特的磷脂类炎症介质，它以甘油分子为基本骨架，连接乙酰基和磷脂酰胆碱，但与一般磷脂不同的是甘油分子上还连有烷基而不是脂肪酰基，易被磷脂酶水解。已发现除嗜碱性粒细胞外，许多炎症细胞如巨噬细胞、中性粒细胞、嗜酸性粒细胞、血小板和血管内皮细胞等也能产生 PAF。肿瘤坏死因子、凝血酶、白三烯、缓激肽、组胺、ATP 等都是细胞合成 PAF 的刺激物。

PAF 的作用并非是单纯激活血小板，而是具有广泛的生物学效应。能增加血管通透性，其作用比组胺强 1 000 倍，比缓激肽强 100 倍，比 LTB_4 强 3~10 倍，是一种极强的、可使血管通透性增高的因子，且这种作用可通过 PAF 与血管内皮细胞的受体结合直接引起内皮细胞收缩，并不依赖于血小板和中性粒细胞的激活，以及组胺和前列腺素等的释放；能聚集和激活血小板，使血小板释放组胺和 5-HT、TXA，使中性粒细胞释放 LTB_4，还能聚集中性粒细胞和淋巴细胞，使之释

放溶酶体成分和淋巴因子等；此外尚能趋化和激活炎症细胞，引起继发性炎症介质的释放，激活巨噬细胞后释放溶酶体酶、氧自由基及细胞毒性代谢产物等，进而加重炎症的发生与发展。

6. 激肽

血浆激肽系统由激肽释放酶原（PK）、激肽释放酶（KK）、激肽原和激肽组成。激肽是一种具有活性作用的亚蛋白分子单位，即由少数氨基酸连接而成的小分子链状多肽。正常人体内含量甚微，血浆中含量不到 3 μg/mL，但作用很强。正常情况下，激肽以无活性的激肽原形式存在。炎症时被血浆或某些腺体中的 PK 所激活而转变为 KK，KK 可使激肽原转化为具有生物活性的激肽。激肽原有两种，一种是高分子量激肽原（BK），在血浆 KK 的作用下水解生成 9 肽的缓激肽（BK）；另一种是低分子量激肽原（LMW-K），在组织 KK 的作用下产生 10 肽的胰激肽（KD），而胰激肽又可在炎性渗出物中的血浆氨基肽酶作用下脱去一个氨基酸转变为缓激肽。缓激肽可被激肽酶分解而失活。

激肽，特别是缓激肽是重要的炎症介质，是已知的最强的扩血管物质和最强的致痛物。在许多炎症过程中，如各种损伤、过敏反应、类风湿性关节炎、胰腺炎等，均发现有激肽的释放参与。激肽在炎症中的作用有：扩张小血管，以微静脉最敏感，毛细血管前括约肌和微动脉次之，其扩血管作用比组胺强 15 倍，其作用机制可能是通过对血管平滑肌的直接作用，促进平滑肌松弛因子的释放，以及通过刺激细胞合成并释放 PGE 而产生；增加血管通透性，皮内注射低浓度缓激肽即有此种作用；致痛作用，激肽是一种作用强烈的致痛物质，低浓度就能刺激感觉神经末梢而产生疼痛，炎症时的疼痛也与激肽的增多有关，且缓激肽、组胺和 PGE 三种物质具有明显的协同致痛作用；激肽对非血管平滑肌如支气管、子宫、胃肠等平滑肌具有一定的收缩作用，能刺激成纤维细胞增生和合成胶原，还能调节白细胞和组织细胞移行，参与炎症过程。

（四）细胞因子

细胞因子（CK）是一类由细胞产生的、具有

调节细胞功能的高活性、多功能的蛋白质多肽分子。不属于免疫球蛋白，也不属于激素和神经递质。它通过自分泌和旁分泌方式发挥作用，其功能是调控细胞增生、分化、生长和代谢活动。细胞因子已经被发现数十年，近年来该领域发展迅速，正成为免疫学、生物化学和分子生物学中最活跃的领域之一。

已发现的细胞因子有数百种，一般可分为3大类。

1）淋巴因子（LK）：包括白细胞介素 1 ~ 15、淋巴毒素 TNF-β、免疫干扰素 IFN-β、白细胞调节因子（LR）、NKCF、细胞毒 T 淋巴细胞（CTL）成熟因子等。

2）单核因子（MK）：主要是 ILs、TNF-α、细胞集落刺激因子（CSFs）、转化生长因子（TG-Fs）等。

3）其他细胞因子，IL-7、IL-11、肥大细胞生长因子（MCGF）、血小板衍生的生长因子（PDGF）等。

这些 CK 的生物学活性复杂多样。其作用具多效性、高效性、双重性、反应迅速和环境依赖性，如与靶细胞表面受体结合而发挥丝裂原作用和免疫上调和下调、炎症介质、内源性致热、抗肿瘤、诱导分化，以及诱使正常细胞恶变等作用。肠道的 CALT 中存在大多数产生和分泌 CK 的细胞，产生的 CK 参与肠道免疫防御和调节，以及局部组织的病理损害。众多的 CK 中以 IL-1、IL-2、IL-3、IL-8 和 IFN-β 的作用最为重要。现已证实，炎症性肠病、肿瘤、自身免疫性疾病、神经系统疾病等的发生均与细胞因子有关。

（五）肠道黏膜免疫应答的调节

免疫调节（immunoregulation）指在免疫应答过程中免疫系统内部各细胞间、免疫细胞与免疫分子间以及免疫系统与神经内分泌系统之间的相互作用，从而构成一个相互协助又相互制约的网络结构，使免疫应答维持合适的强度以保证机体内环境的稳定。肠道黏膜免疫应答是个非常复杂的过程，其发生、发展、强度和类型亦受多种因素的调节，包括免疫细胞与免疫分子相互促进和抑制以及神经内分泌免疫网络调节。

1. 免疫细胞及细胞因子对 IgA 介导的黏膜免疫调节

分泌型免疫球蛋白 A（sIgA）是黏膜分泌的主要 Ig 类型，可以阻止微生物在黏膜上皮层黏附和繁殖，阻止它们进入上皮层。IgA 介导的免疫应答依赖于 T 细胞的辅助，主要是由黏膜相关淋巴组织的 T 细胞和其分泌的细胞因子调节和促进 IgA 的合成。

在 GALT（肠相关淋巴组织）中还有抑制性 T 细胞的存在。经口服抗原免疫后，除了分泌型 IgA 产生外，亦可发生对肠黏膜上皮层中具有抑制功能的 T 细胞占优势，而在黏膜固有层内则以具有辅助功能的 T 细胞为主。

此外，肠道 T 细胞对肠黏膜各类免疫细胞的更新具有调节作用，而肠上皮细胞也可以自身调节方式产生细胞因子如 IL-8，为肠黏膜下部的其他细胞提供活化和化学趋化信号。

2. 肠神经 - 内分泌 - 免疫网络对肠黏膜免疫的影响

正常机体的免疫系统并非孤立存在的，在免疫应答过程中除免疫系统内部各细胞间、免疫细胞与免疫分子间相互依赖、相互协调、相互制约外，也受到神经、内分泌系统的调节。反过来，免疫系统也调节着神经内分泌系统，两者间相互作用、相互影响，构成复杂的肠神经 - 内分泌 - 免疫调节网络。神经、内分泌和免疫系统之间的相互联系是通过其共有的化学信息分子与受体实现的。

（1）神经内分泌系统对免疫系统的调节作用

1）神经系统对免疫系统的调节：神经系统对免疫系统的调节主要是通过神经递质，同时通过内分泌系统间接调节免疫系统。神经递质对免疫系统的作用按化学结构的不同将神经递质分为 4 类，即氨基酸类、单胺类、乙酰胆碱类和神经肽类。通过旁分泌或突触联系，调节钙离子通道和第二信使的信号开闭，对局部区域其他类神经末梢和免疫细胞发挥作用。各类神经递质还可以通过直接作用于免疫细胞上的相应受体，而产生免疫调节效应。此外，外周神经对免疫系统可产生直接的调节作用。

2）内分泌激素对免疫系统的调节：内分泌系

统通过激素来调节免疫系统的免疫功能。大多数激素起免疫抑制作用，如促肾上腺皮质激素、性激素、前列腺素 E 等，都属于免疫抑制类神经激素，具体表现为抑制吞噬功能、降低淋巴细胞的增殖能力和减少抗体生成等；只有少数激素，如甲状腺激素、生长激素、P 物质、β - 内啡肽、缩宫素和催乳素等可增强免疫反应，属于免疫增强类神经激素，具体表现为促进淋巴细胞的增殖，使抗体产生增多，并可活化巨噬细胞，使吞噬功能增强。

（2）肠神经系统神经肽对肠黏膜免疫的调节

1）肠神经系统对肠黏膜免疫的调节：神经系统对胃肠功能的调节是通过自主神经和胃肠内在神经两个系统的相互协调而实现的。因胃肠内在神经可以独立于中枢神经系统而发挥功能，故又被称为肠神经系统（enteric nervous system，ENS）。ENS 是由 108 个感觉神经元、中间神经元运动神经元共同组成的广泛弥散的神经网络，有"肠脑"之称。神经元胞体主要存在于黏膜下神经丛和胞间神经丛，其中有大量的肽能神经元。根据其释放神经递质的不同，肠神经可分为胆碱能神经、肾上腺素能神经、5 - 羟色胺能神经、γ - 氨基丁酸能神经及肽能神经。ENS 的神经元能合成和释放多种脑肠肽，脑肠肽对胃肠运动的兴奋和抑制起重要作用。临床多种胃肠动力障碍性疾病与肠神经元异常有密切关系。

2）胃肠神经肽对肠黏膜免疫系统的影响：神经肽是肽能神经递质，由神经元产生，神经肽通过其受体与免疫细胞紧密联系，直接调节胃肠道免疫系统。

①调节淋巴细胞增殖：不论是 T 淋巴细胞介导的体液免疫应答，还是 B 淋巴细胞介导的体液免疫应答，均以淋巴细胞感应抗原刺激发生其母细胞分化进而大量增殖为始点。神经肽可以影响淋巴细胞的增殖，从而参与调节细胞免疫和体液免疫应答。

②调节 T 淋巴细胞功能和细胞因子释放：神经肽影响 CD4$^+$细胞的辅助功能和 CD8$^+$细胞的细胞毒作用，以及它们各自细胞因子的分泌释放。肠神经系统和免疫细胞通过细胞因子，相互联系和相互影响。

③调节 B 淋巴细胞功能和免疫球蛋白合成：机体 B 淋巴细胞在抗原刺激下，增殖分化为浆细胞，合成多种免疫球蛋白，进行体液免疫应答，神经肽可通过影响淋巴细胞合成免疫球蛋白来调节免疫应答。

④神经肽对肥大细胞和巨噬细胞的调节：研究表明：SP、血管活性肠肽（VIP）可以使肥大细胞脱颗粒，释放组胺，但高浓度生长抑素 SOM 对肥大细胞释放组胺有抑制作用，肥大细胞活化时还释放多种细胞因子，如 SP（一种神经肽）诱导肥大细胞表达 TNF-mRNA 并分泌 TNFα。肥大细胞受到刺激时可释放 VIP 等肽类物质，目前，已在不同部位的肥大细胞细胞质中分别发现 SP 等肽类物质。ENS 和肥大细胞的功能是双向的，且通过神经肽和肥大细胞的相互作用间接地影响肠道免疫功能。

参考文献

1. 胡伯虎 . 大肠肛门病治疗学［M］.北京：科学技术文献出版社，2001.
2. 何永恒，凌光烈 . 中医肛肠科学［M］.北京：清华大学出版社，2012.
3. 彭裕文 . 局部解剖学［M］.北京：人民卫生出版社，2008.
4. 孙自勤，刘晓峰 . 肠道病学［M］.济南：山东科学技术出版社，2005.

第三章 麻 醉

肛肠病的手术麻醉方法主要有局部麻醉、长效麻醉、骶管阻滞麻醉、蛛网膜下隙阻滞麻醉、硬脊膜外腔阻滞麻醉、静脉全身麻醉复合局部麻醉和笑气镇静/镇痛复合局部麻醉等。

第一节 麻醉前病情估计

所有的麻醉药和麻醉方法都可能影响患者生理状态的稳定性；手术创伤和出血可使患者的生理功能处于应激状态；大肠肛门疾病与并存的内科疾病又有各自的病理生理改变，这些因素都将造成机体生理功能潜能承受巨大负担。为减轻这种巨大负担、提高手术麻醉的有效性和安全性，在手术麻醉前对患者全身状况和重要器官生理功能应做出充分的评估，并尽可能加以纠正和维护，这是外科手术治疗学中的一个重要环节，也是麻醉科医师临床业务工作的主要方面。

麻醉科医师应在麻醉前 1～2 天访视患者，目的在于：①获取患者有关病史资料，做出麻醉前病情评估；②指导患者熟悉有关的麻醉问题，消除患者的紧张、恐惧心理，以取得患者的合作；③与外科医师、患者取得一致的处理意见。

全面的麻醉前评估工作应包括以下几个方面：①充分了解患者的既往健康状况和特殊病情；②明确全身状况和器官功能存在哪些不足，麻醉前需做哪些纠正、充分的治疗和积极的准备；③明确器官功能疾病和特殊病情的安危所在，术中有可能发生的危险及并发症，需采取哪些防治措施；④估计和评估患者接受麻醉和手术的耐受性；选择合适的麻醉药、麻醉方法和麻醉前用药，拟定麻醉具体实施方案。实践证明，充分的麻醉前估计和准备，不仅可提高手术麻醉的安全性、减少并发症和加速患者康复，还能明显地扩大手术范围和指征。

第二节 麻醉前访视与检查

一、病史复习

麻醉前要对病历资料进行系统性复习，尽可能做到全面而详细的了解。

1. 个人史

个人史包括劳动能力、平时能否胜任较重的体力劳动和剧烈的活动，是否出现心慌气短病史；有无酗酒、吸烟嗜好，每日量多少，有无长期咳嗽、咳痰、气短史；有无吸毒成瘾史；有无长期服用安眠药等；有无怀孕等。

1）吸烟与饮酒：应询问每日的摄取数量和持续时间。吸烟可产生某些不利作用，包括黏膜分泌与清除能力减弱、小气道口径缩小、免疫反应改变等。术前患者至少停止吸烟 2 周。

2）依赖性药物应用史：术前应询问是否应用违禁药品或毒品，是否已形成习惯使用，对这类病例应列入高危病例，因有可能感染人类免疫缺陷病毒，需进行鉴别诊断试验。一旦确定患者已有依赖性药物应用史，围术期都应对戒断综合征采取预防和治疗措施。

2. 既往史

了解以往疾病史，特别注意与麻醉有关的疾病（如抽搐、癫痫、高血压、脑血管意外、心脏病、冠心病、心肌梗死、肺结核、哮喘、慢性支气管炎、肝炎、肾病、疟疾、脊柱疾病、过敏性疾病或出血性疾病等），同时追问是否曾出现过心肺功能不全或休克等病状，近期是否还存在有关征象，特别是心前区疼痛、心悸、头晕、昏厥、活动后呼吸困难、夜间憋醒、长期咳嗽多痰等征象应引起重视，还需判断目前的心肺功能状况。

3. 过敏史

1）患者的过敏反应史非常重要，但对过敏反应与副作用，应予明确鉴别。对以往任何药物的过敏史，都应该有详细的文字记录，应对过敏反应的真实性质（系过敏反应还是副作用）有所判定，以利于为以后的处理提供判断参考。

2）患者对麻醉药的真性过敏反应极为罕见。酯类局部麻药过敏反应，可能系其分解代谢产物对氨苯甲酸所引起。酰胺类局麻醉药也曾有真性过敏反应的报道，但比酯类局麻药者更为罕见。对有麻醉药过敏史的患者，在手术麻醉前，应慎重施行皮内过敏试验。

4. 治疗用药史

有些手术患者因治疗需要，常已应用降压药、糖皮质激素、洋地黄、利尿药、抗生素、降糖药、抗癌药、镇静安定药、单胺氧化酶抑制药、三环类抗抑郁药等药物，应了解其药名、用药持续时间和用药剂量、有无特殊反应。

5. 外科疾病史

明确患者当前患有哪几种外科疾病。麻醉处理取决于拟施行的手术类型，也取决于术前的治疗和准备程度，同时要指出麻醉处理的危险所在，需要做哪些补充检查和治疗。

6. 以往麻醉手术史

①以往做过哪种手术，用过何种麻醉药和麻醉方法，麻醉中及麻醉后是否出现特殊情况，有无意外、并发症和后遗症，有无药物过敏史，家庭成员中是否也发生过类似的麻醉严重问题。②以往手术可能影响麻醉方案。③了解以往对某些麻醉药的不良药物反应，此次麻醉需避免再采用。④重点询问麻醉后的并发症问题，在上次麻醉后是否出现过异常情况。

7. 此次手术情况

麻醉前访视中需与手术医师交谈，了解手术意图、目的、部位、手术难易程度、出血程度、手术需时长短、手术危险所在。此外，还需了解手术的急缓程度。手术时间虽可选择，但不宜拖延过久，应抓紧术前有限的时间，尽可能做好各项准备，以保证手术安全施行。对急症手术，虽病情紧急，生理紊乱重，全身情况差，手术时机

不容延误，但需要尽最大的努力调整全身情况和脏器功能，以提高患者对手术麻醉的耐受力，一般可在诊断与观察的同时，抓紧术前 1~2 小时有限的时间调整全身情况。

8. 内科疾病史

许多内科疾病从麻醉处理角度看属高危病例，与麻醉手术预后有密切关系，需从病史中获得所需的有关资料。

9. 谈话及宣教

麻醉医师要和患者及其家属进行麻醉前谈话或术前宣教，与患者或直系亲属、能负起责任的关系人签署麻醉前协议，书写好有关病历资料等。

二、用药检查

患者在手术前，常有应用内科治疗药物的情况，术前需要全面检查，以决定是否继续用药，相应还需要注意哪些事项。合并内科疾病的患者，常使用降压药、糖皮质激素、洋地黄、利尿药、抗生素、降糖药、抗癌药、镇静安定药、单胺氧化酶抑制药、三环类抗抑郁药等药，应了解其药名、用药持续时间和用药剂量、有无特殊反应；明确哪些药物与麻醉药之间可能存在相互不良作用。据此，决定术前是否需要继续使用或停止用药。

1. 抗高血压药

一般情况下，除利尿药以外的抗高血压药应一直用到手术前。

2. 利尿药

术前一般停用利尿药。术前应用噻嗪类利尿药者，尽管已采用补钾或合用钾缓释制剂，仍不免发生低钾血症，15% 患者血清钾浓度 < 3.5 mmol/L；10% 患者浓度 < 3.0 mmol/L。目前认为，低血钾对手术患者造成的影响，已不如想象中危险，术前血清钾浓度在 3.0~3.5 mmol/L 的患者，围术期心脏并发症的危险性并不高。因此，对因低血钾而推迟的意见又出现了新的争议。为避免危险性，术前血清钾一般仍应以保持 > 3.5 mmol/L 为妥。血清钾 < 3.0 mmol/L 者的室性心律失常发生率是血清钾 > 3.0 mmol/L 者的 2 倍。

3. 洋地黄

围术期应继续使用地高辛，对Ⅲ、Ⅳ级充血

性心力衰竭患者证明是有效的。近期资料指出，心房纤颤患者应用地高辛应有所限制。

4. 抗心绞痛、抗心律失常药

正在使用心绞痛治疗药包括硝酸酯类、钙通道阻滞药者，都应继续使用到手术前。围术期抗心律失常药应一直延续使用至手术前。

5. 糖皮质激素

曾用过皮质激素和促肾上腺皮质激素的患者，围术期应再补充适量皮质激素，这样可保护患者不出现肾上腺功能不全。

6. 抗癫痫药

抗癫痫药应继续使用至手术当天。

7. 抗精神和抗抑郁药

这类药物一般都使用至手术前，但有些特殊情况需加以慎重考虑。

1）单胺氧化酶抑制药应用者，一般需在术前 2 周停止使用，否则围术期可出现许多不良反应，包括心律失常和死亡，有关这方面麻醉意外的报道已较多。给这类患者使用麻醉药，其主要危险是在停药后可能出现严重精神并发症。

2）锂盐，如用于治疗狂躁病的碳酸锂，应用时麻醉药用量应减少。

8. 非甾类抗炎药

非甾类抗炎药可影响血小板功能而导致凝血机制异常。水杨酸钠（阿司匹林）引起血小板环氧酶不可逆性乙酰化，其结果是使血小板寿命期 7～10 天内的聚集性减退。其他非甾类抗炎药也同样抑制血小板酶，但均属可逆性，单次用药一般最多仅抑制 2 天。阿司匹林或其他非甾类抗炎药是否会导致手术期或手术后出血，尚存在争议。硬膜外麻醉中引起硬膜外腔轻度出血。因此，阿司匹林应在择期手术前至少停用 7 天，其他非甾类抗炎药在手术前应至少停用 48 小时。对术前没有提前停用此类药物的患者，选用硬膜外麻醉等区域阻滞麻醉前，必须每日复查出凝血时间，直至恢复正常后才能开始手术。

9. 抗凝药

手术前一般都必须停用抗凝药，有些还需要在术前逆转其抗凝作用。

10. 阿片类与苯二氮䓬类药

一般常在手术前晚停止使用阿片类与苯二氮䓬类药，但往往会使原先的疼痛程度加重或出现戒断综合征，因此，这类药物宜继续用至术前。如果经口服用药不合适，可改经非口服途径用药。

三、体格检查

麻醉前要评估与麻醉实施有密切关系的全身情况、生命体征，术前测定脉搏血氧饱和度基础值，了解近期内的体重变化和对重要器官部位进行检查。

四、特殊检查

肛肠病手术患者并存明显的内科疾病时，有必要进行某些特殊检查及综合性实验室检查，如胸部 X 线检查、肺功能测定、心电图、心功能测定、凝血功能试验、动脉血气分析、肝功能试验、肾功能试验、基础代谢率测定及内分泌功能检查等，必要时请专科医师会诊，协助诊断与衡量有关器官功能状态，商讨术前进一步准备措施。

五、麻醉前准备和用药

1. 麻醉前准备

1）全面了解病史，进行全身检查。如发现有不适用某种麻醉的疾病，如高血压、过敏体质等，应事先做好全身处理及思想工作。

2）做好麻醉药品的过敏试验，如普鲁卡因过敏试验等。

3）胃肠道准备择期手术，除局部浸润麻醉者外，其他无论采用何种麻醉方式，均需常规排空胃，目的在于防止术中或术后反流、呕吐，避免误吸、肺部感染或窒息等意外。胃排空时间正常人为 4～6 小时。情绪激动、恐惧、焦虑或疼痛不适等可致胃排空时间延长，为此，成人一般应在麻醉前至少 8 小时，最好 12 小时开始禁饮、禁食，以保证胃彻底排空；小儿术前也应至少禁饮、禁食 8 小时，但母乳婴儿术前 4 小时可喂一次葡萄糖水。有关禁饮、禁食的重要意义，必须向患者及家属交代清楚，以争取合作，术前清洁肠道。

2. 麻醉前用药

1）局麻、骶麻、腰麻、静脉全身麻醉的患者，均应于术前一天晚间，给予安眠药，如苯巴比妥 60～90 mg 或甲丙氨酯 0.4 g 或安定 5～

7.5 mg 等（小儿除外），使患者得到充分睡眠。

2）对精神紧张的患者，可在麻醉前 1 小时，肌肉注射苯巴比妥钠 0.1~0.2 g 或口服苯巴比妥 60~90 mg 或安定 5~7.5 mg 等，还可加配止痛药物，如芬必得、布洛芬、曲马多等。

第三节　局部麻醉剂

局部麻醉也称部位麻醉，是指在患者神志清醒状态下，局麻药应用于身体局部，使机体某一部分的感觉神经传导功能暂时被阻断，运动神经传导保持完好或同时有程度不等的被阻滞状态。这种阻滞与全身麻醉相比，局部麻醉在某些方面具有其独特的优越性，首先，局部麻醉对神志没有影响，局部麻醉还可起到一定程度术后镇痛作用；其次，局部麻醉完全可逆，不产生任何组织损害，安全性较大，操作简单，患者清醒，并发症少，对身体各项生理功能影响小，可阻断各种不良神经反应，减轻手术创伤所致的应激反应及恢复快等。近年来，局部麻醉下配合靶控镇静技术的应用，使局部麻醉临床应用得以完善。但是临床上，局部麻醉与全身麻醉往往相互补充，我们不能把这两种麻醉方式完全隔离开来，而应该视为针对具体患者采取的个性化麻醉方案的一部分。如对于小儿、精神病或神志不清患者，不宜单独使用局部麻醉完成手术，必须辅以基础麻醉或全麻；而局部麻醉也可作为全身麻醉的辅助手段，增强麻醉效果，减少全麻药用量。

成功地完成一项局部麻醉，一方面要求麻醉医师掌握局部解剖结构及局麻药药理学知识，并能熟练进行各项局麻操作；另一方面，麻醉医师应加强与患者的沟通，在麻醉前给患者介绍此类麻醉的优缺点、选用的原因及操作步骤，使患者有充分思想准备，从而能够更好配合。

一、目前常用的局部麻醉剂

目前临床常用的局部麻醉剂有酯类局麻药和酰胺类局麻药。酯类局麻药主要有普鲁卡因（奴佛卡因）、丁卡因（地卡因、邦妥卡因）、氯普鲁卡因（2-氯普鲁卡因），酰胺类局麻醉药主要有利多卡因（锡洛卡因、赛罗卡因）、罗哌卡因、甲哌卡因（卡波卡因、甲吡卡因）、丁哌卡因（丁吡卡因、布比卡因）、依替卡因（衣铁卡因）、丙胺卡因、辛可卡因（沙夫卡因）等。

1. 普鲁卡因

普鲁卡因是白色的结晶，易溶于水，能耐煮沸及高压消毒。化学结构系对氨基苯二乙醇，为对氨苯甲酸酯族药物的代表。它的局麻时效短，一般仅能维持 40~60 分钟；解离常数（pKa）高，在生理 pH 范围呈高离解状态，故其扩散穿透力都较差。具有扩张血管作用，能从注射部位迅速吸收，而表面局麻的效能差。由于小剂量对中枢神经表现为抑制状态，患者呈嗜睡和对痛觉迟钝状态，所以可与静脉全身麻醉药、吸入全麻药或麻醉性镇痛药合用，施行普鲁卡因静脉复合或静脉复合全麻。这虽有奎尼丁样抗心律失常作用，但因中枢神经系统毒性和生物转化过快，而不适于作为抗心律失常药。

普鲁卡因经血浆胆碱酯酶水解产生的氨苯甲酸能削弱磺胺类药物的药效。它与琥珀胆碱作用于相同的酶，故普鲁卡因与琥珀胆碱复合静脉点滴时，可延长琥珀胆碱的肌松作用。抗胆碱酯酶药可抑制普鲁卡因的降解，从而增加普鲁卡因的毒性。先天性血浆胆碱酯酶异常的患者，普鲁卡因代谢也会发生障碍。

普鲁卡因毒性小，可用于各种方式的局部麻醉，常用浓度为 0.25%~2%，首次用量不应超过 1 g。缺点是维持麻醉的作用时间较短，仅 1 小时左右。

2. 氯普鲁卡因（2-氯普鲁卡因）

氯普鲁卡因与普鲁卡因相似。在血内水解的速度较普鲁卡因快 4 倍，故毒性低，起效短，只需 6~12 分钟，时效为 30~60 分钟，依据其用药量而定。

常用 1% 浓度作局部浸润麻醉，一次最大剂量 800 mg，加用肾上腺素后时效可达 30 分钟。

3. 利多卡因

利多卡因为酰胺类中效局麻药。其麻醉效能较普鲁卡因强，毒性略大于普鲁卡因，弥散广，穿透力强，无明显扩张血管作用，作用潜伏期短，突出的优点是有良好的表面麻醉作用。由于弥散力强，因而作局部麻醉时，用药的容积与药量均

可相应减少，麻醉维持时间比普鲁卡因长，为1~
1.5小时，浓度以0.25%~0.5%为宜，最大剂量
成人不能超过400~500 mg。

4. 甲哌卡因

甲哌卡因的麻醉效能和毒性与利多卡因相似，
以在肝内代谢为主，以与葡萄糖醛酸结合的形式
排入胆汁，肠道再吸收经肾脏排泄，仅1%原形出
现于尿液，极少量从粪便排出。

它的pKa很接近于生理范围pH，故注射后能
离解出较大比率的不带电荷的脂溶性碱基，与利
多卡因相比，其血内浓度要高50%。

常用于硬膜外麻醉，1%~2%溶液加1：
200 000肾上腺素行硬膜外麻醉，起效稍慢于利多
卡因，为6.2分钟，麻醉时效比利多卡因长20%。

5. 丁哌卡因

丁哌卡因的结构与甲哌卡因很相似，仅在其
氮己环上加了3个甲基侧链，这使其脂溶性及与
蛋白质结合力增加，其代谢分解是先除去氮己环
侧链，分解产物为哌可二甲代苯胺，毒性反应仅
为甲哌卡因的1/8。哌可二甲代苯胺与原形丁哌卡
因较缓慢地从尿液排出。正常人的消除半衰期约
为8小时，新生儿达9小时。对温度较稳定，可
行高压灭菌。丁哌卡因的镇痛作用时间比利多卡
因、甲哌卡因长2~3倍，比丁卡因长25%。对丁
哌卡因是否加用肾上腺素问题，有过争议。但近
来认为，加用肾上腺素可进一步提高麻醉效能，
能降低血内浓度。临床常用浓度为0.25%~0.75%
溶液，成人安全剂量为150 mg，极量为225 mg。

近年来左旋丁哌卡因已付诸临床应用，目前

建议临床应用左旋丁哌卡因一次最大剂量为
150 mg，24小时最大剂量为400 mg。

6. 丙胺卡因

丙胺卡因的结构也与利多卡因很相似，易于
分解，故毒性较为少见。适用于局部浸润麻醉、
硬膜外阻滞。起效时间要比利多卡因慢。按麻醉
时效与阻滞效能比较，其3%溶液相当于2%利
多卡因加肾上腺素，故3%溶液可用于对肾上腺素有
禁忌的患者。局部浸润麻醉用0.5%溶液，1%~
3%则用于硬膜外阻滞，成人安全剂量为400 mg。

7. 地布卡因

地布卡因虽为酰胺类局麻药，但不同于利多
卡因，而是属于氨烷基酰胺系列，为长效局麻药，
其静脉效能与毒性均相当于普鲁卡因的12~15
倍。代谢主要通过肝脏缓慢转化，大部分以原形
形式从尿内排泄。地布卡因目前在临床上已很少
用，已被其他毒性低、时效长的局麻药所取代。
只限用于表面局麻和蛛网膜下隙阻滞。

蛛网膜下隙阻滞，一般用0.2%~0.5%重比重
液，剂量为5.0 mg~7.5 mg~10 mg。

8. 罗哌卡因

其化学结构和丁哌卡因、甲哌卡因很相似，
只是在其氮己环的侧链被丙基所取代。是目前临
床上常用的长效酰胺类局麻药，常用浓度为
0.2%~0.375%溶液，起效时间是5~15分钟，感
觉神经阻滞可达4~5小时。

常用局麻药在肾上腺素注射液的协同作用下
在大剂量及作用时间上均有提升，局部麻醉普通
溶液与含肾上腺素溶液的差别见表3-1。

表3-1 局部麻醉普通溶液与含肾上腺素溶液的差别

药物	普通溶液			含肾上腺素溶液	
	浓度（%）	最大剂量（mg）	作用时间（min）	最大剂量（mg）	作用时间（min）
短时效					
普鲁卡因	0.5~1.0	800	15~30	1 000	30~60
氯普鲁卡因	1.0~2.0	800	15~30	1 000	30~90
中时效					
利多卡因	0.5~1.0	300	30~60	500	120~360
甲哌卡因	0.5~1.0	300	45~90	500	120~360
丙胺卡因	0.5~1.0	500	30~90	300	120~360

续表

药物	普通溶液			含肾上腺素溶液	
	浓度（%）	最大剂量（mg）	作用时间（min）	最大剂量（mg）	作用时间（min）
长时效					
罗哌卡因	0.2~0.375	200	240~360	—	—
丁哌卡因	0.25~0.5	175	120~240	225	180~410
依替卡因	0.5~1.0	300	120~180	400	180~410

以上麻醉剂，在使用时加入适量的肾上腺素（如在 100 mL 麻醉剂中加入肾上腺素 0.2~0.3 mL，比例为 1∶1 000），可延长其麻醉作用时间，又可使局部伤口出血减少；同时，因延缓麻醉药的吸收，可减少全身毒性反应的发生。

二、局部麻醉剂的毒性反应及其处理

1. 中毒反应

中毒反应是使用过量的麻醉剂，或剂量虽没有超过正常量，但药物迅速进入血管内而出现全身兴奋继而抑制的症状。中毒较轻时为大脑皮层、皮质下中枢及脊髓的不同程度的兴奋，如头昏、目眩、恶心、心悸，进而发展为烦躁、谵妄及惊厥；中毒严重时则兴奋期非常短促或不明显，而直接进入全身抑制状态，如呼吸微弱、脉搏缓慢、血压下降、出冷汗、发绀等。严重者可因惊厥、虚脱和窒息而死亡。

处理原则：①立即停止用药，注意安静、保暖；②检查患者的全身情况，如血压、脉搏、呼吸等；③呼吸功能不健全时吸氧，防止脑缺氧，必要时进行人工呼吸、面罩给氧或气管内插管；④循环系统功能不健全时进行静脉补液，必要时使用升压药；⑤患者兴奋、惊厥连续不停时，可用 2.5% 硫喷妥钠溶液 2~5 mL 静脉慢注，或琥珀酰胆碱 30~50 mL 静脉注射（以上均为成人量）；⑥呼吸及循环系统功能受严重抑制时，可适当使用中枢兴奋剂；⑦针刺内关、人中、涌泉及少商等穴，用强刺激手法，或温灸关元穴。

2. 过敏反应

有立即反应和迟缓反应两种，后者多见。立即反应有皮疹、虚脱、抽搐、神志不清等。延迟反应开始可见皮疹、出虚汗、头昏等，继则可能有肺、脑水肿等严重反应，处理必须及时，应给予抗过敏、抗中毒和复苏等综合治疗。

3. 预防中毒反应和过敏反应的措施

1）术前应询问过去有无麻醉过敏史，并事前做皮肤过敏试验。

2）随时备好急救药物及用具。

3）用药前检查，应经两人核对药物名称、浓度，并注意有无变质。

4）除患者有甲状腺功能亢进、心脏病、动脉硬化、高血压等，应忌用肾上腺素之外，一般可于 100 mL 麻药内加入 1∶1 000 肾上腺素 0.2~0.3 mL 以延缓麻醉药物的吸收，从而使作用时间延长和减少全身毒性反应的发生，且可减少局部渗血。

5）每次注入药物前试行抽吸，无回血时始可注入，以免注入血管内发生中毒反应。

6）如发生中毒情况，除密切观察病情变化外，应立即积极处理。

7）尽量选用最低有效浓度并控制用量。

8）为防过量中毒，一次给足量后，需追加再用，应予 15 分钟以上方可注药。肝功能不良者，浓度与剂量均宜减少。

三、操作要点

1. 严格消毒

为避免局麻部位感染，应强调严格消毒。肛周皮肤的消毒范围要大，最好采用碘酒，乙醇脱碘。肛管直肠内用氯己定或新洁尔灭等。笔者常采用碘伏进行肛周皮肤及肛内大面积消毒，肛内消毒 3~5 次，近肛缘皱襞消毒 2~3 次（距肛缘 5~6 cm），酒精脱碘 2 次肛外皮肤后，再用一次性肛门镜碘伏消毒肛门直肠 2 次。注射时要严防针头刺穿肛门直肠及阴道或伤及前列腺。

2. 一针浸润

即为了避免多次进针给患者带来的痛苦，应第一次进针注药浸润组织后，下次对远方组织浸润时，穿刺针应由已浸润过的部位刺入，避免多次穿刺非麻醉部位。一次穿刺时应当使药在针尖前面走，针在药后行，这样可减轻疼痛。穿刺点最好选后正中尾骨前区，先在该区皮下注药少许，然后向深层先注药，后行针。一般注药 10 mL，注药可深达括约肌层及肛尾韧带。此区可封闭第四骶神经会阴支、肛尾神经和阴部神经分支，对肛门松弛有重要作用。然后由后正中向肛门左右两侧注药，两侧注药后，再由两侧肛缘向前方注药（图 3-1），一般每侧 5～10 mL。这种注药法，肛门松弛良好，痛苦小。注射后用手指扩张，使肛管完全松弛后，即可施术。

3. 重点给药

浸润时给药要有侧重点，如系血栓外痔，应在局部皮下及周围充分注药。肛瘘则应在瘘管切开区重点注药。

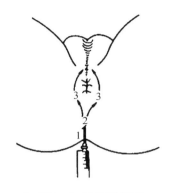

1. 尾骨；2. 尾骨前区进针；

3. 再由肛管两侧进针；

4. 最后在前区注药

图 3-1 肛管局部浸润法

第四节 长效麻醉剂

长效麻醉剂实际上也是局麻，只是采用具有局麻时间长的药物，用于术中或术后止痛的一种方法。近年来，国内外都有广泛应用。国内采用的药物和制剂主要有以下几种（表 3-2）。从表中可以看出目前所用的长效麻醉剂，虽然有一些药

表 3-2 常用长效麻醉剂

药名	主要成分	给药方法	作用时间
长效麻醉剂（北京二龙路医院）	盐酸普鲁卡因 20 mg、盐酸奎宁 2.72 mg、咖啡因 0.72 mg、乌拉坦 0.56 mg、乙醇 0.04 mg，以上是 1 mL 药剂中含量	局麻或术后止痛每次 10～20 mL	2～3 天
长效止痛剂（东营肛肠病医院）	1% 亚甲蓝 2 mL + 0.894% 罗哌卡因注射液 10 mL + 注射用水 5 mL	术后止痛 10～15 mL	2～3 周左右
长效止痛剂（常德市中医院）	汉防己、苯甲醇、普鲁卡因复方奎宁	局麻用量 10～15 mL	5～10 天
长效止痛剂（291 医院）	白屈菜、防己、亚甲蓝、利多卡因、聚山梨酯	术后止痛 2～6 mL	3～5 天
油质利多卡因	20% 油质利多卡因	术后止痛间断给药 10～15 mL	1～2 天
亚甲蓝制剂（稷山县痔瘘医院）	0.2% 亚甲蓝、0.2% 丁卡因、0.4% 祖师麻	术后止痛 10 mL	5～8 天
高浓度亚甲蓝（北京市中医院）	1% 亚甲蓝 2 mL 加入 1% 利多卡因 10 mL	术后止痛 5～10 mL	3 周左右

物中加入了中草药,但还没有单纯的中药制剂。亚甲蓝的长效止痛机理目前还不完全清楚,由于可损害末梢神经髓质,使用不当可引起肛管感染性失禁、局部坏死等。虽有长效止痛作用,但使用时不宜浓度过高。目前常用的有 1% 亚甲蓝 2 mL,加入 1% 利多卡因 20 mL 中以术后止痛。

第五节 骶管阻滞麻醉(腰俞麻醉)

骶管阻滞麻醉是将麻醉药液经骶裂孔注入骶部硬脊膜外腔的一种麻醉方法,实质上仍是硬脊膜外腔阻滞麻醉。由于骶裂孔正好位于针灸穴督脉的腰俞位置,所以按针灸穴位,又可称为腰俞麻醉。骶管阻滞麻醉的优点是简便、安全、麻醉范围只限于会阴及肛门,所以临床上应用颇广。缺点是骶裂孔变异较多,易因穿刺困难而失败。

一、骶裂孔的位置

骶裂孔位于第四骶椎之下,外形变异较大,但基本形态是一个长形裂沟。中国人的骶裂沟较长,多数呈三角形。三角形的上角是第 4 骶骨脊,即骶中脊末端膨隆处。三角形的两下角是左右骶骨角,三角形中央部即是骶裂孔的位置(图 3-2)。腰俞穴位于第 21 椎之下宛中,长强上 3 寸,下之中心,与骶裂孔的位置正好一致。定位时应先寻找骶骨脊和骶骨角,然后在其中心触摸凹陷和裂沟,触清楚后用指甲做一切痕,作为穿刺的标志。

二、穿刺方法

骶管腔是硬膜外间隙的延续,上缘位于 1~2 骶骨交界处,下端止于骶裂孔,前面覆盖着皮肤、皮下组织、棘上韧带、棘间韧带和黄韧带,后面是硬脊膜,腔内有马尾神经的终丛和丰富的静脉丛、淋巴管及疏松结缔组织。穿刺采用一般注射针头(6 号针头)即可,先在穿刺区皮下做一皮丘,再浸润韧带,然后垂直或向前上方刺入腔内(图 3-3)。进入腔内后有以下感觉:①落空感:针尖通过有阻力的黄韧带后阻力突然消失,即表明已进入腔内;②负压感:针头进入腔内后可有负压表现,如果在穿刺针尾端置液体 1 滴,腔内

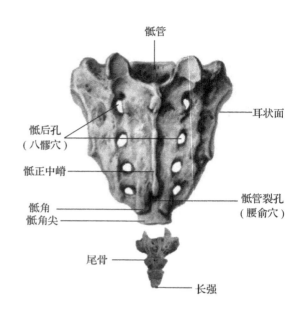

图 3-2 骶管裂孔位置

负压可将水滴吸入,称为悬滴试验。同时注药时感到有负压吸入药液,推针毫不费力。

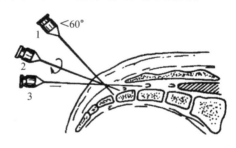

图 3-3 进针方向

针尖进入骶管腔,可以 45°斜向骶管注药。注药前必须进行回抽,无脑脊液和血液方可推药,推药要缓慢,先注入 3~5 mL,观察 5 分钟无眩晕、头痛和蛛网膜下隙阻滞现象,方可缓慢将药注完。穿刺后针尖不得超过髂后上棘连线,即不能超过 6 厘米,以防误入蛛网膜下隙,发生全脊髓麻醉的危险。

骶麻常用药有 1%~2% 利多卡因和 1%~2% 普鲁卡因,一次总量为 20~30 mL,注射后 5~15 分钟出现麻醉效果,注药时如下肢或肛门部有发热或异样感,即说明注射部位正确,一般持续 1~1.5 小时。加入 1:200 000 肾上腺素,可维持 2 小时以上。最近有人采用连续骶管阻滞麻醉,首次注入 1% 利多卡因或 2% 普鲁卡因 10 mL,15 分钟后追加 5 mL,麻醉消失时再追加 5 mL,取得了减

少不良反应、延长麻醉时间的良好效果。

　　骶管穿刺成功的关键，在于掌握好穿刺针的方向。如果针与皮肤角度过小，即针体过度放平，针尖可在骶管的后壁受阻；若角度过大，针尖常可触及骶管前壁。穿刺如遇骨质，不宜用暴力，应退针少许，调整针体倾斜度后再进针，以免引起剧痛和损伤骶管静脉丛。

　　骶管有丰富的静脉丛，除容易穿刺损伤出血外，对麻药的吸收也快，故较易引起轻重不等的毒性反应。此外，当抽吸有较多回血时，应放弃骶管阻滞，改用硬膜外阻滞。约有 20% 正常人的骶管呈解剖学异常，骶裂孔异常或闭锁者占 10%，如发现有异常，不应选用骶管阻滞。鉴于传统的骶管阻滞法，针的方向不好准确把握，难免阻滞失败。近年来对国人的骶骨进行解剖学研究发现，自 S_4 至 S_2 均可裂开，故可采用较容易的穿刺方法，与腰部硬膜外阻滞法同，在 S_2 平面以下先摸清骶裂孔，穿刺针自中线垂直进针，易进入骶裂孔。改进的穿刺方法失败率减少，并发症发生率也降低。

第六节　蛛网膜下隙阻滞麻醉

一、椎管解剖

　　脊柱是由 7 节颈椎、12 节胸椎、5 节腰椎、5 节骶椎及 3～4 节尾椎组成。脊柱呈现四个弯曲，颈曲和腰曲向前，胸曲和骶曲向后。典型椎骨包括椎体及椎弓两部分，椎弓在椎体后方，与椎体共同构成椎孔，上下所有脊椎的椎孔连通在一起呈管状，即椎管。

　　椎管内有脊髓及包裹脊髓的脊膜。脊膜从内向外分三层，即软膜、蛛网膜和硬脊膜。软膜覆盖脊髓表面，与蛛网膜形成蛛网膜下隙（图 3-4）。

　　硬脊膜与椎管内壁之间构成硬脊膜外腔，内有疏松的脂肪及结缔组织。硬脊膜与蛛网膜毗邻，两层之间构成硬脊膜下腔。

　　脊椎后部靠棘上韧带、棘间韧带及黄韧带联结。三韧带都是纵行的弹力纤维，其中棘间韧带较疏松，黄韧带最强。

　　脊神经分前根和后根，前根从脊髓前角发出，

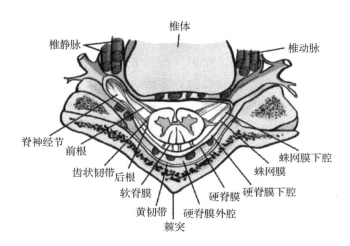

图 3-4　脊柱横断面

由运动神经纤维及交感神经传出纤维组成。后根从脊髓后角发出，由感觉神经纤维和交感神经传入纤维组成，交感神经纤维最细，感觉神经纤维稍粗，而运动神经纤维最粗。

　　麻醉药物直接作用于脊神经根，前根麻醉后可阻滞运动神经和交感神经传出纤维，引起肌肉松弛、血管扩张、肠蠕动亢进和脉缓；后根麻醉后可阻滞感觉神经和交感神经传入纤维，导致感觉消失和交感神经传入纤维的传导阻滞。

　　脊柱的生理弯曲，在麻醉实践中，特别是在重比重溶液阻滞时，对药液在蛛网膜下隙内的移动，有重要影响。如仰卧位时，颈曲的第 3 颈椎和腰曲的第 3 腰椎所处位置最高，而胸曲的 5～6 胸椎和骶曲所处位置最低，则容易使药液集中。当侧卧时由于正常脊椎无侧突，药液则不受此生理弯曲的影响。

二、适应证及禁忌证

　　一种麻醉方法的适应证和禁忌证都存在相对性，蛛网膜下隙阻滞也不例外。在选用时，除参考其固有的适应证与禁忌证外，还应根据麻醉医师自己的技术水平、患者的全身情况及手术要求等条件来决定。将局部麻醉药注入蛛网膜下隙，被药物波及的脊神经根受到阻滞以后，使脊神经所支配的相应区域产生的麻醉作用，称为蛛网膜下隙阻滞麻醉。因为临床上一般都要在腰部进行脊椎穿刺注药，所以又称脊椎麻醉，简称腰麻。

1．优点及适应证

1）根据穿刺部位、体位及采用的不同比重的药液、注射速度、针头斜面的方向等，可选择性地得到不同的截断性麻醉平面。且肌肉松弛效果好，故可广泛地使用于下腹部、会阴部及下肢手术。

2）有呼吸道感染、肝肾功能减退等全身麻醉禁忌的情况时也可应用，且设备简单。

2．缺点及禁忌证

1）因药液注入蛛网膜下隙内，易于随脑脊液扩散。麻醉平面过高时，不易控制，易于引起呼吸肌麻痹、心脏交感神经阻滞的不良后果，故不宜于上腹部手术。

2）对循环系统扰乱较大，有显著循环代偿功能不全或高度动脉硬化的患者禁用。

3）有中枢神经病变、严重神经官能症、精神病者或儿童等不能合作的患者禁用。

4）严重低血容量者，此类患者在脊椎麻醉发生作用后，可能发生血压骤降甚至心脏骤停，故术前访视患者时，应切实重视其失血、脱水及营养不良等有关情况，特别应衡量血容量状态，并仔细检查，以防意外。

5）凝血功能异常者，穿刺部位易出血，会导致血肿形成及蛛网膜下隙出血，重者可致截瘫。

6）穿刺部位有感染者，穿刺部位有炎症或感染者，脊椎麻醉有可能将致病菌带入蛛网膜下隙引起急性脑脊膜炎。

7）脊椎外伤或有严重腰背痛病史者，禁用脊椎麻醉。脊柱畸形者，会使其解剖结构异常，也应慎用脊椎麻醉。

三、常用药物及剂量

1．普鲁卡因

成人一次量一般 100～150 mg，常用浓度为5%，麻醉起效时间为 1～5 分钟，维持时间仅45～90 分钟。

2．利多卡因

利多卡因一般用量为 100 mg，最高剂量为120 mg，常用浓度为 2%～3%，起效时间为 1～3分钟，维持时间为 75～150 分钟。

3．丁哌卡因

丁哌卡因常用剂量为 8～12 mg，最多不超过

20 mg，一般用 0.5%～0.75% 浓度，起效时间需5～10 分钟，可维持 2～2.5 小时。

4．丁卡因

常用量 10 mg。在麻醉药中加入适量肾上腺素或麻黄素可延长麻醉时间，如再加入 10% 葡萄糖可使比重高于脑脊液。临床常用 1% 丁卡因、10% 葡萄糖和 3% 麻黄素各 1 mL 即所谓 1∶1∶1 溶液。

5．地布卡因

地布卡因常用剂量为 5～10 mg，常用浓度为0.3%，起效时间为 10～30 分钟。

四、操作要点

1．体位准备

一般取侧卧位，背部与手术台边缘齐平，两手抱膝并屈曲脊柱使头部与膝接近，以增大棘突间隙距离，也可采取坐位。

2．穿刺部位定点

确定穿刺部位的方法，是用手按两侧髂翼最高点，两点之间连线与脊椎相交处，相当于第 4 腰椎棘突或第 3～第 4 腰椎棘突之间，以此为定点标志，如果该间隙较窄，可上移或下移一个间隙作为穿刺点（图 3-5）。

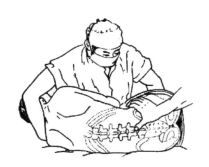

图 3-5　穿刺时体位

3．穿刺注药

定点后，严格消毒皮肤，消毒范围应上至肩胛下角，下至尾椎，两侧至腋后线。铺孔巾或无菌巾，先在穿刺点以局部麻醉药做皮内、皮下和棘间韧带逐层浸润麻醉，常用的蛛网膜下隙穿刺术有两种：①直入法：用左手拇、示两指固定穿刺点皮肤，将穿刺针在棘突间隙中点，与患者背部垂直，针尖稍向头侧缓慢刺入，并仔细体会针尖处的阻力变化。当针穿过黄韧带时，有阻力突

然消失的落空感觉，继续推进常有第二个落空感，提示已穿透硬脊膜与蛛网膜而进入蛛网膜下隙。如果进针较快，常将黄韧带和硬脊膜一并刺穿，则往往只有一次落空的感觉。②旁入法：于棘突间隙中点旁开 1.5 cm 处做局部浸润，穿刺针与皮肤成 75°角，进针方向对准棘突间孔刺入，经黄韧带及硬脊膜而达蛛网膜下隙。本法可避开棘上及棘间韧带，特别适用于韧带钙化的老年患者或脊椎畸形、棘突间隙不清楚的肥胖患者。

针尖进入蛛网膜下隙后，拔出针芯即有脑脊液流出，如未见流出可旋转针体 180°或用注射器缓慢抽吸。经上述处理仍无脑脊液流出者，应重新穿刺，有脑脊液流出后，注入麻药，穿刺时如遇骨质，应改变进针方向，避免损伤骨质。经 3～5 次穿刺仍未能成功者，应改换间隙另行穿刺，要特别注意无菌操作及密切注意患者反应（图3-6）。

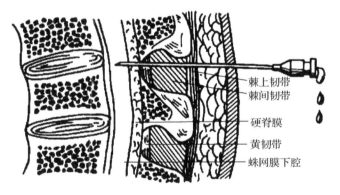

棘上韧带
棘间韧带
硬脊膜
黄韧带
蛛网膜下腔

图3-6　穿刺经过组织和标志（矢状切面）

五、并发症及防治

1. 头痛

头痛是较常见的并发症。多发生在麻醉作用消失后数小时至 24 小时内，2～3 天最剧烈，在 7～14 天消失，少数人持续时间较长。直立位时显著，平卧位时头痛减轻或消失是其特点。

头痛原因，尚不完全清楚，一般认为是脑脊液压力降低所致。因此应尽量选用细穿刺针以减少脑脊液外漏。麻醉时应静脉输入足够的液体。此外，术后去枕平卧 6 小时以上。

如发生头痛，应持续平卧。安钠咖 0.5 mg 加 5% 葡萄糖溶液 20 mL 静脉注射；硬膜外腔注射 6% 右旋糖酐或等渗盐水 15～20 mL 效果良好。同时可进行对症治疗，如针灸太阳、印堂、风池、风府、合谷穴。应用肾上腺皮质激素和组胺药物也可收到一定的疗效。此外，烟酰胺 100 mg 口服，一日 3 次，有扩张脉络膜丛、增加脑脊液产生的效果，对腰麻后头痛解除也有一定效果。

2. 血压下降

可根据其不同原因给予不同处理。

1）由于广泛的交感神经阻滞引起者：①麻黄素 30 mg 静脉注射；②或用去氧肾上腺素 5 mg 肌内注射或用 1～2.5 mg 静脉注射。

2）由于牵拉内脏所引起的反射性的血压下降：①暂停操作；②可给阿托品 0.5 mg 静脉注射，以阻断迷走神经反射，往往可以奏效。必要时亦可给予血管收缩剂升压。

此外输液、输血是处理血压下降的重要措施，并给予氧气吸入，以改善组织缺氧。

3. 呼吸抑制

多因麻醉平面过高，使肋间神经、膈神经麻痹所造成。应立即加压给氧及人工呼吸。

4. 恶心、呕吐

恶心、呕吐常见于血压下降、环境不适、患者缺氧和广泛的交感神经阻滞、胃肠道功能紊乱或内脏牵拉等。其处理方法为吸氧、升压、避免粗暴操作，个别患者可用阿托品 0.5 mg 静脉注射。

5. 尿潴留

见本书第三十二章大肠肛门手术后并发症及其防治第四节排尿困难。

第七节　硬脊膜外腔阻滞麻醉

硬脊膜外腔麻醉简称硬膜外麻醉，是通过硬膜外腔穿刺，将麻药注入硬脊膜外腔，阻滞脊神经根，使其支配的区域产生暂时性麻醉。

硬膜外麻醉有单次法和连续法两种。单次法系穿刺后将预定的局麻药全部陆续注入硬膜外间隙以产生麻醉作用。此法缺乏可控性，易发生严重并发症和麻醉意外，故已罕用。连续法是在单次基础上发展而来，通过穿刺针，在硬膜外间隙置入塑料导管，根据病情、手术范围和时间，分次给药，使麻醉时间得以延长，并发症明显减少。

连续硬膜外阻滞已成为临床上常用的麻醉方法之一。

一、适应证和禁忌证

硬脊膜外腔麻醉的适应证和禁忌证与脊椎麻醉基本相同。但由于麻醉药注入硬脊膜外腔，其中有疏松的结缔组织，所以会限制药液的扩散，故较蛛网膜下隙麻醉易于控制，颈部以下的手术均可应用，尤以腹部手术最为合适。但硬脊膜外腔麻醉所用药量较大，如误入蛛网膜下隙，将会引起全脊髓麻醉，故须注意。

二、常用药物

任何局部麻醉剂皆可用于硬脊膜外腔麻醉，但理想的麻醉剂是低浓度而作用时间长者。由于普鲁卡因作用时间短，故很少单独使用。

用于硬膜外阻滞的局麻药应该具备弥散性强、穿透性强、毒性小、起效时间短、维持时间长等特点。目前常用的局麻药有利多卡因、丁卡因和丁哌卡因。利多卡因作用快，5 ~ 12 分钟即可发挥作用，在组织内浸透扩散能力强，所以阻滞完善，效果好，常用 1% ~ 2% 浓度，作用持续时间为 1.5 小时，成年人一次最大用量为 400 mg。丁卡因常用浓度为 0.25% ~ 0.33%，10 ~ 15 分钟起效，维持时间达 3 ~ 4 小时，一次最大用量为 60 mg。丁哌卡因常用浓度为 0.5% ~ 0.75%，4 ~ 10 分钟起效，可维持 4 ~ 6 小时，但肌肉松弛效果只有 0.75% 溶液才满意。

罗哌卡因是一个长效酰胺类局麻药。用等量的罗哌卡因和丁哌卡因硬膜外阻滞产生的感觉神经阻滞是近似的，而对运动神经的阻滞前者则不仅起效慢、强度差且有效时间也短。所以在手术时为了增强对运动神经的阻滞作用，可增加浓度，但不能超过 1%，总剂量可用至 150 ~ 200 mg，10 ~ 20 分钟起效，持续时间为 4 ~ 6 小时。鉴于罗哌卡因的这种明显的感觉 - 运动阻滞分离特点，临床上常用罗哌卡因硬膜外用药作为术后镇痛。常用浓度为 0.2%，总剂量可用 12 ~ 28 mg/h。

普鲁卡因 600 mg、丁卡因 40 mg、1 : 1 000 肾上腺素 3 ~ 5 滴，加生理盐水至 40 mL，能维持 2 ~ 2.5 小时。

三、穿刺要点

穿刺前准备，硬膜外阻滞的局麻药用量较大，为预防中毒反应，麻醉前可给予巴比妥类和苯二氮䓬类药物；术前有剧烈疼痛者适量使用镇痛药。

腰部穿刺技术操作基本上与蛛网膜下隙麻醉穿刺相同，其所不同处是要求穿刺针头穿过黄韧带时立即停针（图 3-7）。

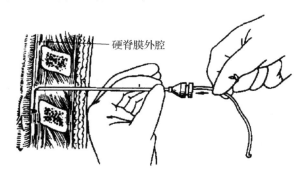

— 硬脊膜外腔

图 3-7 硬脊膜麻醉的位置

穿刺针进入硬脊膜外腔的指征：

1）穿刺针穿过黄韧带的阻力骤然消失。

2）出现负压，可用水滴法或毛细管吸入法试验：①毛细玻管法是在毛细管内注入少量生理盐水，接于穿刺针上，当针尖进入硬脊膜外腔后，玻管内水柱即向内吸入；②悬滴法是在穿刺针尾部悬一水滴，当针头进入硬脊膜外腔后，玻管内水滴即会缩入。

3）穿刺针无脑脊液流出，注入少量空气或生理盐水无阻力感。

四、给药方法

目前除骶管阻滞麻醉有时不使用单次给药外，胸、腰段均采用持续法。

持续法给药，即穿刺成功后，留置塑料导管于硬脊膜外腔内，首次注入麻药 5 mL 后，目的在于：首先，排除误入蛛网膜下隙的可能；其次，从试验剂量所出现的阻滞范围及血压波动幅度，可了解患者对药物的耐受性以指导继续用药的剂量，观察 5 ~ 10 分钟后，如无全脊髓麻痹现象，可根据需要分次注入麻醉剂，直至阻滞范围满足手术要求为止；也可根据临床经验一次性注入预定量，用药的总和即首次总量，也称初量，一般需 15~20 mL，之后每 40~60 分钟给予 5~10 mL 或追加首次用量的 1/3~1/2，直至手术结束。

五、并发症及处理

1. 血压下降

先静脉输液，如血压下降迅速、幅度较大，可注射麻黄素 15~30 mg，并加快输液速度，直至血压回升到正常水平。

2. 全脊髓麻痹

全脊髓麻痹是麻药进入蛛网膜下隙引起的意外情况，患者首先感到胸闷不适，继而出现心慌、烦躁、恶心、血压下降、面色苍白、进行性呼吸麻痹，以至昏迷、心跳停止而死亡，是硬脊膜外麻醉最危险的并发症。处理：①立即进行人工呼吸，争取气管插管；②吸氧；③静脉滴注升压药；④心跳停止者照复苏方法处理。

第八节　静脉全身麻醉复合局部麻醉

静脉全身麻醉是指将静脉全麻药注入静脉，通过血液循环作用于中枢神经系统而产生全身麻醉作用的方法。而静脉全身麻醉复合局部麻醉联合应用，可以发挥各自优势，提高麻醉质量，可以在减少全麻药用量和药物不良反应的同时，弥补局部麻醉阻滞效果不完善、不能有效阻断内脏牵拉反应等的缺点，尤其是静脉全麻复合 B 超引导下神经阻滞，同时也有很好的术后镇痛效果，因而具有很强的临床实用性，已经逐渐成为临床麻醉的主要方向之一。

一、静脉全身麻醉的特点

1. 静脉全身麻醉的优点

1）静脉麻醉起效快、效能强。多数静脉全麻药经过一次臂脑循环时间即可发挥麻醉效应。采用不同静脉麻醉药物的相互配伍，有利于获得良好的麻醉效果。静脉麻醉的麻醉深度与给药剂量有很好的相关性，给予适当剂量的麻醉药物可以很快达到气管插管和外科操作所要求的麻醉深度。

2）患者依从性好。静脉全麻不刺激呼吸道，虽然部分静脉麻醉药静脉注射时会引起一定程度的不适感，但大多数持续时间短暂且程度轻微。

3）麻醉实施相对简单，对药物输注设备的要求不高。

4）药物种类齐全。可以根据不同的病情和患者的身体状况选择合适的药物搭配。

5）无手术室污染和燃烧爆炸的潜在危险，有利于保证工作人员和患者的生命安全。

6）麻醉效应可以逆转。部分临床上常用的静脉全麻药有特异性拮抗剂，如氟马西尼和纳洛酮可以分别拮抗苯二氮䓬类和阿片类药物的全部效应。

2. 静脉全身麻醉的缺点

首先，静脉全身麻醉最大的缺点是可控性差。药物静脉注射后其麻醉效应的消除依赖于患者的肝肾功能及内环境状态，如果由于药物相对或绝对过量，则术后苏醒延迟等麻醉并发症难以避免。其次，静脉全麻主要采用复合给药的方法，单种药物无法达到理想的麻醉状态，一般要复合使用局部麻醉或镇痛药、肌松药。药物之间的相互作用有可能引起药动学和药效学发生变化，导致对其麻醉效应预测难度增大，或出现意外效应。再次，静脉全麻过程中，随着给药速率和剂量的增加以及复合用药，对循环和呼吸系统均有一定程度的抑制作用，临床应用时应高度重视。

二、静脉全身麻醉的分类

静脉全身麻醉有不同的分类方法，具体如下。

1. 根据所用药物分类

以麻醉过程中所用药物的最主要成分命名，如巴比妥类、非巴比妥类静脉麻醉。

2. 根据临床应用分类

分为静脉诱导麻醉和静脉维持麻醉。前者指静脉注射麻醉药物使患者由清醒进入麻醉状态，可以实施手术；后者指在手术过程中，经静脉给予全麻药物使患者维持于适当的麻醉深度。

3. 根据用药的方法分类

1）单次给药法：一次注入较大量的单一麻醉药物，以在较短的时间内达到一定的麻醉深度，满足手术要求。

2）分次注入法：先静脉注入较大剂量的静脉麻醉药物，使患者进入麻醉状态，再根据药物的作用规律，结合患者的反应和手术需要分次追加，使患者在手术过程期间始终维持一定的麻醉深度。分次注射的缺点是血药浓度波动大，麻醉过程不平稳，反复静脉注射后部分药物可在体内产生蓄积而引发不良反应或并发症。

3）连续给药法：采用连续静脉滴注或泵注一定浓度麻醉药物的方法来使患者达到或维持麻醉状态。临床常用的方法是先快速滴注一定剂量全麻药物，使患者达到手术麻醉深度，再根据药物消除规律减慢给药速率，补充药物的消除部分，以使麻醉过程更加平稳。

三、静脉全身麻醉复合局部麻醉

麻醉前用药按照全身麻醉的要求进行术前准备，术前常规询问病史，询问有无呼吸系统疾病及严重心、脑、肝、肾等系统疾病。要求术前禁食 6～8 小时以上，禁饮清水 2～4 小时以上。术前给予足够的抗胆碱药和镇静药。

麻醉方法：入室监测血压、心电图、心率、脉搏氧饱和度，鼻导管吸氧，开放静脉通道。静脉注射 1% 丙泊酚 1～2.5 mg/kg，对体质强壮者剂量可适当增加 1/3，并根据术中患者对刺激的反应及手术时间适当追加 1% 丙泊酚 0.5～1 mg/kg，待患者入睡，睫毛反射消失，呼吸平稳后，再由术者进行局部麻醉（可 B 超引导）。待局部麻醉起效后，静脉麻醉性镇痛药的剂量可酌情减少。应用丙泊酚后，少数患者会出现短暂性呼吸抑制，一旦出现呼吸抑制，SpO_2 下降，立即给予中流量吸氧或面罩加压吸氧，双手托下颌法予以纠正，必要时气管插管。术中血压下降大于基础血压 20% 时，应快速补液并给予麻黄碱 5～10 mg，HR≤50 次/分时，可给予阿托品 0.5～1 mg 予以纠正。

四、常用的静脉全身麻醉药

常用的静脉麻醉药物有丙泊酚、芬太尼及其衍生物、氯胺酮、咪达唑仑等。其中丙泊酚是临床应用最为广泛的静脉麻醉药。它静脉注射后起效快，作用时间短，对肝肾功能正常的患者单次静脉给药后麻醉作用维持 5～10 分钟。但丙泊酚具有较强的循环功能抑制作用，可通过直接抑制心肌收缩和扩张外周血管双重作用引起血压明显下降，在年老体弱或有效循环血量不足的患者中

更为显著，主要与其直接作用于血管平滑肌，引起交感神经张力下降或压力感受器反应的变化有关，应当在麻醉诱导之前扩充血容量，以维持血流动力学的稳定。它也具有一定程度的呼吸抑制作用，可引起呼吸频率减慢、潮气量降低，甚至可引起呼吸暂停，尤其是剂量较大，注射速率快，与阿片类镇痛药复合使用时。丙泊酚对呼吸的抑制作用呈剂量相关性，呼吸暂停的发生率高，但持续时间短暂，只要及时予以辅助呼吸，不致产生严重后果。此外，给清醒患者静脉注射丙泊酚可引起静脉刺激性疼痛，选用粗大静脉，预先给予麻醉性镇痛药或用小量局部麻醉药行静脉封闭可有效减少疼痛的发生。过敏反应临床发生率低，主要是由于丙泊酚的苯环和双异丙基侧链引起，既往对双异丙基类药物敏感者可能发生丙泊酚过敏，麻醉前可给予地塞米松注射液。偶见诱导过程中患者出现精神兴奋、癫痫样抽动，还可引起肌痉挛，可使用地西泮、咪达唑仑和毒扁豆碱等药物控制。丙泊酚适应证涵盖麻醉诱导、麻醉维持、区域麻醉的镇静及门诊小手术、内镜诊疗的镇静等。禁忌证为对丙泊酚过敏者、严重循环功能不全者、妊娠与哺乳期的妇女、3 岁以下的小儿、高血脂患者、有精神病或癫痫病史者。

五、静脉全身麻醉复合局部麻醉的优点

虽然局部麻醉可以满足传统的鞍区手术，但由于腰骶部的解剖结构较为特殊，以致麻醉药液不易向后腰部扩散，因此局部麻醉的麻醉范围主要集中在肛门、会阴及臀部等区域，由于阻滞范围较为局限，对循环呼吸影响甚微，也不能阻滞自主神经的传导。鞍区有极丰富粗大的血管窦存在，因此局麻药量越大，浓度越高，血药浓度越高，越易导致局麻药毒性反应，尤其是年老、体弱患者；且肛肠手术如微创痔疮手术中吻合器击发时因肠道牵拉反射引起的腹胀、腹痛、恶心、心率下降等迷走神经症状是局麻所不能阻滞的。因此我们常将静脉全身麻醉药丙泊酚用于短小肛肠手术局部麻醉的复合用药，让患者在睡梦中完成，无手术痛苦记忆，极大地提高了患者的接受度和满意度。

第九节　消化内镜诊疗镇静/麻醉

消化道内镜技术为消化系统疾病最常用的诊疗方法，随着患者对舒适化医疗服务需求的不断提高，我国开展镇静/麻醉下消化内镜操作的单位越来越多，普及和推广舒适化消化内镜诊疗也是必然的趋势。消化内镜诊疗的镇静/麻醉是指通过应用镇静药物和（或）麻醉性镇痛药物等，以及相关技术，减轻患者在消化内镜诊疗过程中的应激反应、疼痛、腹胀、恶心、呕吐等痛苦和不适，以消除患者对检查的恐惧感，同时为消化内镜医师创造更良好的诊疗条件。

一、消化内镜诊疗镇静/麻醉适应证和禁忌证

1. 适应证

1）所有因诊疗需要并愿意接受消化内镜诊疗镇静/麻醉的患者。

2）对消化内镜诊疗心存顾虑或恐惧感、高度敏感而不能自控的患者。

3）操作时间较长、操作复杂的内镜诊疗技术，如 ERCP、EUS、EMR、ESD、POEM、小肠镜等。

4）一般情况良好，ASA Ⅰ 或 Ⅱ 级患者。

5）处于稳定状态的 ASA Ⅲ 或 Ⅳ 级患者，可酌情在密切监测下实施。

2. 禁忌证

1）有常规内镜操作禁忌证或拒绝镇静/麻醉的患者。

2）ASA Ⅴ 级患者。

3）未得到适当控制的可能威胁生命的循环与呼吸系统疾病的患者，如未控制的严重高血压、严重心律失常、不稳定性心绞痛以及急性呼吸道感染、哮喘发作期等。

4）肝功能障碍（Child-Pugh C 级以上）、急性上消化道出血伴休克、严重贫血、胃肠道梗阻伴有胃内容物潴留的患者。

5）无陪同或监护人者。

6）有镇静/麻醉药物过敏及其他严重麻醉风险者。

3. 相对禁忌证

以下情况须在麻醉科医师管理下实施镇静/麻醉，禁忌在非麻醉科医师管理下实施镇静/麻醉：

1）明确困难气道的患者，如张口障碍、颈额颌部活动受限、类风湿性脊柱炎、颞颌关节炎等。

2）严重的神经系统疾病者（如脑卒中、偏瘫、惊厥、癫痫等）。

3）有药物滥用史、年龄过大或过小、病态肥胖、排尿困难等的患者。

二、消化内镜诊疗镇静/麻醉的操作流程

1. 镇静/麻醉前访视与评估

1）麻醉前评估主要包括三个方面：病史、体格检查和实验室检查。重点判别患者是否存在困难气道；是否存在未控制的高血压、心律失常和心力衰竭等可能导致消化内镜诊疗期间严重心血管事件的情况；是否有阻塞性睡眠性呼吸暂停、急性上呼吸道感染、肥胖、哮喘、吸烟和未禁食等可能导致消化内镜诊疗期间严重呼吸系统事件的情况；是否有胃肠道潴留、活动性出血、反流或梗阻等可能导致反流误吸的情况。

2）患者知情告知包括：应告知患者和（或）患者委托人镇静/麻醉的操作方案，并向患者和（或）委托人解释镇静/麻醉的目的和风险，取得患者和（或）委托人同意，并签署知情同意书。

2. 镇静/麻醉前准备

1）一般患者应在镇静/麻醉前禁食至少 6 小时，禁水至少 2 小时；可按需服用小于 50 mL 的黏膜清洁液。

2）如患者存在胃排空功能障碍或胃潴留，应适当延长禁食和禁水时间，必要时行气管内插管以保护气道通畅。

3）口咽部表面麻醉：各种镇静/麻醉诊疗操作必要时可使用口咽部表面麻醉。

4）当日实施麻醉的主管医师应当对镇静/麻醉前评估与准备记录进行确认，并且再次核实患者身份和将要进行的操作。

3. 镇静/麻醉的实施

根据诊疗类别摆放好体位，连接监护设备，充分给氧，开放静脉通道，并记录患者生命体征。根据诊疗目的和镇静/麻醉深度的需求，可采用下列不同的麻醉或镇静方法。

1）咪达唑仑用于消化内镜诊疗镇静时，成人初始负荷剂量为 1～2 mg（或小于 0.03 mg/kg），1～2 分钟内静脉给药。可每隔 2 分钟重复给药 1 mg（或 0.02～0.03 mg/kg）直至达到理想的轻、中度镇静水平。

2）芬太尼用于内镜镇静时，成人初始负荷剂量 50～100 μg，每 2～5 分钟追加 25 μg；应用舒芬太尼时，成人初始负荷剂量 5～10 μg，每 2～5 分钟追加 2～3 μg；直至达到理想的轻、中度镇静水平。

3）诊断性胃肠镜检查或胃肠镜下简单治疗时，建议用丙泊酚缓慢静脉注射初始负荷剂量 1.5～2.5 mg/kg。麻醉达到一定深度时即可开始内镜操作。操作过程中严密监测患者呼吸和循环情况，确定是否需要气道支持（如托下颌、鼻咽通气管甚至辅助或控制呼吸）和循环药物支持（如麻黄碱、阿托品）。如果诊疗时间稍长或操作刺激较强，根据患者体征如呼吸加深、心率增快，甚至体动等，可每次静脉追加 0.2～0.5 mg/kg，也可持续泵注（2～10）mg/kg·h。诊疗过程中应维持良好的镇静/麻醉深度。

4）如复合用药时，成人可预先静脉注射咪达唑仑 1 mg 和（或）芬太尼 30～50 μg 或舒芬太尼 3～5 μg 等，然后根据患者情况缓慢静脉注射初始负荷剂量的丙泊酚 1～2 mg/kg 或依托咪酯 0.2～0.3 mg/kg；如果选用依托咪酯，宜在应用咪达唑仑和（或）芬太尼或舒芬太尼等 1.5～2 分钟后给予，以预防肌震颤。麻醉到一定深度时开始插入内镜，确定无反应即开始消化内镜诊疗操作。如果诊疗时间稍长或操作刺激较强，根据患者体征如呼吸加深、心率增快，甚至体动等，可每次静脉追加丙泊酚 0.2～0.5 mg/kg 或依托咪酯 0.1 mg/kg，也可持续泵注丙泊酚（2～10）mg/kg·h 或依托咪酯 10 μg/kg·min。诊疗过程中应维持良好的镇静/麻醉深度。对于消化内镜诊疗过程时间长、内镜操作或体位不影响呼吸循环的患者，可考虑使用右美托咪定，以使患者安静地处于睡眠状态，呼之能应。

5）1～5 岁的小儿消化内镜诊疗时可选用氯胺酮，肌肉注射 3～4 mg/kg 后开放静脉，待患儿入睡后进行检查；必要时可持续泵入（2～3）mg/kg·h

维持。如果患儿配合且有条件的情况下，可以吸入七氟醚诱导后开放静脉，再以丙泊酚维持。

6）对消化内镜操作要求的体位明显影响呼吸或消化内镜诊疗过程可能明显影响呼吸时，宜选用常规气管内插管全身麻醉。

4. 镇静/麻醉中及恢复期的监护

镇静/麻醉中及恢复期患者生命体征监测是消化内镜诊疗镇静/麻醉中的重要环节。常规监测应包括：心电监测、呼吸、血压、心率和脉搏、氧饱和度；气管插管（包括喉罩）全身麻醉者宜常规监测呼气末二氧化碳分压。

1）心电监护：密切监测心率和心律的变化和异常，必要时及时处理。

2）呼吸监测：应密切监测患者呼吸频率与呼吸幅度，并注意有无气道梗阻。呼吸变慢变浅，提示镇静/麻醉较深；呼吸变快变深，提示镇静/麻醉较浅。如出现反常呼吸，往往提示有气道梗阻，最常见原因是舌后坠，其次是喉痉挛。托下颌往往即可解除因舌后坠引起的气道梗阻，必要时可放置口咽或鼻咽通气管。

3）血压监测：一般患者行无创动脉血压监测（间隔 3～5 分钟）即可，但特殊患者（严重心肺疾病、循环不稳）可能还需有创动脉压监测。一般患者血压水平变化幅度超过基础水平的 ±30%，高危患者血压水平变化幅度超过基础水平的 ±20%，即应给予血管活性药物干预并及时调整镇静/麻醉深度。

4）脉搏氧饱和度监测：在实施镇静/麻醉前即应监测患者脉搏氧饱和度，并持续至完全清醒后。

5）呼气末二氧化碳分压监测：可利用鼻面罩或鼻导管或经气管导管监测呼气末二氧化碳分压，并显示其动态变化图形。

5. 镇静/麻醉后恢复

1）镇静/麻醉结束后尚未清醒（含嗜睡）或虽已清醒但肌张力恢复不满意的患者均应进入麻醉恢复室。麻醉恢复室应配备专业的麻醉科护士，协助麻醉科医师负责病情监护与记录及处理。

2）观察患者血压、心率、呼吸、脉搏氧饱和度和神志状态及有无恶心、呕吐等并发症。

3）严密监护，确保不发生坠床。

4）门诊接受一般消化内镜诊疗镇静/麻醉患者可以用评分量表来评价患者是否可以离院（表3-3）。一般情况下，如果评分超过9分，患者可由亲友陪同离院。如为住院患者，则按麻醉恢复常规管理。

表3-3 镇静/麻醉后离院评分量表

指标	评分标准
生命体征（血压和心率）	2分，术前数值变化20%范围内 1分，术前数值变化21%~40% 0分，变化超出术前值的40%以上
疼痛	2分，轻微 1分，中等 0分，严重
运动功能	2分，步态稳定/没有头晕 1分，需要帮助 0分，不能行走/头晕
手术出血	2分，轻微 1分，中等 0分，严重
恶心呕吐	2分，轻微 1分，中等 0分，严重

5）告知患者饮食、活动、用药和随访时间等注意事项，嘱咐患者当日不可从事驾驶、高空作业等，并给予文字指导，提供紧急情况联系电话。

三、常见并发症预防及处理

麻醉医护人员在消化内镜操作期间除要了解患者疼痛与不适、保障其生命安全并为内镜操作期间提供方便条件外，还应积极防治镇静/麻醉期间可能发生的意外和并发症。

1. 呼吸抑制

镇静/麻醉及麻醉恢复期间应密切观察患者的呼吸频率与呼吸幅度。如怀疑舌后坠引起气道梗阻时，应行托下颌手法，必要时放置口咽或鼻咽通气管；同时应增加吸氧流量或经麻醉面罩给予高浓度氧。必要时嘱内镜医师退出内镜。如果患者 SpO_2 低于90%，应立即处理。可通过大声询问和压眶刺激患者加深呼吸。如采取上述措施后仍无效，则应给予辅助或控制呼吸，必要时行气管内插管或放置喉罩。如果患者采用苯二氮䓬类药物镇静，还应立即静脉给予氟马西尼。

2. 反流与误吸

一旦发生误吸，应立即退出内镜并沿途吸引，尤其口咽部；必要时应及时行气管内插管，在纤维支气管镜明视下吸尽气管内误吸液体及异物，行机械通气，纠正低氧血症。

3. 血压下降

患者血压下降可给予输液或加快输液速度，必要时可给予血管活性药物，如麻黄碱、去氧肾上腺素或去甲肾上腺素，可反复使用。

4. 心律失常

如心率慢于50次/分，可酌情静脉注射麻黄碱、阿托品 0.2~0.5 mg，可重复给药；必要时可静脉给予肾上腺素 0.02~0.1 mg。

5. 其他并发症

低血糖、心肌缺血等应密切观察、及时处理。

第十节 笑气镇静/镇痛

笑气，化学名称叫氧化亚氮（N_2O），是一种无色有甜味的惰性无机气体，是一种氧化剂，理化性质稳定，对呼吸道无刺激，在体内不经任何生物转化或降解，绝大部分以原形随呼气排出体外，仅有少量由皮肤蒸发，无蓄积作用。笑气之名是由于患者吸入后会有欣快感，且其能使人发笑，采用笑气吸入进行镇静/镇痛是一种非常理想的方法。

一、笑气镇静/镇痛的优点

1）镇静/镇痛迅速：起效快，笑气吸入体内只需30~40秒即产生镇静/镇痛作用。

2）镇静/镇痛效果可靠，92%的患者完全镇静无疼痛，只有8%的患者有轻微疼痛，无一例患者感觉中度或重度疼痛。

3）镇静/镇痛作用强但麻醉作用弱，患者处于清醒状态（而不是麻醉状态），避免了全身麻醉并发症，因此，患者乐于接受。

4）检查、治疗及术后恢复快，笑气停止吸入

2~3分钟即可下床行走，休息10~20分钟即可离院回家。

5）吸入镇静/镇痛，避免了静脉注射带来的静脉穿刺痛苦。

6）对呼吸道无刺激，无色，味甜，患者乐于接受。

7）安全可靠，无创伤，对心、肺、肝、肾等重要脏器功能无损伤，对产妇和宝宝都没有副作用。

8）操作简单，像吸氧一样，患者可以自行实施。

二、笑气镇静/镇痛的适应证和禁忌证

1. 适应证

1）所有因诊疗需要并愿意接受笑气镇静/镇痛的患者。

2）对诊疗心存顾虑或恐惧感、高度敏感而不能自控的患者。

2. 禁忌证

1）患有精神疾病的患者。

2）上呼吸道阻塞的患者。

3）肺部感染的患者。

4）吞咽反射严重的患者。

5）肠道气囊肿患者。

6）肠梗阻、肠胀气患者。

7）气胸患者。

三、笑气镇静/镇痛的操作流程

根据诊疗类别摆放好体位，连接监护设备，并记录患者生命体征。根据诊疗目的和镇静/镇痛深度的需求，可调节不同流量控制笑气浓度。

笑气吸入镇静/镇痛主要通过笑气吸入装置，先给予患者纯氧气吸入，2~3分钟后，通过鼻罩可以将笑气与氧气混合气体吸入到肺部，笑气从小流量开始，根据患者反应情况逐渐增大笑气流量（笑气流量最大为70%），通过肺部呼吸进入血液循环，通过大脑以后能够抑制中枢神经，从而达到镇静/镇痛作用。笑气镇静/镇痛作用下复合局部麻醉可用于肛肠科手术，也可用于消化内镜诊疗操作及术后镇静/镇痛下换药治疗。

四、常见并发症预防及处理

笑气主要并发症为中毒，为患者吸入过量的笑气后出现的急性中毒，患者先出现局部刺激症状，如咽喉发热、发辣、刺激性咳嗽，继之出现头晕、恶心、呕吐、胸闷，严重时，因为变性血红蛋白之故，机体出现青紫、缺氧、喘息、血压下降，最后昏迷、死亡。处理为迅速脱离笑气的继续吸入，加大氧流量吸入，若有明显青紫、呼吸困难，可给予亚甲蓝静脉注射，剂量为每公斤体重1 mg，其他症状予对症处理。

第十一节　术后镇痛

由于肛肠周围末梢神经丰富，肛肠手术术后往往会伴随剧烈的疼痛，严重者可影响术后恢复。不同患者在病症严重程度方面存在较大差异，在手术方式与麻醉方法的选择上也存在较多不同，因此术后镇痛的方式也不尽相同。肛肠术后镇痛方式主要如下：

1）药物镇痛，主要为阿片类药物的使用，可口服、肌肉注射、静脉用药止痛。

2）术后肛周局封亚甲蓝注射液对肛肠手术患者术后镇痛有良好效果，可明显改善患者术后应激反应，且安全性较佳，值得临床推荐。具体操作方法为术后用1%复方亚甲蓝2 mL + 罗哌卡因10 mL + 注射用水5 mL混合液沿切口边缘呈点状注射，再往基底部注射，深度为2 mm，每次0.5 mL。

3）椎管内镇痛，可用硬膜外镇痛泵或骶管阻滞。给予含舒芬太尼10 μg的0.5% 罗哌卡因20 mL，结合电针技术效果更佳。

4）电针穴位针刺止痛，具体方法如下。①取穴：八髎穴（上髎、次髎、中髎、下髎）、双侧承山、双侧合谷；②操作：取俯卧位，选准穴位，以3寸毫针分别刺入八髎穴、2寸毫针分别刺入双侧承山穴、双侧合谷穴，得气后行泻法留针；将自动定时电针仪电刺激导线连于针柄，次髎穴与正极相连，负极与中髎穴相连，打开电源，采用频率为50 Hz的输出频率进行刺激治疗，电刺激量以患者能耐受为宜，0.5小时后关闭电源。

5）近年来笔者将笑气用于术后镇痛，效果满意，患者易于接受。

参考文献

1. 庄心良，曾因明，陈伯銮. 现代麻醉学［M］. 3 版. 北京：人民卫生出版社，2011.
2. 郭曲练，姚尚龙. 临床麻醉学［M］. 4 版. 北京：人民卫生出版社，2016.
3. 胡伯虎. 大肠肛门病治疗学［M］. 北京：科学技术文献出版社，2001.

第四章 肛门直肠病检查方法

第一节 体位与标记

一、体位的选择

在进行肛门直肠疾病的检查、手术及换药时，需要采用一些特定的体位。体位的选择要符合以下六个方面的要求：①充分暴露病变区域；②方便医师操作；③适宜患者的身体状况，能耐受；④能避免操作中组织长时间受到压迫而损伤；⑤不影响心跳和呼吸，为相对舒适体位；⑥能配合深部照明。

常采用的体位如下。

1）侧卧位：患者侧卧在检查床上，大腿屈曲并靠近腹部，小腿稍伸直，或两腿完全呈屈曲状使臀部和肛门充分暴露。可根据具体情况采用左侧卧位或右侧卧位。此体位患者较舒适，适用于体弱或手术时间较长者，是最常用的检查和治疗体位（图4-1）。

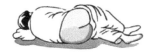

图4-1 侧卧位

2）俯卧位：患者俯卧，双下肢分开，将臀部垫高，将臀部呈向前分开。若将手术台下半部放低，使双下肢与躯体呈45°，称为俯卧折刀位。这两种体位均适合手术操作，也便于助手的配合（图4-2）。

3）截石位：患者仰卧，双下肢屈曲抬高，两腿放在腿架上，将臀部放在检查台或手术台边，臀下垫高，充分暴露患者的肛门。此体位适合检查及手术操作，尤其适于腹会阴联合手术（图

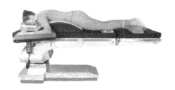

图4-2 俯卧位

4-3），是检查和治疗肛门直肠病的常用体位，适用于矮小、肥胖患者。为防止手术时间过长，使小腿腓肠肌受压迫致深静脉血栓形成及腓总神经损伤，亦有改进用脚蹬进行小腿部固定者。

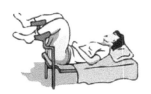

图4-3 截石位

4）膝胸位：患者跪伏在检查台上，头面贴近床面，头低臀高，使肛门暴露，此体位适用于局部检查，尤其适用于直肠镜、乙状结肠镜检查等（图4-4）。

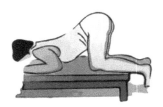

图4-4 膝胸位

5）蹲位：患者下蹲呈排便状，用力增加腹压，常用于内痔脱出、直肠息肉脱出及肛管直肠脱垂等检查。结合直肠指诊时可触及肛缘位置较高的直肠内肿物，可判断直肠脱垂的程度（图4-5）。

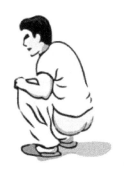

图 4-5　蹲位

6）弯腰扶椅位：患者向前弯腰，双手扶椅，脱裤暴露臀部。不需特殊设备，节省时间，适用于多人数体检普查（图 4-6）。

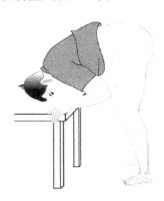

图 4-6　弯腰扶椅位

二、病变位置的标记

1）按时钟方向标记法：肛门直肠病变部位常采用时钟方向标记法。检查时须注明检查时的体位。如俯卧位时，肛门上方骶尾中点为 12 点，下方会阴中点为 6 点，其余位置按顺时针指向标记；而截石位则正好相反，肛门上方会阴中点为 12 点，下方骶尾中点为 6 点（图 4-7）。

2）按肛门方位标记法：可以按患者肛周不同

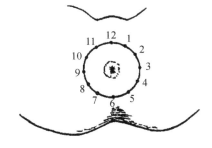

图 4-7　肛门病变定位的时钟定位法（截石位）

方向表示，一般分为前位（会阴侧）、后位（骶尾侧）、左中位、右中位、左前位、右前位、左后位、右后位 8 个方位。该法的优点是无论采用何种体位，记录均无变化。

总之，无论采用何种体位和标记方法，均应在病案书写时标记清楚或用图示标记。

第二节　专科检查

肛肠病的检查主要有全身检查和专科检查，两者须密切结合，才能判定病变的部位、性质、程度及与其他组织器官的联系。只有细致的检查才能给予诊断更明确的依据。以下重点叙述专科检查。

一、肛门视诊

视诊是局部检查的第一步，对表现于外的肛肠疾病，观察其位置、形态、形状、颜色、分泌物、排泄物有重要意义。肛门视诊主要内容有以下几点。

（1）肛门的位置

正常肛门位于两坐骨结节连线的中点，注意观察肛门是否有异位、变形、缺如等。

（2）肛门周围皮肤

肛门皮肤颜色较深，皱褶呈放射状。观察肛周体毛分布有无异常，肛周皮肤有无皮损，如丘疹、红斑、糜烂、渗出、脱屑、抓痕、白斑及手术瘢痕等。还应该注意皮肤有无红肿、破溃及其形态、大小、位置、数目。用手牵开肛门，观察肛管皮肤颜色有无异常，若有裂伤，应注意观察其位置、数目和深度。

（3）肛周秽物

肛肠疾病的肛周常见秽物有粪便、黏液、血迹。

1）粪便：经常性的粪水污染衣裤常见于肛门失禁、肛门直肠狭窄、肛管皮肤缺损等。

2）分泌物：常见于肛周脓肿破溃、肛瘘等。有黏液及血附着时应考虑结肠炎、直肠脱垂、息肉等。

3）血迹：应考虑内痔、肛裂、肛管直肠肿瘤等，注意与妇女月经期的经血相鉴别。

（4）肛周肿物及赘生物

肛门及周围若有肿物，应注意其大小、位置、数目、形态、颜色及有无根蒂，分辨是肛门外固有物还是由肛门内脱出。辨别肿物来源的方法之一是观察肿物表面覆盖的是皮肤还是黏膜，若为皮肤，则源于齿线下，可为外痔、肛周脓肿等；若为黏膜则源于齿线以上，多由直肠内脱出，如内痔、直肠脱垂、直肠息肉等。还可以通过观察肿物的根部所在位置来判断来源。

（5）其他

外观无明显病变时，应注意观察肛门是否松弛、有无肛裂，必要时嘱患者采用蹲位，以观察有无内痔、息肉或黏膜脱出。

二、指诊法

肛门直肠指诊是肛肠科最常用且简便易行的方法，在肛肠科检查中占有极其重要的地位，指诊可以了解许多肉眼观察不到的情况，素有"指诊眼"之称。

（一）常用指诊法

1. 直肠指诊

直肠指诊时一般采用侧卧位、膝胸位或截石位。检查者示指戴涂润滑剂的指套。首先从肛周皮肤开始，注意肛周有无硬结、肿物，有无触痛、波动感。如皮下触及绳索状硬条，应触知其走向及深度，如有破溃口及间断愈合、反复破溃发作史，应考虑肛瘘。再将示指与肛门平面呈45°夹角，轻轻按揉肛缘，待患者肛门括约肌放松后，示指缓慢插入肛管。在距肛缘约 1 cm 的肛管处可触及一环状沟，即括约肌间沟，此沟是肛门内括约肌下缘与外括约肌皮下部的交界处，此处常作为手术解剖标志。约距肛缘 2.5 cm 处可触及齿状线区，注意齿状线处口径大小，有无硬结、凹陷、压痛及肿物。超过齿状线即进入直肠部的直肠柱区，此处为内痔好发区域，注意感触黏膜的变化。在外科肛管上缘可触及环绕直肠状如绳索的肌束，后部及两侧较前方明显，呈"U"形，此即为肛管直肠环，注意其收缩力是否正常。向上可感觉肠腔骤然膨大，此时已进入直肠壶腹，此处为直肠息肉及肿瘤的好发部位。直肠前壁距肛缘 4～5 cm，男性可触及前列腺，呈三角形，如栗子大小，正中有一浅沟，质韧而有弹性，须与肿瘤相鉴别；女性前方可触及子宫颈或后倾子宫体。女性直肠指诊时还应注意有无直肠前突。检查直肠后壁时，用手指向骶前及盆腔后壁按压，并移动手指从一侧向另一侧（图4-8）。

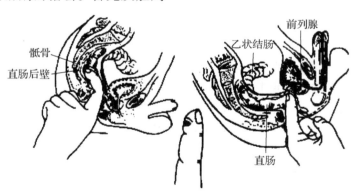

骶骨
直肠后壁
前列腺
乙状结肠
直肠

图 4-8　直肠指诊法

2. 双合诊法

将一手示指伸入直肠，另一手4指置于下腹部（图4-9）或阴道内即可进行直肠与腹部双合诊或直肠与阴道双合诊检查，也可用一手进行肛门拇、示指双合诊。双合诊的优点是可触清直肠与前列腺（或子宫、阴道）的关系，为瘘管、癌肿和肌瘤等侵犯范围提供有价值的资料。拇、示指双合诊则对直肠后的肿块、瘘管和其他病变有明确诊断意义。临床上应充分发挥指诊的作用，用最简易的方法取得最有价值的诊断资料。

（二）注意事项

肛门直肠指诊要注意以下事项：①检查前嘱患者排空大便。②检查者要事先测好示指三节的

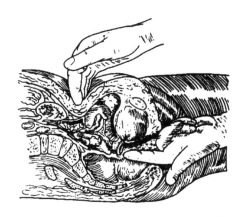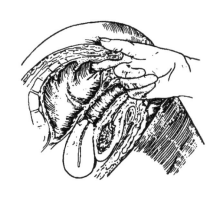

图 4-9　双合诊法

长度及第一节的宽度，以便对病灶进行测量。③检查时动作应轻柔、细致、忌用暴力。手指旋转时一定要缓慢，避免引起患者肛门的疼痛不适。按照一定的顺序，从下而上或从上而下，先健侧后患侧。凡手指所能触及的肛管直肠周壁均应触摸，以防遗漏病变。④直肠有前、后两个弯曲，在指诊时指检方向应先向患者腹侧肚脐方向伸入，待通过肛管后再顺尾骨方向向后上进入。⑤注意体位的变换以便触摸得更为清楚，如侧卧位指诊有问题时，可让患者改蹲位用力努挣，有助于触及较高部位的病灶。⑥必要时直肠与腹部或直肠与阴道双合诊配合应用。⑦肛裂患者一般不做指诊检查，如需检查应在局麻下进行。⑧指诊结束应注意指套有无脓性分泌物、血迹及异常气味，必要时行进一步的检查。

（三）指诊在肛肠科的应用

肛周指诊可以发现肛周皮肤结节、索状物、肿块，有无压痛、疼痛的性质和程度，外口与索状物的关系等，应注意观察并记录这些病变的位置、数目、形态、大小、深浅、硬度、走向、移动度及距肛缘距离等。

直肠指诊时若示指无阻力地通过肛管，应注意有无肛门失禁，嘱患者主动收缩肛门以检查其收缩力情况。若通过困难，则注意检查有无肛门直肠的狭窄，若有狭窄，须确定狭窄的部位，区分是环形狭窄还是带状狭窄。

示指若感觉肛管内有烧灼感，多为肛管或其周围组织的急性炎症；齿线区若触及硬结、凹陷和压痛，通常为肛窦炎或肛瘘内口；若硬结呈粟

粒样或豆粒样，多为肛乳头肥大；注意齿状线区亦是先天性肛门狭窄或闭锁的好发部位。当内痔体积较大或纤维化时，可在此区域触及纵行隆起肿物。肛管直肠环肥厚、纤维化或变硬常为炎症所致，多见于高位肛瘘或脓肿。直肠部位若有肿块，应注意其大小、硬度、活动度、形态、是否有蒂、肿块上下界距肛缘的距离，以及肿块在肠腔的位置、占据肠腔周径的多少、肠腔狭窄的程度，并注意与粪块及异物相鉴别。直肠后壁的检查主要是排除直肠后有无病变如骶前肿瘤（畸胎瘤、囊肿）。

三、探针检查

1. 探针的种类

探针是专门用于各种瘘管、窦道检查和治疗的器械。常用的探针主要有 5 种：有槽探针、单钩探针、双钩探针、双球头探针、棒状探针。棒状探针从外形上可分为直形探针和钩状探针，其中以直形探针最为常用。从探针所用的材料方面可以分为银质探针（软质）、铜质探针（中等硬度）、合金探针（较硬）。

2. 检查方法

根据肛瘘、肛周脓肿及窦道的不同类型选择相应的探针进行检查。如直形肛瘘可用球头硬质探针，马蹄形肛瘘则应用软质探针，内盲瘘选用钩状探针。探针检查瘘管时从外溃口插入，通过瘘管或脓腔管道到达内口，示指要在直肠内行指诊配合检查，当探针在管道内遇到阻力时切不可强行探入，以防造成假道，影响诊断和治疗。内盲瘘检查时用肛门镜显露可疑肛窦位置，钩状探

针检查以确定内口位置。另外在肛瘘的诊断上，还可用亚甲蓝染色检查确定其内口位置、瘘管走行及分支等。

第三节　内镜检查

内镜检查是肛肠科常规检查方法之一。通过内镜可以直视病灶，取得可靠的诊断依据，并可进行钳取活组织检查及治疗。

一、肛门镜检查

1. 肛门镜的种类

肛门镜一般长约 7 cm，分为筒状肛门镜和分叶式肛门镜两大类。筒状肛门镜因其筒形和开口形状不同又可以分为喇叭筒形肛门镜、圆筒（直筒）肛门镜、缺边肛门镜等。根据其口径不同可分为大（直径 2.2 cm）、中（直径 1.75 cm）、小（直径 1.43 cm）3 种型号。筒状肛门镜的用材为镀锌铁质或一次性 PVC 塑料质等。分叶式肛门镜因其叶片数量不同又分为二叶肛门镜、三叶肛门镜及手术中特制的肛门自动拉钩。有的肛门镜还配置了冷光源，使肠腔内视野更加清晰，还有的配置了摄像机，便于保存图像资料（图 4-10）

2. 肛门镜的应用范围和选择

肛门镜主要应用于肛管和直肠下段病变的检查，还可借助肛门镜钳取上述部位病变的活组织标本，也可通过肛门镜进行部分治疗。不同类别和型号的肛门镜临床应用有所不同，筒状肛门镜主要用于肛肠病的常规检查和对内痔等肛肠疾病进行注射等治疗，其中圆筒肛门镜多用于检查，喇叭筒形肛门镜则用于治疗；分叶式肛门镜主要用于肛瘘、肛周脓肿等疾病的检查和治疗。

3. 检查方法

检查前首先帮助患者消除紧张情绪，做好准备工作；选择适当体位，一般采用侧卧位、膝胸位；选择适合患者病情的肛门镜；肛门镜检查前常规视诊、指诊，如发现有肛裂、直肠严重狭窄和脓肿等，应在麻醉下进行。检查时先在肛门镜体部涂适量润滑剂。筒状肛门镜与分叶式肛门镜操作方法有所不同，以筒状肛门镜为例，步骤如下：检查者右手持镜柄，拇指紧抵镜栓，左手协

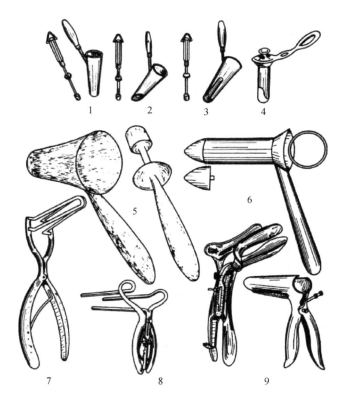

1. 圆口镜；2. 斜口镜；3. 缺边肛门镜；4. 螺旋口镜；5. 喇叭筒形肛门镜；6. 直筒肛门镜；7. 四叶镜；8. 三叶肛门镜；9. 二叶镜

图 4-10　常用肛门镜

助牵开患者肛门，暴露肛管。先使肛门镜头部在肛缘做适当按揉，待肛门松弛后，再将镜头缓缓插入肛门内，进镜方向先指向脐部，通过肛管后改向骶尾部继续插入。待镜身充分插入直肠内，再抽出镜栓，边退镜边观察肛管直肠情况，为观察不同角度的病变有时需反复进入（图 4-11）。

4. 注意事项

若进镜时患者痛苦较大，应立即停止，查找原因，若为括约肌痉挛，可换用小号肛门镜或局麻后检查。观察时光线要充足。在退镜观察时如需再进镜，应先放入镜栓，再推镜向上，或全退出后重新进镜，以免损伤组织。使用分叶式肛门镜，当叶片在直肠内已张开时，不得完全闭合，以免夹伤组织。

5. 观察内容

首先应观察取出的镜栓顶部有无脓液、血液、黏液等附着物，然后再退镜观察肠腔情况，包括直肠黏膜、齿线区的肛窦、肛门瓣、肛乳头、齿状线下肛管皮肤有无异常。直肠黏膜的异常包括

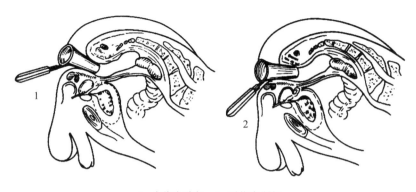

1. 先指向脐部；2. 后指向骶部

图 4-11　肛门镜检查法

充血、水肿、糜烂、溃疡、出血、脓血、肿物、脱出等，还应注意其位置、颜色、形状、范围等。若有直肠黏膜松弛脱垂，可见镜腔内充满黏膜无空隙，看不到近端肠腔，加大腹压则脱垂更加明显。

二、乙状结肠镜检查

当怀疑直肠上端及乙状结肠有病变时，可用乙状结肠镜进行检查。近年来随着光导纤维和电子结肠镜的普及，硬质乙状结肠镜的应用已逐渐减少。乙状结肠镜的镜身长度一般有 25 cm、30 cm、35 cm 3 种类型，镜管直径一般成人为 2 cm，而直肠狭窄的成年人和婴幼儿多为 1.3 ~ 1.5 cm。乙状结肠镜的主要构件有镜筒、闭孔器、目镜、光源及附件（包括充气橡皮球、擦拭器、活检钳等）。目前常采用冷光源或光导纤维束。

1. 适应证

1）体检或直肠、乙状结肠肿瘤普查。

2）原因不明的便血或大便习惯改变，以及左下腹及肛门部不适者。

3）慢性腹泻、里急后重、大便长期有脓血黏液者。

4）大便变形，或细或扁者。

5）乙状结肠异物。

6）取直肠、乙状结肠病变组织的活检标本。

2. 禁忌证

1）肛管、直肠狭窄，内镜不能插入者。

2）肛门、直肠急性期感染或有疼痛性病灶，如肛裂、肛周脓肿等；一般不宜内镜检查者。若病情需要，可在局麻下完成。

3）有出血倾向或凝血功能障碍的患者取活检应慎重。

4）精神病患者及难以合作的儿童。

5）妇女月经期、孕妇要严格掌握适应证，以免引起生殖系统感染或流产等。

6）全身衰竭、高龄者或心脑血管疾病的发作期慎做检查。

3. 检查前准备

1）了解病史、病情，进行详细的视诊、指诊，以及血常规、凝血酶原时间及心电图等检查。

2）向患者做好解释工作，消除紧张情绪和顾虑，以取得配合。

3）可使用镇静剂和解痉剂。

4）检查前排空大便，清洁灌肠。

5）若肛门有疼痛性疾病，可行肛门局部麻醉。

6）检查、清点、备齐所用器械，物品、电源等排除故障。

7）乙状结肠镜检查最理想的体位是膝胸位，年老体弱者可选用侧卧位。

4. 检查方法

操作的基本原则是循腔进镜。

1）患者取膝胸位，进镜前常规直肠指检，了解肛管、直肠下段情况，扩张、润滑肛管。

2）将闭孔器套入镜筒，在镜筒表面涂润滑剂。

3）检查者站在患者的左后侧，右手持镜，示指、中指夹住镜筒末端，拇指紧顶闭孔器，嘱患者放松肛门。将镜头端对准肛门，先指向脐部方向插入肛门，徐徐推入 4 ~ 5 cm 时阻力骤减，即标志进入直肠壶腹部。

4）取出闭孔器，装上目镜及光源，将镜管方向改为指向骶尾部方向，直视下循腔进镜。循腔的方法是上下左右旋转镜筒方向，寻找黏膜皱襞，如不理想可适当注入空气使肠腔轻度扩张或稍退镜再寻找。进镜时可根据所见直肠瓣的位置估计镜头端所在的位置，越过上直肠瓣即达到直乙交界处。

5）直乙交界处肠腔狭窄，有转折且黏膜皱襞小而多，镜检常在此处受阻，通过困难，是肠穿孔的好发部位。通过该部位时将镜端稍向左下方向抵压，配合充入少量气体。进镜过程中必须看到上方肠腔后才能将镜身逐渐向前推进，切不可将镜器盲目地强行推进，以免发生穿孔、出血等危险。待镜身完全进入后，再缓慢退镜，边退边上下旋转镜端方向以利于观察。

5. 观察内容

（1）正常所见

乙状结肠黏膜呈粉红色，表面光滑而有光泽。黏膜下血管纹理清晰，黏膜皱襞小而多，呈环形走向。在直肠腔中常可看到上、中、下3个直肠瓣，边缘光滑而清晰。退至肛管直肠环处可见肠腔变窄，即进入肛管。

（2）所见病变

①黏膜炎症及受损程度：轻度炎症时黏膜仅有充血、水肿，黏膜下血管纹理不清晰甚至消失；中度则见黏膜粗糙、轻度糜烂，触之易出血等；重度可见黏膜广泛充血、糜烂重，有溃疡形成，黏膜表面可有伪膜或增生突起的假性息肉，有大量的脓血性或黏液性分泌物等。

②肠道肿物或狭窄：发现肿物应注意观察其位置、形态、颜色、大小、移动度、数目及与周围正常黏膜界线是否清楚等，必要时取活组织行病理检查。若有狭窄，应注意其位置、范围等。

6. 注意事项

1）循腔进镜，动作轻柔：必须始终遵守直视下循腔进镜的基本原则，进镜时用力要柔缓，顺其自然，不可勉强。

2）及时排除影响进镜和观察的因素：影响进镜和观察的因素较多，如粪便阻塞、大量分泌物覆盖及反射性肠痉挛等，需排除。若粪便或分泌

物影响视野无法检查时，量少可用擦拭器取出，量多可用长吸引器将分泌物吸除，或终止检查，重新进行肠道准备。如遇反射性肠痉挛可暂停进镜，并适当退镜以避免刺激，待痉挛解除后再设法通过。

3）不可充入过多气体：气体充入过多可使肠内压升高，肠壁张力增大，镜检时稍不注意即有穿孔危险。对病变较重者应尽可能避免充气。

4）注意组织标本钳取：取活检的部位要避开血管；钳取肠壁组织不可过深或撕拉组织；取活检后观察止血是否充分，一定要完全止血后再退镜。

5）其他：镜检后应嘱患者适当休息。

7. 常见并发症及处理

1）肠穿孔：结肠穿孔早期腹膜刺激征并不突出，容易误诊，主要表现为细菌感染、中毒性休克，应提高警惕，密切观察，一旦确诊穿孔应立即行手术治疗。

2）出血：镜检后便血不止，里急后重，乏力自汗，头晕，面色苍白甚至休克。轻度出血可用云南白药粉及白及粉调成糊状，明矾液、凝血酶等止血药灌肠止血，出血较多发生休克时应做相应急救。

三、结肠镜检查

结肠镜有纤维结肠镜、电子结肠镜、超声内镜等。结肠镜不仅可以诊断大肠及回肠末端疾病，还可以治疗一些大肠疾病，如结肠息肉摘除、肠扭转复位以及早期癌的切除等。

纤维结肠镜是采用光导纤维采集图像。电子结肠镜是镜头部有一个有摄像功能的 CCD 光敏集成电路块，通过信息处理机成像，并将图像显示于屏幕上。专用超声内镜由于超声图像稳定，有利于早期癌及浸润深度的详细观察及判定。

结肠镜根据镜身的长短可分为长、中、短三型。长镜又称全长结肠镜，长约 180 cm（165 ～ 185 cm），可通过回盲部进入回肠末端。中结肠镜长约 150 cm（100 ～ 150 cm），可插至横结肠或进入回盲部。短镜长约 60 cm（55 ～ 75 cm），可插至降结肠或结肠脾区。结肠镜的构件一般由操作部、镜管部、光端可曲部、镜头部及附件构成，附件

包括光源、吸引器、监视器、活检钳、照相机、录像机、高频电凝切除器、圈套器、计算机、打印机等（图4-12）。

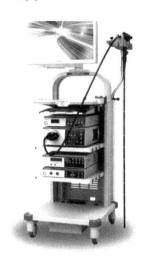

图4-12　电子结肠镜诊疗系统

（一）适应证

电子结肠镜检查的适应证相当广泛，凡属于下列情况而无禁忌证时均可行电子结肠镜检查。

1）原因不明的下消化道出血。

2）原因不明的慢性腹泻。

3）原因不明的腹部肿块，不能排除大肠及回肠末端病变者。

4）原因不明的中下腹疼痛。

5）疑有良性或恶性结肠肿瘤，经X线检查不能确诊者。

6）疑有慢性肠道炎症性疾病。

7）钡剂灌肠或肠系检查发现异常，需进一步明确病变的性质和范围。

8）结肠癌手术前确定病变范围，结肠癌、息肉术后复查及疗效随访。

9）原因不明的低位肠梗阻。

目前结肠镜检查已不像过去人们想象的那样痛苦，大多数人都可接受。

（二）禁忌证

肛管直肠狭窄、内窥镜无法插入时，不宜做内窥镜检查。有腹膜刺激症状的患者，如肠穿孔、腹膜炎等，禁忌做此项检查。肛管直肠急性期感染或有疼痛性病灶时，如肛裂、肛周脓肿等，避免做肠镜检查。妇女月经期不宜检查，妊娠期应慎做。年老体衰、严重高血压、贫血、冠心病、心肺功能不全者，不宜做电子结肠镜检查。腹腔、盆腔手术后早期，怀疑有穿孔、肠瘘或广泛腹腔粘连者，禁忌做此检查。

（三）术前准备

1. 知情同意

1）充分说明检查的必要性。

2）说明肠道准备以及术前用药（包括药物副作用的说明）。

3）说明可能发生的并发症的种类、频度、处置方法。

4）要考虑到过分的说明可能引起患者的不安。

5）不仅要口头说明，还要出示同意书并得到同意，在同意书上签名是必要的。保管好同意书。

6）如果是未成年或高龄患者，向家属进行说明并得到同意是必要的。

2. 术前检查

（1）既往史、现病史的采集

1）确认有无重大并发症。

2）确认有无起搏器的安装、哮喘、青光眼、前列腺肥大、肝硬化、过敏、出血倾向、妊娠。

3）确认抗凝药、抗血小板药等内服药的使用情况。

4）判断以上药物是否可以停药，指示停药的时间。

5）充分考虑停用抗凝药或抗血小板药可能引起的疾病或病理状态，对是否停药进行判断是必要的，最好是听取处方医师的意见。

6）确认有无腹部手术及手术种类。

7）确认是否曾经行大肠镜检查以及痛苦程度。

（2）血液检查

检查传染性疾病（乙型肝炎、丙型肝炎、梅毒、HIV等）。

（3）其他

高龄者最好进行心肺功能检查。

3. 肠道准备（转自《中国消化内镜诊疗相关

肠道准备指南》2019·上海）

随着国内消化内镜技术的深入普及，肠道准备越来越受重视，国内外相关研究不断涌现，国际上也先后发表了多部相关的共识和指南。中国医师协会内镜医师分会消化内镜专业委员会、中国抗癌协会肿瘤内镜学专业委员会于2019年4月制定了新版《中国消化内镜诊疗相关肠道准备指南》，以期对消化道疾病患者内镜诊疗相关的肠道准备提供指导。

本指南采用"推荐等级的评估、制定与评价系统"评估证据质量和推荐强度，证据质量分为高质量、中等质量、低质量和很低质量4个等级，推荐强度分为强推荐和弱推荐2个等级；证据质量仅为决定推荐强度的因素之一，低质量证据亦有可能获得强推荐。

（1）肠道准备的目的和要求

［推荐1］内镜医师应在结肠镜操作时评估患者的肠道准备质量，医疗机构应定期监测肠道准备合格率（推荐强度：强推荐；证据质量：低质量）。

［推荐2］采用波士顿量表或者渥太华量表进行肠道准备质量的评估（推荐强度：强推荐；证据质量：高质量）。

结肠镜是筛查、诊断和治疗结肠病变的重要手段，其诊断的准确性和治疗的安全性与肠道准备的质量密切相关，充分的肠道准备可使患者获得较高的肠道清洁度，对实现高质量的肠镜诊疗具有重要意义。肠道准备不充分可降低结肠镜检查的有效性和安全性，且影响肠镜检查的腺瘤检出率。理想的结肠镜肠道准备方法应该具有以下特点：能短时间内排空结肠的粪便；不引起结肠黏膜的改变；不会引起患者不适；不导致水电解质的紊乱；价格适中。但目前临床上常用的肠道清洁剂各具特点，尚不能完全满足上述标准，需要根据具体的人群，予以有针对性的指导。

为了改进肠道准备质量，建议内镜医师在结肠镜检查时对患者的肠道准备情况进行评估，医疗机构应定期监测肠道准备合格情况。国际上目前主要有两个肠道准备质量的评估量表：波士顿量表和渥太华量表，波士顿量表≥6分、渥太华量表≤7分均提示肠道准备合格。波士顿量表将结肠

分为3段（盲肠和升结肠，肝曲、横结肠和脾曲，降结肠、乙状结肠和直肠）进行评分，按照最差~最清洁分为4级（0~3分，表4-1、图4-13），总分0~9分；渥太华量表将结肠分为3段（直肠和乙状结肠，横结肠和降结肠，升结肠和盲肠）进行评分，按照最清洁~最差分为5级（0~4分，表4-2），并加入全结肠内的液体量评分（少量、中量、大量分别为0、1、2分），总分0~14分，小于或等于7分为合格。

表4-1　肠道准备质量的波士顿量表评分标准

评分	描述
0分	由于无法清除的固体或液体粪便导致整段肠黏膜无法观察
1分	由于污斑、混浊液体、残留粪便导致部分肠黏膜无法观察
2分	肠道黏膜观察良好，但残留少量污斑、混浊液体、粪便
3分	肠道黏膜观察良好，基本无残留污斑、混浊液体、粪便

最差~最清洁分为4级，记0~3分，总分0~9分，大于或等于6分为合格。

表4-2　肠道准备质量的渥太华量表评分标准

评分	描述
0分	极好：肠黏膜细节清晰可见；如有液体存留，则为澄清液体；几乎无粪便残留
1分	良好：有一些混浊液体或粪便残留，但仍可见肠黏膜细节；无须冲洗及抽吸
2分	一般：混浊液体或残留粪便掩盖肠黏膜细节，但抽吸后仍可见肠黏膜细节；无须冲洗
3分	较差：粪便掩盖肠黏膜细节和轮廓，但冲洗和抽吸后，尚能获得清楚视野
4分	极差：固体粪便掩盖肠黏膜细节和轮廓，尽力冲洗和抽吸后，仍无法获得清楚视野

（2）患者告知及宣教

［推荐3］肠道准备前应向患者提供口头联合书面的详细指导，并强调依从的重要性，有条件的单位可联合基于电话、短信以及微信等辅助方式指导患者进行肠道准备（推荐强度：强推荐；

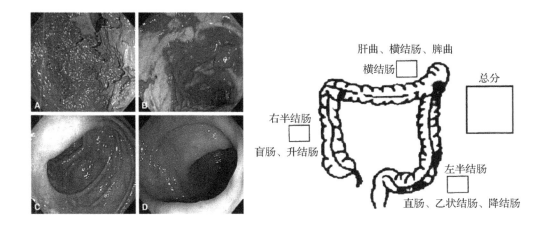

图4-13 波士顿量表

证据质量：高质量）。

（3）饮食限制

［推荐4］术前采用低渣饮食/低纤维饮食，饮食限制一般不超过24 h（推荐强度：强推荐；证据质量：高质量）。

［推荐5］亦可采用术前1天清流质饮食（推荐强度：弱推荐；证据质量：高质量）。

［推荐6］采用标准化的预包装低渣/低纤维饮食有助于提高依从性（推荐强度：弱推荐；证据质量：高质量）。

（4）常用肠道清洁剂的选择和用法

选择肠道清洁方案时应充分考虑患者的整体健康状况、病史、服药史、偏好、既往肠道准备情况等因素，结合清洁方案的疗效、成本、安全性和耐受性等条件，制订个体化肠道准备方案。

1）聚乙二醇（polyethylene glycol，PEG）电解质散：

［推荐7］3L PEG的分次剂量方案可提供高质量的肠道清洁，适合中国人群（推荐强度：强推荐；证据质量：高质量）。

［推荐8］在肠道准备不充分的低风险人群中可采用2L PEG的单次剂量方案（推荐强度：强推荐；证据质量：高质量）。

PEG是目前国内外应用最广泛的一类肠道清洁剂。PEG为惰性的乙烯氧化物形成的聚合物，可作为容积性泻剂，通过口服大量液体清洗肠道，对肠道的吸收和分泌无明显影响，亦不引起水和电解质紊乱。国内较常使用PEG电解质散（PEG-electrolyte solutions，PEG-ELS）主要由PEG-4000和一定剂量的电解质混合而成，加水后即可配成PEG的等渗性溶液。

用法推荐：2L PEG方案，在结肠镜检查前4～6小时，每10～15分钟服用250 mL，2小时内服完；3L PEG方案，采用分次服用，即肠道检查前1天晚上8点服用1 L，检查当天检查前4～6小时服用2 L。服药期间可适当走动，并轻揉腹部加快排泄。开始服药1小时后，肠道运动加快，排便前患者可能感到腹胀，如有严重腹胀或不适，可放慢服用速度或暂停服用，待症状消除后再继续服用，直至排出清水样便。如排便性状达不到上述要求，可加服PEG溶液或清水，但总量一般不超过4 L。

不良反应：PEG制剂的最常见的不良反应为腹胀、恶心和呕吐等消化道症状。

2）镁盐：

［推荐9］硫酸镁可作为肠道准备的常用清洁剂，肾功能异常以及炎症性肠病患者应避免使用（推荐强度：弱推荐；证据质量：低质量）。

常用镁盐制剂为硫酸镁以及柠檬酸镁，但国内仅有硫酸镁。硫酸镁是我国传统的肠道准备清洁剂，其优点为服用水量少，患者依从性好、价格便宜。高渗的硫酸镁溶液将水分从肠道组织吸收到肠腔中，刺激肠蠕动而排空肠内容物。

用法推荐：在内镜检查前4～6小时，硫酸镁

50 g 加清水 100 mL 稀释后一次性服用，同时饮水约 2 L，大多数患者可以完成充分的肠道准备。建议患者在大便呈清水样便时，不再继续饮水。

不良反应：浓度过高时有导致脱水的风险。

3）磷酸钠：

［推荐 10］不常规使用口服磷酸钠进行肠道准备，仅用于有特定需求无法被其他制剂替代者，口服磷酸钠前应先评估肾功能（推荐强度：强推荐；证据质量：高质量）。

4）匹可硫酸钠：

［推荐 11］复方匹可硫酸钠可用于内镜检查前的肠道准备，耐受性较好（推荐强度：弱推荐；证据质量：中等质量）。

5）甘露醇：

［推荐 12］不建议治疗性结肠镜使用甘露醇进行肠道准备（推荐强度：弱推荐；证据质量：低质量）。

6）中草药：

［推荐 13］中草药制剂应与其他肠道清洁剂联合使用以减少不良反应（推荐强度：弱推荐；证据质量：低质量）。

研究表明，多种中药均具有导泻作用，在内镜诊疗前的肠道准备中具有一定价值。国内常用于肠道准备的中草药包括番泻叶原叶、蓖麻油等，国外常用为番泻叶提取物片剂。

用法推荐：番泻叶用于结肠镜检查前肠道准备，可于检查前晚用番泻叶原叶 20 g 加 400 mL（番泻叶原叶 20 倍重量）开水浸泡 30 分钟饮服，80 ℃水温浸泡 1 小时后服用。导泻作用在给药 2 ~ 4 小时后即可发生，而促进大肠液分泌的效应则在给药 6 小时后明显。一般服用番泻叶原叶 3 ~ 4 小时后即开始排便，连泻数次，如 4 小时仍未排便，且无明显肠鸣音和腹痛，可再同法冲服 200 mL，一般以排便 3 次以上为最佳。番泻叶原叶可考虑用作 PEG 的辅助药物，当和 PEG 合用时可减少 PEG 的用量。蓖麻油一般于检查前 6 ~ 8 小时服用，一般在服药后半小时到 1 小时开始腹泻，平均腹泻次数为 5 次，持续 2 ~ 3 小时后自行停止。

不良反应：番泻叶的常见不良反应包括腹痛、腹胀等，偶可导致肠黏膜炎症改变，不建议单独作为肠道清洁剂使用。

综上所述，各类肠道清洁剂的作用特点、适应证和不良反应各不相同，需要根据临床实际情况加以选择。

（5）祛泡剂

［推荐 14］在肠道准备过程中建议常规应用祛泡剂（推荐强度：强推荐；证据质量：高质量）。

目前常用于肠道准备的祛泡剂主要为西甲硅油，该药由二甲硅油及二氧化硅等组成，主要通过直接作用于气泡的表面，降低其表面张力，使气泡破裂释放，最后通过肠道蠕动排出。在肠道准备过程中适当应用西甲硅油可有效减少气泡的产生，从而提高肠道准备质量，并有助于提高患者检查时的舒适度和减轻患者内镜检查后的腹胀程度。此外，由于西甲硅油进入消化道后不被吸收进入血液循环，因此具有较高的安全性。

用法推荐：西甲硅油 30 mL，可与最后一份泻药同时服用，或者于泻药服用完成后 30 ~ 60 分钟内服用；也可选用二甲硅油，但最佳剂量及服用时间尚待进一步研究确证。

（6）口服肠道清洁剂的禁忌证

1）绝对禁忌证：消化道梗阻或穿孔，肠梗阻或胃潴留；重度活动期炎症性肠病或中毒性巨结肠；意识障碍；对其中的药物成分过敏；无法自主吞咽（这种情况下鼻饲胃管可能有用）；回肠造口术后。

2）相对禁忌证：患者具有以下情况时，应选择特定的肠道清洁剂。

①慢性肾脏疾病：在确定最合适的口服肠道清洁剂的时候，患者的肾脏排泄能力、肾小球滤过率是重要的考虑因素之一。对于肾衰竭的患者，PEG 是唯一推荐的肠道清洁剂。

②血液透析：对于第 4 或第 5 期的慢性肾脏疾病接受血液透析的患者，在透析期间口服肠道清洁剂可能会继发血容量不足，引起低血压，有增加血栓形成的风险。因此，建议入院与肾内科专家共同评估患者情况，再选择口服肠道清洁剂的种类（PEG 或镁盐）及配合进行血液透析的时机。

③腹膜透析：对于正在进行腹膜透析的大多数患者来说，建议使用 PEG 制剂，且无须因口服

肠道清洁剂而入院。但是，仍应密切观察个体情况，避免因血容量不足而损害患者的残余肾脏功能。正在进行腹膜透析的患者应继续以正常的方式透析，在口服肠道清洁剂之前，应排出腹腔内的透析液。

④肾移植受者：不应选择磷酸钠制剂，除非其他所有的药物均有禁忌。当免疫抑制剂的吸收会受到口服肠道清洁剂的影响时，可建议患者入院。

⑤充血性心力衰竭：充血性心力衰竭的患者肾血流量减少，肾小球滤过率下降，排泄磷酸盐的能力降低，导致急性磷酸盐相关肾病的风险增加。另外，这些患者在低血容量或大量水摄入的情况下，低钠血症风险增加。因此，在这些患者中，PEG 制剂是首选。

⑥肝硬化合并或者不合并腹水：肝硬化已被确认为急性磷酸盐相关肾病的危险因素之一，不宜使用磷酸钠盐制剂，首选 PEG。

⑦服用某些特定药物：ACEI 和 ARB、利尿药、NSAIDs 及可以诱导抗利尿激素分泌异常的药物。

a. ACEI 和 ARB：建议 ACEI 和 ARB 在口服肠道清洁剂当天及之后 72 小时内不应继续使用。

b. 利尿剂：在使用口服肠道清洁剂之前，应评估患者血压、血容量的情况。如果患者没有明显肺水肿的风险，利尿剂应在口服肠道清洁剂时暂停 1 天。如果确需继续使用利尿剂，建议使用 PEG 制剂进行肠道准备，并监测电解质。

c. NSAIDs：在允许的情况下，口服肠道清洁剂当天及之后的 72 小时内建议停止使用 NSAIDs。

d. 诱导抗利尿激素分泌异常的药物：这些药物可以继续使用，但是在口服肠道清洁剂之前应当检查血清肌酐、尿素氮及电解质水平。

e. 胰岛素、口服降血糖药：因结肠镜检查前 1 天进行饮食限制，使用胰岛素、口服降血糖药控制血糖的患者，应根据饮食情况调整药物使用，以避免发生低血糖。此外，在结肠镜检查当天，患者应在检查完毕且恢复进餐后再使用胰岛素、口服降血糖药。

f. 其他特殊疾病：严重溃疡性结肠炎患者慎用肠道清洁剂；有肠道狭窄或便秘等肠内容物潴留的患者，应在确认给药前日或给药当日有排便后谨慎给药，以免引起肠内压升高；冠心病、陈旧性心肌梗死或肾功能障碍的患者慎用肠道清洁剂。

（7）特殊患者的肠道准备

1）具有肠道准备不充分危险因素的患者：

［推荐 15］对于存在肠道准备不充分危险因素的患者，可在应用标准肠道准备方案的同时采取额外肠道准备措施（推荐强度：强推荐；证据质量：高质量）。

对于存在肠道准备不充分危险因素的患者，可适当采取其他辅助措施以改善患者的肠道准备情况，如采用 4L PEG 方案、内镜诊疗前 3 天进食低渣饮食、使用促胃肠动力药物等；此外，进一步加强对患者进行的优化肠道准备的相关教育亦具有较大价值。

2）肠道准备不充分的评估及补救措施：

［推荐 16］若内镜检查过程中发现患者肠道准备不充分，应积极评估，并采取补救措施或改期行内镜检查（推荐强度：强推荐；证据质量：高质量）。

肠道准备质量的初步评估应在内镜进入患者直肠乙状结肠时即开始进行，若患者行肠镜检查的目的为筛查或监测，且其肠道准备情况较差（不足以检出大于 5 mm 的息肉），则应终止肠镜检查并重新安排结肠镜检查时间，或在不取消当天检查的情况下尝试采取额外的肠道清洁措施。

若检查过程中结肠镜已进至回盲部，但最终认为肠道准备不充分，则应在 1 年内重复检查，再次行肠镜检查时可采用更为积极的肠道准备方案。若肠镜检查发现进展期肿物但肠道准备不充分时，再次行内镜进行复查的间隔应短于 1 年。

此外，若患者在内镜检查的当天按照规定方案进行肠道准备后仍排出棕色粪水，则发生肠道准备不佳的可能性为 54%，该类患者可尝试采取进一步的措施以提高肠道清洁度。

3）患有或疑似炎症性肠病患者：

［推荐 17］对于患有或疑似炎症性肠病的患者，应避免使用磷酸盐类清洁剂，尽量使用小剂量 PEG 方案（推荐强度：弱推荐；证据质量：中等质量）。

患有炎症性肠病的患者由于存在肠道慢性炎症，进行肠道准备时需注意避免肠道清洁剂对病变肠黏膜的进一步损伤。应用磷酸盐类的肠道清洁剂可能导致患者的肠黏膜出现类似炎症性肠病早期的病变表现，导致内镜检查过程中对病变的判断受到影响，故应避免在炎症性肠病患者中使用磷酸盐类肠道清洁剂。此外，炎症性肠病患者可采用小剂量肠道准备方案及其他的适当措施以提高肠道准备的效果。

4）活动性下消化道出血的患者：

［推荐18］对于活动性下消化道出血的患者，应采用PEG进行肠道准备（推荐强度：强推荐；证据质量：低质量）。

急诊结肠镜指患者入院后的12～24小时内进行的内镜检查，该检查可能有利于及时发现病灶。行急诊内镜检查前，患者需进行肠道准备从而提高肠镜检查的完成度和诊断准确率，并且肠道准备过程具有较高安全性。

5）高龄患者：

［推荐19］高龄患者肠道准备应采取分次剂量方案，并可适当采取辅助措施（推荐强度：强推荐；证据质量：中等质量）。

老年患者出现肠道准备效果不充分的情况较为常见，但目前尚无充足的证据建议老年人采用特定的肠道准备方案，该类人群进行肠道准备时可适当应用辅助措施以提高肠道的清洁度。由于磷酸盐制剂可引起较多不良反应，而老年患者通常伴有其他疾病，因此不推荐老年患者应用磷酸盐制剂进行肠道准备。对于高龄或伴有慢性疾病的患者，在肠道准备期间可予以静脉补液等措施，保持水和电解质平衡。

6）儿童和青少年患者：

［推荐20］儿童患者行肠道准备时需根据其个体情况选择个体化的方案（推荐强度：强推荐；证据质量：低质量）。

对于需要行肠镜检查的儿童患者，需根据患儿的年龄、一般情况、检查的意愿和依从性选择肠道准备措施，但由于缺乏高质量的证据，目前尚无针对儿童患者的标准化的肠道准备方案。由于儿童的耐受力和依从性较差，因此儿童的肠道准备通常存在较多困难，较难通过常规方案使患儿的肠道准备质量达到要求，常需多方面的共同配合。国外指南推荐，对于小于2岁的幼童，内镜检查前24小时口服清流质并进行生理盐水灌肠（5 mL/kg）可获得满意的肠道准备效果；对于2岁以上的儿童，可以通过饮食限制、PEG、刺激性泻药（例如番泻叶和比沙可啶）和（或）灌肠进行肠道准备。此外，考虑到口服磷酸盐类制剂可能引起较多不良反应，因此该类药物不推荐用于12岁以下的儿童或使用该药存在不良反应风险的儿童患者。

7）妊娠期患者：

［推荐21］妊娠期妇女应尽量避免内镜检查，若有内镜检查的强适应证，可采用PFG方案进行肠道准备（推荐强度：弱推荐；证据质量：低质量）。

对于妊娠期妇女，应尽量避免内镜检查，若妊娠期妇女必须行内镜检查，须全面评估内镜检查的利弊。由于磷酸盐制剂可能引起较多不良反应，因此不推荐用于妊娠妇女的肠道准备。

总之，本指南主要在上一版的基础上，回顾国内外近几年的相关研究结果和指南，结合国内实际情况进行修订，但最佳的肠道准备方案仍需要根据医疗单位的实际条件、使用习惯和患者的个性化原则来共同制订。

4. 术前用药

（1）解痉药

1）以抑制大肠蠕动为目的来使用。

2）一般肌内注射解痉灵（丁溴东莨菪碱）或静脉给药。

3）用药时要检查有无禁忌性疾病（青光眼、前列腺肥大、心律不齐等）。

4）有禁忌性疾病时可使用胰高血糖素，这时也要注意禁忌证和副作用。

5）不用解痉药也可以进行检查。

（2）镇静药、镇痛药

在大肠镜检查中，因为术者手技的熟练程度不同，患者感受和痛苦也不同，这是事实。此外，即使是熟练术者，腹部手术后粘连的病例、结肠冗长的病例也多伴有痛苦，对于检查极度不安的病例，也是安全检查的障碍。

1）是否应用镇静药、镇痛药由内镜医师

判断。

2）有时患者要求使用。

3）常用的镇痛药有盐酸哌替啶、芬太尼等。

4）常用镇静药有地西泮、咪达唑仑等。

5）在必要时最好应用拮抗药。镇静药的拮抗药有氟马西尼，镇痛药的拮抗药有盐酸纳洛酮等。

6）使用这些药物时，要充分理解这些药物产生的副作用和病理变化，并准备好相应的处置手段。

7）主要的副作用有呼吸抑制、血压下降（特别是高龄患者）。使用地西泮时副作用有血管痛。

8）最好保持静脉通畅，监测血压、脉搏、氧分压。

9）最好采用吸氧状态（面罩、鼻插管）。

10）常备急救设备和插管设备。

11）检查结束后，仔细观察患者状态，确认其确实清醒后才能离院。

12）检查当日禁止驾驶车辆。

（四）内镜的选择

1）根据检查的目的和患者的情况选择内镜。

2）全大肠镜检查一般用中等长度以上的内镜进行检查。

3）在了解内镜性能的基础上进行选择。

4）内镜有常规、放大、治疗用双钳道、超声内镜等种类。

5）有腹部手术史的病例，瘦型身体的、高龄小巧体型的患者，采用细径内镜痛苦一般比较少。

6）结肠冗长病例，高度肥胖的、前次大肠镜检查进入盲肠困难的病例，最好选用长型内镜。

7）有时也要考虑使用外套滑管。

（五）进镜技术的实际操作

1.进修进镜技术

1）初学者最好在指导医师的监护下进行手把手教学。

2）从教科书中学习进镜方法以及和内镜相关的基础知识。

3）学习内镜及周边器械的使用方法。

4）观摩指导医师的操作。

5）通过大肠模型练习操作。

6）积极参加会议、研讨会。

7）不但要学习进镜技术、还要学习内镜诊断和治疗。

2.全大肠内镜检查

（1）进镜的要点

1）进入肛门部：①左侧卧位。②在肛门涂抹足够的润滑剂。③一边观察肛管，一边静静地慢慢插入内镜。

2）直肠的进镜方法：①一边确认管腔一边进镜。②通过3个亨氏瓣（Houston）后，转弯处就是Rs（直肠乙状结肠交界部）。③一边确认管腔一边进镜至乙状结肠。

3）从乙状结肠到SDJ（乙状结肠降结肠交界处）：①一般来说，从形成的襻来讲，以α、反α（γ）、N襻形式进镜。②α及反α襻容易在乙状结肠中推进时产生。③用内镜前端回拉乙状结肠的皱襞，加上沿内镜的轴顺时针旋转，一边反复进出操作内镜一边进镜（钩拉皱襞，右旋短缩），形成所谓的N襻。轴保持短缩法基本与此相同。④如果在不形成襻的条件下进镜，痛苦就会比较少，理想的进镜方法是通过Rs后，不采用使肠管伸展的推进手法，而是用镜身的旋转操作，通过SDJ。⑤不管形成什么样的襻，结果都是一样的，没有什么特别的问题，重要的是如何顺利地通过SDJ。

4）通过脾曲：①大肠镜进入降结肠，直接进镜就可到达脾曲。②即使推进，内镜的前端也不前进时，多是由于在肛门侧形成了某种襻。③襻可以通过沿着内镜的轴线进行顺时针或逆时针捻转操作并逐渐退镜来解除。④通过脾曲时，内镜从直肠到降结肠达到直线化是重要的。⑤为了防止再次成襻或打弯，可以选择硬度可变式大肠镜。⑥镜身直线化后，上调硬度可以防止再次成襻。

5）通过横结肠：①从脾曲进镜到达屈曲部。②屈曲部就是横结肠中段。③通过横结肠中段，见到口侧管腔后逆时针方向或顺时针方向捻转镜身，然后退镜，退镜时镜身前端向口侧（肝曲处）前进，说明内镜的襻已解除（直线化）。④通过上面的操作，再加上吸引气体，效果会更好。

6）通过肝曲：①在肝曲附近确认管腔后进

镜。②这时，内镜要直线化。③看到管腔却不能前进时，多是由于在肝曲附近形成襻的缘故。④对于成襻，用手压迫效果一般比较好。

7）进入盲肠：①进入升结肠后，使内镜直线化再继续进镜。②嘱患者深吸气常常有助于进入盲肠。③加上吸引肠腔内气体，效果会更好。

8）进入末端回肠：①确认阑尾开口处，然后慢慢退镜，确认回盲瓣下唇。②在下唇中央部附近左右摆动镜身前端，确认开口后进镜。

（2）体位变换

①通过脾曲时右侧卧位有效。②通过肝曲时右侧卧位、左侧卧位有效。③进入盲肠时，左侧卧位、仰卧位有助于插入。观察时，让观察的部位向上的体位变换比较有效。

（3）用手压迫法

①依据内镜形成襻的形状而选择有效用部位。②压迫点有方向性，力的大小也有关系，不要尽全力压迫。③内镜通过后，一般不需要压迫。

（4）润滑剂

润滑剂不足时，肛门或肠管与内镜之间的摩擦增大，有时内镜无法前进。推荐充分使用足量的润滑剂。

（5）滑管

①在乙状结肠形成襻妨碍进镜时有效。②将内镜直线化后，涂抹足够的润滑剂，一边左右摆动滑管，一边慢慢插入，推荐在透视下进行。③插入及退出时要注意滑管与内镜之间可夹入黏膜引起黏膜损伤。④如果不固定滑管，有时可能会滑进肠腔内。⑤不得不使用滑管的病例很少。

（6）辅助手段

1）X线透视：①X线透视可通过内镜插入形状和空气造影来确认肠管走行。②透视时间要最小化。③不滥用透视。④即使不使用透视也要努力提高进镜技术，这是十分重要的。

2）内镜插入形状观测装置：①内镜插入形状观测装置可以在不使用X线透视的情况下确认内镜的插入形状。但是需要专用的探针。②已知的内镜插入形状观测装置的特点有：a. 进镜时提高安全性；b. 可用于教学；c. 监视效果；d. 缩短进镜时间。

（六）观察要点

1）从肛管插入开始就尽量用心观察，进入盲肠后详细观察。

2）观察要花费足够的时间。

3）为了清除盲点，适当使用给气和吸引。

4）观察后要吸引多余的气体。

5）屈曲部及皱襞的内侧易成为盲点。

6）升结肠及直肠下段易成为盲点的部位可通过反转镜身观察来消除盲点，在操作时要注意安全。

7）进镜时发现的病变，退镜时要注意，不能漏诊。

8）在常规观察的基础上，要随时并用靛胭脂色素染色观察。

9）要在远景、近景、放大等变换条件的基础上观察，摄影记录。

（七）术后处置

1）要充分说明使用药物的副作用。

2）给予镇痛、镇静药物，必要时给予拮抗药，患者确实清醒后才可以离院。

3）使用色素时，要说明排便时色素可能被排出。

4）活检或息肉电切等处置后，要充分说明包括并发症在内的必要事项。

5）为了了解离院后出现的症状，要说明与医院的联络方法。

6）把上述情况做成文书交给患者比较好。

（八）内镜、器械的消毒

1）检查后按着指南进行消毒。

2）要注意患者间的感染。

3）怀疑有感染的病例，要充分消毒。

4）只能使用消毒后的器械。

5）一次性用品要规范销毁。

（九）并发症及对策

1. 肠道准备引起的并发症

1）从恶心、呕吐、腹胀、腹痛等消化道症状到急性血压下降等重症均可发生。怀疑有肠梗阻的病例不要给予肠道清洁液。

2）恶心呕吐时，如果是因为清洁液在胃内潴留引起的，停止服药，保持安静一般都能缓解。根据症状，确认有无肠梗阻也是必要的。

3）腹胀、腹痛的病例，要边观察病情变化边处置。多数通过排便能够缓解。根据症状确认有无肠梗阻、肠管破裂的发生是必要的。

4）对于急性血压下降，首先要确保静脉通路畅通并进行补液，根据病情实施处理。

2. 术前用药引起的并发症

1）有用药禁忌的病例禁止用药，这是原则。给予镇痛/镇静药有时可引起呼吸抑制、呼吸停止。

2）设置监护仪，在监护下使用药物，尽量早期发现异常。

3）常备插管等急救用具。

4）根据病情，及时采取给予拮抗药、确保呼吸道通畅等措施。

3. 进镜手法引起的并发症

1）穿孔是进镜操作引起的最严重的并发症。对于容易引起穿孔的高危病例（高度粘连、进镜困难等），不能野蛮操作，这是原则。插入困难而无法完成检查时钡灌肠是不错的选择。

2）发现穿孔时要中止进镜。

3）可能的话，可以考虑钛夹缝合术。

4）确保静脉通路通畅，立即给予抗生素，同外科医生密切联系，选择治疗方案。

5）怀疑有穿孔可能的，要严密观察病情变化。

四、其他检查

随着现代医学的发展，大批实用性、创新性医疗系统广泛应用于临床。如目前临床上使用的肛肠内镜诊疗集合成像系统（图4-14），能在可视环境下对患者病变部位进行全方位检查，采集、录制信息，再通过软件后续处理，准确分析采集的图像，达到对患者进行全方位检查诊断的效果；能运用取活检、套扎、冷冻治疗技术配合检查，提升治疗效果。主要应用于痔疮、直肠及乙状结肠疾病的早期筛查、诊断治疗及术后排查。其特点是：数字化使肛肠科的检查与治疗进入了数字

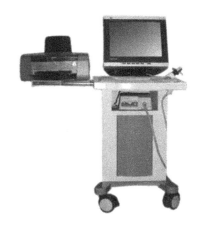

图4-14 数字化肛肠内镜诊疗系统

化时代。

第四节 X线检查

1. 普通平片检查

腹部平片检查对大肠低位梗阻、肠道穿孔、新生儿先天性无肛、巨结肠以及不透X线的结石或钙化灶等有不同程度的直接或间接诊断价值。仰卧位和直立位的腹平片可初步诊断大肠有无低位梗阻、梗阻的部位，甚至性质。必要时进一步检查需钡剂灌肠。

2. 血管造影

1）适应证：怀疑为血管本身疾病和畸形引起的大肠出血性疾病；了解肠道病变的部位、大小、范围及血供和有关血管的变异，以做出正确的术前估计；了解恶性肿瘤邻近器官受累和病变的转移情况。选择性或超选择性动脉造影可对结肠病变进行明确诊断和相关治疗。

2）主要配置及检查方法：主要配置包括大功率的X线机（C形臂数字减影机）、压力注射器（一般采用5-7F导管，注射速度为15～20 mL/s）、对比剂（常用76%泛影葡胺，需重复造影者至少间隔30分钟）。选择性或超选择性动脉造影还需要穿刺针、导引钢丝、血管扩张器和导管等设备。血管造影检查必须在严格无菌技术下进行，术前也必须做碘过敏试验。血管介入技术均采用经皮血管穿刺插管术。

3. 窦道、瘘管造影

X线窦道造影可以确定窦道范围，有无残腔、

异物以及与邻近器官的关系。X线瘘管造影能了解瘘管行径、范围、分支、邻近器官和内口位置，为手术治疗提供有利条件。

1）对比剂：常用40%碘化油，但瘘管与腹腔相通者禁用，易引起炎性反应，可用有机碘如泛影葡胺代替。窦道或瘘管造影也可用稀钡，但绝对不能漏入腹腔。窦道或瘘管在急性炎症期不宜造影，须待炎症控制后方可进行。碘剂造影前应常规做碘过敏试验。

2）造影方法：患者一般取卧位，窦道或瘘管开口尽可能朝上，先用空针抽吸其中可能存在的分泌物或脓液，再将有对比剂的注射器直接插入管口，在透视监控下缓慢注入，并维持一定压力，适当转动患者体位，以利充盈，在开口处贴上标记物，根据透视决定摄取互成直角的两张照片。

4. 结肠造影

结肠造影指向结肠内灌入高密度或低密度物质使之显影的X线检查方法。结肠造影依方法不同可分为4种。

1）钡剂灌肠：钡剂灌肠是一种传统的结肠造影方法，主要用于检查结肠、直肠的位置、器质性病变及某些较大或较为明显的病灶。对疾病的检出率较低，不仅难以检出单发的1 cm以下的病灶，甚至有可能遗漏较大病灶。黏膜相检查亦常因钡剂不能排空而效果不佳。

造影方法：造影前要先彻底清洁肠道。造影时向大肠内灌入30%~40%（W/V）硫酸钡悬液800~1 000 mL，先随钡头行充盈相检查，并逐段加压，然后排出钡液行黏膜相检查。亦可于黏膜相检查后向肠腔内注气扩张肠管进行"双对比"检查。

2）结肠双对比造影：结肠双对比造影是检查结肠、直肠器质性病变的主要方法之一，目前是结肠造影的常规方法，具体方法如下。

①肠道准备：检查前2日进行肠道准备。需要注意的是严格控制饮食2天且药物导泻达4次以上，肠道准备不充分者需清洁灌肠，灌肠后尽可能排尽肠内水分。②低张：低张的目的是松弛肠壁平滑肌，便于肠管舒张，减轻腹胀。一般于灌注对比剂之前肌内注射盐酸山莨菪碱（654-2）20 mg。注射前需排空小便，有禁忌证者不能使

用。③对比剂灌注：颗粒均匀型双对比造影用80%~100%（W/V）的硫酸钡悬液150 mL左右，先灌入直肠，再注入空气1 000 mL左右。检查过程中需多次调整和变换体位，以使钡剂均匀涂布于全部大肠黏膜，并将拟显示部位置于高处，用空气扩张局部肠管拍摄点片。

结肠双对比造影可以显示大肠黏膜面的细微结构，黏膜轮廓线连续而光整，肠腔扩张良好，影像清晰，最小可显示单发的2~3 mm大小的病灶。结肠双对比造影的诊断准确率已接近于结肠镜。造影方法简单，副作用小，易被患者接受。

注意事项：结肠双对比造影要求在20分钟左右完成，时间过长会引起钡膜龟裂而影响造影效果。结肠双对比造影成功与否除决定于放射科医师的技术水平外，很大程度上取决于患者肠道准备的情况，不仅要求肠道清洁，也要求肠壁黏膜面干燥。

3）钡餐法结肠造影：本法属顺行检查，方法简便，无副作用，还可用于观察肠管功能改变。由于使用的钡剂浓度较低，可在一定程度上显示重叠的肠管。钡剂通过较快，缺点是肠道钡剂较多，影像明显不如结肠双对比造影清晰，难以观察和发现结直肠细小病灶，具体方法如下。

①肠道准备：可口服泻剂或至少应于造影前1小时清洁灌肠2次。造影当日晨禁食、禁水至检查结束。②对比剂：以20%甘露醇或山梨醇175 mL加硫酸钡100 g配制成50%（W/V）硫酸钡悬液200 mL加生理盐水100 mL。③检查：上述对比剂任取一种口服，先行上消化道钡餐透视，待钡剂充盈全部大肠时进行结直肠检查，检查结束前不能排便。亦可于检查结束后排出钡剂注气行"双对比"检查。

4）经腹部结肠造口结肠双对比造影：本法适用于因低位直肠癌根治术或肠管创伤所致暂时性或永久性结肠造口患者，具体方法如下。

①肠道准备、钡剂浓度及低张均与结肠双对比造影相同，唯钡剂用量可视所检结肠长度酌减。②经造口行结肠双对比造影的关键是防止气钡从造口溢出，需使用带有圆锥或漏斗状杯口的肛管，也可使用Foley尿管。③根据造口方向插入肛管，由患者手持圆锥或漏斗状杯口用力封堵造口；使

用 Foley 尿管者则于附囊注气后由患者向外牵拉，无论体位如何转变均不得松手，可取得满意造影效果。④结肠双造口者欲检查远端结肠和直肠时须用有机碘剂，若使用钡剂则检查结束后一定要用生理盐水反复冲洗干净，以免干结在肠腔内。

第五节　超声检查

各种腔内超声探头和高频超声仪器的不断出现，推进了结直肠病变超声诊断的发展，超声诊断成为肛肠疾病诊断的一种新的辅助方法，可弥补内镜检查和 X 线检查不能显示层次的不足，有一定的实用价值。

1. 超声诊断原则

超声检查是在解剖与病理解剖形态的基础上，根据组织结构的声学物理性质形成的回声图像特征，结合临床表现，确定是否正常或病变。超声检查通常将病变分为实质性（各种新生物、肿瘤）、含液性（胸腹腔积液、囊肿）及囊实混合的非均质性病变，并结合症状、体征及有关病史全面分析提示病变性质如肿瘤（良性、恶性）或炎症等。

2. 腹部结直肠超声检查

腹部结直肠超声检查因准确性不高，目前仅用于肛肠疾病的普查筛选。各种类型实时线阵、凸阵、B 超或彩色多普勒或扇形超声仪均可用于腹部超声检查，探头频率一般为 3.5 ~ 5.0 Hz。

1）常规腹部检查：有消化道症状或疑有来自肠道的肿块时可做常规腹部超声检查，但这种检查对结直肠病变仅是体外粗筛方法，腔内病变不易确定。

检查方法：患者检查前需排便、排气、适度充盈膀胱。超声探头沿着大肠的走行由右下腹连续检查到左下腹及耻骨联合上区，发现异常时详细记录病变的部位、大小、形态、回声性质。

2）局部加压检查：用于病变部位较深如回盲部、阑尾病变的检查。

检查方法：用频率为 5 MHz 的探头，在右下腹相当于阑尾区平放，探头用手加压，将周围的组织推开，使探头与腹膜后的间距缩短，可在腹壁与腹后壁的腰大肌及髂内动、静脉之间发现感染的阑尾或回盲部病变。

3）彩色多普勒血流图检查：适用于腹部能触及的结直肠肿块，可显示肿块的血流动力学资料，并可用腹部血管的解剖分布与异常病变的关系进行鉴别诊断。多普勒频谱检查可确定彩色血流属动脉、静脉或动静脉混合血流。恶性肿瘤血供丰富，易于发现；良性肿瘤血供少，不易发现。彩色血流图的基本成像：探头朝向血流的方向呈红色，背向血流的方向呈蓝色；受压或病灶内狭窄的血流出现花色的湍流。

4）大肠液体灌注超声检查：用生理盐水或显像液灌注肠道，使之成为液体充盈的管腔后进行腹部超声检查，可获得清晰的结直肠图像。

①检查前准备：检查前一天开始做肠道准备，使大肠处于空虚状态，或清洁灌肠。检查前适度充盈膀胱，为直肠检查提供透声窗。

②灌肠液：温盐水 1 500 mL，水温维持在 40 ~ 43 ℃。

③体位：先取侧卧位，双腿屈曲。常规直肠指诊，了解肛管直肠及周围组织有无异常，并适当扩张肛门。经肛门插入肛管或导尿管并固定后，改平卧位。

④低压缓慢灌注：肛管或导尿管插入 30 ~ 40 cm，可达到乙状结肠或降结肠下段。将灌肠液低压缓慢灌入，10 ~ 15 分钟注完。

⑤检查：肛管插入固定后，即可边灌注边检查。超声检查可先从左下腹降结肠或乙状结肠开始至结肠脾曲逆时针连续至回盲部，然后从右下腹开始沿大肠走行顺时针逐段检查至耻骨联合上直肠区。检查中探头的长轴可沿肠管做纵切、横切或侧面扫描，为充分显示直肠中下段，探头可在耻骨联合上向下斜扫。

⑥注意事项：灌肠后一般均能耐受 30 ~ 60 分钟。年老体弱、病重患者或狭窄严重者可选用导尿管灌肠；导管插入太浅或灌注速度快、压力高时，患者不易耐受，易影响检查效果。

3. 直肠腔内超声检查

直肠腔内超声使用棒式直肠腔内超声探头，频率为 3.5 ~ 10 MHz，可以探测直肠肿瘤、肛门直肠周围的深部脓肿、肛瘘等病变的范围、位置、密度，以及与周围脏器的毗邻关系等情况。

1) 检查前准备：排便、饮水适当充盈膀胱。常规直肠指诊，了解有无肿块、出血、狭窄或肛门周围异常。

2) 腔内探头套一次性乳胶套后，用橡皮筋扎好，由探头的内孔注入生理盐水 30～50 mL，抽吸将套内空气排出，使一次性乳胶套薄膜紧贴晶体表面，套外涂超声耦合剂。

3) 腔内直接探查：患者侧卧位，双腿紧贴胸前，在肛门松弛状态下，探头缓缓插入，其晶体面对耻骨联合。插入深度一般为探头的顶端达到充盈膀胱的中部，使前列腺、精囊或子宫均可显示。探头的晶体与直肠壁接触，随着探头手柄的转动，直肠各方位均可探及。

4) 腔内间接探查：探头插入直肠后，再次从探头远端小孔注入 30～50 mL 生理盐水充满套内，使探头晶体通过水囊显示直肠壁各层组织结构，对直肠黏膜可获得更为清晰的图像。

5) 直肠腔内超声检查引导穿刺：肛管或直肠下段周围的肿块需活体组织检查或肛旁脓肿引流时，可取截石位，直肠内探头定位后，在超声图像的监视下，引导会阴部穿刺检查或引流。

第六节　CT、MRI、放射性核素检查

一、CT 检查

CT 检查（computed tomography）指 X 线电子计算机体层扫描，与普通 X 线相比具有如下特点：具有高密度分辨率，能将普通 X 线片上不能显示的解剖结构及其病变显示出来。CT 值可估计组织密度，推测病变中的组织成分；断面图像可避免体内各组织器官的相互重叠，显示彼此间的关系；自静脉内注入对比剂增强，使某些器官和组织强化，可显示组织器官及病变的血供特征，明确病变的性质。

1. 基本原理

CT 是用 X 线束从各个方向对人体检查部位具有一定厚度的层次扫描，由探测器接收透过该层面的 X 线，转变为可见光后，由光电转换器转变为电信号，再经模拟/数字转换器转为数字信号，输入计算机处理。衡量 CT 性能的重要指标是密度分辨率、空间分辨率、扫描速度、图像重建速度、图像矩阵大小、扫描孔径、球管热容量、后处理功能等。

2. 在肛肠科的应用

目前肛肠科的 CT 检查主要用于以下几个方面：判定大肠肿瘤的性质，明确恶性肿瘤的分期；发现复发的大肠肿瘤，并明确其病理分期，便于临床上及早处理；明确大肠肿瘤对各种治疗的反应，评价引起大肠移位的原因；阐明钡剂检查或内镜检查所发现的肠壁内和外压性病变的内部结构，便于进一步明确其性质；对钡剂检查发现的腹部肿块做出评价，明确肿块的起源及与周围组织的关系。通过增强检查还能显示出肿块内部的血供情况；测定 CT 值可鉴别肿块性质如囊性或实质性病变等；还可判定病变有无出血、坏死、钙化和气体存留。目前仿真肠镜技术的应用更能直观地显示肠腔内情况。

二、磁共振成像

磁共振成像（magnetic resonance imaging，MRI）是利用原子核在磁场内所产生的信号经重建成像的一种影像技术。

1. 基本原理

人体组织中大量存在能产生较强信号的氢原子核（H）或称质子，具有自旋及磁矩的物理性能。在外加磁场的作用下，质子以一种特定的方式绕磁场方向旋转。受一个频率与质子自旋频率相同的射频脉冲激发，可引起质子共振，即所谓核磁共振，并发生质子相位与能级变化。在射频脉冲停止激发后，质子的相位和能级又由非平衡状态转入平衡状态，即由激发后状态转变为激发前状态，这个过程称为弛豫过程，经历的时间称为弛豫时间（T_1 和 T_2）。这些能级变化和相位变化所产生的信号均能被位于身体附近的接收线圈所测得，经过电子计算机的运算处理转变成图像。因此，构成人体组织的磁共振成像的要素是身体组织中的质子密度和质子弛豫时间常数（T_1 和 T_2），尤其是后者在成像中起主导作用。

磁共振成像与 CT 均为计算机处理的体层图像，有共同的病理生理解剖基础。与 CT 相比，磁共振成像有以下优点：①没有电离辐射，可以做

横断面、冠状面、矢状面以及任意斜面的直接成像；②比 CT 有更高的软组织分辨率；③无须注射对比剂即可使心腔和血管腔显影。但在下列几个方面不如 CT：①空间分辨率差；②价格昂贵；③对受试者体内金属起搏器、金属异物易产生"导弹效应"，属检查禁忌。

2. MRI 在肛肠科的应用

1）用于直肠癌的检测、诊断、分期和鉴别：MRI 能较容易检测到肿瘤的局部扩散，从没有增大的淋巴结 MRI 信号的改变诊断淋巴结的瘤转移，MRI 是术前评估直肠癌的理想检查。

2）在诊断排粪障碍性疾病中的应用：MRI 与排粪造影相结合的 MRI 排粪造影检查可评估直肠邻近结构与间隙。多相位矢状面梯度回波照相能完整地分析排粪时的肛直角、肛管的开放、耻骨直肠肌功能、盆底位置以及会阴下降程度等，还可以观察直肠前后壁的细微情况。用敞开型 MRI 系统开展的 MRI 排粪造影检查是非常有前景的检查排粪机制障碍的新方法。

三、放射性核素显像检查

放射性核素显像是一种以脏器内外或脏器与病变之间的放射性浓度差别为基础的脏器或病变显像方法。放射性核素显像是一种独特的功能显像，它有别于 CT、MRI、超声等单纯形态结构的显像。其基本条件：①具有能够选择性聚集在特定脏器或病变部位的放射性核素或其标记化合物，可使脏器或病变与邻近组织之间的放射性浓度差达到一定程度；②可利用核素显像装置探测到这种放射性浓度差，并将其显示成像。

放射性核素显像检查在肛肠科的应用有以下 3 个方面。

1）结直肠癌的放射显像：放射免疫显像是新近发展起来的一种具有高度特异性的肿瘤显像，它是利用肿瘤抗原与放射性核素标记的特异抗体在肿瘤部位产生免疫反应而成像的。目前，结直肠癌的单克隆抗体大致可分为 3 类：①抗癌胚抗原（carcinoembryonic antigen，CEA）单克隆抗体；②非分泌型唾液酸糖蛋白类抗原如抗 CA19-9 单克隆抗体；③利用结直肠癌传代培养的细胞系或直接用人结直肠癌新鲜实体瘤细胞制成的单克隆抗体。

结直肠癌手术切除后的复发率很高，大多发生在术后 2 年以内，所以这一时期应密切随访观察。放射免疫显像可进行全身显像以发现尚未提及的远处转移病灶，对结直肠癌术后复发显像有很大的价值。

2）放射性核素标记白细胞诊断结肠炎性病变：用适当的发射 γ 射线的核素标记白细胞，并将其从静脉注入体内，就可经血循环进入炎性病变部位，再用 γ 相机检测，炎症部位即可显像。核素标记的白细胞可诊断多种肠道炎症，如 Crohn 病、溃疡性结肠炎、憩室炎、肠瘘、假膜性肠炎、肠缺血等。

3）结肠出血的定位显像：选择性血管造影需每分钟出血量在 0.5 mL 或更多时才能出现阳性结果，而放射性核素显像不仅为一种非损伤技术，而且显示阳性所需的结肠出血量要比血管造影术少得多，所以得到临床的首选应用。

第七节　实验室检查

一、常规、生化检查

肛肠疾病患者的生化检查要根据不同病情的诊断、鉴别诊断及手术的需要选做血常规、尿常规、便常规、血型、大便潜血试验、出凝血时间、凝血酶原时间、血小板计数、血沉和血生化等检查。

血常规检查可以帮助了解患者是否有贫血、感染等情况。尿常规检查可以帮助了解患者肾脏情况，以及是否患有泌尿系统炎症、糖尿病等。大便常规检查可帮助了解患者是否患有肠道炎性疾病、肠道寄生虫病等。大便潜血试验则是协助诊断消化道出血疾病、大肠癌和钩虫病的重要手段，可作为肛肠病普查的重要方法之一。凝血酶原时间（prothrombin time，PT）常作为手术前的常规检测项目，目的在于及时发现有出血倾向的疾病，保证手术患者的安全。血沉（erythrocyte sedimentation rate，ESR）测定在肛肠科临床中常用于肠结核性疾病、大肠恶性肿瘤、贫血的诊断，还可以作为全身感染的辅助检查，对原因不明的脓液、渗出液要及时进行细菌培养及药敏试验。

二、免疫学检查

1. 肿瘤标志物的放射免疫分析

放射免疫分析是将高灵敏的放射性核素测量技术与高特异性的免疫化学技术相结合而形成的一种体外超微量的放射分析方法。它具有特异性强、灵敏度与精确度高的特点，测量精度可达纳克（ng）、皮克（pg）水平。肛肠科主要是对一些肿瘤标志物进行测定，用于肿瘤的普查、诊断、预后随访、监护治疗及检测复发。

1）癌胚抗原（CEA）：CEA 为一种糖蛋白，在 3～6 个月的胎儿消化道中可以检测出。CEA 不仅存在于癌细胞内，也向血液中释放，故可从血液及其他体液中检测出来。CEA 放射免疫分析有助于诊断结肠癌及其他消化道恶性肿瘤，尤其对疗效观察、复发检测及预后判断有重要临床价值。

血清 CEA 测定结直肠癌阳性率为 70%～85%。手术前 CEA 检测能预示肿瘤的状态、患者存活期，CEA 浓度越高，预后越差，存活期越短。结直肠癌手术后或化疗、放疗时，连续测定 CEA 将有助于疗效的观察。手术完全切除者一般术后 6 周 CEA 降至正常；术后有残留者或微转移者可以下降，但不能降至正常；无法切除而仅作姑息手术者，一般呈持续升高。在放疗和化疗中，只要 CEA 下降，说明有疗效。术后 CEA 水平增高是复发的征兆，且较临床早 3～8 个月，如每月的增高≥2.6%，则更有理由提示复发的可能性。

由于 CEA 分子具有多个抗原决定基，除恶性癌肿特异性抗原决定基外，尚有非特异性的交叉反应性抗原，故可引起假阳性结果。一些内脏炎症如肝炎等有时也会出现 CEA 增高，应结合临床进行分析鉴别。

2）CA 类相关抗原：CA19-9、CA50、CA72-4、CA125、CA242 等抗原是一类在各种上皮类恶性肿瘤中常出现升高的糖类抗原，可以从各种不同组织的原发或转移癌中分离出来，而正常成熟组织中则不存在。这类抗原是一种普遍的肿瘤相关物质，而不特属于某器官。

3）β_2-微球蛋白（β_2-M）：β_2-M 是人组织相容性抗原（HLA）的组成部分，正常人 β_2-M 的产

量相当恒定。肿瘤细胞及淋巴细胞产生 β_2-M 的能力很高，是体内 β_2-M 的主要合成场所。正常人血清 β_2-M 值小于 2.8 mg/L。多种实体瘤、淋巴瘤及骨髓瘤血清 β_2-M 多呈现增高，阳性率在 45%～80%。实体瘤中结肠癌的阳性率为 62%。血清 β_2-M 升高与肿瘤的细胞量有关，故可用其评估大肠肿瘤对治疗的反应及预后。

2. 其他免疫学检查

对于有免疫因素存在的疾病，要进行免疫学的检测，如 E-玫瑰花结形成试验和淋巴细胞转换率；有关体液免疫功能的血清免疫球蛋白测定等；有关自身免疫抗体的免疫荧光技术等。这对了解患者的免疫功能和疾病的发病原因及疗效判定有很大帮助。目前流式细胞仪在临床检验医学的应用范围不断拓宽，许多检查项目已成为临床诊断、治疗方案选择、预后判断不可缺少的项目。

第八节 肛管直肠压力测定

肛管直肠压力测定是用生理压力测试仪检测肛管直肠内压力和肛管直肠的生理反射的一种检查方法，可以了解肛管直肠的功能状态，目前主要用于排便障碍性疾病的研究。肛管直肠测压与结肠传输试验、排粪造影、盆底肌电图检查相结合，能为盆底、肛门括约肌生理病理的研究、诊断和治疗提供有价值的信息。

1. 排便过程中肛肠力学变化

安静状态下直肠处于空虚状态，部分人直肠内可有少许成形粪便，但不引起便意。直肠的静息压力约 0.49 kPa，并有约 5 次/分的蠕动波。肛管的静息压约 6.7 kPa，直肠瓣、迂曲的乙状结肠可阻止粪便在重力下进入直肠。直肠收缩强于乙状结肠形成肠道运动的逆向梯度，有助于直肠保持空虚状态。当进入直肠的粪便量少、速度缓慢时，不会引发直肠的反射，也不会产生便意。

当进入直肠的内容物增加到 110 mL 左右，直肠内压达 2.45 kPa 时，内括约肌便会持续弛缓，失去其自制能力，表现为肛管静息压大幅度下降，不移除刺激物则内括约肌不会恢复张力；同时，这一容量会刺激盆底排便感受器，引起持续便意（1 分钟以上），并伴有直肠规律性收缩，此时肛

门自制全靠盆底肌及外括约肌主动收缩维持（意识性自制）；若盆底肌麻痹，则会产生失禁；若环境不许可排便，盆底肌及外括约肌的强大收缩可缩小肛管直肠角，并压迫内括约肌，反射性使直肠及结肠松弛，粪便返回上方，便意消失，内括约肌恢复张力；若环境许可排便，则放弃主动收缩，外括约肌及盆底肌即反射性松弛，粪便顺利排出。

当进入直肠的内容物增加到220 mL左右，直肠内压达4.6 kPa时，不仅内括约肌已失去自制功能，而且强烈紧迫的便意及盆底肌、外括约肌持续收缩难以超过60秒的特性将使盆底肌、外括约肌完全松弛，肛管压力骤降，同时因反射性腹压上升使直肠内压急剧升高，可达14.7 kPa，排便动力超过排便阻力，直肠内容物排出。排便时除上述压力变化外，由于耻骨直肠肌的松弛，肛管直肠角变大，直肠和远端结肠的纵肌收缩使肠管缩短，乙状结肠和直肠间的角度也变大，从而形成了压力梯度逆转和排出通道缩短变直，足以排空直肠甚至高达脾曲的降结肠中的粪便。

因此，一次生理的排便应该有内、外括约肌、盆底肌的同步弛缓，排便压的有效升高，排便通道的畅通无阻。一次直肠排空后，内括约肌缓慢恢复原有张力，而不受意识影响。外括约肌先为反射性收缩，然后再恢复原来的张力收缩状态，但也可维持其松弛状态，以待下一步直肠的充盈与排空。

2. 直肠测压仪器的工作原理及构件

1）工作原理：测压探头放入肛管直肠后，给予一定张力（充气或充液），让其在不同部位或不同功能状态下接受肛管直肠内压力变化，并将这种压力变化传至高灵敏的压力传感器（即压力换能器）转换成电信号（电压），由显示器（或计算机）显示出来，经测量图形的峰值得出肛管直肠的压力数值，由记录仪（打印机）将压力图形或压力数值描记在记录纸上。注意不同型号的肛肠测压仪性能、参数并不一致，对不同厂家的肛肠测压仪要严格按其说明书操作。

2）仪器构件：肛管直肠测压仪一般由测压探头、压力转换器、前置放大器、记录仪及其他附件构成。测压探头按感受压力的器件不同分为充气式、充液式、管端微型压敏装置三类。充气式测压探头又分管式和闭管式两种，闭管式有单囊和双囊之分，由于充气式探头传导压力不够准确，现已较少应用。充液式测压探头分开放式和闭合式两种，开放式有持续灌注式和非灌注式之分，闭合式有单球式和双球式的不同，现多用持续灌注式或单球式测压探头。压力换能器有通用型、导管型、埋置型、智能型四种，通用型又分为气导式和液导式两种，气导式有金属应变片或涨丝式和半导体式。记录仪的配置有多通道生理记录仪、台式平衡记录仪、示波器、电子计算机等。附件包括直肠扩张球、导管、灌注装置、注射器、牵引设备等。

3. 检查方法

1）肛管静息压、收缩压及肛管高压区长度测定：患者取左侧卧位，右髋关节屈曲，将带气囊的测压导管用液状石蜡润滑后，轻轻分开臀缝，将导管缓慢插入肛管，使肛管测压孔进入达6 cm，采用控制测定法，每隔1 cm分别测定距肛缘1～6 cm各点压力。肛管静息压为安静状态下肛管内各点压力，肛管收缩压为尽力收缩肛门时肛管内各点压力的最大值。静息状态下肛管直肠测定的各点压力中，与邻近数值相比压力增加达50%以上的区域称为肛管高压区，其长度即为肛管高压区长度。

2）直肠肛管抑制反射：向连接气囊的导管快速注入空气50～60 mL，出现短暂的压力升高后，肛管压力明显下降，呈陡峭状，然后缓慢回升至原水平，出现上述变化即称为直肠肛管抑制反射存在。

3）直肠感觉容量、最大容量及顺应性测定：向气囊内缓慢注入生理盐水，当患者出现直肠内有异样感觉时，注入的液体量即为直肠感觉容量（V_s），同时记录下此时的直肠内压（P_1）。继续向气囊内缓慢注入液体，当患者出现便意急迫，不能耐受时，注入的液体量即为直肠最大容量（V_{max}），同样记录下此时的直肠内压（P_2）。直肠顺应性指在单位压力作用下直肠顺应扩张的能力；故直肠顺应性（C）可按以下公式计算：$C = \Delta V / \Delta P = (V_{max} - V_s)/(P_2 - P_1)$。

4. 临床应用

（1）用于肛门直肠疾病的诊断

1）先天性巨结肠：测量时直肠肛门抑制反射阴性，据此可诊断此病。该法的优点是无损伤、安全简便、准确率高。直肠肛门抑制反射因存在假阴性，所以须重复测压，如新生儿出现该反射则排除先天性巨结肠病。

2）排便障碍：直肠、肛管压力低下者会出现便秘；直肠肛门反射消失者可有大便失禁。可用于判断肛门直肠闭锁手术效果，疗效良好者肛管静息压、肛门收缩频率、直肠肛门抑制反射与健康人无差异，疗效差者则相反。

3）痔：有症状的痔其肛管静息压、最大收缩压均升高，极慢波增多。以出血等为主的痔的肛管静息压高于以脱出为主的痔。Ⅲ期内痔则明显下降。扩肛治疗后肛管静息压显著下降，极慢波消失，手术后可基本恢复正常。

4）肛裂：肛裂患者肛管静息压明显高于正常人。肛裂为（13.0±4.3）kPa，正常人为（8.8±3.4）kPa，压差4.2 kPa。同时肛管收缩波可有明显增强，出现率达80%，正常人为6.5%。肛裂有肛门括约肌不正常收缩现象，处于痉挛状态，扩肛治疗及内括约肌切断术后肛管静息压显著降低。如肛管静息压低，则不应行扩肛术。

5）肛瘘：高位肛瘘术前压力与正常人无明显差异。切断肛门内括约肌及耻骨直肠肌后，可见肛管随意收缩压低下，直肠肛门反射减弱，肛门失禁。而术后瘢痕过多则出现出口梗阻和渗液性失禁并存的情况，表现为水囊排出试验阳性或直肠顺应性降低。挂线疗法对肛门括约肌及直肠、肛管静息压的影响不大。

6）直肠脱垂：外括约肌收缩压显著降低，部分患者缺乏直肠肛门反射。

（2）用于功能性便秘的检查

功能性便秘的检查的适应证包括：①耻骨直肠肌综合征；②盆底痉挛综合征；③直肠前突；④直肠内套叠；⑤会阴下降综合征；⑥内括约肌失弛缓症；⑦孤立性直肠溃疡综合征；⑧慢性特发性假性肠阻塞。测压对出口梗阻性便秘的诊断有重要意义，但必须结合排粪造影检查、结肠传输试验及肌电图检查等，否则是不全面的。

（3）压力检测仪也可用于生物反馈法治疗功能性便秘。

第九节　盆底肌电图检查

盆底肌电图检查是评价耻骨直肠肌和肛门内、外括约肌功能状态、自主收缩功能及神经支配的有效检查方法。目前广泛用于盆底疾病的诊断、治疗、手术检测和预后评价等方面。

1. 盆底肌电图的仪器构件

肌电图仪一般包括记录仪、电极、前置放大器、扬声器、示波器、刺激器等。现代化的肌电图仪采用计算机技术，性能优越。电极的种类较多，主要有表面电极、单极同心针电极、双极同心针电极、单根肌纤维电极和单极电极等。

2. 检查前准备

检查者必须十分熟悉盆底解剖。在经直肠指诊引导电极定位时，须十分准确地确定欲测肌肉的位置。盆底肌电图检查中需患者反复做各种力度的排便、收缩等动作，检查前应让患者练习数次。

1）外括约肌皮下部：通常该肌最易判别。其位于肛门部皮下，略呈环状，内上方有浅沟与内括约肌相隔，外下方无其他肌性结构。指诊指轻置肛门处，嘱患者做轻度的收缩、放松动作，即可感觉到该肌的活动。此肌虽易扪及，但肌束细小，有时电极不易刺中，须选用较细电极，在距其较近处进针。

2）耻骨直肠肌：较易定位。检查者示指进入肛管后，指腹朝向后方继续前进，感觉在越过一道厚实强大的肌环后，进入直肠壶腹，该环即肛管直肠环，由耻骨直肠肌及外括约肌深部组成。该环的上内缘部分即为耻骨直肠肌，其重要特征便是该肌向前形成左、右两翼，直抵耻骨联合后方；指腹向前可容易地扪及两翼间的直肠前壁，较为薄弱；嘱患者做收缩放松动作时，触摸肛直环及其两侧翼便可认定。从后正中线肛缘与尾骨尖连线上的适当位置进针，向肛直环的后方游离缘方向前进，针尖可直达黏膜外，然后后退少许。此处神经末梢丰富，患者常感疼痛，可稍调整电极使疼痛减轻或消失。打开扬声器，调整针尖位置，直至获得十分清脆的肌音（如机枪射击声）。

3）耻骨尾骨肌：不易到达，熟悉解剖且患者盆底较薄者可到达。该肌位于耻骨直肠肌两翼之外方，肌束较丰厚。从后正中线进针不能达该肌。可选用较长电极，从肛周两侧进针，在示指引导下定位。

4）外括约肌深部：较易到达。其位于耻骨直肠肌略下外方。从后中线进针，向肛直环边缘方向进针，使针尖位于耻骨直肠肌的下后方肌肉丰厚处即可，即其进针深度较浅。由于外括约肌深部与耻骨直肠肌在功能上同步活动，形态上也难以分开，故准确定位较为困难。

5）外括约肌浅部：较易到达。后中线进针，使针尖位于外括约肌皮下环与深部之间的适当位置即可。

6）内括约肌：容易判别，括约肌间沟内上方有肥厚坚实边缘者即是。由于外括约肌、盆底肌安静时的张力收缩，轻度放电，大力收缩时的强烈放电，其电场可波及内括约肌，此时在内括约肌测得的电位，极可能是外括约肌、盆底肌的远场电位，只有在消除横纹肌电活动的前提下，才可能准确测得与横纹肌电位完全不同的内括约肌电活动。

3. 盆底肌电图的临床应用

主要应用于肛门功能的测定和出口梗阻型便秘的诊断。

4. 诱发肌电图

电刺激有关神经可引起其支配的肌肉发生的综合动作电位，称为诱发肌电图。用这种技术可以测定神经的传导速度、各种反射、神经肌肉的兴奋性及肌肉的兴奋反应。诱发肌电图在肛肠科主要用于检查特发性排便失禁、盆底肌的神经支配情况；还可检查远端神经支配情况，如阴部神经末梢运动潜伏期测定；检查近端支配神经情况，如经皮脊柱刺激潜伏期测定以及肛门反射。

第十节 肠道运输功能检查

一、排粪造影

排粪造影（defecography，DFG）是患者坐在特制的马桶上进行排便动作，检查者在符合生理状态下对肛门直肠部及盆底肌进行静态和动态 X 线观察的一种检查方法。主要用于诊断直肠内脱垂、直肠前突、会阴下降综合征、盆底痉挛综合征及小肠或乙状结肠疝、会阴疝等排便障碍性疾病，可为临床诊断和治疗提供可靠的客观依据。

1. 检查方法

检查前须清洁肠道；若进行同步钡餐透视，检查前 4 小时口服钡剂。

1）对比剂的选择：①钡液法：颗粒均匀型双对比造影用 80%（W/V）硫酸钡悬液 300 mL 加少量羧甲基纤维素钠，以加强钡液对黏膜的涂布或附着；②钡糊法：颗粒均匀型双对比造影用硫酸钡粉 150 g、淀粉 100 g、生理盐水 500 mL，搅拌、加热成均匀光滑的糊状，用量约 300 mL，灌肠。

2）检查及摄片：令患者侧坐于可透 X 线的马桶上先行透视，然后在患者排便过程中分别摄取静坐、提肛、力排充盈相片及黏膜相片，最后拍正位相片。摄影范围包括骶尾骨、耻骨联合、肛门下缘。

2. 测量项目

1）耻尾线：是指耻骨联合下缘到尾骨尖的连线，相当于盆底位置，常作为用比例尺测量数据的标志。

2）肛直角：肛直角是肛管轴线与直肠壶腹轴线形成的夹角，又称前角；肛管轴线与近似直肠轴线（在肛管直肠弯曲的顶点引向直肠后壁外缘的切线）形成的夹角，称后角。因后角数据便于客观化测量，故被临床采用，其正常参考值：静息 $101.9° \pm 16.4°$，力排 $120.2° \pm 16.7°$，力排与静坐差：$18.3° \pm 16.5°$。

3）肛上距：肛上距是指耻尾线到肛管上界中点的垂直距离。耻尾线以上为负值，以下为正值。正常参考值：静息时接近于 0，提肛时为负值，力排时小于或等于 30 mm，经产妇小于或等于 35 mm。

4）乙耻距和小耻距：即分别为充钡的乙状结肠或小肠最下曲的下缘与耻骨线的垂直距离。耻尾线以上为负值，以下为正值。正常力排时应为负值。

5）肛管长度：为外科肛管上缘中点至肛门缘的距离。静息时男性为（37.67 ± 5.47）mm，女性为（34.33 ± 4.19）mm，平均为（37.03 ± 6.00）mm。提肛时变长，力排时减弱。

6）骶直间距：为充钡的直肠后缘至骶尾骨前缘的距离，分别测至第 2、第 3、第 4 骶尾关节和尾骨尖的距离，正常小于 10 mm，大于 20 mm 可考虑异常。

7）正常排粪造影影像：排便开始时间为 1 秒钟，大于 10 秒为异常。直肠内钡剂排空时间为 10 秒左右，大于 30 秒为异常，直肠内容物残留率小于灌入量的 1/3，大于 1/3 为异常。力排与静坐比较，肛直角增加应大于 90°；肛上距增大，但不应大于 30 mm，经产妇不大于 35 mm；肛管开大，直肠大部排空或近于全排空，显示粗细均匀的 1 ~ 2 mm 黏膜皱襞，耻骨直肠肌压迹消失，乙（小）耻距增大，但仍为负值。

3. 临床应用

1）会阴下降：力排时肛上距 ≥ 31 mm，经产妇 ≥ 36 mm。

2）直肠前壁黏膜脱垂（anterior rectal mucosal prolapse，AMP）：肛管上部前方呈凹陷状，而肛管直肠结合部的后缘连续光滑。

3）直肠内套叠（internal rectal intussusception，IRI）：在直肠内形成厚约 3 mm 的环形套叠为直肠内黏膜套叠；套叠环的厚度大于 5 mm 的为直肠内全层套叠，分为直肠近段套叠、远段套叠和直肠套入肛管 3 种情况。

肠内套叠的测量：①深度：套叠入口至其顶端的距离。②厚度：套叠环内、外环间宽度。③肛门距套叠顶端至肛门的距离。④涉及范围：深度 × 2 + 肛门距。多发套叠指直肠内有 2 处以上彼此不连续的套叠；多重套叠指几个套叠连续重叠在一起。

直肠内套叠的分度：中华医学会肛肠外科组按套叠的深度和厚度将 IRI 分为 4 度：Ⅰ 度：皱襞深度 3 ~ 5 mm；Ⅱ 度：皱襞深度 16 ~ 30 mm；Ⅲ度：大于 31 mm 或多发、多重或厚度大于 5 mm；Ⅳ 度：直肠脱垂。

4）直肠前突：直肠壶腹部远端呈囊袋状突向前方（阴道）深度大于 6 mm 者。①直肠前突的深度测量：由突出的顶点至模拟正常直肠前壁虚线距离。②直肠前突的分度：轻度 6 ~ 15 mm；中度 16 ~ 30 mm；重度 ≥ 31 mm 或伴有其他异常者。③直肠前突的部位：高位为突入阴道上 1/3；中位为突入阴道中 1/3；低位为突入阴道下 1/3。

5）盆底痉挛综合征：为用力排便时盆底肌肉收缩而不松弛的功能性疾病。力排时肛直角不增大，仍在 90° 或更小，合并直肠前突时出现"鹅征"。分度：① Ⅰ 度：肛直角静坐正常，力排小于 90°；② Ⅱ 度：肛直角静坐、力排均小于 90°；③ Ⅲ 度：肛直角静坐、力排均小于 90°，伴耻骨直肠肌痉挛压迹及会阴下降；④ Ⅳ 度：肛直角静坐、力排均小于 90°，并伴耻骨直肠肌肥厚症及会阴下降。

6）耻骨直肠肌肥厚症：是耻骨直肠肌综合征的主要原因，可表现为肛直角变小，肛管变长，钡剂不排，静坐、提肛和力排时耻骨直肠肌部均平直不变或少变，呈"搁架征"。

7）内脏下垂：力排时盆腔脏器如小肠、乙状结肠和子宫等下缘下垂在耻尾线以下。

8）盆底疝：分小肠疝、乙状结肠疝，表现为力排时小肠疝入直肠（膀胱）子宫陷窝，甚至疝入阴道内或阴道外，排粪造影与腹腔造影同步进行则更为明确。

9）骶直分离：力排时骶直间距大于 20 mm，且直肠近段向前下移位，并折屈成角，小肠或乙状结肠位于骶直间隙内。

二、结肠传输试验

结肠传输试验是 X 线诊断结肠传输性运动缓慢所致便秘的一种主要检查方法。

1. 理论依据

根据大肠生理学研究，正常人应间隔 24 ~ 48 小时进行一次排便。临床诊断便秘以大便次数每周少于 3 次为标准，即第 3 天（72 小时）仍未排便即为便秘。所以肠道传输试验正常界限为 72 小时，超过 72 小时应考虑为结肠传输功能迟缓。结肠传输功能试验是标志物随结肠内容物一起自然运行，X 线可跟踪观察了解结肠传输功能的一种动力学检查方法。

2. 标志物

1）标志物的特点：标志物应无毒、无害、无刺激；通过消化道时不碎裂变形和吸收；体积、重量接近于粪渣，易被粪渣裹挟一起推进；在 X 线片中能清晰显影。

2）常用材料：硫酸钡。

3）制作规格：硫酸钡含量不少于 60%，制作成不同形状的颗粒。标志物经消毒后每胶囊内装 20 粒为一次用量。

3. 检查方法

连续 3 天不使用任何能增进或延缓胃肠道功能的药物或食物，在自然排便条件下进行。

1）1 粒 5 片法：检查日晨服胶囊 1 粒（内装 20 粒不透光标志物）。胶囊融化后标志物散落于胃肠道中，每隔 24 小时摄仰卧位腹平片 1 张，逐日观察标志物在肠道内移动及排出的情况，直至标志物全部排空为止。若标志物虽未排净但已连续摄片 5 张，亦应停止摄片。1 粒 5 片法只用一种标志物，检查期间只要有 1 天结肠传输不正常即可能造成假象，检查的偶然性比较大。

2）3 粒 3 片法：在 3 粒胶囊中分别装入不同形状的阳性标志物各 20 粒，简称 M_1、M_2、M_3，连续 3 日晨各服 1 粒胶囊，至 4 日晨摄 72 小时片，至 5 日晨摄 96 小时片，至 6 日晨摄 120 小时片为止。3 粒 3 片法因每日所服标志物各不相同，在一张照片中可分辨不同日期所服入标志物的分布情况。

3）3 粒 5 片法：首日服胶囊 M_1，24 小时摄片后服 M_2，48 小时后服 M_3，然后逐日摄 72、96、120 小时片。3 粒 5 片法除能提供 M_1 每天运行情况外，还显示 M_2 96 小时内、M_3 72 小时内标志物的逐日分布及数目，尤其可对 3 种标志物前 3 天的传输情况进行横向对比，结果更加可靠；但需多次拍片，故费用稍高。

4）3 粒 1 片法：连续 3 天，每天限定同一时间服用胶囊，第 1 天服 M_1，第 2 天服 M_2，第 3 天服 M_3，第 4 天空，第 5 天在相同时间摄片。3 粒 1 片法较为方便，也便于对前 3 天 M_1、M_2、M_3 的使用情况进行观察，所以临床上采用较多。

4. 读片分析

每张腹部平片分脊柱左、脊柱右及盆腔 3 个区域，分别表示左半结肠、右半结肠、乙状结肠

和直肠的位置。观察各部位的标志物粒数。我国正常人服入标志物后应于 3 日内基本排空（80% 以上），超过 72 小时（96 小时以内）大肠存留 4 粒以上者为传输功能相对延缓，至 120 小时仍存 4 粒以上者为绝对迟缓。结肠传输延缓可以是全结肠的，亦可是某一肠段。全结肠传输延缓表现为标志物虽排空延缓，但仍逐日前移，数量减少；某一段结肠传输延缓表现为标志物长时间滞留于某一肠段。功能性出口梗阻时结肠传输的特点是标志物在结肠内传输正常，只是长时间堆积于直肠及乙状结肠内不能排出。

人体的结肠传输及排便过程受诸多因素的影响，因此，对肠道传输功能试验结果的判断不应绝对化，尤其是对做出结肠慢传输诊断而拟行部分或全结肠切除者，必须重复多次进行结肠传输功能试验。

5. 结肠传输功能试验正常值

虽然正常人的大肠传输个体差异较大，但仍有以下规律。

1）24 小时标志物全部通过回盲部进入大肠，否则为回盲部以上病变。

2）48 小时右半结肠区标志物存留少于 1 粒；左半结肠区标志物存留少于 3 粒，否则提示病变在右半或左半结肠区内。

3）72 小时全大肠标志物存留量少于 4 粒，即在 72 小时内排出 16 粒（80%）以上，否则即为结肠传输功能迟缓，称为结肠型 X 线表现。

4）标志物在 24~48 小时到达降结肠远端或直乙部，但排出时间超过 72 小时，由出口阻塞疾病所致，称为乙直型 X 线表现。

5）标志物在结肠各部位传输减慢，并在乙直部、降结肠远端停留时间延长，排出困难，说明结肠传输缓慢和出口阻塞同时存在，称为结肠直肠混合型 X 线表现。

6. 结肠传输指数的计算

结肠传输指数（colonic transit index，TI）= 第 5 天直乙部存留的标志物数/第 5 天全大肠其他各部位标志物数，该指数反映了直乙交界部存留与大肠各部位相比的权重值。TI 以 0.5 为中位数，其值越小，越接近 0，慢传输的可能性越大；其值越大，越接近 1.0，出口梗阻的可能性越大。

7. 引起传输时间延长的原因分析

有假性慢传输、真性慢传输、出口阻塞功能改变3种情况。

1）假性慢传输：如结肠肝曲或脾曲处过长扭曲、横结肠下垂、乙状结肠冗长等造成的排空时间延长。应进行下消化道造影、结肠镜等检查，以进一步明确诊断。

2）真性慢传输：结肠壁神经丛中神经细胞减少甚至缺如，或神经丛受到内、外源性损害，肠平滑肌功能减弱，致使结肠蠕动乏力或受阻。

3）出口阻塞：造成出口阻塞的病因有盆底痉挛综合征、耻骨直肠肌综合征、直肠前突、直肠内脱垂、会阴下降等。

8. 注意事项

1）整个检查期间患者不得服用任何影响胃肠道功能的药物，应特别注意某些有神经或精神症状者所服用的作用于中枢神经系统药物，防止出现假阳性或假阴性。因黄体期肠道转运变慢。故育龄妇女做此项检查时，应避开黄体期。

2）患者检查前3天开始直至检查结束，每日饮食中必须含有足够的纤维素。

3）告诫患者检查期间必须注意饮食卫生及冷暖，避免出现腹泻。一旦发生腹泻必然导致假阴性。

4）摄片尺寸应上至剑突，下包括耻骨联合，以免遗漏位于结肠脾曲和直肠远端的标志物。

第十一节　腹腔镜检查

腹腔镜技术已有一百多年的历史，传统的腹腔镜技术始于1901年，现代腹腔镜技术起源于20世纪80年代。当前，腹腔镜技术已应用于多学科、多种脏器的手术治疗，用于结直肠手术的范围也在不断扩大。随着超声刀、腔内超声、体内伽马刀、立体腹腔镜、多用途吻合器等设备的成功开发及机器人辅助下腹腔镜技术的临床应用，腹腔镜技术也随之有了飞跃性、实质性的突破发展。

1. 腹腔镜设备

（1）一般设备

CO_2 气腹机、内镜电视摄影系统、冷光源、单（双）极高频电刀、超声刀、冲洗吸引系统。

（2）腹腔镜手术器械

1）常用器械：气腹针、套管针、电凝钩、分离钳抓钳、手术剪、施夹器、吸引管、冲洗管、转换套管、金属夹、电铲、持针器、推结器。

2）一次性器械：圈套器、内缝针线、缝合器、连发钛夹及施夹器、腹腔镜切割吻合器、腹腔镜圆形吻合器、一次性套管针。

2. 腹腔镜技术在肛肠科的应用

腹腔镜技术在肛肠科领域的应用与其他领域腹腔镜手术有所不同的是，腹腔镜结肠切除在操作时组织分离范围较大，通常涉及腹腔镜多个领域，一般需要多次变换腹腔镜的插入部位，以便对动态变换的各手术野进行观察。另外，相比传统手术，腹腔镜结肠手术具有创伤小、疼痛轻、胃肠功能恢复快、住院时间短等"微创外科"的特点。目前开展的腹腔镜肛肠外科手术种类包括腹腔镜结肠病变局部切除术、肠段切除术、结肠造瘘术、游离盲肠固定术、直肠悬吊术、直乙结肠切除术、回结肠切除术、左半结肠切除术、右半结肠切除术、直肠切除术以及全结肠切除术等所有肛肠外科疾病的手术。值得注意的是，在腹腔镜手术中，应用结肠镜对肠腔内病变进行定位是十分重要的。

第十二节　病理学检查

病理学检查主要用于肿瘤、炎症性肠病等的诊断，对于确定疾病的性质、肿瘤的良性与恶性的组织学类型与分化程度以及恶性肿瘤的扩散范围等都有着决定性的作用，是一种准确可靠的检查方法。

在肛肠专科检查中，对于可疑病变都应做病理学检查，如系肠腔内位置较高的病变，可在内镜下直接做涂片，进行脱落细胞学检查，或通过内镜钳取活组织进行病理学检查，但应特别注意钳取技巧，避免并发症发生；对于位置较低能够暴露的病变，可用切取法从病变处切取小块组织送检。取材部位要准确，要求取到病变组织及少量正常周围组织，同时在病灶的不同部位多点取材亦可提高活检阳性率。可疑病变一次脱落细胞学检查或活组织病理切片检查不能确诊时，应多次重复检查，直至确诊。

目前临床上有全自动病理分析仪可对肿瘤的恶性程度进行电脑处理，能指导化疗药物的周期性选择。肿瘤病理组织化疗药物的药敏试验也已开展，这些项目的开展对肿瘤疾病治疗的靶向性有很大价值。

参考文献

1. 何永恒，凌光烈．中医肛肠科学［M］.北京：清华大学出版社，2012.

2. 中国医师协会内镜医师分会消化内镜专业委员会，中国抗癌协会肿瘤内镜学专业委员会．中国消化内镜诊疗相关肠道准备指南（2019，上海）［J］.中国消化内镜杂志，2019，36（7）：457 – 469.

3. 日本消化内镜学．消化内镜指南［M］.汪旭译．沈阳：辽宁科学技术出版社，2014.

4. 胡伯虎．大肠肛门病治疗学［M］.北京：科学技术文献出版社，2001.

第五章　围术期处理

第一节　手术前处理

一、进行全面的全身和局部检查

术前的全面检查是保证手术成功的先决条件。只有做到心中有数，对术中可能出现的全身反应和局部意外都预先有估计、事前有准备，才能保证手术成功。为此，应对患者进行深入的病史询问和多方面全身检查，如血压、体温、实验室检查、影像学检查、心电图检查、肛管直肠压测定、大肠内窥镜检查等；全面了解患者有无手术禁忌证，如高血压、糖尿病、肛管皮肤破溃、感染、严重湿疹，以及女性患者是否月经来潮等。

二、肛门直肠病的术前准备

肛门直肠术前一天，应进少渣饮食。术前可少量吃流质，以避免术中胃部不适或呕吐。

进行麻醉药皮试、肛周备皮和清洁灌肠等。常用的灌肠法有以下几种。

（1）清洁灌肠

一般采用 0.9% 生理盐水，水温 39~41 ℃，一次性灌肠器插入 7~10 cm 即可，常用量为 500~1 000 mL。灌肠液液面高于肛门 40~60 cm。

（2）少量不保留灌肠

常用液状石蜡、甘油或温花生油灌肠，一般量为 50~100 mL，常用于润滑通便或"1、2、3"灌肠液（50% 硫酸镁 30 mL、甘油 60 mL、温开水 90 mL），溶液温度 38 ℃。可软化大便，促进排出。若为门诊手术，可在术前 1 小时肛内注入开塞露 40 mL，排尽大便即可施术。

（3）术前镇痛

药物以芬必得、双氯芬酸钠（钾）和酮咯酸氨丁三醇最常用，于术前半小时口服或注射。

（4）术前镇静药

以地西泮最常用。一般术前 30 分钟，地西泮 10 mg，肌内注射。

（5）情志护理

做好患者的情志护理，及时与患者沟通，向其解释发病原因、手术方法、消除患者的顾虑和对手术的恐惧感，取得患者的合作。

三、术前器械准备

常用的肛门直肠手术器械有以下几种。

（1）手术台

国外采用的有隔越式电动高低式手术台和电动万能手术台等，国内多用妇科检查台和一般手术台（图 5-1），现在也有了肛肠专用手术台。

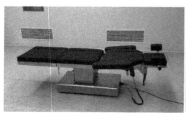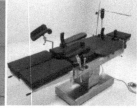

高低式手术台　　　　多功能综合手术台

图 5-1　手术台

（2）探针

常用的有银质挂线探针、有槽探针、棒状硬探针、棒状软探针、镰状有槽探针、有钩探针等（图 5-2）。

（3）肛门牵开器

常用的有 Parks 牵开器、隔越式三叶牵开器、深部牵开器、肛门拉钩等（图 5-3）。国内有两叶牵开器、三叶牵开器、四叶牵开器及肛门手拉钩，目前带有冷光源功能的牵开器已广泛应用于临床。

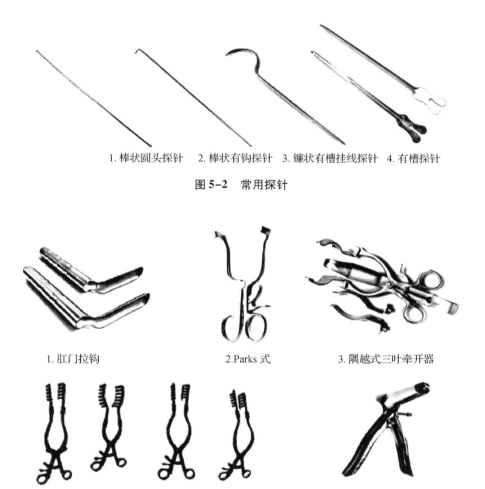

1. 棒状圆头探针　2. 棒状有钩探针　3. 镰状有槽挂线探针　4. 有槽探针

图 5-2　常用探针

1. 肛门拉钩　　　　　　2.Parks 式　　　　　3. 隔越式三叶牵开器

4. 隔越式深部牵开器　　　　　　　　5. 分叶牵开器

图 5-3　常用肛门牵开器

四、结肠病的术前准备

结、直肠手术前的肠道准备的目的是：清洁肠道，排空肠内容物及减少肠内容物的细菌含量，达到降低手术后腹部感染的发生率及避免肠吻合因细菌感染而引起吻合口瘘的目的，使结、直肠手术能安全、顺利地进行。

1. 肠道通畅的常用准备法

1）饮食准备：手术前 3 天进半流质饮食，术前 1 天进流质饮食。一般肛门部手术只在前一天晚注意控制饮食，门诊手术不控制饮食。

2）肠道灌洗：手术前 3 天每晚灌肠 1 次，手术前晚清洁灌肠。一般肛门部手术当天准备肠道即可。

3）抗菌药物应用：手术前 3 天开始应用甲硝唑，选择适宜的抗生素，每日按病情口服、肌内注射或静脉注射。一般肛门手术术后立即用抗生素也行。

4）其他药物应用：口服维生素 K 8 mg，每日 3 次；必要时可肌内注射或静脉注射维生素 K 20 mg，每日 1 次。

2. 全肠道灌洗

1）饮食准备同前。

2）泻药应用：术前一天晚口服 33% 硫酸镁 100 mL 或中药泻剂。

3）全肠道准备：复方聚乙二醇电解质散以温开水稀释饮用。服用方法为手术前 1 天 17：00 ~ 19：00 取复方聚乙二醇散 68.56 g 或 137.2 g 加温水稀释至 2 500 mL 口服，手术当日 05：00 ~ 07：00 再次取复方聚乙二醇散 68.56 g 或 137.2 g 加温水稀释至 2 500 mL 口服，待排出粪水澄清无渣时即可行普通肠镜诊疗；若行无痛结肠镜诊疗则需将口服药物时间调整为术前 1 天 17：00 ~ 19：00 和 23：00 ~ 01：00（次日），药量同前，之后禁食、禁饮 8 小时即可行无痛肠镜诊疗。

依据防治外科感染的相关指导意见，中、下消化道手术预防用药意见，术前一日口服甲硝唑 0.4 g、庆大霉素 8 万单位，每日 3 次。术前 1 天改流质饮食，下午 14 时开始口服灌洗液后不能再用其他缓泻药，以免导致术前水、电解质严重失衡。

3. 中西药联合肠道准备

笔者多采用中药汤剂辅助灌肠进行肠道准备，其效果更理想。常用方剂组成：何首乌 10 g、肉苁蓉 5 g、火麻仁 5 g、黄芪 5 g、党参 5 g、当归 2 g、甘草 3 g，水煎至 500 mL，清洁灌肠。

4. 肠道通畅度稍差者的肠道准备法

根据肠道通畅度情况，即肠腔内占位性病变所侵犯肠腔情况，相应增加肠道准备的时间，即增加内服流质饮食及每晚灌肠的时间，此类病例不宜应用全肠道灌洗法。

由于肠道准备时间延长，患者每日经消化道获得的营养已不能满足需要，故应给予静脉营养，以补充患者能量及其他营养物质的需要，也可用要素饮食来代替普通流质饮食。

5. 结肠梗阻时的肠道准备

结肠梗阻以癌肿引起为多见，梗阻好发于左半结肠。其处理方法如下。

1）如患者全身情况允许，Ⅰ期切除肿瘤，肿瘤远侧肠管缝合关闭，近端结肠造口；术后 3 ~ 6 个月后，行结肠准备后再行还纳结肠造口。

2）梗阻近侧结肠造口，解除梗阻半月后行结肠准备，切除病变部位，行造口还纳，恢复肠管连续性。

第二节　手术后处理

一、密切观察全身和局部反映

术后患者因麻醉、创伤和疼痛，常会出现不同程度的反应，应密切观察。可每天测量 2 ~ 4 次体温、脉搏、血压和呼吸。术后患者体温可略升高，是机体对手术刺激的反应，称为外科手术热，一般不超过 38 ℃，1 ~ 2 天后可恢复正常，无须处理。如继续升高或 3 天后仍发热，则应查看伤口有无感染和并发症，及时做实验室检查。

二、肛门直肠病的术后处理

1）术后应及时查看创口有无渗液、渗血、炎症、水肿及敷料脱落，如有出血要及时处理。

2）痔瘘术后应多饮水和食用可润肠的饮料，如蜂蜜、芝麻酱、果汁及青菜汁等，以促进排尿和预防大便干燥。经过多方研究证明，艾灸中极、关元 30 分钟可防止术后尿潴留，效果显著。

3）术后当天和第 2 天不宜排便。第 3 天早晨排便，以后养成每日早晨排便的习惯。便后中药熏洗坐浴或西药坐浴、常规换药。为维持正常排便习惯，保持排便通畅，术后根据病情适当控制饮食，术后应多食富含纤维素、维生素的食物，常见膳食纤维丰富的食材有：谷物类如小米、鲜玉米、荞麦米、燕麦等；蔬菜类如白菜、芹菜、木耳、茭白、油菜、茴香、花菜、菠菜、韭菜等；水果类如苹果、橘子、柚子、香蕉、火龙果等；给予足够的水分；忌食辛辣刺激性、油腻肥厚的食物，醋及海产品等发物应尽量不要食用；忌烟酒。不宜每日依靠泻药排便，如粪便干燥，可临睡前服苁蓉通便口服液 1 支或麻仁软胶囊，笔者医院自制的中药便通口服液有很好的软化大便的作用，大便软后即应停药。

4）坐浴是清洁肛门，促进创面愈合和消炎的简便有效方法。一般每次便后都必须坐浴，坐浴的中药液温度以身体敏感部位测试能忍受为宜，避免烫伤，量以能浸泡整个臀部水不会溢出为宜。要先熏洗后浸泡，每次 10 ~ 20 分钟。坐浴可使肛门局部组织和毛细血管充血扩张，促进血液循环，加强毛细血管的渗透作用，从而达到改善局部血管、神经和肌肉功能的目的而起到治疗作用。同时大便时残余的粪便常滞留在肛门，易造成局部感染，坐浴还可起到清洁的作用，熏洗坐浴的中药液还有抑菌作用。坐浴常用药有：中药汤剂或西药 1：5 000 的高锰酸钾水、5% 的硼酸水、硫酸镁、盐水等。李氏肛肠制剂室生产的"痔瘘一洗光""皮肤一洗光"有很好的疗效，而且极为方便（详见本书痔疮章节的熏洗方剂）。熏洗坐浴时的注意事项：肛门手术患者首次坐浴时间不宜过长，一般 10 分钟左右，以后根据病情可适当延长坐浴时间；老年患者可采用坐便器式坐浴盆熏洗坐浴，防止出现体位性低血压引起的晕厥；注意水温不宜过高，避免烫伤。

5）术后置入肛门内吲哚美辛栓、云南白药栓、氯己定痔疮栓、红霉素栓、痔疮栓等即可。开放创面要每日坐浴后换药。术后换药要注意使引流通畅，由基底部开始敷药，不要使其形成假愈合。开始几天应当使用化腐生肌药，如丸一丹、红粉纱条等。肉芽组织过高时宜修剪过高肉芽和用 50% 高渗盐水敷布。肉芽修复期可使用凡士林油纱条、玉红膏纱条、生肌纱条，以促进伤口愈合。如创面愈合缓慢，一定要查找原因，是否手术方法不当、是否有窦洞或感染；如无手术方法不当及窦洞，可用刮匙刮清腐烂组织，上些中药生肌散，其组成：珍珠母粉、血竭、炉甘石粉、大黄、红粉（笔者经验方），很快就能愈合，也可涂敷安尔舒露。

三、结肠病的术后处理

结肠任何部位的手术以及直肠中、上段和不保留肛门的手术，术后处理得正确与否，不但与手术疗效有关，甚至关系到患者的生命，故术后处理不容忽视。

1）引流：直肠切除手术后有骶前引流、留置胃管引流、留置导尿管等，术后每日均应细心观察各引流管中液体的量和颜色。骶前引流管的拔除，应根据手术的大小和局部渗液的多少来决定，如无新鲜出血，量少于 20 mL/24 h，即可拔除。一般直肠癌手术后引流管常放置 4 ~ 5 天。胃管引流应保持通畅，在排气后拔除。导尿管在术后 5 ~ 7 日即可拔除。

2）抗菌药物：一般可给予 0.5% 甲硝唑 100 mL，每 8 小时 1 次静脉注射；或给予妥布霉素 8 万单位，每日 2 次静脉注射；亦可酌情给予其他抗生素。术后 3 ~ 5 天，体温正常、白细胞总数正常即可停用（详见肠道抗生素的应用）。

3）饮食：禁食一般 3 ~ 5 天，排气后改为流质饮食或无渣饮食，尽量少食用富含纤维素的食物以免增加肠道负担，可食用如土豆、冬瓜、山药、西红柿、茄子等含粗纤维少的食物，不宜食用易产生肠道胀气食物如豆制品、碳酸饮料等。食用温度不宜过凉、过热，以能在嘴里含住为宜。于术后 7 天左右逐渐恢复正常饮食。

4）补液：在不能进食时需每日由静脉输入液体和电解质，以补充足够的热量，维持水、电解质平衡。正常成人每天需补水 2 000 ~ 2 500 mL、葡萄糖 100 ~ 150 g、钠 4 ~ 5 g。常用处方：5% ~ 10% 葡萄糖液 1 500 ~ 2 000 mL，5% 葡萄糖盐水 500 mL，10% 氯化钾 30 ~ 40 mL。

术后患者尚需补充额外丧失量：胃肠道不正常的丢失量，如胃肠减压、肠瘘等；胃肠道和腹腔内积存的内在性失液；发热及出汗损失的体液等。如果术前曾有水、电解质平衡失调，可以根据临床表现和实验室检查结果进行分析，估计需要补充量后，一般当日先补给半量，余量在第 2、3 日内酌情分次补给。对体弱或手术创伤较大的患者，必要时可给予适量白蛋白、血浆或全血。

5）止痛：手术完毕后麻醉作用消退后，可有腹部及伤口疼痛，需及时给予有效的止痛剂。常用的药物有芬必得、布洛芬、曲马多、酮咯酸氨丁三醇、哌替啶、吗啡、可待因等。现在多采用止痛泵、中医针灸等疗法，有很明显的效果。

6）卫生宣教：保持大便通畅，注意观察粪便有无黏液及血丝。戒烟、禁酒及辛辣刺激食物，术后一月内应忌食豆制品、奶类及碳酸饮料等，坚持以植物性食物为主、动物性食物为辅，防止热量过剩和某些营养缺乏，预防息肉病。根据病情 6 个月后复查肠镜。

参考文献

1. 胡伯虎. 大肠肛门病治疗学［M］.北京：科学技术文献出版社，2001.
2. 李小寒，尚少梅. 基础护理学［M］.北京：人民卫生出版社，2017.

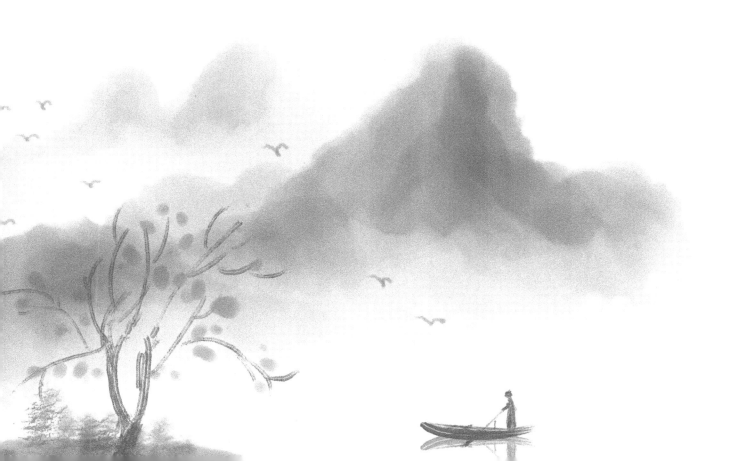

临床篇

第六章　痔　疮

第一节　病名与源流

痔是中国医学最早记载的疾病之一。《山海经》《内经》中对痔的病因、病理已有了相当正确的见解。唐代·《外台秘要》中最早记载了内、外痔的病名。王焘还创用了局部熨法，成为最早采用热熨法治疗痔疮的创始人。宋代较详细地记载了枯痔散疗法，并提出了痔的蜘蛛丝结扎疗法。到明清时期，中医对痔的认识和治疗已较为全面和成熟。

在中医古籍文献中，痔有三种不同的含义。一是把人体孔窍中有小肉突出的疾病都统称为痔。如宋代医家陈言《三因极—病证方论》（1174）有："如大泽中有小山突出为峙。入于九窍中，凡有小肉突出皆曰痔，不独于肛门边也。有鼻痔、眼痔、牙痔等。"由此可见，古人对痔的命名主要是依据形状如突出的小山若峙而取名痔的，所以把身体各部有小肉突出的疾病都统称为痔。二是所有肛肠疾病的总称。如《说文解字》有："痔，后病也。"古义，后与下通，如唐代·《外台秘要》等称便血为下血及后血。后病，即下部肛门病。三是现代意义上的痔疮。

国外对痔的命名，是希腊的医圣希波克拉底（公元前460—前375年）提出的，以出血作为依据，称为 Haimorrhodes（Haimo 为出血，rrhodes 为出），现代称为 Piles，Pila 为"球"的意思。这是依据痔外形来命名的。

第二节　病　因

一、中医病因说

自《内经》提出痔是"筋脉横解"之后，历代均认为痔是血管经脉的病变，如《内经知要》有："脉入肛，故为痔""痔乃筋脉"。《外科正宗》有："气血纵横，经络交错……浊气瘀血，流注肛门""气血浸入大肠，致谷道无出路，结积成块而为痔"。这些都反映了这一认识。《普济方》（1406）曰："盖热则血伤，血伤则经滞，经滞则气不周行，气与血俱滞，乘虚而堕入大肠，此其所以为痔也"，更明确地阐明痔是经脉气血俱滞而引起的病变。

二、西医病因说

多年来，国外对痔的本质进行了大量的研究，许多学者从病理解剖、病理生理、组织学等方面进行了深入研究，为此而提出了许多学说，传统的痔病因学说有：痔静脉曲张学说、局部解剖学因素学说、便秘和排便方法不当学说、妊娠致静脉曲张学说、饮食因素学说、细菌感染学说、门静脉内压升高学说、遗传学说、肛管狭窄学说、痔脉泵功能下降成痔学说等。近年来，肛垫下移学说为多数学者所认可，认为是痔形成的主要病因。

（一）传统的痔病因学说

1. 痔静脉曲张学说

据调查，牛、马、狗、家兔等四足哺乳类动物不患痔，这可能因动物靠四肢行走，肛门位置较高，有益于直肠部血液回流。人类的直立姿态，肛门位置相对较低，可影响直肠部血液回流。在地心吸引力作用下而易于痔静脉充血曲张而成痔（图6-1）。只有直立的人类才患痔。于是有学者认为，痔是由动物进化成为直立的人之后人类特有的疾病。从局部解剖学因素看：直肠上静脉到门静脉及其分支没有静脉瓣，使肠系膜下静脉到门静脉回流困难。位于直肠下端黏膜下层的直肠静脉丛，以及位于齿状线、肛管上皮、肛缘皮下的肛门静脉丛，易形成血管扩张、弯曲、瘀血而成痔。

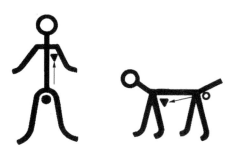

图 6-1　人与动物姿态比较

从切除下来的痔核标本的病理观察看，痔核内有明显的静脉扩张、弯曲、瘀血、纤维化等改变。因此，长期以来，人们一直认为痔是静脉的病变，是痔静脉瘀血、扩张形成的静脉瘤样改变。

1976 年日本解剖学者宫崎治男对直肠肛门血管做了深入的研究，发现直肠上动脉、直肠下动脉、肛门动脉的终末走行都集中在齿状线附近。这些细小的动脉，在齿状线的黏膜下层与相应的小静脉以直接吻合的方式相连接。他把这种动静脉直接沟通的血管，称为洞状静脉。洞状静脉血管的肌层较薄弱，弹力纤维少，胶原纤维多。在便排等压力下，可造成洞状静脉血管扩张生痔。他的洞状静脉扩张学说，进一步支持痔静脉曲张学说，从临床及解剖、病理观察所见，到目前为止，都尚无法完全否定痔是痔静脉瘀血、扩张形成的病变这一客观事实。

2. 排便异常和排便方法不当

便秘时用力努责、排便时间过长，造成直肠静脉丛和肛门静脉丛的瘀血。在排便时，采用蹲位式，加重了局部静脉丛的瘀血。长期腹泻也是诱发肛垫充血下移的原因之一。

3. 妊娠

妊娠期，骨盆内压缓慢上升，胎儿压迫盆腔静脉，使直肠下部瘀血，引起血管扩张。怀孕期间激素的影响可使骨盆血管的肠血管扩张而产生痔。分娩后痔症状能自行缓解。此外，腹部和盆腔的肿瘤，压迫盆腔静脉可使直肠上端静脉瘀血和扩张而诱发痔。

4. 饮食

喜食辛辣食物，如辣椒、芥末、胡椒、生姜等刺激性食物，或大量饮酒，易使直肠黏膜充血、瘀血生痔。

5. 感染

肛隐窝炎症、直肠炎、痢疾等疾病，可使黏膜充血诱发生痔。

6. 门静脉内压升高

肝硬化、肝炎、门脉血栓，使门脉内压升高，直肠和肛门静脉丛血液回流受阻生痔。

7. 肛管狭窄学说

Blnes、Miles、Slack 等早就观察到，肛管狭窄可以影响正常的排便功能及其过程，使腹压增加，间接地使肛内压及肛垫内压增高，导致痔的形成。1969 年英国医生 Lord 在对嵌顿痔施以扩肛进行还纳时发现，经扩肛后痔出血、疼痛及脱出可很快缓解。于是他采用扩肛方法治疗了一批内痔患者，取得了满意疗效。但强力扩肛后可造成暂时性排气失禁、血肿形成、皮肤撕裂伤等症。之后，有人根据肛管功能检测资料又提出痔与盆底动力学紊乱有关。其根据是：痔病患者的肛管静息压明显高于正常人，提示内括约肌痉挛和外括约肌反常收缩可能是痔的致病因素。检测表明，痔病患者的肛垫内压明显高于正常人，用力排便时则压力更高，不仅影响粪便排出，还会拉长与撕裂肛垫的支持组织，导致肛垫脱垂而成痔。据此，有人采用内括约肌切断术，解除狭窄，使肛管压力下降，在临床上也取得了满意疗效。大量观察均显示：痔患者多数有肛管压力的增高和盆底动力学改变，说明痔患者普遍存在着肛门狭窄。肛管扩张法可消除内括约肌的过度收缩，因此对有明显狭窄患者手术中进行适当扩肛或内括约肌切断是十分必要的，但不可以作为常规而滥用之。

8. 遗传学说

日本隅越幸男统计 44% 的痔患者有遗传关系，认为血缘关系，家族成员具有痔静脉壁脆弱的先天因素。但亦有人反对，由于痔在成年人中发病率高，在同一家族有多人患痔是不足为奇的。

9. 血流动力学理论

该理论是根据组织学及电镜资料而提出的，系指痔与肛垫内动静脉吻合微循环系统的调节障碍有关。早在 19 世纪，一些学者就已指出"痔应归属于勃起组织化生"。到了 20 世纪中期才发现肛管黏膜下有动静脉吻合，Stelzner（1962）称其为"直肠海绵体"，Thomson（1975）称"窦状静脉"，Parnand（1976）将此窦状扩大的血管腔隙分为薄壁型与厚壁型两类，壁内有丰富的特殊感受器，它是肛垫内压的神经体液调节系统。正常情况下，动静脉吻合宛如一个巨大的血库，供该系统调控其供血量的多少和肛垫体积的大小。但是，在某些因素刺激下，如腹内压升高、直肠壶腹的机械性梗阻、妊娠或某些体液的生化变化，甚至饮酒和辛辣食物等刺激，可引起调控紊乱；毛细血管前括约肌痉挛，动静脉吻合管突然开放，导致痔静脉丛内的血流量骤增、扩张充血。由于此时毛细血管关闭，动脉血经动静脉吻合管直接流入静脉的血，无助于细胞的物质交换，因而肛垫组织缺氧，因缺氧刺激局部组胺分泌增加，更加重了吻合管的扩张，导致静脉血液淤滞、组织水肿、血栓形成。由于组织营养缺乏，会出现局部性坏死、糜烂、出血等症状。依据这个理论，可以解释为什么在痔的表面可能看到大而红的静脉曲张现象，也可以解释为什么痔血是鲜红的，因为痔静脉内含有来自吻合管的大量动脉血之故。丁义山等也对此进行了深入研究，提出了痔脉泵功能下降成痔说。

（二）近年的肛垫下移学说

人类肛管内齿状线上方有一宽 1.5 ~ 2.0 cm 的环状区。该区厚而柔软，有 12 ~ 14 个直肠柱纵列于此，这里就是衬垫的所在位置。1975 年英国南安普顿总医院年轻的 Thomson 在他给伦敦大学提交的硕士论文中首次提出"肛垫"的概念，并认为"它是人体解剖的正常结构""正常肛垫的病理性肥大即谓痔"。他的论断受到 Alexander Willians（1982）、Bernstein（1983），以及 Melzier（1984）等一些著名学者的支持，并于 1983 年在德国科伦堡举行的第 9 届国际痔科专题研讨会上获得一致确认。肛垫不分年龄、性别和种族，每一个正常人，肛门镜检时均可见有数目不等和大小不一的肛垫凸现于肛腔内，多呈右前、右后及左侧位排列。它们之间通常借 Y 形沟分隔，与临床上 3、7、11 点位"母痔"区相同，是人体的正常组织结构，只有肛垫组织发生异常改变，合并出血、脱垂、不适等症状时，才会变为病，即痔病。

早在 19 世纪，法国解剖学家 Bemard 就注意到直肠柱区呈海绵状结构。从 20 世纪 60 年代起，德国学者（Stelzner、Staubesmand、Thulesins 等）对该区的组织学研究表明：肛垫并非直肠黏膜下层的一般性增厚，它包含有与直肠不同的黏膜上皮、血管，以及纤维肌性组织。肛垫黏膜呈紫红色，向上与直肠接壤处则变为粉红色，黏膜上皮为单层柱状上皮与复层鳞状上皮之间的移行上皮。肛垫上皮内感觉神经末梢器极为丰富，这些神经是肛门反射中重要的感受装置，并对直肠内容物的性质有精细的辨别能力。肛垫区感受器的面积虽小，但对大便临近肛门时能起到警报作用，是排便反应中不可或缺的组织结构，完全切除肛垫后就会引起感觉性排便失禁。此外，尚有躯体型感觉神经跨越齿线延伸于肛垫下缘。肛垫的神经分布形成不同于皮肤，而与口唇的神经支配有明显相似之处。1919 年 Miles 提出痔上动脉分左、右 2 支，右支又分前、后 2 支并与左外侧支一起分布于痔区，并强调此种分支模式与母痔的成因有关，是母痔的好发部位。后期近 50 年来，人们一直盲目沿用着这个观点，直到 1965 年 Michels 将痔上动脉分为 4 型，未见有 Miles 所述类型，这一观点才被改变。Foster（1984）、森克彦（1984）指出，痔上动脉的左、右支均各自分出前、后支或多数二级分支，并无固定模式。张东铭（1986）曾解剖观察 76 例尸体，发现如 Miles 描述的右前、右后及左外侧 3 支型者，仅见 5 例，占 6.6%。因此，Miles 用直肠上动脉的分支模式来解释内痔的好发部位，缺乏解剖学支持。现已证实：肛垫的动脉主要来自直肠下动脉（痔中动脉）和肛门动脉（痔下动脉），直肠上动脉一般不参加。肛垫的三分叶排列与直肠上动脉的分支模式无关。传统概念还认为痔区微血管的密度不一，由于分布于右前、右后和左侧的血管特别密集，因而母痔常发生于此。为此，宫崎治男（1976）、张东铭（1986）等通过动脉造影观察了肛垫区内微血管密度，发现痔中动脉和肛门动脉的微血管从 6 个方向汇集于此。全周分布均等，并无偏倚，未发现右前、右后及左侧 3 处的微血管较别处存在特别密集现象，而痔好发于右前、右后及左侧，主要是肛垫分布于此的原因。

1985 年 Shafik 通过痔丛造影发现，痔生殖静脉有静脉瓣的作用，只允许痔静脉丛的血液流向前列腺静脉丛或阴道静脉丛（体循环），而体循环血液则不能流向门静脉系，因而门静脉高压与痔无直接联系。据统计，门静脉高压的患者痔的发病率并不高。Jacobs 等（1980）调查了 188 例门静脉高压患者，患有痔者 52 例，占 28%；而一般人痔核发病率反高达 50%~80%。钱立元（2001）等对 642 例门脉高压症患者与 1893 例体检者进行了对照，前者痔检出率为 37.3%，后者为 43.1%（$P > 0.05$），亦提示门脉高压症及直肠静脉曲张与痔的发生无相关性。

小儿因性激素水平低，吻合管发育不良，直到青春期才发育完全，故小儿很少出现肛垫肥大，即使肛缘静脉曲张，也不会形成痔。1982 年法国学者 Saint-Pierre 发现女性内痔丛有雌激素受体，妊娠及月经周期雌激素水平升高时，刺激此类化学性受体，可反射性引起静脉扩张，属生理现象。妊娠期若雌激素水平过高，致吻合管变粗，血流量增加，则可引起肛垫充血肥大，是引发孕妇痔发生率高的主要因素，而并不完全是胎儿压迫致静脉曲张而成痔。

1853 年著名的奥地利解剖学大师 Treitz 在十二指肠黏膜下层首先发现了黏膜下肌纤维，为纪念他该处被称为 Treitz 肌，又称为黏膜下肌。之后发现黏膜下肌在消化道有广泛分布，分布在肛管部分的黏膜下肌肌厚 1~3 mm，随年龄增长而退化，出现断裂、扭曲和疏松，弹性纤维减少。之后观察到黏膜下肌纤维在肛垫内的分布方式大致有 3 种：①呈网状，缠绕内痔血管，构成痔静脉丛的支架。②部分来自联合纵肌的纤维穿过内括约肌直接附着于齿状线以下的栉膜区皮肤。Parks（1955）称此种纤维为"黏膜悬韧带"，其作用是将肛管皮肤固定于内括约肌上。③终末部纤维沿内括约肌和外括约肌皮下部的内侧下行，附着于肛周皮下；或穿入内括约肌下部的肌束间（约有 10 支）或穿入外括约肌皮下部的肌束间形成皱皮肌，附着于肛周皮肤，构成一个位于盆底的支持性框架，将肛垫固定于内括约肌之上。其功能是防止肛垫滑脱，有使排便结束后肛垫向上回缩的作用，故有人称黏膜下肌为支持肛垫固定的"悬吊器"和"压缩器"。青年人的支持器较强韧，中、老年人则发生退行性变，支持器松弛。肛垫就会易凸出于肛管腔，甚至脱出于外，故中、老年人痔的发病率高。流行病学资料也表明，痔病的发病率随年龄增长而上升，20 岁以前痔病很少出现，超过 30 岁的发病率为 68%，45~65 岁是痔病出现的高峰。

Treitz 肌的异常不仅使肛垫失去支持，同时也解除了对痔静脉的约束，致使静脉扩张，肛垫充血肥大，排便时肛管阻力增加，更促使患者用力排便，可是越用力，充血和脱出越严重，排便也越困难。起初，肛垫肥大可以无症状，属无症状痔，随着支持组织破坏加剧，痔即可由间歇性脱垂发展为持续性脱垂。由于痔脱出其表面黏膜易受粪便的反复摩擦而破损，出现溃疡、出血或疼痛，即症状性痔。痔的发生就是黏膜下肌松弛、延长、断裂，使肛垫从原来固定于内括约肌的位置下移而形成的。促使肛垫下移的因素很多，除先天性黏膜下肌发育不良的遗传因素、年龄因素外，便秘、努责、久泻久痢、排便习惯不良、盆底松弛或下降及括约肌动力失常等，均可增大下推肛垫的垂直压力，使黏膜下肌过度伸展、断裂，导致肛垫下移；肛垫内动静脉吻合因激素水平变化、血管调节素影响、炎性刺激等因素发生调节障碍，血液灌注量增大，也可致肛垫出现充血性肥大；当充血现象不断加重时，肛垫体积也会不断增大，致使黏膜下肌因膨胀力的加大而伸长、肥厚和断裂。在上述综合作用下，即可发生鲜红色的动脉出血或射血、间歇性脱垂，继而发展为持续性脱垂，出现典型的痔体征。

目前，学术界比较公认的是：痔是一个多因素的疾病，至少是由 2~3 个因素引起，而被多个因素所加重。盆底动力学改变引起的肛管狭窄、黏膜下肌退行性变和肛垫内动静脉吻合调节障碍等因素，是导致肛垫病理性肥大或脱垂的主要原因，而肛垫成痔后就会出现痔动静脉曲张、肛垫充血肥大、瘀血、脱出等病理改变。因此，痔病的概念应当是：痔是肛垫下移后，痔动、静脉发生瘀血、弯曲、扩张，引起肛垫肥大、脱出的病理改变而形成的疾病。这一概念既突出了肛垫下移、充血肥大是痔形成的主因，又反映了痔是动、静脉曲张、瘀血的病理客观存在，更有利于指导临床。肛垫无病就是肛垫，有病便是痔，没有必要区分痔与痔病。

史兆岐认为：痔静脉曲张说是经过许多学者研究后的客观存在。问题在于它不是产生痔的基本原因，而是肛垫下移后继发的结果。内痔的发生不是单一的痔静脉瘀血和扩张，还与动脉有关。内痔所流出的血液就是动脉和静脉的混合血。肛垫下移学说也证实，在衬垫的黏膜下层有丰富的动静脉交通支。洞状静脉学说又进一步证实，这些动静脉交通是以直接的方式相吻合的。目前多数学者确认便秘和排便时间过长，可以增加肛管压力和直肠内力，这是产生痔的主要诱发因素。研究痔病因学的目的在于指导痔的预防和治疗。过去对痔的治疗基本上是用外科手术的方法将痔切除（环状切除术、外痔剥离内痔缝扎手术），但切除原发病灶的同时，也会对肛管直肠黏膜的微细解剖结构和生理作用带来破坏，难免出现一些并发症、后遗症。除非痔发生实质性的纤维化，一般不要过早地采用手术方法，如果发生痔部位的肛管的黏膜衬垫是正常的组织，原则上就不应切除掉。即使是内痔发展到晚期，成为Ⅲ期的内痔和静脉曲张性混合痔，也可以用非手术的消痔灵注射法，通过痔的硬化萎缩来治愈。

（三）痔的组织病理学特征

正常的直肠下端组织，内层为黏膜层——黏膜、黏膜固有层、黏膜肌层，这三部分紧密地附着在一起。其外为黏膜下层，有松弛的结缔组织、动静脉和血管丛。早期内痔病理组织学特征主要表现在齿线上方黏膜下层血管扩张，黏膜呈半球状突出。当粪便通过挤压痔块使柔软的黏膜层被擦破，引起出血。此期在临床病理上常为血管肿型，外观呈充血、草莓样。中期内痔血管进一步扩张，痔血管丛呈团样增大，管壁变薄，痔间质结缔组织增生，痔血管丛常扩展到黏膜固有层，此期在临床病理上常为静脉曲张型，外观呈紫红色或葡萄色。晚期内痔，痔间质结缔组织高度增

生，弹力纤维减弱，黏膜肌层增厚而断裂，黏膜固有层痔团加大，黏膜层呈纤维样变，此期在临床病理上常为纤维化型，外观痔表面黏膜常有纤维化的膜状物附着，黏膜呈白色有棘皮样改变。

第三节 分 类

中医对痔的分类始于《五十二病方》。《五十二病方》将痔分为四类：牡痔、牝痔、脉痔、血痔。《神农本草经》提出五痔名，但无具体记述。《诸病源候论》具体记载了五痔特征并增加了酒痔、气痔，有："牡痔候，肛边生鼠乳出在外者，时时出脓血者是也。牝痔候，肛边肿生疮而出血者，牝痔也。脉痔候，肛边生疮，痒而复痛出血者，脉痔也。肠痔候，肛边肿核痛，发寒热而血出者，肠痔也。血痔候，因便而清血随出者，血痔也。""竟又有酒痔，肛边生疮，亦有出血。又有气痔，大便难而出血，肛亦外出，良久不肯入。"后世在五痔基础上又提出许多命名和分类，其中有影响者有以下几种。

①内外痔分类法：《外台秘要》引许仁则论有："此病有内痔、有外痔。内但便即有血，外有异。外痔下部有孔，每出血从孔中出。内痔每便即有血。下血甚者，下血击地成孔。出血过多，身体无复血色，有痛者，有不痛者。"②二十五痔分类法：宋代·《疮疡经验全书》提出"今痔变成五五二十五类"计有：莲子痔、通肠痔、气痔、漏痔、勾肠痔、莲花痔、垂珠痔、栗子痔、菱角痔、贯练痔、盘肠痔、子母痔、翻花痔、鼠尾痔、双头痔、泊肠痔、血攻痔、夫妻痔、珊瑚痔、脱肛痔、担肠痔、三迷痔、樱桃痔、雌雄痔、鸡心痔。

二十四痔分类法：《秘传外科方》《古今医鉴》《外科启玄》《外科大成》《医宗金鉴》等书都采用的是二十四痔分类法（图6-2）。

清代·《马氏痔瘰科七十二种》提出的七十二种分类法等。总的来看古人的分类依据是症状和形态特征，由于把多种肛肠病都统于痔门，所以其分类就比较繁杂多样。然而其中许仁则的内、外痔分类和《疮疡经验全书》的子母痔分类等却颇有见地，至今仍为临床所习用。

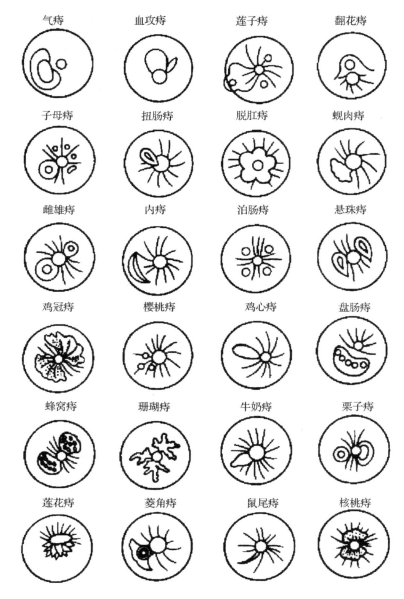

气痔　血攻痔　莲子痔　翻花痔

子母痔　扭肠痔　脱肛痔　蚬肉痔

雌雄痔　内痔　泊肠痔　悬珠痔

鸡冠痔　樱桃痔　鸡心痔　盘肠痔

蜂窝痔　珊瑚痔　牛奶痔　栗子痔

莲花痔　菱角痔　鼠尾痔　核桃痔

图 6-2　二十四痔图

现代对痔分类，仍以内痔、外痔和内外混合痔为纲，一般分为以下几类（图 6-3）。

①外痔可分为：静脉曲张性外痔、结缔组织性外痔、血栓性外痔、炎症性外痔、环状外痔。

②内痔可分为：肥大型内痔、脱垂型内痔、纤维化型内痔、外嵌顿型内痔、环状内痔。

③混合痔可分为：单纯型混合痔、环状混合痔。

一、外痔的形态和特征

（一）静脉曲张性外痔

久蹲或经内痔吸引后肛缘有肿胀隆起的较正常皮肤色深或紫暗的柔软肿块，压按后不能立即消散，肿块覆以皮肤，皮下为弯曲扩张的静脉团。发生缓慢，一般只感肿胀不适，排便时加重，发

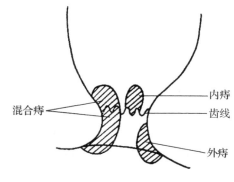

图 6-3　痔的分类

炎时才有疼痛。

（二）结缔组织性外痔

是肛缘皮肤及皮下组织受慢性炎症刺激，诸如直肠炎症、肛瘘、肛裂、内痔、便秘或腹泻的分泌物刺激及粪块擦伤；或外痔、混合痔感染炎症，水肿消散后结缔组织增生所致。肛缘可见单发或环状的皮肤隆起和脱垂，环状的可呈花冠样，所以又称皮赘外痔。皮下无曲张静脉、血管甚少。

（三）血栓性外痔

排便时用力过猛、抬举重物、活动过于剧烈或咳嗽过甚、肛门静脉丛发炎，使肛门缘静脉破裂，在肛缘形成血栓而发。好发于肛缘左、右两侧（3、9点位），发生后可见肛缘有明显隆起，呈圆形或卵圆形，有剧烈疼痛，初起肿块较硬，可扪及圆形血栓。如未发炎，可在 4～5 周内消散，不留痕迹。

（四）炎性外痔

常由肛缘皮肤损伤和感染引起。发病后肛缘皮肤皱襞突起，红肿热痛，水肿、充血明显，有压痛，排便时疼痛加重，并有少量分泌物，有的可伴有全身不适和发热。

外痔的共同点是都发生在齿线以下的肛管和肛缘皮下，表面覆盖着皮肤，肉眼多可见。

二、内痔的形态和特征

（一）肥大型内痔

由齿线上痔区肥大所致，痔体在直肠黏膜末端自然隆起，质软、色鲜红或紫红。痔体内为曲张的血管和肥大的组织，多呈小草莓或桑葚状，易出血。

（二）脱垂型内痔

痔体肥大隆起失去支持，不能固定于直肠末端，脱垂于肛管缘外，早期有的可自行收回肛内，有的需手助还纳方可返回。

（三）纤维化型内痔

痔核长期受粪便擦伤或脱出后磨损，反复发炎，致结缔组织增生，使痔核纤维化而成。特征是痔体表面可见部分颜色变白增厚，质硬，蒂拉长易脱出。多为晚期内痔、混合痔，因痔体已纤维化，故不易出血。

内痔的共同点是位于齿线上直肠黏膜末端，表面覆盖着直肠黏膜，除脱于肛门口者，一般需肛门镜才可看清楚。

三、混合痔的形态和特征

具有内痔和外痔两种特征，有的单发于右前、右后或左中，有的呈环状，形成环状混合痔。特点是齿线上下同一痔区的隆起肥大，相互吻合，括约肌间沟消失，连成一个整体。根据内痔病变程度和临床表现又可以分为若干期或度。国内外对内痔的分期不完全统一，但大同小异，其代表性的分类方法有以下几种。

（一）国际内痔分类法

1. 痔诊断和治疗指南（2010 修订版）内痔的分期（美国结直肠外科医师协会）

Ⅰ期：有痔核，无脱出。

Ⅱ期：努挣时痔核脱出，能自行回纳。

Ⅲ期：努挣时痔核脱出，需手助回纳。

Ⅳ期：痔核脱出，不能回纳。

2. Miles（1919）Ⅲ度分类法

Ⅰ度：又称早期内痔，排便时出血，无脱出，无疼痛。

Ⅱ度：又称中间期内痔，排便时内痔脱出，可以自然还纳。

Ⅲ度：又称晚期内痔，内痔易脱出肛门外，需用手还纳。

3. Goligher（1961）四期分类法

第Ⅰ期：排便时出血，但不脱出。

第Ⅱ期：排便时内痔脱出，可以自然还纳。

第Ⅲ期：内痔易脱出肛门外，需用手还纳。

第Ⅳ期：合并外痔，不能完全还纳。

4. 宇井丰（1974）五度分类法（图6-4）

Ⅰ度：齿线上仅可见有半球状以下隆起（早期内痔）。

Ⅱ度：齿线上有半球状内痔结节，但无痔脱出（初期内痔）。

Ⅲ度：内痔呈球状膨胀，大便时内痔脱出肛外，可以自然还纳（中期内痔）。

Ⅳ度：内痔扩张到齿线以下的肛管部分，大便时内痔脱出，需手法复位（后期内痔）。

Ⅴ度：内痔发展成混合痔，内痔脱出，不能完全还纳（末期内痔）。

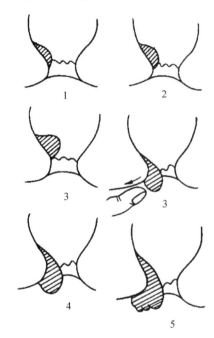

图6-4　内痔五度分类示意图（宇井丰，1974年）

（二）我国内痔分类法

1. Ⅲ期分法

根据1975年全国肛肠病防治会议（衡水会议）制定的标准，将内痔分为Ⅲ期。

Ⅰ期：无明显自觉症状，仅在排便时见粪便带鲜血或滴、射鲜血。肛门镜检查，在齿状线上可见黏膜呈结节状突起，质软，色多呈鲜红或紫红色，不脱出。

Ⅱ期：排便时间歇性带血、滴血或射血。痔核常脱出肛门外，便后可自行还纳。

Ⅲ期：大便时痔核脱出或在劳累、步行过久、负重、用力咳嗽时也可脱出，脱出后不能自行还纳，必须用手托或卧床休息后方可还纳。

2. Ⅳ度分法

2006年7月，在太原《痔临床诊治指南（草案）》的基础上，中华医学会外科学分会结直肠肛门外科学组、中华中医药学会肛肠病专业委员会、

中国中西医结合学会结直肠肛门病专业委员会，再次就痔的病理生理以及对痔的诊疗方案进行了反复讨论，进一步修订了《痔临床诊治指南（草案）》。2012年中华中医药学会发布的《中医肛肠科常见病诊疗指南》仍沿用2006年《痔临床诊治指南（草案）》中的标准。

（1）痔的分类

痔分为内痔、外痔和混合痔。内痔是肛垫（肛管血管垫）的支持结构、血管丛及动静脉吻合发生的病理性改变和移位；外痔是齿状线远侧皮下血管丛扩张、血流瘀滞、血栓形成或组织增生，根据组织的病理特点，外痔可分为结缔组织性、血栓性、静脉曲张性和炎性外痔4类；混合痔是内痔和相应部位的外痔血管丛的相互融合。

（2）内痔的分度

内痔主要临床表现是出血和脱出，可并发血栓、嵌顿、绞窄及排便困难。根据内痔的症状，其严重程度分为4度。

Ⅰ度：便时带血、滴血，便后出血可自行停止；无痔脱出。

Ⅱ度：常有便血；排便时有痔脱出，便后可自行还纳。

Ⅲ度：可有便血；排便或久站及咳嗽、劳累、负重时有痔脱出，需用手还纳。

Ⅳ度：可有便血；痔持续脱出或还纳后易脱出。

（3）外痔的分类

外痔可分为结缔组织性、血栓性、静脉曲张性和炎性外痔4类。

①结缔组织性外痔：齿线以下有柔软的隆起性组织，表面覆盖有皮肤，无疼痛、无红肿，又称皮赘。

②血栓性外痔：齿线以下突发性红肿包块，疼痛明显，皮下可触及硬结。

③静脉曲张性外痔：增加腹压时齿线以下形成隆起性包块，质地柔软，无疼痛，皮下可见扩张的血管团。

④炎性外痔：齿线以下发生的红肿包块，起病较急，包块皮肤水肿、潮红，压痛明显。

混合痔是内痔和相应部位的外痔血管丛的相互融合。

由于部分中医肛肠专家对内痔分期分类的理解不同，且应用习惯各异，所以在临床中内痔的Ⅲ期分法和Ⅳ度分法现在均有运用。

第四节 症　状

一、便血

便血是内痔的主要症状，早期内痔常以便血为主。《千金翼方》即有"凡人大便有血即是痔病"的认识。痔出血的特点是出血发生在排便时，排便后即不出血。常为间断便血，血色鲜红，量不多，有的仅是血染便纸，多数为排便时滴血，少数为射血，大出血很少见。出血原因系排便时擦破隆起的痔核和因排便用力，使血管内压力增高所引起。在粪便干硬时最易发生和加重。

二、脱出

脱出是内痔发展到中、晚期的主要症状，系痔核下组织失去支持固定而形成。中期痔块随便脱出，便后可自行还纳，晚期排便后需用手还纳，末期内痔在活动、下蹲、劳累、咳嗽后也可脱出，需卧床休息后方可还纳。未及时托回或不能还纳时间长了就发生水肿瘀血，并伴发广泛性血栓形成，造成痔嵌顿肛外。《外科大成》说："内痔在肛门之里……便毕用手按，良久方入。"前人把这种以脱出为主症的痔又称为"脱肛痔""翻花痔"等，如《疮疡经验全书》有"翻花痔，蹲厕即出也。脱肛痔，肛门下脱也"。

三、瘙痒、流黏液

晚期内痔的反复脱出，可引起肛门括约肌松弛和分泌物增多，致使肛缘常潮湿不洁，出现瘙痒和湿疹、皮炎，严重时还有引起摩擦痛和痒痛。所以《疡科选粹》有："痔疮绵延不愈……涓涓流水如甘而稀。"《诸病源候论》有："脉痔候，肛边生疮，痒而复痛。"

四、肿痛

内痔无炎症时不痛，肿痛常发生于内痔出现嵌顿、感染、血栓形成等并发症。血栓性外痔和炎性外痔则有明显疼痛和肿隆。排便时疼痛加重，伴有红肿及热痛坠胀。《丹溪心法》有："酒痔则每遇饮酒，发动疮肿，痛而流血。"《马氏痔瘘科七十二种》有："痔疮之症……初发肛门内作痒燥痛坠肿便血。"

五、贫血

内痔出血可引起失血性贫血。《千金翼方》就有"诸痔去血过多，气息惙惙，不下食，或腹痛引下部"的描述。头昏、倦怠乏力、精力不佳、食欲差、大便干燥等是贫血的常见症状，血红蛋白常有明显降低。

第五节 诊断与鉴别诊断

一、诊断

（一）病史

痔疮发病多见于成年人，18岁以下儿童、青少年很少见。内痔早期的症状不明显，以排便间断出鲜血为主，不痛，无其他不适。中、晚期则有排便痔脱出，流黏液、发痒和发作期疼痛。外痔可看到肛缘的痔隆起、血栓肿块或皮赘，故诊断不困难。痔的诊断主要依靠临床症状和体征。痔的初步诊断应包括有针对性地询问病史和体格检查，重点询问病变范围、严重程度及症状持续时间，如出血、脱垂及疼痛、纤维素和水的摄入情况。另外，大便习惯，包括大便频率、性状及排便的难易程度也应问及。直肠出血患者，应仔细询问家族史，重点询问肠道病史。

（二）肛门视诊

检查有无内痔脱出及肛门周围有无静脉曲张性外痔、血栓性外痔及皮赘，必要时可行蹲位检查。观察脱出内痔的部位、大小和有无出血及痔黏膜有无充血水肿、糜烂和溃疡。

（三）指诊

单纯内痔，不易摸到，较大内痔可在齿线上方摸到纵形皱褶和隆起的痔结节。血栓外痔在痔体中心可触及卵圆的血栓，质硬，可活动，有压痛。

（四）肛门直肠镜检查

是诊断痔的主要方法。现多用一次性塑料肛门镜或可摄影的一次性电子肛门直肠镜等。可清晰地观察内痔的部位、大小和形态。原发内痔一般在右前、右后和左中，继发内痔的位置常有变异。以往认为原发内痔好发于右前、右后与左中与直肠上动脉主要分支在直肠右前、右后和左中部有关。现认为主要是肛门衬垫呈"Y"字形裂沟分为三块，位于右前、右后和左侧所致。但在临床上以截石位 3、5、7、9、11 点位为多见。肛镜检查时要旋转变化角度，并让患者呵气做排便动作，这样便于看清数目、大小及是否能脱出（图6-5）。

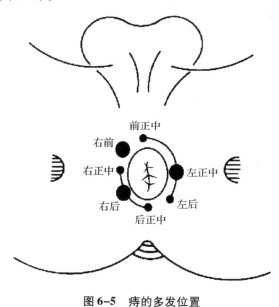

图6-5　痔的多发位置

（五）吸引器检查

对中、晚期有痔脱出史的患者，可用吸引器将痔体吸引于肛门外观察，也可嘱患者排便后不要复位进行观察，还可在检查床上或让患者下蹲做排便的动作以视诊。

（六）结肠镜检查

有直肠出血的痔患者有必要行结肠镜检查。直肠出血通常由痔引起，但也可能是其他疾病所致，如结直肠肿瘤、息肉病、结肠炎、憩室病和血管发育异常等也可引起。临床上简单认为出血即痔，不行结肠镜而误诊者相当多，故对出血患者应作为常规检查。

（七）直肠肛管压力测定

可帮助判定是否有狭窄、内压增高或降低等。

二、鉴别诊断

即使有痔存在，也应该注意与结直肠癌、肛管癌、直肠息肉、直肠黏膜脱垂、肛周脓肿、肛瘘、肛裂、肛乳头肥大、肛门直肠的性传播疾病以及炎性肠病等疾病进行鉴别。

（一）肛裂

肛裂虽也有便时出鲜血，外痔和肿痛，但出血量很少，突垂的外痔上方肛管有纵形裂口，排便时有剧烈疼痛，便后疼痛稍有缓解或又剧烈疼痛、常持续数小时。两者不难鉴别。

（二）直肠脱垂

古人常将痔脱出与直肠脱垂统称为脱肛或脱肛痔等。实则直肠脱垂是直肠黏膜及直肠全层，甚至乙状结肠经肛门脱出体外。脱出物为直肠黏膜，形圆、面平滑，可见一环套一环呈由中心向外的放射形纵沟及直肠皱襞，淡红色，体长大，一般无出血。

（三）肛瘘

唐以前将肛瘘列于痔门，称痔瘘或牡痔等。宋代·《太平圣惠方》始将二者分列痔与痔瘘两门。《奇效良方》则明确指出："且夫痔与漏、初致之由虽同，所患之病实异。初生肛边，成癗不破者曰痔。破溃而出脓血，黄水浸淫，淋漓久不止者，曰漏也。"已将二者做了明确区别。肛瘘是化脓性有内口或外口的管道炎性疾病。

（四）息肉病

古人所述的珊瑚痔、葡萄痔等，可能就是肠息肉。息肉有单发和多发两种。直肠息肉易同痔混淆。息肉的特点是息肉体隆起于直肠黏膜，附着在直肠壁上。单发息肉多带细长的蒂或呈乳头状，紫红色，易出血，多见于儿童，可脱出肛门外。多发息肉，体小、广泛分布于直肠壁，色鲜红、易出血，可有家族病史。确诊需做病理组织学诊断。

（五）肛乳头肥大与乳头状瘤

是肛门乳头因慢性炎症刺激，增生肥大而成。小的，有的如三角形或锥形，大的呈乳头形，可脱出，表面是乳白色的皮肤，位于齿状线，质硬、形态有大有小，较大如长蒂状者临床上就叫乳头状瘤，不出血，与痔不难鉴别。

（六）直肠肛管癌

常易被误诊为痔疮而延误早期治疗。认真检查则不难鉴别，癌体质坚硬，形状不整齐，表面凹凸不平，有溃疡面，可见脓血及黏液并有腐烂脱落组织，检查时有特殊的臭味，经病理组织学检查即可确诊。

（七）下消化道出血

临床颇易误认为痔出血，需加以鉴别。痔出血特点是随粪便滴血或射血，血色鲜红，与粪便不混合；肠道炎性出血则多为脓血或黏液血便，与粪便混合。确诊需行电子结肠镜检查、粪便致病菌培养、钡剂灌肠双重造影等。

第六节　治　疗

一、治疗原则

中医主张痔的治疗应内治与外治并重，全身治疗与局部治疗相结合。针对引起痔的内因、外因，辨证施治。既根治痔又调整机体的全身性失调，才能取得良好的近期和远期疗效。这种既重视全身调理又重视个体化的辩证思维是十分可贵的。现代医学认为：应针对具体病理改变，选用适宜的方法，进行综合性治疗。目前还没有统一的标准疗法，医师应根据患者情况、本人经验和医疗条件采用合理的非手术或手术治疗。

英国圣·马克医院治疗方法是：75% 的患者采用硬化剂注射治疗，20% 采用胶圈套扎疗法，5% 采用手术疗法。在手术切除的病例中，85% 采用的是传统的结扎切除法（Milligan 法），其余采用的是 ParKs 黏膜下切除法。日本的治疗方法则比较多样，1977 年小平正综述了日本痔治疗的概况：非手术疗法常用的有局部坐药浴、栓剂、软膏及舌下含化剂等内服药，但这些药物尚难达到预期的效果。20 年前使用的痔核腐蚀剂（砒制剂、25% 石炭酸、水合氯醛等）现已很少使用，代之而用的硬化剂主要有 5% 石炭酸杏仁油和 3%～5% 奎宁尿素等，主要用于 Ⅰ～Ⅱ 期内痔和内痔出血，远没有英、美使用的普遍。手术疗法方面，最多采用的是 Milligan 的开放性结扎切除术（82.6%），次为切除缝合法（8.3%），环状切除术已很少采用（6.4%）。80 年代后期高野正博提出了保存肛门衬垫学说，创用保存衬垫的半缝合术式。目前大肠肛门病中心高野会所属熊本高野病院与福冈高野病院等均采用这种术式。近年来，美、欧等在晚期内痔治疗中采用的吻合器痔上黏膜环形切除钉合术（PPH 手术）和选择性痔上黏膜吻合术（TST）等，得到了较广泛应用。

我国对内痔最多采用的是中药硬化剂注射，不仅限于 Ⅰ、Ⅱ 期内痔，对 Ⅲ 期内痔和混合痔也可采用消痔灵注射液。估计 80% 以上的医院都使用消痔灵注射疗法。手术方法以消痔灵注射液 + 外痔切除，中医传统的痔结扎术，内痔结扎、外痔剥离术及分段齿形结扎术等为主，也有医院采用其他的痔结扎切除术、套扎术、冷冻、红外线、电离子、电钳钳夹碳化术等。近年来，吻合器痔上黏膜环形切除钉合术（PPH 手术）和选择性痔上黏膜吻合术（TST），亦得到较广泛使用。

痔是肛垫的病理肥大，而肛垫是人排便的重要结构，该认识使治疗痔由彻底清除"痔静脉瘤"的传统观念，转变为尽可能保护肛垫及肛门功能，先行保守，慎重手术的新思维。著名肛肠病学者 Marino A W 有一句名言："不要对那些没有肛门体征的症状进行治疗，也不要治疗那些没有症状的肛门体征"。主张对没有临床症状（出血、疼痛、脱垂）而仅有肥大的内、外痔者，不必进行手术治疗。对有临床症状的，应选用对肛管直肠损伤较小的方法，慎行破坏性手术，不可"见痔就治"。手术疗法仍然是环状混合痔基本的治疗方法，切除病变组织与保护肛门功能，两者之间很难两全其美，目前的术式虽有多种，但仍没有万全之术，探索需不断进行。环状切除术、破坏性大的一些术式近年来已被保护性术式逐步替代。已普遍认识到无论选用何种手术，都不能连痔一起完全切除肛管齿线上下所有组织结构，犯了把婴儿和水一起倒掉的错误。在治疗过程中应采用保护肛垫的合理方法，如在切除的痔区间要留有充足的黏膜皮肤桥、切除面不要在同一水平，要齿状错位，以免术后产生感觉性排便失禁、漏液、漏粪、肛腺外溢、肛管狭窄、黏膜外翻等并发症、后遗症。术式要选用安全、有效、简单、经济的方法，避免过度手术。但实际的现状是多数临床医生，在治疗中不会遵循"只治有出血症状的内痔而不治没有症状隆起外痔"的原则。留下没有症状的痔，术后患者也不会满意，因此，这一观点尚未得到普遍认可，也就是说这一原则不一定完全正确。但见痔必治，过度治疗，仍普遍存在，改变现状任重道远。史兆岐认为，一种理想的治疗方法必须要注意到以下几点：①近期效果和远期效果满意；②治疗方法简易，疗程短，便于推广；③治疗后无痛和基本无痛；④无大小便困难；⑤无出血和继发性大出血；⑥无感染；⑦无肛门狭窄和肛门松弛等后遗症。只有全面考虑到上述要求，才能对一种治疗方法做出正确的评价。

至于具体的实施方案，可参考以下方案。

（1）日本隅越幸男方案（图6-6）

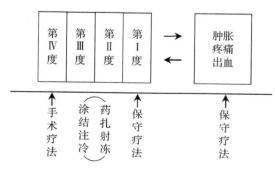

图6-6　日本隅越幸男方案

（2）笔者方案（表6-1）

二、膳食治疗

近年来，欧美等均将膳食治疗列为痔首选一

表6-1　笔者疗痔方案

痔核			治则
急性炎症期			保守疗法（如痔核日久较大，伴血栓坏死等也可尽早手术）
内痔	Ⅰ期		食疗、药物治疗、注射、套扎、物理疗法等
	Ⅱ期		注射、套扎、内结扎、物理疗法等
	Ⅲ期	未纤维化	内痔注射＋外痔切除、套扎、内结扎、缝扎等
		已纤维化	内痔注射＋分段留桥齿状内痔结扎、分段留桥齿状切除术、PPH术、TST术等
混合痔			内痔注射＋分段留桥齿状内痔结扎、外痔切除术、分段留桥齿状切除术、PPH术、TST术等
外痔	血栓性		外剥切除、摘除等
	结缔组织性		单纯型多选用外剥切除术
	静脉曲张性		
	炎性		
	环状外痔		可选用外剥留桥切除术等

线非手术疗法。实践证明，摄入足量的纤维素和水能有效控制和减轻痔的出血、脱出等。推荐的纤维素每日摄入量为25 g，水2~4 L。便秘与大便习惯的改变是痔产生的重要因素，增加纤维素和水的摄入，可以改善轻至中度的脱垂和出血症状。在这方面中医有丰富经验，中医养生食疗方十分有效。推荐多吃黑木耳、黑芝麻、槐花菜、赤豆粥等有润肠通便、止血凉血功能的食物，对症状改善有显著作用。笔者经验：用黑芝麻、赤小豆、黑木耳各20 g，加水一大碗，放入豆浆机中打浆成糊，每日一碗，有通便止血、止脱的良好效果。多吃黑木耳，用槐米和槐花做凉拌菜，效果也佳。同时，应告知患者保持良好的排便习惯，防止便秘和腹泻，避免过度努挣和长时间排便，因为这些因素可能加重痔的发展。保持大便通畅、温水坐浴、保持会阴清洁、便后冲洗肛门等对各类肛肠病的治疗都是必要的。但我国现实却是有痔必治，治则手术，忽视膳食治疗的状况

十分严重，应引起足够的重视。

三、药物治疗

药物治疗是痔治疗的重要方法，Ⅰ、Ⅱ度内痔患者应首选药物治疗。

（一）中医辨证

历代医家在《黄帝内经》"散者收之，坚者软之，衰者补之，强者泻之，下者举之，结者散之"等治则指导下，提出泻火凉血、祛风除湿、清热润燥、解郁补虚等具体治则。《东垣十书》有："治痔漏大法以泻火、凉血、除湿、润燥为主。"《丹溪心法》有："痔疮，专以凉血为主。治法总要，大抵以解热、调血、顺气先之。"《外科正宗》有："痔疮治法，初起及已成渐渐大而便涩作痛者，宜润燥及滋阴。肛门下坠，大便去血，时或疼痛坚硬者，宜清火渗湿。紫色疼痛，大便虚秘兼作痒者，凉血祛风，疏利湿热。肿痛坚硬，后重坠刺，便出难者，外宜熏洗，内当宣利。内痔出血，蹲厕脱肛而难上收者，当健脾、升举中气。便前便后下血，面色萎黄、心悸耳鸣者，宜养血健脾。诸痔欲断其根，必须枯药，当完其窍，必杜房劳乃愈。"中医对痔的治疗强调辨证施治，在总的治疗原则指导下主张应针对不同病因、病变、病位，不同体质、年龄进行灵活得当的处理。

1. 风伤肠络证

大便滴血、射血或带血，血色鲜红，大便干结，肛门瘙痒，口干咽燥。舌红，苔黄，脉浮数。治以凉血止血。代表方剂为《外科大成》凉血地黄汤和仲景的当归赤小豆汤等。

2. 湿热下注证

便血色鲜红，量较多。肛门肿物外脱、肿胀、灼热疼痛或有滋水。便干或溏，小便短赤。舌质红，苔黄腻，脉浮数。治以清热燥湿。代表方如《医宗金鉴》止痛如神汤、《外科正宗》防风秦艽汤，以及日本医家从小柴胡汤化裁出的乙字汤，还有桃核承气汤等。

3. 气滞血瘀证

肿物脱出肛外、水肿，内有血栓形成，或有嵌顿，表面紫黯、糜烂、渗液，疼痛剧烈，触痛明显，肛管紧缩。大便秘结，小便不利。舌质紫

暗或有瘀斑，脉弦或涩。治以活血消肿。代表方如《外科准绳》脏连丸、《医宗金鉴》苦参地黄丸、《证治准绳》地榆丸、《局方》槐角丸等。

4. 脾虚气陷证

肿物脱出肛外，不易复位，肛门坠胀，排便乏力，便血色淡。面色少华，头晕神疲，食少乏力，少气懒言。舌淡胖，苔薄白，脉细弱。治以益气升提。代表方如《外科正宗》提肛散、东垣的补中益气汤、仲景的黄土汤等。

5. 经验方

（1）痔瘘内消丸（胡伯虎方）

处方：生地500 g、当归500 g、生芪500 g、赤芍500 g、生地榆1000 g、槐角500 g、黄芩500 g、赤小豆1500 g、桃仁250 g、皂角子25 g。研末蜜丸，每丸10 g重，每晚服2丸，1个月为一个疗程。

疗效：本丸具有良好的止血、消肿、润肠通便作用，初、中期内痔可使症状消失，晚期内痔可减轻症状。

（2）顺痔宁胶囊（山东东营肛肠病医院院内制剂）

组成：汉三七、生大黄、生地榆、白屈菜、赤小豆、白芷。制成胶囊，每次2粒，每日3次，饭后服。

（二）常用药物

包括静脉增强剂、抗感染镇痛药。

1. 微循环调节剂

常用的有地奥司明片、草木樨流浸液片、迈之灵、银杏叶萃取物、微粒化纯化的黄酮成分等，可减轻内痔急性期症状，但数种微循环调节剂合用无明显优越性。

2. 抗感染镇痛药

能有效缓解内痔或血栓性外痔所导致的疼痛。

（三）局部药物治疗

包括栓剂、乳膏、洗剂。含有角菜酸黏膜修复保护和润滑成分的栓剂、乳膏对痔具有较好的治疗作用。含有类固醇衍生物的药物可在急性期缓解症状，但不应长期和预防性使用。

1. 栓剂

（1）历史

我国汉代医圣张仲景是肛门栓剂的首创者，他在《伤寒论》中发明了一种将蜜炼后、捻成如小指粗、长二寸许、头尖的棒，待冷却变硬后，纳入肛门内治便秘的栓，这就是世界上最早的肛门栓剂。之后，我国医家一直沿用着这一栓剂，并采用了许多药物制剂，如猪苦胆、土瓜根、黄柏、黄连、大黄等。现代研究表明肛门给药与口服方法相比有许多优点，可以防止胃酸和消化道酶对药物的破坏，免除药物对胃黏膜的直接刺激，为不能口服药和易引起恶心呕吐的药物开辟了新的给药途径。同时药物经直肠吸收入血后可直接进入大循环而不经肝脏解毒，这样既减少了肝脏对药物的破坏，又减少了药物对肝脏的刺激，减轻了肝脏负担。直肠给药比口服给药吸收快得多，由于不经过胃，不受破坏，直接作用于痔局部，效果也能得到更大发挥。因此，栓剂的应用日趋广泛。

（2）药物及用法

目前市场上已有马应龙痔疮栓（膏）、云南白药痔疮栓（膏）、三味痔疮栓、太宁栓、氯己定痔疮拴、肛泰栓、化痔栓、痔疮宁栓、复方角菜酸酯栓、美辛唑酮红古豆醇酯栓等多种治疗痔疮的栓剂出售。使用时只要在栓剂上涂少许甘油、液状石蜡或凡士林即可用手指缓慢将栓剂推送入肛内。现介绍几个经验方如下：

1）消痔锭（上海中医药大学附属曙光医院痔科）　处方：五倍子、田螺壳、橄榄核、冰片、大黄、半合成脂肪酸酯。每个栓剂含散剂 0.3 g、半合成脂肪酸酯 16 g。制法：将计算量的半合成脂肪酸酯在水浴上加热，溶化约三分之二时移去水浴，继续搅拌至全溶，待温度降至 40 ℃ 以下时，将药粉均匀分散于基质中，然后倾入冷却的涂有润滑油的栓剂模具中至稍微溢出为度，放置冰箱内冷却，待完全冷却后，用刀切去溢出部分，开模将栓剂取出后进行包装。

用法：排便后洗干净肛门，每次纳栓 1 支，1 日 1~2 次。

疗效：治疗各期内痔 251 例，显效 33.07%、好转 61.76%、无效 5.17%，总有效率为 94.83%。

2）痔疮栓（周济民经验方）　处方：地榆粉 20 g、黄柏粉 10 g、次没食子酸铋 10 g、仙鹤草素 6 片、丁卡因 0.7 g、冰片 0.7 g、栓剂基质 100 g。做成肛门栓剂 70 枚。每晚临睡纳肛内 1~2 枚。

功能：消炎、止血、止痛。

主治：内痔、肛窦炎、肛裂。

疗效：总有效率为 90% 以上。

3）三味痔疮栓（史兆岐方）　成分：五倍子、白矾、冰片。

功能主治：收敛止血、消肿止痛、燥湿止痒。用于内痔出血、内痔痔核脱出、肛门肿痛。

用法用量：外用。洗净患部，戴好消毒指套用手将药栓放入肛内，一次一粒，一日 2 次，七日为一个疗程。

4）三七三黄栓（胡伯虎方）　成分：三七、大黄、黄连、黄柏、苦参、地榆、薄荷脑。

功能主治：收敛止血、消肿止痛、清热解毒。用于内痔出血、脱出、外痔水肿疼痛，亦可用于肛窦炎、肛裂、肛瘘的保守治疗。

使用氯己定痔疮栓时应注意过敏反应和副作用，如肛门皮肤发痒、排便次数增多、腹泻等。个别患者对中药栓剂中的冰片等也会有过敏反应。

栓剂对初期内痔及 Ⅱ、Ⅲ 期内痔有止血、止痛、收敛、消炎等作用，对全身症状和直肠炎症也有治疗作用。虽然目前单纯依靠栓剂还不能根治痔，但作为保守的简便、易行、有效的方法，仍有着实用价值，特别是对老年患者和不愿意接受手术的患者更为适用，所以肛门栓剂在临床上是必不可少的药物。

2. 熏洗方

（1）历史

《五十二病方》就有用药熏痔的记载。《素问·阴阳应象大论》有："其有邪者，渍形以为汗。"这里所说的"渍形"就是用热汤熏洗。《玉机真脏论》中还有汤熨法和浴法的记载。《礼记》中有"头有疮则沐，身有疡则浴"，说明熏洗方在古代就很流行。唐代·《千金方》《外台秘要》进一步记述了熏洗疗法，明代·《外科正宗》全面提出了痔的熏洗疗法，方剂有洗痔枳壳汤、起痔汤、洗痔肿痛方、煮线方等，之后《证治准绳》《景岳全书》《外科启玄》《医宗金鉴》等均有详述，主张辨证熏洗，方有良效。

（2）方药及用法

1）湿热下注：宜清热祛湿。方用《外科正宗》起痔汤、洗痔肿痛方，《医宗金鉴》祛毒汤等，常用药物有：黄连、黄柏、大黄、黄芩、地榆、槐角、苦参、朴硝、瓦松、川椒、马齿苋、防风、蒲公英、野菊花、金银花等。

2）气滞血瘀：宜理气消肿，活血化瘀。方用《外科正宗》洗痔枳壳汤、活血散瘀汤。常用药物有：枳壳、厚朴、木香、红花、川芎、归尾、赤芍、丹皮、刘寄奴、泽兰、郁金等。

3）风燥肿痒：宜祛风润燥，消肿止痒。方用《外科正宗》洗痒疮方、蛇床子汤等。常用药物有：苦参、蛇床子、地肤子、威灵仙、五倍子、白矾、艾叶、花椒、当归、苦胆、荆芥、防风、黄荆等。

4）消肿化瘀汤（胡伯虎经验方） 处方：大黄 30 g、黄柏 15 g、川芎 15 g、苍术 15 g、红花 10 g、芒硝 30 g、食盐 30 g。

用法：共为粗末。煎汤熏洗坐浴，并用纱布包裹药渣热熨痔疮。

疗效：治疗痔嵌顿、发炎、水肿、感染，具有活血化瘀、消肿止痛良效。治疗肛瘘发炎、肛门湿疹也有良效，观察 200 例，有效率达 96%。

5）痔痛消熏洗汤（笔者经验方） 处方：蛤蟆草 50 g、大黄 30 g、黄柏 30 g、苦参 20 g、白矾 20 g、芒硝 10 g、川椒 20 g、乳香 15 g、没药 15 g。

用法：用纱布包煎，先熏洗后坐浴，日 1～2 次。

主治：痔、瘘、裂等肛门疾病，有明显疗效，深受患者和同仁好评。

6）痔瘘一洗光熏洗剂（东营肛肠病医院 院内制剂：李金顺方） 组成：蛤蟆草、马齿苋、大黄、地榆、朴硝、冰片、五倍子、当归。

功能主治：清热解毒、消肿止痛、除湿止痒、活血化瘀。主要用于痔瘘病熏洗和术后换药前熏洗。用法及用量：研制散剂，每次取散剂 20 g，加开水 2000 mL，肛门部熏洗坐浴，每日 1～2 次。

3. 乳膏及敷布剂

外用药物敷布治疗痔疮也是最古老的治疗方法之一，早在公元前我国及国外就有广泛使用。中医使用的外用药主要有消肿、止血、止痛和生肌、长皮、促进创面愈合两大类。

1）消肿、止血、止痛方：常用的有马应龙痔疮膏、九华膏、龙珠软膏、硝酸甘油软膏、云南白药粉、复方硫酸氢黄连素软膏、三七三黄软膏、玉露膏、如意金黄散、顺痔平膏（李金顺方）等。

2）生肌、长皮方：常用的有生肌玉红膏、湿润烧伤膏、红粉生肌膏、珍珠散、赛霉安等。

3）生肌玉红膏（出自《疡医大全》） 组成：当归、白蜡各 60 g，甘草 36 g，白芷 15 g，轻粉、血竭各 12 g，紫草 6 g，麻油 500 g。先将当归、白芷、紫草、甘草四味，入油内浸三日，大杓内慢火熬微枯色，细绢滤清；将油复入杓内煎滚，入血竭化尽；次下白蜡，微火亦化。用茶盅四个，预放水中，将膏分作四处，倾入盅内，候片时方下研极细轻粉各投一钱，搅匀，候至一日，用之。

功效：活血化瘀，生肌润肤。

应用：治痈疽痔疮，诸般溃烂或有脓血水出者，先用甘草汤洗净，敷以此膏，或再兼内服大补气血之药，则新肉即生，疮口自敛。用于肉芽生长缓慢，创面不易愈合者，或术后创面换药之用。

4）生肌散（出自《济阳纲目》） 组成：乳香、没药各 60 g，黄丹、龙骨、熊胆各 12 g，海螵蛸 15 g，赤石脂 21 g，血竭 9 g，轻粉 15 g，冰片、麝香各 3 g，珍珠 9 g。上诸味药共研极细粉，早晚二次搽患处。

功效：敛疮祛毒，止痛生肌。

应用：促进疮口愈合，可用于术后换药。

5）李氏痔科生肌散（清代·德顺堂方） 组成：煅石膏 30 g，血竭 15 g，乳香 10 g，没药 10 g，珍珠母 15 g，冰片 3 g，硼砂 15 g，共为细末搽患处。

6）红粉生肌膏 组成：红粉、朱砂、生石膏、麻油制成的油纱布条，外用。

功效：化腐生肌。

应用：用于痔瘘术后创面愈合不良及常规换药。

7）龙珠软膏 清热解毒，消肿止痛，祛腐生肌。适用于疮疖、红肿热痛及轻度烫伤。

8）红霉素软膏 用于感染创面或预防创面感染。

4. 其他

1）油壶（李金顺研创） 组成：见本书肛裂章节。每支 20 mL，每晚临睡前肛内注入 20 mL。

2）灌肠滴液（李金顺经验方） 组成：黄柏 15 g、白屈菜 20 g、地榆 12 g、当归 12 g，水煎 100 mL 装袋，每次 1 袋，每晚保留灌肠。

除以上外治剂型外，目前还有很多外用剂型广泛应用于临床，如吸收性明胶海绵、纳米银抗菌离子敷料、医用海藻敷料、喷雾敷料、清洁擦片、冷敷凝胶等。

四、扩肛疗法

1969 年英国医生 Lord 在对嵌顿痔施以扩肛进行还纳时，发现经扩肛后可使痔出血、疼痛及脱出很快缓解。于是，他采用扩肛方法治疗了一批内痔患者，都取得了较满意疗效。通过临床观察，他认为扩肛治痔的疗效可以这样解释：痔患者的直肠下端和肌管出口处有一种狭窄存在。狭窄可使正常肛管扩张受阻，粪便则需在加压下排出，压力可导致齿线上下区域血管充血，并瘀滞造成循环障碍，而隆起形成痔核，痔核又可堵塞肛管出口，使排便时受压增大。如此恶性循环则引起痔出血、疼痛、脱出等症状（图 6-7）。肛管扩张法可使狭窄松解，打断充血—梗阻—充血的恶性循环，使肛管腔通畅，组织恢复正常而将痔治愈。对此，笔者采用后位内括约肌部分切断术，解除了痉挛狭窄而痔渐愈。

1976 年 Hancock 通过肛管静止压测定证实，痔患者肛管静止压为 93.6 cmH$_2$O，无痔者为 66.8 cmH$_2$O，扩肛后可使痔患者的压力降为 60 cmH$_2$O，说明患痔者存在着肛门狭窄，肛管扩张疗法可消除内括约肌的过度收缩，他用扩肛法治疗 53 例内痔，47 例疗效满意。之后，这一疗法被许多学者所采用，并被改进为肛门镜扩肛、专用扩肛器和气囊扩张等。

适应证及禁忌证：各期内痔均可采用，对内痔合并绞窄、疼痛、出血效果较好。肛门失禁者、老年人、产妇、腹泻及用过硬化疗法者不宜采用。

扩张方法：Lord 多采用全麻下扩张，目前已改为局麻、腰麻和骶麻下扩张。Lord 主张扩肛到 8 指，以后定期扩肛几次，但易发生排便暂时失禁。所以现在多数认为扩张到 4~6 指即可，或用双叶肛门镜扩肛，持续 5 分钟。一般每周 1 次，1 个疗程为 2~3 周。扩肛后也可让患者在家用扩肛器（直径 2.5~3 cm），每日扩肛 1 次，每次 5 分钟，连续两周（图 6-8）。

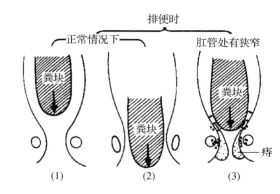

图 6-7 肛门狭窄与痔发生的关系

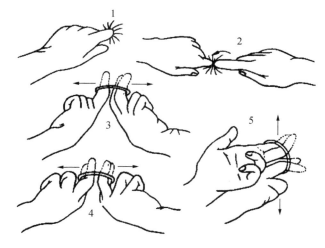

图 6-8 扩肛方法

疗效及副作用：各家疗效不一，如表 6-2 所示。副作用主要有扩肛后可引起肛门括约肌失禁、黏膜撕裂、黏膜下血肿及黏膜脱垂等。1972 年 Macintyre 报道扩肛后引起暂时性排气失禁者 21.8%，大便失禁者 3%。1976 年 Wall 及 Ruckley 报道 100 例，5 年随访，75 例症状消失，22 例不满意（19 例改行手术），3 例症状缓解。Chant（1972）对扩肛疗法和痔切除术进行了对比，认为扩张可改善症状，适宜痔疼痛出血者，对脱出和流黏液者效果不佳。Anscombe（1974）比较显示，扩肛的成功率为84%，痔切除术为98%，扩肛后24%仍有脱出，切除后仅2%。喻德洪认为扩肛后对痔核大脱出者，可加用胶圈套扎或注射疗法，以提高疗效。目前对该疗法尚有争议，支持者认为是理想的非手术方法；持异议者则认为仅是一种较好的对症疗法，可用于改善症状，特别是痔绞窄引起的疼痛和出血等，但尚不能替代手术疗法。笔者采用后位切扩术加硬化剂注射内痔收到了很好的疗效，尤适用于基层医生或门诊治疗者。

表6-2　扩肛疗法的疗效

作者	扩肛方法	治疗时间	疗效
Lord	全麻扩至8指，之后定期扩肛	半年	1000例中仅4例失败
Hood	全麻扩至6指，之后每天扩肛1次	1周	30%术后无症状
Turell	不用麻醉，用2.5 cm肛镜扩肛	1~2次	70%相当长时间无症状
Macintyre	同Lord	6周	80%无症状或改进
Anscombe	全麻扩肛至6指	不定期	84%成功
Taylor	气囊扩张	1~3周	效果同手扩张
喻德洪	局麻扩至4指	2~3周	90%立即止血

五、针灸疗法

《黄帝内经》中就已有针刺治痔的经验和穴位记载。晋代·《针灸甲乙经》有："痔痛，攒竹主之；痔，会阴主之。"之后历代医家记载有许多治痔的穴位和方法。针灸对痔出血、脱出、肿痛、肛门下坠均有良好效果，常用穴位有攒竹、燕口、龈交、白环俞、长强、承山等。

攒竹：在眼眉内侧端、眼眶上切迹处，又称眉头穴。斜刺0.3~0.5寸。治痔肿痛、出血、脱出。有"下病上治"作用（图6-9）。

燕口：在口角两旁赤白肉际处（经外奇穴）。治痔出血、脱出、便秘。斜刺0.5~1寸（图6-9）。

龈交：掀起上唇，在上唇系带上端，门齿缝

上方。斜刺0.2~0.3寸或放血。能治痔出血，止痛（图6-9）。

白环俞：在背部正中线旁开1.5寸，平第四骶后孔处。治痔、脱肛、大小便不利。直刺1~2寸，针向肛门，使肛门部有麻、胀感。艾条灸5~15分钟（图6-10）。

长强：在尾骨端与肛门之间，能通任督，调肠胃，是治痔疮、脱肛的要穴。直刺0.5~1寸，使酸胀感扩散至肛门。艾条灸5~15分钟（图6-10）。

承山：俯卧，用力伸直足尖使足跟上提、在腓肠肌交界的"人"字形凹陷处（图6-10），是治痔疮、脱肛的常用穴。直刺1~2.5寸。艾条灸5~15分钟（图6-10）。

此外，二白、三阴交、委中、肾俞、大肠俞、命门、气海、昆仑、太冲等穴，也有治痔作用，可辨证选用。

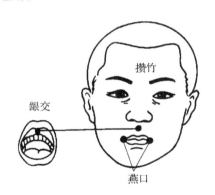

图6-9　攒竹、燕口、龈交位置

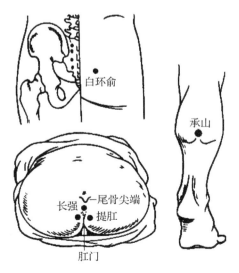

图6-10　白环俞、长强、承山、提肛穴位置

六、挑治疗法

挑治疗法是我国医务人员发掘整理出来的民间疗法，胡伯虎教授对初期内痔出血、中晚期内痔发炎、脱肛、肛裂、肛门瘙痒、血栓性外痔等25例，进行挑治，显效者6例，占24%，有效者14例，占56%，总有效率达80%，无效者5例，占20%。疗效优越，值得介绍。本组病例挑治的穴位多选用次髎及下髎，取患侧穴位，是穴位挑治与区域挑治的结合选穴。

（一）挑治方法

挑治疗法治疗肛门病，可分为痔点挑治、穴位挑治和区域挑治三种。

1）痔点挑治：一般可在上起第七颈椎棘突平面，下至第二骶椎平面，两侧至腋后线的范围内找痔点。其特点是：形似丘疹，稍突起于皮，如针头或小米粒大，圆形，略带光泽，颜色可为灰白、棕褐或淡红色不等，压之不褪色。选痔点时应与痣、毛囊炎、色素斑相鉴别。有时背部可能同时出现两个痔点，应选用其中明显的一个，痔点越靠近脊柱，越靠下，效果越好。

2）穴位挑治：可选用肾俞、大肠俞、上髎、次髎、中髎、下髎、长强等。

3）区域挑治：根据大量临床实践，用挑治方法治疗肛门疾病时，发现越靠近下腰部选点效果越好。为了减少找痔点的困难，可在第三腰椎至第二骶椎之间左右旁开1~1.5寸的纵行线上，任选一点挑治，其疗效也很好。

4）挑治工具：使用的是尖头"牙探针"，因其柄长可握，又可使劲，操作方便。

5）挑治方法：一般采取侧卧位，局部用碘酒消毒后，用普通手术刀片，像种痘般快速剔开表皮，伤口与脊柱平行，长约0.5 cm，挑治的深度为0.2~0.3 cm。挑治时针尖与脊柱平行，从浅向深部挑，一般可挑出白色纤维物20~30条，像4磅或8磅鱼线粗，把每条纤维挑断，太长者也可剪去，如患者能耐受，最好把纤维挑起弹几下再挑断，以加强刺激，挑尽为止。伤口一般无出血或稍有出血。最后用碘伏消毒，外盖胶布。每个患者约需15分钟，效果差者可在1周后再挑1次。

6）患者感觉：在剔开表皮时患者多有痛感，挑治时痛觉因人而异，体质敏感的人，会觉得痛些，有些人则只觉轻微痛，一般人都能接受。痔核发炎疼痛者经挑治后大多都有不同程度的减轻。

7）注意事项：①注意无菌操作，术后嘱患者注意局部清洁，3天内勿湿水，防止感染；②针尖应在原口出入，不宜在伤口乱刺；③挑治后当日应避免重体力劳动，少吃辛辣刺激食物；④孕妇禁挑；对严重心脏病和身体过度虚弱者，使用挑治疗法应慎重。

（二）讨论

胡伯虎教授报道病例中初期或晚期内痔出血者10例，有效者7例，无效3例。其无效者中，1例因肝硬化影响，1例因腹痛服镇静药后大便困难所致。其止血效果甚佳，可与注射石炭酸甘油媲美。

其中晚期内痔脱肛或单纯脱肛共5例，挑治后均回纳较快，对于一般疗法很难奏效的脱肛，这是很值得关注的成绩。

内痔发炎脱肛和血栓外痔3例，挑治后有些立刻觉肛门部轻松，有些几小时后逐渐舒服，其疗效远胜过普通外敷药物。

肛裂5例，有效4例，无效1例，其中2例治疗期间仍有发作，而肛裂与便秘关系密切。

肛门瘙痒2例，疗效不佳。

挑治疗法对于已增生的皮赘外痔是无效的。主观认为对肛瘘也不会有效。

由于本组病例不多，未能对挑治疗法的效果作全面评价。但从上述病例可见到，挑治疗法对初期内痔出血、晚期内痔发炎脱肛效果较好。至于挑治后能否使痔核消失的问题，因大部分初期内痔患者，血止后都没有定期到门诊复查，未能做出统计。1例初期内痔出血挑治无效者，两日后做肛门镜检查，内痔仍然存在，出血点仍在7点位；另3例晚期内痔发炎脱肛的病例挑治后观察，内痔依然存在，然均收到止血、止痛、炎性减退的效果。从上述效果分析，故初步认为：挑治疗法并不一定能够使痔核消失，但能使局部血液循环改善而收消炎止血之效，因其操作简单、疗效肯定，可作为各种疗法，如割治、枯痔、结扎、注射等疗法的先锋，因为上述各疗法也有其缺点。如果在挑治两次后仍然无效，应采取其他治疗方法。在挑治的同时也可配合适当药物治疗，以求速效。

七、枯痔疗法

（一）历史

追溯起来，唐代已有萌芽，如《千金方》中就有"用药导下部，有疮内疮中，无疮内孔中"的记载。《外台秘要》有"以肥大枣一颗、削去赤皮，取水银掌中以唾研令极熟，涂枣瓣上，内下部中差"的记载。这可以说是最早用水银、白矾等枯痔剂外涂以期痔枯萎或硬化的方法。宋代·《太平圣惠方》首载了用砒溶于黄蜡，捻为条子，纳痔瘘疮窍中的枯痔钉法。南宋·《魏氏家藏方》（1220）已有使用枯痔药白矾、生砒、朱砂）的详细记述。明代·《普济方》载有当时的痔科专家临安曹五为宋高宗用取痔千金方（砒、白矾、黄丹、草乌、蝎尾）治疗痔疮，而得官至观察使的故事。《外科正宗》对枯痔法加以系统整理，使用三品一条枪（明矾、白砒、雄黄、乳香）、枯痔散（白矾、蟾酥、轻粉、砒霜、天灵盖）等时，还创造了唤痔散、护痔膏、起痔汤、生肌散等，使用方法已相当完善，且对枯痔药的升炼、砒霜中毒的防治也有详细说明，受到了后世推崇。随着砒中毒的发生，宋、明两代出现了一些不用砒的枯痔剂，如《本草纲目》《世医得效方》已开始使用的白矾、五倍子等药。清代枯痔疗法在民间有广泛应用。《外科大成》《医宗金鉴》《医宗说约》《外科图说》《外科证治全书》都有较详细记载。但对枯痔疗法的全面研究，则是新中国成立后才开展起来的。1952年重庆市第一中医院周济民等首先报道了枯痔疗法治疗痔瘘的成功经验。1954年朱仁康又介绍了《枯痔散的作用统计和分析》，之后，周济民、陆琦、陈民藩、陈水健、邓正明等对枯痔疗法进行了大量的研究，取得了以下进展：①改进了枯痔药物，制成无砒枯痔钉，减少了有砒枯痔钉的毒副作用；②提出了枯痔钉是通过异物刺激而导致痔皱缩的新理论，初步阐明了枯痔钉疗法的机理；③改进了插药方法和器械。

（二）枯痔药物及代表方

古人多采用具有蚀肉枯痔、活血祛瘀、解毒止痛作用的砒、白矾、雄黄、硫黄、朱砂、轻粉、乳香、没药、黄丹、冰片、蝎尾、巴豆、赤石脂、天灵盖、草乌、蟾酥、硼砂、黄连、白及、炉甘石、乌梅等作为枯痔药物。近人陈永健等则认为只要能起止痛、消炎、止血、抗菌作用的药物都可以作为制"钉"的选择对象。

对枯痔钉疗法来说"钉"本身的作用是主要的，药物作用是第二位的。但陆琦等主张仍应二者并重，选择最合适的药物制钉，则疗效会更佳。

（三）适应证和禁忌证

适应证：各期内痔核和混合痔的内痔部分。
禁忌证：各种急性疾病、严重慢性疾病、肛门直肠急性炎症、腹泻、痢疾、易出血体质患者。

（四）操作方法

1）术前准备：应检查血压、白细胞、血小板、出凝血时间、麻醉药物皮试等。术前用开塞露排空大便或清洁灌肠。

2）操作方法：患者取侧卧位、充分暴露肛门。按常规消毒、铺巾，用吸肛器缓缓吸出内痔核。难以吸出者行局部麻醉后吸出。观察内痔的位置、形态、大小、类型。然后去除吸肛杯，由助手固定内痔。术者用左手固定内痔，用碘伏消毒内痔表面黏膜。根据痔核的大小决定插钉的数目。术者右手捏住钉尾，用力刺入黏膜后减轻用力缓缓插入。如遇到阻碍感或患者有疼痛感时，应将枯痔钉退出少许。插毕，剪去剩余枯痔钉，使剩下钉高出痔黏膜 1 mm 左右，插钉的深度要短于痔核的直径，插钉的方向应与肠壁平行或斜插不超过 15 度；钉与钉之间的距离为 2~4 mm；钉与钉的排列不宜上下重叠；术毕将内痔还纳。用纱布覆盖或用丁字带固定（图 6-11）。

（五）操作时注意事项

1）内痔吸出肛外后，要用手指尖夹住干而薄的棉花，按在痔核根部齿线下缘，顺着放射方向往外拉。特别是Ⅰ~Ⅱ期内痔核，如果固定不好，

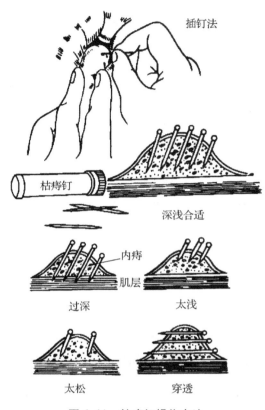

图 6-11　枯痔钉操作方法

容易缩回肛内，遗漏插钉。

2）操作时，钉与齿线的距离是影响疗效的关键。应在距离齿线上方 2 mm 处先插一排，痔大的再往上插二至三排。

3）Ⅲ期内痔核吸出时，应该注意痔核脱出的先后顺序，回纳时后脱出的先回纳，先脱出的后回纳，以免一起回纳因痔核体积大于肛门而使钉脱落影响疗效。

4）不论痔核大小尽量一次插完。

（六）术后处理

1）插钉后 24 小时内禁止解大便，以免枯痔钉滑脱和内痔脱出、水肿嵌顿、疼痛和钉孔出血。

2）每天大便后坐浴，洗净肛门，纳氯己定痔疮栓 1 枚。

3）在治疗过程中应避免重体力劳动和剧烈运动。保持软便，酌情使用止血、消炎、润肠等中西药。

（七）治疗中反应

1. 疼痛

约 2% 有术后轻度疼痛。其原因多是插钉过

深，插入黏膜肌层或太靠近齿线，引起肛门炎症或脓肿，抑或因操作不当，造成人工肛裂，或因插钉后内痔脱出造成嵌顿的发生。

2. 发热

术后测体温 ≥38 ℃者占 3%~8%。其原因：

1）因插钉不当，造成肛门炎症或脓肿发生，并伴有肛门疼痛。

2）肛门和痔黏膜消毒不严或患者抵抗力弱，极易把细菌带入血液内引起发热。

3）与钉内所含药物有关。含砒枯痔钉发热，多是因砒提炼不纯而引起的；无砒枯痔钉引起发热原因多为白及所致，白及分为肉及和草及，肉及呈透明状，致热率较高；草及颜色稍黑，不透明，致热率较低。

3. 小便困难

插钉后痔黏膜受到较强的刺激（特别是从 11~1 点部位）引起尿道括约肌反射性痉挛所致，发生率约为 1%。

4. 大出血

指插钉后若干日出现较大量出血，须缝合止血者。与钉内含腐蚀药物或插钉过密，引起痔组织片状坏死脱落，侵蚀痔动脉等有关。发生率约为 0.1%。

（八）要点

1）插钉与齿线的距离是影响疗效的关键。非腐蚀性枯痔钉与齿线的距离约 2 mm 为妥。因为肛门直肠细小的动脉与静脉以直接吻合方式构成洞状静脉，多集中在齿线附近。洞状静脉肌层发育不好，弹力纤维少，胶质纤维多，它的扩张是发生内痔的原因。在距齿线 2 mm 处插钉，能使该部位洞状静脉发生炎症反应，继以纤维组织代替，使齿线附近的内痔皱缩，对提高疗效和防止复发有积极作用。

2）枯痔钉疗法可以用于暂时不能进行根治手术的各类型内痔出血和直肠黏膜出血患者，可以在出血点内插枯痔钉 1~2 条，作为止血疗法，疗效满意。

3）混合痔的内痔部分比外痔大，而且是血管肿型（或静脉瘤型），外痔是静脉曲张型，用枯痔钉疗法不但疗效好，而且可以达到治内消外的

目的。

4）枯痔钉对Ⅰ、Ⅱ期和Ⅲ期血管肿型内痔核疗效较好，特别是初次使用枯痔钉疗法者，疗效更佳。对于那些曾经多次行内痔手术治疗又复发的内痔和纤维性内痔，疗效不很理想。

（九）疗效

1. 含砒枯痔钉

福建省人民医院陈民藩等用含砒枯痔钉治疗内痔核 3556 例 [Ⅰ期 863 例（24.2%）、Ⅱ期 1950 例（54.8%）、Ⅲ期 525 例（14.8%）、混合痔 218 例（6.1%）]；疗效如表 6-3。

表 6-3　含矾枯痔钉治疗内痔 3556 例疗效分析

治愈	好转	无效	结果不明	总计
3371（94.8%）	119（3.3%）	9（0.3%）	57（1.6%）	3556

2. 无砒枯痔钉

无砒枯痔钉疗效分析见表 6-4。平均治愈天数 8.6 天。

表 6-4　含砒枯痔钉治疗内痔 150 例（3~10 年）远期疗效分析

治愈	部分内痔复发	复发	总计
109（72.6%）	30（20%）	11（7.3%）	150

依据以上统计结果可看出，枯痔钉疗法没有后遗症，半年的复发率比较高，可能与当时内痔治疗彻底与否有关。1 年随访的复发率为 20.5%。

该疗效判定及诊断标准均依据 1974 年全国肛肠（衡水）会议制定的标准。

（十）枯痔散的临床运用

虽然枯痔钉的出现替代了枯痔散每日敷药的麻烦，但对嵌顿性内痔，枯痔散仍有它独特的使用价值。一般认为痔急性嵌顿，出现严重炎症或坏死时不宜即刻手术，须待炎症消退后方可手术治疗。但此时若采用枯痔散疗法，往往能收到痔核较快坏死脱落而痊愈的效果。枯痔散的敷药方法和治疗过程如下。

1. 敷药方法

用碘伏消毒肛周皮肤，氯己定或新洁尔灭液消毒嵌顿脱出的痔体。用骨签挑糊状枯痔散敷布痔核表面，无须太厚，只要均匀地全部敷上，再用纱布覆盖即可。敷药应先从根部、深部自下而上开始，应留存部分黏膜桥。痔与痔缝隙需要将药物送入，否则此处不易枯死。敷药时心要细、手要轻，防止拉破痔核黏膜，引起出血。应尽量注意，经常清洗流向四周的分泌物，以免分泌物中的药物刺激皮肤，引起肛周皮炎或湿疹。

2. 治疗过程

一般分为枯萎（坏死）、脱落和修复三个阶段。

1）枯萎（坏死）阶段：敷药 1 次后，痔核黏膜由鲜红转紫红色，经 2~3 次后，痔核向周围浸润，肛门水肿增重，痔核全部脱出肛门外，比原痔大 1/3~1/2。色泽先转淡白，再转暗紫色，最后渐呈褐色。可有大量黏液性鼻涕样分泌物或淡红色血水渗出，经 5~6 次敷药后，痔渐呈猪肝色或黑色，且渐干硬，分泌物亦减少，终至痔核完全干硬而变黑，此时枯萎过程结束。

2）脱落阶段：痔核枯黑后，已是干枯坏死组织逐渐与健康组织分离期，可有暗红色血水样分泌物渗出，带血腥臭味。痔核逐渐与健康组织分离，表示痔将脱落。此时不可人为剥离，应任其瓜熟蒂落，以免引起出血。分离创面改用生肌玉红膏换药。

3）愈合阶段：痔核分离脱落时，伤口即逐渐愈合。当最后一部分完全分离后，创面一般可只剩原患部面积的 1/3 左右。此时排便时，因摩擦创面，可有少许出血和疼痛，须经 1 周左右继续换药，创面方完全修复，痛苦也随之消除。

枯痔疗法的整个疗程，从枯痔到愈合，嵌顿性内痔需 10~17 天，环状内痔需 20~25 天。从临床效果来看，不主张痔核过早脱落，因为痔核枯黑痂皮在枯痔部位上，可以起到保护健康组织伤口、免除外力对伤口黏膜摩擦的作用。这样，待痔核脱落时，所在部位伤口可愈合 50%，如痔核脱落后，伤口瘙痒，可用甘草煎浓汁敷洗。

（十一）机理探讨

周济民等通过切片观察，认为含砒枯痔钉

（散）的疗效原理如下：

枯痔钉（散）➡ 组织充血胀大
{血管增大➡血流减缓➡血管栓塞
组织肿胀➡脱水➡萎缩干硬} 干性坏死➡分
裂➡脱落➡修复痊愈

陈民藩等通过对插含砒枯痔钉后痔核的肉眼和组织学观察，认为枯痔钉治疗内痔的作用机制是：插钉后可引起痔核发生无菌性的炎症反应，继则出现组织坏死、钉道液化，之后纤维组织增生，使痔核硬化萎缩而治愈。

从动物实验、临床应用和病理组织学观察的结果看来，枯痔钉作为异物插入内痔核，引起一系列炎症反应，并留存于创道中 2～4 天成为疏松的填塞物，起引流和止血作用。不论何种物质制成的枯痔钉，只要能在直肠黏膜下层，痔静脉丛及其间质中造成适当的刺激和创伤，引起足够的炎症反应，导致纤维组织收缩，血栓形成，使静脉闭塞，血管肿块（痔）皱缩，即可达到治愈的目的。因此，"异物刺激炎症反应和创道引流"是枯痔钉治疗内痔核的主要机制。枯痔钉治疗内痔核的机制不是钉内药物起主要作用，而是"钉"的作用，因此制成枯痔钉的材料可以是多种多样的。

（十二）枯痔钉（散）疗法的优缺点

1）优点：疗效可靠，简便易行，操作方便，费用低廉，术后痛苦少，多发内痔可以一次治疗，对内痔的嵌顿、消肿、根治可同时获效。

2）缺点：①含砒枯痔钉术后常有程度不等的不良反应，如低热、食欲不振、白细胞升高等。使用不当可因砷中毒导致死亡。②复发率较高。

八、注射疗法

黏膜下层硬化剂注射是常用治疗内痔的有效方法，主要适用于Ⅰ、Ⅱ度内痔，近期疗效显著。并发症有局部疼痛、肛门部烧灼感、组织坏死溃疡或肛门狭窄、痔血栓形成、黏膜下胀肿与硬结。外痔及妊娠期痔应禁用。

（一）注射药物治疗痔的历史

采用局部注射药物治疗痔已有 150 多年的历史。Morgan（1869）首先介绍把亚硫酸铁溶液注入痔核治疗痔。美国 Mitchell（1871）报道用 1:2 的石炭酸橄榄油混合液注射治疗早期内痔取得较好疗效，但他将此方保密。Anarewe（1879）发现了这个秘密，他收集和分析近万名接受注射方法治疗的病例，认为此疗法对内痔出血和早期内痔疗效满意，并推荐用低溶度、小剂量的方法可避免发生严重并发症。Keley（1884）通过临床观察证明低溶度的石炭酸甘油（5%～7%）具有坏死少、并发症少、疗效好的优点，使注射疗法得以推广。Terrell（1917）又采用 50% 奎宁及尿素注射。Boas（1922）采用乙醇注射。但后来证实副作用大，不如酚制剂。

最初采用的注射方法是将药物直接注入内痔，由于药物选择不当和注射技术等问题，并发症、后遗症较多。Anarewe（1910）统计 3 304 例资料，其中肝脏栓塞 8 例、剧痛 83 例、肝脓疡 1 例、大出血 10 例、重症炎症 10 例、直肠狭窄 2 例、痔核坏死和其他病变 35 例、死亡 1 例。Blanchorde（1928）认识到痔上动脉在内痔发展中有重要作用，把 5% 石炭酸杏仁油 3～5 mL 注射到痔核上方直肠黏膜下的痔动脉附近，提高了疗效。Kilboure 收集了从英、美、法、德等国治痔的 62 910 例资料，其中手术治疗 36 648 例，注射治疗 26 262 例。对比两者疗效，前者术后发生大出血 58 例、肛门狭窄 22 例、死亡 11 例；后者仅有 28 例继发性出血，无死亡和肛门狭窄，表明注射疗法优于手术疗法。之后，Gabriel 又提出了二重注射术，改进了注射方法，其方法是将 2～3 mL 5% 石炭酸植物油注入内痔上方的直肠黏膜下，然后再把 20% 石炭酸甘油 0.3～0.5 mL 直接注入内痔中。他认为低溶度石炭酸植物油能产生痔上方直肠黏膜的粘连固定，高浓度的药液可引起较强的炎性反应，使痔硬化萎缩。目前欧美和日本多应用此类硬化疗法，治疗Ⅰ、Ⅱ期内痔。美国报道这种相对简单的方法用于治疗早期的出血性内痔和Ⅰ～Ⅲ期痔患者的成功率为 75%～89%，但是，长期随访发现痔的复发率相对较高。这种疗法对于有出血倾向（如在接受抗血小板聚集或抗凝治疗）的患者较适合。并发症主要包括注射引起的轻度不适或出血。Ⅲ期内痔和混合痔仍以手术为主。

我国在新中国成立前已采用注射疗法治疗早

期内痔。常用药为 5% 石炭酸甘油、5% 鱼肝油酸钠。近年来痔注射疗法得到进一步发展。目前，注射疗法已成为我国治疗痔应用最广泛的方法之一。在世界上我国也是应用注射疗法最普遍、研究进展较快的国家。

（二）注射药物及制剂

注射疗法的药物和制剂是非常多的，可以列举出数百种。凡能致内痔核硬化或坏死的药物都可以用来作注射剂。常用药物如维生素 C、50% 葡萄糖注射液、25% 葡萄糖酸钙、异丙嗪、盐酸奎宁、麦角、仙鹤草等注射液都可以用作内痔的注射剂。目前国外常用的注射剂主要有：5% 石炭酸杏仁油或石炭酸橄榄油、5%～20% 石炭酸甘油、5% 鱼肝油酸钠、4% 镁粉乳剂、70%～96% 乙醇、1% 福尔马林、奎宁乌拉坦液、奎宁盐酸尿素、水合氯醛、麦角、异丙嗪等。以往在我国不少医院都有自己研发的内痔注射液（表 6-5），随药物审批的要求，医院自制的痔注射液已停用，目前审

批上市的有消痔灵注射液、芍倍注射液、矾藤痔注射液、痔全息注射液 4 种。痔全息注射液由于是坏死剂已很少使用，近年来有人使用桂醇注射液治疗内痔，但该药的适应证为用于内镜下食管曲张静脉出血的急诊止血及曲张静脉的硬化治疗，尚未被列入内痔注射剂。不良反应可出现暂时胸痛、心功能降低、吞咽困难、胃灼热、反酸、便秘；也可出现局部组织坏死和食管溃疡（有时伴出血，个别有穿孔）、食道狭窄、胸腔积液等；偶见暂时性虚脱、头晕、呼吸困难、胸闷、恶心、视力障碍、局部感觉损害和金属味觉，所以应用时需慎重。

根据药物对痔组织产生的作用不同，把引起痔组织坏死的称坏死剂；使痔组织产生炎性反应，导致纤维化而不引起坏死的称硬化剂。由于使用坏死剂常发生感染和大出血，特别是广泛的组织坏死和感染，不但治疗时间长，而且瘢痕收缩可造成直肠狭窄等后遗症，故多数学者主张采用硬化剂。

表 6-5 国内使用的注射药物及疗效

序号	名称	研制单位	药物	适应证	有效率
1	消痔灵注射液	广安门医院	明矾、五倍子等	初中晚期内痔	96%
2	痔全息注射液	临汾人民医院	水化硫黄、冰片、薄荷冰等	内外痔、混合痔	94%
3	复方诃子液	湖南中医药大学	诃子、明矾、枸橼酸钠	各期内痔、混合痔	92%
4	痔宁注射液	西安市中医院	石榴皮、乌梅、黄连、明矾	各期内痔、混合痔	95%
5	消痔液	第一军医大学	血竭、赤石脂、枯矾、虎杖	各期内痔、混合痔	93%
6	复方消痔液	成都军区门诊部	黄连、仙鹤草、血竭、乌梅	各期内痔、混合痔	94%
7	枯痔钉注射液	福建中医药大学	枯痔钉溶化液	内痔、混合痔	96%
8	新六号枯痔液	重庆市中医研究所	药用氯化铵石灰	Ⅰ、Ⅱ、Ⅲ期内痔	96%
9	芍倍注射液	中日友好医院	柠檬酸、没食子酸、芍药苷	各期内痔	97%
10	矾藤痔注射液	云南龙海药业	白矾、黄藤素、赤石脂	各期内痔	95%

（三）消痔灵注射疗法研发历史

1977 年 5 月，中国中医科学院广安门医院肛肠科以史兆岐为首的科研课题组根据中医"酸可收敛，涩可固脱""下者举之"的治疗法则，选用中药五倍子和白矾等的有效成分，研发消痔灵注射液。开始时依据启动年月，最初被命名为"775"注射液。1979 年，中国中医科学院广安门

医院肛肠科和 19 个医疗单位用消痔灵注射法对 1168 例Ⅲ期内痔和混合痔进行临床治疗，取得了良好疗效。基本采用一次注射，治愈率为 96.4%，好转率为 3.6%，没有无效者。之后更名为消痔灵注射液，并进行了药理、毒理等实验研究。1979 年 12 月，"消痔灵注射治疗晚期内痔新疗法"通过了中医研究院组织的专家鉴定，参加鉴定会的吴蔚然、朱预、丁泽民等 50 多位医学专家一致认

为这项研究是中西医结合的典范，不但有所创新，而且位居世界领先水平。

1987—1996 年广安门医院及其协作医院使用消痔灵注射液和消痔灵四步注射方法治疗 21 361 例Ⅲ、Ⅳ期痔，治愈 21 148 例（99.00%），好转 203 例（0.95%），改用手术治疗 10 例（0.05%）。3 年后随访 620 例，复发 6 例（0.97%）。肛肠专家一致认为本法是治疗Ⅲ、Ⅳ期痔，保护与固定肛垫，不损伤 Treitz 纤维和 Parks 韧带的较理想的治疗方法。

1980 年，该项成果获卫生部甲级科研成果奖。

1985 年，获国家科委"国家科技进步二等奖"。

1986 年获南斯拉夫依诺瓦国际发明博览会金奖和比利时尤里卡世界发明博览会一级骑士勋章。

1990 年 7 月，获中国医药卫生科技成果博览会金杯奖；同年 10 月获中国中医药文化博览会"神农杯"金奖。

1991 年被国家中医药管理局列为指定向全国普及推广科研成果。

2000 年获马来西亚第二届世界中西医结合学术论坛年会金奖。

消痔灵注射液和消痔灵四步注射方法是肛肠领域唯一获得国家科技进步奖等八项大奖、被国外认可并被日本生产（日本名痔稳）推广的中医药科研成果。

国内外均将硬化疗法列为Ⅰ期、Ⅱ期内痔的治疗首选方法之一，在我国最多采用的是中药硬化剂注射，不仅限于Ⅰ期、Ⅱ期内痔，对Ⅲ期、Ⅳ期内痔和混合痔患者其外痔部分属静脉曲张性外痔者也可采用消痔灵注射液治疗，这使消痔灵注射液和消痔灵四步注射方法得到广泛使用。四十余年的临床实践显示该疗法研究深入，疗效肯定，安全可靠，具有简、便、验、廉等特点，是国家级治疗内痔的创新技术、中医药优秀成果，居世界领先水平。

在屠呦呦获得 2015 年诺贝尔医学或生理学奖后，有记者对中国中医科学院科研成果进行了梳理，认为在临床科研成果中消痔灵注射液、小夹板外固定治骨折、白内障针拨套出术、中医药防治糖尿病、青黄散治白血病等，已被国际公认为处于世界领先地位的中国医学成果，其中消痔灵注射液被排列在首。

（四）消痔灵注射疗法的形成

史兆岐说："消痔灵注射液及四步注射疗法的形成，一是我们从中医学治疗的理法方药中寻找到了硬化剂的主要药物、有效成分和适宜的配方；二是学习和参考了国外对直肠肛门血管研究的新动向，从研究Ⅲ期内痔病理特点入手，力求改变原有的痔注射操作方法而创造性地形成了本疗法。"因此，它是中西医结合的成果。

中医学治疗痔疮积累了丰富的经验。早在两千年前，《黄帝内经·素问》就记载："筋脉横解，肠澼为痔"，并提出"下者举之"的治则。之后医家又提出了"酸可收敛，涩可固脱"的理论，开始采用酸涩固脱的药物外敷或外洗治疗痔与脱肛。唐代《千金方》中就有"用药导下部，有疮内痔中，无疮内孔中"的治痔经验。唐代《本草拾遗》中记载的以五倍子等酸性药物治痔的经验，明代《世医得效方》和《本草纲目》中也有关于五倍子、明矾治痔的记述。

《外台秘要》有"以肥大枣一颗、削去赤皮，取水银掌中以唾研令极熟，涂枣瓤上，内下部中差"的记载。宋代《太平圣惠方》首载了用砒溶于黄蜡，捻为条子，纳痔瘘疮窍中的枯痔钉法。南宋《魏氏家藏方》（1220）已有使用枯痔药白矾、生砒、朱砂的详细记述。明代《普济方》载有当时的痔科专家临安曹五为宋高宗用取痔千金方（砒、白矾、黄丹、草乌、蝎尾）治疗痔疮，而得官至观察使的故事。明代《外科正宗》对枯痔法加以系统整理，使用三品一条枪（明矾、白砒、雄黄）、枯痔散（白矾、蟾酥、轻粉、砒霜、天灵盖）等时，还创造了唤痔散、护痔膏、起痔汤、生肌散等，使用方法已相当完善，并对枯痔药的升炼，砒霜中毒的防治也有详细说明，受到了后世推崇。随着砒中毒的发生，出现了一些不用砒的治痔剂，明代《丹溪心法》："五倍子、朴硝……煎汤熏洗。"胡伯虎统计了明、清时代《本草纲目》《世医得效方》《外科大成》《医宗金鉴》《医宗说约》《外科图说》《外科证治全书》等 21 本古籍对枯痔散（钉）有较详细记载。用药计有：

白矾、砒、雄黄、硫黄、朱砂、轻粉、乳香、没药、黄丹、冰片、蝎尾、巴豆、赤石脂、天灵盖、草乌、蟾酥、硼砂、黄连、白及、炉甘石、乌梅等。白矾是各家必用主要药物，而消痔灵注射液则选用了明矾、五倍子等精制而成了注射液，这是继承后的发明与创新。

（五）注射方法

根据内痔的不同病理变化和分期，可采用单纯注射法、二重注射法和四步注射法等。

1. 单纯注射法

主要适用于初期内痔。方法是将药液单纯注射于内痔黏膜下层，使内痔硬化或坏死。优点是仅使痔区硬化或坏死，不形成大的创面。

2. 两重注射法

1928 年 Blanchorde 认为将注射液注于痔上动脉区有减少痔区供血、提高疗效的作用，故 Gabriel 据此提出了二重注射术。他主张将低浓度 5% 酚植物油 2～3 mL 先注于内痔上方的直肠黏膜下或痔上动脉区，再将高浓度 20% 酚甘油 0.3～0.5 mL 直接注入内痔黏膜下层，使痔上方直肠黏膜粘连固定，痔区硬化萎缩，可提高疗效和减少复发。隔越幸男认为也可以先在痔区注射，第二步再在痔上黏膜区注射。

（六）消痔灵注射疗法治疗内痔诊疗规范

1. 疗法简介

消痔灵注射液和消痔灵四步注射方法是中国中医科学院广安门医院肛肠科史兆岐教授 1975～1977 年以来根据中医“酸可收敛，涩可固脱”“下者举之”的治疗法则，选用中药五倍子和白矾等的有效成分，研发的“消痔灵注射治疗晚期内痔新疗法”。1979 年，中国中医科学院广安门医院肛肠科和 19 个医疗单位用消痔灵注射法对 1168 例Ⅲ期内痔和混合痔进行治疗，基本采用一次注射，治愈率为 96.4%，好转率为 3.6%，没有无效者。同期进行了实验研究，结果显示：消痔灵注射液治疗内痔机理主要有以下 2 方面作用。

1）致炎硬化作用：主要成分明矾，即硫酸钾铝。水溶性铝离子，注入组织后，可存留于局部组织，引起异物刺激性无菌性炎症，使局部组织

发生纤维化改变，局部组织与周围组织粘连固定在一起，即可使痔与直肠脱出被硬化固定而治愈，这就是固脱的机理。

2）收敛止血作用：注射消痔灵液后首先可压迫局部血管使其止血，继而引起无菌性血管炎、增生性动静脉内膜炎，使动、静脉血管收敛狭窄，血栓形成，从而减少或阻塞局部血流，使痔出血消失，痔核硬化萎缩。

国内外均将硬化疗法列为Ⅰ期、Ⅱ期内痔的治疗首选方法之一，在我国最多采用的是中药硬化剂注射，不仅限于Ⅰ期、Ⅱ期内痔，对Ⅲ期、Ⅳ期内痔和混合痔患者其外痔部分属静脉曲张性外痔者也可采用消痔灵注射液治疗，这使消痔灵注射液和消痔灵四步注射方法得到广泛使用。四十余年的临床实践显示该疗法研究深入，疗效肯定，安全可靠，具有简、便、验、廉等特点，是国家级治疗内痔的创新技术、中医药优秀成果，居世界领先水平。

2. 痔病诊断标准
见本章第三节。

3. 适应证
1）内痔出血、各期内痔。
2）混合痔患者其外痔部分属静脉曲张性外痔者。
3）有其他疾病不宜行创伤手术治疗者。
4）老年患者不宜行创伤手术治疗者。

4. 禁忌证
1）混合痔其外痔部分属结缔组织性外痔、血栓外痔及炎性外痔者，内痔嵌顿发炎者。
2）直肠及肛管有严重感染或炎性病变者。
3）直肠及肛管有良性或恶性肿瘤者。
4）过敏性体质者。
5）有严重的心、肝、肾疾病及凝血功能障碍等原发性疾病者。

5. 操作方法
（1）药品准备
①消痔灵注射液配方：鞣酸（由五倍子提取）0.15 g、硫酸钾铝（医用明矾）4 g、枸橼酸钠 1.5 g、低分子右旋糖酐（平均分子量 25 000～50 000，含糖）10 mL、甘油 10 mL、三氯叔丁醇 0.5 g、蒸馏水加至 100 mL。经过特殊的制法和工

艺制成灭菌的水溶液，每支 10 mL。②1% 利多卡因注射液。

（2）药品配制

将消痔灵注射液原液按一定比例配成 A、B 两组浓度。

A 组：1：1 浓度。消痔灵注射液原液 1 份加等量 1% 利多卡因，即 1 支 10 mL 消痔灵注射液加 1% 利多卡因 10 mL，用量相等即为 1：1 液。

B 组：2：1 浓度。消痔灵注射液原液 2 份加 1 份 1% 利多卡因，即 20 mL 消痔灵注射液加 1% 利多卡因 10 mL，用量不相等。1% 利多卡因用量为消痔灵注射液的 1/2，即为 2：1 液。B 组比 A 组消痔灵注射液原液浓度高。

（3）器械准备

①喇叭状肛门镜一个；②5 mL 注射器二至三具；③口腔科麻醉用 5 号针头（消痔灵注射用）2 个、7 号针头（麻醉用）1 个；④不锈钢圆杯（刻度为 40 mL）3 个。分别装入 A、B 液及利多卡因；⑤中号止血钳 2 把；⑥碘伏、氯己定溶液、液状石蜡、棉球、纱布块及凡士林纱条等。

（4）麻醉及术前检查

患者取侧卧位。肛门会阴部用碘伏消毒；采用 1% 利多卡因做肛门周围的局部的麻醉。采用局麻的目的有二，一是保证肛门括约肌充分松弛，视野暴露清楚；二是在良好的麻醉下，术后可避免出现肛门括约肌的痉挛。对Ⅲ期、Ⅳ期内痔和混合痔患者其外痔部分属静脉曲张性外痔者，亦可采用骶麻或中医的腰俞穴麻醉。麻醉后，再用碘伏棉球消毒肛门痔区，用手指扩肛。在一次性喇叭状肛门镜下行术前检查，查清内痔的部位、数目、大小，以及母痔与子痔的关系。对于Ⅲ期、Ⅳ期内痔和混合痔患者其外痔部分属静脉曲张性外痔者要用指诊触摸动脉搏动，记下搏动的位置即动脉走行方向，一般在右前、右后和左侧。每次进肛门镜时，一定要看清肠腔，然后在肛门镜下，分别按"右前—右后—左侧—其他痔核"顺序进行注射。注射时针尖与痔平面的角度约 30°以下，即斜向注入。刺入深度 2 cm 以上，即针头的 2/3 以上应斜向穿入，进针到黏膜下层深部，出现针尖有肌性抵抗感，稍退针，回抽无血后，缓慢注药。

（5）注射方法

根据内痔的不同分期和病理变化，可采用一步注射法、二步或三步注射法和四步注射法。

1）一步注射法：主要适用于内痔出血及Ⅰ期内痔。方法是将 1：1 浓度消痔灵注射液药液一步注射于内痔黏膜下层（图 6-12），使内痔硬化，每个痔核注入 5 mL 左右。

2）两步或三步注射法：主要适用于Ⅱ期内痔。方法是将 1：1 浓度消痔灵注射液第一步先注射于痔上动脉区直肠黏膜下，每个痔核约 3 mL；第二步再将 1：1 浓度消痔灵注射液直接注入内痔黏膜下层，每个痔核约 5 mL。较大痔核亦可加行第三步注射，即在第二步注射完成退针时在黏膜固有层缓慢注入 2 mL。二步或三步注射术可使痔上方直肠黏膜粘连固定，痔区硬化萎缩，从而提高疗效和减少复发（图 6-13）。

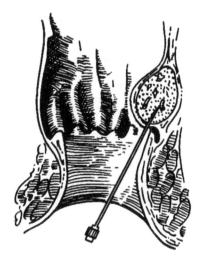

图 6-12   内痔一步注射法

3）四步注射法：主要适用于Ⅲ期、Ⅳ期内痔和混合痔患者其外痔部分属静脉曲张性外痔者（图 6-14）。

四步注射方法是史兆岐教授根据Ⅲ期、Ⅳ期内痔和混合痔患者其外痔部分为静脉曲张性外痔者而设。该方法是史兆岐依据痔发展到晚期，内痔多呈环状，肛垫下移，以脱出为主的病理变化，而创新的研究成果。长期以来，国内外对硬化疗法只用于Ⅰ期、Ⅱ期内痔治疗，Ⅲ期、Ⅳ期内痔和混合痔患者多采用手术治疗。史兆岐通过开拓性研究提出了四步注射法，第一步向内痔直肠上

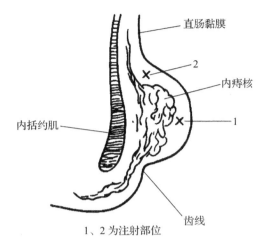

1、2为注射部位

图6-13 内痔二步注射方法

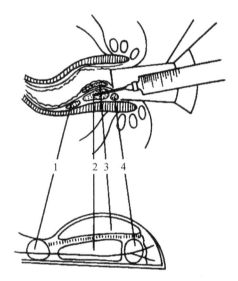

1. 痔上动脉区；2. 黏膜下层；3. 黏膜固有层；4. 洞状静脉区
图6-14 四步注射法示意图

动脉区注药，使痔区供血减少或阻塞，痔上部硬化固脱，实现了"下者举之"使肛垫上移复位。第二步及第三步在痔的黏膜下层和黏膜固有层注药，使痔体内外纤维化而与肌层及周围粘连固定，硬化萎缩。第四步在齿线稍上方的洞状静脉区起始部注射，使下脱之静脉曲张性外痔得以上提。四步注射法，实际上就是上至内痔的直肠上动脉区，下至内痔的最低部位，深到黏膜下层，浅至黏膜固有层的消痔灵注射液的全覆盖治疗，这样才能使痔体充分着药以达到全面的硬化萎缩。因此突破了硬化疗法只用于Ⅰ期、Ⅱ期内痔治疗的传统观念，使Ⅲ期、Ⅳ期内痔和混合痔患者其外痔部分为静脉曲张性外痔者得以通过消痔灵注射

治疗而免手术之苦。消痔灵注射疗法一是配方合理，二是方法优良，四步注射开创了内痔注射的新思路、新技术。

①操作步骤：第1步注射（直肠上动脉右前、左侧和右后区注射）。针尖约30度，先在右前区主痔核上区（相当直肠上动脉右前分支进入痔核处，手指扪到搏动点位，多数在截石位11点处），进针到黏膜下层深部，出现针尖有肌性抵抗感，稍退针，回抽无血后，缓慢注药3 mL。由上往下边退针边注药，使药液条状均匀分布，注射不能过于集中，勿固定一处形成块状。同法，于右后、截石位7点，左侧、截石位3点，主痔核上区各注药3 mL。三处共注药量9 mL。

第2、3步注射，即痔核的黏膜下层和黏膜固有层注药。先在右前主痔核中心处进针，通过黏膜－黏膜固有层－黏膜肌层－到达黏膜下层深部（图6-15）。针尖接触肌层，出现肌性抵抗感，稍退针，不要刺入肌层，开始由上往下边退针边注药，使药液条状均匀分布，注射不能过于集中固定于一处，形成块状或硬节（药量稍大于内痔核体积），即完成第2步黏膜下层深部注药。然后，缓慢退针到黏膜固有层，在边退针过程中再注药（药量是第2步注药量的1/3），再缓慢将针退出痔核，即完成第3步黏膜固有层注药。一般右前主痔核注药量5~6 mL。同法，右后、左侧主痔核各注药5~6 mL。三处共注药量15~18 mL。一次进针，分两层注药，即第2、3步注射。

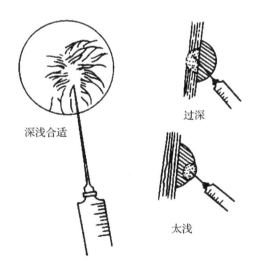

图6-15 注射深浅

副痔核注射。副痔核常见的是截石位2、5、9点。有时12、6点亦继发。分别按顺时针顺序逐个于副痔核中心处注药（注射法同第2、3步注射），每个副痔核注药量是该痔核体积的1/3，一般副痔核注药量要小于主痔核，各为2～3 mL。总量为6～9 mL。注入时与主痔核之间要留黏膜桥，有少许空间，不能注药过多，形成与主痔核大面积环状粘连呈片块状，以免引起术后直肠环状狭窄，排便困难。

第4步注射，右前、右后和左侧主痔核下方的窦状静脉区。先在右前主痔核下方的齿线上方0.2 cm处进针，针尖斜向上进入黏膜下层深部，针尖接触肌层，出现肌性抵抗感，稍退针，注药2 mL，再边退边注药1 mL。同法，右侧、右后主痔核下方各注药2～3 mL，三处共注药9 mL。不能在齿状线处或下方注药，以免引起术后坠胀不适或肿痛。注射完毕后，用手指反复揉压已注药的部位，使药液均匀散开。

②技术关键环节：a. 应熟悉解剖，正确掌握四步注射方法；b. 掌握好每个痔核的注药量；c. 对内痔核大而严重者应采用2∶1浓度药液进行第2步注射；d. 对内痔脱出、肛垫下移严重或直肠黏膜松弛合并内脱者，可适当加大第一步痔上动脉区的注药量，1∶1浓度消痔灵注射液于截石位11、7、3点位，每区注入5～6 mL，总量约18 mL。注射不能在同一水平面，要齿状错位，注药重点在直肠黏膜下层，由上而下边退针边注药，使药液条状均匀分布，中间要留直肠黏膜桥，以加强上举固脱之力。

③注意事项：a. 严格按照四步注射方法进行注射；b. 注射不能过于集中，注射后应用手指反复揉压已注药的部位，使药液均匀散开；c. 注射后要预防感染。

④可能出现的意外及处理方案：a. 注射过于集中，注射量过大或联结成环状，形成直肠瘢痕环状狭窄。处理方法可行瘢痕挂线术以松解瘢痕；b. 注射后出现局部感染、发热或低热、形成溃疡等，可给予口服消炎药，如阿莫西林胶囊、诺氟沙星胶囊、甲硝唑片、中药香连片等，并给予甲硝唑灌肠或换药。

（七）内痔注射疗法机理的研究历史

对内痔注射疗法治疗内痔机理的研究，已有96年的历史。1924年Dukes，1931年Pruitt使用10%～20%石炭酸橄榄油，观察痔注射后组织学变化。注射后24小时内静脉周围组织显著水肿，伴有白细胞、红细胞、单核细胞浸润、纤维细胞增生。数日后，黏膜下纤维化。Graham-Stewart（1962）用油性溶液进行黏膜下注射，观察痔组织反应时所见为黏膜下脂肪球周围有被浓缩的多核巨细胞、组织球、淋巴球和嗜酸性细胞浸润，在血管内无早期血栓形成的迹象。临床所见注射部位可出现纤维化硬结，于注射后2～3周最明显。坂部等（1971）在犬大肠黏膜下注射5%石炭酸杏仁油，注射后1周内，成纤维细胞由周围向中心逐渐增加，呈网状，可引起轻度纤维化，并有中性粒细胞等炎性细胞轻度浸润。2周内，纤维化稍有增加，特别是在血管周围增加明显，可见许多炎性细胞浸润；4周后纤维化增强，黏膜下层淋巴管显著扩张，可见轻度炎性细胞浸润；6周内，仍可见炎性细胞弥漫性浸润，此时纤维化程度最强。一般认为，止血作用是组织纤维化后保护静脉不再被粪便通过时损伤及血管收缩和闭塞的结果。痔核上动脉区注射还可以使血管收缩甚至闭塞，痔区供血减少，膨胀减轻而止血。脱出消失是纤维化使痔核与下部组织粘连固定的结果。

国内对枯痔液、氯化铵、氯化钙、奎宁等坏死剂做了许多实验研究，观察到与枯痔疗法的机理一致，是通过凝固性坏死而使痔脱落的，坏死面易形成溃疡、感染和出血。详见本节枯痔钉（散）的机理。

（八）消痔灵注射液的实验研究

1. 消痔灵注射液及其成分对大鼠后足掌的致炎作用

取200～250 g大鼠26只（雌雄皆有），首先测量大鼠后足掌的正常容积（以mL为单位）后，随机分为2组。按Northvoer法给实验组大鼠后足掌内侧皮下各注射消痔灵注射液（中国中医科学院广安门医院制药室制备）0.15 mL，对照组给予同剂量之注射用水，分别于给药后1、3、5、7、

24、72 和 120 小时重复测量，并于上述测量时间及注药后 14、21、28 天各取后足掌做病理检查，观察消痔灵注射液对大鼠后足掌的致炎作用。结果表明：消痔灵注射液对大鼠后足掌有明显的致炎作用。注射后 1 小时，其肿胀程度为对照组的一倍；注射后第 5 小时肿胀最显著，以后逐渐消肿，至第 5 天基本消退，其后足掌外观除个别有粟粒大小的瘀血点外，余均正常。大鼠后足掌的病理检查表明，对照组只有轻度炎症性反应。实验组自给药后第 1 小时起就可见表皮水肿，皮下组织有中性粒细胞浸润的急性炎症表现，注药后第 7 小时开始出现淋巴细胞浸润，并有比较明显的成纤维细胞增生。注药后 3 ~ 7 小时出现局部血管的急性炎症性改变，主要是小静脉、小动脉有炎症细胞浸润，24 小时后尚可见增生性动脉内膜炎及动、静脉血栓形成。这种变化在 7、14 天时更为明显，与对照组相比，差别显著。实验组大鼠后足掌从急性炎症到完全纤维化的全部时间大约为 3 周。

再取大鼠 52 只，分为四组，分别用消痔灵注射液原液中所含浓度的明矾枸橼酸钠液、右旋糖酐液、鞣酸甘油液和注射用水，按上法进行致炎实验，并取后足掌做病理检查。结果表明：各实验组大鼠于注药后后足掌均有不同程度的肿胀，但致炎作用程度、持续时间和局部坏死等情况有明显不同。其中以明矾枸橼酸钠液组致炎作用最强，从注药后第 2 ~ 3 天起，全部大鼠的后足掌均发生暗紫色坏死，两周左右水肿消失，形成坏死性结痂，右旋糖酐液组次之，鞣酸甘油液组只有轻微的致炎作用，这两组大鼠的后足掌在水肿期间皮色正常，无坏死现象。病理检查发现，急、慢性炎症改变以及静脉血栓的形成也均以明矾枸橼酸钠液组为最明显，注射局部组织的损伤也同样以此组为最严重，可见真皮及皮下组织的坏死，还可见到异物巨细胞反应，而其他三组上述改变均不明显。

2. 消痔灵注射液及其各成分引起小鼠腹膜急性渗出性炎症和大鼠慢性增殖性炎症的作用

取 18 ~ 22 g 小鼠（雌雄皆有）50 只，分为五组，参照实验性腹膜炎方法，实验组分别腹腔注射消痔灵注射液和同上浓度的明矾枸橼酸钠液、

右旋糖酐液、鞣酸甘油各 0.1 mL/10 g 体重；对照组给予同容积注射用水。给药后 10 分钟，分别由小鼠尾静脉注射荧光抗体稀释液（1% Evan blue）0.1 mL/只，10 分钟后处死小鼠，开腹，用 5 mL 蒸馏水清洗腹腔，收集清洗液于试管内，过滤后再加蒸馏水至 10 mL，应用 72 型光电分光光度计进行比色，将测得之光密度按预作的 Evan blue 标准曲线求出色素渗出量。另取 200 ~ 250 g 大鼠（雌雄皆有）20 只，分为四组。按 Meier 氏棉球法，在两腋分别埋藏浸饱明矾枸橼酸钠液、右旋糖酐液、鞣酸甘油液和注射用水 0.3 mL 的消毒棉球，重量为（20 ± 1）mg，于第 7 日将大鼠断头处死，剥出棉球肉芽肿，称其湿重，比较各组间的差异。实验结果见附表（表 6-6）。

表 6-6 消痔灵注射液及其成分引起小鼠腹膜渗出性炎症和大鼠慢性增生性炎症的作用

组别	色素渗出量（mg）均值 ± 标准差	棉球肉芽肿湿重（mg）均值 ± 标准差
消痔灵注射液	$0.25 \pm 0.013^{*}$（10）	—
明矾枸橼酸钠	$0.43 \pm 0.05^{*}$（10）	$414 \pm 50^{*}$（5）
右旋糖酐	0.06 ± 0.03（10）	$296 \pm 17^{*}$（5）
鞣酸甘油	0.08 ± 0.004（10）	$287 \pm 37^{**}$（5）
注射用水	0.05 ± 0.004（10）	181 ± 13（5）

注：括弧内数字为动物数，* 与注射用水组相比 $P < 0.001$，** 与注射用水组相比 $P < 0.05$。

结果表明：消痔灵注射液能引起小鼠腹膜渗出性炎症，其组份中，明矾枸橼酸钠液、鞣酸甘油液能引起小鼠腹膜渗出性炎症，其他成分致炎作用不明显；消痔灵注射液各成分均能使大鼠组织产生慢性增生性炎症，但其致炎作用，明矾枸橼酸钠液和右旋糖酐液强于鞣酸甘油液。

3. 消痔灵注射液的抑菌作用

用倾注法和试管法测定消痔灵注射液对伤寒杆菌、福氏痢疾杆菌、大肠杆菌、副大肠杆菌、变形杆菌及绿脓杆菌的抑菌作用。实验结果表明：消痔灵注射液原液及其 1:2 稀释液，倾注法试验中，对这 6 种细菌均有抑制作用。在试管法试验中，消痔灵注射液原液对 6 种细菌也均有抑制作用，而其 1:2 稀释液则只对除致病性大肠杆菌外的其余 5 种细菌有抑制作用。

4. 消痔灵注射液与 8% 明矾液致痛作用的比较

小鼠 30 只，均分为三组。实验组分别腹腔注射消痔灵注射液及 8% 明矾液；对照组腹腔注射经盐酸酸化的注射用水（pH = 3），剂量均为 0.1 mL/10 g 体重。以小鼠扭体运动作为疼痛的指标，记录注药后 10 分钟内小鼠扭体运动的次数。实验结果，小鼠扭体运动次数，对照组为（1.8 ± 0.9）次，消痔灵注射液组为（6.2 ± 1.2）次，8% 明矾液组为（15.4 ± 2.1）次。消痔灵注射液组、8% 明矾液组与对照组相比均有显著性差异（$P < 0.01$、$P < 0.001$），消痔灵注射液组和 8% 明矾液组相比，也有非常显著性差异（$P < 0.01$）。可见小鼠注药后的疼痛感消痔灵注射液组明显轻于 8% 明矾液组。

5. 消痔灵注射液对主要脏器功能的影响

1）对狗及家兔肝功能的影响：取体重 11 ~ 15.5 kg 的雄性家犬 6 只，分为两组。给药前测定正常血清谷丙转氨酶（SGPT）后，两组分别皮下注射消痔灵注射液 2 mL/kg 及 4 mL/kg（各相当于成人剂量的 5 及 10 倍），给药后第 1、第 3、第 13 天测 SGPT。实验结果，SGPT 值均在正常范围。

另用体重 2 ~ 3 kg 家兔 11 只（雌雄皆有），实验组（6 只）皮下注射消痔灵注射液 8 mL/kg，对照组（5 只）给予同容积注射用水。给药第 1、第 4、第 7 天测 SGPT，并于一个半月后将家兔处死，取肝脏做病理检查。结果证明：实验组与对照组的 SGPT 值相比较无显著性差异；两组肝脏病理组织学检查也均无异常所见。

2）对狗肾功能影响：上述测定肝功能之狗，于给药后第 1、第 3、第 7、第 31 天测定血清尿素氮。实验结果，血清尿素氮值均在正常范围。

3）对狗、家兔心电图的影响：狗 6 只，家兔 11 只，分别记录正常 2 导联心电图后，分别皮下注射消痔灵注射液 4 mL/kg 及 8 mL/kg。于给药后第 1、第 3 天观察 2 导联心电图的改变。实验结果：注射上述剂量的消痔灵注射液后狗和家兔心电图均未见异常改变。

6. 毒性实验

1）急性毒性试验：选用 18 ~ 22 g 小鼠，雌雄皆有，按 Litehield-Wileoxon 法测得消痔灵注射液静脉注射的半数致死量（LD_{50}）为 7.8 mL/kg，标准误为 0.6 mL/kg。动物死亡时呼吸先停，立即剖开胸腔，可见心脏仍在跳动。

2）亚急性毒性试验：取体重 18 ~ 22 g 小鼠 36 只，雌雄各半，均分为三组。

实验组分别皮下注射消痔灵注射液 2 mL/kg、8 mL/kg，对照组注射等容积注射用水，均每天给药 1 次，连续 14 天。实验过程中每周称体重 1 次，并观察小鼠的行为外观，于末次注药后 24 小时，每组处死一半，另一半动物于停药后 1 周处死，取心、肝、肾，放入 10% 福尔马林液中固定，观察病理组织学的改变。结果发现，两组小鼠除每日注射消痔灵注射液 8 mL/kg 组在给药后 1 周体重增长比对照组少外，其他未见异常。上述不同剂量的消痔灵注射液对小鼠心、肝、肾等脏器均未见有损伤作用。

再取 13 kg、18 kg 雄性家犬 6 只，测定正常的肝功能、肾功能、心电图及血常规后，分为两组。两组均每天皮下注射消痔灵注射液 0.8 mL/kg，一组连续注射 5 天，另一组连续注射 10 天。于给药后 5 天、10 天及停药后 1 周、2 周各测定 SGPT、血清尿素氮，查血常规并做心电图检查。在停药后 2 周将狗处死，取心、肝、肾做病理组织检查。结果可见，上述剂量的消痔灵注射液对狗肝、肾功能及心电图均无明显改变。血白细胞在给药后 2 天增高（$P < 0.05$），连续给药 10 天后血红蛋白稍升高（$P < 0.05$）。病理组织学观察未见心、肝、肾有明显形态变化。

3）临床毒性试验

中医学根据"酸可收敛、涩可固脱"理论，以五倍子、明矾等药物治疗痔疮，积累了丰富经验。消痔灵注射液是由五倍子的主要成分鞣酸和硫酸钾铝（明矾）为主制成的。鞣酸对组织有较强的收敛性，能使蛋白凝固、血管收缩，有良好的止血作用，对大肠杆菌等多种细菌有抑制作用，并有抗渗出作用，可以减轻炎症的渗出反应，为组织不易坏死创造了良好条件。硫酸钾铝水溶液中的铝离子对注射局部有较强的致炎作用，并可使组织纤维化。甘油和低分子右旋糖酐能延缓组织吸收，并有轻度致炎作用。三氯叔丁醇有止痛、防腐作用。由此可知，消痔灵注射液具有致炎、止血、抑菌、止痛等作用。

本制剂各成分的浓度配伍适宜，用于实验研究时，急性炎症高峰出现早，消失也快，组织不易发生坏死，与临床用较大剂量注射时内痔不易发生坏死而且硬化萎缩比较理想的情况是相符合的。病理检查证实，消痔灵注射液注入痔核，其所引起的局部组织炎症，反应好，纤维化程度高，特别是后者，对痔组织的硬化和固定起着重要作用，并可压迫局部血管，导致血管炎、动静脉血栓形成和增生性动脉内膜炎，从而促进血管腔狭窄或闭塞，减少或阻断局部血流。上述作用是痔疮萎缩、消退的主要机制。

关于五倍子鞣酸的毒性国外曾有报道，近年来国内治疗烧伤中证明，大剂量的五倍子鞣酸对肝脏有毒性。但消痔灵注射液所含有的鞣酸远远低于上述文献中的剂量，实验证明，消痔灵注射液临床剂量的10、20倍对狗、家兔、小鼠的肝功能均无影响，病理检查亦未发现有肝脏损伤现象。注射该药后，先引起局部组织的急性无菌性炎症，继而使组织纤维化，还会引起局部血管的血管炎、动静脉血栓形成和增生性动脉内膜炎。上述作用的结果，导致了内痔的萎缩和消退。小鼠静脉注射消痔灵注射液的半数致死量为 $7.8 \pm 0.6 \, \text{mL/kg}$。小鼠和狗亚急性毒性试验及心、肝、肾病理组织检查均未见异常。

7. 消痔灵注射液对血管系统的作用

根据中医学"酸可收敛，涩可固脱"的理论，以五倍子、明矾的主要成分蹂酸、硫酸铝钾为主制成消痔灵注射液，以注射疗法治疗Ⅲ期内痔疗效显著。痔形成认为与静脉血管丛的曲张和瘀血有关。因此研究对血管、血液和微循环血流的影响，对阐明治疗机制有一定意义。

1）对家兔离体血管条及家兔耳、后肢血管灌流的影响：此注射液能引起离体血管平滑肌的收缩，使血管流量减少，与给药前相比有显著差异（$P < 0.05$）。这种作用与其所含硫酸钾有关。

2）对肠系膜血管和微循环的影响：家兔10只，均分二组，观察直径约 $30 \, \mu\text{m}$ 的肠系膜微血管和微循环血流。蟾蜍（蛛）20只，观察直径约 $300 \, \mu\text{m}$ 的肠系膜血管，给药后小动脉、小静脉均可见收缩，继之血管壁增厚，与给药前相比有显

著差异（$P < 0.05$）。故消痔灵可使管壁狭窄，并有血栓形成。

3）对血液凝固的影响：此药液中硫酸钾铝能明显缩短凝血时间，与生理盐水组相比有显著差异（$P < 0.1$），但消痔灵注射液因有右旋糖酐、枸橼酸钠故其有抗凝血作用。

4）消痔灵注射液对家兔血清悬液的蛋白质有较强的收敛性，给药组血清悬液光密度与对照组相比有显著差异（$P < 0.001$），此种作用与其中的硫酸铝关系密切。

5）病理组织学观察可见药液作用初期，血管平滑肌细胞混浊、肿胀，继之可见嗜酸性变、细胞核膜皱缩、组织间质有嗜中性白细胞浸润。

九、物理及器械治疗

物理及器械治疗包括铜离子电化学疗法、激光治疗、冷冻疗法、直流电疗法和微热凝疗法、红外线凝固治疗等。主要适应证为Ⅰ、Ⅱ、Ⅲ度内痔。主要并发症为出血、水肿、创面愈合延迟及感染等。笔者多采用铜离子、激光、冷冻、红光、红外线凝固、电离子、高频电刀、氩气刀等物理疗法及仪器。

冻注疗法（笔者术式）：是将硬化剂注射与冷冻相结合融为一体的一种方法。该疗法安全、高效、简单、方便、价格低廉是其特色优势，适用于日间手术，深得医患青睐。

操作方法：取侧卧位，常规肛周消毒，铺无菌洞巾，只对内痔处理可不麻醉或只局麻，在肛镜或肛门拉钩下暴露内痔，组织钳斜拉，大弯血管钳钳夹内痔基底部，用冷冻器的冷冻头冷冻并钳住痔核进行2个冻融（也可棉签法），下拉血管钳，于钳尖头上方间隔0.5 cm注射1∶1消痔灵液3~5 mL，再间隔1 cm同法注射另1个点位，松开大弯止血钳，一个痔核冻注完成。一般一次3个点位，若1、5、9点等还有子痔，可同时单纯某点直注消痔灵1∶1液3 mL左右即可。

十、结扎疗法

（一）结扎疗法的历史

结扎疗法是古老的疗痔方法。长沙马王堆汉

墓出土的《五十二病方》中就有"牡痔居窍旁，大者如枣……絮以小绳，剖以刀"的记载。宋代《太平圣惠方》发展了这一疗法，主张："用蜘蛛丝，缠系痔鼠乳头，不觉自落。"明代《世医得效方》引危氏方"用川白芷煮白苎作线，快手紧结痔上，微痛不妨，其痔自然干瘗而落，七日后安。"《古今医统大全》有："治外痔有头者，以药线系之，候痔焦黑落下，再用线裹猪鬃沾药当纳于窍中，永不发。"《医宗金鉴》有："凡遇痔疮瘿瘤，顶大蒂小之证，用线一根，患大者用两根，双扣系扎患处，两头留线，日渐紧之，其患自然紫黑，冰冷不热，轻者 7 日，重者 15 日后，必枯落。"

在国外痔的结扎治疗也有许多世纪的历史。公元前 Hippocrates 即应用结扎、切割和烧灼疗法治痔，但如何结扎却无记载。国外结扎疗法的实际应用始于 19 世纪初期。1829 年 Salmon 曾著文报道，在内痔的基底部予以结扎使痔核枯死脱落。1873 年 Allingham 实践并描述了内痔结扎结合切割法。1926 年 Hirschman 推荐混合痔外切内扎之法。

（二）结扎疗法的操作方法

目前结扎法仍是我国最常采用的痔的治疗方法之一。结扎方法有单纯结扎法、分段结扎法等多种。

1. 单纯结扎法

1）适应证：Ⅱ、Ⅲ期内痔。

2）操作方法：患者取截石位或侧卧位，肛周局部用碘伏消毒。局麻达效后肛门内用碘伏消毒。再次指诊和用肛门镜进行术前检查。设计好结扎部位后用组织钳将内痔拉出肛门外，充分暴露。用弯止血钳夹紧痔块基底部，在齿线皮肤黏膜交接处剪开一小口，用 10 号丝线在止血钳下方行直接结扎（图 6-16）或用圆针贯穿基底中点两次，用丝线"8"字形结扎（图 6-17），术者结扎紧线时，助手放松缓慢退出止血钳，依同法结扎其他痔块。术毕，直肠内放置消炎止痛栓、肛泰栓或祛腐生肌纱条、红粉纱条等，外用纱布加压包扎固定。

2. 分段结扎法

1）适应证：环状混合痔。

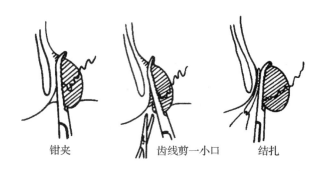

钳夹　　　齿线剪一小口　　　结扎

图 6-16　内痔单纯结扎法

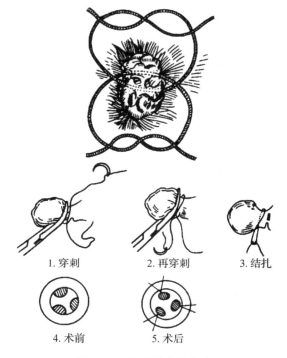

1. 穿刺　　　2. 再穿刺　　　3. 结扎

4. 术前　　　5. 术后

图 6-17　内痔贯穿结扎法

2）操作方法：①合理设计结扎分段面：应根据环状混合痔的形态和大小，在痔体自然凹陷处两侧选择分段切断线，一般以 4～5 段为宜，以右前、右后、左侧 3 个母痔区为重点设计切断线。切断线应与肛管平行。这种设计的好处是能保留肛管皮肤，利于组织的修复。切断线应平行于肛管，可使切口与肛管方向一致，保证肛管的平滑，有利于排便，避免了术后患者出现排便不畅感。②齿形分离结扎：即在分离环状混合痔各段时，有意识地根据痔核的排列位置，将痔核的下端和结扎的顶端都上下错开切离、结扎，使上下的创面都错开如齿形，不要在同一水平面上，这样创面愈合后的瘢痕挛缩就不会形成环状狭窄。具体做法：在切断线的两侧各夹一把血管钳，在两钳之间切断痔核组织（约 0.5 cm）并分离相邻痔核下端，再分别从齿线上、下 0.3 cm 处开始，于痔核基底部向上分离达齿线上 0.5 cm，以间隔保留部分齿线上方组织，使痔核下端的分离线呈花瓣状曲线，而不使创面下缘在一个水平面上。痔核分段切离完成，即用 7 号丝线结扎，结扎的顶点连线也和下端一样，呈花瓣状曲线。邻近两痔核的结扎线之间要保留有 2 mm 的间隔，作为黏膜桥以保存部分肛管直肠黏膜。于结扎线下端将痔核剪去，也可不剪除。结扎完后注入消痔灵原液或冷冻 2 个冻融均能很理想脱落，发生出血比例甚少，而且冷冻还有免疫功能，降低了复发率。切离结扎环状内痔时，一般使用高频电刀、离子刀、氩离子刀等设备最好，一定要使上下端均不在一个水平面上，呈花瓣状曲线；并保留黏膜桥，这就从根本上避免了肛门直肠狭窄的发生。③适当选择减压切口，正确处理外痔：减压切口是减轻手术后水肿的措施之一，对有静脉曲张外痔的患者，切口应选择在静脉曲张最明显处。对混合痔切离结扎者，肛缘部位已有切口，可不另作减压切口，但原切口要适当延长，以利引流。在混合痔切离结扎时，可适当向齿线上分离，以缩小痔基底部的结扎范围，减轻肛管张力。对较重的环状混合痔，肛管皮肤及黏膜切除较多，且肛管较紧缩，而肛门括约肌功能正常者，为防止肛门狭窄，可在肛管后正中切开（切开内括约肌下缘），上达齿线，下至肛缘外 2 cm，以扩大肛管，减轻张力，这样既可避免狭窄，又可减轻肛门水肿和肛门括约肌痉挛引起的疼痛。④术后复位：因术时牵拉痔核，局部组织往往向外移位，故术后必须以示指伸入肛内，将痔核残端及其下移组织向肛管直肠内复位，以减少术后肛门水肿和坠胀痛（图 6-18）。

3）疗效：南京市中医院分段结扎与单结扎治疗各期痔核 1056 例疗效如下。

近期疗效标准按 1975 年全国防治肛肠疾病会议（衡水会议）所制定的标准。5 年远期疗效标准分为 4 级。①无复发：原手术部位光滑平坦，没有痔核。②轻度复发：原手术部位有痔核，无自觉症状。③中度复发：原手术部位有痔核，又

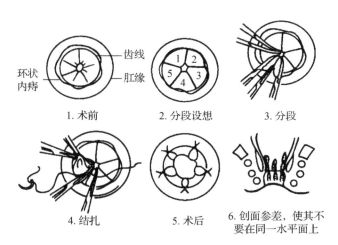

图 6-18　分段结扎法

1. 观察内痔；2. 分段；3. 切开；4. 结扎；5. 术后

有自觉症状，但痔核脱出能自行复位。④重度复发：原手术部位痔核脱出，不能自行复位。

近期疗效：近期治愈 1055 例，占 99.1%；好转 1 例，占 0.09%。

5 年远期疗效：1977 年对南京市中医院使用本法近期治愈后 5 年以上痔疾患者 960 人，发函通知来门诊复查，实际复查了 460 人，复查率为 47.92%。5 年内（包括 5 年）460 例中无复发者 450 例，占 97.83%；10 例复发（轻度 8 例，重度 2 例），占 2.17%。5 年后（最长的 8 年）复发者 26 例，占 5.65%，460 例中共复发 36 例，占 7.82%。因此，本组 5 年后远期疗效为 92.18%。3 个痔核以下 194 例，复发者 13 例，占 6.70%；4 个痔核以上及环状痔 266 例，复发者 23 例，占 8.65%。

治愈时间：本组 1056 例痔疾患者均为一次手术处理治愈（其中仅 1 例好转）。时间最短的 8 天，最长的 54 天，其中 10 天以内的 8 例，占 0.76%；11～20 天 798 例，占 75.57%；21～30 天 217 例，占 20.55%；31～40 天 26 例，占 2.46%；41～50 天 6 例，占 0.57%；51 天以上 1 例，占 0.09%。平均治愈时间为 18.69 天。

术后反应主要有以下几种。①疼痛：本组术后有Ⅰ度、Ⅱ度疼痛的 446 例，占 42.23%；Ⅲ度疼痛的有 28 例，占 2.65%。疼痛一般均发生在术后 3 天以内，3 天以后疼痛逐渐缓解。②坠胀：本组术后有坠胀的 98 例，占 9.28%。其中 30 例按中医辨证有气虚征象，经服益气升提之剂而缓解。

其他均不需处理，坠胀逐步消失。③出血：本组术后Ⅱ度出血37例，占3.50%，经内服便血合剂等药物，便血渐止；Ⅲ度出血14例，占1.32%，其中原发性出血4例，继发性出血10例，均予以缝扎止血。④水肿：本组术后有水肿的317例，占30.02%，其中Ⅰ度水肿228例，占21.60%；Ⅱ度水肿89例，占8.42%。水肿大多发生于术后3天内。本组3天内水肿者占全部水肿的77.60%。⑤排尿困难：本组术后有排尿不畅220例，占20.83%，不需要特殊处理。排尿困难的37例，占3.50%，其中有16例行导尿处理。排尿不畅和排尿困难大多数发生于手术当天，主要是由于肛门疼痛所致，随着疼痛缓解，排尿逐渐正常。⑥肛门狭小：本组术后有肛门狭小现象3例。肛门狭小发生于术后第15~18天。其中2例因肛管下缘切口粘连所致，后经扩肛痊愈出院；1例虽有轻度狭小感，但不影响排便，检查时示指尚能通过。⑦发热：术后第1天发热在37.5~38℃的有424例，占40.15%；38.1℃以上的68例，占6.44%。嗣后逐日下降恢复正常，其中73例第2天就恢复正常，占14.84%；319例第3天恢复正常，占64.83%。

3. 外剥内扎上注术（笔者术式）

1）适应证：混合痔、环状混合痔。

2）操作方法：术前准备完成后，取侧卧位，常规肛周碘伏消毒，铺一次性无菌洞巾，局麻或腰俞麻醉（也可全麻加局麻、笑气镇痛加局麻）达效后，再用碘伏消毒肛内，最后指诊和肛镜复查，做到设计切口心中有数，对术后进一步评估。先用组织钳提起某点位外痔，用电刀做V字形切口剥离至齿线稍下方，在肛镜或肛门拉钩等牵开器显露下（脱出的可不用牵拉，只要求助手两手掰开即可），用另一把组织钳提起内痔核，连同外痔剥离灶用弯血管钳钳夹基底部，在钳头上方（钳夹痔核的上方直肠黏膜区域）约0.5 cm注射1:1消痔灵液3~5 mL。再于钳夹痔核内注入消痔灵液，使其充盈变白或用冷冻2个冻融后，用10号丝线针行钳下"8"字迂回缝扎，让助手慢慢松钳打2个结后，再夹紧钳子，将两根线从钳头前端交叉缠绕向钳后下方，助手缓缓松钳打紧3个结。钳夹上方痔核内也可注入其他坏死剂，不

剪掉多余留残端，大出血率甚少，一般8~10天脱落。笔者也做了大量的内扎后不注药不冷冻不剪多余留残端，只单纯结扎后剪除外痔赘余肉，留外赘残端，内痔核不动送入肛内，这种方法几乎不发生出血，很少感染。但脱落稍晚3~4天，有时大便干硬难排或其他因素影响会有断脱结扎线的病例，而导致某一痔核未脱落而失败的现象发生。用同样方法处理其他点位内外痔，一般一次处理截石位3、7、11点位混合痔。笔者经常一次处理3、5、7、9、11点位环状混合痔。但要上下交错切口，痔核结扎的位置选择，以及术者的思路技巧和综合知识因素都很关键。术毕结扎核自动收入肛内，结扎线自肛缘向外留2~3 cm，多余剪掉。肛内填充红粉纱条或祛腐生肌纱条等，加压包扎即可。

十一、套扎法

其原理是通过器械将小型胶圈（现有弹力线套扎器）套住内痔的上方区域，利用胶圈持续的弹性束扎力阻断内痔的血供，诱发炎性反应，使局部组织纤维化，瘢痕形成，以达到治疗目的。

（一）套扎法的历史

内痔胶圈套扎疗法是美国Barron于1963年提出的痔的结扎改进术。他根据Gravlee脐带结扎器的原理，改进了Blaisdell结扎器，用扩圈圆锥将胶圈套至结扎器套管上，完成套扎内痔，由于具有操作简便等优点，很快得到了推广。多年来，已遍及世界各地，如美国、日本、英国、加拿大、德国、澳大利亚以及东南亚国家均有应用。其操作除用胶圈套扎外，也可与注射、切割、冷冻等法结合。用此法治疗千余例的报道颇多，并有远期疗效观察之专文。

我国根据传统痔结扎原理，1964年山东中医学院黄乃健就设计了内痔结扎器应用于临床。之后，出现了许多类型的套扎器，近几年来临床应用日益普遍，新型一次性套扎器更是层出不穷。

胶圈套扎法与注射硬化疗法和红外线凝固法比较，在治疗Ⅰ、Ⅱ、Ⅲ期痔时复发率较低，但并发症（虽然轻微）的发生率较高，疼痛较明显。一项随机对照研究的系统评价显示，在治疗Ⅲ期

痔时，与痔切除术比较，胶圈套扎法整体疗效较差，且操作复杂，但疼痛较轻，并发症较少。套扎器通常有负压式和钳式两种。比较而言，负压式套扎器在治疗Ⅱ、Ⅲ期痔时，在疼痛耐受、镇痛药使用、术中出血等方面有显著优越性。但总体来说，两种套扎方式都可以接受，患者耐受性较好。常见并发症包括：套扎后的肛门直肠痛、血栓性外痔、血管迷走神经症状，发生率为1%～3%。

（二）套扎器的分类

可分为牵拉式和吸引式两类。

1. 牵拉式套扎器

牵拉式套扎器是现代使用最普遍的内痔套扎器。国外的 Biaisdell 套扎器、Barron 套扎器、Rudd 套扎器、Stille 套扎器，以及国内黄乃健、喻德洪等设计的套扎器均属此型。特点是用夹持钳将内痔体用手牵拉入套扎器套管内，然后把胶圈或胶环由套扎器拖至痔基底部完成套扎，使用简便，不需吸引装置。缺点是常需助手协作（图6-19）。

2. 吸引式套扎器

原理与牵拉式相同，不同的是利用吸引装置

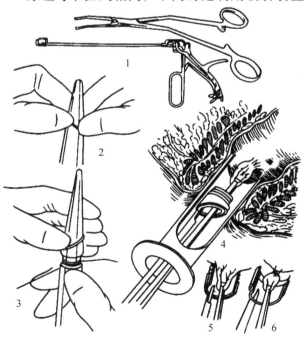

1. Barron 套扎器；2. 在扩胶圈圆锥上安装胶圈；
3. 将胶圈通过椎体装在套扎管上；4. 在肛门镜内牵拉内痔；5. 将内痔拉入套扎管；6. 套扎

图6-19　牵拉式套扎器及其套扎方法

（如妇科用吸引器）将内痔吸入套扎器管内进行套扎。只需一人即可施术，但不如牵拉式简便。套扎部位应在齿状线上区域（图6-20）。

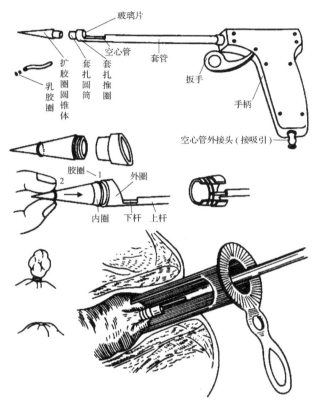

图6-20　吸引式套扎器及其套扎方法

（三）适应证及禁忌证

1. 适应证

适用于各度内痔和混合痔的内痔部分、直肠黏膜脱垂、痔环切后遗黏膜外翻、直肠低位息肉及乳头纤维瘤等，尤其是Ⅱ、Ⅲ度内痔伴有出血和（或）脱出者。混合痔的内痔部分经套扎后，其提吊作用使黏膜回缩，外痔脱出也可得到不同程度的改善。

2. 禁忌证

有严重的心、肝、肾疾病及凝血功能障碍（包括正在进行抗凝治疗）；有盆腔放疗史；严重免疫功能缺陷；直肠及肛管有严重感染或炎性病变；近期（3个月内）有行硬化剂注射治疗史。

3. 并发症

有直肠不适与坠胀感、疼痛、胶圈滑脱、迟发性出血、肛门皮肤水肿、血栓性外痔、溃疡形成、盆腔感染等。

（四）套扎法操作方法

1. 胶圈套扎法

该疗法借助器械将胶圈或胶环套至内痔基部，典型操作在肛镜下进行，如痔核自然脱出也可在拉钩协助下套扎，无须麻醉。其操作以痔核如何进入结扎器内区分，可分牵拉套扎法和吸引套扎法。前者用夹持钳如组织钳、把持钩钳等直接夹持内痔，能灵活牵拉痔体。有的套扎器能更换套管柄头，适于大小不等痔体的套扎。如混合痔采用外剥内扎时，外痔部分剪切剥离后以此种器械处理其内痔部分，则操作亦较简单。后者即吸引套扎法，用吸引器、吸筒、空针等新装置，吸引后套管内形成负压，痔体慢慢自行进入，如吸引力不足则痔体不能进入套管或进入不全。因吸引，内痔周围有时也发生膨隆，影响痔体进入，如混合痔行外剥内扎时，因内痔部分已不完整，且术区有血，吸引套扎器不能应用（图6-21）。

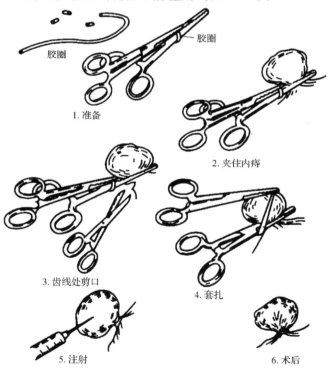

图 6-21　内痔血管钳套扎法

2. 电动注套器（东营肛肠病医院李洪湘、李金顺等人研创，获国家发明专利，中医药适宜技术）

电动注套器将中药注射疗法与胶圈套扎疗法融为一体（图6-22）。

操作方法：患者取膝胸位、侧卧位或截石位，常规消毒，铺无菌洞巾，在无麻醉下完成治疗，有外痔等需要处理时可行局麻。以碘伏或润滑剂涂布肛门及检查用肛门镜，缓慢推入肛内，仔细检查直肠下段黏膜和痔区情况，取出肛镜。再插入随机带治疗用肛门镜，镜内缺口对准要治疗的区域，以碘伏棉球反复消毒2~3遍。术者右手持电动注套器，左手固定肛门镜，将吸盘对准内痔核上缘，按压电源开关，启动真空泵，将痔核吸入吸注器吸盘内，右手拇指推动注射器针栓注入1:1消痔灵注射液，注药量以痔核黏膜充盈、表面毛细血管纹理清晰可见为宜。注射完毕后扣动扳机，即完成一处内痔的注射与套扎。同法处理其他内痔。仔细检查被套扎组织是否完整，再次用碘伏棉球消毒套扎痔核，取出肛门镜。一般一次套扎3个痔核，治疗完成后，肛内纳入消炎止痛栓等，用无菌敷料包扎。

3. 自动弹力线套扎吻合器（图6-23）

操作方法：常规消毒，铺无菌洞巾，先进行肛门内窥镜检查，了解痔核分布和脱垂程度，决定套扎位点和方法，开始套扎前，先拆除推线管固定夹，将发射头对准目标组织，开始吸引，待负压表指针慢慢上升到0.08至0.1 MPa之间并维持不动时，转动驱动轮360°至红点回归原位，弹力线环套即被发射。转动推线管释放轮至数字"1"，释放第一根推线管，同理类推"2"……助手帮助持枪，术者左手持推线管，右手捏紧弹力线尾部并用力做对抗性牵引以收紧弹力线前端环套，直至将目标组织给牢牢扎紧。确认弹力线环套收紧后，术者接过套扎器，打开负压释放开关，释放被套扎的组织，将套扎器置于一旁。术者左手继续持推管并稍用力往后抽拉，露出弹力线前端，右手持长剪于打结处剪断，留长4~5 mm线头，第一个痔核套扎完成。一次可套扎3个痔核。对于脱出的痔可在痔上间隔1 cm纵向套2个点，其他点位同法处理。

4. 其他

此外，还有套扎冷冻术、套扎注射术等。也可用血管钳进行胶圈套扎；一般需在局麻下进行。

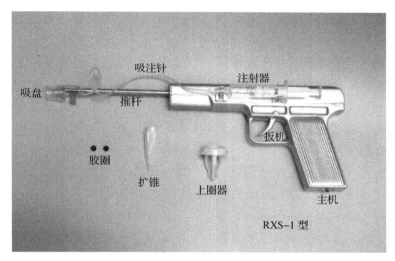

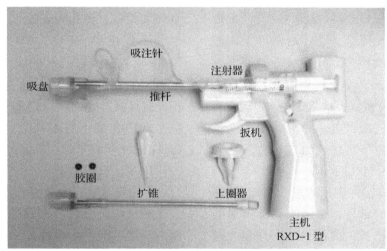

图6-22 电动注套器

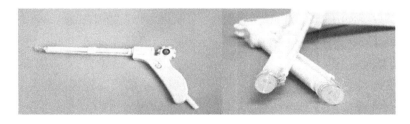

图6-23 自动弹力线套扎吻合器

先将小胶圈套在弯血管钳根部,另一把弯钳放在胶圈内,用钳夹住内痔基底部后,在齿线处剪口,以减轻术后疼痛及水肿,然后,用另一弯钳拉长胶圈,绕过内痔上端,套扎在痔基底部即可。

（五）作用原理

本疗法用特制结扎器将胶圈或胶环套于痔基底部,通过胶圈或胶环的紧缩绞勒阻断痔的血运,

使其产生缺血性坏死,痔逐渐脱落,创面组织修复而愈。

（六）操作要点

1. 牵拉套扎的重要环节

牵拉套扎的操作有两个重要环节。①如何将胶圈顺利套于痔基底部,这是操作程序的重点。主要靠套扎器和辅助器械的正确使用来完成。②

扎后痔核枯死彻底与否，这是治愈关键，主要靠胶圈紧缩绞勒的能力，即环的张力。胶圈张力的大小主要取决于环的弹性。我们应用的乳胶环常是气门芯胶管自剪成 0.3 mm 环，现在多使用汽车配件上的现成小胶环，性能较好，扎后痔核能逐渐枯死脱落，即使痔体较小，自然滑脱者亦少。

2. 一次结扎与分次结扎

国外多用分次结扎法，每次套扎一个痔核，间隔 1 周进行 1 次，通常套扎 3 次。Barron 只言每次结扎 1 个痔核，但未谈及间隔时间。Eugene 等报道 490 例患者总结扎 1625 次，平均每位患者结扎 3.3 次。多为结扎 1 次，最多结扎 9 次。每次结扎 1 个痔核以上者仅占 1.5%，其中 8% 有严重疼痛。此种分次治法可无疼痛，结扎后即可工作或仅短时休息；但结扎次数多，疗程长。胡伯虎自 1970 年采用一次结扎法，不论痔核多少，体积大小，均可一次扎完，但多数为结扎 3 处，1 例患者有 8 个痔核，分 6 处一次结扎，疗效甚满意。临床观察，一次结扎避免了再结扎时窥镜放入之痛苦。第一次结扎后，因结扎间隔期限为 7 ~ 10 天，首次结扎痔核如已枯脱，但创面未愈，窥镜扩张、损伤等刺激除可引起痛苦外，也增加继发出血的可能。如结扎间隔期较长，则延长整个疗程。但年老、体弱及合并有全身慢性疾病者，可酌情采用延长结扎间隔期的分次结扎法。

3. 套扎位置要点

胶圈应套于痔核基底，如未套于基底应重新结扎。胶圈应扎于齿线上 2 ~ 3 mm，如有必要须临近齿线时，可做止痛处理。

4. 套扎联合注射要点

套牢后可注射药物使痔核加速坏死并使痔体膨胀不易脱圈，也可附加冷冻治疗。

（七）反应与并发症的处理

本疗法痛苦较轻或无痛苦，如发生疼痛、坠胀、便血及排尿障碍时，可按一般方法处理。如继发大出血，可用明矾液灌肠或明矾膏涂抹出血区，必要时可采取电镊止血等。

1. 内脏神经反射

因扩肛及黏膜牵拉引起，主要表现为下腹不适感，伴恶心、头晕、胸闷、心悸、冷汗和面色苍白。体征改变可表现为心率减慢和血压降低。处理方法：治疗前休息良好、正常饮食者在治疗过程中如发现以上情况，立即停止操作，予平卧 30 分钟多可自行恢复。紧急情况下可予心电监护、吸氧及阿托品静脉注射等对症处理。特别需要关注的是，既往有心血管疾病及高龄的患者，代偿能力相对较差，需谨慎操作，严密观察，尽量缩短操作时间，适当减少套扎个数等。

2. 出血

痔胶圈套扎治疗并无创面，因此出血少见，且多为套扎黏膜出血，多可自愈。如已有痔核出血再行治疗，可于出血点处用双痔胶圈套扎，止血效果良好。套扎后需手术干预的，术后出血发生率一般在 1% ~ 3%，多发生在痔核脱落期，7 ~ 10 天，常因粪便干硬或大力排便后引起大量出血，多为创面撕裂引起血管活动性出血，需行出血点缝扎止血术。遇此类患者应果断送手术室在良好麻醉下仔细探查，逐一缝扎各可疑出血点。

3. 术后肛门坠胀

术中及术后出现排便感、肛门坠胀不适为最常见并发症。治疗后平卧休息约 30 分钟多可减轻。部分症状可持续数日，但症状多较缓和，常可通过坐浴及口服止痛剂得到缓解。术后应告知患者术后排便感产生的原因，嘱尽量控制排便。针灸有较好效果，常选足三里、百会等。

4. 术后肛门疼痛

多因套扎位置过低，涉及齿状线以下的肛管皮肤引起，故治疗时辨认齿状线非常重要。必要时可予止痛药物处理或针灸，多可耐受。

5. 术后感染

文献报道，痔胶圈套扎治疗存在罕见致死性感染风险，此类患者多有免疫缺陷或相关基础疾病。因此，治疗前准确评估是防止严重感染发生的关键。对于免疫力低下或有全身感染高危因素的患者，治疗前后可预防性使用抗生素。若患者治疗后出现肛门直肠疼痛进行性加重、会阴疼痛、阴囊肿胀或者排尿困难，则必须行急诊检查及处理，这可能是局部感染加重的征兆。体格检查如果出现发热、阴囊会阴肿胀或溃疡等表现，直肠检查见套扎创面溃疡、渗液、水肿甚至组织活性丧失，盆腔CT或MRI提示有肛管直肠周围积液、积气等表现时，应考虑严重感染甚至坏疽可能。致死性感染的发生原因尚不十分明确，预后较好的案例多得益于早期发现及积极干预治疗。

6. 外痔血栓形成

内痔套扎后，相应部位外痔因静脉回流被阻断可能继发血栓形成，发生率为2%~3%。如形成血栓可予止痛或坐浴等方式待其缓慢自愈，也可手术切除血栓痔。

（八）疗效观察

此法与丝线结扎法相同，是将整个痔核结扎，使其完整枯脱，故治愈比较彻底。痊愈检查时，结扎区颇为平坦。1976年前哈尔滨第三医院以此法治疗患者470例，其中466例治愈，占99%；浙江医科大学第一附属医院治疗患者328例，其中308例治愈，占93.9%，好转13例，占4%。David等随访患者125例，随访期为3.5~6年，平均4.8年，89%远期效果满意，44%完全无症状。

（九）优缺点

1. 优点

操作简便，容易掌握，便于在基层单位推广普及；疗效好，治愈比较彻底；痛苦小；并发症少。由于操作简单，痛苦小，扩大了适用范围；多数在门诊治疗，不需住院，费用低廉。

2. 缺点及存在的问题

少数患者仍有疼痛、坠胀、排尿障碍等反应及继发大出血的可能。通过研究，必要时应用长效止痛剂或以明矾膏换药，并注意观察上述反应与并发症是否已基本解决。笔者对套扎疗法进行了长期观察发现，套扎后的脱圈率较高，是治疗失败的一个问题，其主要原因为：长期存放的胶圈老化失去弹性，套扎后反复肛内指诊、肛门镜插入，早排大便或便干难排等。为防失败可套扎后注射药物或合用冷冻法，这样即使过早脱圈也能使脱落后创面平坦。

如上所述，由于本疗法有许多优点，在痔的预防没有取得重要突破以前，在今后的应用中套扎疗法仍不失为内痔的重要治法之一，而且现在

市场上出现了各种新型套扎器具，为患者和医生提供了方便的手段，尤其对基层很适合。

十二、手术疗法

痔的手术方法有许多种，早在公元前，人们已进行着痔的切除术。我国的《五十二病方》有"牡痔……絜以小绳，剖以刀"的结扎切除法。古埃及和古希腊也有许多痔切除术的记载。但痔切除术的定型和完善则是近百年的事。现代的痔切除术常用手术方式可分为结扎切除术和切除缝合术两大类。结扎切除术后因部分创面开放，依靠肉芽填充Ⅱ期愈合，所以又被称为开放式痔切除术，代表术式为Milligan-Morgan外剥内扎创面开放式、圣·马克医院经典术式等；切除缝合术后由于全部创面均被缝合以Ⅰ期愈合而获效，所以又被称为闭锁式或封闭式痔切除术，代表术式的有Ferguson手术等。两种方法各有优缺点，开放式痔切除术的优点是术后不易感染，操作简便，并发症较少；缺点是治愈时间长。闭锁式痔切除术的优点是治愈时间短，术后瘢痕较小；缺点是操作复杂，易于感染，并发症较多。由于手术者经验和技巧的不同，对两种方法的贬褒不一，争议较多。美国学者多喜用闭锁式手术，英、日学者多喜用开放式或半开放式手术。

适应证：内痔已发展至Ⅲ、Ⅳ度，或Ⅱ度内痔伴出血严重者；急性嵌顿性痔、坏死性痔、混合痔及症状和体征显著的外痔；非手术治疗无效且无手术禁忌证者。

禁忌证：有严重的心、肝、肾疾病及凝血功能障碍（包括正在进行抗凝治疗）；有盆腔放疗史；严重免疫功能缺陷等。

并发症：有排尿困难、坠胀感、疼痛、术后出血、迟发性出血、肛门皮肤水肿、肛管直肠狭窄、黏膜外翻、术后感染等。

（一）开放式结扎切除术

1. Milligan-Morgan法（1937）

该方法是当代常用的结扎切除术式之一，来源于Milles法。1882年英Whitehead创用了治疗混合痔的环状切除术，主张将痔组织由直肠黏膜至肛管一并环状切除，然后将黏膜和肛缘皮肤缝合。

由于误认为这样可以将环状混合痔从内到外全部切除，一网打尽，对环状混合痔是最佳式式，颇为适合，提出之后即得到了广泛流行，我国一度亦广为采用。但不久即发现并发症和后遗症十分严重。不但手术复杂，术中出血多，易并发感染、缝合处裂开、大出血等并发症，而且切除肛管后会引起感觉性排便失禁、黏膜外翻、肛腺溢出、肛管狭窄等许多严重后遗症。人们才逐步认识到这是一种非生理性、破坏性很大的术式，于是便被提出了异议，有人主张弃用，有人主张改良。改良派 Sarasola（1935）、Gucci Ginseppe（1939）、Paul Ehmk（1948）相继介绍了应用软木圆柱进行的环切术，以 Klose 的方法较为理想（图 6-24、图 6-25）。我国则有耿兆麟、毛钟理、陆琦等的环切改良术，其中陆琦的痔固定环切术疗效较好，而且应用了光学，与吻合器近似，只不过是手工吻合。但总体来看因吻合位太低，对肛门直肠的损伤大，最后还是被很少应用了。

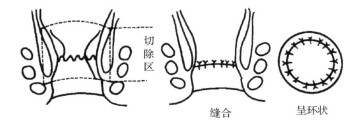

切除区

缝合　　呈环状

图 6-24　痔环切术示意图

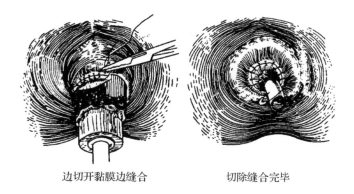

边切开黏膜边缝合　　切除缝合完毕

图 6-25　痔的环状切除（改良的木塞法）

19 世纪中叶，伦敦圣·马克医院创始人 Frederick Salmon 首创了将痔的外痔部分的皮剪开至齿状线，再在齿线上结扎切除痔的黏膜及皮肤，敞

开齿线下肛管皮肤创面的结扎切除开放术。这一术式是对环切术的纠偏，是一个重要创新，由于术后疼痛轻微，受到了广泛的推崇。但是 Salmon 法剪除的皮肤及黏膜多、结扎的部位高、术后创面大，还是易并发因肛管创面瘢痕挛缩引起的肛门狭窄。针对这一缺点 Milles（1919）主张将肛缘外痔皮肤和肛管皮肤剪成尖端向外的"V"形切口，直至齿线，再结扎痔黏膜部，并牵引黏膜至齿线水平，进行低位结扎，以避免肛管广泛剥离，形成大面积瘢痕狭窄。后来人们称 Salmon 法为高位结扎法，Milles 法为低位结扎法。后者得到了许多学者不断的改进，形成了当代各种各样的结扎切除术。Milligan-Morgan 就是在 Milles 法的基础上形成的代表式式。

Milligan-Morgan 术操作方法：腰麻或骶麻后，充分显露痔核，用血管钳夹持母痔核（3、7、11 点位）末端部（齿线处）向外牵拉，使痔核间黏膜充分显露。用左手虎口部夹持欲切除位的钳夹痔核血管钳，将左手示指插入肛门内，再用一把血管钳牵起痔核的肛缘皮肤，并将钳也夹持于左手虎口部，使肛缘皮肤显露，用右手持剪将痔核基底部皮肤 V 字形剪开。剥离 V 字形皮瓣至痔核根部齿线处。由痔底部中心进针，穿越内括约肌下端，由痔顶部中心出针，结扎半侧痔核。再用线在向外牵拉下结扎另半侧痔核。剪除已结扎痔的线上部分，使肛管和皮肤部创面开放，呈三叶草状，待肉芽修复愈合（图 6-26）。

本法在剥离痔块至基底部后也可以用血管钳横夹住痔基底黏膜而进行切除（图 6-27A），再将断端黏膜在内括约肌下端缝合数针加以固定（图 6-27B）。

2. 圣·马克医院术式

1955 年 Morgan 公布的圣·马克医院术式：基本方法大致与 Milligan-Morgan 法相似，但提出了在每个痔结扎区之间，必须保留 0.5 cm 以上的皮肤桥和黏膜桥的原则，这样就防止了术后肛门狭窄，到目前为止，英、美等西方国家普遍采用着这一经典式式（图 6-28）。圣·马克医院术式，注重保护肛管皮肤和直肠黏膜，强调留桥，就是为了防止环状切除术后的狭窄，避免环切之弊，是环状痔式式的最大进步，因此得到了国际公认，

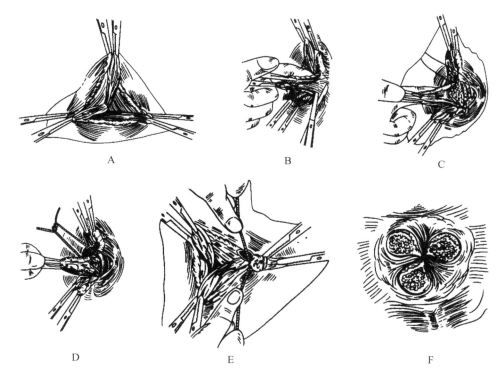

A. 向外牵拉痔核使其充分显露；B. 由痔基底部"V"型剪开皮肤；C. 剥离皮瓣至痔根部齿线；
D. 由痔底部中心进针结扎半侧痔核；E. 在牵拉下结扎另半侧痔核；F. 剪除已结扎痔的线上部分，修整创面

图 6-26 Milligan-Morgan 结扎切除法

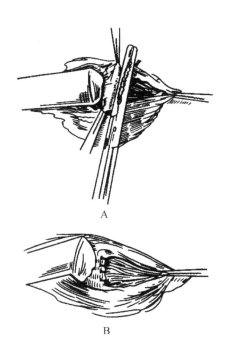

图 6-27 Milligan-Morgan 缝合改良法

被国内外广泛使用。

3. Stone（1916）法

Stone 曾提出过一种先行内痔基底结扎然后切

除缝合的由内向外的术式。操作要点是：充分暴露痔核后先在痔核顶端根部连续贯穿两针结扎，留长线。再剥离痔并加以切除，然后贯穿缝合创面至齿线，外痔皮肤区剪除开放（图 6-29）。

4. Parks 术式

虽然已有了 Morgan 公布的圣·马克医院经典的术式，但探索仍在继续。为了改善 Milligan-Morgan 术式对软组织，特别是对肛垫破坏较大的缺点，著名的肛肠学大家 Parks 于 1956 年发表他的 Parks 术式。特点是于黏膜下切除痔核，不切除黏膜及肛管皮肤，有利于早期愈合、防止肛管狭窄，但操作较复杂，复发率较高。方法是在痔核黏膜及皮下用 1:100 000 肾上腺素、普鲁卡因溶液浸润麻醉，呈网球拍形切开痔黏膜及肛管、肛缘皮肤，沿切口分开两侧皮瓣，仔细剥离痔组织，从外向内使痔组织与内括约肌分离，在痔根部用细肠线结扎，剪除痔体后再将两侧皮瓣复原到原来位置，遮盖创面，用肠线缝合。皮肤部创面开放，术中保留了 Parks 韧带（黏膜支持韧带），肛门功能损伤较少（图 6-30）。

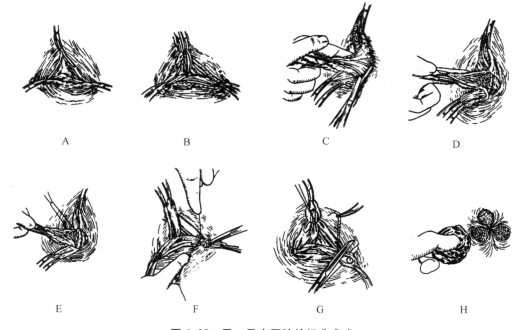

图 6-28　圣·马克医院的经典术式

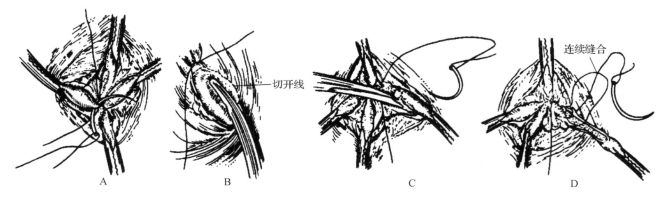

图 6-29　Stone 的内痔结扎外痔剥离法

（二）闭合式痔切除术

1. 历史

1903 年 Mitchell 首先介绍单个痔核的切除缝合法（图 6-31）。由于术后创面被缝合闭锁，顺利者 5～10 天即可愈合，所以受到了一些学者的重视。美学者 Earle（1911）、Bacon（1949）先后改良了 Mitchell 的缝合方法，改痔切除后绕钳缝合为钳下连续褥式缝合痔组织，优点是止血效果较好。

2. Ferguson 痔切除全缝合术（1959）

方法是先用血管钳夹住混合痔最突出处，向外牵拉，再在肛缘外将痔核放射状地切开剥离，一直至内痔顶端。再用血管钳夹住其根部，"8"字形贯穿结扎，切除被扎之痔核，再用肠线纵行缝合全部创面（图 6-32），该法得到了广泛流行。

1971 年 Ferguson 和 Ganchrow 又改进了完全闭合式痔切除术，主张将痔核高位结扎后，再行切除，切口通常采用截石位 3、7、11 点位，外痔剥离至齿状线上，高位结扎内痔基底部，切除痔核，用肠线间断缝合或肠线连续缝合创面，使创面完全闭合，呈纵行的放射状创面。术后给予抗生素，控制排便 3～5 天，7～10 天后拆线（图 6-33）。目前这一方法在美国较为流行，日本也有人喜欢采用。

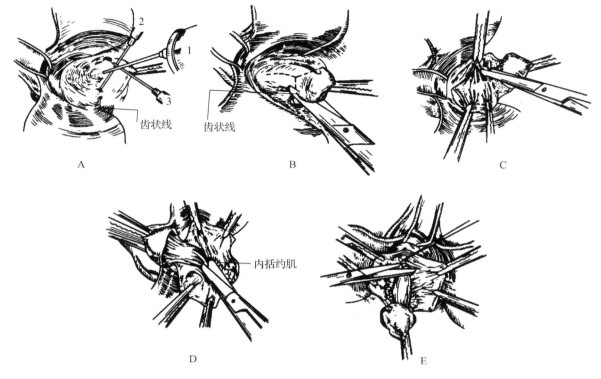

齿状线　齿状线　内括约肌

图 6-30　Parks 黏膜下痔核切除术

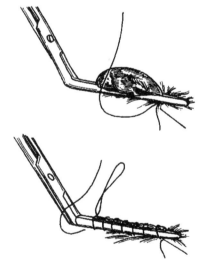

图 6-31　Mitchell 的缝合方法

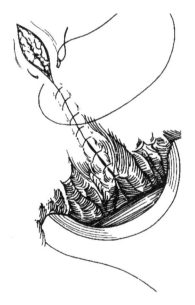

图 6-32　Ferguson 痔切除全缝合术

3. 环切术

环状混合痔的环切术设计一般是上至痔基部，下至外痔区进行环行切除，然后间断缝合皮肤和直肠黏膜（图 6-34）。

具体操作方法是在肛管内放置一特制木栓或环切器，先环形剥离痔基底部，然后边切除痔体，边将皮肤与黏膜对位缝合，最后形成环状缝合区，

放置引流插管（图 6-35）。

（三）半开放术式

Stone（1916）曾提出过一种先行内痔基底结扎然后切除缝合的由内向外的术式。操作要点是：充分暴露痔核后先在痔核顶端根部连续贯穿两针

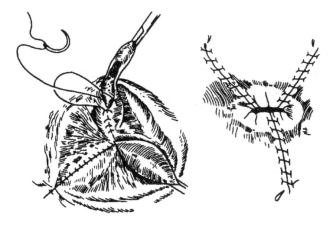

图 6-33 Ferguson 和 Ganchrow 改进的
完全闭合式痔切除术

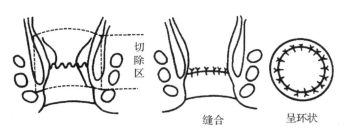

图 6-34 痔环切术示意图

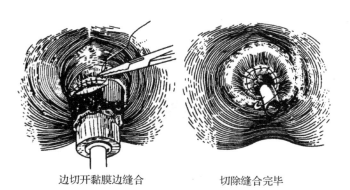

边切开黏膜边缝合　　切除缝合完毕

图 6-35 木栓法痔环状切除术

结扎，留长线，再剥离痔并加以切除，后贯穿缝合创面至齿线，外痔皮肤区剪除开放。Bacon（1949）主张外痔剥离后将内痔钳夹切除，在钳下行内痔黏膜连续贯穿缝合术。Turell 则主张痔切除后在钳上贯穿连续缝合。这样便于操作，胜于前两法，应用较为普遍，我国常采用的是陆琦改良 Turell 法。特点是在痔蒂部做贯穿结扎，然后切除缝合。具体操作要点为：用组织钳和血管钳分别夹住肛缘皮肤和外痔部分，沿外痔边缘做"V"形切口，从底部游离外痔静脉丛至齿线后，用示

指抵在内、外痔交界处，剪断纵肌纤维，使外痔静脉丛完全游离。提起已游离外痔，在其下方用中弯血管钳，沿着直肠纵轴方向夹住内痔底部，并将内痔拉出肛外。用 2-0 肠线在痔蒂部做两次缝合的贯穿结扎，保留肠线，然后紧靠中弯血管钳上方，将混合痔切除。取保留肠线，绕血管钳做连续缝合至齿线。松开血管钳，边退出，边逐针拉紧肠线，在齿线处结扎。外痔创口不做缝合，修整创缘皮肤，电灼止血。术后每日坐浴、换药，使开放创面愈合（两周左右）。缝合肠线让其自行吸收或脱落。

1. Turell 法（1952）

特点是痔切除后在钳上贯穿连续缝合（图6-36）。

2. Bacon 法（1949）

特点是外痔剥离后将内痔钳夹切除，在钳下行内痔黏膜连续贯穿缝合术（图6-37）。

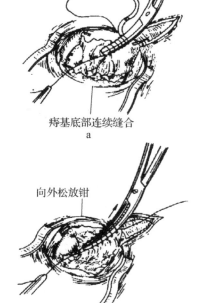

痔基底部连续缝合
a

向外松放钳

b

图 6-36 Turell 的外痔剥离内痔钳下连续缝合法

3. 陆琦改良 Turell 法

特点是在痔蒂部做贯穿结扎，然后切除缝合（图6-38）。

（四）中西医结合的术式

我国肛肠学者在继承中医传统结扎切除和枯

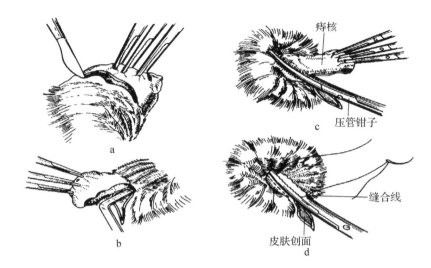

图 6-37 Bacon 的外痔切除内痔钳下连续缝合法

标注：痔核、c 压管钳子、缝合线、皮肤创面、a、b、d

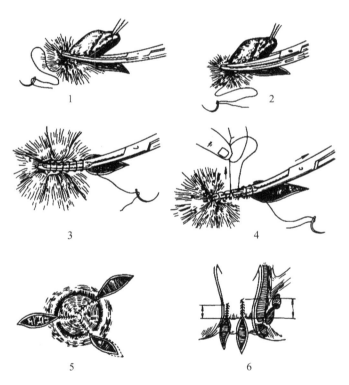

图 6-38 陆琦改良 Turell 法

（标注 1、2、3、4、5、6）

痔疗法基础上，吸收西医现代手术优点，创造性研发了一套具有国内外先进水平的中西医结合的术式，如丁泽民环状混合痔分段齿状结扎术、史兆岐的消痔灵注射 + 结扎切除术等，这些术式已在国内广泛应用，故我们也有了自己的经典术式。

1. 环状混合痔分段齿状结扎术（丁泽民法1982）

1982 年丁泽民主持研究了"分段结扎法"治疗晚期内痔和环状混合痔，取得了理想疗效，成

功地解决了环状痔术后黏膜外翻、肛门狭窄等后遗症问题，获得江苏省科技进步奖。故该术式又被称为丁泽民法，现已被广泛采用，是理想的环状混合痔术式之一。

1）适应证：环状混合痔。

2）操作方法：取侧卧位，肛门局部消毒，骶管麻醉，肛管直肠内用碘伏棉球消毒，扩肛至四指，肛门括约肌松弛充分暴露后，查清内痔部位、数量、形态及肛管内外的病变。根据痔核的形态，设计好痔核分段以及保留肛管皮桥、黏膜桥的部位与数量。一般保留 3~4 条肛管皮桥、黏膜桥。每条肛管皮桥的宽度不小于 0.5 cm，黏膜桥的宽度在 0.2 cm 以上。肛管皮桥与黏膜桥应尽可能保留在痔核自然凹陷处，并呈较均匀地分布。使痔核下端分离及结扎顶点的连线均呈曲线（不在一个水平面上），以保证内痔脱落后的创面呈齿形。由于保留了肛管皮桥、黏膜桥，进行了齿形分离结扎，这对避免肛门狭窄、肛门松弛、黏膜外翻等后遗症，有重要的作用。手术时，先将设计中的一个痔核，在内痔根部的痔动脉区，用圆针丝线贯穿结扎内痔顶端的直肠上动脉血管；再在相应的外痔部分做放射状的菱形切口，若外痔部分为静脉曲张，可做潜行剥离，尽量减少对正常肛管皮肤的损伤，分离至齿线上 0.5 cm，用一把弯钳将内痔基底部夹住，用已贯穿结扎痔动脉的丝线将内痔结扎，剪除结扎后的大部分痔组织。同法结扎其他痔核。然后修整创口边缘，并将切口适当放射状延长，以利引流，出血点结扎止血。

对肛管较紧狭窄的病例，可在后正中切开内括约肌下缘。术后用一小条凡士林纱条置入肛内，覆盖创面（图6-39）。

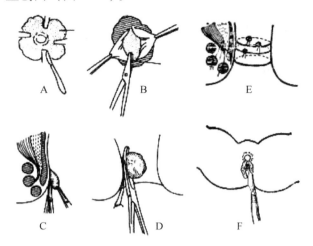

A. 分段设计；B. 潜行剥离；C. 分离痔核；D. 钳夹痔核；
E. 结扎面如齿状；F. 选择性后正中切断括约肌

图6-39　分段齿状结扎法示意图

3）手术特点：丁氏分段结扎法有以下五个特点。①分段结扎，合理留桥：根据环状混合痔的形态和大小，在痔体自然凹陷处两侧做选择分段切断线，一般以3～4段为宜，以右前、右后、左侧3个母痔区为重点设计切割线。邻近两痔核的结扎线之间要保留有0.2 cm以上的间隔，作为黏膜桥，以保存部分肛管直肠黏膜。肛管皮肤之间要保留有0.5 cm以上的间隔，使之形成皮肤桥，以防止术后肛管及直肠狭窄。②齿形错位：即在分离环状混合痔各段时，有意识地根据痔核的排列位置，将痔核上下错开切离并结扎，使上下的创面不要在同一水平面上，错开如齿形。这样创面愈合后的瘢痕挛缩就不会形成环状狭窄。③高位结扎：主张先将设计中的一个痔核，在内痔根部的痔动脉区，用圆针丝线贯穿结扎内痔顶端的直肠上血管。这种先行直肠上血管的顶部高扎，悬拉固定了肛垫，可防止术后复发。④外切延长：将外痔切口延长，可有效引流，防止术后水肿，有利创面愈合。⑤选择性切断部分内括肌：可降低肛管内压，解除狭窄，减轻术后疼痛及下坠。

丁氏在创建该术式的述评中说：Ferguson术是1959年由Ferguson和Heaton首先提出的，Milligan-Morgan术最早由Miles在1911年提出，1937年英国圣·马克医院的Milligan和Morgan对该手术方式进行了改良，上述两种术式是目前临床上最为常用的手术方式。Ferguson术在美国常用，要求肛门松弛，暴露满意，手术精细。术后疼痛轻，能保护肛门感觉功能并使伤口较快愈合。Milligan-Morgan手术在欧洲常用，因为欧洲学者认为Ferguson手术易造成伤口裂开与感染，但经多中心随机比较，这两种手术均安全、经济、满意率较高，远期疗效无差异。丁氏认为：可将两种手术的优点加以结合，根据肛管组织特点可部分缝合，部分开放。如部分黏膜缝合及开放，部分皮肤缝合及开放。他采用的分段齿形结扎疗法正是吸取了这些术式的优点，提出了合理地保留皮肤桥、黏膜桥的部位及数量，痔核下端分离及结扎顶点的连线不在同一水平面上，选择减张切口等方法，使痔核脱落后创面呈齿状，避免了环状瘢痕狭窄，减轻了术后疼痛与水肿。在内痔根部的痔动脉区，贯穿结扎内痔顶端的直肠上血管，既可阻滞痔区的血液供应，又起到悬吊作用，可延缓痔的复发。本疗法与其他手术方法（如痔环切术、结扎切除术、切除缝合术等）相比，具有操作较简便，无须分次手术，疗效高，复发率低，且避免了肛门狭窄、肛门松弛、直肠黏膜外翻等后遗症的优点。丁氏曾报道应用本法治疗晚期内痔（四个以上）、环状混合痔591例，近期治愈590例（99.8%）；在临床观察5～8年的266例患者中，复发26例（9.77%）；治愈者均为一次手术，无肛门狭窄、肛门松弛、黏膜外翻等后遗症。

选择性切断部分内括肌又称痔的内括约肌切断术。由于痔发生的机制和直肠肛管压力平衡失调有关，因此临床采用扩肛法和切断内括约肌法治疗痔，既能破坏纤维带，解除影响肛管扩张的因素，降低直肠肛管压力，又能局部按摩，改善血循环，促使痔静脉回流，解除括约肌痉挛，减轻术后疼痛、防止狭窄，有利于组织恢复。Turell、Alexander-Willian，以及我国的一些学者，采用扩肛疗法或内括约肌切开术等解除肛管狭窄治疗内痔，均取得了良好效果，且能保持肛管组织不受损伤，有利于维持直肠肛管压力平衡。目前较多采用的内括约肌切断术是侧切术，方法是在痔手术中切断肛门两侧，即截石位3或9点位，其中的一侧，不能同时切断两侧。主要适应证为肛管狭窄、肛管静止压升高、排便疼痛或伴有肛裂的患者。

在丁氏之前国内外对以上手术方法虽已有报道和使用，但如此合理的综合使用，取诸家之长，中西结合，为我所用，尚属首创。该术式现已成为我国的经典的环状混合痔术式之一。

2. 史兆岐外剥内扎注射法（1974）

1）适应证：适用于静脉曲张性混合痔、环状混合痔，尤其混合痔的外痔部分呈皮赘样改变者。

2）操作方法：患者取截石位或侧卧位。肛门局部和直肠内消毒，2%利多卡因行低位骶管麻醉或1%利多卡因加少量肾上腺素行局部麻醉。先以手指扩肛，在肛门镜下放入长条纱布至直肠壶腹内，取出肛门镜，嘱患者增加腹压做排便动作。此时，术者用手慢慢拉出纱布，混合痔即全部翻出肛门外。仔细观察病变全貌，以决定外痔剥离部位及保留合适的黏膜桥、肛管皮桥（一般选截石位前、右后和左侧为外痔剥离区）。①内痔动脉处理：用示指触三个母痔区（右前、右后和左侧）有无动脉搏动，常可触到动脉搏动的部位、强弱、走行方向。如有动脉搏动，在肛门镜下，在内痔上方的动脉处，注入消痔灵1∶1浓度（消痔灵液1份，1%利多卡因1份）4～5 mL，以促使其动脉硬化、萎缩，阻断或减少进入内痔的动脉血。②外痔剥离法：尽量以母痔区的外痔部位为剥离区。在其外痔外侧做"V"形皮切口，并延展到稍过齿线，然后用剪刀在外痔静脉丛下剥离（不能切断静脉丛，以防出血过多）。在剥离的外口底部可见外括约肌皮下层及其覆盖的联合纵肌分支纤维筋膜。将剥离的外痔皮瓣向上牵拉，同时向下外牵拉外括约肌皮下层，可显露内括约肌。在不损伤内括约肌情况下，用弯钳在剥离的外痔基底部，连同上方的内痔，用钳夹住，用钳提起内痔，在钳下内痔的边缘，注入消痔灵1∶1浓度3～5 mL至边缘侧的痔黏膜下层（注药的目的是为了预防术后痔坏死脱落期引起的出血），不要片状注射于整个黏膜皮桥区，以免术后形成狭窄。在钳下的内痔基底部用圆针贯穿粗丝线"8"字结扎（两次贯穿结扎）。然后，剪除外痔皮瓣和一部分被结扎的内痔。同法，处理其余两块混合痔

（右后、左侧）。③保留肛管皮桥：在分别对右前、右后、左侧三处行混合痔的外剥内扎注射时，特别要重视保留肛管皮桥的部位、数量和长度。如在三处剥离外痔，就需保留三个肛管皮桥。每个保留的肛管皮桥，最好不小于0.5 cm的长度（肛缘皮肤弧状的长度）。目的是为防止术后肛门狭窄的发生（因肛管皮肤过多损伤、被剥离可导致肛门狭窄）。如环状混合痔，不易分清右前、右后和左侧三个较集中的痔区时，也要在相应的三个母痔区行外剥内扎注射法。如余下的三个肛管皮桥区仍被混合痔占位，可在其内痔区注入1∶1的消痔灵药液3～4 mL，使其硬化、萎缩。在其外痔部分，用左右已剥离的外痔创口，分别从两侧皮下剥出外痔静脉丛，然后修剪两侧的外痔皮肤，但到肛管皮肤区要保留，不能损伤保留肛管皮桥的肛管皮肤区。手术中应仔细止血，最好用粗丝线结扎，保留长线头，待其自然脱离。术毕，肛内放入消炎止痛栓或氯己定栓1～2个。外面和外括约肌部位注入长效麻药。外面外用止血散、生肌膏油条或凡士林（图6-40）。

3）术后反应：中国中医科学院广安门医院肛肠科1971～1974年用本法治疗环状混合痔202例，术后主要反应是有轻度肛门疼痛，一般1～2天后可消失；排尿困难需导尿者8例，占3.9%；1～8天内有低热者72例，占35%；仅1例（占0.5%）术后8天出现继发性大出血；外缘有轻度水肿者13例，占6.4%。治疗结果：202例全部治愈，平均治愈时间24天，未发现肛门狭窄（以示指不能通过为度）。经术后0.5～4年随访观察，有158例有回答，其中正常者150例，尚未发现因明显肛门狭窄而影响排便者，大便稍感困难者5例，时有便血者3例。

4）讨论：消痔灵注射液，是以中医"酸可收敛，涩可固脱"的理论用以治疗内痔的。由于被结扎的内痔在脱落期间，有可能引起继发性大出血（其原因主要是痔动脉栓子脱落引起的），为此，在内痔母痔区的动脉搏动处注入消痔灵液，以促使痔动脉萎缩，减少进入内痔的动脉血液。在钳夹内痔后，又在内痔的周围注入药液，也是为了在痔枯落后，避免继发性出血的发生。如环状内痔，在三个结扎的内痔之外的内痔处又注射

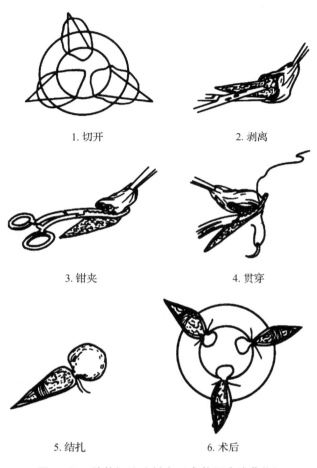

1. 切开　　　2. 剥离

3. 钳夹　　　4. 贯穿

5. 结扎　　　6. 术后

图 6-40　结扎切除注射术（点状区为注药位）

药液，一方面可提高疗效，另一方面又可避免枯痔周围的外面出血。本疗法与环切术、结扎切除术比较分析如下。晚期内痔、静脉曲张性混合痔和环状内痔，在国外是环状切除术（Whitehead 法，Sarasola-Klose 法）、结扎切除术（Miliga 法、Parks 法）的适应证。但这二种手术的缺点：一是环切法将直肠下端痔黏膜环行切除，易破坏有排便感受器的齿状线，有可能发生不同程度的排便反射失常。如环形切除肛管皮肤，可造成肛管上皮缺损。术后易产生肛门外溢黏液、直肠黏膜外翻、内痔再发等后遗症。二是结扎切除法，虽然采用半开放式手术（内痔缝扎、外痔剥离开放），比完全闭合式手术（环切术）效果好，但其术后继发性大出血、肛门狭窄等并发症和后遗症仍不能完全避免。而本疗法由于保存了三个肛管皮桥和上方的齿线，术后无排便失常和肛管上皮缺损发生；由于在痔动脉和内痔周围注射硬化剂，可减少术后大出血的发生；提出了适宜的保留肛管

皮桥的数量和长度，基本上避免了肛门狭窄的发生。

3. 痔动脉血管高位结扎＋哑铃状外痔剥离内痔结扎术（史兆岐、胡伯虎 1987）

很早就有人观察到结扎痔区上方的动脉血管可治疗痔。史兆岐认为结扎痔区上动脉有 3 方面作用：①减少痔内供血；②防止术中和术后出血，特别是大出血；③通过结扎线的异物刺激和固定作用，术后结扎线于 6～10 天脱落后，痔上区形成稳定的瘢痕组织，从而粘连固定黏膜与肌层。高位结扎可使下移肛垫复位，起悬拉固脱作用，由于结扎面呈条索状，缝扎时选择齿状错位，术后不会狭窄。因此痔上动脉血管结扎高位固定术优于 PPH 术环状固定，优点较多，近年来得到了广泛采用，特别是对脱出严重的晚期混合痔和巨型痔更为适合。方法是在痔上动脉区结扎动脉血管，可单缝 2 针，也可连续缝 2 针。缝前应用手指仔细扪按，准确找到动脉搏动的位置，缝时穿过黏膜下层即可，不要深达肌层，缝后如痔下区已无动脉搏动，说明已结扎成功。由于动脉分布的个体差异很大，有的不一定能找到明显的搏动区，此时也可在痔上区做结扎，也有满意疗效，也可在多普勒引导下行痔动脉结扎术。扎后不拆线，线会随机体的排异功能和排便的下拉作用，于 8～15 天脱落。这时痔切除结扎区已大体修复，因此不会再出血。结扎线可以用铬制线，也可以用一般 4 号丝线。然后再由齿状线 0.3 cm 以上，对环状混合痔按自然分界线分段，分 3～4 段分离钳夹内痔基底部，在血管钳下行贯穿结扎内痔部分，结扎钳上剪除钳上痔组织，同法处理其他内痔。要求结扎和剥离创面不在同一平面，呈齿状错位，痔体之间留一定正常黏膜桥至少 3 cm，皮肤桥至少 0.5 cm 以上，以尽可能保护肛管皮肤和直肠黏膜。对子痔不必追求切除得一干二净。手术中应尽量保护齿状线和肛管皮肤，外痔切至肛管皮肤即止，肛管下如有曲张静脉可予以潜行剥离，但要尽量保护齿状线和肛管皮肤，使呈三叶草状。术后如有出血，应彻底结扎止血。患者如有肛管明显狭窄，应在侧方切断部分内括约肌。该术式有保护部分肛垫、齿线及肛管皮肤的较好功效（图 6-41）。

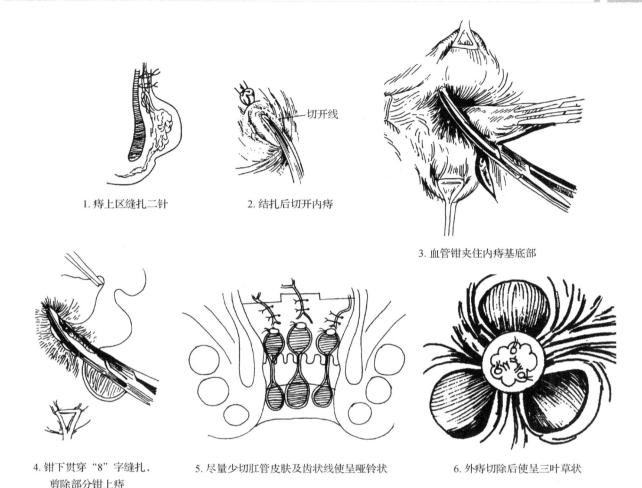

1. 痔上区缝扎二针　　　2. 结扎后切开内痔

3. 血管钳夹住内痔基底部

4. 钳下贯穿"8"字缝扎，　5. 尽量少切肛管皮肤及齿状线使呈哑铃状　　6. 外痔切除后使呈三叶草状
　剪除部分钳上痔

图 6-41　痔动脉血管高位结扎 + 哑铃状外痔剥离内痔结扎术

4. 史兆岐保护肛垫的治痔疗法

（1）消痔灵注射 + 外痔切除术（1998）（图 6-42）

1998 年史兆岐发表了：《史氏保护肛垫的治痔疗法》（益盛药业资料），史兆岐认为消痔灵注射不切除、缝扎肛垫组织，是理想治痔而不损伤肛垫的疗法。

第一步注射时加大消痔灵注射量，在痔上区注射消痔灵 1 : 1 药液 3～5 mL，可使松弛的黏膜下肌得到了粘连固定，使脱垂的肛垫上提，恢复肛垫的正常解剖位置，起"固脱"作用，同时药物硬化作用可使组织发生中等程度纤维化，并使直肠上动脉和痔血管粘连固定，供应痔核的动脉血液量减少，起"减流"作用，从而达到阻断了痔上动脉向下方流动的血液。消痔灵注射后通过采用多普勒血流计测定痔血管流量，观测时间定为术后第 3、7、14、30 天四个时段。结果显示：

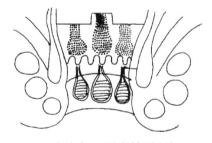

1. 加大痔上区注射量以固脱

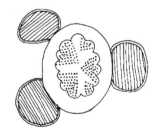

2. 仅切除外痔保护肛管皮肤与齿线

图 6-42　消痔灵注射 + 外痔切除术

动脉血流量明显减少，最后基本可阻断动脉血流

量。这种"上固下塞"的作用可使混合痔的内痔部分得到粘连固定，外痔部分得到向上复位，既不损伤肛垫，又很好地对痔体加以硬化固定。因此，是理想肛垫保护术式。史氏又一改单纯以消痔灵四步注射治疗晚期混合痔的方法，采用对外痔加以切除到肛管皮肤下，不损伤肛管皮肤而仅对外痔皮赘加以切除的方法，使内痔的注射部分与外痔的切除部分呈哑铃状，这样就能充分地保护肛管皮肤和齿线的感觉功能。同时又提出消痔灵四步注射时应采用条状错位方法，即注药要自上至下呈索条状注入，区间应留有桥状带，即索条注射区之间不要注射太多药液，不要使之呈片块状融合，且使条索状顶端有明显的齿状错位，这样就能防止加大注射剂量后不会形成硬化区的环状瘢痕和狭窄，防止药量加大后由于剂量过于集中而发生坏死或硬结节。史兆岐消痔灵注射液和消痔灵四步注射方法是肛肠领域唯一获得国家科技进步奖和被国外认可并被日本生产（日本名痔稳）推广的中国科研成果。史氏的保肛垫疗法设计合理，研究深入，疗效肯定，具简、便、廉特点，故1986年获南斯拉夫依诺瓦国际发明博览会金奖和比利时尤里卡世界发明博览会一级骑士勋章；1990年中国医药卫生科技成果博览会金杯奖和中国中医文化博览会神农杯金奖；2000年马来西亚第二届世界中西医结合学术论坛年会金奖；1991年被国家中医药管理局列为指定向全国普及推广科研成果。它成了肛肠领域获奖最高、最多的唯一科研成果。实践将证明它是目前最理想的保护肛垫疗法，已达到了国际先进水平。它已为数百万国内外痔病患者造福。近年来，胡伯虎、李国栋、赵宝明等对"固脱"理论和临床应用进行了较深入研究，对史氏的成果应予以继承和发扬。

（2）消痔灵高位注射＋哑铃状错位分段外切内扎术（史兆岐、胡伯虎2001）

1980年史兆岐等就报道了中国中医科学院广安门医院从1971—1977年采用外剥内扎注射法治疗环状混合痔509例。在史氏保护肛垫的基础上，对一些环状混合痔、痔体有明显纤维化结节的内痔，单纯消痔灵注射往往效果不十分理想，此时可采用消痔灵注射液高位注射＋哑铃状外痔切除、

内痔结扎术。高龄严重脱垂或伴有直肠黏膜内垂的患者，可在痔区上高位截石位3、7、11点位，每区位行索条状注入1：1消痔灵液5～10 mL，以强力"固脱"（图6-43）。但注射区要齿状错开，不要在同一平面。注射区、结扎切除区均要合理分段，留黏膜及皮肤桥。这一术式较理想地解决了难治性晚期环状痔的问题，基本达到了保肛垫、保齿线、保肛管皮肤的较理想的目的。临床上许多医师早就采用消痔灵注射＋结扎切除术治疗环状混合痔，这方面的报道很多。Hiller指出，注射疗法不宜将硬化剂直接注入痔体，而是注入痔体上方的正常直肠黏膜下，目的是在该处造成局部组织纤维化，借瘢痕收缩将痔体上提。此法不仅可以阻止痔继续脱出，而且止血效果好，痔体缩小，安全无痛。这些研究表明史氏等的"固脱"法是十分成功的。

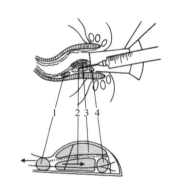

A. 加大痔上动脉注药固脱断流

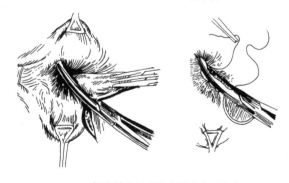

B. 切除结扎已纤维化的内痔及外痔

图6-43　消痔灵高位注射＋哑铃状错位分段外切内扎术

5. 高野正博肛垫保存术（1989）

该术式是高野正博于1989年根据肛垫下移学说提出的，目前日本大肠肛门病中心所属熊本高野病院及福岗高野病院均采用这种术式。术式要

点是：外痔及内痔部分切得稍宽，而在肛管部分切得稍窄，整个切口略呈哑铃状，从而在较大程度上保留较多的肛管上皮；内痔部分切除不深，尽量保留较多的肛垫组织；切口两侧潜行分离既可剥离切除副痔，又可形成黏膜皮瓣，避免切口缝合后引起肛门狭窄。该术式在很大程度上保留了肛管上皮和肛垫，能基本维持肛门正常功能，符合人体的正常解剖和生理要求。

6. 吻合器痔上黏膜环形切除钉合术（PPH 手术）

环切术虽遭到淘汰，令人意外的是 108 年后，1990 年美国人 Allegra G 由痔环切术受到启发，提出使用吻合器环状切除痔，并在临床实践中取得较好的治疗效果。之后 1993 年意大利人 Autonio Longo 和美国强生公司合作生产出来现在我们临床上使用的肛痔吻合器，又使环切术枯木逢春。

吻合器痔上黏膜环形切除钉合术（PPH 手术）：是通过提高环状切除的位置，对直肠黏膜及黏膜下层组织进行环形切除，治疗重度脱垂内痔，故又称吻合器痔上黏膜环切术，主要用于Ⅲ、Ⅳ度内痔的治疗，环状混合痔、低位直肠黏膜脱垂也是其适应证。其机理是依据肛垫下移成痔学说，利用特制的圆形吻合器经肛门插入直肠，环形切除直肠下端肠壁的黏膜和黏膜下层组织，并在切除同时进行吻合，使脱垂的肛垫上提，恢复肛垫的正常解剖位置，起"悬吊"作用，同时切断供应痔核的动脉血液分支，起"断流"作用，从而达到治疗的目的（图6-44）。手术时先扩开肛门，于齿状线上方约 4 cm 处将直肠黏膜环形缝合一圈，然后将 PPH 吻合器插入肛门，吻合器可将脱垂的黏膜带切除下来，整个过程约需半小时。从手术结果来看，近期疗效不错，具有术后见效快、恢复快、痛苦小等特点。问世以来，在某些公司

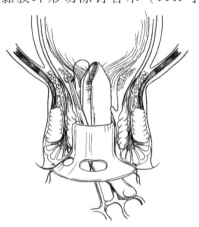
1. 将吻合器置入切除区

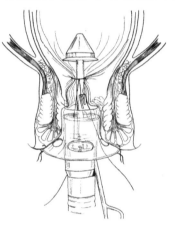
2. 在齿状线上3～4 cm处缝荷包线

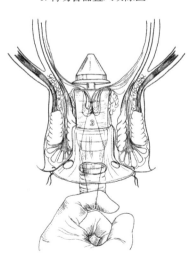
3. 向下牵拉荷包线同时闭合吻合线

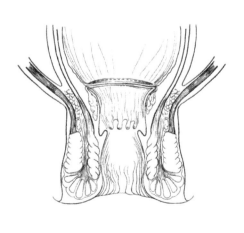
4. 术后直肠内呈环状钉合圈

图6-44 PPH 手术示意图

的运作下，颇受一些人的追逐，强生公司说至今全世界已有 100 万痔疮患者成功实施了 PPH 手术，在中国自 2000 年开展来，近 20 万名患者成功接受了该项手术。妊娠妇女、顽固性便秘的儿童，以及盆腔肿瘤、门静脉高压症、布－卡综合征或不能耐受手术者均不推荐使用。

随着时间推移，和环切术几近相同的一些并发症和后遗症，逐渐显出，如吻合口出血（2% ~ 6%）、吻合口感染（2% ~ 3%）、皮赘或痔脱出（38%）、尿潴留（10% ~ 40%）、疼痛（14% ~ 24%）、坠胀感（26%），有些并发症罕见但相当严重，如盆腔感染所致败血症，包括肠瘘、直肠阴道瘘等，而且还有死亡的报道；后遗症和环切术一样，最为常见的是肛门直肠环状狭窄（1% ~ 3%），以及肛门直肠环状狭窄引起梗阻性排便困难。随机、多中心的研究表明，PPH 与传统痔手术相比具有术后疼痛轻、并发症少、恢复快等优点，但 PPH 不能直接切除外痔。近期随访证实，PPH 与传统痔手术相比并发症发生率和远期疗效并不具有优越性，术后尿潴留的发生率较传统痔手术明显升高，手术操作不当或术后感染可能导致直肠阴道瘘及肛门狭窄。Brusciano 在一项多中心的研究中报道，PPH 后 11% 的患者需要再手术，其原因是吻合的金属钉植入人的直肠黏膜下，有的患者会有排异反应，有瘢痕体质者，局部则会形成吻合口环状狭窄，严重者需要手术矫正。再次显露了环状切除的先天不足，当环状切除肛管直肠（环切术）或直肠黏膜（PPH 术）后，术后多数会形成一个环状瘢痕，这个瘢痕环状挛缩后，就会使腔径变小，严重的就会狭窄。《痔诊断和治疗指南（2010 修订版）》认为吻合器痔切除术和传统痔切除术比较，差异无统计学意义，但 PPH 术其远期复发率较高，达 20%，且无法治疗外痔。因此，又引发了一场 PPH 与传统手术疗法的争议，是放弃还是改良？改良派主张放弃环状切除，改为不同面的保留黏膜桥半环状或条状切除，称为选择性痔上黏膜吻合术（TST）。

7. 选择性痔上黏膜吻合术（TST）

TST 技术是以"分段齿形结扎术"为理论基础，发挥其合理的保留皮桥、黏膜桥及结扎区呈齿形分布这一优势而设计的吻合术。TST 术式设计的肛肠镜分为：单开式肛门镜、双开式肛门镜和三开式肛门镜。术者可根据痔核的形态、数目和大小，选择肛门镜。痔核以两侧为主者，选两开口肛门镜；痔核三个或以上者，选三开口肛门镜。然后利用吻合探头，锁定缺口中的痔核，针对痔核的大小和多少来调节痔黏膜的切除范围，这样就能变环切为不同水平面的半环切，较大限度地留存一些黏膜桥，以防止术后瘢痕狭窄，保护了肛门的正常功能。TST 技术是在 PPH 技术的基础上研发而成，是对 PPH 术式的纠偏。相比 PPH 术能较好地保留正常黏膜桥，维护肛门的功能，减少手术创伤。经临床观察的治疗效果评估和术后跟踪，具有创伤小、术后疼痛少、恢复快、术后并发症少及复发率较低的优点。但临床应用时间不长，有无并发症和后遗症尚待一定评价。缺点是不能处理外痔（图 6-45）。

8. 多普勒引导下痔动脉结扎术

1995 年 Morinaga 首先报道了利用多普勒专用探头，于齿状线上方 2 ~ 3 cm 处，探测痔上方的动脉直接进行结扎的技术。治疗时患者肛门及 Moricorn 仪顶端涂以利多卡因冻胶，然后将治疗仪徐徐向肛门内推进，当探头对准痔动脉时可听到清晰的动脉搏动声音，于齿线上方 2 ~ 3 cm 处缝扎痔动脉，痔动脉被结扎后，动脉搏动音立即消失。可通过旋转探头查明不同部位的痔动脉予以结扎，可选用可吸收线或普遍线结扎，患者几乎无痛感（图 6-46），适用于 Ⅱ ~ Ⅳ 度内痔，但外痔及已纤维化的内痔，仍需加外剥内扎、分段错位术式处理。

以上显示，痔的现代概念，正在改变痔的治疗现况，90% 以上的症状性痔均可用非手术疗法治愈。不仅会减少痔的并发症和后遗症，而且还会极大地减少痔切除的手术率。国外 1991 年以来，痔的手术率有明显下降趋势：Johanson 报道美国每年每 10 万人中为 60.24 人，法国为 44 人；Bleday 报道美国 Deaconess 医院为 9.3%；Thomson 报道圣·马克医院为 5%；MacLeod 报道 Whittier 医院为 7%。在我国，史氏保护肛垫的系列痔治疗技术必将使痔切术有所降低，并改变 PPH 术式的滥用现况。

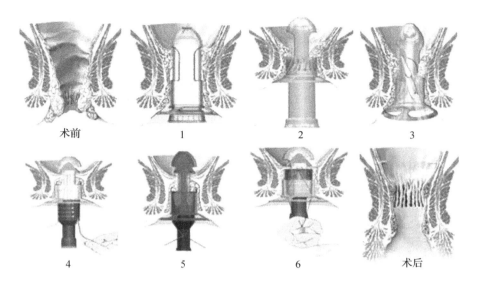

1. 术前肠道准备；2. 选择适合的肛门镜；3. 插入肛门镜，拔除内筒后，使拟切除的痔上黏膜位于开环式的窗口内；4. 单个或多个痔核采取不同缝合。缝合仅在黏膜及黏膜下层进行，避免伤及肌层；5. 打开机身保险，击发，完成切割和吻合。固定吻合器本体等待 30 秒后，逆时针旋松尾翼 3 圈，将吻合器拔出；6. 观察吻合口，如两个吻合口间存在缝合线搭桥，则可以直接剪断，两端凸起部分分别上钳后用"7"号丝线双重结扎。若有活动性出血则行"8"字缝扎止血

图 6-45　选择性痔上黏膜吻合术（TST）

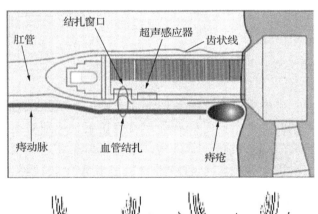

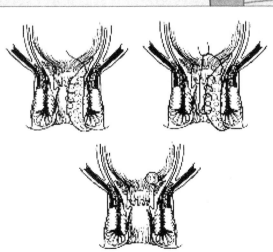

图 6-46　多普勒引导下痔动脉结扎术

9. 外痔及嵌顿痔处理

（1）外痔

血栓性外痔是痔的急症。对发病早期、疼痛剧烈、肿块无缩小趋势者，可急诊手术。

1）血栓性外痔有两种摘除法。①手指挤压摘除法：适用于单纯圆形血栓。患者侧卧位、局麻，在痔核正中做一放射状切口，切开皮肤后，用手指由两侧挤压血栓使其排出。创面用玉红膏纱条或凡士林纱条覆盖。出血时可用可溶性明胶海绵或止血粉压迫止血。每日换药至愈合（图 6-47）。②分离摘除法：血栓与周围粘连或数量多者，需分离摘除。方法是在痔体正中部做梭形切口，切开皮肤后，用小弯剪锐性分离血栓，力争完整地摘除干净（图 6-48）。创面可开放也可缝合。关键是仔细检查，看血栓是否摘净，若遗留部分血栓，术后就会继续疼痛、肿胀。若血栓大、皮赘多，可切除部分皮肤，以免术后遗留皮赘。

2）静脉曲张性外痔、结缔组织性外痔和炎性外痔可采取单纯切除法或剥离切除法。①单纯切除法：对单发的静脉曲张外痔、结缔组织性外痔和单发炎性外痔，可采取局部切除。方法是梭形切开皮肤，连曲张静脉团或增生的结缔组织一并

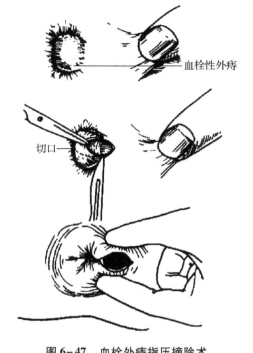

图 6-47　血栓外痔指压摘除术

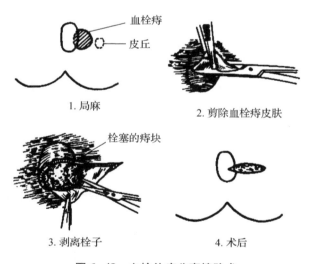

图 6-48　血栓外痔分离摘除术

覆盖（图 6-50）。

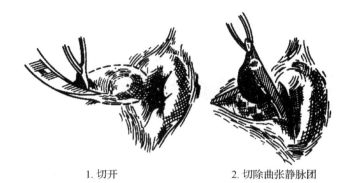

1. 切开　　　　2. 切除曲张静脉团

图 6-49　外痔切除术

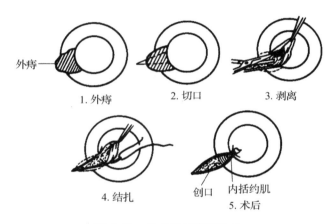

1. 外痔　　　2. 切口　　　3. 剥离

4. 结扎　　　创口　内括约肌

　　　　　　　　　　　5. 术后

图 6-50　外痔的剥离切除法

　　外痔手术要严格掌握治疗原则：不切除没有症状的痔。不要看到有隆起就想切下，特别对生育后的妇女皮赘环状外痔，不能一刀切，这样很容易因切除过多肛管皮肤，造成肛管皮肤缺损、黏膜外翻或肛管狭窄，引起排便疼痛。

　　（2）嵌顿痔

　　内痔脱出后因括约肌痉挛不能自行复位，因而充血、水肿于肛门外称为痔嵌顿，又叫痔绞窄。内痔嵌顿后数小时外痔区就会出现明显水肿，引起疼痛，使患者不能坐。1～2天后肿胀加重，血清样分泌物增多，局部可有血栓形成，明显压痛，脱垂痔体可在齿线处发生缺血性坏死。若并发感染，痔体肿胀可十分严重，表面出现溃疡，全身不适、大便秘结、发热和肛门剧痛。痔嵌顿多发生在内痔较大的患者。腹泻、痢疾、便秘，妊娠和分娩，痔注射不当，痔血栓形成等，常是引起痔嵌顿的原因。

　　急性嵌顿痔是痔的急症。根据患者情况可选

切除，创面开放或缝合。对小的结缔组织皮赘外痔也可直接剪除（图 6-49）。②剥离切除法：外痔较多、较大或呈环状者，则宜采用剥离切除术。剥离前要先设计好切口位置和大小，如环状外痔一定要注意在痔与痔之间保留皮肤桥，使切口不要在同平面上，以免形成环状瘢痕。剥离时先在外痔边缘做一"V"形切口，到肛管后一定要尽量保留肛管皮肤，把切口做成"∧"形，使整个创面呈梭形。引流通畅，边缘平整，剥离到齿线时也可结扎顶端，以防出血。创面用凡士林纱条择手法复位或手术治疗。早期手术并不增加手术风险及并发症；对嵌顿时间长或痔表面糜烂坏死者，可局部应用解除括约肌痉挛的药物；对嵌顿痔手法复位失败、嵌顿时间长而出现绞窄坏死者，应采取手术治疗以解除嵌顿、去除坏死组织、预防感染。

对于痔嵌顿或内痔血栓形成绞窄的治疗，有两种意见。一种认为嵌顿后痔体胀大，手术中易损伤肛管上皮和增加手术的困难，术后易并发蜂窝织炎、门静脉炎等。应采用 50% 硫酸镁高渗溶液湿敷、抗生素控制感染、卧床休息或抬高脚腿、调理大便、局部用药等，待肿消复位后再行手术，这样较为稳妥。另一种认为对痔嵌顿应采取积极治疗。1962 年 Laurence A E 对切除的嵌顿痔进行组织学观察后发现，当痔块表面完整时，虽有栓塞但炎症很轻微。当痔表面有溃疡时，溃疡一般也都表浅，虽然有炎症出现，但深部组织、附近黏膜、外括约肌皮下部分，都没有显著的炎症改变，因此嵌顿和血栓形成不会增加手术困难和并发症。1964 年 Tinkler 指出，害怕嵌顿痔术后感染是没有道理的。切除感染病灶是防止感染扩散的基本原则。急性阑尾炎、化脓性胆囊炎、结肠憩室等手术引起门静脉感染的危险性更大，手术后还是好的，没有人认为要为防止门静脉感染而避免手术。切除嵌顿痔也符合这一外科原则，即使有扩散感染的危险，也是可用抗生素控制的，保守治疗的观念应当重新评价。1979 年 Barrios 治疗 365 例急性嵌顿痔，手术中并无任何困难，并发症与各种痔手术后相同。1973 年 Magier 报道 400 例嵌顿痔手术后疗效优异；Goligher 曾是主张保守治疗者，后来转为积极态度，他认为对嵌顿痔急症手术，术前应用透明质酸酶以减轻水肿，颇利于手术进行。他还以透明质酸酶 3 000 单位溶于 40 mL 生理盐水，并于注射时加入肾上腺素少许（1∶200 000）注入术区，按摩数分钟后进行手术，可收到良好止血和消除水肿效果。国外，近几年对嵌顿痔进行急诊手术者日益增多。中医对嵌顿痔的处理采取的是积极方针，主张在急症期就进行枯痔散（钉）治疗，有较快止痛、收敛、消肿和一次根治疗效。近年来任全保采用单纯注射法、注射剥离法、外剥内扎法和基底注射法治

疗 107 例痔嵌顿，均获痊愈。他认为在发生痔嵌顿时，应以急诊对待，分秒必争地解决嵌顿这个主要矛盾，嵌顿一解除所有的症状和体征就会迎刃而解。他对手术病例采用局部长效止痛注射液（亚甲蓝 0.2 g，普鲁卡因 1 g，加蒸馏水至 100 mL），解除了括约肌痉挛和术后疼痛。喻德洪采用扩张肛门后行内痔套扎亦获得了满意效果。笔者对急性期处理主张早期尽快手术。如患者不接受手术可争取复位和中药熏洗等保守疗法，中期、晚期者如有明显感染、坏死、大面积血栓，要争分夺秒地做患者和家属的工作，尽快手术效果很好。

1）复位方法：脱出时间短、痔体小者可不用麻醉进行手法复位。时间长、痔体大、水肿明显者可在骶麻下复位。复位时先用碘伏棉球消毒痔核，使之润滑利于纳入。复位时不能同时用力压迫全部痔体同时入肛，要先将一侧用手指轻揉慢压旋转送入肛门后，再依同法送另一侧。这样就不会引起剧烈疼痛，送入也较方便。如已骶麻则送入后用扩张法扩肛，使肛门括约肌松弛。复位后用塔形纱布块填压肛门，丁字带加压固定，控制排便 3～4 天。

2）手术方法：可采用外剥内扎法（图 6-51）或结扎切除术（图 6-25）及外剥内扎注射术等处理。手术宜在麻醉下，先行血栓和曲张的静脉团块摘除或潜行剥除，切除隆起皮赘，使创面呈放射状开放。然后再行内痔结扎，并于结扎的内痔上方间隔条索状注射 1∶1 消痔灵 4～6 mL。内痔也可不结扎直接行消痔灵注射疗法，有明显狭窄者宜术后扩肛，切断部分内括约肌。术后应适当选用抗生素等药物预防感染。

3）保守疗法：首先应针对引起嵌顿的原因进行积极处理，治疗腹泻或便秘。处理便秘时不能使用泻下药如大黄、芒硝、番泻叶、果导片等，因导泻后易加重脱出、水肿和充血。应采用润肠通便的中药，如苁蓉通便口服液等。

根据痔嵌顿多属湿热燥火下注肛肠、气滞血瘀肿胀而成的病机，服用清热除湿、理气活血的方剂常有良效，可用地榆槐花散合当归赤小豆汤加减（地榆 10 g、槐花 15 g、当归 10 g、白芍 10 g、生地 10 g、川芎 6 g、桃仁 10 g、红花 9 g、

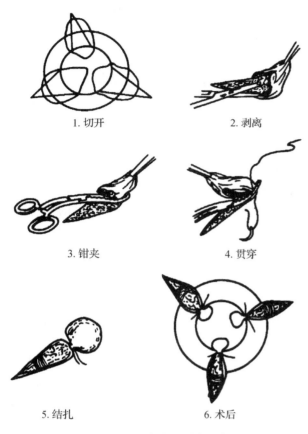

1. 切开　　　　2. 剥离

3. 钳夹　　　　4. 贯穿

5. 结扎　　　　6. 术后

图 6-51　混合痔外剥内扎术

赤小豆 30 g、黄芩 10 g、陈皮 10 g）水煎服。日 1 剂，分 2 次服。服后用 3 煎并药渣熏洗坐浴。治疗痔嵌顿 20 例，服药后 3～5 天肿减痛轻，1 周左右即可自行复位。

局部可用祛毒汤熏洗坐浴，九华膏或四黄膏外敷。

十三、其他疗法

1. 道家治痔功法（《卢丹亭真玄谈集》载）

道家认为得了痔疮这种病可以采取如下方法治疗：生病的人平时节制喜怒哀乐，情绪要稳定，淡泊名利，忌五辛、烧炙酒麹等食物。然后于静室静坐，澄心定意，专注于下丹田，即脐内一寸三分，调节文火三百六十息，每三十六息时，收敛肛门，就像忍住大便一样，同时提气六口，随呼出其气三口，咽津补气三口调息完毕，舌抵上腭，内气不出，外气不入，待气稍急，仍收敛肛门，提气三口，干咽气三口，以神运气，自尾闾、夹脊上升泥丸，兼用鼻提气，入口化为甘津，分

三口咽送回脐内，每次行功三十或六十遍。每天练一至二次。坚持锻炼一个多月，痔自然能够痊愈。此道功也可长期坚持以养生防肛肠病发生，达到肛门保健之功效。

2. 丹砂穴位敷贴疗法（笔者发明创造新疗法）

该疗法运用于痔治疗时采用"痔灵砂"，具体使用方法在炎症性肠病章节将进行详细论述，在此不赘述。

3. 李氏火针疗法（德顺堂·李氏痔科非遗技艺手法）

用獾油点燃碗状灯一盏，准备缝针一个，在灯上烧红针点刺脱出痔。完毕后搽黄柏地榆散即可。笔者改为酒精灯烧针灸针火刺内痔取得很好效果，未见并发症和不良反应。故作为民间文化遗产项目和同道交流。

4. 内镜下内痔硬化治疗

随着内镜下硬化、套扎等技术的发展，该技术也逐步运用于内痔的微创治疗中，而且逐步显现出诸多优势。内镜下内痔硬化治疗技术的优势：手术视野清晰、硬化剂注入精准；症状缓解明显，能有效消除痔核；操作简便，患者耐受性好、微创无痛，并发症少；治疗费用低廉、能有效降低患者经济负担。内镜下注射治疗可以完成全结肠检查，排除结直肠肿瘤，合并存在息肉等；同时评估表面有无溃疡、感染，合理选择注射部位。内镜下内痔的硬化治疗效果满意，患者接受程度高，已在国内临床推广，并成为治疗Ⅱ期、Ⅲ期内痔的一线治疗方法。

（1）适应证及禁忌证

1）适应证

①Ⅰ、Ⅱ、Ⅲ期内痔（有出血、脱垂症状者尤佳）。

②混合痔内痔部分（尤其对出血内痔效果尤佳）。

③高龄、高血压、糖尿病和重度贫血、不能耐受手术的内痔患者。

2）禁忌证

合并有 IBD、感染、溃疡的内痔或有妊娠、产褥期、精神异常等情况。

（2）治疗原则

无症状的痔无须治疗。治疗目的重在消除、

减轻痔的症状。解除痔的症状较改变痔体的大小更有意义，应视为治疗效果的标准。

（3）标准化操作规范（聚桂醇原液治疗）

1）术前准备：①药械准备：结肠镜、聚桂醇注射液、内镜用注射针、透明帽。②治疗前准备：完善出凝血相关检查；治疗前准备与结肠镜诊疗前肠道准备相同；所有患者均做全结肠检查，有息肉等先做相应处理，最后做内痔治疗。

2）操作流程：常规肠道准备，患者取左侧卧位，常规消毒铺巾，结肠镜前端置透明帽，进镜检查完大肠后，退镜至肛门，分别正镜和倒镜观察内痔部位及直肠黏膜情况，经内镜钳道插入注射针，选择隆起最为明显的痔核为注射点，注射针斜面与黏膜30°～45°，针入痔核内有明显落空感，继而经注射针注入聚桂醇药液，至痔核黏膜充分膨胀、微细血管显露、颜色变为苍白，聚桂醇药液每点注射0.5～2 mL。对痔核较大且伴有活动性出血的内痔，可适当增加聚桂醇用量。注射后缓慢将针回收，用透明帽对针孔压迫10～20秒止血，创面无出血后，可进行下一痔核的硬化注射，至所有注射点处理完毕。聚桂醇总量不宜超过20 mL。

3）操作规范：①肠镜或胃镜前端安装透明帽；②充分注气暴露视野，确定痔核基底部或顶部注射点；③选用注射针，聚桂醇预充；④注射点位于齿状线及以上，直视下斜面进针；⑤每注射点注射0.5～2 mL聚桂醇，边注射边退针；⑥注射结束后如注射点出血予以透明帽压迫10～20秒止血。

4）操作重点：①对于内痔，进针注射位置在目标痔核的基底部；②对于黏膜脱垂则需要向黏膜下层注射；③退镜前尽量抽吸肠腔内容物（气体和肠液）以减少术后腹胀、腹痛、排便的需求。

（4）硬化治疗标准化操作规范（泡沫硬化剂）

聚桂醇原液1∶4比例配置成泡沫硬化剂

1）具体制备方法：三通阀连接1个装有2 mL聚桂醇注射液的5 mL注射器和1个装有8 mL空气或CO_2的10 mL注射器，相互快速推注注射器内的药液20次，在完成前10次推注后，可将阀门调小，直至获得乳化状的微泡硬化剂。水包裹气的微泡沫制剂，均一性、稳定性好，在腔内与血

液置换能力优。制备过程中，每制作3组泡沫剂需要换一次注射器，保证微泡沫的质量。

2）操作规范：注射针头以30°～40°角度刺入，过深易刺入肠壁肌层，过浅会使表浅黏膜坏死，引起疼痛，注射量视注射部位黏膜颜色呈灰白色隆起即可；合并有血栓、感染、溃烂的内痔禁忌注射硬化剂；注射后如有脱垂应立即还纳，避免急性痔嵌顿。

（5）术后处理

术后当晚卧床，避免直立体位，可饮水；术后三天需少渣饮食、软化大便（乳果糖）、保持肛门清洁、无须抗感染。

（6）辅助透明帽在结肠镜下的使用

在结肠镜或者胃镜下，辅助透明帽的使用，可获得优化的观察、操作视野，可以较好地保证注射位置的准确和硬化剂用量的适当，在有效治疗的同时，避免很多因注射位置错误而产生的并发症。

（7）并发症的处理

偶遇肛门轻微疼痛者，一般不需药物干预治疗；直肠胀痛、肛门局部或全身发热者可行甲硝唑灌肠＋左氧氟沙星胶囊口服；注射后休息片刻，以防虚脱等反应。

十四、特殊情况下痔的治疗

1. 妊娠期患者

妊娠、产后早期的痔首选保守治疗。对药物治疗无效的患者，应选择简单有效的手术方式，禁用硬化剂注射。妊娠和分娩期，据统计85%的妇女可有痔或使原有的痔加剧。一般认为妊娠后随雌激素水平升高，可反射性引起静脉扩张、肛垫充血肥大，加之腹压增加，分娩时用力努挣，所以妊娠和分娩期妇女患痔疮、肛裂、乳头肥大等肛门病者极多。对妊娠期痔的治疗，有两种不同的意见。多数人认为妊娠期不宜手术，产后随雌激素水平下降及腹压降低，一般痔疮、肛裂可在产后4～6个月内变小或萎缩或裂口自愈，所以没有特别的原因无须在妊娠期施术。且妊娠期的痔发作多数为痔脱出嵌顿或外痔发炎，伴有排便困难和大便干燥，处理应以调理排便、局部消肿、消炎为主，如内服润肠通便、活血化瘀的地榆槐

角汤或苁蓉通便口服液等，外用祛毒汤熏洗、肛门纳入痔疮栓等，常有良好效果。中草药对胎儿和妊娠的影响极小，因此在妊娠期痔治疗上比西医方法有更多的优点，所以笔者不主张妊娠期手术。部分国外学者认为妊娠期可以手术，应该在妊娠中期 2～3 个月手术，以免妊娠后期和分娩时发生痔栓塞。有人认为妊娠期 14～32 周时手术最为安全。此期间雌激素、黄体酮和促性腺激素增加，甲状腺功能亢进，皮质类固酮增加，因而抗感染能力增强，因此术后愈合较快。有人认为产后手术可缩短愈合时间，避免二次住院，节省费用。但笔者主张用保守方法控制，待产后 8～10 周，再进行手术为妥。

2. 贫血患者

应注意排除导致贫血的其他疾病，对痔积极采取硬化剂注射、手术等治疗。

3. 免疫缺陷

免疫缺陷的存在（艾滋病、骨髓抑制等）是硬化剂注射和胶圈套扎的禁忌证。在手术治疗时，须预防性使用抗生素。

4. 高龄、高血压病、糖尿病患者

以非手术治疗为主，病情严重者，应对相关疾病治疗，待其稳定后酌情选用简单的手术方法治疗。

十五、预防

尚缺乏确实有效方法，一般认为应注意以下几点：

1）多数学者认为保持大便通畅和肛门清洁是防痔的要诀。关键是要合理安排饮食，多吃纤维素和多饮水；养成定时排便习惯，每日早晨定时大便，便后温水洗浴或使用冲洗器清洗肛门；不要久坐久立，要有适当的运动，每日早晚做两次提肛运动，每次 30～60 回，对防治痔疮有益。

2）少吃辛辣刺激性食物，多食纤维食品如果蔬。中医学认为黑芝麻、赤小豆、肉苁蓉、槐角、地榆等，服后可润肠通便、凉血止血，据记载有防痔治痔的作用。还要积极治疗腹泻、痢疾、便秘、咳喘等疾病，以防诱发痔疾。

3）痔疮复发的原因除治疗的不彻底外，不注意预防、不注意避免引起痔的因素，也是重要原因。痔核是可以从手术过的地方再生或复发的，有的人甚至做过多次治疗而又复发，所以应当防重于治。

参考文献

1. 胡伯虎. 大肠肛门病治疗学 ［M］. 北京：科学技术文献出版社，2001.
2. 周济民. 痔疮痔瘘中医疗法手册 ［M］. 北京：科学技术出版社，1959.
3. 史兆岐，周济民，何秀明. 用"775"液注射疗法治疗三期内痔的临床研究（附200例疗效分析）［J］. 中级医刊，1980（1）：51-54.
4. 黄乃健. 内痔套扎疗法 ［J］. 中国肛肠病杂志，1985，5（2）：38-41.
5. 夏祖宝，张东铭. 痔区黏膜的组织学观察 ［J］. 中国肛肠病杂志，1985，8（2）：3-5.
6. 张东铭. 痔核本质问题的探讨 ［J］. 中国肛肠病杂志，1984，4（1）：33-35.
7. 邓正明. 异物枯痔钉临床应用725侧报告 ［J］. 中国肛肠病杂志，1982，2（2）：6.
8. 陈永健，钱本忠，林家璧. 枯痔钉治疗内痔及其机理探讨 ［J］. 中华外科杂志，1981，19（2）：82.
9. 王业皇. 丁泽民学术思想与临证经验研究 ［M］. 南京：东南大学出版社，2007.
10. 丁泽民. 结扎疗法治疗环状混合痔 ［J］. 中国肛肠病杂志，1982，2（2）：3-5.
11. 陈永祥. 内服中草药消痔2号治疗内痔的临床病理观察 ［J］. 中国肛肠病杂志，1982，2（4）：33-37.
12. 隔越幸男. 痔核·痔瘘诊断の实际第二版 ［M］. 东京：金原出版株式会社，1976.
13. Lewis M I, De la Cruz T, Gazzaniga D A, et al. Cryosurgical hemorrhoidectomy: preliminary report. Dis Colon Rectum, 1969, 12 (5): 371-378.
14. M. Allgower, Partial internal sphinoterotomy clinics in Gastroenterology. 1975, 4: 608-618.
15. 张东铭. 肛垫及其临床意义 ［J］. 中国肛肠病杂志，1998，18（3）：27-30.
16. 史兆岐. Ⅲ、Ⅳ期痔治疗方针：应保护肛垫为主消痔灵四步硬化法研究背景//中西医结合肛肠病研究新进展 ［C］. 沈阳：中国中西医结合第七次大肠肛门疾病学术会议.
17. 梁仲惠，黄少雄，周健，等. 痔与腹泻便秘关系的探讨 ［J］. 中国肛肠病杂志，1999，19（11）：10-11.
18. 巢玉秀，朱秉宜. 硬化注射治疗内痔的某些问题 ［J］. 中国肛肠病杂志，1996，16（3）：31.

19. 史仁杰．日本肛门直肠常见疾病诊疗近况［J］．中国肛肠病杂志，2000，20（3）：24-25.

20. 黄乃健．中国肛肠病学［M］．济南：山东科学技术出版社，1996.

21. 单治堂．内痔的非手术疗法［J］．中国普通外科杂志，1996（3）：144-146.

22. 陈仲敬．肛管松解术治疗环状痔静脉曲张外痔［J］．中国肛肠病杂志，1994，14（1）：25-26.

23. 邹声金，肖泽宏．痔结扎注射扩肛术疗效分析［J］．中国肛肠病杂志，1996，16（3）：12-13.

24. 张东铭．痔的现代概念及其解剖生理学基础［J］．大肠肛门病外科杂志，2000，6（3）：4-11.

25. 钱立元，蔡立峰，朱晒红，等．痔与门静脉高压症关系的研究［J］．中国肛肠病杂志，2001，21（3）：19-20.

26. 张远，廖松林，马述仕，等．"消痔灵注射液"的实验研究［J］．中医杂志，1980，21（7）：69-71.

27. 张远，刘均秀，马述仕．消痔灵注射液对血管系统的作用［J］．生理科学，1982，9（2）：32.

28. 何永恒，凌光烈．中医肛肠科学．北京：清华大学出版社，2012.

29. 宫毅，谢钧．中医肛肠病学．北京：科学出版社，2018.

第七章 肛窦炎及肛乳头炎

第一节 病名与源流

肛窦炎又称肛隐窝炎，是肛窦及肛门腺内的炎症性病变。它是一种重要的潜在感染病灶，约有85%肛门直肠病变与肛窦感染有关。

肛乳头炎又称肛乳头肥大症，是肛门乳头慢性纤维化的炎性增生性病变。常与肛窦炎并发，是肛裂、肛瘘等病的常见并发症，肛乳头重度纤维化增生，又称肛乳头纤维瘤。

中医虽无此病名，但对其临床表现早有记述，列入痔门之中，称为葡萄痔。

第二节 病因

一、中医病因说

中医认为此病的发生是由于饮食不节、过食膏粱厚味和辛辣醇酒、肥甘煎炒之品等刺激性食物致使湿热内生、浊气下注肛肠。或肛肠湿毒热结，大便干燥，用力努责，肛管损伤染毒，致使气血瘀滞，经络阻塞而成。妇女妊娠后胎毒热结，生后小儿易受胎毒之气，而发本病。

二、西医病因说

1. 感染与损伤

肛窦因窦底在下，开口朝上，呈袋状，引流差，容易贮藏粪便引发感染和损伤，肛窦的边缘又有游离的半月形的肛瓣，也容易受到干粪块的擦伤或被排便时撕裂。排便次数增多或患肠炎、痢疾、腹泻、便秘等，会频繁刺激肛窦和肛瓣。身体和局部抵抗力降低或有全身慢性消耗性疾病，粪便和异物存积肛窦，窦道受到阻塞，使肛腺分泌的肛液引流不畅，加上粪便分解，病菌繁殖，肛窦即发炎肿胀。常见的致病菌有大肠杆菌、葡萄球菌、变形杆菌、产气杆菌、链球菌、结核杆菌、绿脓杆菌等，其中大肠杆菌占60%~70%。

2. 性激素的影响

高月晋等（1985）指出，与皮脂腺一样，肛腺的发育与功能主要受人体性激素的调节，性激素的高低直接影响肛腺的增生与萎缩，因此性激素的水平与肛窦炎的发生有密切关系。而性激素中以雄激素的影响最大。人一生中，新生儿体内由母体带来的雄激素较多，故肛周感染较多，但发育成长期后，随雄激素水平下降，肛周感染有的可自愈。男性及青壮年雄激素水平较高，故而肛腺感染增多，肛周脓肿常发于青壮年。老年人性激素水平明显下降，肛腺随之萎缩，因此老年人很少发生肛窦炎及肛周感染。

3. 胚胎发育的影响

认为在胚胎发育的第7周，泄殖腔膜和肛膜破裂，与后肠融合，此时泄殖腔膜的背侧部衍生为肛管、齿线和肛柱的下部，若由于某种原因造成肛膜与后肠之间发生异常融合，不能形成正常齿线和隐窝，而形成不规则齿线和过深隐窝，出生后容易受细菌感染和损伤，形成肛窦炎、肛周脓肿和肛瘘。临床观察证实肛周脓肿和肛瘘患者的隐窝常异常加深，可深达3~10 mm，数目可增至3~13个，胚胎发育影响着肛窦的学说已为专家广泛认可。

第三节 分类

一般将肛窦炎和肛乳头炎分为急性期和慢性期。

1）急性期：即急性发炎阶段，常有肛管灼

热，肛门发胀、下坠，排便时疼痛加重等症状。肛门镜检可见肛窦分泌物增多，渗出少量脓性或脓血性黏液，肛瓣、肛乳头红肿，触痛加重。

2）慢性期：多无明显症状，排便后有肛门短暂时间的微痛或不适，病史多较久。

第四节　症　状

肛窦炎多数无明显症状，只是排便后有不适感、微痛、烧灼感或坠胀感。急性发作期则有排便疼痛、分泌物多、手纸偶然带脓血、烧灼不适、肛门坠胀等。肛内镜检可见隐窝加深、充血、水肿，急性发作期可见隐窝分泌物多或有脓血，触痛明显（图7-1）。

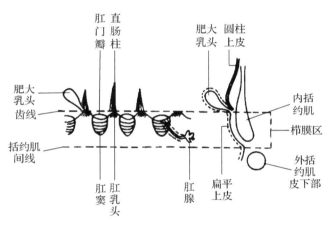

图7-1　肛窦炎及肛乳头炎

肛乳头炎一般无明显症状，当乳头肥大可脱出肛门后，可见如乳头状、大小不等的脱出物，表面覆盖皮肤，急性期或嵌顿时，可见水肿、充血和坏死糜烂等。肛门镜检可见：三角形、豆形、乳头状的乳白色增生物，表面覆盖皮肤（图7-2）。

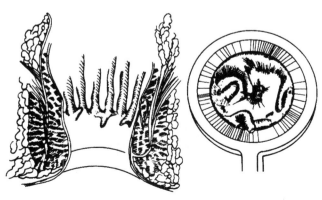

图7-2　肛乳头肥大

第五节　诊断与鉴别诊断

一、诊断

肛窦炎慢性期无明显症状，但常有肛内轻微隐痛、坠胀、不适感或肛腺分泌减少、肛管干涩、排便不畅等。急性期常有疼痛，排便时症状加重，肛管内灼热、刺痛、撕裂痛、发胀或下坠感。如果肛门括约肌受炎性刺激，可引起括约肌轻度或中度痉挛性收缩，常有短时间阵发性钝痛或疼痛持续数小时，严重者疼痛可通过阴部内神经、骶神经、会阴神经出现放射性疼痛。

肛乳头炎，则可见结缔组织增生所形成的赘生物，通过肛门镜检可确诊。

二、鉴别诊断

肛窦炎常需和痢疾、肠炎等引起的肛门坠痛、脓血便相鉴别。肛窦炎可见肛隐窝的明显充血、水肿和加深，经肛内镜检测不难鉴别。

肛乳头肥大与痔疮的鉴别：前者表面覆盖皮肤，多呈三角形突起，乳白色；后者表面则覆盖黏膜，是静脉团曲张呈长圆状隆起，多红色。两者极易区分。

第六节　治　疗

一、保守治疗

1. 中医治疗

（1）辨证论治

1）湿热型：肛门灼热疼痛或痛痒相兼，肛窦焮红，乳头水肿，伴心烦口苦，溺赤色黄，大便干燥。舌红，苔黄腻，脉滑数。宜清热利湿，方用龙胆泻肝汤。

2）热毒型：烦热口渴，大便秘结，小便短赤，肛内灼痛，肛窦红肿，乳头肥大，溢出血水或流脓水。舌红，苔黄，脉弦数。宜清热解毒，方用内疏黄连汤加减。

3）湿浊型：肛窦及肛乳头水肿，皮肤糜烂，肛门湿痒，可伴腹胀纳呆、身重困倦等。舌淡红，苔白腻，脉滑。宜利湿化浊，方用草薢渗湿汤加减。

4）虚火型：肛门部微痛、下坠，肛窦或肛乳头暗红，伴大便干涩，口干渴。舌红少津，脉弦细数。宜养阴清热润便，方用增液汤加减。

（2）经验方

笔者常选用地榆槐角丸加减。

处方：地榆15 g，槐角10 g，黄芩10 g，野菊花10 g，金银花10 g，当归10 g，生地10 g，赤芍10 g，川芎6 g，赤小豆40 g，甘草6 g，土茯苓10 g。

用法：水煎服，1日2次。第3煎煮汤，坐浴。有止痛、消肿、软便、排脓作用。轻者可控制发作，重者手术后服用，可清热、润肠，效果稳定。

（3）外治法

1）熏洗法：黄柏15 g，大黄15 g，艾叶15 g，地榆15 g，水煎至1 500 mL，先熏，然后坐浴10~20分钟，1日2次。

2）涂药法：以黄连、黄柏、大黄软膏涂敷肛内。笔者研制的顺痔平软膏每日注入肛内2次。

3）塞药法：可选用痔疮宁栓、野菊花栓、消炎止痛栓等。

4）灌肠法：黄连、地榆、大黄各10 g，水煎至50 mL，每晚睡前灌肠1次。

5）油壶注入法：因灌肠法在应用中患者有操作不便的顾虑，故依从性较差，因此笔者研创了一种剂型：肛疾消油壶，每支20 mL，每晚注入肛内1支，效果很理想，曾在美国获优秀科技成果奖和国内多项科技项目奖。

6）肛门冲洗法（笔者经验方）：黄柏15 g、白屈菜20 g、马齿苋20 g、白芷10 g，水煎1 000 mL。用肛门冲洗器先装入5% NaCl冲洗两遍，再将上药液冲洗肛内两遍即可，每日1~2次。

2. 西医治疗

（1）抗生素：甲硝唑是首选药，次为庆大霉素、先锋霉素、阿莫西林、诺氟沙星等。经肛门给药，效果更好、更快。

（2）肛门栓剂：吲哚美辛栓对急性发作期患者有明显抗感染、抗渗出、止痛作用；慢性期可选用氯己定栓。

二、手术治疗

手术是本病的根治疗法，应根据病变选用适合的术式。

1. 肛窦切开扩创术

方法：先用钩型探针钩探加深的肛隐窝，然后沿钩形探针切开肛隐窝到内括约肌，切断部分内括约肌，切除病窦及结节，做梭形切口至皮肤，修整创面，使引流通畅。可于切口上方黏膜缝合1针以止血（图7-3）。注意切除不可过深以防术后出血，本术式可根治肛窦炎。笔者现在用高频电刀或电离子刀等直接切开并电凝止血，无须缝合，开放的小切口涂敷安尔舒（改性甲壳素创面修复凝露），创口自然愈合快。以后每日中药熏洗坐浴，涂敷安尔舒或中药软膏加栓剂、中药油纱条纳入等。

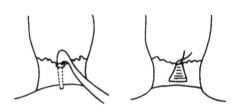

图7-3　肛窦炎的切开术

2. 肛乳头结扎切除术

方法：患者取侧卧位，肛周备皮，肛门内外常规消毒，盖以一次性无菌洞巾，以0.5%利多卡因溶液5~10 mL局部浸润麻醉，然后于肛乳头基底部施行贯穿结扎，切除顶部，纳入消炎止痛栓1枚，消毒纱布包扎。可一次性结扎完所有肥大的肛乳头，术后当日勿大便，次日大便后坐浴，不拆线，待7日左右自行脱落。对肥大性乳头基底部粗大者，应剪开基底部皮肤至近齿线处，结扎时边松止血钳边紧线，将线结扎在齿线处，可减轻术后疼痛，缩短疗程。本法操作简单，根治效果可靠（图7-4）。

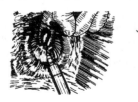

图7-4　肥大肛乳头的结扎术

3. 电灼碳化术（李金顺术式）

方法：用电刀和电离子刀直接将肥大的乳头碳化至基底部，一次可全部碳化掉所有肥大的乳头，术后纳入消炎止痛栓，每日便后中药坐浴、软膏注入。这个方法简单易学，避免了结扎术者长时间的麻烦，有时脱线还要再扎或残留端不平而复发。李金顺手术上万例从未引起术后出血或感染。在实际临床中很少单独做肛窦炎和肛乳头肥大手术，大多和肛裂、肛瘘、痔等一并行术，采用此法大大缩短了手术时间，减轻了患者痛苦，效果好，无水肿，无并发症和后遗症。此术经文献查阅属其首创。

参考文献

1. 胡伯虎. 大肠肛门病治疗学［M］. 北京：科学技术文献出版社，2001.

2. 何永恒，凌光烈. 中医肛肠科学［M］. 北京：清华大学出版社，2012.

3. 宫毅，谢钧. 中医肛肠病学［M］. 北京：科学出版社，2018.

第八章 肛门直肠周围脓肿

第一节 病名与源流

肛门直肠周围脓肿是肛管直肠周围软组织或其周围间隙发生急、慢性感染并形成脓肿的结果，通称肛周脓肿。《灵枢·痈疽篇》称其为"锐疽"，有："痈疽发于尻，名曰锐疽，其状赤坚大。"《素问·生气通天论》认为其原因是："营气不从，逆于肉理，乃生痈肿。"

肛周脓肿因其可发生在肛周不同的部位，故历代的命名也颇为复杂，有穿裆发、坐马痈、跨马痈、下马痈、上马痈、悬痈、臀痈、涌泉痈、脏毒等。明、清以来则多称为肛门痈，现中医简称"肛痈"。本病虽可发生于任何年龄，但以20~40岁的青壮年为主，男性多于女性，婴幼儿也时有发生。

第二节 病 因

一、中医病因说

中医认为本病的发生与气血的关系密切，气血壅滞不通是肛痈的基本病机。病因有虚实之分，实证多因过食醇酒厚味、湿浊不化而生，或由肛窦感染而发；虚证多因肺、脾、肾亏损，湿热乘虚下注而成，或病后体虚并发。

1. 火毒蕴结

感受湿热毒邪，随血行注入下焦，蕴结于肛门，经络阻塞，瘀血凝滞，热盛化火，肉腐而成脓。如《诸病源候论》有："大肠虚热，其热结肛门，故令生疮。"《河间六书》有："风热不散，谷气流溢，传于下部，故令肛门肿满，结如梅李核，甚者及变而为瘘也。"

2. 热毒炽盛

过食醇酒厚味及辛辣炙煿之品，损伤脾胃，酿生湿热，下注大肠，阻滞经络，气血壅滞肛门而形成肛痈。如《丹溪心法》有："坐卧湿地，醉饱房劳，生冷停寒，酒面积热，以致荣血失道，渗入大肠，此肠内脏毒之所由作也。"《外科正宗》有："夫脏毒者，醇酒厚味，勤劳辛苦，蕴毒流注肛门结成肿块。"

3. 阴虚毒恋

素体阴虚，外感或内伤湿热毒邪，经络阻塞，凝滞气血则热盛肉腐成脓。

4. 正虚邪伏

房事太过、劳碌不停、妇女分娩用力等，以致肺、脾、肾亏损，气血虚弱，气陷阻滞，湿热瘀毒下注，可导致肛痈产生。

5. 湿痰凝结

虚劳久咳，痰湿结聚肛门，气血壅塞不通，导致肛痈虚证。

二、西医病因说

现代医学认为感染是引起肛周脓肿的主要原因，其次是外伤、肿瘤和其他原因，其发病可能与肛门腺的感染及内分泌有关。

（一）感染性因素

1) 肛窦炎及肛门腺的感染是引起肛门周围脓肿的主要原因，约占肛门周围脓肿的85%以上，关瑞剑等通过对肛管直肠周围脓肿菌群调查分析认为，感染类型以混合感染为主，其次是纯需氧菌、厌氧菌。可将这些致病菌分为皮肤源性细菌和肠源性细菌。皮肤源性细菌感染所形成的肛管直肠周围脓肿，合并或继发肛瘘的可能性小，肛瘘形成多数与肠源性细菌感染所形成的肛周脓肿有较大的关系。

2）肛门周围皮肤病感染如化脓性汗腺炎、毛囊炎、肛门腺炎、尖锐湿疣、蜂窝织炎等。

3）肛门疾病感染如肛裂感染、痔感染等。

4）全身性疾病并发感染如结核病、糖尿病、白血病、再生障碍性贫血等全身性疾病通过血运继发肛周脓肿。

（二）医源性因素

临床上属医源性因素引起的肛门直肠周围脓肿也不少见。

1）内痔插枯痔钉或注射疗法，因操作不当或药剂不洁感染形成黏膜下脓肿。

2）直肠周围注射化学刺激性药物引起组织坏死，造成直肠周围脓肿。

3）手术后因素如临床上见到的肛门直肠手术引起感染而形成的直肠周围脓肿，以及尿道术后感染、会阴部术后感染、产后会阴破裂缝合后感染等引起的脓肿。

（三）外伤因素

枪伤、刀伤、直肠内异物损伤或穿越肛门直肠后，一旦感染就会形成肛门直肠周围脓肿。

（四）肿瘤因素

肛管直肠癌破溃或波及深部，平滑肌瘤、血管瘤、脂肪瘤、粉瘤等感染，骶骨前畸胎瘤感染等。

（五）激素和免疫因素

肛腺的发育和功能主要受人体激素调节，新生儿、婴幼儿和青年男性体内性激素水平较高，肛腺和脂腺发达，容易发生感染；另外，婴幼儿的发病还与肛管局部免疫功能不全有关。

（六）其他

性病性淋巴肉芽肿、放射菌病、直肠憩室炎、溃疡性大肠炎、克罗恩病等继发感染，也会形成肛门直肠周围脓肿。

日本学者高月晋等认为，肛门腺的发育和分泌功能，主要受人体性激素的调节，随着年龄的

变化，性激素的盛衰，直接影响肛腺的增生和萎缩，因肛腺感染而发病的肛周脓肿、肛瘘，其发病率也随之升高或降低。但甄宜兰等对肛周脓肿患者进行血清睾酮测定，并与正常对照组对比分析的结果表明，观察组血清睾酮含量并不显著高于正常对照组（$P>0.05$），认为根据测定的资料分析，成人肛周脓肿内分泌病因学说，尚有待深入探讨。

三、肛门周围脓肿的好发部位与形成经过

1958 年 Eisenhammer 根据肛腺解剖学资料，提出"肌间瘘性脓肿"的理论，即认为绝大部分肛瘘和肛周脓肿都是由于内、外括约肌间肛腺感染所致，据他统计这种类型的脓肿，占肛门直肠区所有脓肿的 97%。内、外括约肌间隙有丰富的淋巴组织和静脉，是感染向肛管直肠周围组织扩散的门户。初起病菌经肛隐窝沿肛腺管穿入内括约肌，侵入内、外括约肌之间的空隙，形成括约肌间脓肿，形成原发性炎症病灶。然后肌间脓肿在肌间隙沿联合纵肌的终末纤维向四周蔓延成不同部位的脓肿，向上可达直肠周围，产生高位肌间脓肿；向下可穿外括约肌皮下部，形成肛周脓肿；向外穿外括约肌达坐骨直肠间隙，形成坐骨直肠间隙脓肿。肌间脓肿除辐射状蔓延外，还可沿括约肌间隙呈环状扩散至肛管或直肠的一侧或两侧，形成肛提肌上或肛提肌下蹄铁型瘘（图8-1）。

肛管直肠周围感染一般可分为三个阶段，即肛隐窝炎（肛腺炎）阶段，肛门直肠周围炎症阶

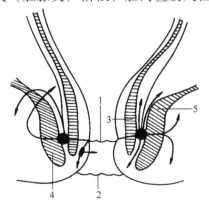

1. 齿状线；2. 肛门缘；3. 内括约肌；
4. 外括约肌；5. 耻骨直肠肌

图8-1　脓肿蔓延方向

段及脓肿形成阶段。肛隐窝形似漏斗，口向直肠上斜状开放，底向下与肛腺管相连。在排便时隐窝关闭，粪便不易进入；腹泻时稀便可进入积存，鸡骨、鱼刺、砂石、粪杂质能嵌入，继而引起隐窝感染，隐窝一旦受到炎症刺激，便扩张、松弛、失去收缩能力，外界病菌可乘机侵入肛腺管引起肛腺炎。

感染可沿其分支系统蔓延进入内外括约肌间隙沟，形成肛门直肠周围炎，继而发生肛周脓肿（图8-2）。

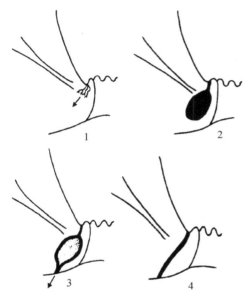

1. 肛腺感染；2. 脓肿形成；3. 脓肿破溃；4. 瘘管形成

图8-2　肛周脓肿形成经过

第三节　分　类

一、七分类法

根据脓肿形成的部位，一般可分以下七个类型。

1）肛周皮下脓肿：在肛门周围皮肤下面形成的脓肿。

2）直肠黏膜下脓肿：在直肠黏膜下形成的脓肿。

3）坐骨直肠间隙脓肿：在坐骨直肠间隙内形成的脓肿。

4）骨盆直肠间隙脓肿：在骨盆直肠间隙内形成的脓肿。

5）肛门后间隙脓肿：在肛门后间隙内形成的脓肿。

6）直肠后间隙脓肿：在直肠后间隙内形成的脓肿。

7）肛门前位脓肿：在肛门前间隙内形成的脓肿并蔓延至阴囊后两侧沟内，形成窦道时较长。

二、二分类法

1）高位肛门直肠周围脓肿：位置在肛提肌以上的脓肿，如骨盆直肠间隙脓肿、高位肌层脓肿、直肠黏膜下脓肿、直肠后间隙脓肿、高位马蹄形脓肿等。

2）低位肛门直肠周围脓肿：位置在肛提肌以下的脓肿，如坐骨直肠间隙脓肿、肛周皮下脓肿、肛管后间隙脓肿、低位马蹄形脓肿等。

三、Eisenhammer分类法

1978年Eisenhammer发现少数肛周脓肿经一般切开引流后也可不形成肛瘘，于是他将肛管直肠周围脓肿分为两大类（图8-3）：一类与肛隐窝及肛瘘有关，称为"原发性急性隐窝性肌间瘘管性脓肿"，简称"瘘管性脓肿"；一类与肛隐窝及肛瘘无关，称为"急性非隐窝性非瘘管性脓肿"，简称"非瘘管性脓肿"。

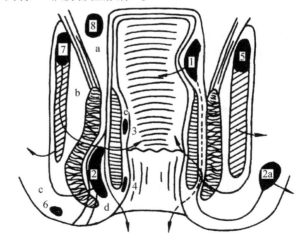

a：骨盆直肠间隙；b：坐骨直肠间隙；c：皮下间隙；
d：肛门下间隙；e：黏膜下间隙；
1：高位肌间脓肿；2及2a：低位肌间脓肿；3：黏膜下脓肿；
4：肛管皮下脓肿；5：原发性坐骨直肠间隙脓肿；6：肛周皮下脓肿；7：肛门腺感染引起的坐骨直肠间隙脓肿；
8：骨盆直肠间隙脓肿

图8-3　肛门直肠周围脓肿的位置及分类（Eisenhammer法）

四、急慢性分类法

根据脓肿的致病菌和性质可分为：

1）急性化脓性脓肿：多为葡萄球菌、大肠杆菌等感染引起。

2）慢性化脓性脓肿：多为结核杆菌感染引起。

第四节　症　状

一般症状是先感到肛门周围出现了一个小硬块或肿块，继则突然剧烈疼痛，红肿发热，坠胀不适，坐卧不安，夜不能眠，全身体温升高，怠倦不舒，食欲不振，大便秘结，排尿不畅。深部脓肿还会引起会阴及尾骶部胀痛，出现发热、发冷等全身中毒症状。一般1周左右即可形成脓肿，在肛门周围或直肠内指诊时可以摸到波动、柔软的脓腔，用注射器穿刺可抽出脓汁。此时，经切开排脓或自溃流脓后，疼痛就会缓解或消失、体温下降、全身情况好转。但流脓的伤口却不愈合或暂时愈合后又复发流脓，经久不愈，就成了肛瘘。《疮疡经验全书》对此有详细记述，说："脏毒者，生于大肠尽处肛门是也……蓄毒在内，流积为痛，肛门肿痛，大便坚硬则胀痛，其旁生小者如贯珠，大者如李核，煎寒作热，疼痛难安，热盛肿胀，翻凸虚浮，早治易愈，失治溃烂。"

结核性肛门直肠周围脓肿与以上情况不同，常常是慢性发病，经数日或数月后才形成脓肿，疼痛不剧烈，伴有低热、局部红肿，高突不明显，破溃后流出的脓汁清稀色白、脓口凹陷，周围皮肤发青或呈青白色，常有数个流脓的外口，经久不愈。全身检查可发现肺部、大肠或其他部位有结核病灶。脓汁培养可见结核杆菌。

第五节　诊断与鉴别诊断

一、诊断

以局部检查为主。

1）视诊：肛门皮下脓肿等低位脓肿可见肛门周围皮肤局部红肿；直肠黏膜下脓肿等高位脓肿，肛外视诊多正常。

观察局部脓液及皮肤状态。脓汁厚稠、色黄、量多，多是金黄色葡萄球菌等所致的急性炎症；混有绿色脓汁，应考虑绿脓杆菌感染；脓液色黄而臭，多属大肠杆菌感染；脓液呈清稀米泔样，多属结核杆菌感染；脓血相混，夹有胶冻样物，应考虑癌变。皮肤红、肿、热、痛是急性炎症的表现，皮肤不变色或色暗，无明显热痛，多是慢性炎症，如结核等。

2）指诊：指诊对查清脓肿的形态、性质，有无瘘管、瘘管走行，波及肌肉层次深浅等都有重要意义。

3）探针检查和亚甲蓝检查可确定内口的位置。

4）内窥镜检查可观察直肠内有无内口、脓血及其他病变。

5）血细胞分析：血白细胞及中性粒细胞计数增多。

6）脓汁细菌培养和活组织检查可确定致病细菌和病变性质。

7）直肠腔内超声检查能够准确诊断肛周脓肿，尤其是对通常方法难以确诊，而临床一次手术失败率较高的高位脓肿的诊断效果尤佳。

脓肿的超声显像多表现为肛管直肠周围软组织内低回声或液性暗区，为圆形或椭圆形，亦有不规则形，边界模糊不清，后壁回声稍强。其中超声显示不均匀低回声型者，为脓肿早期，软组织呈充血、水肿改变，尚未形成脓液；超声显示不均匀液性暗区者，为脓肿形成中期，软组织为蜂窝织炎伴部分液化；超声显示均匀性液性暗区者，为脓肿后期，软组织坏死明显，大量脓液形成；超声显示强回声与低回声混合型者，临床多因脓肿迁延时间较长，部分软组织机化，纤维组织增生，多是瘘管形成所致。杨光等将手术记录与超声检查报告相对照，其结果显示，直肠腔内超声对肛周脓肿之位置、范围、深度及与肛管直肠、肛门括约肌之关系，判断准确率为100%，对低位脓肿内口位置判断准确率为93.9%，高位脓肿内口位置判断准确率为95.8%。

8）磁共振检查能准确地定位脓肿的位置及与肛隐窝的关系。

二、鉴别诊断

参见本书第九章肛门直肠瘘章节的鉴别诊断。

第六节　治　疗

一、治疗原则

肛门直肠周围脓肿应当根据以下原则治疗。

1）脓肿一旦形成，及时切开排脓，千万不要"包脓养疮"，致使脓肿向深部和周围组织蔓延扩散。

2）切口要大，以使引流通畅，脓汁易于流出，脓腔应充分打开，不要留下无效腔导致以后复发。

3）对肛提肌以下的脓肿，要争取找到原发病灶，也就是内口，一次手术处理彻底，以免形成肛瘘，以后再次开刀。

4）对肛提肌以上的脓肿处理要慎重，不能轻易一次切开，如果切断了肛门括约肌深部或肛提肌，就会引起肛门失禁，造成严重后果。最好待炎症消退，病灶局部纤维化而位置固定之后再做手术。一般需3～6个月以后再做第二次手术。笔者采用一次性挂线术均达到一次手术痊愈的目的。

为了控制感染扩散，减轻患者痛苦，发现肛门直肠周围脓肿后还需要进行积极的全身和局部治疗。

二、保守治疗

（一）全身治疗

初起形成硬结或肿块，尚无明显红、肿、热、痛等化脓表现者，应以消散为目的，采取中医的解表通里、散结消肿的内消法治则，可选用防风通圣散、仙方活命饮等方内服。已形成脓肿，红肿热痛明显、大便秘结、小便短赤、舌红苔黄、高热不退者，可选用清营解毒汤、内疏黄连汤等方，以清热解毒、凉血通便。老人或体虚之人，若化脓过程缓慢，为防止感染扩散，可选用黄芪内托散、透脓散治疗。结核性脓肿，可选用青蒿鳖甲汤等方治疗。

（二）中药治疗

1. 清热解毒剂

（1）大连翘饮

【组成】连翘、防风、牛蒡子、荆芥、黄芪、当归、蝉蜕、柴胡、滑石、栀子、赤芍、车前子、木通、甘草。引加灯心，水煎服。

【功效】清热解毒、泻火、祛风止痒。

【应用】肛周脓肿初起、肛门湿疹、肛门瘙痒。

（2）五味消毒散

【组成】金银花20 g，野菊花、蒲公英、紫花地丁、紫背天葵子各15 g。水煎加烧酒一二匙和服。药渣可捣烂敷患部。

【功效】清热解毒、消散痈疡。

【应用】各种疔毒，痈疮疖肿，肛周脓肿，症见局部红肿热痛或发热、舌质红、脉数者。

【方解】本方是治疗疔毒的重要方剂，也是治疗痔疾肿痛的常用方。痔疮炎痛脓肿，主要是感受湿热火毒，以及恣嗜厚味辛辣之品，使内生积热，热毒浸淫肌肤或下注肛门而成。方中金银花清热解毒，消散痈肿，为主药；紫花地丁、紫背天葵子为治疗疔毒痈疮的要药，野菊花、蒲公英清热解毒，消散痈肿，均为辅佐药。各药合用其清热解毒之力甚强；或加酒少量以助药势，行血脉为使，加强其消散热毒之力。

【加减】如热重，可加黄连、连翘之类以清泄热毒；肿甚，加防风、蝉蜕等，以散风消肿；血热毒胜，加赤芍、牡丹皮、生地黄等，以凉血解毒。

【注意】阴疽肿痛者忌用。

（3）双解复生散（《外科正宗》）

【组成】荆芥、防风、麻黄、川芎、白芍、黄芪、甘草各1.5 g，薄荷、山栀子、当归、连翘、滑石、金银花、羌活、人参、白术、大黄、芒硝各6 g，水两碗，煎服。

【功效】发表攻里，双解病邪。

【应用】肛周脓肿初起、痔疮、瘘疮等，表里俱实者。

（4）仙方活命饮（《校注妇人良方》）

【组成】白芷、贝母、防风、赤芍、当归、甘草、皂角刺、穿山甲、天花粉、乳香、没药各3 g，金银花、陈皮各9 g，水煎服。

【功效】活血溃坚，消肿止痛，清热解毒。

【应用】痈疡初起，气滞血瘀，热毒壅聚。红肿焮痛，或身热凛寒，苔薄白或黄，脉数有力，如痔疮肿痛、肛周脓肿等。

【方解】方中以金银花清热解毒，为治痈疮要药；辅以防风、白芷祛风除湿排脓以消肿，当归尾、赤芍、没药、乳香活血散瘀以止痛；佐以贝母、天花粉清化热痰以散结；陈皮重用，理气行血以消肿；使以穿山甲、皂角刺穿透经络，直达病所，以溃脓消肿；甘草清热解毒。合而用之，则有清热解毒、消肿排脓、活血止痛的作用，是治疗阳证痈疮肿毒的主要方剂。凡痈疮脓肿、痔疮炎痛，属于阳证体实者，本方均可使用，脓未成者，服之可促使消散；脓已成者，服之可促使外溃。临床应用时，陈皮用量酌减，金银花用量酌重，若疮肿范围不大不深，可减去穿山甲、皂角刺；痛不甚者，可减乳香或没药，红肿痛甚者，减辛温之白芷、陈皮，加清凉之蒲公英、连翘、野菊花；血热甚盛者加丹参、牡丹皮；便秘者加芒硝、大黄。

【注意】①阴疽者、溃疡者忌用。②脾胃体虚、气血不足者慎用。

2. 托毒排脓剂

（1）内托黄芪散

【组成】黄芪、川芎、当归、陈皮、白术、白芍、皂刺、穿山甲各3 g，槟榔9 g，水煎服。

【功效】扶正益气，破痈排脓。

【应用】肛门脓肿，肿结已成，红色光亮，尚乏正气，无力溃破者用之。

（2）托里消毒散

【组成】人参、川芎、白芍、黄芪、当归、白术、茯苓、金银花各3 g，白芷、甘草、皂刺、桔梗各1.5 g。

【功效】补中益气，托里透脓。

【应用】此方治痈疽肿结已成，内溃迟滞者，因血气不足，不能促其腐化。宜用此方托之令其速溃，则腐肉易托，而新肉自生而愈。

（3）内托千金散

【组成】白芍、黄芪、川芎、当归、防风、桔梗、人参、天花粉、金银花各3 g，肉桂、白芷、甘草各1.5 g，乳香、没药各1 g，水煎服。

【功效】托里透脓。

【应用】肛周脓肿、肛瘘等病证者。

（4）牡丹皮汤

【组成】人参、茯苓、白芍、牡丹皮、黄芪、薏苡仁、桃仁、白芷、当归、川芎各3 g，甘草、官桂各1.5 g，木香1 g，水煎服。

【功效】益气养血，消痈排脓。

【应用】肠痈，肛周脓肿。

（三）西药治疗

根据不同致病菌株，选用青霉素、头孢类、红霉素、阿奇霉素、庆大霉素、阿米卡星、甲硝唑类等治疗，并适当补充维生素C等增强抵抗力。

（四）局部处理

可用如意金黄散、玉露膏、鱼石脂软膏、消炎止痛膏、李氏拔毒膏（笔者祖传）等外敷，脓肿破溃或切开后用祛毒汤、痔瘘一洗光坐浴散（见痔疮章节）或高锰酸钾1∶5 000液每日便后坐浴。用祛腐生肌纱条（东营肛肠病医院自制剂）、5%红粉生肌膏纱条或凡士林纱条、依沙吖啶纱条等换药引流。一般脓未净时，宜化腐提脓，用红粉纱条或五五丹纱条引流。1周左右脓净后，改用玉红膏纱条或依沙吖啶纱条。对较大脓腔应用生理盐水或依沙吖啶溶液冲洗，有脓汁者还可用过氧化氢沸清盐水冲洗，后期用笔者自制李氏生肌纱条或李氏生肌散换药，可使创面加速愈合。

三、手术治疗

1. 切开排脓

这是治疗脓肿使用最悠久的方法。小的脓肿采用皮下浸润麻醉方法即可，大而深的宜用腰俞麻醉。切口应选择在脓肿波动最明显，即自然破溃的位置。切口方法有环状、放射状和两侧切开法等。一般距肛缘近的采用环状，较远的用放射状，大而深的用两侧切开、对口引流法（图8-4）。脓肿切开后应将左手示指插入肛管内，右手持血管钳分离切口，使切口扩大以便排脓通畅。脓汁排净后再用生理盐水或依沙吖啶溶液冲洗脓腔。如脓腔内有间隔，应用手指将间隔分离，使引流通畅。术后留置引流橡胶条或纱条，第三天排便后中药坐浴换药。

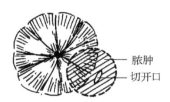

1. 环状切口

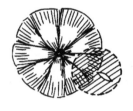 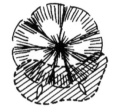

2. 放射状切口　　　3. 两侧切口

图 8-4　脓肿单纯切开法

（1）高位黏膜下脓肿切开法

宜在肛门镜下沿直肠纵轴平行切开直肠内脓肿区最膨隆部位。切开时可不用麻醉，但要注意有无血管损伤，排脓后如无出血，留置橡胶条引流；如有出血，应寻找出血点结扎止血（图 8-5）。

（2）骨盆直肠间隙脓肿切开法

宜在骶麻或腰俞穴麻醉下进行。内口在齿线

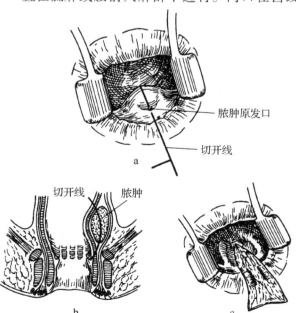

图 8-5　高位黏膜下脓肿切开法

附近的耻骨直肠肌或肛提肌上脓肿，为保存肛门括约肌，切口应选择在患侧坐骨直肠间隙、外括约肌外侧。切开皮肤及皮下组织后，宜用血管钳分离至耻骨直肠肌，在示指插入直肠内导引下，分离开耻骨直肠肌，使脓液由坐骨直肠间隙溢出，脓汁溢净后用过氧化氢和生理盐水冲洗脓腔，如已发现内口，可由内口经脓腔留置一标志线，待脓净、炎症控制后，再行第二次手术（图 8-6）。对肛提肌上脓肿不能一次切开，这样会造成肛门失禁。处理方法有两种，一种是能找到内口的可行切开挂线术或留置线作标记，等待二次手术。另一种是找不到明确的内口的，切开引流，之后按高位肛瘘处理（图 8-7）。因医疗环境问题笔者均采取一次性根治术，治愈率在99%以上。

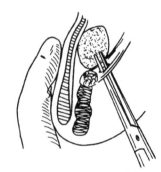

分离耻骨直肠肌进行引流

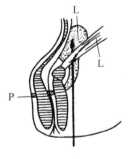 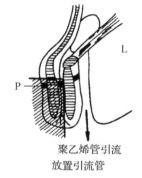

分离方向应在括约肌外侧　　聚乙烯管引流放置引流管

P—肛瘘；L—耻骨直肠肌

图 8-6　骨盆直肠间隙脓肿切开法

2. 切开引流术

对肛提肌以上深部脓肿、后蹄铁形脓肿等复杂性肛门直肠周围脓肿，为防止一次性根治切断括约肌引起排便失禁等后遗症，也可采用切开排脓，用生理盐水彻底清洗脓腔后对肛提肌以上部分通过外口经脓腔仔细找到原发内口后，引出橡皮管或中药药线引流处理，对后蹄铁形或较大脓

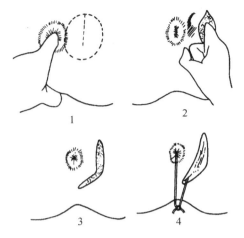

1. 指诊下沿虚线切开脓肿；2. 用示指扩大创口至深部，
充分打开脓腔；3. 修整切口使引流通畅，口大底小；
4. 找到内口后留置线作标记，二次手术

图 8-7　切开挂线法

肿也可采用留置橡皮管对口引流处理。如何采用不损伤括约肌的手术治疗高位肛周脓肿，学者们积累了丰富经验，如 Michael R. B. Keighley 在他的《结肠直肠外科手术图谱》一书中主张瘘的处理取决于它与外括约肌的关系，低位瘘很易在脓肿引流的同时被切除。复杂的瘘最好通过挂线的方法处理，超过齿状线的内口瘘管、脓腔壁上的瘘管开口，放置一个烟卷大小的环状引流管置入脓腔并由脓腔切口引出。切开瘘管内口与脓肿切口之间的皮肤，系紧挂线。当水肿和炎症消散后，可能会较好地了解外括约肌的平面。当上述操作没有发现瘘管则有可能在脓肿形成之前瘘管已经消失并永远找不到，这种情况只要行脓肿切开及引流即可（图 8-8）。

如果肛周脓肿在双侧出现（图 8-9），则这两个脓腔总是通过浅或深部的肛门后间隙而相通。第一次手术必须处理好。对于双侧脓肿，肛腺隐窝具有一个指向肛门后间隙的深陷处，脓肿可扩展到双侧坐骨直肠间隙。因此找到齿状线处的内口及潜在的肛门后深部间隙中的瘘管十分重要，压迫齿状线对发现内口有帮助。引流方法复杂，需要切开中线两侧的任何一侧并进入肛门后间隙，做一距肛缘 2.0 cm 的近后中线切口，向深方进入肛门后间隙。大体型的患者需要很深的切入，进入肛门后深部间隙后，再将两侧脓肿切开，明确脓腔与深部后间隙的关系。分别在后中线切口与

两侧脓肿切口之间的深部后间隙中的瘘管内松弛放置环状引流管（图 8-10）。齿状线内口与深部后间隙之间的瘘管穿过内、外括约肌的，也应予以挂线处理，通过紧线在肛周逐渐切割内、外括约肌，这样不会引起肛门失控。

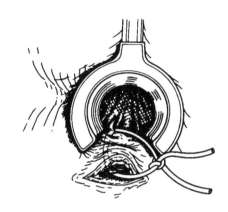

图 8-8　脓肿切开引流

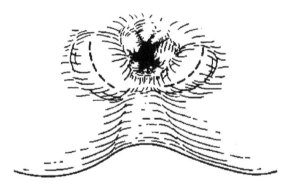

图 8-9　双侧脓肿切开线

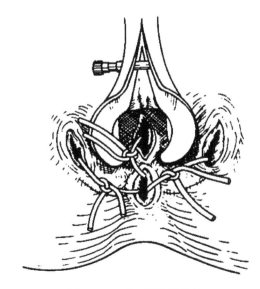

图 8-10　对口引流的方法

3. 一次性根治法

（1）低位肌间脓肿根治术

对脓肿位于低位内、外括约肌之间，穿越外括约肌皮下部、浅部的脓肿，找到原发内口后，可行一次性切开。方法是在局麻或骶麻下，也可在全麻加局麻下，首先寻找感染原发病灶——内口。一般内口多位于脓肿的放射状肛隐窝处，压迫脓肿后，如此处有脓汁溢出，即是内口。如内口不明确，可在有明显波动或炎性充血水肿的肛隐窝处用有钩探针进一步寻找，钩出脓液处即是内口。然后沿探针放射状切开全部脓肿，切除或结扎切除原发病灶处肛隐窝，切断部分内括约肌、外括约肌皮下部或浅部（图 8-11），扩大创面，使呈三角形，引流通畅。术后换药，通过肉芽填充愈合。

（2）高位肌间脓肿根治术

骶麻下，用双叶式扩张器扩开肛管，暴露脓肿、压迫脓肿，观察肛隐窝脓液溢出部位，寻找原发病灶。由原发病灶处插入探针，沿探针纵行切开直肠黏膜及内括约肌，使脓腔引流通畅，脓汁排空后，如有出血，应结扎出血点或电凝止血。然后沿皮肤做一放射状引流切口，并切开部分内括约肌，使引流创面扩大（图 8-12）。术后由基底部留置引流纱条，每日坐浴后换药至创口愈合。

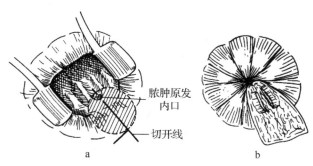

a. 一次性切开脓肿及原发内口；b. 修整创面使引流通畅

图 8-11　低位肌间脓肿根治术

（3）双侧坐骨直肠间隙脓肿根治术

骶麻，截石位，先在后正中处肛隐窝用有钩探针寻找原发病灶，压迫脓肿见有脓汁溢出后，沿探针切开原发部位的肛隐窝、内括约肌、外括约肌皮下部、浅部及深部，结扎内口两侧黏膜及感染病灶，扩创使呈三角形，引流通畅。此时可在脓肿的两侧做两个半环形切口，用盐水冲洗脓

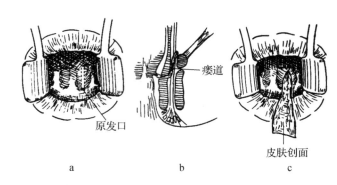

a、b：沿直肠纵轴切开脓肿及脓肿原发口；c. 延长切口至肛缘皮肤

图 8-12　高位肌间脓肿根治术

腔后，做对口引流，不再切开皮肤，优点是可减少愈合时间，减少瘢痕（图 8-13，a～d）。如脓腔深、比较复杂，也可将其全部切开开放（图 8-13，e）。

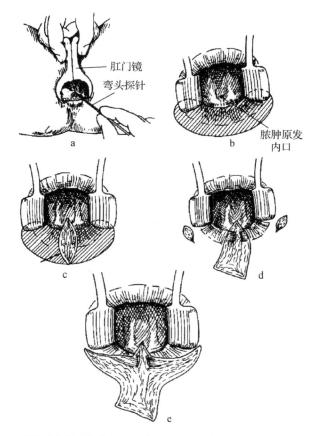

a. 用弯头探针寻找内口；b. 确定脓肿原发内口；c. 沿内口切开脓肿及部分内、外括约肌；d. 在脓肿两侧做一半环状切口，做对口引流，不再完全切开开放脓腔；e. 如脓腔深而大，必要时可完全切开开放

图 8-13　双侧坐骨直肠间隙脓肿根治术

（4）骨盆直肠间隙脓肿根治术

宜采用切开挂线术。找到原发病灶后，沿坐

骨直肠间隙皮肤做切口，用血管钳分离耻骨直肠肌排脓，然后按切开挂线原则，切开外括约肌皮下部及浅部，在深部和耻骨直肠肌挂线（图8-14）。术后处理同高位肛瘘。

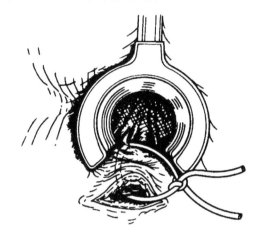

图8-14　脓肿切开引流

（5）低位切开开窗高挂术（笔者术式）

对高位马蹄形脓肿，先用电刀自后正中位齿线下约1 cm处切至肛缘外约3 cm处放出脓液，示指进入分离上方及左右脓腔，在后位创口内向左、右各扩切1 cm，根据窦道腔洞的长短在左、右两侧分别选开窗口点位（一般在3点和对侧9点位）。在合适的点位上做等腰三角形窗口，刮匙进入刮清窦道内腐烂组织，同法处理对侧。过氧化氢沸清盐水冲洗后，左手示指伸入肛内导引，右手持探针自深洞腔插入，从高位内口缓慢探出。探针球头系上10号丝线呈对等双线状，抽回探针连同丝线，用剪刀从探针头部剪断，从线另一头根上系上橡皮筋，原方向回拉出皮筋并适当收提紧皮筋，中弯血管钳钳夹底部，用剪下来的回拉丝线扎紧，不剪除钳上部分，以便更好地引流、观察、活动挂线，不致于长于创口内，另一根拖线两头系住，既能引流又作标志，一旦皮筋断开或松弛做备用紧线，既安全又在特殊情况下减少了患者的恐慌和痛苦，可谓一举多得。挂线完毕后，进一步检查肛内及各创面情况，并进一步清洁消毒，创口腔道内填充祛腐生肌纱条，加压包扎。术后除常规和对症处理外，要注意适时紧线。

（6）脓肿切开高位挂线术（笔者术式）：患者取侧卧位，常规消毒，铺无菌洞巾，麻醉达效后，进一步检查肛内直肠状况，尽量找准原发灶

内口。纵行切开与之相对应的肛缘外皮肤，再进一步切到脓腔，放出脓液，过氧化氢沸清盐水冲洗后，左手示指伸入肛内试触，右手持探针从外创面探入、从内口穿出，切忌硬穿，一般左手触到探针球头最近薄感时，即能顺利探出。再抽拉探针于肛门外别住，和探针形成一条直线，沿探针自外用电刀切至齿线稍下方，从探针肛内头或肛外球头拴线双股，从肛内拉出或向肛外拉出均可，视顺利抽动程度和术者习惯而行。拉出后，从探针上剪下，用一条线高位挂住橡皮筋，另一条当备用附线。结扎皮筋要比挂肛瘘稍松些，因脓肿造成周围组织近期腐烂无力，易发生挂开太快出现不良问题。紧线时也要把握好时间点，不要早紧线以免过早脱线。线挂好后调整至适当位置，修理切开的肛外创面形态，刮清腐烂组织，做到创面合乎专科规范不留死腔窦道，引流通畅。再次冲洗消毒，有渗血时电凝止血处理，创面内压入祛腐生肌纱条，加压包扎，术毕。需要分享的点滴经验是：如不是一个内口或多个弯曲的长距深窦洞，可多点位或多处挂线，也可在肛外窦腔洞挂外线。笔者一次可挂3处线，最多时挂了5处线，但要视病情状况依次紧线，保证分时段脱落挂线。术者需要很熟悉肛周生理解剖，有一定水平的临床经验，不能莽干，还要有很好的悟性。此方运用得当，可一次根治深部复杂性肛周脓肿，这对今天的医疗环境下的医患都是一件幸事。

4. 原发病灶定位法

能否找到脓肿的原发病灶（内口）是脓肿根治术成功与否的关键，笔者的体会是应综合运用以下方法：

1）压迫排脓法：即用双叶肛门镜或扩张器暴露脓肿部位的肛隐窝，然后压迫脓肿，仔细观察脓液排出的部位，即内口所在，该法是确定原发病灶最简单可靠的手段。

2）双合诊法：用示指插入肛管，拇指在皮肤上触摸脓肿波动最明显、皮肤及黏膜最薄区，即是内口及外口的位置。

3）肛门镜检查：一般原发病灶处有肛隐窝炎，局部充血明显，隐窝加深形成凹陷，可见有脓性分泌物或肛乳头炎。

4）探针检查：一般采用有钩圆头探针，在双

叶肛门镜下探查脓肿部位的肛隐窝，感染隐窝多凹陷加深，探针进入容易，如有脓液溢出即是内口；也可切开脓肿在内探查，用示指在肛管内触摸，探针头下最薄、只隔一层黏膜处，即是内口。但要切忌盲目乱戳，人为造成假内口，使手术失败。

5）直肠腔内超声检查。

第七节　预　防

1）防治便秘和腹泻。便秘时贮存在直肠内的粪便易堵塞肛隐窝，引起隐窝炎，最终形成脓肿。大便干燥硬结，排便擦伤肛隐窝也易引起感染。腹泻日久，可刺激隐窝发炎，稀便也易进入隐窝，诱发感染。笔者在临床上发现腹泻、久痢可使肛门翻出，拉伤内外括约肌间隙沟内的网状丝拉弹性纤维，便秘可引起肛裂蔓延至间隙引发感染，这是引起肛周脓肿的一大原因，且发生在肛门后位的居多。所以防治便秘和腹泻、痢疾对预防肛周脓肿和肛瘘形成有重要意义。

2）及时治疗肛隐窝炎和肛乳头炎，不要使其发展成肛周脓肿和肛瘘。

3）及时治疗可引起肛周脓肿的全身性疾病如克罗恩病、肠结核等。

4）少吃辛辣食物，坚持每日排便后冲洗肛门，对预防感染有重要意义。

5）如感肛门灼热不适可及时用中药熏洗坐浴，放入氯己定痔疮栓等，然后就医，及时诊治。

6）调整饮食起居，保持胃肠道菌群平衡，提高养生保健意识也要做到位才行。

参考文献

1. 宫毅，谢钧．中医肛肠病学［M］．北京：科学出版社，2018.
2. 何永恒，凌光烈．中医肛肠科学［M］．北京：清华大学出版社，2012.
3. 中华中医药学会．中医肛肠科常见病诊疗指南［M］．北京：中国中医药出版社，2012.
4. 颜南生，傅贤波，陆少美．结肠直肠外科手术图谱［M］．沈阳：辽宁教育出版社，2000.
5. 胡伯虎．大肠肛门病治疗学［M］．北京：科学技术文献出版社，2001.

第九章　肛门直肠瘘

第一节　病名与源流

肛门直肠瘘简称肛瘘，是指肛管或直肠与肛门周围皮肤相通所形成的瘘管，是肛门直肠间隙感染性疾病的慢性期。瘘和窦不同，瘘是指直肠内和肛门外有互通疮口的管道，直肠内的疮口称为内口，肛门外的疮口称为外口，内口与外口之间相通的管道成为洞管，一般较短。窦是只有一个有向外疮口的管道，虽和瘘都有不时由疮口流出分泌物和脓血的特点，但与体内不相通。我国是认识"瘘"病最早的国家，最早见于《山海经·中山经》"食者不痈，可以为瘘"。古人依据本病主要症状是脓血污水，不时淋漓而下，如破顶之屋，雨水时漏，而命名为漏或瘘，又称为痔瘘等。然真正的肛瘘之名，则见于清代《外证医案汇编》。西医称瘘为"Fistula"，来源于拉丁文，意为芦管、水管或箫管。窦"Sinus"，意为湖湾或隐窝，均是按形态而命名的。

肛瘘是常见的肛门直肠病，在我国发病占肛门直肠疾病的 1.67%～3.6%，笔者经长期临床统计国内为 5%～6%，国外为 8%～25%。发病年龄以 20～40 岁青壮年为主。婴幼儿发病者亦不少见，主要见于男孩，女孩极为少见，男孩与女孩的比例为 5∶1。

第二节　病　因

一、中医病因说

中医认为肛瘘的形成多与外感风、热、燥、火、湿邪，饮食醇酒厚味、劳伤忧思、便秘、房劳过度等有关，如《外科正宗》有："夫脏毒者，醇酒厚味，勤劳辛苦，蕴毒流注肛门结成肿块"。《河间六书》有："盖以风热不散，谷气流滋，传于下部，故令肛门肿满，结如梅李核，甚至乃变而为瘘也。"至于病变过程，《内经》曰："陷脉为瘘"。《千金翼方》则具体指出瘘是痈疽的后遗疾病，有："痈之后脓汁不止，得冷即是鼠瘘"。《奇效良方》还指出："漏可穿臀、穿肠、穿阴，粪从孔中出，形成复杂瘘。"

1. 湿热下注

肛痈溃后，余毒未尽，加之过食辛辣肥甘、醇酒炙煿之品，损伤脾胃，湿热内生，热胜肉腐，化腐为脓，脓液从溃口流出，而为肛瘘。

2. 正虚邪恋

肛痈溃脓后，正气不能完全鼓邪外出，余邪留恋，溃口时溃时愈，气血不畅，创口久不愈合，日久成瘘。

3. 阴液亏虚

肺、脾、肾阴液亏损，邪乘下位，郁久肉腐成脓，溃后成瘘。

二、西医病因说

西医认为肛瘘是肛门直肠周围脓肿的后遗疾病。肛门直肠周围脓肿 95% 来源于肛门腺感染，其引起的原因主要有下述几种。

1. 肛门直肠周围脓肿

是形成肛瘘的最主要原因，系由污染粪便滞留肛隐窝产生肛腺炎引起，95% 以上的肛瘘皆由此引起。

2. 直肠肛门损伤

外伤、吞咽骨头、金属、肛门体温表、肛门镜检查等损伤肛管直肠，细菌侵入伤口也可引起。

3. 肛门裂

反复感染可并发皮下瘘。感染蔓延加深引起

其他肛瘘的比例也很高，这在长期的临床中得到了充分证明。

4. 会阴部手术

内痔注射误入肌层或手术后感染，产后会阴缝合后感染，前列腺、尿道手术后感染等，均可波及肛门直肠引起脓肿及瘘。

5. 结核

既往报道结核病并发结核性肛瘘者甚多，高达26.9%，近年来明显下降，为4%～10%，主要为吞咽结核菌引起，少数也可由血行感染引起。

6. 溃疡性大肠炎

英、美报道并发肛瘘者为8.4%～13.5%，日本约为15.4%。

7. 克罗恩病

伴发肛瘘者高达14%～76%。

8. 直肠肛管癌

波及深部常并发肛瘘。

9. 血行感染

糖尿病、白血病、再生障碍性贫血等，因机体抵抗力降低，常由血行感染引起肛瘘。

10. 其他

淋巴肉芽肿，放射菌病，尾骶骨骨髓炎，直肠、乙状结肠憩室炎等，也可引起肛门直肠脓肿及瘘。

11. 免疫

临床上发现小儿肛瘘有许多特点：①出生后3个月以内发病率最高；②幼儿期多自然痊愈，但青春期易复发；③发病前有腹泻史；④大多数（89.2%）发生于肛门两侧（3点、9点）；⑤94%瘘管数为1～2个，呈单管状、浅在性、直行开口于肛隐窝；⑥男婴多见。

小儿肛瘘的好发年龄是肠道免疫功能最薄弱期。早期直肠肛管黏膜分泌sIgA缺如或减少，是造成肠道局部免疫功能不全的原因。sIgA是新生儿肠道局部免疫的主要成分。母乳中含sIgA量较多，特别是分娩后5日的初乳中更多，以后母乳中sIgA急速减少。正常儿生后两周，黏膜绒毛形成，在直肠黏液中可测得IgA，1岁后感染防御机制即可完全建立，免疫力提高，发病显著减少，故患儿经保守治疗后多能自行痊愈。佐佐木（1988）和矢野博道（1991）测定了141例肛瘘患儿和对照组的血清免疫球蛋白、唾液中和直肠黏液中IgA浓度，以及活检直肠黏膜内所含免疫球蛋白与分泌液成分，结果证实小儿肛瘘的病因与肛管局部免疫功能不全有关。研究发现肛瘘患儿血清IgA在3个月时较正常儿高。出生后12个月后肛瘘仍未痊愈的患儿，血清IgA浓度低于正常，患儿唾液IgA值比正常值分散，但平均值低于正常。直肠黏液中IgA在正常儿出生2周后即可测出，但患儿13周仍处于低值。在肠黏膜内含IgA细胞的分布部位和分泌液成分在患儿与对照组之间无显著差异，但前者IgA向黏膜转运、固定有缺陷。该研究提示，除了新生儿早期肛门直肠黏膜局部免疫功能发育不成熟、直肠黏膜屏障不完善是肛瘘发病的重要原因之外，其他有关损害肠道免疫机制的诱因也不应忽视（如腹泻）。肠道黏膜是具有特异性（免疫）和非特异性复合性防御的结构。消化道的酸碱度、黏液、肠运动、上皮剥离及酶等为非特异性防御因素。此外，肛腺分泌的黏液潴留于肛隐窝内可预防异物进入，同时润滑排便。当黏膜绒毛功能不全或因腹泻使局部黏液被冲稀，降低了局部防御力，肛隐窝易感染性增强便会导致发病。刘白羽、张志波等对87例肛瘘和肛周脓肿进行免疫学检测，结果发现肛瘘和肛周脓肿患者血清、唾液及直肠黏液的IgA值明显低于对照组，提示IgA的降低可能是肛瘘发病的一个重要因素。他们在手术治疗肛瘘的基础上辅以免疫治疗，结果表明在血清、唾液和直肠分泌物中IgA含量，口服中药组和局部涂药组患者较术前有较大幅度的升高，其临床疗效显著，若将二者综合应用则效果更佳。该研究提示增强直肠局部免疫功能、健全直肠黏膜屏障，是肛瘘治疗学上不容忽视的问题。

12. 肛瘘不能自愈的原因

肛门直肠周围脓肿自然破溃或切除后之所以不能愈合的原因有以下几个方面：

1）内口存在：原发内口继续感染，直肠内的污染物不断从内口进入感染病灶，异物刺激脓腔，使炎症不易消退，分泌物不断从外口溢出，经久不愈。

2）解剖因素：肛门括约肌纵横交错，肌肉的舒张、收缩可致瘘管的管腔塌陷闭合，以致管道排脓不畅，使感染沿括约肌间隙蔓延。

3）引流不畅：皮肤外口暂时闭合及瘘管的行径迂曲，括约肌的收缩、痉挛、长期慢性炎症及反复感染致局部病灶管壁纤维化，管道弯曲狭窄，致引流不畅。

第三节　分　类

肛瘘的分类相对较为复杂，国内外多按照外口的部位、贯穿性、弯曲度及分支、内口数目、与括约肌关系、瘘管位置、年龄、原发病变、手术特点等多种因素进行分类。

一、国内常用分类法

根据国家中医药管理局行业标准及《中医肛肠科常见病诊疗指南》（中华中医药学会肛肠分会，2012年6月）分类如下。

1. 按病源

分为化脓性肛瘘和结核性肛瘘。

2. 按病变程度（图9-1）

（1）单纯性肛瘘

肛门旁皮肤仅有一个外口，且管道直通肛隐窝之内。内外口相通的称内外瘘，又称完全瘘；若只有外口而无内口的称外瘘，又称外盲瘘；若只有内口与管道相通，而无外口者，称内瘘，又称内盲瘘。

1）低位单纯性肛瘘：内口在肛隐窝，仅有一个瘘管通过外括约肌皮下部或浅部与皮肤相通。

2）高位单纯性肛瘘：内口在肛隐窝，仅有一个瘘管，走行在外括约肌深层以上。

（2）复杂性肛瘘

指在肛门内外有两个以上开口，或管道穿通两个以上间隙，或管道多而支管横生，或管道绕肛门而生，呈马蹄形。

1）低位复杂性肛瘘：有两个以上内口或外口，肛瘘瘘管在外括约肌皮下部和浅部。

2）高位复杂性肛瘘：有两个以上外口，通过瘘管与内口相连或并有支管管腔，其主管通过外括约肌深层以上。

3）低位马蹄形肛瘘：瘘管主管在肛提肌以下，呈环形或半环形。

4）高位马蹄形肛瘘：瘘管主管在肛提肌以上，呈环形或半环形。

5）前位马蹄形肛瘘：肛瘘内口多在截石位12点。瘘管环行，外口在肛门前方两侧扩散到会阴部，外口若在肛缘2.5cm以内，内口就在对侧。若在2.5cm以上者，内口可能在后侧。

6）后位马蹄形肛瘘：肛瘘内口多在截石位6点。瘘管环行，管道向肛门后两侧扩散，距肛缘较远、较深，有多个外口，多数瘘管管腔相互贯通，内口大多在肛门后侧。

7）前后位马蹄形肛瘘：瘘管环行围绕肛管，外口肛周一圈都有，少则几个，多则几十个，大面积被侵犯，管道行径复杂。

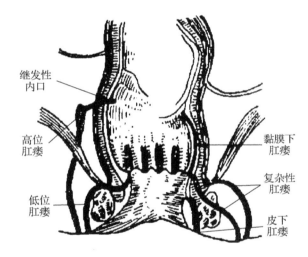

图9-1　肛瘘临床分类

3. 从临床治疗角度以肛瘘和括约肌的关系进行分类（Parks分类）（图9-2）

1）括约肌间肛瘘：多为低位肛瘘，约占70%。瘘管只穿过肛门内括约肌，位置较低。内口多位于齿线部位，外口常只有1个，距离肛门3~5cm。

2）经括约肌肛瘘：可以为低位或高位肛瘘，约占25%。瘘管穿过肛门内、外括约肌，位置稍高。内口多在齿状线处，外口常不止1个。

3）括约肌上肛瘘：为高位肛瘘，少见，约占5%。瘘管向上穿过肛提肌，达肛管肛门环以上水平，然后向下经过坐骨直肠窝穿透皮肤。内口多在齿状线处，外口距肛门较远。

4）括约肌外肛瘘：最少见，约占1%。瘘管穿过肛提肌直接与直肠相通，这种肛瘘多非腺源性感染，而是由于克罗恩病、肠癌或外伤所致，因此在治疗时需要注意其原发病灶。

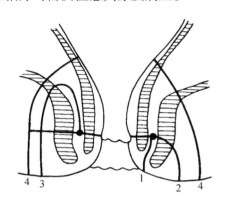

1. 括约肌间肛瘘；2. 经括约肌肛瘘；
3. 括约肌上肛瘘；4. 括约肌外肛瘘

图 9-2　Parks 分类图

二、国际分类法

国际肛肠界专家对肛瘘也有十余种分类方式，现选择其有代表性分类法进行简单介绍。

1. Milligan-Morgan 5 类法（1934）

Ⅰ　皮下瘘

Ⅱ　低位肛瘘　瘘管在齿线平面以下

Ⅲ　高位肛瘘　瘘管在齿线平面以上

Ⅳ　肛门直肠瘘　瘘管贯穿肛门直肠的坐骨直肠、骨盆直肠瘘

Ⅴ　黏膜下瘘

2. Goligher 5 类法（1975）

以肛提肌为界将肛瘘分为如下 5 类：

Ⅰ　皮下瘘　有完全性和盲瘘 2 型　10%~15%

Ⅱ　低位瘘　有完全性和盲瘘 2 型　60%~70%

Ⅲ　高位瘘　有完全性高位瘘、完全性低位瘘合并高位盲端瘘和高位盲瘘 3 型　15%

Ⅳ　肛管直肠瘘　有坐骨直肠型和骨盆直肠型 2 型

Ⅴ　高位肌间瘘　有完全性括约肌间肛瘘和盲端括约肌间肛瘘 2 型　极少见

3. Eisenhammer 3 类 5 型法（1966）

1966 年 Eisenhammer 根据他的肌间瘘性脓肿理论，将肛瘘分为内、外和内外合并群 3 类 5 型。

（1）内群

指感染源于肛门管内侧肛隐窝的肌间瘘性脓肿及黏膜下瘘，有以下三种类型：

1）高位内、外括约肌间瘘；

2）低位内、外括约肌间瘘；

3）黏膜下瘘。

（2）外群

指感染源于肛门管外侧的非肛隐窝性瘘性脓肿，如血行感染、外伤、克罗恩病等引起的坐骨肛门窝脓肿等。可分为二型：

1）坐骨肛门窝瘘；

2）皮下瘘。

（3）内外合并群

指感染源于内、外两侧的不典型型，有多种情况。

4. Marks 6 类法（1977）

1977 年 Marks 与 Ritchie 报道英国圣·马克医院（1968—1973 年）统计的 793 例肛瘘分类法及其分布：

Ⅰ　表浅肛瘘　16%

Ⅱ　括约肌间瘘　54%

Ⅲ　横穿括约肌瘘　21%

Ⅳ　括约肌上肛瘘　3%

Ⅴ　括约肌外肛瘘　3%

Ⅵ　其他（无法分类）　3%

5. 隅越幸男 4 类 10 型法（1979）（图 9-3）

Ⅰ　皮下及黏膜下瘘　Ⅰ　7.3%

　　L 皮下瘘　　IL　7.2%

　　H 黏膜下瘘　IH　0.1%

Ⅱ　内外括约肌间瘘　Ⅱ　70.3%

　　L 低位肌间瘘 $\begin{cases} \text{S 单纯型　ⅡLS　53.8\%} \\ \text{C 复杂型　ⅡLC 5.3\%} \end{cases}$

　　H 高位肌间瘘 $\begin{cases} \text{S 单纯型　ⅡHS　8.4\%} \\ \text{C 复杂型　ⅡHC　2.8\%} \end{cases}$

Ⅲ　肛提肌下瘘

　　坐骨肛门窝瘘

　　U 单侧瘘 $\begin{cases} \text{S 单纯型　ⅢUS　6.6\%} \\ \text{C 复杂型　ⅢUC 2.6\%} \end{cases}$

　　B 双侧瘘 $\begin{cases} \text{S 单纯型　ⅢBS 8.7\%} \\ \text{C 复杂型　ⅢBC 3.9\%} \end{cases}$

Ⅳ　肛提肌上瘘

骨盆直肠窝瘘　Ⅳ 0.6%

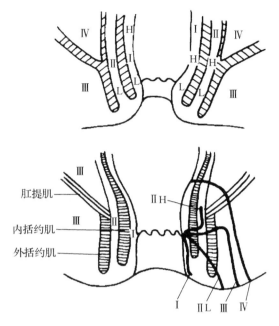

Ⅰ. 皮下瘘；ⅡL. 低位肌间瘘；ⅡH. 高位肌间瘘；
Ⅲ. 坐骨肛门窝瘘；Ⅳ. 骨盆直肠窝瘘
图9-3　隅越幸男4类10型法

第四节　症　状

中医对肛瘘症状早有详细描述，如《诸病源候论》描述的证候有："谷道赤痛，肛边肿核痛，发寒热，肛边生鼠乳，时时出脓血等"。《疮疡经验全书》记载更为具体，有："脏毒者，生于大肠尽处肛门是也……蓄毒在内，流积为痈，肛门肿痛，大便坚硬则肿痛，其旁生小者如贯珠，大者如李核，煎寒作热，疼痛难安，热盛则胀，翻凸虚浮，早治早愈，失治溃烂。"此即肛瘘急性发作或并结缔组织型外痔。《医学入门》指出有穿阴者，即阴道直肠瘘，并有："痔漏有穿肠、穿臀、穿阴者。又有无痔肛门左右别生窍，流出脓血，名为单漏。"这里的单漏颇似马蹄形肛瘘。《外科正宗》描述的悬痈又颇似结核肛瘘，有："夫悬痈者三阴亏损，湿热积聚而成。此穴在子谷道之前，阴器之后，又谓海底穴也。初生状如莲子，少痒多痛，日久渐如桃李，赤肿焮痛，欲溃为脓，破后轻者成漏，重则沥尽气血变为痨瘵不起者多矣。"

西医认为肛瘘症状可分为局部和全身症状，

在非急性炎症期，主要以局部症状为主。急性炎症期和反复发作复杂性瘘管，可伴有全身症状，主要症状如下：

1. 流脓

脓液的多少、性质与瘘管的长短、粗细、内口的大小等有关。一般初期流脓较多，质稠、味臭、色黄，随时间延长脓液减少，或时有时无，呈间歇性流脓。若忽然脓液增多，提示有急性感染或有新的管腔形成。单口内瘘脓液与血相混合，常由肛门流出。结核性肛瘘脓液多而清稀，色淡黄，呈米泔水样，可有干酪样坏死物。

2. 疼痛

若瘘管引流通畅，一般不感疼痛，仅感觉肛门坠胀不适，行走时加重。若外口暂闭合或引流不畅，脓液积聚，可出现局部胀痛或跳痛。若内口较大，粪便进入瘘管，则引起疼痛，尤其排便时疼痛加重。内盲瘘脓液不能引流时常出现直肠下部和肛门部灼热不适，排便时疼痛。黏膜下瘘常引起肛门坠胀疼痛，向腰骶部放射。

3. 瘙痒

分泌物反复刺激，肛周皮肤潮湿、瘙痒，甚至引起肛门湿疹，出现皮肤丘疹后表皮脱落。长期不愈可致皮肤增厚呈苔藓样变。

4. 排便不畅

一般肛瘘不影响排便。高位复杂性肛瘘或马蹄形肛瘘因慢性炎症刺激可引起肛管直肠环纤维化或瘘管围绕肛管形成半环状纤维条索，影响肛门括约肌收缩而出现排便不畅。

5. 全身症状

一般肛瘘多无明显的伴发症状，并发脓液潴留时可有恶寒、发热等症状。复杂性肛瘘患者反复发作，长期流脓血，可出现身体消瘦、精神萎靡等。结核性肛瘘患者伴有其他部位活动性结核病灶者，可出现两颊潮红、低热等症状。

第五节　诊断与鉴别诊断

患者常有肛周脓肿或切开排脓的病史，此后伤口经久不愈。反复经瘘口流出少量脓液，肛周肿胀疼痛，肛周皮肤瘙痒；触压瘘口有脓液流出，皮下可触及硬的条索。

一、诊断

（一）诊断要点

1）有肛周脓肿病史或肛门部外伤病史，病灶有外口、瘘管、内口。

2）病情常反复发作，病程较长，最长者可达几十年。

3）主要症状有流脓、肛周潮湿、瘙痒、疼痛、排便不畅等。

4）局部肛门视诊可见肛周硬结或破溃口，时有分泌物自破溃口流出；肛门外指诊可触及自外口向肛内走行的条索状物，肛内指诊可触及齿线上内口处硬结及凹陷；肛门镜检查可见内口处黏膜充血或有分泌物自内口溢出。

（二）体征

通常在肛门周围皮肤上有外口；在肛门直肠周围软组织中（间隙）因瘘管穿过而有肿块、索状物或硬结；在齿线处可发现充血或肿胀的黏膜或因炎症刺激变硬的肛窦，即内口。

1. 视诊

观察肛瘘外口的数目、形态、位置和分泌物。

1）外口的数目：一般仅有一个外口，考虑为单纯性肛瘘；有多个外口，则为复杂性肛瘘。最先穿破的外口为原发性外口，原发性外口常与主管道和内口相通。若两个外口左右分居，中间有索状物相连者，常为马蹄形肛瘘；若多个外口之间互不相通或无条索相连，应考虑多发性肛瘘。

2）外口形态：外口平坦，肉芽不高出皮肤，其瘘管多位置表浅。若外口肉芽高突，其瘘管一般较深，形成瘘管时间较长，多为肛窦感染引起的肛瘘。若外口宽大，形状不整齐，有潜行性空腔，皮肤色暗，多为结核性肛瘘。

3）外口位置：肛门直肠周围间隙感染一般是沿肛门括约肌走行及淋巴回流方向扩散蔓延，故肛瘘外口位置与瘘管走行、内口位置之间有一定规律性。1900 年 Goodsalls 就曾提出（图 9-4）：经肛门两侧坐骨结节做一横线，如外口在横线之前，距肛门缘不超过 4 cm，则其管道较直，内口多在对应位置的齿状线上；如外口距肛门缘超过

4 cm 或外口在横线之后，则管道多弯曲向后，内口多位于后正中齿状线上。一般外口距肛门近者管道较浅，距肛门远则管道较深。这就是著名的索罗门定律。必须指出的是本定律只适用于肛窦感染引起的肛瘘，并且外口应为原发外口。

总结前人和笔者的经验，外口与内口的分布规律一般如下：①一个外口在横线前，离肛门不超过 5 cm，其内口多在横线前部齿线处与外口呈放射状相对位。超过 5 cm 以上的多行走弯曲，内口在后正中线附近（图 9-5，1）。②外口在肛门横线后半部，瘘管多半弯曲，内口常在肛门后正中齿状线附近（图 9-5，2）。③左、右两侧都有外口，均在横线前部，多数是左、右两侧各有一个相应内口，呈 2 条放射状对应的瘘管（图 9-5，3）。④横线前后两侧都有外口，多数是内口只有 1 个，在后正中齿线附近，称后马蹄形。但这种情况，也有内口在横线前，瘘管呈前马蹄形的（图 9-5，4）。⑤几个外口都在横线前半部的，内口多只有 1 个在前半部。几个外口在后半部的，内口只有 1 个在后正中处（图 9-5，5）。但这只是一般的规律，临床所见常常是复杂多变的，要全面进行分析才能准确定位。

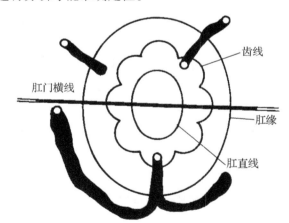

图 9-4   索罗门定律示意图

2. 触诊

肛瘘管道穿行于肛周各间隙软组织中或括约肌间，因慢性炎症刺激常会形成纤维化条索。故在肛周皮肤上常可触及索状物、肿块或硬结。

1）肛外触诊：了解肛门外瘘管走向深浅。以示指从外口开始向肛缘检查，轻摸可触到明显条索状瘘管，说明瘘管较浅，重压才能感到条索状

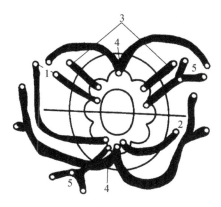

图9-5　内口与外口关系示意图

物或不甚明显，表示瘘管较深。如瘘管走向弯曲，内外口不在相对部位，是弯曲瘘；条索较直，内外口在相对部位，为直瘘（图9-6）。

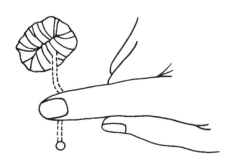

图9-6　指诊检查法

2）肛内触诊：辨别瘘管走向和深浅后，示指循其走向伸入肛门触摸内口，如在齿状线触到硬节或凹陷，应疑是内口。初步确定内口后，再从内口向直肠黏膜触摸，如直肠壁附近有分支瘘管，应检查其长短和部位。肛内触诊还应检查括约肌松紧及其功能。

3. 肛门镜检查

检查时在原发内口处一般见到有黏膜充血、水肿、瘢痕、凹陷或结节等，有时还可见脓液自内口溢出；挤压管道或从外口注入染色剂，可见脓液、染色剂自内口溢出。同时注意肛管直肠内有无瘢痕、炎症、出血点、分泌物、结节、溃疡、内痔及乳头肥大等。

4. 探针检查

探针检查的目的是弄清瘘管走行方向及内口部位。先将探针从外口顺瘘管走向探入，另示指伸入肛内接触探针尖端，确定内口部位。如瘘管

弯曲，可将探针弯曲成与瘘管相似弯度，有时能顺利探入内口。如管道弯曲度过大或有分支不易探通，可注入亚甲蓝溶液或甲紫溶液检查或在手术中边切开瘘管边检查内口。探针是检查和治疗肛瘘的一种重要工具，应备有粗细不同、软硬不等探针，以适应不同类型瘘管。使用探针时必须轻柔，避免强力，以防造成人为假道（图9-7）。

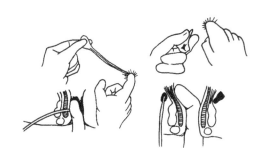

图9-7　探针检查法

5. 染色检查

在肛内放置一块清洁的纱布卷，然后将染色剂从外口缓慢注入瘘管，使瘘管壁和内口染色，显示瘘管的范围、走向、形态、数量和内口位置（图9-8）。临床上常用染色剂为2%亚甲蓝。

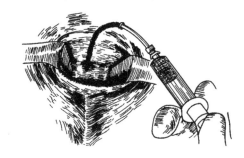

图9-8　染色检查法

6. 瘘管牵拉法

在麻醉情况下钳夹肛瘘外口向外牵拉，手指触摸肛管齿线位、有牵动感伴有内陷，即可断定内口的位置。同时还可观察到肛门皮肤的变形，确定瘘管的走行情况。

（三）辅助检查

1. 一般检查

对于拟手术治疗的患者，术前常规应做以下检查：血常规、尿常规、便常规、肝肾功能、出凝血时间、心电图、胸片等。

2. 特殊检查

1）碘油造影：碘油造影可以显示瘘管走向、分支、空腔分布及内口位置，瘘管与直肠的关系及瘘管与周围脏器的关系。用硅胶管从外口缓慢将对比剂（造影剂）注入瘘管内，遇阻力稍后退，并在外口处做一金属环标记。由外口注入碘化油等对比剂，边注药边观察，满意时行 X 线正侧位摄片。

2）病理学检查和细菌学检查：对病情反复发作、久治不愈者，应对可疑病例取脓液做细菌学检查或术中取部分病变组织进行病理学检查，以早期确定肛瘘有无癌变、是否为结核性肛瘘等。

3）直肠腔内超声：该法可测定肛瘘的范围、内口位置及管道、支管分布。在检测括约肌损伤程度及诊断克罗恩病引起的肛瘘等方面有显著的优势。

4）螺旋 CT：螺旋 CT 多用于复杂性肛瘘的临床辅助检查。螺旋 CT 高级图像处理软件可以直观、立体地从任意角度显示瘘管病变二维、三维形态图像，以及瘘管与周围组织的相互关系。

5）MRI：可用于复杂性肛瘘的临床辅助检查。可以直观地显示瘘管病变走向及与周围组织的相互关系。

二、鉴别诊断

1. 化脓性汗腺炎

一种皮肤及皮下组织的慢性炎症，多见于肥胖患者，是最易被误诊为肛瘘的肛门皮肤病。化脓性汗腺炎的病变在皮肤及皮下组织，病变范围广泛，可有无数窦道开口，呈结节性或弥漫性，但窦道均浅，不与直肠相通，切开窦道后无脓腔和瘘管。

2. 肛门周围毛囊炎和皮肤疖肿

该病初期局部红肿、疼痛，以后逐渐肿大，中央形成脓栓，脓出渐愈，病变浅表，不与肛门相通。

3. 肛门会阴部急性坏死性筋膜炎

肛门及会阴部、阴囊部由于细菌感染而出现肛门部周围大面积坏死，有的可形成瘘管。此病变范围广，发病急，常蔓延至皮下组织及筋膜，向前侵犯阴囊部，肛内无内口。

4. 骶髂骨坐尾骨病变

发病缓慢，无急性炎症，破溃后流清稀脓液，创口凹陷，久不收口；有纳差、低热、盗汗等表现；瘘口距肛门较远，与直肠不相通；X 线片可见骨质破坏或增生。

5. 骶尾部畸胎瘤

该病是一种先天性疾病，因胚胎发育异常引起，多在青春期 20～30 岁发病。病变位于骶前间隙，可单囊或多囊，腔内有胶冻样黏液。囊肿较大时直肠指诊可发现骶前膨隆，有囊性肿物，表面平滑、界线清楚；探针检查可向骶骨前肛门后方向深入，深者可达 10 余厘米；X 线摄片，可见骶骨和直肠之间有间隙增宽，囊肿腔内壁光滑，呈梨形或多囊分叶形，内有不定形的散在钙化阴影，一般不与直肠相通；术中可见腔内有毛发、骨质或牙齿等。病理检查可确诊。

6. 克罗恩病

该病多伴有腹痛、腹泻、体重减轻，需做进一步全消化道检查确诊。

7. 晚期肛管直肠癌

溃烂后可形成肛瘘，特点是肿块坚硬，分泌物为脓血，恶臭，持续疼痛，菜花样溃疡。病理学检查可见癌细胞，不难与肛瘘鉴别。

第六节 治 疗

一、治疗原则

1. 针对肛门腺感染是肛瘘形成的主要原因，应把彻底切除感染的肛隐窝、肛门腺导管和肛门腺作为肛瘘根治的关键

1878 年 Chiari 发现了肛门腺。1880 年法国解剖学家 Herrmann 与 Desfosses 首先提出了肛门腺在肛门周围感染中的意义，但是并未引起当时临床医学家的重视。直至 20 世纪，Johnson（1914）、Lockhart-Mammery（1929）、Gordon-Watson 与 Dodd（1935）及之后美国的 Hill 和 Shryock 与 Rebell（1943）、Kratzer 与 Dockerty（1947）等，从胚胎学、组织学和比较解剖学诸方面对肛腺进行了更深入研究之后，才引起了临床学家的重视。美国的 Nesselrod、南非的 Eisenhammer（1956）、

英国的 Parks（1961）等进一步从临床上证实了肛腺在肛瘘感染和发生过程中的作用，才使外伤感染是形成肛瘘的陈旧观点逐渐被人们所抛弃，为肛瘘的防治揭开了新的一页。1948 年 Dunphy 提出切断近隐窝处一段肛腺管对根治肛瘘有重要作用。1961 年 Parks 通过对 30 例肛瘘病例组织活检，发现 90% 是肛门腺感染所致，因此提出了以彻底切除感染的肛隐窝、肛门腺导管和肛门腺为重点，不切断肛门括约肌的肛瘘挖除术，成了近代各种肛瘘括约肌保存手术的基础。几代学者几乎一致认为彻底切除感染的原发病灶——感染的肛隐窝、肛门腺导管和肛门腺是肛瘘根治手术中成败的关键；而肛瘘复发的主要原因就在于对原发病灶的处理不彻底。认识到这一点对肛瘘根治率的提高有很大意义，可以说是肛瘘治疗中的一个划时代的进步。

2. 根据肛瘘主要是"肌间瘘性脓肿"的新理论，在肌间寻找瘘管并清除病灶

1958 年 Eisenhammer 根据肛腺解剖学和临床资料，提出了肛瘘主要是分布在内、外括约肌间的肛腺感染所引起的"肌间瘘性脓肿"的新理论。通过统计资料，他发现 97% 的肛周脓肿和肛瘘都发生在内、外括约肌之间，然后沿联合纵肌的终末纤维向四周蔓延形成不同部位的脓肿；向上可达直肠周围，形成高位肌间脓肿和骨盆直肠间隙脓肿；向下可穿外括约肌皮下部，形成肛周脓肿；向外可穿外括约肌达坐骨直肠窝，形成单侧或双侧的坐骨直肠窝脓肿。他的这一新见解，为肛瘘的分型、治疗开创了新的基础，根据他的理论，采用内括约肌切断术暴露肌间脓肿治疗肛瘘获得了良好疗效。富士原彰等进一步报道，肛门腺导管的分布走行，68% 在齿状线下方，28% 在齿状线上方，4% 在上下方。因此，沿腺管在肌间蔓延的脓肿大多数在齿状线下方。近代肛瘘的分类，如英国圣·马克医院、日本隅越幸男、埃及 Shafik 等的分类，都是依据 Eisenhammer 的理论提出来的。所以可以说"肌间瘘性脓肿"的提出是肛瘘治疗理论和实践上的一个重大进展（图 9-9）。

3. 对急性脓肿应做一次性根治手术

1978 年 Eisenhammer 发现少数肛周脓肿经一般切开引流后可不形成肛瘘。他将肛门直肠周围

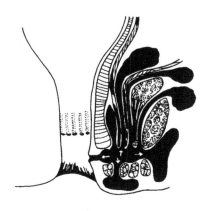

图 9-9　感染在肌间扩散的方向

脓肿分为两大类：一类是由肛隐窝感染引起的"原发性急性隐窝性肌间瘘管性脓肿"，简称"瘘管性脓肿"；另一类是由外伤及其他原因引起的与肛隐窝感染无关的"急性非隐窝性非瘘管性脓肿"，简称"非瘘管性脓肿"。认为对第一类在急性脓肿时做一期瘘管切除术，完全可以达到根治，它的治愈率几近 100%。许多学者赞成这种观点，如鸣海裕行（1980）说："肛瘘形成复杂化难治性的原因有三：一是肛隐窝持续感染，二是肛门直肠周围支持组织引起的排脓障碍，三是长期之后产生了瘢痕组织。如能在最初脓肿形成时及时地早期行根治性切开术，就能防止复发和复杂化，所以在急性脓肿时行一次性根治术是最理想的方法。"他对 1 431 例肛瘘在急性脓肿期进行了一次性切开根治术，术后 3 年随访 98.8% 完全治愈，只有 12 例效果不良，确定为复发者仅为 6 例（占0.4%），他认为只要能找到原发病灶，就应当强调一次性根治手术。但许多学者仍认为，对高位复杂性肛瘘还是分两期手术为妥。实际上目前国外施行一期根治术的肛瘘，主要是低位肛瘘和原发病灶明确、位于肛隐窝的肌间肛瘘（此类肛瘘约占肛瘘的 77.6%），且为数最多，而对高位肛瘘，瘘管贯穿外括约肌深部，脓肿发生在坐骨直肠窝一侧或两侧（约占肛瘘的 21.8%）的复杂肛瘘和肛提肌上骨盆直肠脓肿（约占 0.6%），仍以二期手术为主，因认为还存在着许多问题。笔者多年以来，对早期脓肿或已经形成肛瘘者，不管位置多高、多复杂均行一次性根治术，治愈率高达 98%。但要求医生要有灵活的头脑、丰富的经验、很高的技巧、独特的门道。肛瘘一次性根治

术是我院一大亮点，具有中西医结合独具的特色。

4. 应把保护肛门括约肌及肛门功能作为总的原则

治疗方法无论如何，都应当把保护肛门括约肌及正常肛门功能作为一个总原则。除癌变者外，手术中都应力求不严重损伤肛门括约肌，以免造成肛门失禁或瘢痕太多等后遗问题。为此应研究各种保存括约肌的手术。

二、中医与中西医结合疗法

中医对肛瘘的治疗有丰富经验，方法有内治法、切开法、脱管法、挂线法等数种。

1. 内治法

在《内经》整体观念和辨证施治精神指导下，《外科正宗》等提出了一套内外兼治、整体与局部并重的方法，认为："痈疽虽属外科，用药即同内伤。所以外不起者内加托药，表热甚者内必清热，气虚宜四君子汤，脉虚足冷温中，脉实身热凉膈。以此推之，内外自无两异。"并具体指出："初起寒热交作、大便坠痛，宜用轻剂解散。已成内热口干、大便秘结、脉沉实而有力者，当下之。肛门肿痛、常欲便后下坠作痛者，导湿热兼泻邪火。肛门肿痛、小便涩滞、小腹急胀者，清肝、利小便。出脓腥臭、疼痛不减、身热者，养血、健脾胃、更兼渗湿。脾胃虚弱、不能收敛者，滋肾气、急补脾胃。"

（1）依病因论治

1）湿热下注证

证候：肛周流脓、脓质黏稠，色黄白，局部红肿热痛，按之自溃口有条索状物通向肛内；伴纳呆少食，或有呕恶，渴不欲饮，大便不爽，小便短赤，形体困重；舌红，苔黄腻，脉滑数或弦数。

治法：清热利湿。

方药：二妙丸合萆薢渗湿汤加减。

2）正虚邪恋证

证候：肛周流脓，质地稀薄，肛门隐隐作痛，溃口皮色暗淡，时溃时愈，按之质地较硬，或有脓液从溃口流出，且多有条索状物通向肛内；伴神疲乏力；舌淡，苔薄，脉濡。

治法：托里透毒。

方药：托里消毒饮加减。

3）阴液亏虚证

证候：肛周溃口凹陷，周围皮肤颜色晦暗，脓水清稀如米泔水样，局部无硬索状物扪及；伴有形体消瘦，潮热盗汗，心烦不寐，口渴，食欲不振；舌红少津，少苔或无苔，脉细数。

治法：养阴清热。

方药：青蒿鳖甲汤加减。

（2）依病程论治

《外科正宗》认为："初起肿痛，红色光亮，疼痛有时，肛门不坠，便和者易治。已成焮赤肿痛、发热不渴、小便不数、辗转自便者顺。以溃脓稠、色鲜不臭、焮肿渐消，疼痛逐减，能食者顺；溃后脓水渐止，新肉易生，不疼不痒，疮口易干者顺。初起坚硬漫肿，内陷闭痛，小便频数，大便秘结者险。已成疼痛日甚，肿连小腹，肛门闭紧，下气不通者重。以溃臭水淋漓，疼痛不减，肿仍不消，身热唇焦者逆。"《医宗金鉴》亦认为应辨明内外阴阳——属阳易治，属阴难医。施治原则及方药如下。

1）初起宜用轻剂解散，求其内消，如黄连除湿汤、神授卫生汤。

2）中期宜托里透脓、清化湿热，如内托黄芪散、托里消毒散、透脓散等，内热便结者，当下之，如内疏黄连汤、黄连解毒汤等。

3）成脓之后宜补气养血、兼清湿热，如胡连追毒丸、黄连闭管丸、补中益气汤、六味地黄汤等。

4）阴虚热蒸成瘘者宜用青蒿鳖甲汤、象牙闭管丸等。气滞血瘀成瘘者宜用鸡血藤、当归、赤小豆、丹参、蒲黄、元胡、地榆、川牛膝、莪术等活血祛瘀，并兼用益脾肾之剂。

2. 切开法

《五十二病方》中即有："杀狗、取其脬、穿龠、入直（直肠）中，饮（吹）之。"再牵拉使痔瘘灶暴露之后，加以切除的肛瘘牵引切开术。唐代《千金方》亦有："破痈当令上留三分，近下一分针之。"可见对脓肿的切开术很早已应用。《薛氏医案》等皆主张，脓成者宜及时切开，不可包脓养疮，其中有："凡疮毒已结不起者，但可补其气血，使脓速成而针去，不可论内消治法。"

《医学心悟》亦有："脓已成熟、无暇待灼艾火照者，即宜用刀法开之……不得姑息因循，俾毒气越烂越深也。"《外科正宗》主张："凡创毒即已成，当托其脓；脓即已成，当用针通，此举世自然之良规也。"《外科图说》还发明了镰形刀切开法（图9-10）。我国医生是在世界上最早命名认识痔瘘病的，中医也是最早主张开展痔瘘手术的，且目前仍在世界上保持着绝对的领先水平。

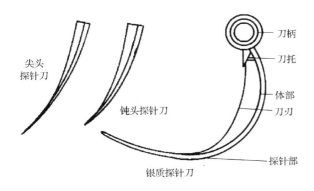

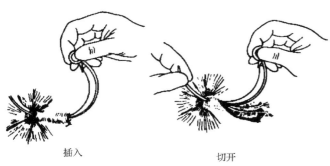

图9-10 镰形刀切开法

3. 脱管法

宋代·《太平圣惠方》即有将砒溶于黄蜡，捻为条，纳痔瘘疮窍之记载。明代·《医学入门》《外科正宗》等均有介绍：一种是将药看疮大小深浅，做成棒或条，插入窍内；另一种是药放在纸中，插入瘘管，蚀去恶肉，用生肌散等收口。

4. 挂线法

首见于明代·《古今医统》引《永类钤方》挂线术有："至于成漏穿肠，串臀中，有鹅管，年久深远者，必用永类钤方挂线法，庶可除根。"并有："予患此疾十七年，遍览群书，悉遵古治，治疗无功，几中砒毒，寝食忧惧。后遇江右李春山，只用芫根煮线，挂破大肠，七十余日，方获全功。病间熟思，天启斯理，后用治数人，不拘数疮，上用草探一孔，引线系肠外，坠铅锤悬，取速效。

药线日下，肠肌随长，僻处既补，水逐线流，未穿疮孔，鹅管内消……不出二旬，线既过肛，如锤脱落，以药生肌，百治百中。"清代·《外科图说》又创造探肛筒、过肛针、弯刀等，使挂线法更为完善。该疗法是中医老祖师留给我们的特色疗法，以治疗高位脓肿及肛瘘；目前世界上仍在普遍使用，并有新发展，如低位切开高位挂线术、多管分次紧线分批挂开法等，而且还引用到了其他专科，也取得了意想不到的效果。我国古代祖师先贤们的勤劳智慧，对世界医学的贡献至今仍无法替代。

5. 切开挂线法

切开挂线法是在继承了切开术和挂线疗法的基础上，吸收现代医学解剖知识发展起来的中西医结合治疗方法。

（1）适应证

瘘管主管贯穿外括约肌深层和耻骨直肠肌以上的高位肛瘘，包括骨盆直肠窝肌瘘、高位后马蹄形肛瘘、高位直肠后间隙肛瘘等。

（2）切开与挂线部位

凡涉及外括约肌皮下层和浅层的管道和支管采用切开法。凡主管贯穿外括约肌深层和耻骨直肠肌以上的管道与直肠内口相通的部分，采用橡皮筋挂线，以一次或多次紧线的方法缓慢勒开高位括约肌。

（3）术前准备

1）详细了解病史，进行全身及局部检查：通过视诊、指诊、探针、肛门镜检查及碘油造影X线摄片、腔内B超等，查清内口位置、管道走行及其与括约肌的关系，绘出瘘管走行及内、外口位置的肛门直肠额断面和矢断面图像，做出准确定位。

2）术前3小时温盐水灌肠，肛门会阴部备皮。

（4）麻醉方法

采用腰俞麻醉。麻醉药品为2%普鲁卡因或2%利多卡因。一般用量为20 mL。腰俞麻醉具有操作简便、安全的特点。麻醉平面仅局限于肛门会阴部，具有肛门括约肌松弛良好等优点。

（5）操作方法

患者取截石位，肛门直肠常规消毒，经指诊、探针、肛门镜检查，亚甲蓝着色，查清管道走行和内口位置后，将高位肛瘘的低位部分，即通过外括约肌皮下层、浅层和内括约肌的管道先预切开；同时切开肛瘘支管和空腔，搔刮、清除腐肉（图9-11）。

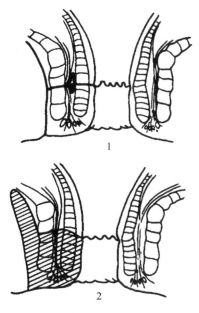

1. 坐骨直肠窝；2. 切开范围

图9-11　切开部分示意图

对贯穿外括约肌深层和耻骨直肠肌与内口相通的管道高位部分采用挂线方法，即先以探针从高位管道至内口穿出，在探针头结扎一粗丝线，再在粗线末端结扎一橡皮筋。然后将探针从管道退出，使橡皮筋被留置在管道内。根据具体病变，决定拉紧橡皮筋的程度，用一把止血钳夹住橡皮筋两端根部，再在钳下方用一条粗丝线将橡皮筋结扎（图9-12）。

在低位管道切开后，高位管道挂线前，做内口（感染的肛隐窝）处理，切开内口以下肛管皮肤、内括约肌、外括约肌皮下层，搔刮、清除感染的肛门腺，修整创面。对创面两侧的黏膜部分，分别给予粗丝线结扎，以扩大切开内口部位的创面，有利于引流（图9-13）。

对切开后创面，也可采用瘘管摘除后大部分缝合，只留肛缘挂线外创面开放引流，这样可缩短治愈天数，减少肛门皮肤形成较大瘢痕（图9-14）。

（6）术后处理

应用中医"化腐生肌"换药原则，加速创口

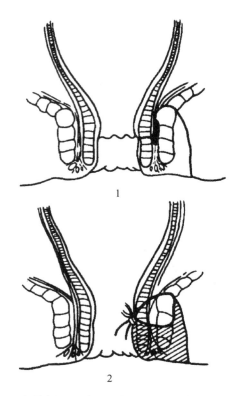

1. 耻骨直肠肌上瘘；2. 切开后在耻骨直肠肌挂线

图9-12　切开挂线法示意图

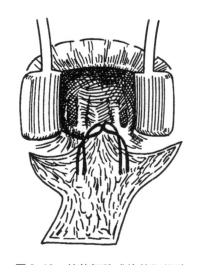

图9-13　结扎切除感染的肛门腺

愈合。由于挂线术不切除管壁，尤其结扎血管壁给组织修复带来了不利影响。单纯使用凡士林纱条，创面愈合较慢。我们通过实验研究，发现中医"化腐生肌"药，如化腐散、5%红粉玉红膏等，具有抑制大肠杆菌、变形杆菌、结核杆菌、葡萄球菌和链球菌生长的作用。在术后1周内用上述药物纱条换药有化腐生肌、加速伤口愈合作

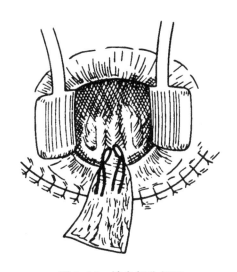

图9-14 缝合部分创面

用。当肉芽生长正常时改用玉红膏纱条。如肉芽生长不良、水肿时，改用50%芒硝或高渗盐水纱条，有消除水肿、促进陈旧肉芽变为新鲜伤口的作用。

（7）疗效

1963—1982年中国中医科学院广安门医院采用本法治疗高位肛瘘94例（耻骨直肠肌以上瘘51例，外括约肌深层以上瘘43例），痊愈93例（占98.9%），未愈1例（1.1%）。

肛门括约功能：94例除2例有轻度稀便不能控制外，其余无完全性和不完全性肛门失禁。

1982年对本组病例进行了1～20年远期疗效随访，经信访及门诊复查，获随访结果者54例（57.4%）。结果痊愈53例（98.1%），复发1例（1.9%），均无肛门失禁、移位、严重畸形、狭窄、黏膜外翻等后遗症。

（8）疗效原理探讨

为探讨挂线疗效治疗高位肛瘘不易引起肛门失禁的疗效原理。胡伯虎等采用直肠、肛门管静止压测定和组织病理学方法，进行了如下的动物实验。

1）材料与方法：实验动物为健康成年家犬20只，雌雄兼用，平均体重23.7公斤。随机分为挂线与切开两组，每组10只。在静脉注射硫喷妥钠（25 mg/kg）麻醉下进行直肠肛门内压测定和切开、挂线手术。术前先用手按压犬腹部使粪便排空，测定处理前正常直肠肛门内压，然后再行手术。

2）实验方法：将犬置左侧卧位，固定于犬解剖台，消毒肛门直肠，在截石位9点相同部位，肛缘1 cm处做一切口，从切口外送入探针，示指伸入直肠，触摸导引探针穿过肛门外括约肌及耻骨直肠肌，在直肠壁用探针人为造一内口，将探针由肛门内牵引于肛门外，沿探针切开10只犬全部肛门括约肌。另10只犬在探针尾栓系橡皮筋，由肛门内牵拉出来，拉紧两端橡皮筋，用线结扎基底部，使紧勒系挂于全部肛门括约肌。

切开与挂线后立即测处理后即刻直肠、肛门管静止压。于处理后第15天和第35天分两批将犬处死，每批每组各处死5只，并于处死前在硫喷妥钠麻醉下，测定第15天和第35天直肠、肛门管静止压。处死后完整采取犬肛门直肠标本，固定于10%福尔马林液中。

直肠、肛门管静止压的测定采取气囊式测定法。测压管为5号导尿管，尖端扎系10 mm×20 mm气囊作为压力感受器，尾端通过三向接头，分别接100 mL注射器和水压计、传感器，传感器再接直流放大器和一导生理记录仪。测定时先用注射器注入约60 mL水，使气囊充盈，管内空气排出，调整水压计于零位，记录速度为每秒25 mm，将气囊导入肛门、直肠内各约5 cm深，以每秒25 mm的速度向外牵拉，直肠、肛门管内压经传感器变为电信号，加以放大后输入记录仪，即描绘成图像。每犬均测定3次，取3次平均值作为统计值。

3）病理形态学观察方法：

①肉眼观察：均由截石位3点处切开标本，在平置板上进行大体形态观察。观察项目为创面愈合情况、瘢痕表面形态，瘢痕表面长、宽、深度及切面括约肌断端距离。其中以沿直肠轴量得的瘢痕表面最大距离为瘢痕表面长度，沿齿线平面直肠横轴量得的瘢痕表面最大距离为瘢痕表面宽度，沿瘢痕表面直肠凹陷深处量得的距离为瘢痕表面深度，沿横切面量得的括约肌两断端最大距离为切面括约肌断端距离。

②组织学观察：于齿线上方10 cm处取材，常规病理取片，马松及HE染色，光学显微镜观察。观察项目为炎症反应、瘢痕化程度及横纹肌

断裂状况。

4）结果：直肠、肛门管静止压的改变如下。

①犬肛门括约肌切开和挂线前后直肠静止压的比较：如表 9-1 所示，切开和挂线组处理后即刻、15 天和 35 天的肛门静止压与处理前正常值相比较均无明显性差异，说明犬肛门括约肌经切开与挂线手术后对直肠静止压无明显影响。

②犬肛门括约肌切开和挂线前后肛门管静止压的比较：如表 9-2 所示，切开组和挂线组处理后即刻、15 天和 35 天的肛门管静止压与处理前正常值相比较，两组均有显著性差异，其肛门管静止压的下降幅度切开组（切开后 15 天、35 天分别下降 64.1%、86.8%）大于挂线组（挂线后 15 天、35 天分别下降 28.4%、16.0%）。挂线后即刻至线脱落前，括约肌未完全分离，此时与肛门

括约肌已被全部切断的切开组相比较是缺乏齐同性的。为较好地比较两种方法对肛门管静止压的影响，我们选择挂线组已脱落、括约肌已被勒断后的 15 天、35 天动物分别与相同时间的切开组动物进行比较。结果表明，切开和挂线组在处理后 15 天和 35 天虽均可使肛门管静止压下降，但下降程度明显以切开组为高（$P < 0.01$ 和 $P < 0.001$）。如将下降幅度按差值绝对值每降低 5 cmH$_2$O 为一梯度，分为轻度下降（1 ~ 5 cmH$_2$O）、中度下降（6 ~ 10 cmH$_2$O）和高度下降（11 ~ 15 cmH$_2$O）三度。切开组高度下降 7 只犬，中度下降 3 只犬，平均值为高度下降；挂线组轻度下降 7 只犬，中度下降 3 只犬，平均值为轻度下降。显示切开可造成肛门管静止压高度下降，挂线可造成轻度下降。

表 9-1　切开和挂线组处理前后直肠静止压（cmH$_2$O）的改变

组别	处理前均值 ± 标准误（10 只犬）	处理后（均差 ± 标准误）		
		即刻（10 只犬）	15 天（5 只犬）	35 天（5 只犬）
切开组	4.9 ± 0.3	− 0.6 ± 0.3	− 0.3 ± 0.8	− 0.8 ± 0.3
挂线组	4.9 ± 0.4	0.02 ± 0.4	− 0.2 ± 0.1	− 0.1 ± 0.9

表 9-2　切开和挂线组处理前后肛门管静止压（cmH$_2$O）的改变

组别	处理前均值 ± 标准误（10 只犬）	处理后（均差 ± 标准误）		
		即刻（10 只犬）	15 天（5 只犬）	35 天（5 只犬）
切开组	18.9 ± 1.3	− 14.5 ± 1.2***	− 12.1 ± 1.6△**	− 16.4 ± 1.6△△***
挂线组	19.4 ± 0.9	− 5.2 ± 0.9***	− 5.5 ± 0.8**	− 3.1 ± 0.8*

＊处理前后差别 $P < 0.05$　＊＊处理前后差别 $P < 0.01$　＊＊＊处理前后差别 $P < 0.001$　△与挂线组比较 $P < 0.01$　△△与挂线组比较 $P < 0.001$

图 9-15 是切开组（8 号犬）与挂线组（8 号犬）处理前后直肠、肛门管静止压改变的曲线图图像。从图中可清楚看到处理后 15 天和 35 天两者的差别。切开后曲线高峰消失，仅有大气压及直肠静止压的差别，肛门管静止压几乎全部丧失；挂线后曲线高峰仍然存在，仅有轻度下降和改变，大气压、肛门管静止压和直肠静止压之间有明显差别。

病理组织学观察：

①标本肉眼观察：切开组与挂线组创面完全愈合各 9 只，不完全愈合各 1 只。切开组 10 只，

瘢痕形态均为片状，长度（27.1 ± 3.2）mm（均值 ± 标准误，不同），宽度（16.8 ± 1.7）mm，深度（4.2 ± 0.7）mm，瘢痕面积大；挂线组 10 只犬瘢痕形态均为条索状，长度（18.6 ± 1.3）mm，宽度（6.8 ± 1.6）mm，深度（4.5 ± 0.7）mm，瘢痕面积小。横切面括约肌断端距离，切开组为（22.3 ± 2.3）mm，挂线组（6.3 ± 1.0）mm。经统计学处理，挂线组括约肌断端距离明显小于切开组（$P < 0.001$）。瘢痕表面的长度和宽度，挂线组也明显小于切开组（$P < 0.05$ 和 $P < 0.001$），两组间深度则无显著差别。结果显示切开对组织损

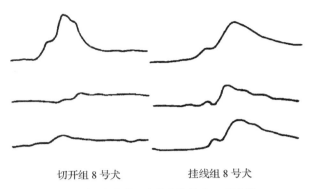

切开组 8 号犬　　挂线组 8 号犬

上线为处理前正常曲线；中线为处理后 15 天曲线；
下线为处理后 35 天曲线

图 9-15 切开与挂线处理前后犬直肠、肛门管静止压曲线

伤重，造成的创面大，愈合后可形成大面积瘢痕；挂线则创面小，愈合后瘢痕小。

②光学显微镜下观察：两组标本切片在光学显微镜下观察其组织学所见，组织间有少量炎症细胞浸润，切开组 4 只犬，挂线组 10 只犬；组织间有大量炎症细胞浸润，切开组 6 只犬，挂线组无，结缔组织轻度增生，形成较小面积的条索瘢痕，切开组 4 只犬，挂线组 9 只犬；结缔组织大，大量增生，形成大面积的片状瘢痕，切开组 6 只犬，挂线组 1 只犬。表明挂线对局部组织的刺激和损伤比切开要小。两组各 10 只犬中，均有 1 只犬横纹肌断裂不完全和愈合不全，挂线组 1 只犬为处死时线尚未完全脱落所造成。

切开与挂线后括约肌断端最终均以局部纤维化而与周围组织粘连固定。二者的显著差别在于：切开组两断端的缺口距离大，中间被大面积瘢痕所填充；挂线组两断端距离小，中间为小面积瘢痕修复。经 15 天和 35 天后肌肉本身两组均无显著再生，说明肌肉的再生能力很低。

5) 挂线疗法机制探讨：通过临床观察我们认为挂线疗法作用原理可能有以下几点。

①异物刺激作用：线或橡皮筋作为一种异物，可刺激局部产生炎性反应，通过炎性反应引起的纤维化使括约肌断端与周围组织粘连固定。

②慢性勒割作用：通过紧线或弹力收缩，可以局部产生压迫性缺血性坏死而缓慢分离，在逐渐分离过程中，括约肌分离和组织的纤维化修复可同时进行，使分离后的肌端有附着支点，就可缩小分离后距离，减少功能障碍。

③引流作用：挂线作为固定在病灶深部的导线，具有良好引流作用，可减轻感染。

④标志作用：挂线具有良好标志作用，标明外口与内口关系，为分期处理瘘管及切开已纤维化的括约肌提供准确位置。

本试验结果提示，一次性切开犬肛门括约肌，随括约肌回缩，可造成大的创面和括约肌断端大距离缺口，愈合后形成大面积瘢痕，使肛门管内压大幅度下降，排便功能受到严重障碍。通过橡皮筋将括约肌缓慢勒断，则造成的创面和括约肌断端距离小，愈合后形成小面积瘢痕，只有肛门管内压的轻度下降和轻度功能障碍。

结合临床观察，我们认为挂线疗法不易引起肛门失禁的疗效原理是：线的异物刺激作用，可引起括约肌周围产生炎性反应，进而使局部纤维化，将肌端粘连固定；线的机械勒割、缓慢分离作用，可使局部组织边分离、边生长修复。当肌端缓慢分离后，由于获得了与周围组织附着固定的支点，所以断端的距离小，创面瘢痕小，只有轻度功能障碍，不会引起排便失禁。此外，线的良好引流和标志作用，有利于创面的愈合和分期处理（图 9-16）。

6. 浅切深挂法

胡伯虎等曾采用对耻骨直肠肌以下肛瘘切开、耻骨直肠肌以上肛瘘挂线的方法，于 1972—1974 年治疗高位肛瘘 50 例，近期治愈率为 98%，经 10 年随访，复发 1 例。无排便失禁、肛门变形等后遗症。

（1）手术方法

①浅切法：主要适用于瘘管在耻骨直肠肌以下的瘘，如皮下瘘、外括约肌浅部皮下部间瘘，外括约肌深部间瘘。

手术方法基本同切开开放术，患者取侧卧位或截石位，常规消毒，因本组瘘大多是单纯型较浅的肛瘘，用局麻即可。首先要用探针结合触诊找准内口，弄清瘘管的走行方向及分支情况。然后沿由外口贯穿内口的探针切开整个瘘管，使其充分暴露，将其底部及瘘管壁周围的腐烂组织，用锐匙搔刮干净，剪除内口两侧的炎性肛窦，即原发病灶区，修剪边缘，使伤口呈底小口大的 V 字形创面，引流通畅，便于组织由基底部向上生

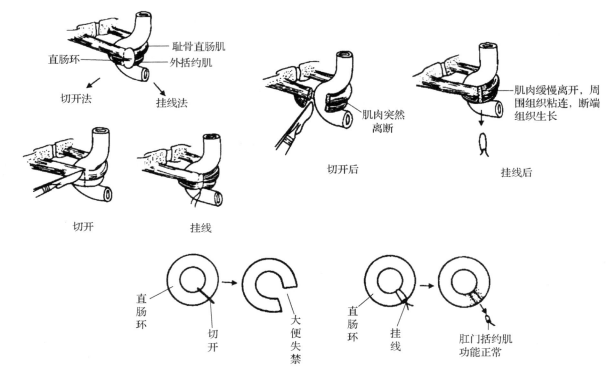

图 9-16　挂线疗法的原理

长。术中出血可用止血散压迫止血，术后可用祛
腐生肌散 3~5 日以推陈出新，待腐肉祛净后再用
生肌散纱条收口。因术中运用搔刮，且术后运用
中药祛腐生肌散溶解管壁腐败组织，故术中不必
完全切除瘘管。现多用电刀碳化掉管壁，既省事
又止血，创面还平整。

②深挂法：主要适用于瘘管在耻骨直肠肌以
上的深部肛瘘，如外括约肌深部及肛提肌间瘘、
肛提肌以上的瘘。

手术方法切开浅部组织时与浅切法相同，麻
醉可用局麻或腰麻，对深部要挂线的肌群，先在
寻清内口及管道方向后，将拴有橡皮条的深针，
通过瘘管由内口拉出，把留在肛门外两端的橡皮
条充分拉紧后，用止血钳夹着，于钳下部用丝线
一次扎紧，使其紧紧地压迫肛管直肠环肌群上，
留长线头和另一条附线，以便观察及必要时紧线。
由于高位瘘管多弯曲和多有支管，所以术中要细
致探查清瘘管走行方向及分支情况，对一下找不
清内口的弯曲瘘管可边切边找，先切开皮下组织
后再细致寻找，切忌用力乱捣，造成人工内口，
致术后复发。对所有分支要切开，加以处理，勿
使遗留，形成后遗症。术后每日中药坐浴换药，

方法及用药同浅切术，一般 8~10 日内橡皮条脱
落，若 10 日后尚未脱落，可拉出线头紧线，若大
部分已剖开，也可剪开组织取出。

（2）关键与要领

运用浅切深挂法或其他方法治疗肛瘘，都一
定要抓住两个关键、一个要领。

两个关键：一是手术要获得成功，关键在于
正确地处理内口和瘘管；二是要防止大便失禁，
关键在于正确处理肛管直肠环和重要肌肉，清楚
局部解剖及肛周生理关系。

一个要领：要正确处理创面，使其充分引流
通畅，让伤口由底部向上生长，防止桥形假愈合。

7. 国外对挂线疗法的应用

（1）挂线引流法

Kennedy 和 Zegrra 认为挂线主要起引流作用，
提出了一种治疗经括约肌瘘和括约肌上瘘时保护
肛门功能的方法。首先切开外口至外括约肌的边
缘，而后用 1 号丝线松松地绕过外括约肌，7~10
天后，拆去丝线，每日坐浴，填塞换药，直至痊
愈。治疗 40 例，有 25 例移去挂线后，首期愈合，
8 例有气体失控，6 例有黏液沾污，1 例有偶然的
稀便失控。Thommson 和 Ross 运用此方法治疗 12

例经括约肌瘘和括约肌上瘘，5 例移去挂线后，首期愈合，有 2 例发生液体和气体的失控。与前者不同的是，他们是在 6 周后，待创面基本愈合时，才拆去挂线。

（2）挂线标志法

Williams 用此法治疗 24 例经括约肌瘘和括约肌上瘘。方法：先将外侧瘘管管道及内括约肌切开，用丝线松松地绕过外括约肌深部的瘘管和内口，4～8 周后，待外侧创面逐渐生长愈合，以所挂的线为标志，二期切开深部的管腔。24 例平均愈合时间为 17 周，术后 1 例大便失禁，13 例肛门节制功能下降，2 例复发。Rusell 等报道该法治疗 65 例，3 例发生肛门失禁，2 例复发。Van Tets 和 Kuijpers 也将高位肛瘘分两步处理，先切开括约肌间瘘管管腔，用丝线标志外括约肌上端瘘管及内口，待外创面基本愈合后再切开保护瘘管。但治疗后肛门节制功能失调率为 34%，由此认为这种手术方法并不能很好地保护肛门功能。

（3）挂线紧线法

Michael R. B. Keichley 等，在他的《结肠直肠外科手术图谱》一书中主张对复杂性肛瘘进行挂线治疗，他的方法是将丝线和引流管挂在肛门括约肌上，切开覆盖在瘘管上内外口之间的皮肤，然后拉紧丝线并将引流管打结，两周后挂线会自行切割约 1/2 的括约肌，再次紧线 2 周后切割剩余 1/2 部分的外括约肌。术后外括约肌仅有一点点分开，可以感觉到肌肉上有细小的缺损，术后患者可以有良好的大便控制能力。图 9-17 是他的挂线过程。他对高位内盲瘘（图 9-18）及肠壁上在内口的越过肛提肌上的复杂性肛瘘也采用引流加挂线的方法（图 9-19）。对马蹄形肛瘘同样采取的也是切开瘘管，对后正中处括约肌进行挂线处理的方法（图 9-20）。

这本书的 4 位作者：Michael R. B. Keichley 是英国伯明翰大学医学院外科教授、伊丽莎白女王医院外科教授；John H Pemberton 是美国明尼苏达州罗切斯特医学院结直肠外科教授；Victor W. Fazio 是美国俄亥俄州立大学医学院外科教授；Rolland Parc 是巴黎大学外科系主任。这英、美、法著名学者对挂线的肯定，说明西方对挂线治疗已广泛应用。Hanley 在治疗急性肛瘘性脓肿时，

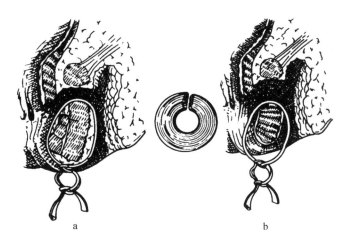

图 9-17　国外常用的挂线方法

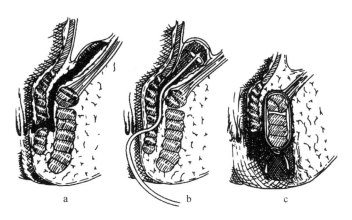

图 9-18　高位内盲瘘的挂线法

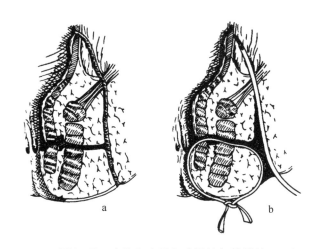

图 9-19　高位复杂性肛瘘引流加挂线法

不仅将挂线用作引流，亦将它用作切割线。首先切开感染腔，充分引流，将线挂在肛门外括约肌上，以免深部的空腔早期闭合，约 2 周后，待创面缩小，感染控制，间断紧线，逐步切断括约肌。

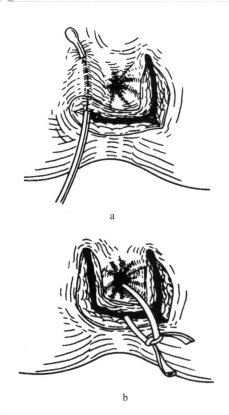

a

b

图9-20　马蹄形肛瘘的切开挂线法

Hanley 认为此法无任何不适，而肛管缺损可降至最小。Culp 运用弹力线治疗 20 例复杂性肛瘘，取得良好疗效，20 例肛门节制功能与术前相比未受到损害。William 亦运用此法治疗了 13 例，平均愈合期为 16 周，术后 1 例肛门失禁，7 例肛门节制功能失常。Christense 对 23 例用一期挂线切开法治疗 2～14 年（平均 8 年）的患者进行问卷调查后，提出相反意见，认为挂线法虽治好了肛瘘，但 62% 的患者有轻度肛门失禁，且未能逐步改善。

8. 内口切开药线管道引流法

李雨农等采用内口切开药线管道引流法，于 1976—1983 年治疗肛门直肠瘘 75 例，且全部治愈。该法保障了肛门生理功能和外观，且是由李雨农提出的具有我国特点的肛门括约肌保存手术方法。

（1）病例选择

凡符合以下条件之一者，均属于治疗对象。

①外口距肛缘 5 cm 以上；②外口较多，瘘管弯曲；③复杂性直肠瘘，并伴有较多支管者。

（2）药线的制作

1）药物：江子油一瓶，生栀子 12 g，生南星

12 g，大生地 12 g，黄柏 12 g，雅连 12 g，苦参 30 g，白砒 12 g，犀牛黄 9 g，梅片 3 g，金墨一锭，甘草 12 g（张荣辉方）。

2）药线制法：用 60 克 8 号粗丝线，浸泡于江子油中 24 小时，取出晒干备用；将白砒、犀牛黄、梅片磨细备用；将其他药物煮沸、熬浓，将研细的白砒等混匀，加入熬浓的药液中，用金墨在药液中缓慢磨动，直至全部药水变黑，将晒干备用的丝线放入药水内，全部浸湿后，取出晒干，再浸入直到药水浸完为止，丝线晒干后，可放入密闭瓶中，加入少许麝香保存备用。

（3）手术操作方法

1）术前准备：普鲁卡因皮试，术前解尽大便即可。

2）手术方法：患者侧卧，暴露会阴部，常规消毒。在肛缘点状麻醉下，括约肌较松弛，有利于粗探针从外口直达内口，用加有少量肾上腺素的 2% 普鲁卡因、浸润麻醉瘘管周围组织、内外口及其附近，用亚甲蓝注入瘘管染色。

①内口在后位者：切开瘘管，切口与肛沿成正角，并向后延伸直至管道向前弯曲处。

②内口在其他处者：同法切开内口段瘘管，并将肛门外括约肌横行切断 1/3～1/2。用圆头粗软探针从外口深入瘘管，从切口穿出，将探针两端弯曲向内成环，用力向外牵引，用特制挖耳式刮匙搔刮瘘管，依次刮尽已染色的管壁，抽去探针，顺势将药线引入瘘管，于内口端结扎一豆大油纱布球，压入切口内，药线则留入瘘管内，既有化腐作用，又可引流瘘管。外口处同样可结扎一干纱布块，吸收瘘管流出的分泌物，另外可于创面和外口处覆盖干纱布，用胶布固定，切口用少量三号止痛液。

3）术后处理：术后不需特殊处理，饮食照常，行动不受限制，每日便后热盐水坐浴，术后 2 日将切口内纱布球拉出剪断药线，外口处则松解和去除纱布球，仅将药线留置瘘管中，切口处用油纱布压迫，以防粪便再次进入瘘管，术后 4～5 日抽出药线，切口每日用九华膏纱布换药，直至痊愈。

9. 低切多方位挂线术（笔者式）

本术式适用于高位复杂性多发瘘管，有 2 个

以上内口和 2 个以上主管道，不能一次性切开者。其他按常规处理。先低位切开主管道或支管腔，修理好创面，将多管视情况分别挂以橡皮筋，根据解剖部位按走向先紧哪根线，后分次紧哪根线。术后其他处理相同。此法避免了大面程深部损伤肛门功能，能一次性治愈，但愈合时间延长。

三、西医疗法

（一）历史

早在公元前古希腊医圣希波克拉底（公元前 460—前 375）就描述了肛瘘切开术和切断肛门括约肌会造成排便失禁的灾难性后果。古罗马学者 Calsus（公元前 25—公元 14）就详细记载了肛瘘切开方法。1918 年在古罗马庞贝城废墟中发掘了一些肛门直肠手术器械，有肛门镜、肛门探针等，说明在当时（公元 79）已施行着包括肛瘘的许多肛门直肠手术。14 世纪英国医生 Arderne（1370）具体描述了沿一个导向探针，用细长手术刀切开瘘管的方法。17 世纪法国著名外科医生菲利克斯用特制手术刀成功地治愈法皇路易十四的肛瘘，并获巨额报酬，反映了欧洲的肛瘘手术已达相当发达水平。然而 1 000 多年以来占肛瘘治疗统治地位的手术方法却变化不大，一直使用的是经典的肛瘘切开或切除术。外科医生长期以来认为，肛瘘是直肠肛门部黏膜或皮肤损伤后感染的结果。对于肛瘘的深入研究则是近百年才开始的。1835 年圣·马克医院成立后 F Salmon 对肛瘘的切开开放手术做了改进，切开采用 T 字形引流通畅。之后该院的 Lockhart-Mummery（1934）、Gabriel（1948）、Milligan-Morgan（1934）又改良了手术方法，使肛瘘治疗进入一个新阶段。

（二）手术方法分类

现代肛瘘的手术方法可以分为括约肌切断手术和括约肌保存手术两大类。括约肌切断手术是以往应用最普遍的手术方法，一般又称为开放创面术式。为了缩短治疗天数和保护肛门功能，开放创面术式又出现了许多不同的术式（表 9-3）。括约肌保存手术，又叫作肛瘘的剔除手术，是近年来迅速发展起来的手术方法，只要能明确找到

肛瘘的原发病灶，合理施术，就能不切断肛门括约肌而治愈肛瘘。由于该术式能较理想地保护肛门功能，所以采用者逐年增多，目前的手术方式如表 9-4 所示，已有好多种。该术也成为肛瘘手术的主流和发展方向。

如隔越幸男等目前对 60% 以上的肛瘘采用括约肌保存手术。

表 9-3 肛瘘括约肌切断术式

（1）切开开放术（lay-open 法）	1）瘘管切开术 2）瘘管摘除术
（2）瘘管摘除植皮术	
（3）瘘管摘除缝合术	
（4）瘘管摘除二次切开术	
（5）瘘管摘除黏膜封闭内口术	
（6）瘘管摘除肌肉填充术	

表 9-4 肛瘘括约肌保存手术

（1）瘘管剔除术	Parks 的 Coring-out 法
（2）内括约肌切开术	Eisenhammer 法
（3）肛瘘剜除术	Goligher 法
（4）内口切除缝合闭锁术	副岛谦法
（5）皮肤瓣闭锁术	隔越法
（6）瘘管切除皮肤瓣闭锁术	隔越法
（7）皮下原发病灶切除缝合术	隔越法

（三）括约肌切断术式

1. 切开开放术

这是一种传统的手术方法，切开或摘除肛瘘后依靠肉芽填充愈合，也是从古至今仍为临床习用的可靠方法之一。可分为瘘管切开术和瘘管摘除术两种形式。

（1）瘘管切开术

取侧卧位或截石位，局麻或骶麻，碘伏常规消毒肛周。采用触诊、探针、牵拉法或染色法，确定内口后，沿探针切开瘘管，切除外口。并向外侧延长切口做 T 形切开，分别修剪两侧皮瓣，使呈三角形引流通畅的创面。术后换药，通过肉芽填充自然愈合。该术式是 F Salmon 设计的经典术式。优点是引流通畅、创面修复平整，缺点是

愈合时间长（图9-21）。

（2）瘘管摘除术

一般处理同切开术。不同点是切开瘘管后，需仔细剪开剥离结缔组织化的条索状管道，现在用电刀剔除很方便，也可电刀电离子刀碳化掉，完全摘除瘘管后，然后修整创缘皮肤，并切除感染的原发病灶，缝合内口止血或电凝血。术后换药，创面自然愈合。该术式彻底清除了瘘管及原发病灶，因此是肛瘘摘除缝合术及括约肌保留术中瘘管摘除的基础，肛肠医师都应掌握这一基本术式，以便能进一步开展各种变法的肛瘘手术（图9-22）。

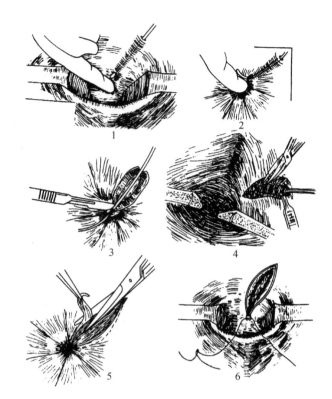

1. 由外口插入内口；2. 将探针折弯引出；3. 沿探针切开肛瘘；
4. 摘除瘘管；5. 整修创缘；6. 内口缝合止血

图9-22　瘘管摘除术

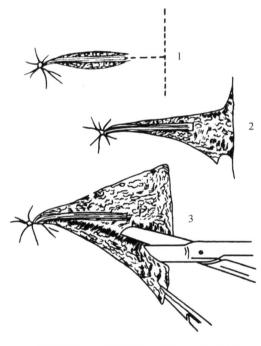

1. 切开瘘管；2. 使创面呈三角形；3. 修整皮缘

图9-21　瘘管切开术

2. 瘘管摘除植皮术

1927年，Gabriel首先在肛门手术创面进行植皮取得成功。1948年Connel等做了改进和推广。1954年，Hughe S（1954）在肛瘘开放创面进行植皮取得了缩短治愈天数的良好成绩，遂为临床所采用。我国陆琦等采用游离皮片与带蒂皮瓣移植术治疗复杂性肛瘘、肛门溃疡及肛管皮肤缺损等病变98例，得到了缩短疗程、减少瘢痕、保护肛门功能等较好效果。手术方法如下。

（1）皮片移植

供皮区选自患者大腿后方上1/3或内侧，用鼓状植皮机或滚轴植皮刀切取所需大小的中厚皮片。巨大创面植皮者，可用数张皮片拼接，取"000"黑丝线间断缝合皮片边缘。为防止移位，将皮片与创面之深部相互固定缝合数处，如移植皮片张力较大，应在皮片固定缝合之间做数个减除张力小切口，有利于引流。中等大小创面植皮者，在缝合皮片边缘时，每隔数针留一长缝线，以作加压包扎之用。但对低凹创面，在皮面上仍需加以固定缝合（图9-23）。

（2）皮瓣移植

选用皮瓣旋转或皮瓣滑行。旋转法是在肛门健康皮肤上按预定皮瓣轮廓切口，分离皮下组织成一耳状的带蒂皮瓣。皮瓣宽度与长度的比例以1:2为宜。向下旋到肛管创面上，用"000"黑丝线依次间断缝合边缘，肛管对侧采用同样方法处理。滑行法是按预定皮瓣轮廓切开，分离皮下组织呈两头带蒂的皮桥，将此皮桥推向肛管创面上，周围间断缝合固定，供皮区创面外侧游离边缘皮下组织做纵形缝合。术终用0.1%雷夫奴尔润湿纱条垫入肛管，外加敷料固定。

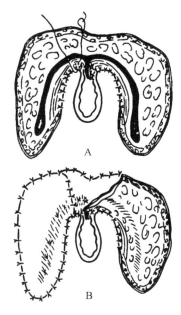

A. 切除瘘管后扩创；B. 植皮于创面

图9-23 植皮方法示意图

注意事项：肛门部皮肤难以保持无菌，易于被粪便污染，因此会影响植皮的成活率。陆琦在98例植皮手术中，有6例移植皮肤大部分坏死；3例是用皮片移植，因清创不彻底与局部感染，以致皮片全部坏死脱落。另外3例是肛管皮肤缺损做皮瓣移植，由于原缺损皮肤已被直肠黏膜所代替，术时没有彻底切除这些黏膜与皮瓣，旋转部狭小，血供不良，以致移植皮瓣80%以上坏死。因此必须注意：

①术前充分做好局部与全身性准备，是提高植皮成活率的一个重要方面。除做好肠道清洁准备外，对复杂性肛瘘脓性分泌物多者，必须彻底敞开瘘孔，使引流通畅。伤口表面用0.1%雷夫奴尔持续湿敷，经3~4天后，瘘孔无分泌，即可手术。肛管皮肤缺损伴有肛门松弛、黏膜下垂、分泌黏液者，可引起肛周皮炎，应先予处理，待恢复后再做肛周供皮区的准备。凡体质虚弱或贫血者，也要注意先予以纠正。

②清创要仔细彻底，特别要妥善处理肛瘘内口。无论肛瘘如何复杂，原发内口总是在某个肛隐窝，根据作者统计，肛瘘原发病灶在肛隐窝者，占98.6%。因此，做肛瘘切除植皮时，必须同时处理好内口。在59例复杂性肛瘘与马蹄铁形肛瘘、内口与管道连同肛管一次性切开刮扒皮片移植术中（肛管处不做植皮），大部分都获得成功。

③术后排便不宜过早，粪便不能过硬。如大便过早、过硬不仅会使植皮区污染、损伤，而且能使肛管植皮皮瓣更易被坚硬粪块挤伤脱开。因此，根据植皮部位、范围，适当控制排便时间甚为重要。一般控制5~7天后，每晚用植物油20 mL保留灌肠，次晨再用盐水灌肠通便，使用此法2~3天，至患者可自行排便为止。

④辐射热治疗：本组16例大面积植皮术后第2日完全暴露植皮区，用光热照射（用25支光灯泡6只串联接法），每次15~20分钟，每日2次，照射后仍用凡士林纱布、敷料固定。照射后患者有温热舒适感，植皮区渗出液减少，且无感染、坏死发现。鉴于植皮区暴露照射有良好效果，此法值得进一步试用。

3. 瘘管摘除缝合术

根据不同情况可采用一期切除缝合闭锁术、二期缝合闭锁术或半开放半缝合等不同方法。1903年Tuttle即已采用肛瘘一期缝合术，1949年Starr改进了手术方法，取得满意疗效。该法的优点是可缩短治愈日数、防止肛门变形、保护肛门功能；缺点是易感染复发，失败后反使治愈日数延长、病情复杂，所以赞成与反对的意见屡屡出现。一般认为运用此法必须合理选择病例和严格掌握无菌操作技术，病例选择应以低位直型单纯瘘为主，术前、后应给予抗生素控制感染。术中应彻底切除瘘管及瘢痕组织，使创面新鲜柔软，缝合应由基底对位，不留无效腔（图9-24），控制排便3~5天，1周拆线。

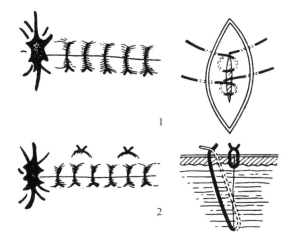

1. "8"字形缝合法；2. U形缝合法

图9-24 摘除缝合法

4. 瘘管摘除二次切开术

又称 Millgan-Morgan（1934）：步程序切开术。方法是将高位肛瘘的肛管直肠环以下瘘管先行切开，对肛管直肠环以上的瘘管，留置一手术线或橡皮筋作为标志线（图 9-25）。待 2~4 周后再行切开，这样可防止肛门失禁。该法与我国传统的挂线疗法大同小异。不同之处是挂入线后不紧线，仅作为下一次手术切开的标志，括约肌的分离仍用刀切开，而我国的挂线法是以线代刀，通过橡皮筋的缓慢勒割作用使括约肌分离。

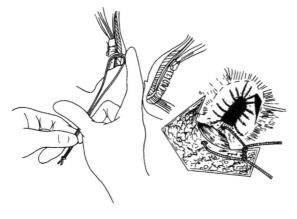

图 9-25　肛瘘二次切开术

5. 瘘管摘除黏膜封闭内口术

是 Whitehead 设计的一种肛瘘术式。方法是将

瘘管从外口剥离至内口，不切除。再剥离瘘管上方的直肠黏膜，将瘘管连同直肠黏膜一并牵拉至肛门外缘加以切除，并进行环状切术后的环状缝合（图 9-26）。对复杂瘘、弯曲瘘无法清理干净瘘管，所以现已少用。

6. 瘘管摘除肌肉填充术

方法是将瘘管切开摘除后，充分暴露外括约肌浅层，根据需要填充的内口决定切除创面的大小和深浅，分离并切断部分外括约肌浅层（图 9-27a；图 9-27b）。充分搔刮内口，加以清洗后将外括约肌浅层肌端圈折叠充填入内口陷凹部（图 9-27c）。在圈折的肌肉根部进针将肌层与直肠黏膜缝合固定（图 9-27d），使陷凹的内口切除部得以填充（图 9-27e）。术中换药使开放创面自然愈合，7 天拆去缝合肌肉处的线。

（四）括约肌保存术式

切除原发病灶及瘘管但不切断肛门括约肌的保存肛门括约肌的肛瘘手术，是近 20 年来为避免手术中损伤括约肌、保护肛门功能而发展起来的术式，目前使用的主要有以下几种术式。

1. 肛瘘剔除术（1961 年 Parks 的 Coring-out 法）

该法根据肛瘘是肛门腺感染的学说，对肛瘘

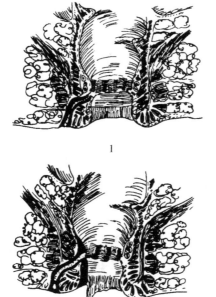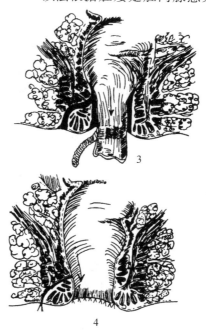

1. 瘘管；2. 将瘘管剥离；3. 剥离后连同直肠黏膜一并切除；4. 环状缝合创面

图 9-26　瘘管摘除黏膜封闭内口术

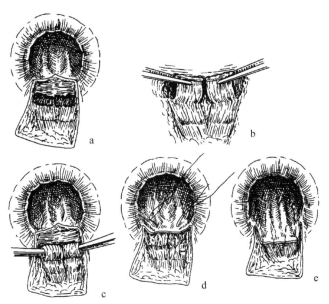

图 9-27　瘘管摘除肌肉填充术（隔越法）

内口的感染肛隐窝从上方 0.5 cm 到肛门上皮，做一卵圆形切口，彻底清除内括约肌下脓肿，使创面开放，再从外口（Coring-out）剜除瘘管，使呈口大底小的洞状开放创面，保存不切断肛门括约肌，使创面开放愈合（图 9-28）。自 Parks 创出此法治愈 38 例肛瘘以来，此法成为现代括约肌保存手术的基础，通过不断改进被广泛应用于临床。

2. 内括约肌切开术（Eisenhammer 法）

根据肛瘘是"瘘管性肌间脓肿"学说，对肌间脓肿及肛瘘主张：从肛门内侧切开感染肛隐窝及脓肿下内括约肌，进行肛门内引流、不切断外括约肌。对于这种方法 Parks 认为，仅切开内括约肌而不充分切开延伸到肌间的脓肿及瘘管，有复发的可能性。

3. 肛瘘剜除术（Goligher 法）

对内口的处理基本上与 Parks 的相同，不同的是对瘘管的处理，认为对坐骨肛门窝瘘等复杂肛瘘，可以让瘘管残存，只要用锐匙搔刮干净就行了，他用此法治疗的 30 例，经 3 ~ 5 年随访，疗效满意。

4. 内口切除缝合闭锁法（副岛谦法）

对内口及感染的病灶彻底切除后缝合闭锁，由外口充分搔刮瘘管腔内污染组织，放置聚乙烯管引流，不完全剜除管道，通过内口闭锁，期望瘘管愈合（图 9-29）。

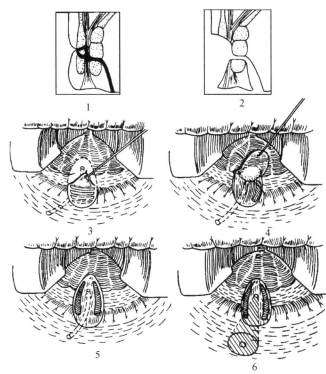

1. 肛瘘原发部位与走行；2. 剜除区设计；3. 切除肛门皮肤；
4. 切开内括约肌；5. 彻底清除原发病灶；6. 剜除肛外瘘管

图 9-28　肛瘘剜除术（Parks 法）

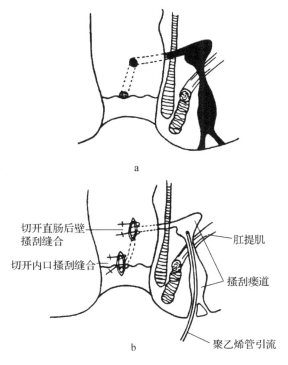

a. 骨盆直肠窝瘘；b. 内口切除缝合，外口引流

图 9-29　肛瘘内口缝合术（副岛谦法）

5. 皮肤瓣闭锁法（隔越法）

是根据 Whitehead 的瘘管摘除黏膜封闭内口术

和肛裂的切除后黏膜封闭术设计的式式，简称SSG法（Sliding Skin Graft法）。方法是切除内口的感染原发病灶，即感染的肛隐窝及内括约肌。由肛缘做带蒂皮瓣游离至切除区创面，将皮瓣与直肠黏膜缝合。封闭肛瘘内口，从外口搔刮瘘管，并切除外口结缔组织，使引流通畅。切除范围仅限

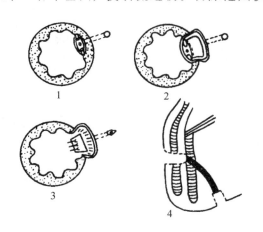

1. 将原发内口纺锤状切开，切除感染肛腺及内括约肌；
2. 由肛缘游离带蒂皮瓣；3. 将游离皮瓣与黏膜缝合，闭锁内口区；4. 切除范围（虚线区）限于内口及外口，保留括约肌

图9-30 皮肤瓣闭锁法（隔越法）

7. 皮下原发病灶切除缝合法（隔越法）

方法是将齿线位原发病灶由肛缘皮肤做一弧形切口，按照Parks法（Coring-out）剥离切口下感染肛隐窝、肛腺及内括约肌并将其切除，切除内口后将皮肤和黏膜缝合。外口仅切除隆起的结缔组织，瘘管保留，不触及外括约肌。适用于低位肛瘘、瘘管单纯者。为防止缝合处因张力大而裂开，导致手术失败，也可以在后方做一减低张力的切口，以保障缝合切口的顺利愈合。（图9-32）

国外肛门括约肌保存术的理论依据是隐窝腺感染学说，其基本式式是Parks提出的根治低位肌间瘘的"肛瘘剜除法"。肛瘘保存括约肌术式的基本要点是：①彻底切除肛隐窝；②剜除内括约肌间原发病灶及内、外括约肌中的瘘管；③无论外口数量有多少，均将其切除，创面开放引流。肛瘘保存括约肌术式术后疼痛轻，防止了功能障碍的发生，肛门部瘢痕少，保持了柔软性及弹性，大多都避免了肛门漏气、漏液等，且疗程缩短，治愈率一般较高。

近10年来，肛瘘的括约肌保存术在我国也有

于内口及外口，不切断经括约肌的部分瘘管。（图9-30）

6. 瘘管摘除皮肤瓣闭锁法（隔越法）

方法大致与皮肤瓣闭锁法相同。不同处是将瘘管由外口摘除至括约肌，切除范围大（图9-31）。适用于单侧性肛提肌下瘘（ⅢU）。

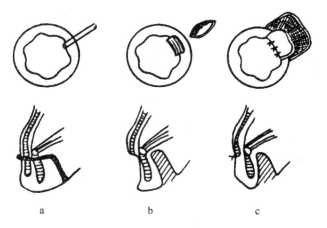

a. 贯穿外括约肌深部的肛瘘（ⅢU形）；
b. 切除原发内口及摘除外口和部分瘘管；
c. 移植肛缘皮肤瓣与黏膜缝合，闭锁原发内口

图9-31 瘘管摘除皮肤瓣闭锁术（隔越法）

广泛应用和发展，现介绍几种主要术式。

1. 内口封闭药捻脱管术

是一种中西医结合肛瘘保存括约肌的手术方法。我国学者凌朝坤采用内口封闭药物灌注脱管治疗高位肛瘘，认为此方法属于保存括约肌手术的一种特殊类型。其理论基础在于把手术的重点放在彻底清除内口与原发病灶上，对瘘管的处理采用中医药物脱管的经典方法进行。脱管药物选用3%碘酊，达到祛腐生新"药物扩创"的治疗效果。另外，高浓度碘酊的刺激可促进管壁纤维渗出、加速空腔堵塞闭合，从而达到治愈的临床效果。

2. 旷置引流术

作者的方法是患者取侧卧位或截石位，骶麻或局麻，扩肛，清洁消毒直肠腔后，准确寻找内口，并探明瘘管走向及位置，先处理内口，切开内口及内口下的部分内括约肌，扩创至肛缘，使内口充分敞开，引流通畅，呈三角形，以彻底清除原发病灶。然后将外口及部分肛外瘘管剔除，用锐勺搔剔经括约肌的瘘管，清除部分坏死组织

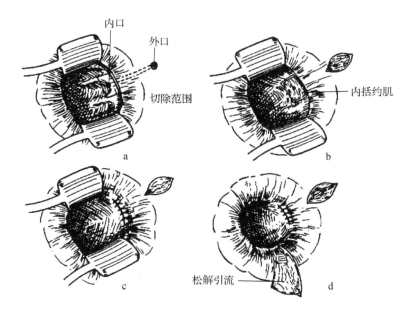

a. 原发内口的切除范围；b. 切除原发内口及内括约肌、切开外口结缔组织；c. 缝合内口；d. 在后方肛缘做一开放减张切口

图 9-32 皮下原发病切除缝合法（隔越法）

及瘢痕，不切断、损伤肛门外括约肌群，只在内、外口之间，留置一较粗手术线或橡皮筋，不紧线结扎，作为引流物和标志物。旷置创口，开放换药，让创面通过肉芽填充而愈合。此法集中医挂线、切开、脱管疗法之长，吸取现代医学保留括约肌的优点，既能彻底清创、拔根塞源、保持创口引流通畅，使邪有出路，又能维护肛门主体结构。国内董平应用旷置引流术治疗复杂性肛瘘 38 例，全部治愈，肛门功能良好。疗程为 15～40 天，平均 26 天。术后随访 2～10 年，无复发。南京市中医院肛肠科、湖南中医药大学第二附属医院肛肠科对旷置切开引流术还进行了深入的基础研究和临床观察，通过手术前后盆底肌电图与肛管直肠压力的测定，肯定了旷置术明显优于切开挂线疗法。预计本方法将作为传统挂线疗法的提高和发展，成为具有中国特色的括约肌保存术式而越来越得到广泛应用，并走向世界（图 9-33）。

3. 内口切开术

黄乃健等采用内口切开术治疗低位肛瘘 150 例，均痊愈，随访 125 例 3～5 年，无复发。本术式的特点如下。

（1）内口切开，去除原发病灶

本术式处理内口属于直接切开法，其操作程序与传统切开法不同，是由内而外地切割（图9-34）。当显露内口后，在隐窝钩的导引下，将内口和其邻近管道切开，创口开放不予缝合。将内口切开后，内口就已不复存在，邻近管道的切开有利于原发病灶的清除。此术对内口的处理是基于去除内口而并非闭锁内口，由于同时切除了邻近管道而加强了疗效。当内口切开，原发病灶去除后，所形成的较小创口很快愈合，原内口和管道内端处代之以较小的瘢痕组织而使肛瘘痊愈。

（2）管道搔刮，残管闭锁

本术式仅将与内口相连的管道切开，管道之大部分作为次要矛盾而予以保留。术中因对管道和外口处进行搔刮，故管腔和外口区亦可形成新鲜创面，术后炎症刺激，旷置的管道因结缔组织增生而逐渐闭锁。临床观察肛瘘内口和管道端切开后，随着创面的逐渐愈合，肠内感染物质不再侵入瘘管，而使肛瘘在一段时间成为一窦道。原来的肛瘘内口、管道、外口三大部分，仅剩余外口和管道之大部分，待管腔闭锁后肛瘘痊愈。正像大江截流一样，在江河之某段设堤筑坝，则可使其下游之水干涸，因而此术又称为肛瘘截根术。内口和邻近管道的切开，起到了拦江筑坝、大江截流般的作用。低位肛瘘管道多较短浅，亦少有空腔存在。临床实践证实，此术可顺利治愈低位肛瘘。

（3）标本兼治，以治本为主

肛瘘不能自愈的关键是由于内口存在，此术

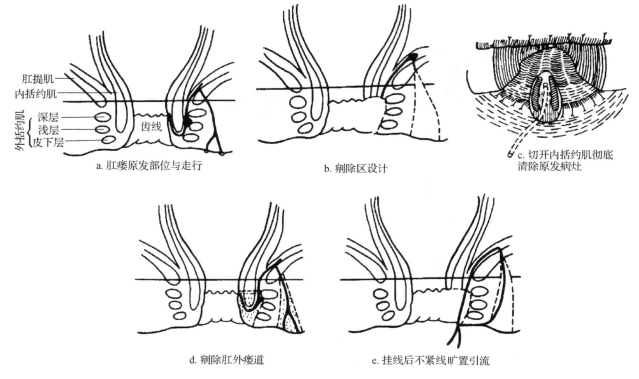

a. 肛瘘原发部位与走行

肛提肌
内括约肌
外括约肌 深层
浅层
皮下层
齿线

b. 剜除区设计

c. 切开内括约肌彻底
清除原发病灶

d. 剜除肛外瘘道

e. 挂线后不紧线旷置引流

图 9-33 高位复杂性肛瘘的旷置术（胡伯虎法）

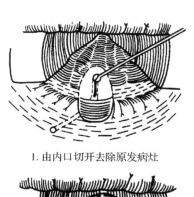

1. 由内口切开去除原发病灶

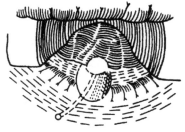

2. 管道搔刮予以保留

图 9-34 低位肛瘘内口切开术（黄乃健法）

式将内口切开，去除内口则为治本。同时，对大部分保留之瘘管进行处理后使其自愈，此为治标。治标者不必彻底切割，仅以搔刮法促其闭合就可以。

实验研究显示：肛门外括约肌肌电图、肛肠动力学与肛门节制功能等指标，均明显优于对照组。黄乃健等的这一研究成果反映出我国在括约肌保存术式的应用方面，已接近和达到了国际先进水平。

四、特殊肛瘘的治疗

（一）高位肛瘘

1. 概念

高位肛瘘有两种概念。① Milligan-Morgan（1934）依据瘘管在齿状线的垂直位置和水平位置，将瘘管行经齿状线平面以上的称为高位肛瘘，以下的称为低位肛瘘。②Parks（1967）则以瘘管是否越过最高的自控肌层为界，将瘘管越过肛提肌（主要是耻骨直肠肌）的称为高位肛瘘，在肛提肌以下的称为低位肛瘘。他给高位肛瘘所下的定义是："高位肛瘘是指一个瘘管越过最高自控肌肉上方的肛瘘。"在治疗中存在问题较多的是后一种高位肛瘘。它的发病占肛瘘构成比的 0.6% ~ 3%。发病年龄以青壮年为主，平均发病年龄47岁。男性明显高于女性，男女比为 4.5 : 1。

2. 分类

对高位肛瘘的分类，各家见解不一。主要分类法有以下几种。

（1）Parks 分类法

将高位肛瘘分为 4 类 14 型（表 9-5）。

表 9-5　Parks 高位肛瘘分类（1916）

类	型	例数
高位括约肌间瘘	A. 简单的瘘	0
	B. 肌间盲瘘	0
	C. 在直肠壁有内口的瘘	9
	D. 肛门部没有外口的瘘	5
	E. 肛门部有外口的瘘	18
	F. 继发于骨盆疾病的瘘	1
穿过括约肌瘘	A. 不复杂的瘘	0
	B. 伴有坐骨直肠窝瘘	40
括约肌上瘘	A. 不复杂的瘘	10
	B. 蔓延到直肠周围瘘	55
括约肌外瘘	A. 继发性肛瘘	13
	B. 外伤性瘘	1
	C. 特殊肛门直肠疾病引起的瘘	1
	D. 骨盆感染的瘘	1

Ⅰ类：高位括约肌间瘘，是指瘘管在内、外括约肌肌间，向上越过肛提肌瘘，有 6 种类型（A、B、C、D、E、F）。Ⅱ类：穿过括约肌瘘，指高位坐骨直肠窝瘘，向上穿过外括约肌及肛提肌瘘，有 A、B 两种类型。Ⅲ类：括约肌上瘘，指位于肛提肌上的骨盆直肠窝瘘和直肠旁瘘，有 A、B 两种类型。Ⅳ类：括约肌外瘘，指继发于其他直肠病和外伤性高位肛瘘，有 A、B、C、D 4 种类型。

（2）隔越分类法　Ⅰ类：高位黏膜下瘘。单纯型：黏膜下直瘘；复杂型：黏膜下弯曲瘘或环状瘘。Ⅱ类：高位肌间瘘。单纯型：高位肌间盲瘘或直型瘘；复杂型：高位肌间弯曲瘘或环状瘘。Ⅲ类：高位后马蹄形瘘（双侧坐骨直肠窝瘘）。单纯型：后马蹄瘘伴高位肌间瘘；复杂型：后马蹄瘘穿越肛提肌。Ⅳ类：肛提肌上瘘（骨盆直肠窝瘘）。

（3）胡伯虎分类法（1982）（图 9-35）

Ⅰ类：高位黏膜下瘘。单纯型：瘘管仅在肛提肌上方直肠黏膜下，为一条向上伸延瘘管，原发内口在齿状线附近。复杂型：向上伸延的瘘管弯曲蔓延在直肠黏膜下或环状盘绕在直肠黏膜下。弯曲的瘘管，常可使直肠形成瘢痕性狭窄。

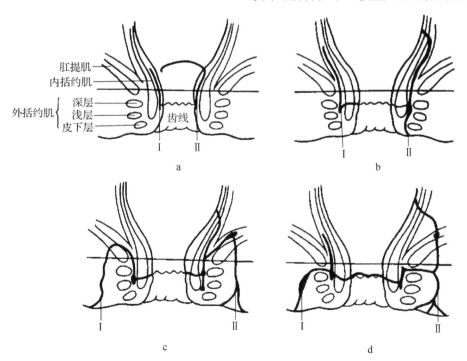

Ⅰ. 单纯型；Ⅱ. 复杂型。a. 高位黏膜下瘘；b. 高位肌间瘘；c. 骨盆直肠窝瘘；d. 高位后蹄铁形瘘

图 9-35　高位肛瘘分类

Ⅱ类：高位肌间瘘。单纯型：仅有内外括约肌肌间有向上伸延越过耻骨直肠肌平面的瘘管，瘘管较直，内口在齿状线肛隐窝。复杂型：瘘管沿内外括约肌肌间向上伸延越过耻骨直肠肌平面，形成弯曲或环形的瘘，可在直肠继发内口，具有肛门外皮肤外口，原发内口多位于肛隐窝。

Ⅲ类：骨盆直肠窝内。单纯型：瘘管穿越耻骨直肠肌，但没有分支和无效腔，只有1个内口在肛隐窝，1个外口在肛门皮肤。复杂型：瘘管主管穿越耻骨直肠肌上方，有支管和无效腔，原发内口有肛隐窝，继发内口在直肠壁上，有1个或数个外口。

Ⅳ类：高位后蹄铁形瘘。单纯型：后蹄铁形瘘伴有单纯型高位肌间瘘，瘘管主管没有贯穿耻骨直肠肌。复杂型：后蹄铁形瘘伴骨盆直肠窝瘘，瘘管贯穿耻骨直肠肌上方。

3. 治疗

高位肛瘘治疗中的最大难题是采用经典的切开开放术，切断耻骨直肠肌及外括约肌深部就会引起排便失禁的严重后果。因此，从18世纪以来，提出了一些避免括约肌受损的手术方法。Perctiral、Pott（1765）提出了切开瘘管的低位部分，高位部分则通过引流治疗，来避免切开括约肌的方法，在当时颇为流行，但因难以达到根治目的，被逐渐放弃。Milligan和Morgan（1934）的二步程序法曾长期以来被奉为处理高位肛瘘的准绳，但因仍要切断括约肌，术后排气和稀便不能完全控制者为15%~20%，所以仍不理想。针对此种情况，Coligan主张对骨盆直肠瘘可考虑选择以下4种方法进行处理：

（1）保守治疗

即期望通过药物治疗，使内口闭合。

（2）单纯临时性结肠开口

即期望通过6~12个月的临时性人工肛门，使排便改道，减少污染，结合药物治疗使内口闭合，可以看作是保守治疗的继续。

（3）内口修补术

即切开低位括约肌，挖除感染组织，保留高位括约肌。然后充分暴露直肠壁内口，切除内口后予以加强缝合。他本人用此法做了3例，2例成功，1例失败。认为这是一个困难的手术，可用于不愿接受结肠开口术的患者。

（4）直肠切除伴永久性结肠开口术

对反复发作或长期腹泻、产生败血症或多次手术仍不能治愈者，唯一的办法是切除直肠，建立永久性人工肛门。

Coligan的内口修补术，是对Parks（1961）保存肛门括约肌的肛瘘挖出术的改进，与副岛谦的内口缝合闭锁术大同小异。保守疗法和单纯临时性结肠开口术，通常难以达到根治目的；而Parks手术及内口修补术由于直肠内压比大气压高，直肠内容物含有大量细菌，即使对切口进行了加强缝合，也难阻止其由切口向外渗漏，所以术后很难避免伤口被再污染。加之高位肛瘘多走行弯曲复杂，常有支管和无效腔，单靠由外口搔刮或挖出，也很难完全清除感染病灶，因此术后复发率很高，一旦手术失败，治疗就更为复杂和困难。鉴于此，许多学者都主张对高位复杂肛瘘应当先做腹部人工肛门，遮蔽肠内容物、净化肠腔、降低肠内压和蠕动后，再施行保护括约肌的肛瘘手术，这样易于保障手术的成功（图9-36）。

4. 存在问题

（1）复发率高

高位肛瘘手术后的复发率很高。隔越幸男报道的一组13例骨盆直肠窝瘘，术后7例复发（53.8%）。高野正博经治的一组22例骨盆直肠窝瘘，全部有手术后复发史，其中17例做过临时性人工肛门，做过一次手术者10例，2次者3例，5次者1例。他采用先做临时人工肛门的括约肌保存术而治愈。Parks的一组158例高位肛瘘中，曾做手术而后复发者占50%，他治疗后仍有12例复发（9%）。复发的原因是未能找准内口和清除干净原发感染病灶。鸣海裕行认为："肛瘘之所以是一种难治性疾患，从古至今存在的问题就是复发率高。问题是要提高根治率，术后就要破坏肛门机能，害怕术后损伤肛门机能，不敢充分切开，就要引起复发，治疗中的主要矛盾就在于此。"

（2）并发症和后遗症较多

肛瘘手术的并发症和后遗症主要见于高位肛瘘术后，其中最严重的是损伤肛门外括约肌深部及耻骨直肠肌引起的肛门不完全失禁和完全失禁，以及由于肌肉哆开引起的肛门向前移位变形，肛门直肠弯曲消失而引起的黏膜及直肠脱出，大面积瘢痕引起的直肠狭窄和创面肉芽水肿久不愈合等。

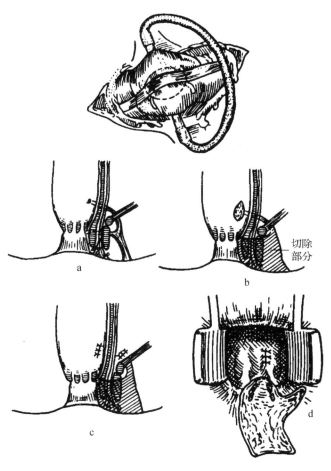

a. 肛提肌上瘘；b. 切除范围；c. 内口加强缝合；d. 外口扩创引流

图9-36　先做腹部人工肛门的括约肌保存术

隅越幸男统计社会保险中央综合医院1960—1976年各种手术后遗症共586例，其中肛瘘手术的后遗症为77例：狭窄20例，黏膜脱出18例，肉芽水肿创面不愈合21例，肛门失禁10例，其他8例（总手术病例为10 634例，后遗症为586例，占5.5%）。Parks报道的一组高位肛瘘139例，术后不全失禁者占22%，严重和完全失禁者占0.4%。由于大便失禁后会给患者造成严重痛苦，影响日常生活，所以对如何避免术后的大便失禁进行了多方面的研究。研究的重点是关于括约肌的切断问题。

对于括约肌控制排便能力有过长期的争论。百余年前Goosall与Miles（1900）及Allingom（1901）认为内括约肌是控制排便的最重要肌肉，甚至认为将所有外括约肌都切断也不会损伤肛门自控功能。而Turtle（1903）和Lockhart-Mummery（1934）则与此相反，认为切断内括约肌无关紧要，而切断外括约肌会损伤肛门功能。1934年Milligan-Morgan通过对肛门直肠解剖学研究，提出了肛门直肠环的概念，认为只要不切断肛门直肠环，切断内括约肌和外括约肌浅层、皮下层不会引起肛门失禁。他的这种观点成了后来处理肛瘘切断括约肌的准则。隅越幸男通过临床观察，具体指出：①切断外括约肌皮下部无影响，但女性在肛门前方切断时可使肛门闭锁不严。②切断外括约肌浅部，一般不影响功能。③切断外括约肌深部，可导致肛门不完全失禁，失去对稀便和排气的控制能力，不得已需切断时，一般在后正中线切断影响小，在前方及两侧切断影响大，纤维化后切断障碍少，未纤维化时切断障碍多。④切断耻骨直肠肌，排便会完全性失禁，对稀便、干便失去控制能力，并使会阴弯曲变直、肛门直肠移位变形、直肠脱垂。

1975—1980年埃及学者Shafik连续发表了10篇关于肛门直肠解剖及功能研究的论文，对肛门括约肌功能解剖及排便生理提出了一个新概念，认为肛门外括约肌是由一个顶襻、中间襻和底襻组成的"三襻系统"。顶襻是由外括约肌深部和耻骨直肠肌融合构成的环襻状结构，绕过直肠颈上部的后面，向前止于耻骨联合。由痔下神经支配，起关闭直肠颈作用，不属于肛提肌的组成部分，是独立的"单括约肌"。中间襻及底襻由外括约肌浅部及皮下部构成，肛门自制可由单襻肌收缩来维持，三襻中任何一襻受损，不会引起肛门失禁。以往认为切断耻骨直肠肌和外括约肌深部不可避免的会引起肛门失禁，是因误将3个肌襻一起切断的缘故，这就是所谓的"单襻控制学说"。但1979年S. F. Ayoub对外括约肌解剖学的研究未能证实"三襻系统"结构，他的研究结果是：外括约肌是不分层的一整块肌肉。因此，对肛门括约肌的构造和功能的讨论，看来还得继续下去。

（3）癌变较多

肛瘘合并肛门直肠癌的报道近年来不断增多。早在1936—1955年圣·马克医院就曾报道过发现肛瘘并有直肠胶样癌8例，1966年Heidenreich综合欧美文献报道，肛瘘并肛门直肠癌者有 131 例，多数是黏液腺癌。隔越幸男报道 1981 年日本大肠癌研究会统计，日本全国现已发现的肛瘘癌变，肛瘘持续 5 年以上者 95 例、10 年以上者 80 例。黏液腺癌占多数，一般认为与长期慢性炎症的刺激有关，硬结形成，黏液分泌及疼痛常为癌变的先兆，10 年以上者癌变率较高，值得引起充分的重视。

显而易见，目前高位肛瘘的治疗方法尚存在着以下问题（图 9-37）：

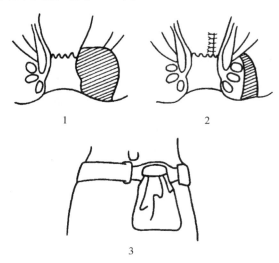

1. 切断肛门括约肌、肛提肌肛门失禁；2. 保存肛门括约肌、肛提肌不易彻底清除感染病灶，术后感染复发率高；3. 造人工肛门的患者痛苦大、麻烦多

图 9-37 高位肛瘘治疗中存在的问题

①经典的切开开放术，切断耻骨直肠肌和外括约肌深部会引起排便失禁，并由于耻骨直肠肌的断裂而引起肛门移位变形、肛门直肠变直、直肠黏膜或全层脱出、肛腺外溢，形成大面积瘢痕、直肠狭窄等许多后遗症。

②保存肛门括约肌的术式，不易彻底清除感染的原发病灶，术后复发率高。

③采用临时或永久性腹部人工肛门的办法，给患者带来的痛苦大，且麻烦多。所以不少学者把高位肛瘘称为难治性肛瘘，将其列为外科领域的难治性疾病之一，认为是当前外科领域的一个需研究解决的难题。

我国的挂线疗法不易引起肛门失禁，国外对挂线疗法有如下评价：挂线疗法是我国明代·《古今医统大全》收载《永类钤方》的一种治疗肛瘘的疗法。据说在法国、印度也很早就使用着用线结扎分离肛瘘的方法。日本等国很早就学习和使用我国传统的挂线法。三轮德定认为该法具有不用开刀、术后基本没有出血，局麻下就可以进行、术后可从事日常工作等优点。Colighei 认为线具有良好标志作用，可作为二次手术标记。但对挂线后不易引起排便失禁表示怀疑。高野正博（1976）引用中国中医科学院广安门医院等编的《中西医结合治疗肛门直肠疾病》（1972 年版）介绍的挂线疗法，治疗高位肌间瘘 5 例，坐骨直肠窝瘘 18 例，除 1 例因引流不畅做了扩创术外，其他均取得了满意效果。他说："在中国被称为'挂线法'的瘘管二次切开术，有着广泛的应用，优点是分离创面小，缺点是分离创面较狭深。"最近，他使用"挂线法"配合腹部人工肛门，治疗内口在直肠壁上的骨盆直肠瘘也收到了满意效果。

国外使用的"挂线法"与我国的方法有所不同，欧洲主要是用线作为第二次切开的标志，而日本在学习我们的方法时对底部部分所做的切开扩创不够，创面因此比较狭深。我们主张对低位部分切开，并加以扩创，因而引流充分，对高位部分则是通过线或橡皮筋的勒割作用，使逐渐剖开。

（二）蹄铁形肛瘘

1. 概念

蹄铁形肛瘘是指肛瘘形成后蔓延至肛门两侧，包围肛管，形成蹄铁状的一种半环形复杂瘘。一般在肛门两侧可见到两个或数个外口，可有两支或数支分布在肛门左右的支管。所以在实质上蹄铁形肛瘘就是双侧性的坐骨肛门窝瘘或黏膜下瘘，国外又称为复杂性或双侧性的坐骨肛门窝瘘，认为是肛门周围脓肿经由肛门直肠后间隙（后交通隙）扩散至双侧坐骨肛门窝而形成的一种环状或半环状的复杂性肛瘘。虽然脓肿也可以由肛管前深间隙向左右两侧扩散形成前蹄铁形肛瘘，但远较后蹄铁形肛瘘少见。

隔越幸男报道的 1 250 例肛瘘中蹄铁形肛瘘占 183 例、占肛瘘构成比的 14.64%。其原发内口几乎皆在肛门后方的肛隐窝中（183 例中 180 例在后方正中处附近，占 98.4%）。因此，临床上见到的蹄铁形肛瘘绝大多数是后蹄铁形肛瘘，前蹄铁形肛瘘很少见。

2. 分型

隔越幸男分型法（图9-38）。

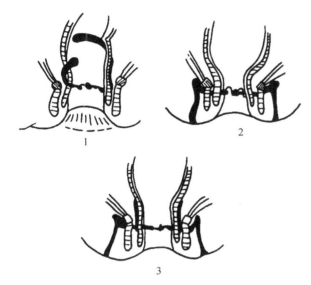

图9-38　蹄铁形肛瘘分型（隔越法）

1）黏膜下蹄铁形肛瘘：指位于直肠黏膜下的半球状或环状瘘。

2）浅部蹄铁形肛瘘：指坐骨直肠窝脓肿由肛门后间隙浅部扩散至对侧的肛瘘。

3）深部蹄铁形肛瘘：指坐骨直肠窝脓肿由肛门后间隙深部扩散至对侧的肛瘘。

3. 治疗方法

目前主要有以下几种。

（1）切开开放术

是传统的经典处理方法，即充分彻底切开所有瘘管，通过肉芽填充逐渐愈合（图9-39）。缺点是术后瘢痕大、易引起肛门变形、向前移位、溢液、不完全性失禁，且治愈天数比较长。

（2）半开放半闭锁法

即将两侧瘘管切除后加以缝合，肛缘切开引流，二期愈合。优点是缩短了疗程、瘢痕小、损伤轻（图9-40）。

（3）不全切除术（Hanley法）

即将原发内口处瘘管切开引流，两侧外口切除，搔刮清除瘘管内污染组织，不切开瘘管（图9-41）。通过对原发病灶的根治，促进瘘管愈合。优点是减少了组织损伤及缩短了疗程。为引流通

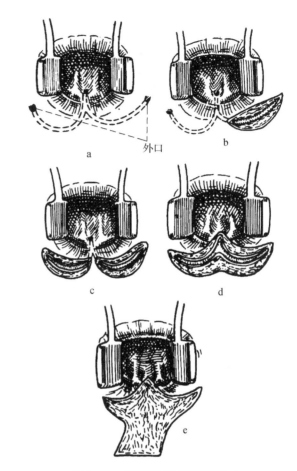

图9-39　蹄铁形肛瘘切开开放术

畅应将切开面扩创成A型（图9-42）。

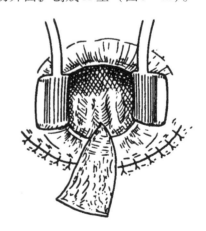

图9-40　蹄铁形肛瘘半开放半闭锁术

（4）二次性切开术

即第一次先充分切开瘘管，不切断越过括约肌的瘘管，在瘘管留置一丝线作为标志，待瘘管纤维化后再做二次切开（图9-43）。

隔越幸男认为蹄铁形肛瘘的内口位于肛门后

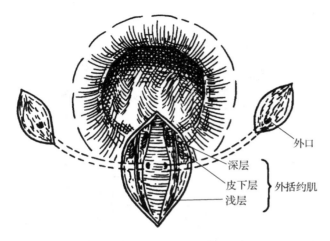

图 9-41   不全切除术的切开部位

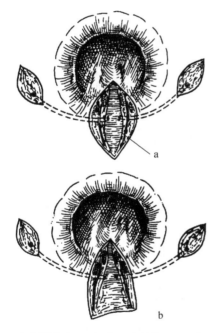

a. 切开原发内口；b. 切开两侧外口骚刮瘘管

图 9-42   切开后扩创使引流通畅

对肛尾韧带也采用挂橡皮筋的方法慢性分离。切开的创面采用半缝合，后正中位开放。

对多外口的后马蹄形瘘，可采用切除内口及主管道，不切除支管的手术方法，优点是愈合时间较短，且术后瘢痕较小（图9-45）。

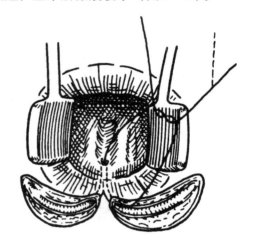

图 9-43   二次性切开术

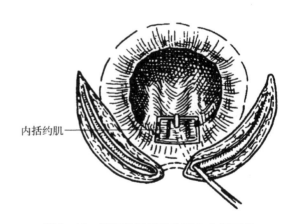

图 9-44   保存肛尾韧带的不完全切开术

正中线处，在肛提肌以下的瘘管，已纤维化的可以一次性切开，一般不会引起肛门失禁。而问题是后马蹄形瘘多数瘘管经由肛尾韧带，切断肛尾韧带易引起肛门向前移位，导致肛门变形、溢液，并形成大面积瘢痕。为此应采取保护肛尾韧带的术式，如半开放半缝合术或不完全切开术等（图9-44）。

我国对高位后蹄铁形肛瘘多采用切开、挂线加缝合术。方法是切开所有支管，摘除瘘管。在后正中切开皮下层和浅层外括约肌，在外括约肌深层和耻骨直肠部分挂橡皮筋。慢性分离肌层，

（三）婴幼儿肛瘘

一般把出生后 1 年以内发生肛门周围脓肿后形成的肛瘘称为婴儿肛瘘或乳儿肛瘘。欧美的报道婴幼儿肛瘘占肛瘘发病构成比的 1.26%～2.3%，日本占7%～8%，我国约占 1.63%。患者95%以上是男孩，女孩很少见。发生部位在肛门左右两侧，即截石位 3 点、9 点最多，2 点、5 点、7 点次之。80% 为单纯型，20% 为较复杂型（图9-46）。

1. 病因

关于婴幼儿肛瘘的病因，目前尚不完全明了。

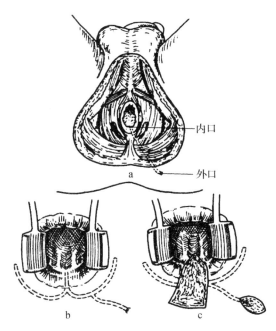

a. 多发外口后马蹄形瘘的解剖；

b. 多发外口后马蹄形的外口；c. 手术方法

图 9-45　多外口肛瘘的手术方法

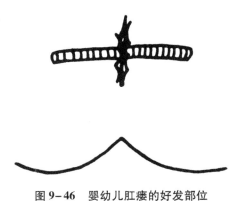

图 9-46　婴幼儿肛瘘的好发部位

国外主要有以下几种学说。

（1）粪便压迫学说

衣笠昭、池内等认为婴幼儿的骶骨弯曲尚未形成，直肠肛管接近直线加之肛门内括约肌紧张度较弱。因此粪便易直接压迫肛门黏膜部，特别是压迫两侧坐骨结处摩擦引起损伤而致细菌侵入引起炎症形成脓肿，女孩因子宫后屈，可形成直肠屈曲，变换粪便压迫的方向，故不易引起肛瘘。

（2）肛门腺及肛门皮下组织感染学说

贵田等认为肛门部皮肤、皮下组织及肛隐窝引起的肛门腺感染仍是引起婴幼儿肛瘘的常见原因。

（3）男性激素影响学说

高月等认为新生男儿在母体时若男性激素影响肛门部皮脂腺功能亢进，被细菌感染时则易发生婴幼儿肛瘘。

（4）免疫学说

近年来，有人认为新生儿出生后 1 个月以内会生理性的缺乏 IgA、免疫功能不全，因此易发生肛门感染，形成肛瘘。随后 IgA 产生、免疫功能完善，故肛瘘可以自愈。

但以上学说均还不能完全解释为什么婴幼儿肛瘘好发于两侧，以及是否与肛门腺感染有关等问题值得进一步探讨。中医学认为小儿脏腑娇嫩，各种生理功能尚未成熟，为"稚阴稚阳"之体，易受外邪侵袭，并有"胎毒"学说，是否与肛瘘的发生有关，值得重视。

2. 治疗

在治疗上有保守治疗和手术治疗两种方法。主张保守治疗者认为婴幼儿肛瘘有自愈倾向，一般应先通过坐浴、药物外敷和瘘管内注射轻度腐蚀剂等，对症处理，等到 5～10 岁以后仍不能自愈时再采用手术。主张手术者认为一旦形成肛门脓肿即应切开排脓，切开或切除瘘管，加以根治，方法有切开开放术（图 9-47）及切开挂线法等。笔者认为对 5 岁以下婴幼儿肛瘘，应以保守治疗为主，不要轻率手术。

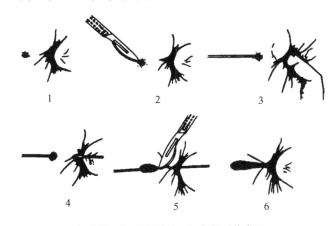

1. 肛瘘；2. 切开外口；3. 探针寻找内口；

4. 穿越瘘管；5. 沿探针切开；6. 修整创面

图 9-47　婴幼儿肛瘘的切开开放术

（四）黏膜下瘘

黏膜下瘘有的是只在齿线附近有内口，但没

有外口的内盲瘘，有的是有内、外口的完全瘘，多数比较简单、垂直，少数弯曲、复杂。虽然理论上可以采用完全切开瘘管的根治手术，但由于黏膜下有丰富血管，直接切开容易引起大出血，且术中止血困难，所以以采用挂线分离和部分切开的方法为宜。

挂线方法：将探针从内口探到外口或盲端，再从外口或盲端穿出，用双粗线向瘘管两侧挂线结扎即可。待结扎线自行脱落或十几天后剪开纤维化管道取线，创面开放，换药（图9-48）。这样就不易引起出血。

部分切开法：对弯曲复杂的高位黏膜下瘘，可采用将原发内口彻底切除，并扩创至肛缘皮肤，使引流通畅，大部分瘘管不切开，仅切除直肠内部分外口的方法。切除的创口应为纵向，并切开部分内括约肌使直肠肛管狭窄松解（图9-49）。

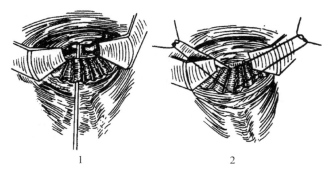

1. 充分显露内口后贯穿探针；2. 由探针引线贯穿结扎瘘管

图9-48　黏膜下瘘挂线法

（五）多内口瘘

如果两个或两个以上的内口都在外括约肌深层以下的齿线位，可以一次性切开，同期处理。如果有两个内口均在耻骨直肠肌以上，就应分期处理，可以同时挂线，分别紧线，即一侧紧线，一侧暂作标志不紧线，待一侧创面基本愈合后，再行另侧紧线（图9-50）。一次性处理易引起肛门失禁，最好采用括约肌保存手术分期处理。

（六）前正中瘘

位于肛门前部正中线附近的前正中瘘，瘘管切开或摘除术有引起直肠、阴道瘘或损伤尿道的危险，所以宜采用保护性手术方法处理。彻底切

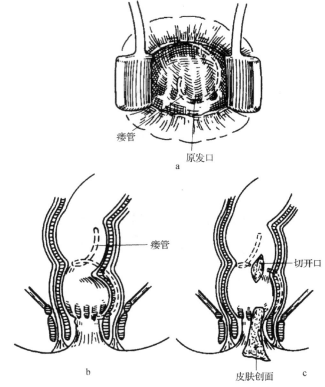

a、b：弯曲的复杂高位黏膜下瘘；c. 切开方法

图9-49　黏膜下瘘部分切开法

除原发病灶后，不切开瘘管，仅切除外口，搔刮瘘管内污染肉芽，用红粉纱条脱管3~5天，改用玉红膏收口，使瘘管通过肉芽填充而愈合（图9-51）。

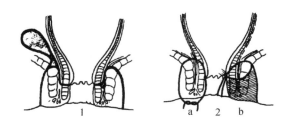

1. 双侧多内口瘘；2. 双侧挂线后，a侧不紧线，b侧紧线

图9-50　多内口瘘挂线法

（七）结核性肛瘘

结核性肛瘘的手术原则和治疗方法与一般肛瘘大致相同，不同之处是应给予抗结核治疗。根据病情选用适当抗结核药物，如异烟肼、链霉素、对氨基水杨酸钠、利福平、卡那霉素等。加强营养和支持治疗，多吃易消化的动、植物蛋白，富含维生素的新鲜蔬菜和水果等。宜少吃多餐，细

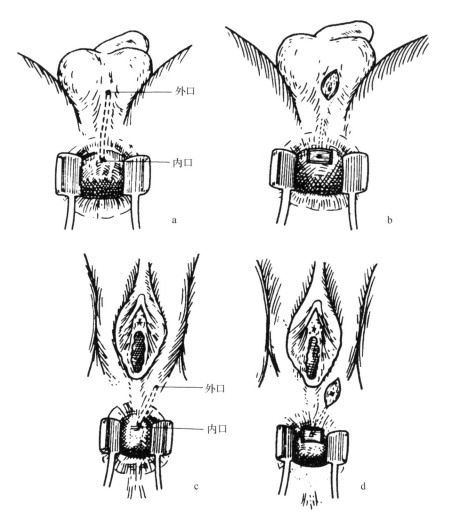

a. 男性前正中瘘；b. 切开方法；c. 女性前正中瘘；d. 切开方法

图 9-51　前正中瘘的保护性手法

嚼慢咽。

术后内服中药促进创面愈合，常用代表方有十全大补汤、八珍汤等，扶正固本补益方剂，具有气血双补、助阳固卫之功效，肛痈、肛漏的发生与全身及局部免疫功能不全之"本虚"有关，故而更应以补益之法，调和患者的脏腑气血阴阳平衡，以促进组织修复与愈合，笔者术后亦常用之。另有报道自拟的补气生肌汤（黄芪、党参、桃仁、红花、当归、鸡血藤、牛膝、陈皮、炒薏苡仁、白术、炒白芍、熟地黄），可起到促进血管生成、改善创面血液循环的作用，有利于创面水肿的吸收，减轻术后疼痛，亦可采用之。

现代研究表明，促进创面的血液循环是促进创面愈合的关键所在，术后内服中药证实促进局部血液循环，能加速恢复机体造血功能，同时能有效促使创面中成纤维细胞增多，因而有利于创面愈合，且有助于避免组织过度增生而引起瘢痕形成，但尚需进一定研究。

第七节　预　防

同肛门直肠周围脓肿。

参考文献

1. 史仁杰. 日本肛门直肠常见疾病诊疗近况 [J]. 中国肛肠病杂志，2000，20（3）：24-25.
2. 黄乃健，梁新成. 内口切开术治疗低位肛瘘的临床和实验研究 [J]. 中国肛肠病杂志，2000，20（5）：3-7.
3. 谷云飞，史云杰. 挂线疗法的现代临床应用 [J]. 中国肛肠病杂志，1996，16（1）：33-34.

4. 刘百羽，徐敬臻. 肛瘘与肛周脓肿的临床和免疫学研究［J］. 中国肛肠病杂志，1996，16（1）：3 - 5.

5. 颜南生，傅贤波，陆少美. 结肠直肠外科手术图谱［M］. 沈阳：辽宁教育出版社，1999：111 - 119.

6. 李萌，党萍，吴杨，等. 低位肛瘘手术治疗进展［J］. 中国肛肠病杂志，2014，31（11）：71 - 73.

7. 荣新奇，马瑛. 中西医结合治疗肛瘘的研究进展［J］. 湖南中医杂志，2013，29（6）：142 - 145.

8. 陆金根，何春梅，姚一博. 隧道式拖线术式治疗肛瘘的操作要点及临证体会［J］. 上海中医药大学学报，2007，21（2）：5 - 8.

9. 中华中医药学会. 中医肛肠科常见病诊疗指南［M］. 北京：中国中医药出版社，2012.

10. 何永恒，凌光烈. 中医肛肠科学［M］. 北京：清华大学出版社，2012.

11. 胡伯虎. 大肠肛门病治疗学［M］. 北京：科学技术文献出版社，2001.

12. 宫毅，谢钧. 中医肛肠病学［M］. 北京：科学出版社，2018.

第十章　肛　裂

第一节　病名与源流

古代中医多将肛裂列在痔门，称为"钩肠痔""裂痔"或"裂口痔"等，如《外科大成·下部后》："钩肠痔：肛门内外有痔，摺缝破烂，便如羊粪，粪后出血，秽臭大痛。"所述即是肛裂症状。《医宗金鉴·外科心法要诀》描述肛裂的特点是："肛门围绕，折纹破裂，便结者，火燥也。"从广义上讲肛门裂应是所有肛门处有裂口疾患的统称，包括肛裂、肛门皲裂、结核性裂口、梅毒、克罗恩病和溃疡性大肠炎引起的裂口等。但临床上所谓的肛门裂则是指齿线以下肛管皮肤全层纵行裂开，并形成慢性溃疡的炎症性疾病，以肛门周期性疼痛、便血、便秘为主要临床症状，是肛管处剧痛的常见原因。其发病率仅次于痔疮，多见于 20 ～ 40 岁的青壮年，也可发生于老人及儿童。中医称本病为"钩肠痔""肛裂"或"裂肛"。

第二节　病　因

一、中医病因说

中医认为本病多因血热肠燥或阴虚津亏，导致大便秘结，排便努挣，进而引起肛门皮肤裂伤，湿毒之邪乘虚而入皮肤经络，局部气血瘀滞，运行不畅，破溃之处缺乏气血营养，经久不敛而发病。

1. 感受风火燥热邪气

燥火结于胃肠，灼津伤液，粪便坚硬干结，难于排出，强努损伤肛门，造成裂口，裂口因便秘而反复加深，久不愈合，遂成肛裂。

2. 湿热蕴结

外感湿热邪气，内积醇酒肥甘，以致湿热蕴结胃肠，下注肛门生痈，痈溃不愈而成肛裂。

3. 血虚肠燥

老人、产后或贫血患者，血虚不能养肤，肠燥而为便秘，最易发生肛裂。

二、西医病因说

现代医学认为肛裂的形成与下述因素有关。

1. 感染

大量临床和病理观察显示，肛裂多伴有肛隐窝炎、肛乳头炎和皮下潜行性瘘管，说明肛裂是感染后形成的皮下溃疡，因此局部感染多被认为是慢性肛裂形成的主要因素。感染多原发于肛窦，但也可原发于肛周皮肤。其发病经过是肛窦感染或肛周皮肤感染后形成皮下脓肿，脓肿破溃后形成肛管溃疡，溃疡因感染和排便损伤久不愈合，最终形成肛裂，并发肛隐窝炎、肛乳头炎和前哨痔（哨痔、哨兵痔）。

2. 外伤

局部损伤是形成肛裂的直接原因。干硬粗大粪便擦伤、妇女分娩时撕裂肛管、肛门镜操作粗暴、肛门手术后引起肛管狭窄或伤口感染及各种肛门外伤，都可以引起肛管裂开，裂开创面一旦感染，形成久不愈合的溃疡则称肛裂。

3. 解剖因素

肛门外括约肌从尾骨起始，分左右两部分包围肛管，在肛管前又会合在一起，与会阴部肌肉联结。由于肌群在前后分开处留有一定空隙，相对来说不如两侧坚强；而排便时因直肠走行向下向前，肛管走行向下向后，形成一较大角度，所以肛管前后方尤其是后壁承受压力更大，此处最易被撕裂。临床上肛裂发生在后正中（6 点位）

最多，前正中（12 点位）次之的原因就在于此。再加上肛管后方多为韧带组织，血供差，弹性弱，容易破裂，一旦损伤不易修复，逐渐形成溃疡而成肛裂。

4. 肛门内括约肌痉挛因素

由于肛管部位的慢性刺激，使肛门括约肌处于痉挛状态，黏膜肌层和肛管皮肤弹性减弱、紧张力增强，导致肛管皮肤撕裂，反射性的内括约肌收缩是肛裂不易愈合的主要原因之一。

5. 肛管狭窄

由于先天狭窄、外伤或手术造成肛管狭窄，干硬粪便通过时容易造成肛管皮肤撕裂损伤，感染后形成溃疡，日久形成肛裂。

实质上肛裂的发生常是感染、损伤、解剖、肛门括约肌痉挛的综合结果，因此在病理改变上常具有综合征特点。有人将乳头肥大、哨兵痔和肛管裂口称为"肛裂三联症"；将乳头肥大、溃疡、哨兵痔和皮下脓肿称为"肛裂四联症"；还有人将肛管裂口、哨兵痔、肛隐窝炎、肥大乳头和皮下瘘称为"肛裂五联症"（图 10-1）。

我国普查显示肛裂的发病，女性高于男性，特别是青年妇女发病较多。这可能与妇女妊娠后容易便秘，生育时常易撕裂肛管、会阴等有关。未婚女青年易患肛裂，特别是月经期容易加重，这可能与经期会阴部的充血等有关。

肛裂的发生和发展与内括约肌痉挛有密切关系。内括约肌是直肠内环肌层终末的增厚部分。下界是括约肌间沟，上界位于齿线平面上 1～1.5 cm。关于内括约肌的高度和厚度，有关资料报道不一，Wide（1949）报道高度 3～3.5 cm，厚度 0.5～0.8 cm；Stronesfier（1960）报道高度 2.5～3.0 cm，厚度 0.2～0.5 cm；福田（日本）报道高度 3.0～5.0 cm，厚度 0.2～0.5 cm；张东铭（1976）报道高度 1.7 cm，厚度 0.5 cm。这些报道的高度之所以有较大差别，可能与内括约肌上方连接的直肠内环肌层在解剖组织学尚无明显的固定分界线有关。其厚度也有 0.3 cm 的不同认识，可能与取材的部分有关。内括约肌在形态上呈椭圆形由上向下逐渐增厚，其上方直肠内环肌层的厚度为 0.2 cm，内括约肌肥厚部分平均是 0.5 cm。根据韩宝、史兆岐的临床经验，在手术

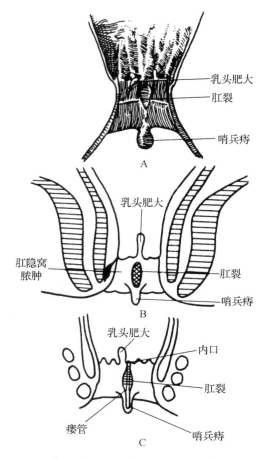

A. 肛裂三联症；B. 肛裂四联症；C. 肛裂五联症

图 10-1　肛裂的特征和联合症

直视观察下，形态上看到的内括约肌，明显形成椭圆形是从齿线上方 0.5 cm 开始至括约肌间沟，大致高度为 2 cm，也就是说采用侧方内括约肌切开时，用弯止血钳挑出内括约肌主要部分，即高度 1 cm 左右为宜。如挑出的不到 1 cm 长，术后容易复发。关于内括约肌厚度，正常平均为 0.5 cm，但其厚度常随慢性炎症的时间延长而产生纤维增生性肥厚。长期不愈的肛裂，其内括约肌常见增厚，也就是说内括约肌长度是常数（全长 2 cm，其明显肥厚部分是 1 cm），厚度是变数（正常 0.5 cm，长期痉挛产生增生性肥厚）。手术中挑出内括约肌高度不能小于 1 cm，挑出的厚度要将其增生性厚度全部挑出，在临床中发现慢性肛裂的厚度常大于 0.5 cm，曾遇 1 例手术取出标本厚度是 1 cm，病理证实为平滑肌。因此，肛裂手术时切开的内括约肌厚度不要固定为 0.5 cm，这样才可收到满意的治疗效果。

第三节 分 类

根据肛裂的特征和临床表现，一般可将肛裂分为以下几类。

一、二类法

国外有人将肛裂分为急性和慢性两类。我国有人将肛裂分为早期和晚期两类。

1. 急、慢性分类法

1）急性肛裂：指肛管皮肤新鲜裂口，无乳头肥大和哨兵痔。

2）慢性肛裂：指肛管陈旧裂口。经反复感染后形成溃疡，合并有创缘硬结、乳头肥大和哨兵痔等。

2. 早、晚期分类法

1）早期肛裂：裂口新鲜，尚未形成慢性溃疡，疼痛较轻者。

2）陈旧肛裂：裂口已呈梭性溃疡，同时有哨兵痔、肛窦炎或肛乳头肥大，并有周期性疼痛者。

二、五类法

依据病变特点，国外有人将肛裂分为以下5类。

1）狭窄型：内括约肌呈痉挛状态，肛管紧张狭小，有典型的周期性疼痛，约占肛裂的2/3。

2）脱出型：由内外痔脱出、发炎所致肛裂。疼痛轻，肛管无明显狭窄。

3）混合型：狭窄和脱出型混合而成的肛裂。

4）脆弱型：肛管皮肤湿疹、皮炎引起的浅表性肛裂。

5）症候型：如克罗恩病、溃疡性大肠炎、肛管结核、梅毒等症候型肛裂。肛管术后创口延迟愈合的裂口也属于此型。

三、三期分类法

由中华中医药学会肛肠分会负责编写的《中医肛肠科常见病诊疗指南》（2012年6月）依症状、病史及伴随症状将肛裂分为以下三期。

Ⅰ期肛裂：肛管皮肤浅表纵裂溃疡，创缘整齐，基底新鲜，色红，触痛明显。

Ⅱ期肛裂：有肛裂反复发作史。创缘不规则，增厚，弹性差，溃疡基底部常呈灰白色，有分泌物。

Ⅲ期肛裂：肛管紧缩，溃疡基底部呈纤维化，伴有肛乳头肥大，溃疡邻近哨兵痔，或有潜行瘘形成。

四、四类法

胡伯虎根据肛裂发病特点及为利于临床治疗，将肛裂分为以下四期。

一期·初发肛裂，即新鲜肛裂或早期肛裂。肛管皮肤浅表损伤，创口周围组织基本正常。

二期·单纯肛裂：肛管已形成溃疡性裂口，但尚无并发症，无肛乳头肥大、哨兵痔及皮下瘘。

三期·三联肛裂：裂口呈陈旧性溃疡，合并肛乳头肥大及哨兵痔。

四期·五联肛裂：裂口呈陈旧性溃疡，合并肛乳头肥大、哨兵痔、皮下瘘和肛隐窝炎。

第四节 症 状

1. 疼痛

是肛裂主要的症状。特点是开始排便即疼痛，排便后有一短暂疼痛减轻的间歇期，接着又出现更加剧烈的持续疼痛，可长达数小时至1日，形成所谓的"肛裂疼痛周期"（图10-2）。肛裂排便时疼痛一般认为是创伤性疼痛，便后持续疼痛是内括约肌痉挛所致，直至括约肌疲劳，疼痛才会缓解。

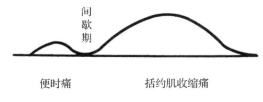

图10-2 肛裂疼痛周期

2. 出血

由于粪便损伤创面所致。一般出血量不多，为鲜血点滴而下或手纸染血。

3. 便秘

多为直肠型便秘。肛裂的患者，因恐惧排便剧痛，会有意推迟排便时间，减少排便次数，结果使粪便在直肠内停留时间延长，水分被完全吸收，大便变得越发干硬，一旦排便就会使裂口加深，疼痛加重。形成肛裂引起疼痛→怕痛不大便→大便越干硬→肛裂越加深→疼痛越加重的恶性循环。为使大便变软，患者多长期服用泻剂，还会因长期腹泻，导致肛管狭窄和形成泻剂依赖性顽固性便秘。

4. 肛门发痒

肛裂溃疡面和皮下瘘的分泌物，可刺激肛缘皮肤引起肛门湿疹和肛门瘙痒，并污染内裤，自觉肛门经常潮湿不适。

5. 全身症状

剧痛可影响患者休息，加重精神负担，甚至引起精神衰弱。有的患者会因排便恐惧，有意减少进食量，长期下去可引起轻度贫血和营养不良。妇女还可出现月经不调，腰、骶部疼痛。肛裂感染期可有发热、肿痛和流脓血等。

第五节　诊断与鉴别诊断

一、诊断

1. 症状

主要症状为疼痛、便血和便秘。依据排便时疼痛、出血，便后持续性剧痛伴有便秘等典型症状，肛裂的诊断并不困难。

2. 视诊

肛裂的检查应以视诊为主，即让患者取侧卧位或膝胸位，放松肛门，医生用两拇指将肛缘皮肤轻轻向两侧分开，观察肛管是否有肛裂。急性肛裂的特点是在齿线下缘至肛门皮缘之间可见一卵圆形新鲜裂口，色红、底浅、边缘柔软。慢性肛裂的裂口则多呈梭形、色灰白、底深、裂口边缘不整齐、质硬，有结缔组织增生，肛缘增生的结缔组织常会形成隆起的皮赘外痔，称为"哨兵痔"或"哨痔"。

3. 指诊和肛门镜检查

因能引起剧痛和括约肌痉挛，所以如能通过典型症状和视诊即可确诊，就不必再做常规检查。必要时可用盐酸丁卡因胶浆、1%利多卡因或3%丁卡因涂敷肛裂表面，5分钟后再做指诊和肛门镜检查。触诊时要注意肛裂基底部有无皮下瘘和内口。肛门镜检查应注意肛裂上方齿线处有无肥大乳头、内痔及息肉等，如有皮下瘘，术前局麻下还应做探针检查。

二、鉴别诊断

1. 肛门皲裂

最易和肛裂混为一谈。皲裂是发生在肛缘和肛管处皮肤的浅表开裂，裂口可发生在肛管任何部位，多表浅，局限于皮下，不波及肌层。常可见几处裂口同时存在，不用拉开肛门即可看见。多见于肛门皮肤病，如湿疹、皮炎及肛门瘙痒症等。排便时虽有疼痛，但没有持续性痉挛性剧痛，可有手纸带血，局部常可见到丘疹、角质化和增生等皮肤病变。

2. 肛管损伤

常见于肛门镜粗暴检查、粪便过于干硬损伤肛管。特点是新鲜浅表撕裂、色鲜红、有出血，可发生在肛管任何部位，但以后正中多见。有外伤史和便秘损伤，一般均可治愈。

3. 克罗恩病

克罗恩病可并发肛门周围脓肿、肛瘘、肛裂、肛门溃疡和皮赘等肛门周围疾患。其中肛裂发生的频率最高，可达50%。其特点是裂深，边缘潜行，有时两个裂的潜行边缘互相沟通，上面的皮肤形成皮桥；裂口周围皮色青紫。肛裂可发生在肛周的任何部位，疼痛较轻，可伴有皮赘、溃疡或瘘管。一般多为慢性病程，顽固难治。

4. 溃疡性大肠炎

常可并发肛门周围炎、肛瘘、肛裂和内痔。肛裂的特点是肛裂较浅，多见于肛门两侧，伴有脓血便、腹泻和腹痛等症状。

5. 结核性溃疡

结核性溃疡的特点是溃疡面可见干酪样坏死，底不平，色灰，不规则潜行性边缘，呈卵圆形，有脓性臭味分泌物。脓汁可培养出结核杆菌；疼痛不剧烈，肛裂可发生在肛周任何部位。

6. 梅毒

梅毒引起的肛裂，初起为肛门部发痒、刺痛，抓破脱痂后可发生溃疡，裂口一般不痛，常有少量分泌物黏于溃疡面。裂口继发感染或溃疡累及括约肌，即感疼痛。溃疡常发生在肛门两侧，呈梭形，边突起、色红、底灰白色，常伴有腹股沟淋巴结肿大。康氏反应阳性。

7. 尖锐湿疣

外形颇似肛裂哨兵痔，但表面有刺瘊状，色黯，发痒。排便无疼痛、出血。

8. 肛管皮肤癌

此病的疼痛为持续性，溃疡面不规则，边缘隆起，底部凹凸不平，表面覆盖坏死组织，并伴有特殊臭味。

第六节 治 疗

一、治疗原则

肛裂的治疗原则，应当是以软化大便、止痛、解除括约肌痉挛和促进溃疡愈合为目的，区别不同的病变，合理施治。一般认为对早期肛裂应采用保守治疗，比较可靠的方法有保持大便稀软、局部用药、扩肛及注射等。对陈旧肛裂应采用手术方法，无严重并发症的应首选侧方内括约肌切断术，合并有皮下瘘、乳头肥大和哨兵痔等的应选用后方肛裂切除术或肛裂切除皮肤移植术、纵切横缝术、后位切扩术等。胡伯虎使用的方案如下（表10-1）。

表10-1 胡伯虎治疗方案

分期	治疗
一期·初发肛裂	中药润肠通便或缓泻剂＋局部用药
二期·单纯肛裂	扩肛、注射、电刀碳化、冷冻 侧方内括约肌切断
三期·肛裂三联症	侧方内括约肌切断术 后方内括约肌切断术 肛裂切除皮肤移植术
四期·肛裂五联症	肛裂切除术 纵切横缝术 后位切扩术

二、治疗

（一）保守治疗

1. 中医辨证施治

（1）热结肠燥证

症见大便干结，便时疼痛剧烈，甚则面赤汗出，大便时滴血，其色鲜红，或多或少，肛门灼热或瘙痒，小便短赤，舌红苔黄燥，脉滑数而有力。

治则：清热凉血，润肠通便。

方药：凉血地黄汤合麻子仁丸。

（2）湿热蕴结证

症见大便不畅，肛门疼痛，便中带血或滴血，伴有肛门潮湿，身体倦怠，口苦，苔黄腻，脉濡数。

治则：清热利湿通便。

方药：萆薢渗湿汤加减。

（3）血虚肠燥证

症见大便干燥，排便无力，便时疼痛，出血，伴有头眩心悸，面色无华，舌淡，脉细数。

治则：补血养阴，润肠通便。

方药：润肠丸加减。

避免便秘是肛裂保守治疗的基本原则，若能避免粪块对肛管的损伤，多数浅表性肛裂常可不需任何治疗而愈合。但避免便秘不能单纯依靠服用泻剂，长期服用泻剂，不仅不能避免便秘，反而还会加重便秘，形成顽固性泻剂依赖性便秘，而且长期腹泻还会引起肛管狭窄。所以服用泻剂的时间不宜过长，最好是通过饮食调理和定时排便，保持大便通畅。

2. 外治法

（1）药膏及栓剂

早期的肛裂有人曾主张使用硝酸银或枯痔散烧灼裂口来治疗，但烧灼后易形成瘢痕，影响愈合，所以现已少用。目前多主张使用局部消炎麻醉软膏，来减轻疼痛和内括约肌痉挛，常用药有硝酸甘油软膏、3% 丁卡因胶浆或 5% 利多卡因软膏，便前、便后敷布于肛裂创面。中药生肌玉红膏、九华膏、美辛唑酮红古豆醇酯栓也有较好作用。笔者常使用鸡蛋黄油治疗新鲜肛裂，疗效颇为满意。蛋黄油中医称凤雏膏，有生肌润燥、保护创面、促进愈合作用。民间常用来治疗烧伤、伤口久不愈合等。将蛋黄油用棉签敷布于裂口创面，干燥后可形成一层薄保护膜，所以对新鲜肛裂有止血收口的良效。炼法是先将鸡蛋煮熟，取出熟蛋黄在文火上加香油（5 个熟蛋黄、加香油 30 g）煎炼，10～15 分钟，蛋黄被炼的完全炭化，即可得黑红色浓稠蛋黄油。此外，蜂蜜、鱼肝油软膏等也常被用于敷布创面、促进愈合。

硝酸甘油软膏：主要功效为治疗肛裂与缓解肛裂引起的疼痛。每日 3 次，每次挤出 1 ～ 1.5 cm膏体，置于指端，经肛门涂于肛管内（肛口内约 1 cm）。研究结论：局部应用硝酸甘油软膏，可以有效地缓解肛裂疼痛；与安慰剂相比，能促进愈合、提高治愈率；用于肛裂治疗是安全的、可耐受的。

美辛唑酮红古豆醇酯栓：适应证为内痔、外痔、混合痔、肛门发炎肿胀、瘘管、肛裂、肛肠手术后的止痛和消除尿潴留。每日一次，每次一粒，临睡前或大便后塞入肛内。本品具有消炎、抗菌、镇痛、解痉和改善微循环作用。吲哚美辛具有抗炎、镇痛及解热作用；呋喃唑酮对革兰阳性、阴性细菌具有抗菌作用；其中红古豆醇酯能阻断节后胆碱能神经所支配的效应器细胞上的 M 胆碱受体，具有抗 M 样作用，能改善局部微循环；颠茄流浸膏中含樟柳碱、东莨菪碱、山莨菪碱、莨菪碱等，具有外周 M 胆碱受体阻断作用，能解除平滑肌痉挛。本品用药后一般 15 分钟见效。

（2）浸洗方

方一：金银花 20 g、苦参 30 g、蛇床子 30 g、黄柏 30 g、地肤子 20 g、赤芍 15 g。水煎 2 000 mL坐浴，每日 1 次。用于肛裂伴肛门瘙痒者。

方二：乳香、没药、红花、桃仁、葵叶、丝瓜络、椿皮各 15 g，包煎，坐浴，每日 1 ～ 2 次。用于陈旧性肛裂伴有气滞血瘀者。

（3）外敷方

方一：白及粉 50 g、煅石膏 50 g、凡士林400 g，调匀后局部外涂。

方二：蛇床子 15 g、滑石 15 g、龙骨 15 g、乌贼骨 15 g、明矾 5 g，共研细末散敷患处。

方三：蚕卵 30 g、黄连 20 g、冰片 1 g、麝香0.5 g，研末外敷。

方四：轻粉 20 g、冰片 30 g、去油乳香 20 g、去油没药 20 g，共研末外敷。

（4）笔者验方

方一：肛疾消油壶（东营肛肠病医院院内制剂：李金顺方）　组成：苦参、黄柏、白屈菜、白及、乳香、没药、地榆、冰片、麻油、蜂蜜。用法及用量：水煎药汁，以 20 mL/支分装；每次 1支，注入肛内，每日 2 次，20 天为一个疗程。

方二：痔瘘一洗光熏洗剂（东营肛肠病医院院内制剂：李金顺方）　组成：蛤蟆草、马齿苋、大黄、地榆、朴硝、冰片、五倍子、当归。用法及用量：研制散剂，每次取散剂 20 g，加开水2 000 mL，肛门部熏洗坐浴，每日 1 ～ 2 次，疗程为 7 ～ 15 天。

3. 局部封闭或注射

有人曾用 0.5% ～ 1% 普鲁卡因 10 ～ 20 mL（1% 利多卡因等也可），在肛裂局部或长强穴封闭治疗肛裂，有暂时止痛作用，远期疗效欠佳。近年来，我国有些单位采用长效止痛剂和枸橼酸液注射治疗肛裂取得了较好效果，如陆传贤采用 1%枸橼酸液，注射前与 2% 普鲁卡因等量混匀，先在距肛门缘 2 ～ 2.5 cm 处进针，于肛门前后位或在左前、左后、右前、右后 4 处各注射药液 5 ～ 6 mL，总量约 20 mL。然后用 1% 枸橼酸液 4 mL 加 2% 普鲁卡因 2 mL 混匀在肛裂基底部做点状注射。注射时以左手示指探入肛管作为引导，避免穿透肛管壁或穿入直肠内。注射完毕在肛管内注入少量"痔得宁"软膏，外用敷料包扎。此日临睡前服"安通片" 6 片，防止大便干燥。陆氏用此法注射治疗 100 例肛裂，1 次治愈 77 例，2 次 20 例，3次注射后好转者 3 例，近期疗效 97%。一般注射后第 2 天，排便疼痛即可消失，指诊肛管松弛，括约肌痉挛缓解。第 3 天开始可见肛裂逐渐愈合。疗程最短 5 天，最长 24 天。适应证是初期肛裂效果最好，对肛管明显狭窄的严重肛裂只能改善症状，不能治愈。一般认为稀枸橼酸液对肛门括约肌有解除痉挛作用，可扩张肛管，改善局部循环。弱酸性尚有收敛作用，促进创面愈合。刘国纲等应用本剂治疗肛裂 45 例，完全治愈 39 例（86.7%），好转 3 例（6.7%）。注射后，排便疼痛及带血，Ⅰ、Ⅱ期肛裂最快 1 天，Ⅲ期最快 2天，一般都可在 1 ～ 4 天内消失，溃疡面平均 10 天愈合。随访 30 例，其中 3 例 5 个月后复发。认为稀枸橼酸是一种较优良的肛门括约肌松弛剂，并有改善局部血液循环作用。南京市中医院采用稀枸橼酸治疗痔疮也取得了满意疗效。由于简便、安全，注射后基本无痛，无严格禁忌证，对混合痔也有一定疗效，所以值得进一步研究和推广使用。

方一：亚甲蓝 0.2 g、丁卡因 0.2 g、普鲁卡因 0.2 g、生理盐水 100 mL。距肛裂下端 1 cm 处，进针达肛门内括约肌，予以注药，再沿肛裂基底及两侧做扇形注射，共注药 5~10 mL，每周 4 次。本法能缓解肛门括约肌痉挛、改善血液循环，并对创面有止血及减少分泌物作用，也能够促进新鲜肉芽组织生长，加速创面愈合。

方二：0.25% 丁哌卡因 5 mL（或罗哌卡因）在患者长强穴做扇形注射，隔日 1 次，5 次为一个疗程。此法可持续刺激经络，抑制括约肌痉挛，改善局部血液循环，促进创面愈合。

4. 西药治疗

临床采用口服硝苯地平片的方法治疗肛裂。用量为 20 mg/次，2 次/日，1 个疗程为 6~8 周。对肛裂疼痛有较好疗效，治愈率为 68%。硝苯地平是钙离子通道拮抗剂，有松弛肛门括约肌、降低肛门静息压的作用，因此可缓解括约肌痉挛引起的疼痛，舌下含化可用于痔、肛裂等术后止痛。对肛门最大静息压可降低 36%。以往报道口服吲哚拉明可降低肛门最大静息压 35%，口服地尔硫䓬可降低最大静息压 20%，但后两者均可发生直立性低血压。而硝苯地平副作用较少，仅有面部、肢体发红，约 2 小时后可基本消失，对血压的影响，舒张压可有轻度降低，服用 2 小时后开始下降 3~5 mmHg，一般不会引起直立性低血压，是目前治疗慢性肛裂的一种较好的内服药。

（二）手术治疗

对肛裂的手术治疗已进行了数百年的研究，早在古代就进行过切开法、烧灼法和挂线法。1818 年 Boyer 提出了肛裂的侧方肛门括约肌切开法，1833 年 Dupuytren 发表了肛裂后正中切开术，1838 年 Recamier 提出了肛门扩张法，近年来，又出现许多种新的肛裂切除术、皮肤移植术等，但迄今为止还没有一种可通用的肛裂手术方法。Mazier 从文献中统计的肛裂手术方法有 32 种。各种方法均有其优缺点，目前国内外使用最多的手术主要有：①单侧肛门括约肌切开术；②多处括约肌切开术；③V-Y 肛门成形术；④肛裂切除加肛门浅括约肌切断术；⑤肛裂切除加内痔切除术等。

实践证明，一侧或多处肛门括约肌切断术的效果优于其他 3 组术式，应作为大多数慢性肛裂患者的首选治疗方法。徐子鹏比较了指扩术、侧切术及扩切术的疗效，认为侧切扩肛术治愈率明显优于指扩术和侧切术。手术以后进行指扩或其他方式的扩肛治疗，是防止复发不可忽略的一步。扩肛时应在手法上下功夫，先采用示指下压、弧形向外拉的手法，刚柔相济逐渐加压，扩张肛门后，再扩张肛管直肠环，这样可达到预期效果。

对于单纯性肛裂、溃疡性肛裂、无皮赘外痔，可采用侧方内括约肌切开术；肛管瘢痕性狭窄的陈旧性肛裂，包括痔环切术引起的肛管上皮缺损，可采用肛裂切除加内括约肌切开的皮瓣移动术；脱出性混合痔，在其外痔部分又有陈旧性肛裂，行混合痔的外痔剥离内痔结扎术，同时可采用肛裂切除加内括约肌切断术，创口开放。关键在一定要解除肛门括约肌的痉挛状态，而解除痉挛状态就必须切断内括约肌，创口开放。对有潜在的肛瘘必须充分处理好肛瘘，需切断外括约肌的皮下部。

1. 肛门扩张术

180 年前 Recamier 首先提出用手指扩张肛门的肛裂扩肛术，如图 10-3 所示，在局麻或全麻下，首先在肛门内插入一指，继进入两指缓慢扩张，接着进入 3 指，最后进入 4 指，向前后、左右牵拉肛门 4~5 分钟，使肛门括约肌松弛。Sanam D 和 Singh 在局麻下单纯扩张括约肌使 97% 的患者获得了良好效果。由于方法简单易行，无严重并发症和痛苦，所以得到了广泛采用。

但其缺点是扩张后原肛裂部位肛管皮肤缺损可增大，有时还会使肛缘表皮剥离形成皮下出血、血栓和肛管撕裂，平均需 3~4 周方可愈合。大约 6% 的病例术后仍有排便时疼痛，25% 病例可有排便失禁或排气失禁，5%~15% 的患者经过一段时间后会复发。由于过度扩张肛门括约肌，术后还可因损伤肛管纤维弹性结构、直肌、纵肌和随意括约肌，而引起排便失禁、肛腺外溢等后遗症。且第一次扩张失败后，再次扩张不仅徒劳，而且有害。所以有人认为还是首选手术为好。但由于该法简便有效，仍不失为一种好的非手术方法，因此迄今在临床上仍在经常使用，关键是要选择

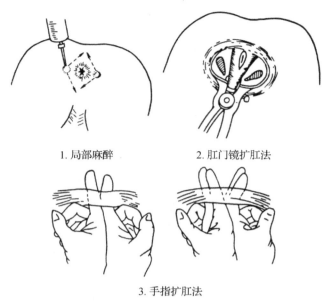

1. 局部麻醉　　　2. 肛门镜扩肛法

3. 手指扩肛法

图 10-3　肛门扩张术

好适应证。扩肛疗法最适应于没有严重哨痔、硬节瘢痕和潜行瘘管的单纯肛裂。

2. 括约肌切断术

虽然绝大多数学者都主张采用切断部分括约肌的方法来治疗肛裂，但对于切断哪部分括约肌，由何处切断最合理，近 180 多年来，一直进行着不断地激烈争论。100 多年前许多学者推崇的括约肌切断术是强调必须切开皮下的一部分外括约肌，即外括约肌的皮下部。1934 年 Milligan 和 Morgan 在他们的著作中就认为肛裂是覆盖在外括约肌皮下部的病变，手术中切断的应是外括约肌皮下部。1919 年 Miles 提出了一个新的理论，他认为肛裂是栉膜带因炎症刺激失去弹性，形成纤维性缩窄和硬化，束缚肛门括约肌和肛管上皮而产生，因此无须损伤肛门括约肌，只要切断瘢痕化的栉膜带就可以治愈肛裂，他成了第一个提出反对切开括约肌的人。1951 年 Eisenhammer 通过肛裂病理切片等证实，肛裂覆盖着的是内括约肌下缘，而不是外括约肌皮下部，并指出显露在肛裂基底部的珠白色横行纤维是内括约肌的游离缘而不是外括约肌，内括约肌具有肠管环肌易产生痉挛的特性，内括约肌痉挛和所致的肛管狭窄是引起肛裂的原因。Gollgher（1955），Brossy（1956）等进一步肯定了这一新见解，并认为以前作者切开的肌肉，实际上就是内括约肌，而所谓的栉膜带实质上就

是联合纵肌纤维或内括约肌。但有人仍认为栉膜带是单独存在的。对于应切开的部位，有人认为后正中处好，可满意地使肛管松弛，有人则认为后正中切开不易愈合，还是以侧方切开为妥。由于观点不同，所以设计的手术方法也有差异。目前较多采用后正中内括约肌切断术和侧方内括约肌切断术两种。

（1）后正中内括约肌切断术

Gabriel（1948）、Eisenhammer（1959）主张在后正中处行内括约肌切断术，认为这样能较彻底解除内括约肌持续的痉挛。他的方法是取截石位，在局麻或全麻下用双叶扩张肛门器将肛管分开，于后正中 6 点位，直接经肛裂处切断内括约肌下缘，由齿线至肛缘，切开长度约 1.5 cm，并分离内、外括约肌之间组织，切除哨兵痔和肥大肛乳头（图 10-4）。

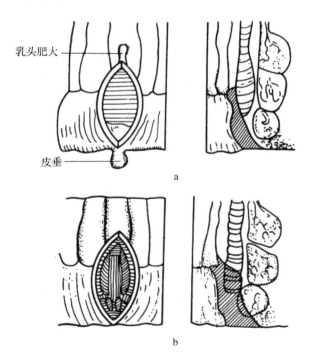

乳头肥大

皮垂

a

b

a. 切开肛裂溃疡底暴露内括约肌；

b. 切开内括约肌切除哨痔及肥大乳头

图 10-4　后正中内括约肌切断术

很多学者证实，后正中切开术治疗肛裂是有效的，但发现该手术有两个主要缺点：一是肛管皮肤缺损愈合困难；二是最终愈合后手术部位可继发形成一"钥匙孔"形的肛管变形，妨碍肛管闭合。故在临床工作中多主张采用侧方内括约肌

切断术。笔者对该术式进行了研究并改进，有效提高了治愈率并降低了并发症的发生，具体方案见笔者经验术式。

（2）侧方内括约肌切断术

侧方内括约肌切断术是 1967 年 Parks 为避免后方切断术愈合时间长等缺点提出的方法，即在肛门左、右两侧，任何一侧肛缘距肛门 1~1.5 cm 处，做一弧形切口，约 2 cm，充分显露内括约肌后，在直视下用剪刀将内括约肌剪断至齿线。止血后缝合创面，再剪除肛裂处哨痔即可（图 10-5）。

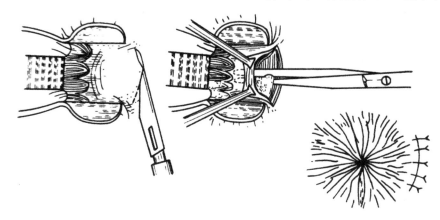

图 10-5　侧方内括约肌切断术

我国采用的多是侧方内括约肌挑出切断术。方法是在肛缘做一 1~1.5 cm 纵形切口，显露内括约肌后，用蚊式钳挑出内括约肌下缘，在钳上切断内括约肌（图 10-6），然后止血缝合切口。优点是切断肌束清晰，操作简单可靠，但应注意挑出的肌束要深达齿线，为此可用示指深入肛管直肠触摸齿线处内括约肌下缘，顶起内括约肌使之易于挑出。初学者往往不敢挑出过多肌束，只切断很少肌束，而使术后仍有疼痛或复发。Notaras 和 Goligher（1975）改良了 Parks 的侧方内括约肌切断缝合术，提出了一种皮下侧方内括约肌切断术。Notaras 的方法是将手术刀刺入在黏膜之下，由内向外将内括约肌切断（图 10-7）。Goligher 方法与此相反，主张剪除外痔、肛裂，将手术刀刺入到内、外括约肌之间，由外向内将括约肌切断（图 10-8）。

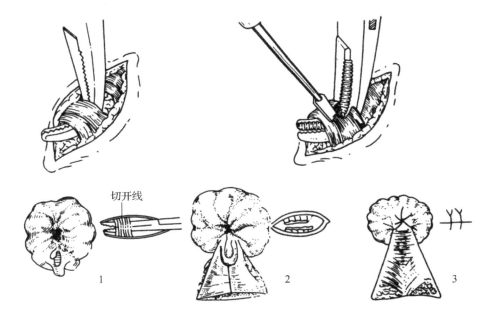

切开线

1. 挑起沿虚线切开；2. 切断；3. 缝合

图 10-6　侧方内括约肌挑出切断术

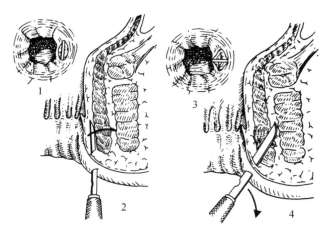

1. 沿肛缘进刀；2. 转向切开；3. 刀向外侧；4. 切开内括约肌

图 10-7　皮下侧切术

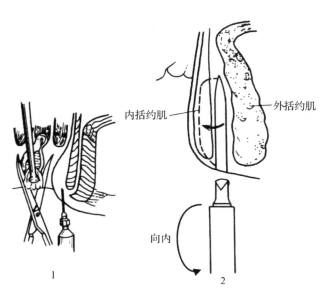

1. 剪除外痔及肛裂；2. 由外向内切断内括约肌

图 10-8　肌间侧切术（Goligher 法）

有人认为侧切术的效果优于后正中切开术，98% 的肛管皮肤缺损一般 1～2 周即可愈合，术后不能参加劳动的时间平均为 7 天，99% 术后疼痛综合征可立刻消失，远期肛管持久疼痛仅 3%，括约肌功能障碍明显减少，排气失禁 6%，大便失禁1%，黏液外溢 7%，复发率为 0～3%。所以目前临床上最多采用的是侧切术。但侧切术也不是最理想的外科手术，Collopy（1979）报道的一组，术后复发率为 15.1%，分泌物污染内裤 7%，认为如果施术方法掌握不好，如不能充分解除括约肌痉挛，常需再度行侧方皮下内括约肌切断术。对有潜行瘘管和哨痔的肛裂仍以后方切除术为妥。

笔者对施行侧切术的 1300 例患者进行统计，其复发率为 32%，所以该术式笔者在临床中已很少使用。

3. 肛裂切除术

对具有潜行瘘管、哨痔和肥大乳头的肛裂，肛裂切除术能一次性根治，具有创面引流良好、复发率低等优点。常用术式有 Gabriel 的肛裂切除后方内括约肌切断术和肛裂切除内括约肌挑切术两种。

（1）肛裂切除内括约肌切断术（Gabriel 法）

该方法是做一三角形皮肤切口，切除肛裂后将内括约肌夹起，做一"V"形切口（图 10-9）。优点是可一次性切除肛裂创面、哨痔和乳头，创面宽大，引流通畅，便于组织由基层生长，缺点是愈合时间长，术后瘢痕组织较大。近年来，多采用小三角形创面，即较小范围的切除肛裂及哨痔，使创面较快愈合（图 10-10）。

（2）肛裂切除内括约肌挑切术

这也是笔者常用的术式，主要适用于具有潜行瘘管和哨痔的肛裂。方法是用探针由瘘管外口插入内口，沿探针切除瘘管和哨痔，同时切除内、外括约肌，修整创面呈三角形，使引流通畅（图10-11）。由于绝大多数瘘管是皮下瘘，感染病灶侵及内、外括约肌之间，所以在彻底切除瘘管时均已将内括约肌切断，所以不必另行切断内括约肌。

笔者认为对有皮下瘘、哨痔和瘢痕硬节的肛裂，手术中应当切断部分外括约肌皮下部，这样可使瘢痕硬节切除干净，术后肛管松弛，愈合良好，不再复发。苏联学者锐瑞赫在后正中 6 点位切开内括约肌后，主张切开部分外括约肌皮下部，其深度女性 0.7 cm，男性 1 cm。手术后患者仅有5.9% 复发，1.8% 肛管括约肌无力。该法在苏联得到广泛采用。笔者认为切断部分外括约肌皮下部不会引起排便、排气失禁，对严重肛裂的根治是比较理想的。

4. 肛裂切除植皮术

优点是可加快创面愈合，缩短疗程，减少局部瘢痕；缺点是操作复杂，需住院治疗，植皮有时不易成功。常用的术式有皮肤移动术和纵切横缝皮肤移动术等。

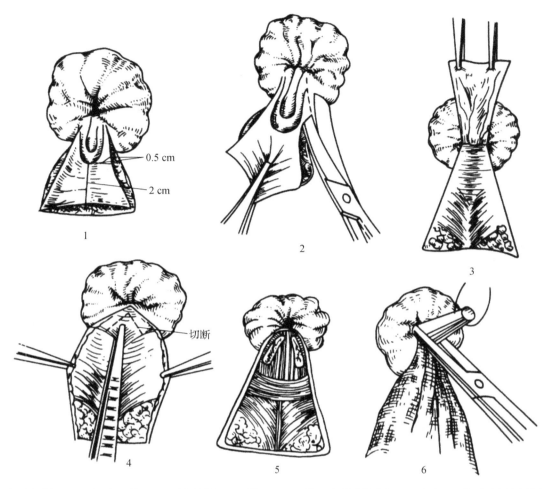

1. 做一三角形皮肤切口；2. 切除肛裂；3. 显露内括约肌；4. 做一"V"形切口切断内括约肌；5. 术后；6. 放置引流管和纱条分离创面

图 10-9　肛裂切除内括约肌切断术

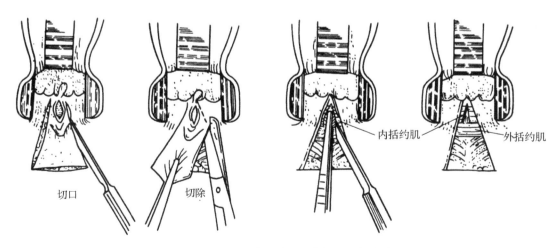

图 10-10　改良的肛裂切除内括约肌切断术

（1）皮肤移动术（Samson 法，1970）

该方法是切除肛裂后将肛裂处皮肤广泛分离，使分离面呈八字形。将游离皮瓣牵拉至肛管，覆盖肛裂切除创面，进行间断缝合。为防止缝线张裂，在肛缘可做几处减张力切口，并将肛缘痔核一并切除缝合（图 10-12）。Samson 曾用该术式治

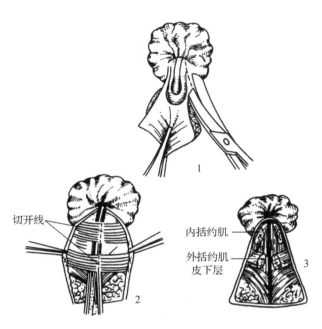

1. 沿虚线切除肛裂；2. 同时切断内、外括约肌；
3. 挑切后的创面修整为三角形使引流通畅

图 10-11　内括约肌挑切术

疗肛裂 2 072 人，复发 10 人，皮肤坏死 2.4%，获得良好疗效。但隔越幸男等认为有皮瓣剥离广泛、缝合部紧张、易发生坏死等缺点。

（2）纵切横缝皮肤移动术（隔越法，1972）

该方法是纵行切除肛裂、哨痔后，将皮肤与

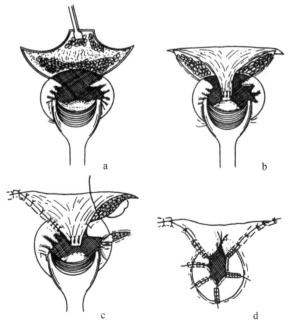

a. 广泛剥离肛裂基底部皮肤瓣；b. 将皮瓣与直肠黏膜缝合；
c. 两侧间断缝合，切断外痔；d. 切除痔核缝合闭锁，手术结束

图 10-12　皮肤移动术（Samson 法）

黏膜牵拉在一起，横缝成半环状或方形，一般 3～4 针，用 3 号线缝合对位。然后由半环状缝合创面两侧切开皮肤，在距肛管 3～5 cm 处做一与缝合线平行的浅切开创面，以减轻张力，使皮肤向肛管部自然移动，覆盖切除肛裂创面，开放创面（图 10-13）。隔越等认为该法较为简单，术后疼痛轻，皮肤不易坏死。他治疗的一组 331 例，治愈天数 1～3 周，效果良好。

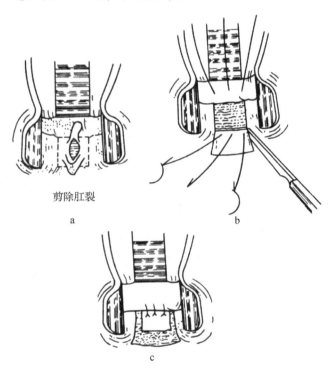

a. 切除肛裂；b. 直肠黏膜与皮肤横行贯穿缝合 3～4 针；
c. 缝线后在肛缘皮肤 3～5 cm 处做一方形切口

图 10-13　纵切横缝皮肤移动术（隔越法）

5. 肛裂切开挂线术

该术式适用于陈旧性肛裂伴皮下瘘、肛门栉硬结及肛门狭窄的肛裂。方法为：①肛周及肛管常规消毒，铺巾。先切除裂痔及肥大肛乳头。肛裂溃疡面外缘皮肤做一放射状小切口，长约1.5 cm。②右手持球头探针从切口插入穿过外括约肌皮下部及内括约肌，在左手示指于肛内引导下，寻找病变肛窦处。③左手示指抵住探针头轻轻从裂口上端肛窦处穿出，将带有橡皮筋的丝线圈挂在球头探针上，然后退针，引线至肛外。④切开内、外口之间的皮层及硬化的栉膜带组织，修建皮瓣呈梭形。将橡皮筋内外两端合拢拉紧、钳夹，钳下丝线结扎。外用塔形纱布压迫，胶布

固定。该术式在操作时需要注意：①探针要在示指引导下于病变肛窦处探出，以免损伤对侧肠黏膜。②橡皮筋结扎松紧适度。

6. 经验术式

（1）后位切扩术

该术式是笔者在后正中内括约肌切断术的基础上进行改进的，经临床统计其治愈率可达99%。手术方法：术前准备完成后，取右侧卧位，常规肛周碘伏消毒，铺无菌洞巾，局麻达效后（可同时行肛周局封，常用药物有罗哌卡因、利多卡因或丁哌卡因，亚甲蓝及肾上腺素），进一步行肛镜检查，确定切口设计方案。如有肛乳头肥大则于肛镜下用高频电刀或电离子刀将肛乳头碳化切除。自后正中位肛缘向外做一个长约2 cm深约0.5 cm的切口，沿切口垂直插入硬质探针，有一落空感后沿间隙沟拐向前方肛内，左手示指伸入肛内引导，自凹陷明显处肛隐窝将探针引出，沿探针切开括约肌组织，向后正中尾骨尖方向斜坡状切开，示指进入分离间隙及网状组织。肛内一般切至齿线附近肛窦内，肛外自肛缘向外3~5 cm，高大肥胖者切口长度可达6~7 cm，但一定要内深外浅呈斜坡状。切开后，修理两侧创缘并切除哨痔，使切口边缘整齐并呈底小口宽长"V"形沟状，如渗血予电凝止血。前位或3、9点位的肛裂创面可行电刀碳化，前位哨痔可电钳钳夹或电刀碳化切除，如伴有内痔、外痔、肛乳头肥大等可一并酌情处理。术后控制排便2天，排便后予中药熏洗坐浴，创口内涂生肌消炎膏压入祛腐生肌纱条。该术式的操作要点是后位切开的创口要足够长，而且要足够深，这样便于引流通畅，利于进氧进光，生长迅速而且平坦，从而患者疼痛轻，无"钥匙孔"状畸形形成。一般愈合时间为15天左右。该术式比较适合门诊手术或日间手术操作。

笔者在长期的临床手术中发现肛周内外括约肌形成了一个"（ ）"形间隙沟，后正中位间隙较大，间隙内有蛛网状弹力纤维组织，肛腺连通其内。排便时向下翻出，收提时缩进，好像棉袄里衬状态。努责排便、坠痢、咳喘等腹压增高或过度用力而损伤松脱，经常反复而造成炎症，回收弹性减低，间隙变大，并形成慢性炎症，继而造成了内空隙沟致皮肤裂伤，久不愈合形成溃疡硬

化。由创面或肛窦进入细菌感染，引起皮下或间隙内脓肿的发生，破溃后形成皮下瘘或肛瘘。为什么会发生皮肤裂伤呢？是因为底下出了毛病，有了窦道腔洞，如农村在从前挖地瓜井向外挖一个存地瓜的"毛耳洞"。还有下大雨拉了漏坑，然后在地面上发生裂纹缝，农民填上土又裂开，把"毛耳洞"或漏洞打开夯实土灌上水就不再有裂缝了。我们把后位切深、切大、切长使其充分引流，自然愈合非常好，因为人的自然组织结构，出现修复机能，治愈的肛裂不再复发，并未发生明显后遗症。此法安全、高效、能一次性根治肛裂，并能在门诊手术，无须住院治疗，深得患者接受。

（2）切挂术

取侧卧位，常规肛周消毒，铺无菌洞巾，局麻生效后，再次行肛门镜检查，如有肛乳头肥大可先用电力或电离子刀碳化平，如有内痔可行消痔灵注射。自肛缘向外做一长2~3 cm切口，深0.5~1 cm，具体长度、深度视情况而切，硬质探针插入，斜向肛隐窝，左手示指在肛内导引，从肛隐窝窜出至肛外，系上丝线拉出，可直接用丝线挂线，也可再用丝线拉出橡皮筋挂之。如有渗血电凝止血处理，外创口填入消炎纱条，加压包扎，术毕。本手术可于门诊进行，术后口服抗生素3~5天，适量口服止痛药，便后中药熏洗及肛内注入痔疮膏，按时回院复查至痊愈。优点是：风险小、费用低、无须住院，一般无并发症和后遗症。

（3）李氏祖传改良术（本术式是由德顺堂·李氏痔科四代传人，已故名老中医李元贵所传承）

古法：取适当体位，肛门消毒（自配制高度白酒加入盐水）后，一助手将三棱针用獾油灯或香油灯烧红后烙肛裂创面，将创面烙全、烙透即可。若有外哨痔则取药线系之自落。烙完后创面上自制獾油膏，并令其回家每日便后中药熏洗一次再涂敷上述油膏两次即可，至痊愈。本疗法的原理是将肛裂创面烧灼碳化后，生新愈合，结痂脱落，古代对肛乳头肥大、皮下瘘不好处理，现代将肛乳头肥大一并碳化，有皮下瘘者另切开即可。笔者所写此法虽简单粗拙，但为研究肛肠科传统疗法和中医外科史料提供了参考。

后来笔者在术前、术中、术后规范化处理原

则下，用电烧灼器、电离子、电刀在有肛门镜等现代手段下更为得心应手，并将肛乳头、哨痔一并汽化掉，也曾将冷冻用于本法治疗。术毕，嘱患者回家自己熏洗换药，按时来院复查至痊愈。本法很适用于门诊患者，在当前医保政策导向下，医院、诊所、患者均很实用。而且安全高、痛苦小、微创效果不错，很多学员学完回单位后，开展此项适宜技术顺利收益。

（三）术后并发症的防治

1. 肛门失禁

对有产科损伤史的患者，手术治疗需谨慎。由于术后"锁洞"畸形造成的肛门失禁，需行肛门成形术。

2. 创面延期愈合或复发

如果采用坐浴、软化大便等保守治疗仍不能愈合，可再次行侧方内括约肌部分切断术。

第七节　预　防

1）多吃高纤维食物，保持大便通畅，干硬粪便形成后不要用力努责排出，应用温盐水灌肠或开塞露注入肛内润滑后排便。

2）及时治疗肛隐窝炎，防止感染后形成溃疡和皮下瘘。

3）扩张和肛门镜检查时忌粗暴猛用力，避免损伤肛管。

4）及时治疗克罗恩病、溃疡性大肠炎等，防止并发肛裂。

5）学习做肛门保健操等养生功法。

参考文献

1. 中华中医药学会. 中医肛肠科常见病诊疗指南［M］. 北京：中国中医药出版社，2012.
2. 何永恒，凌光烈. 中医肛肠科学［M］. 北京：清华大学出版社，2012.
3. 胡伯虎. 大肠肛门病治疗学［M］. 北京：科学技术文献出版社，2001.

第十一章　直肠脱垂

第一节　病名与源流

我国是世界上最早描述直肠脱垂的国家。1973年长沙马王堆汉墓出土的我国最古老的方书《五十二病方》中就有："人州出不可入者……倒县（悬）其人，以寒水尧（溅）其心腹，入矣。""人州出"就是直肠脱垂，这是世界上最早对直肠脱垂及其还纳方面的记载。脱肛之病名，首出《神农本草经》；《针灸甲乙经》亦有"脱肛者，肛门脱出也""脱肛，气街主之"。国外学者认为这是世界上对直肠脱垂的最早命名。

现代医学认为直肠脱垂是一种不常见的疾病，如圣·马克医院17年间仅见42例，在肛肠疾病发病中占0.4%～2.1%。一般认为不完全性直肠脱垂（直肠黏膜脱垂）多见于小儿，完全性直肠脱垂（直肠全层脱垂）多见于壮、老年。直肠黏膜脱垂发病高峰为6个月～2岁的婴儿，直肠全层脱垂发病高峰为40～70岁的成年人。男女略有差别，男性为40～50岁，女性为50～70岁。Theuerkauf统计，平均发病年龄为45.3岁，男性平均发病年龄35.7岁，女性为48.4岁。荒川也有类似的报道。从发病年龄的分布可看到两个高峰，2岁前和40岁以后。虽然发病原因不明，但提示在婴儿期发病的到成人时可能再发。Carraso（1934）首先指出婴儿期男性发病率较高，以后Hughes、Goligher都报道了这一特点。成人的发病率，欧美妇女为高，占发病人数的85%；日本则男性多见。

第二节　病　因

一、中医病因说

《诸病源候论》有："脱肛者，肛门脱出也。大肠虚而伤于寒痢，而为气堰，其气下冲，则肛门脱出，因谓脱肛也。"《难经》有："病之虚实，入者为实，出者为虚。"多认为是因久痢、小儿元气不实、老人脏器衰退、妇女生育过多等导致大肠虚脱所致。

二、西医病因说

一般认为直肠脱垂的发病因素有以下几种。

1. 不完全性直肠脱垂的病因

1）骶骨曲未形成：婴儿期脊髓发育较慢，骶骨曲尚未形成，骨盆和直肠几乎笔直，当长期增加腹压时，易引起直肠黏膜或直肠全层脱垂，这是婴儿发病的主要原因。随着骶骨的发育完善，发病率也随之降低。

2）肛门括约肌无力和直肠周围脂肪含量过少：Parks指出，由于老年人体弱无力，括约肌松弛，骨盆直肠窝、坐骨肛门窝脂肪量减少，导致老年人易发生不完全性直肠脱垂。

3）肛门直肠部手术损伤：如痔环切术后易引起直肠黏膜脱垂等后遗症，肛瘘切开或手术破坏肛门直肠环会导致直肠黏膜脱垂等。

4）骶尾神经损伤：手术损伤或肿瘤侵犯了骶尾神经致使肛提肌麻痹，也可造成直肠脱垂。

5）其他：如腹泻、便秘、慢性咳嗽、精神病及妇女分娩等，也可导致直肠脱垂。

2. 完全性直肠脱垂的病因

成人完全性直肠脱垂原因较多，目前有两种主要学说。

（1）滑动性疝学说

1912年Moschcowitz提出直肠脱垂是直肠在盆腔陷凹入腹膜的滑动疝（图11-1）。在腹腔内脏的压力下，盆腔隙凹的腹膜皱襞逐渐下垂后，使覆盖于腹膜部分之直肠前壁压于直肠壶腹内，形成肠套叠，而从肛门排出（图11-2）。

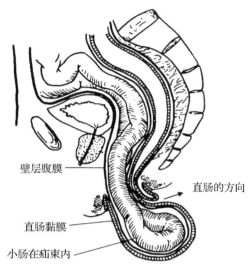

图 11-1 直肠脱入疝囊

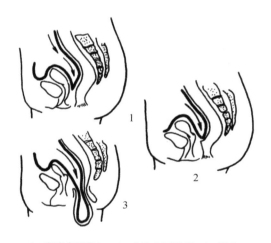

1. 腹腔内压增加；2. 盆腔向下陷凹；3. 脱出
图 11-2 滑动疝的形成过程

（2）肠套叠学说

1968 年 Broden 及 Snellmen 认为直肠脱垂并不是滑动性疝，而是乙状结肠、直肠套叠。开始于乙状结肠、直肠交界处，套叠后，乙状结肠、直肠的附着点（固定点）下拉，由于反复向下拉，直肠逐渐拉向远端，当肠套叠向下进行到达两侧神经血管部位时（直肠侧韧带处），由于此处有较强的筋膜附着，因此要通过较为困难，需要一定时间，由于反复的腹内压增加及排便时用力使侧韧带变弱，套叠通过此处，从肛门口脱出，则形成完全性直肠脱垂。近年来，多数学者支持这一学说。Theuerkoauf（1970）采用特殊的 X 线活动

摄影术，他用 4 个金属夹子，按次序固定在脱垂的直肠及肛管处的黏膜上，然后将脱垂直肠复位，以后再观察脱垂时夹子的次序，证实套叠发生于直肠正常固定点最高处的近端，他观察了 2 个病例，1 例是直肠完全性脱垂伴有肛管脱垂者，1 例是直肠脱垂但肛管不脱垂（又称肠套叠型）者，证实肠套叠学说是正确的（图11-3）。

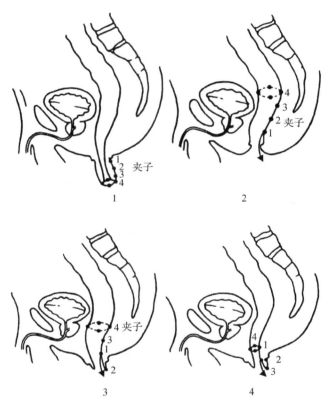

1. 在脱垂体上金属夹；2. 退向直肠内；3. 增加腹压；4. 脱出
图 11-3 肠套叠学说示意图

以上两种学说过去争论较多，近年来，Starleg（1975）认为这两种直肠脱垂基本上是一回事，只不过是程度上的不同，如滑动性疝型，直肠前壁陷入直肠壶腹处，也可以说是一种肠套叠，只不过是没有影响到肠壁整个周径。在手术中也能看到，肠套叠型有小肠同时脱出。

此外，引起脱垂的因素还有：盆腔组织和肛管的松弛无力。Jeannel（1986）提出由于骨盆底肌群和肛管松弛，失去支持固定直肠的作用。在腹压增高时，直肠发生移动而引起脱垂。近年来，一些学者对肛门外括约肌、耻骨直肠肌的肌电图研究以及用组织学的神经切除术，证明了骨盆底肌群或括约肌麻痹也是发病的原因。

直肠、乙状结肠息肉：Nigiro 指出这虽然不是主要原因，但息肉可引起直肠脱垂也是存在的。

如上所述，直肠脱垂应理解为乙状结肠及直肠从移行部位开始，套叠下垂于直肠膨大部，遂至脱出于肛门外侧的一种状态，从这种意义出发，不显性的直肠套叠症，也可以看成是完全性直肠脱垂的早期，对此近年来正在进行着详细的研究。

第三节 分 类

直肠脱垂的分型颇多，其中代表性的有 Tuttle（1903）的二型三度法、Altemeir（1971）三型法、Beahrs（1972）二型三度法、Ripstein（1972）四期法、Nigro（1972）三型法、荒川（1979）五型法等。常用的有：

一、Tuttle（1903）二型三度法

Tuttle 将直肠脱垂分为：①仅为直肠黏膜脱出的不完全性直肠脱垂。②直肠全层全周脱出的完全直肠脱垂两类。在完全直肠脱垂中又分为三度：Ⅰ度为直肠脱出时伴肛管外翻者；Ⅱ度为肛管位置正常，仅有直肠脱出者；Ⅲ度为仅在直肠内发生隐蔽性套叠下垂，不脱出于肛门外者。这实际上是 4 型的分类。

二、Beahrs 二型三度法

Beahrs 将直肠脱垂分为：①不完全性直肠脱垂（直肠黏膜脱垂）型；②完全性直肠脱垂（直肠全层脱垂）型。又根据脱垂的程度将后者分为三度。Ⅰ度为直肠壶腹内的肠套叠；Ⅱ度为直肠全层脱垂但肛管位置正常；Ⅲ度为直肠、部分乙状结肠合并肛管脱垂（图 11-4）。

三、Ripstein 四期法

第一期，直肠壶腹内的肠套叠（隐性脱垂）；第二期，增加腹压时直肠脱出，但能自行复位；第三期，直肠脱垂后不能自动复位；第四期，因劳累、咳嗽等，也可发生直肠脱垂。

四、荒川五型法

荒川广太郎将直肠脱垂分为以下五型。Ⅰ型：

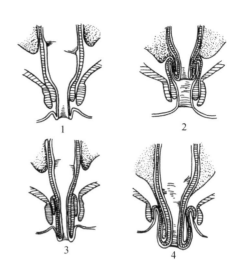

1. 不完全性；2. 壶腹内肠套叠；
3. 直肠全层脱出；4. 直肠并乙状结肠脱出

图 11-4 Beahrs 二型三度法

不完全性直肠脱垂，仅有直肠黏膜及部分直肠壁脱出者（痔核脱出除外）；Ⅱ型：完全性直肠脱垂，直肠壁全层经全周脱出者；Ⅲ型：不显性直肠脱垂，上部直肠下垂套叠于膨大的下部直肠，肛门外无脱出者；Ⅳ型：完全性直肠脱垂并有周围脏器脱出者；Ⅴ型：其他类型的直肠脱垂。

五、我国的分类法

由中华中医药学会肛肠分会负责编写的《中医肛肠科常见病诊疗指南》于 2012 年 6 月形成定稿，该指南主旨为了规范肛肠科常见病症的中医临床诊断、治疗，为临床中医师提供肛肠科常见病症中医常规处理策略与方法，全面提高肛肠科常见病症的中医临床诊疗和科研水平。该指南对直肠脱垂的分型如下。

1. 根据脱出组织分为两型

不完全性直肠脱垂，即直肠黏膜脱垂。表现为直肠黏膜层脱出肛外，脱出物为半球形，其表面可见以直肠腔为中心的环状黏膜沟。

完全性直肠脱垂，即直肠全层脱垂。脱垂的直肠呈圆锥形，脱出部分可以直肠腔为中心，呈同心圆排列的黏膜环形沟。

2. 根据脱垂程度分为三度

Ⅰ度为直肠壶腹内的肠套叠，即隐性直肠脱垂。排粪造影呈伞状阴影。

Ⅱ度为直肠全层脱垂于肛门外，肛管位置正常，肛门括约肌功能正常，不伴有肛门失禁。

Ⅲ度为直肠和部分乙状结肠及肛管脱出于肛门外，肛门括约肌功能受损，伴有肛门不全性或完全性失禁。

六、《中华人民共和国中药新药治疗直肠脱垂的临床研究指导原则》诊断标准

1. 不完全性直肠脱垂

也称为Ⅰ度直肠脱垂，多见于排便或努挣时，直肠黏膜脱出，色淡红，长度小于 3 ~ 5 cm，质软，不出血，便后能自行回纳，肛门功能良好者。

2. 完全性直肠脱垂

也称为Ⅱ度直肠脱垂，排便或腹压增加时，直肠全层脱出，色红，长度为 5 ~ 10 cm，圆锥形，质软，表面为环状有层次的黏膜皱襞，便后需手法复位，肛门括约肌功能可下降。

3. 重度直肠脱垂

称为Ⅲ度直肠脱垂，排便或腹压增加时，直肠全层或部分乙状结肠脱出，长度大于 10 cm，圆柱形，表面有较浅的环状皱襞，触之很厚，需手法复位，肛门松弛，括约肌功能明显下降。

第四节　症　状

《千金方》《诸病源候论》等述及的症状有：肛门脱出，良久乃入等。明代·《奇效良方》描述了"肛门突出……至于出数寸者"。《证治要诀》还描述了脱出后发生坏死、溃烂的所谓"截肠病"；又有："大肠头出寸余痛苦，直候干，自退落。落去又出，名截肠病，若肠尽不治，但出截寸余，可治"。但多数医学家常将轻度脱出与痔脱出混为一谈，《诸病源候论》中的"又有气痔，大便难而血出，肛亦出外，良久不肯入"。颇似痔脱出，后人如陈文治《外科选》中又有："若肛门肿痛、便难强力则肛出不收者为气痔"。又颇似脱肛，总之鉴别不清。古人所谓的"脱肛痔""肠痔""盘肠痔"等是痔还是脱肛也不易搞清。这是历史条件造成的不足之处。

现代医学归纳的直肠脱垂症状如下。

1. 脱出

直肠脱出肛外是直肠脱垂的主要症状。轻者在排便增加腹压时，直肠脱出肛门外，初起能自行还纳，以后渐渐不能自行还纳，需用手还纳；重者直肠壁黏膜和肛门括约肌松弛，除大便时直肠脱垂，在打喷嚏、咳嗽、排气、工作劳累、走路、久站久坐时直肠都能脱出肛门外（图 11-5）。

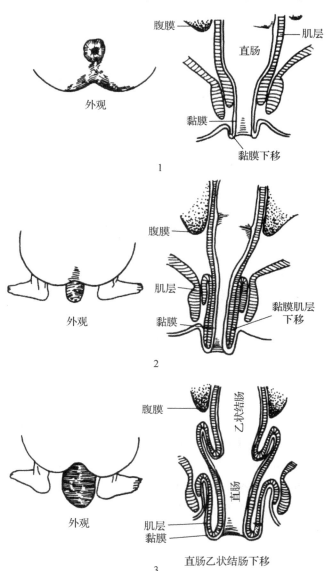

1. 直肠黏膜脱垂；2. 直肠脱垂；3. 直肠和部分乙状结肠脱垂

图 11-5　直肠脱出

2. 排便异常

可有便秘、腹泻、大便失禁、里急后重等，其中便秘最多，占 50% ~ 70%；直肠黏膜出血和黏液便也颇常见。

3. 局部症状

由于直肠黏膜长期受到异物刺激，使直肠黏膜充血，水肿严重时表面溃疡，出现黏液分泌多、出血、肛门部坠胀、酸痛、尿频、腹胀等症状。

4. 精神障碍及其他

以往认为直肠脱垂的患者多伴有智能低下，但调查显示并有精神障碍者，比预想的少得多，如鸣海裕行报道的 32 例中仅有 8 例合并精神衰弱、精神分裂症等；土屋报道的 30 例中无精神障碍者；Gollgnor 报道的 98 例有精神衰弱者 32 例，确诊为精神病者 3 例，认为这些精神神经系统的异常与排便习惯的异常有关。左下腹疼痛也是许多患者常有的症状之一。

第五节　诊断与鉴别诊断

一、诊断

显性直肠脱垂的诊断较易，依据对脱出物的视诊一般即可确诊。隐性直肠脱垂则需进行直肠、乙状结肠镜和 X 线检查等才能被发现。如患者主诉排便困难，即在排便时出现排便不畅感和肛门堵塞感、下腹坠痛不适等，即应考虑有直肠内套叠的可能，需进行乙状结肠镜检查。

二、鉴别诊断

直肠脱垂的实质虽然是一种肠套叠，但和一般的肠套叠不同，后者多有严重的腹痛，但直肠脱垂病例腹痛者极为少见，二者的鉴别主要在套叠部位不同和有无严重腹痛。一般的肠套叠发生在结肠与乙状结肠，部位较高，而直肠脱垂，则发生在直肠与乙状结肠交接处，部位较低。

直肠脱垂，特别是直肠黏膜脱垂从古至今常与内痔脱出混为一谈，被统称为脱肛。实则二者是完全不同的疾病，内痔脱出物为充血肥大的痔块，呈梅花状或环状，可见出血，痔核之间有凹陷的正常黏膜。而直肠黏膜脱垂，脱出物是直肠，有明显的放射状纵形沟纹和直肠环圈，色淡白或淡红，无出血，指诊时可有括约肌松弛。肛门脱出物还有直肠息肉、肛乳头、肛管疣及皮赘外痔等，但这些脱出物各有自己的特征，与直肠

脱垂不难鉴别。肛管皮肤缺损或环切术后引起黏膜外翻，易与直肠黏膜脱出混淆。前者有痔、肛瘘手术史，脱出的黏膜为片状或环状，因长期擦损，可有明显的充血、水肿和分泌物增多，用手推之不能还纳入肛，色鲜红；而直肠黏膜脱出可还纳入肛，色淡红，二者不难鉴别。此外，肛管直肠癌的晚期，也可出现肿块隆起脱出肛门外，但有明显恶臭，形如菜花，坚硬不平，有大量脓血性分泌物、剧痛等癌肿特征，与直肠脱垂完全不同。

第六节　治　疗

一、治疗原则

直肠脱垂的治疗原则应当是根据脱垂的不同类型，采用不同的综合治疗方法。小儿直肠脱垂有自愈倾向，所以应以保守治疗为主。纠正造成脱垂的原发因素和局部处理并举，如因直肠息肉、膀胱结石、腹泻、便秘、痢疾、百日咳等疾病引起的脱垂，治愈原发疾病后，脱垂即可自愈。局部处理包括建立定时排便习惯，纠正便秘，用吊带将纱布垫固定在肛门两侧，防止肛门下移，以及针灸和局部用药等。如不能治愈，可进行注射治疗。

成人直肠黏膜脱垂应以注射疗法为主。必要时可配合针灸或括约肌电刺激疗法，对肛门括约肌松弛者也可采用肛门直肠紧缩术或括约肌折叠术。

成人完全性直肠脱垂可选用注射疗法和手术疗法。注射疗法在我国应用广泛，经过数十年探索，取得了很好的经验，为完全性直肠脱垂的非手术治疗开创了途径，是我国有创新的治疗方法。手术疗法的术式虽然有 100 多种，但总的原则是还纳脱出的直肠将其与周围组织固定，缝缩强化松弛的骨盆及肛门括约肌群，将乙状结肠下部与直肠固定，闭锁直肠子宫凹陷，切除过长肠管使直肠恢复正常的状态，而不引起并发症、后遗症及不复发等。为此，多数学者认为应综合多种最合适的术式加以运用，才能取得理想的疗效。

二、治疗方法

（一）保守治疗

1. 中医治疗

中医对直肠脱垂的治疗有内治、外治、针灸等多种方法，分述如下。

（1）内治方

《景岳全书》认为，当以升阳固涩为治则。内有："内经曰：下者举之。徐之才曰：涩可去脱。皆治脱肛之法也。故古人之治此者，多用参、芪、归、术、川芎、甘草、升麻之类，以升阳之补之，或兼用五味子、乌梅之类，以固之涩之。乃外用熏洗收涩之药。"《丹溪心法》指出："此治之必须温肺脏、补肠胃，久则自然收矣。"《薛氏医按》则强调需辨证施治。有："脱肛，属大肠气血虚而兼湿热。有久痢气血俱虚而脱者，有因肺虚而脱者，有因中气虚而脱者，有因肾虚而脱者。湿热者，升阳除湿汤；血热者，四物加芩、连、槐花；血虚者，四物加白术、茯苓；久痢者，补中益气汤加酒炒芍药；中气虚陷者，前汤加半夏、炮姜、茯苓、五味子；肾虚者，六味丸；虚寒者，八味丸。"临床常见的证候有湿热下注、中气下陷和肾虚失摄等型。

1）湿热下注脱出者，多见于痢疾、百日咳、热泻或内热便秘者，或湿热蕴蓄大肠，或肺移热于大肠，或内热便结，致使直肠脱出肛外，症见热泻或便秘、肛门坠胀、红肿疼痛、口渴喜饮、面赤唇红、舌质红、苔黄腻、脉弦数等。治宜清热除湿，方用景岳约营煎、升阳除湿汤之类。

2）中气下陷脱出者，常见于病后体虚、老人、产妇，脱出肠段一般不能自行还纳，需用手托回，咳嗽、劳动或增加腹压即可脱出，面色、口唇多淡白，气短、倦怠、舌淡、少苔、脉虚。治宜补中益气，升举固脱，方用补中益气汤或提肛散。

3）肾虚失摄脱出者，常有腰困腿酸、遗精阳痿、排便困难、头昏眼花、肛门松弛、小便频数、舌淡胖嫩或舌红少津、脉沉细或细数尺弱等症。肾阳虚者，桂附六味丸加锁阳、巴戟天、鹿茸等，温阳固脱。肾阴虚者，六味丸加女贞子、黑芝麻、肉苁蓉、锁阳等，养阴通便。

4）气血两虚脱出者，常伴有面色㿠白或萎黄，少气懒言，头晕眼花，心悸健忘或失眠，舌质淡白，脉细弱。治宜益气养血，方用八珍汤。

内治法对小儿脱肛有较好疗效。胡伯虎常用生芪 30 g、党参 10 g、升麻 6 g、枳壳 15 g、益母草 15 g，煎汤内服治小儿气虚脱肛，服药后患儿精神转佳，排便定时，经 1～3 个月治疗，即可收效。曾治十余例，80% 以上服药后皆有良效。对成人完全性直肠脱垂一般需配合针灸、注射等，方可收效。单纯服药可增强体质，改善症状，但多无根治效果。

（2）外治法

常用的有熏洗法和外敷药法等。多采用酸收固涩药物，取其"酸能收敛，涩能固脱"。笔者常用大黄 15 g、地榆 15 g、枯矾 15 g、花椒 10 g、五倍子 15 g，煎汤熏洗。对久痢、久泻所致脱肛不收，肿痛、充血者常有良效。

（3）针灸法

针灸对小儿直肠脱出和部分成人直肠黏膜脱出有较好效果。针后加灸或结合电刺激有增强肛门括约肌收缩功能及改善局部症状的作用。

常用穴位有：百会、长强、提肛、气海、足三里、天枢等。其中以提肛穴疗效较好。

提肛穴：位于肛门两侧，即肛门截石位 3 点、9 点位，旁开肛门 5 分位置。针刺时向两侧腹股沟方向刺入 1.5～2 寸，强刺激，使肛门有紧缩感或酸麻胀疼感；也可以接上电疗器加强刺激。

笔者曾采用强刺激，不留针，针刺提肛、长强、百会、天枢、足三里治疗小儿直肠脱垂 12 例，其中 10 例经治疗 10 次后，不再脱出；2 例也有明显好转。

2. 注射疗法

直肠脱垂的注射疗法已有数十年历史。曾用的注射药物有：95% 酒精、50% 葡萄糖、5% 鱼肝油酸钠、5% 石炭酸油剂、镁制剂等多种。国外主要用于不完全性直肠脱垂，幼儿、老人及不严重的完全性直肠脱垂。近年来，我国采用中药制剂，如消痔灵注射液、6% 明矾注射液等治疗成人完全性直肠脱垂取得了良好效果，从而扩大了注射疗法的适应证。

（1）常用注射剂及疗效

1）5% 石炭酸植物油：是目前国外应用最普遍的制剂。具有良好的粘连、硬化、抑菌作用，注射后反应小、并发症少。Wyllie（1979）曾用本剂注射治疗小儿直肠脱垂 100 例，91 例经一次治愈。方法是将药液注射于直肠黏膜下一圈，分 4～5 处注射，每处注射 2 mL。

2）6% 明矾注射液：内含 6% 医用明矾即硫酸铝钾和 1.5% 枸橼酸钠，后者为明矾制剂的稳定剂。明矾注入直肠周围及直肠黏膜下后，铝离子作为一种进入机体的异物，可引起较强的无菌性炎症，导致局部形成较强的异物胶原纤维化，而使直肠黏膜与肌层粘连，直肠与周围组织粘连固定，从而不再脱出。

中国中医科学院广安门医院等 6 所医院，采用 6% 明矾注射液注射于直肠黏膜下和骨盆直肠间隙、直肠后间隙治疗成人完全性直肠脱垂 214 例，一次注射者 165 例，二次注射者 49 例。治疗后痊愈（直肠恢复正常位置，大便时或增加腹压时直肠不脱出肛门外）者 213 例，好转（大便时直肠黏膜或全层轻度脱出肛门外）者 1 例，治愈率为 99.5%，平均治愈天数 13 天。对其中 137 例，进行了 1～4 年远期疗效随访，结果痊愈 96 例（70.1%），好转 18 例（13.1%），复发 23 例（16.8%）。全部病例均无直肠狭窄、结肠功能紊乱、排便障碍、性功能减退等后遗症。一次注射总量为 25～45 mL。本组有 3 例术后感染，其原因与手术操作失误及无菌操作不严格有关，均经切开引流治疗后愈合。

3）消痔灵注射液：作用机理与 6% 明矾注射液相同，使用方法相同。但比明矾制剂更稳定、安全。一般采用 1∶1 浓度，用量 60～80 mL。

目前在临床中注射剂以消痔灵注射液为主。

（2）注射方法

常用的注射方法有直肠黏膜下注射法和直肠周围注射法两类。直肠黏膜下注射法可分为点状注射法和条状注射法两种。直肠周围注射法包括两侧直肠骨盆间隙注射和直肠后间隙注射。

1）直肠黏膜下注射法：

①黏膜下点状注射法：取蹲位、侧卧位或截石位。一般不用麻醉，嘱患者加大腹压排出脱垂的直肠黏膜，用碘伏消毒肠腔，以 1～2 把鼠齿钳固定脱出的黏膜，由齿线以上 0.5 cm 部位起进针，点状将药液注射于黏膜下层，每点注药 0.1～0.5 mL，点距 0.5～1 cm。在脱出的直肠黏膜下均匀注射，使环状着药后，将脱出的直肠送入肛门内，放置氯己定痔疮栓。外用纱布加压固定，术后服抗生素、控制排便 5～7 天。目的是使黏膜与肌层固定粘连，不再脱出。适应证是黏膜脱出。

②黏膜下条状注射法：体位、消毒及术前处理同点状注射。不同点是用长针头进针直肠黏膜下层后，从上向下，边注药、边退针，在黏膜下层条状注入药液，一般可注药 3～5 条，形成几条使黏膜与肌层粘连固定的条柱，不再脱出（图 11-6）。

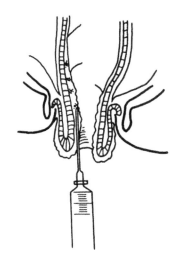

图 11-6　直肠黏膜下条状注射法

③高位多点直肠黏膜下注射（李金顺法）：取侧卧位；常规消毒，铺无菌洞巾，一般无须麻醉；将脱出部分用手法送回，用特制的加长肛门镜推入直肠腔内，再用碘伏消毒两遍，干棉球擦拭一次，选取截石位 2、5、7、11 点肛镜能窥视最高端开始点状注射，每点注 1∶1 消痔灵液 3～5 mL，呈柱条形点状向下注射，每点约间隔 1 cm 间距，一直注射到齿线上方，能注 5～6 个点位，有的还能注更高；注完一个条状点位，再注其余条柱点。1∶1 消痔灵液一般总量在 60～80 mL。但也要视每个患者情况而定，笔者常注射 80～120 mL 不等，效果很好。注射要点就是低浓度大剂量，一定要感觉针尖有肌抵抗感后稍退针注射到黏膜下

层和肌层之间，注射点区域要呈直条状。初学者往往注射量不够，这就需要熟练掌握注射的技巧，并掌握大剂量注射后能有效硬化固定而不致坏死的要点和诀窍。术毕再次行术区碘伏消毒，纳入消炎止痛栓等，其余同注射法常规处理。嘱患者控便两天、便后中药熏洗并肛内纳药、忌食辛辣刺激性食物，保持大便稀软、通畅等。

④低位结扎高位注射术（李金顺法）：其他同上法，不同之处就是选截石位3、7、11点位，自齿线向上各间隔1 cm分别结扎3个点，再向上分别注射2~3个点，注射方法同上法，尽量向高位注射，视情况也可多注几个点位。注射完毕同上法处理。

2）直肠周围注射法（史兆岐法）：

术前准备：①全面检查患者全身情况及直肠脱出的长度、大小及肛门括约肌功能。②术前3小时温盐水1000 mL清洁灌肠。③肛门局部备皮。

体位、麻醉及无菌要求：①患者取截石位。②肛门局部及直肠碘伏消毒。③用0.5%~1%利多卡因在截石位3、6、9点肛缘处做浸润麻醉，麻醉深度宜在肛提肌以下。肛提肌以上不麻醉，是为了观察当药液注入骶骨直肠间隙和直肠后间隙时，患者有无异常感出现。如药液误注到骨盆神经丛或骶神经，则会出现腿痛、骶骨痛、下腹部痛，则应更换注射部位。④本操作应严格无菌要求：除器械严格消毒外，还需准备3副手套，以便更换操作中被直肠内容物污染的手套。注射准备3根22号腰麻针头，在操作台单独放置，严防污染。

操作要点：直肠周围高位注射法是经直肠外将药液注入两侧骨盆直肠间隙及直肠后间隙，使直肠高位与周围组织——两侧直肠侧韧带及前筋膜，通过药物所致的无菌性炎症，产生纤维化，使直肠与周围组织固定。具体操作分3步进行。

①右侧骨盆直肠间隙注射：在截石位9点肛门皮缘外1.5 cm处，先用7.5 cm腰穿针做皮下穿刺，经肛门外括约肌至肛提肌，当通过肛提肌有落空感时，即进入骨盆直肠间隙。此时，用左手示指伸入直肠壶腹，触摸针尖部位，证实针位于直肠壁外侧，未穿通直肠时，再将腰穿针全部刺入，并用手紧压针柄，针全长7.5 cm，加压后可

深入1 cm，约进入8.5 cm。在准确定位后再将明矾液注入骨盆直肠间隙。注药时应边退针边注药，使呈扇形均匀分布。一侧总量为10~18 mL。

②左侧骨盆直肠间隙注射：更换腰穿针头及手套后，依前法在左侧截石位3点处穿刺定位并注药（图11-7）。

③直肠后间隙注射：更换穿刺针头及手套。在肛门与尾骨皮肤中点穿刺，针刺沿骶骨曲进行。为使穿刺部位正确，用另一手示指入直肠壶腹引导，针进入6~7 cm。证实针未穿通直肠壁、未穿入骶骨前筋膜，活动于直肠壁后，即表示已达直肠后间隙，方可边退针边注药。注药量为5~7 mL（图11-8）。

以上3个部位总量在25~45 mL。

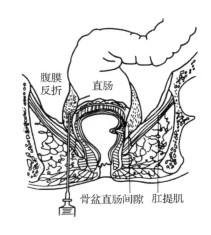

图11-7　两侧骨盆直肠间隙注射法

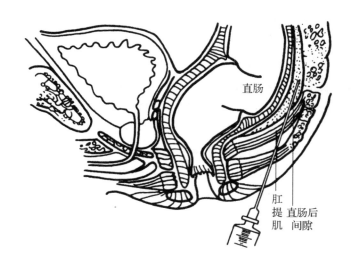

图11-8　直肠后间隙注射法

术后处理及防止感染措施：注射疗法最严重的并发症是术后感染，一旦发生轻则形成高位直肠间隙脓肿或黏膜下脓肿，重则并发脓毒血症可危及生命。所以术前、术后均应给予抗生素预防感染，如替硝唑、青霉素、庆大霉素、头孢菌类等。

为防止感染应注意以下几点。

①严格执行无菌操作：注射完第①、②步后要更换手套。

②正确掌握操作方法：要反复熟悉肛管直肠及其周围组织的解剖，注意绝不能将药液误注入肠壁肌层、骶前筋膜和腹腔内，不能刺穿肠壁，这是防止感染的关键。

③术后应控制排便 5～7 天：第一次排便若排出困难，则用温盐水 1 000 mL 灌肠。

（3）机制探讨

注射疗法治疗直肠脱垂的疗效机制，一般认为主要是通过药物的致炎作用和异物刺激作用，使直肠脱出的黏膜与肌层、直肠与周围组织产生纤维化而被粘连固定。中国中医科学院广安门医院史兆岐认为，将直肠还纳后在其周围高位注射明矾液，可通过下述途径将其与周围组织固定，回复正常状态，而减少并发症、后遗症。①明矾液注射到两侧骨盆直肠窝，通过无菌性炎症引起局部纤维化，一方面可致直肠与直肠侧韧带粘连，另一方面又可使松弛变弱的直肠侧韧带因纤维化而得到加强，这样就牵拉固定了直肠。②明矾液注入直肠后间隙，可使直肠与骶前筋膜粘连固定，类似直肠骶骨部缝合固定术。这样就使直肠与周围组织得到固定，回复原位。

（4）消痔灵注射治疗完全性直肠脱垂的研究

1）李华山、李国栋认为完全性直肠脱垂为肛肠科较为常见的难治性疾病，其发病率为 0.53%～1.9%，平均患病时间达 20 年。长期的完全性直肠脱垂将会导致阴部神经损伤而产生肛门失禁、溃疡、出血、狭窄及坏死的危险，现代医学治疗主要以经腹或经会阴手术为主。手术虽然疗效较好，但存在着痛苦较大、医疗费用较高的缺点。80 年代史兆岐发明了消痔灵注射液，在内痔的治疗上取得了突破性进展，被称为"痔疮患者的福音"，并应用完全性直肠脱垂的治疗，取得肯定疗

效。近十年来，我们又以消痔灵注射液采取双层四步注射法治疗完全性直肠脱垂，取得了较好疗效。所谓双层四步注射法是指直肠外层（直肠周围间隙）与直肠内层（直肠黏膜下层）分四步进行注射，即将药物（如消痔灵注射液）分四步分别注射于：①两侧骨盆直肠间隙，使直肠与直肠侧韧带粘连固定。②直肠后间隙，使直肠与骶前筋膜粘连固定。③直肠黏膜下层，使松弛的直肠黏膜与肌层粘连固定，从而达到治疗目的；使直肠黏膜及肌层、直肠肌层与周围组织粘连固定，从而取得了较好的临床疗效，兹介绍如下。

诊断标准：按诊断标准《中华人民共和国中药新药治疗直肠脱垂的临床研究指导原则》，符合二型直肠全层脱垂诊断标准，其分度属Ⅱ、Ⅲ度者。

治疗方法：患者术前 1 日进流质饮食，注射当日禁食，清洁灌肠，会阴部备皮。骶麻成功后，患者取膀胱截石位，肛门直肠以碘伏消毒。注射按如下 4 步完成注射。

第 1 步：左侧骨盆直肠间隙注射。在膀胱截石位 3 点距肛门缘 1.5 mL 处，先用 9 号腰穿针穿透皮层，平行肛管经肛门外括约肌至肛提肌，当有落空感时表示通过肛提肌进入骨盆直肠间隙。此时，用左手示指伸入直肠壶腹引导，触摸针尖部位，证实腰穿针位于直肠壁外侧，未穿透直肠肌层，再将腰穿针斜向外侧并全部刺入，如发现针头距直肠黏膜较远不易触及时应重新穿刺，刺入部位适当时，手指感到与刺针仅隔肠壁肌层，触及明显。准确定位后回抽无血再将药液注入。注药时应边退针边注药，使药液呈柱状均匀分布，注射消痔灵原液 20 mL。

第 2 步：直肠后间隙注射。更换腰穿针头后，在截石位 6 点肛门与尾骨间皮肤中点处穿刺。腰穿针先与肛管平行，穿过肛尾韧带后斜向后侧，为使穿刺部位正确，仍可用另一手示指入直肠壶腹作引导，进针约 9 cm。证实针头未穿透直肠壁，未穿入骶骨前筋膜，活动于直肠后间隙内，再边退针边注射消痔灵原液 10～15 mL。

第 3 步：右侧骨盆直肠间隙注射。依前法在截石位 9 点处定位穿刺并注射消痔灵原液 20 mL。

第 4 步：直肠黏膜下多点注射。将喇叭肛门

镜（前端口径 2.2 cm，后端口径 5 cm，长 8 cm）尽可能置入直肠顶端，用 5 mL 注射器装满药液并接上 5 号针头（口腔科麻醉用针头），在肛门镜下按截石位 1、3、5、7、9、11 点，每点黏膜下注药 1~2 mL，然后下退 1~2 cm 再按 2、4、6、8、10、12 点同法注射，直至齿线上方，使药液均匀注射到黏膜下层，注射 1∶1 消痔灵稀释液（1 份消痔灵加 1 份 0.5% 利多卡因）60 mL。

注意事项：严格执行无菌操作，每步注射完毕后要更换手套。掌握肛管直肠及其周围组织的解剖，切忌将药液注入肠壁肌层、骶骨前筋膜和腹腔内。切忌刺穿肠壁。

注射后处理：术后当日禁食或给予无渣饮食，注射一周内口服抗生素，控制排便 3~5 天。第一次排便若排出困难则用温盐水 1 000 mL 灌肠。患者注意卧床休息，避免用力下蹲及过度增加腹压。

疗效：治疗完全性直肠脱垂 117 例，结果临床控制 112 例，有效 5 例，无效 0 例。

体会：注射疗法治疗直肠脱垂，已有数十年的历史，曾用的注射药物有 95% 酒精、50% 葡萄糖注射液、5% 鱼肝油酸钠、5% 碳酸油剂、30% 的盐水、7% 明矾注射液等多种。每一种剂型的治愈率和并发症都不同。目前这种方法在国外已较少使用，在国外的专著中也很少介绍，甚至根本不提这种疗法。究其原因为：一些剂型结果好但是并发症较多，一些没有并发症但是治愈率低，一些剂型很有效也没有并发症但是注射困难。国外注射疗法多用于治疗儿童直肠脱垂很少用于成人。在婴儿时期直肠脱垂是一种自限性的疾病。注射的机制是，炎症反应引起直肠壁外和直肠周围组织纤维化，导致直肠壁与周围组织固定在一起，从而阻止了脱垂的发生。我们认为消痔灵双层四步注射治疗直肠脱垂具有痛苦小、费用低、疗程短、无重大并发症及可重复应用的优点，可作为直肠脱垂的首选治疗方法。

2）叶宇飞、曹科、倪量宏、刘光亮、韩宝、徐慧岩等对注射固脱术治疗直肠脱垂进行了回顾性分析，认为固脱术作为中医的治疗手段，正在被广泛应用于临床实践中。张燕生等和李华山等研究均认为采用消痔灵注射疗法临床症状控制情况满意，但手术治疗及注射疗法均有一定复发率。

他们通过回顾中国人民解放军总医院、空军医院及北京马应龙长青肛肠医院开展的 452 例注射固脱术经验，按复发和未复发两组进行 Logistic 回归分析。结果：多因素 Logistic 回归分析显示与注射固脱术治疗直肠脱垂术后复发相关性较大的因素为肛门括约肌功能、分型分度、病程、中医证型、术前脱垂长度，而辨证使用口服中药汤剂调理成为预防复发的保护性因素。结论：注射固脱术是治疗直肠脱垂的一种安全、有效的方法。针对病程长和Ⅲ度直肠脱垂患者在注射固脱术基础上可加用黏膜结扎术及肛门环缩术，并在术后增加 1 年内随访频率。另外，由于本病治疗效果与中医证型密切相关，在修整了外脱垂之后，可以辨证加入补益脾肾、调理气血的中药、针灸等方法施治，其对改善预后、提高临床疗效具有一定效果。还可以配用直肠黏膜纵向结扎折叠术、直肠黏膜内柱状悬吊术、直肠黏膜分层交错多点结扎术等。

3）马梅梅、李华生等在综述中指出单纯直肠黏膜结扎术近期复发率为 27%，肛门环缩术近期复发率为 36%，因肠线断裂、感染、粪嵌塞而需取出者占 33%。而消痔灵注射术临床有效率在 88.2%~100%。后者明显优于前者。

4）笔者认为消痔灵注射治疗完全性直肠脱垂是史兆岐、黄乃健等老一辈专家及其弟子胡伯虎、李国栋、韩宝、赵宝明、韩平等教授在中国独有的固脱理论指导下取得的具有创新性的研究成果，有望成为被世界公认的治疗完全性直肠脱垂非手术治疗的方法。

（二）手术治疗

1. 直肠脱垂的手术方法很多，约有 100 多种，大体可分为以下 7 类

1）肛门或直肠紧缩术：Thiersch（1891），Bell（1891），Saraffof（1942），Stephens（1958），Haskell（1963），Zangl（1965）。

2）直肠与骶骨粘连术：Lange（1887），Verneuil（1891），Tuttle（1903），Lockhart-Mummery（1910），Gant（1923）。

3）肠管切除术：Auffret（1882），Mikulicz（1888），Delorme（1900），Miles（1933），Gabriel（1945），Thompson（1949），Hughes（1949），

Porter（1962）、Altemeier（1964）。

4）直肠膀胱（子宫）凹陷封闭术：Verneuil（1891）、Moschcowity（1912）、Hughes（1949）、Porter（1962）。

5）直肠悬吊固定术：

①前固定：Pembeten-Stalke（1953）、Steniberg（1963）、Moore（1965）、Beahrs（1965）。

②后固定：Lockhart-Mummery（1910）、Orr（1947）、Ocarrol（1949）、Cutait（1959）、Morgen（1962）、Ripstein（1965）、Calne（1966）。

6）骨盆底加固成形术：Roscoe-Graham（1942）、Goligher（1958）、Hughes（1962）、Friedman（1962）。

7）过长肠系膜缝缩固定术或肠管逆套叠术：Ball（910l）、Duva（1910）、Davadhar（1961）。

手术途径有：①经腹部；②经会阴部；③经骶部；④经腹会阴部。

2. 目前常用手术方法

目前常用手术方法主要有 4 种，各种方法均有一定的适应证和优缺点。

（1）肛门紧缩术

又称肛门圈缩小术或环缩术，是将银丝、铬治线、硅橡胶圈植入肛门周围皮下组织，使松弛的括约肌缩紧，从而阻止直肠脱出的一种方法。1891 年 Thiersch 首先采用银丝环植入法，近年来多采用铬治线和硅橡胶。硅橡胶有一定弹性，能扩张和收缩，有利于防止大便失禁及直肠脱垂，优点较多。本法手术简单，损伤小，局麻下即可进行，但复发率高，有报道近期复发率为 36%，且有线断裂、粪嵌顿、感染等并发症，所以只是一种姑息性手术。我国近来采用注射疗法并肛门紧缩术，治疗成人完全性直肠脱垂取得了较好效果。

手术方法：术前应给肠道抗生素 2 天并坐浴，术前 1 天吃半流质饮食，备皮，清洁灌肠。采用局麻或腰俞麻醉，患者取截石位，常规消毒肛周皮肤，铺洞巾。在肛门前方和后方距肛缘各 1.5 cm 处，沿肛缘做一半环形切口，一般 1 cm 左右。切开皮肤后暴露肛尾韧带和外括约肌浅层，然后将皮瓣分离，沿两侧肛缘，由肛门外括约肌外侧穿通带有硅橡胶圈的探针。由前方拉出探针，

再依前法由前方穿至后方。将示指放入肛门，以一示指为度，结扎硅橡胶圈，剪除多余胶圈，缝合前后切口，外敷灭菌纱布，胶布固定。术后控制排便 3~5 天。给予抗生素控制感染，7 天后拆线（图 11-9）。

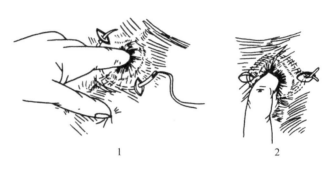

1. 贯穿；2. 结扎后使可进入一示指为度
图 11-9　肛门紧缩术

（2）脱出肠管切除术

方法是将脱出肠管切除，然后将各层缝合。优点是手术较简单，视野清楚，可及时处理脱出肠管的水肿、坏死或粘连不能复回肛内等。缺点是复发率高，有一定并发症，如盆腔脓肿、直肠狭窄、膀胱炎及肾盂肾炎等。所以近代多主张与其他方法并用（图 11-10）。

（3）直肠悬吊固定术

①直肠后位悬吊术：1965 年 Ripstein 根据直肠脱垂的肠套叠学说，提出不论是先天性或后天性的脱垂，都是由于直肠失去固定位置，变为直形肠管而造成的。所以手术应以恢复直肠与骶骨窝的固定为主，不必修补盆底和切除脱出物。他采用阔涤纶带包绕上部直肠，将其固定缝合在骶骨隆凸下的骶前筋膜上，取得了良好的疗效。遂为美、澳、加拿大等国广泛采用。Gorden 等综述 1 111 例直肠脱垂的 Ripstein 法疗效，复发率仅 2.3%。优点是该法提高了盆腔陷凹，不需切除肠管，手术简单，复发率及死亡率低（图 11-11）。

近年来，有的学者主张将直肠悬吊在腰大肌。悬吊物可采用金属环、聚四氯乙烯环、海绵、纺绸和涤纶等。金属及四氯乙烯物有引起肉瘤的可能，其他也都是植入人体的异物。针对此种情况日本及我国有人主张采用后位缝合或应用腹直肌前鞘带作悬吊。

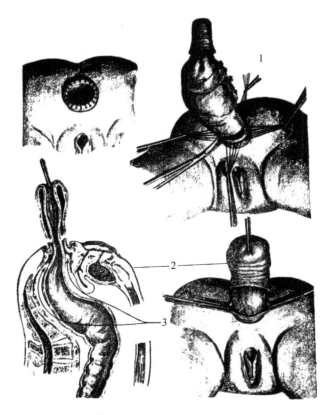

图 11-10　脱出肠管切除术

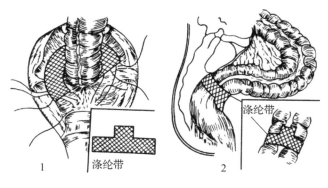

1. 用涤纶带包绕上部直肠；2. 将涤纶带固定在骶前筋膜上

图 11-11　直肠后位悬吊固定术

②直肠后位固定术：其方法是采用下腹部正中切口，在直肠两侧，沿直肠平行切开后腹膜，在直肠子宫（膀胱）凹陷横连切开线，剥离直肠全周。前壁剥离时为了避免损伤直肠膀胱隔，不宜过深。后壁可将尾骨前筋膜充分剥离到尾骨尖附近，后将尾骨纵韧带与直肠后壁缝合 3 ~ 6 针加以固定，然后闭合腹膜切开缘（图 11-12）。过田和纪等应用本方法治疗完全性直肠脱垂 74 例均近期完全治愈。远期随访无完全再发病例，5 例轻度黏膜脱出。

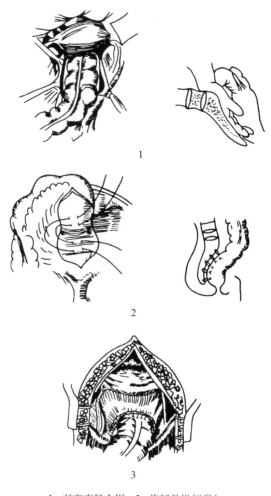

1. 剥离直肠全周；2. 将尾骨纵韧带与
直肠后壁缝合；3. 使直肠固定后方

图 11-12　直肠后位固定术

③腹直肌前鞘带直肠悬吊术：中国人民解放军总医院温赞铭等认为用腹直肌前鞘代替丝绸带或阔筋膜悬吊直肠，一方面可减少患者取大腿阔筋膜的创伤和痛苦；另一方面又是自体组织作悬吊带，愈合后牢固可靠，稳定性强。

采取和应用腹直肌前鞘带操作上的注意事项有：①从耻骨联合上左侧至脐左侧，超过脐平面以上 1 ~ 2 cm 做长约 14 cm 的左下腹直肌切口；②先将左腹直肌前鞘前面之疏松结缔组织剥离干净，再在前鞘最隆起部分做 2 个平行的切口痕迹，2 个切口痕迹间相距约 1 cm，这样可以保证取下之前鞘带宽度均匀，长度与皮肤切口长度大致相同。然后分别将 2 切口痕迹切透，将腹直肌前鞘带与下面的腹直肌分离，并从两头剪断取下（图 11-13）。再将该带剪为两段，准备缝在直肠左侧的带子要比右侧的带子长约 1.5 cm，因为左侧的带子需穿过直肠、乙状结肠交界处系膜的根部，移至右侧固定在骶岬部的筋膜上。鞘膜带一般左侧约 7.5 cm，右侧约 6 cm。③以鞘膜带之深面与直肠之侧面直接接触缝合，因该面比较平整附着蜂窝组织少，固定后与直肠壁及骶岬前筋膜愈合坚实牢固。④将腹直肌前鞘带取下后，把左腹直肌采取腹直肌前鞘带方法的内侧缘分离出来，然后将左腹直肌完整地牵向外侧，再切开腹直肌后鞘及腹膜进入腹腔，这样可以保持腹肌坚强有力，不会因为取了一条鞘膜带而受到削弱。直肠悬吊手术方法与 Ripstein 的方法相同。

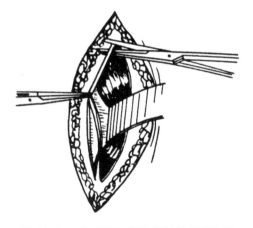

图 11-13 分离出腹直肌前鞘带剪下备用

自 1963 年 11 月，用腹直肌前鞘带悬吊直肠治疗完全性直肠脱垂 23 例，均治愈出院，无腹胀及排尿困难等后遗症。出院后有 7 例在门诊随访 2～3 年，无 1 例复发，有 2 例在术后早期排便困难，需服缓泻药。8 例以通信方式随访 2～16 年，1 例常有大便干燥及少许黏膜下垂；1 例排便困难，同时伴有下腹疼痛，但未复发；其余 6 例效果良好。有 8 例失访。特别值得提出的是，有 1 例由于取腹直肌前鞘带的方法不当，切下宽 2 cm、长 7 cm 的腹直肌前鞘片，平分为两条，在缝合腹直肌前鞘时发现有张力，勉强缝合。术后引起左侧腹直肌压迫性缺血坏死，继发切口感染，切口愈合后腹壁软弱无力，虽然直肠脱垂未复发，却给患者带来了另外一种痛苦，要很好地吸取这个教训。

④直肠前位固定术：Nigro 等认为直肠脱垂的发生与耻骨直肠肌松弛，不能将直肠拉向前方，使盆底缺损加大，"肛直角"消失，导致直肠呈垂直有关。他主张用涤纶带缝合在直肠下端及两侧，将直肠拉向前方，重建"肛直角"，最后把涤纶带缝合在耻骨上。他采用本方法治疗 60 多例，经 10 年随访，无 1 例复发。但本法要求熟悉盆腔解剖，手术复杂，易并发出血和感染等（图 11-14）。

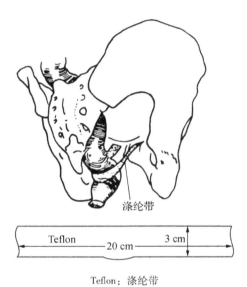

涤纶带

Teflon ←――――― 20 cm ―――――→ 3 cm

Teflon：涤纶带

图 11-14 直肠前位固定术

（4）直肠前壁折叠术

1953 年沈克非根据成人完全性直肠脱垂的发病机制，提出了一种新的手术方法，称为直肠前壁折叠术或"沈氏手术"。1957 年沈克非报道了 18 例治疗经验，之后国内采用较多。喻德洪等运用本法治疗 41 例，亦获得了满意疗效。并发症有：排尿时下腹痛、尿残余、腹腔脓肿、切口感染等。复发 4 例，仅为黏膜脱垂。

沈氏手术的要点是：①在腹部左旁正中切口，显露直肠膀胱或直肠子宫陷凹，沿直肠前壁腹膜最低处向直肠上端两侧，做弧形剪开腹膜。②分离腹膜后疏松组织，直达尾骨尖部，在分离直肠前疏松组织，直达肛提肌边缘（图 11-15）。③提高直肠膀胱或直肠子宫陷凹，将原来切开的直肠膀胱陷凹前腹膜向上提起，用丝线间断缝合于提高后的直肠前壁上。若分离出两侧肛提肌，可用中号丝线缝合数针，以加强括约肌的功能。若分离不出，可以不分离肛提肌。④折叠直肠前壁，将乙状结肠下端向上提起，在直肠上端和乙状结肠下端前壁自上而下或自下而上的做数层横行折叠缝合，每层用丝线间断缝合 5～6 针，每折叠一层可缩短直肠前壁 2~3 cm，每层折叠相隔 2 cm，肠壁折叠层数一般为脱垂的两倍。肠壁折叠的陷凹必须向下，缝针不得超过肠腔，只能穿过浆肌层。手术的重点应是将直肠后壁固定于骶前筋膜上，使之粘连固定。由于沈氏手术提高了直肠膀胱陷凹，修补了滑动性疝，折叠直肠前壁后，使直肠缩短、变硬，与骶部粘连固定，既解决了直肠本身的病理改变，又加强了直肠、乙状结肠交接处固定点，所以符合肠套叠治疗原则，术后疗效满意。

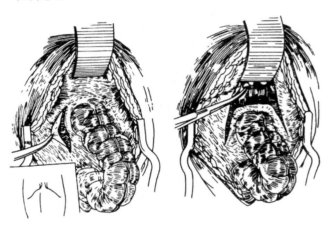

图 11-15　沈氏手术的分离术

3. 现代新手术方式

（1）腹腔镜手术

在直肠脱垂治疗中，腹腔镜手术（laparoscopic surgery）是最新的进展，随着腹腔镜手术广泛应用于外科临床，国外采用腹腔镜手术治疗直肠脱垂的报道较多，出现了经腹腔镜直肠、结肠切除术，直肠缝线固定术及直肠悬吊术多种术式。基于该技术具有操作简易、患者舒适、术中出血少、术后肠功能恢复快、住院期短、并发症少等诸多优点，被很多临床医师推崇。经腹腔镜行直肠固定术和切除固定术治疗效果好，对于年老体弱患者都能安全实施。Kariv 收集 1991 年 12 月—2004 年 4 月期间所有与腹腔镜修复（laparoscopic repair，LR）有关的直肠脱垂手术数据，86 个患者配对，分别施以腹腔镜修复（LR）和开放性经腹修复（open abdominal repair，OR），进行病例对照研究，结果显示：LR 组较之 OR 组住院期短，在平均 5 年的随访期内两组的功能结果和直肠全层脱垂复发相似。个别报道腹腔镜的缺点主要是手

术时间长，手术效果受手术者技术水平影响较大。由于样本尚少，能否被广泛接受，尚需进一步观察。

（2）PPH 术

应用吻合器痔上黏膜环切术（PPH）治疗直肠黏膜脱垂和内脱垂等，近年来报道颇多。适应证主要是直肠黏膜脱垂或内脱垂，总有效率为 88%，效果较好。也可以配用消痔灵注射治疗以提高疗效。

4. 手术疗法存在的问题和研究方向

虽然直肠脱垂的手术方法很多，但存在着一些共同的问题。

1）复发率高：Theuerkauf（1970）综合各种手术治疗直肠脱垂 3505 例，复发率为 16.8%；荒川（1978）综合日本 10 年间各种手术治疗直肠脱垂，复发率为 15%~20%；我国注射疗法的复发率为 16%。总之各种治疗的复发率都很高，这是治疗中的最主要问题。

2）并发症多：常见的有术后感染、大出血、肠麻痹、肠梗阻、便嵌顿、大便失禁，甚至死亡等；并发排尿困难、肾盂肾炎者也常见。

3）后遗症多：在荒川综合的 692 例中，便秘及排便困难者 73 例（10.5%）；括约肌不全或失禁者 20 例（2.9%）；腹痛者 18 例（2.6%）；性功能减退者 3 例（0.4%）；其他 64 例。一般认为性功能减退与直肠周围的广泛剥离有关。便秘与排便困难多见于直肠尾骶部固定术后，失禁或不全失禁与其说是术后后遗症，不如说是术前就存在而被遗留下来的病症。

针对以上问题，荒川等认为由于直肠脱垂是良性疾患，手术之后再发率极高，经多次手术之后仍不能治愈的病例不少。所以研究尽量地不做手术，或用不留后遗症的简单手术方法而根治之，就成了必须要考虑的事。1999 年 Madoff 等发表了"直肠脱垂外科治疗的 100 年"专文，在此文的"外科疗法"标题下面，引用了 Wells 的名言："我已调查了 30 至 50 种直肠脱垂手术治疗的文献，但总喜欢再加一种"。法国 Marchal 等引证此文时说："在已描述的 200 余种治疗完全性直肠脱垂的手术中，似乎没有一种是令人满意的。"Yannis Raftopoulos 等对 643 例成人完全性直肠脱垂经

腹手术后复发率进行长期多中心随访观察，发现术后 1 年平均复发率为 1.06%，5 年为 6.61%，10 年为 28.92%。Do-Sun Kim 等对 372 例成人完全性直肠脱垂术后随访（1976—1994 年），发现经腹手术复发率为 5.1%（平均随访 98 个月），经会阴手术复发率为 15.8%（平均随访 47 个月），可见手术疗法尚未能彻底解决直肠脱垂的问题。

笔者认为探索一种安全、有效的非手术疗法治疗完全性直肠脱垂应是今后研究的方向。我国有大量非手术治疗的经验，应当在这方面做出贡献。

第七节 预 防

1）及时治疗肠炎、痢疾等腹泻，小儿尤其要注意。

2）防治便秘，不要用力努挣。

3）及时治疗可使腹压增加的疾病，如百日咳、肺气肿等。

4）妇女分娩和产后要充分休息。

5）提肛运动可增强肛门括约肌功能，对防治直肠脱垂有一定作用。

参考文献

1. COLLINSON R, WIJFFELS N, CUNNINGHAM C, et al. Laparoscopic ventralrectopexy for internal rectal prolapse：Short-term functional results [J]. Colorectal Dis, 2010, 12 (2)：97 – 104.

2. BLATCHFORD G J, PERRY R E, THORSON A G, et al. Rectopexy withoutresection for rectal prolapse [J]. Am J Surg, 1989, 158 (6)：574 – 576.

3. 赵宝明，王艳逊，廖培辰，等. 中医外科固脱法治疗脱肛溯源及临床应用 [J]. 北京中医药，2007，26 (7)：402 – 404.

4. 刘宝华，方仕文，张连阳，等. 直肠内脱垂的手术疗效分析 [J]. 中华普通外科杂志，2004，19 (3)：141 – 142.

5. 张燕生，刘仍海，李薇，等. 消痔灵注射加肛管紧缩术治疗完全性直肠脱垂 [J]. 北京中医药大学学报（中医临床版），2004，2 (11)：23.

6. 李华山，王晓峰，李国栋，等. 消痔灵注射治疗完全性直肠脱垂 [J]. 中华临床医师杂志（电子版），2008，2 (10)：1181 – 1183.

7. 韩宝，聂广军. 消痔灵注射治疗直肠脱垂 266 例 [J]. 人民军医，2008，51 (3)：165.

8. 韩宝，张燕生. 中国肛肠病诊疗学 [M]. 北京：人民军医出版社，2011：206 – 221.

9. 韩宝，史兆岐，韩淑清，等. 消痔灵注射治疗完全性直肠脱垂 252 例 [J]. 人民军医，1996，12：21 – 22.

10. 李润庭. 肛门直肠病学. 沈阳：科学技术出版社，1987.

11. 杨新庆. 直肠脱垂的诊断与治疗. 大肠肛门病外科杂志，2005，3：174 – 1753.

12. 李华山，李国栋，李东冰，等. 消痔灵双层四步注射治疗成人完全性直肠脱垂的疗效评价：附 36 例报告 [J]. 首都医科大学学报，2006，27 (6)：789 – 791.

13. WELLS C. New operation for rectal prolapse. J R Soc Med, 1959, 52 (8)：602 – 603.

14. MARCHAL F, BRESLER L, AYAV A, et al. Long-term results of Delorme，s procedure and Orrloygue rectopexy to treat complete rectal prolapse [J]. Dis Colon Rectum, 2005, 48 (9)：1785 – 1790.

15. RAFTOPOULOS Y, SENAGORE A J, DI GIURO G, et al. Recurrence rates after abdominal surgery for complete rectal prolapse：a multicenter pooled analysis of 643 individual patient data. Dis Colon Rectum, 2005, 48 (6)：1200 – 1206.

16. KIM D S, TSANG C B, WONG W D, et al. Complete rectal prolapse evolution of management and result [J]. Dis Colon Rectum, 1999, 42 (4)：460 – 469.

17. 中华中医药学会. 中医肛肠科常见病诊疗指南 [M]. 北京：中国中医药出版社，2012.

第十二章 肛门周围皮肤病

第一节 肛门瘙痒症

一、病名与源流

肛门瘙痒（peritusani，PA）是一种常见的局部瘙痒症。肛门瘙痒症有广义和狭义两种概念。广义的肛门瘙痒症是指肛门皮肤发痒，常需搔抓的症状，往往是全身性皮肤瘙痒的局部症状；狭义的肛门瘙痒症是指肛管、肛门周围皮肤及会阴部皮肤瘙痒而无任何原发性损害的顽固性瘙痒症，在肛肠科常被作为一种独立的疾病看待。一般认为这是一种常见的局限性神经功能障碍性皮肤病。多数只限于肛门周围，有的可蔓延到会阴、外阴或阴囊后方。多发生在中老年人群，20岁以下患病较少，很少发生于儿童。男性比女性多见，习惯安静和不常运动的人多发生这种瘙痒症。继发性瘙痒症有明显致病原因，容易治疗；自发性或原因不明的PA不易治愈，也常复发，慢性顽固性肛门瘙痒症治疗十分困难，药物治疗多数无明显效果，常需手术方能根治，约占全部患者的50%。本章从广义的肛门瘙痒症出发，重点讨论了狭义的肛门瘙痒症。

本症在《诸病源候论》中称为"风痒"，在《五十二病方》中称为"胸痒"，后世医书称为"肛门痒"。

二、病因

（一）中医病因说

中医认为肛门瘙痒症的原因与风邪最为密切，但有外感风热、风湿与血虚生风之别。

1. 外感风邪

外感风邪，或风热相聚、风湿挟热，留滞于荣卫之间，腠理皮肤之中，结而不散，则发痒出疹，而成瘙痒之症。

2. 血虚生风

皮肤腠理需气血营养，血旺则光滑润泽，血虚不能充养皮肤腠理，生风生燥则伴痒。所以前人有"血虚则生风，风聚则发痒"之说。

（二）西医病因说

现代医学认为肛门瘙痒发生原因有全身性原因与局部性因素两个方面。

1. 全身性原因

1）内分泌和代谢性疾病：糖尿病、尿崩症、甲状腺功能亢进症、痛风症、妇女及男性更年期等。

2）肝肾疾病：梗阻性胆道疾病、胆汁性肝硬化，慢性肾盂肾炎及慢性肾小球肾炎所致的慢性肾衰竭。

3）血液病：缺铁性贫血、红细胞增多症等。

4）胃肠疾病：慢性及急慢性腹泻、便秘，胃肠神经官能症等。

5）恶性肿瘤：霍奇金病，胃、结肠癌，白血病等。

6）寄生虫：血吸虫、钩虫、蛔虫，特别是蛲虫病。

7）神经和精神疾病：神经衰弱、焦虑症等。

8）药物：可卡因、吗啡、砒剂，某些抗生素、口服避孕药等。

9）食物：对某些食物，如鱼、虾、鸡蛋等的变态反应。酒类、辣椒、芥末、大蒜等对直肠黏膜及肛门皮肤的刺激。

10）其他：某些原因不明的肛门发痒，有人认为与遗传有关或对知觉异常敏感。

2. 局部性因素

1）皮肤病变：肛门湿疹、皮炎、疣、癣、性病及皮脂腺分泌的脂肪、蛋白质堆积，粪便留于肛门周围皮肤皱襞，接触异物（动物毛发、植物细毛、玻璃纤维、干硬纸张及油墨等）。出汗过多亦常致肛门发痒。

2）肛门直肠及会阴疾病：痔、肛裂、肛瘘、肛窦炎、肥大肛乳头、直肠脱垂、直肠炎、绒毛乳头状瘤、腺瘤、直肠癌；阴道炎、阴道分泌物、尿道炎、前列腺炎等。

3）皮肤寄生虫及感染：疥螨、阴虱及霉菌、滴虫感染。

三、分类

肛门瘙痒一般可分为原发性瘙痒和继发性瘙痒两类。

（一）原发性瘙痒

原发性瘙痒症不伴有原发性皮肤损害，以瘙痒为主要症状，典型症如肛门瘙痒症、老年性瘙痒症及精神性瘙痒症等。

（二）继发性瘙痒

继发性瘙痒产生于原发性疾病及各种皮肤病，伴有明显的特异性皮肤损害和原发病变，瘙痒常是原发病变的一个症状。痔、肛瘘、肛裂、直肠脱垂等肛门直肠病的肛门发痒；肛门湿疹、湿疣、神经皮炎、肛门白斑症及蛲虫、蛔虫等引起的肛门瘙痒均属此类。

四、症状

典型的肛门瘙痒症状，初起时一般局限于肛门周围皮肤轻度发痒，如长期不愈，瘙痒有的会蔓延至阴囊或阴唇，尤其是在会阴部前后缝里发痒的最厉害，瘙痒在夜间更甚，有时如虫爬、蚁走；有时如蚊咬、火烤，令人难以入睡，坐卧不安，无法忍受。于是就狠抓皮肤，暂时止痒，皮肤抓破可出血、糜烂、刺痛，使痒痛交加更为难受，患者苦恼万分，久之会引起神经衰弱、精神萎靡、食不知味、夜不能寐。

五、诊断与鉴别诊断

（一）诊断

肛门瘙痒症的瘙痒以肛门、阴囊及女阴为主，也可发生于手、耳、背、腰部及四肢。瘙痒多为阵发性，夜间加重，长期瘙痒可使肛门皱襞肥厚及苔藓样变，亦可有辐射状皲裂、浸渍或继发湿疹样变。它和神经皮炎的区别是神经皮炎有原发扁平圆形或多角形丘疹。湿疹有急性发作史，皮肤表现为丘疹、水疱、糜烂、渗液等多形损害，有强烈渗出倾向，而肛门瘙痒症往往仅是干性抓痕及血痂，多见于中年男性、患蛲虫儿童，但女性亦可发病。

瘙痒是一种自觉症状，瘙痒的机制还不十分明确。一般认为表皮内及真皮浅层的游离神经末梢是痒觉感受器，这些感受器受物理、化学刺激后先导致局部组胺、激肽和蛋白分解酶等化学介质的释放，后者作用于神经末梢，引起冲动。痛觉神经纤维中无髓鞘 C 组织纤维传导，经脊髓丘脑束直达丘脑，最后达皮质感觉区，产生痒觉。由于目前尚无测量痒的性质和程度的客观方法，各人对痒的感受程度不同，受精神因素影响很大，可有意夸大或无意缩小其痒感。因此，诊断是不能单纯听其自觉症状，需进行全面体格检查及病史询问，有针对地做必要的实验室检查，包括血、尿常规，粪及虫卵检查，肝、肾功能检查，尿糖、血糖及糖耐量试验，皮肤或组织检查等。

（二）鉴别诊断

1. 老年性瘙痒症

常见于 60 岁以上老人，瘙痒以躯干四肢为主，可波及阴部及肛门，长期搔抓后皮肤可发生湿疹样改变。可能与年老皮肤萎缩、干燥和变性有关。

2. 冬季瘙痒症

特点是秋、冬发作，春夏好转。多发生于躯干、小腿屈面、关节周围、股内侧及肛门。常在脱衣就寝前发作，与皮肤温度骤变有关。

3. 肝、肾疾病

黄疸伴瘙痒，常提示有梗阻性胆道疾病。服

氯丙嗪、睾酮后出现的瘙痒，常是肝内胆汁淤积的早期症状。原发性胆汁性肝硬化、机械性胆道梗阻性瘙痒强烈而持久，其原因与胆盐在血中和皮肤内增高有关。慢性肾盂肾炎和肾小球肾炎在尿毒症阶段，常伴有瘙痒。血液透析不能减轻症状，但甲状旁腺切除可好转。

4. 内分泌性瘙痒

糖尿病引起的瘙痒可波及全身和会阴、肛门。其原因系皮肤含糖量增高，刺激神经末梢所致。

5. 精神性瘙痒

瘙痒可泛发全身或局限于肛门及会阴。痒部无明显皮肤损害及抓痕，瘙痒常被夸大，伴有神经精神症状或皮肤寄生虫恐惧症。

6. 继发性瘙痒

主要继发于痔、瘘、肛裂、肛门湿疹、神经皮炎、肛门湿疣、蛲虫症等。其鉴别要点详见第六章痔疮第四节症状、第九章肛门直肠瘘第四节症状、第十章肛裂第四节症状、第十二章肛周皮肤病第二节肛门湿疹、第三十章大肠寄生虫病第四节蛲虫病。

六、治疗

（一）治疗原则

应针对病因根治原发病变和全身性疾病，并对肛门局部做适当处理，如痔、肛瘘、肛裂、直肠脱垂引起的瘙痒应根治痔、肛瘘等，蛲虫引起的发痒应驱虫等。

自发性或原因不明的 PA 不易治愈，也常复发，慢性顽固性肛门瘙痒症治疗十分困难，药物治疗多数无明显效果，常需局部封闭或手术方能根治。

（二）保守治疗

1. 中医药治疗

（1）风热郁结肛门发痒

肛门瘙痒，灼热坠胀，如火烤虫咬，瘙痒难忍。甚至皮肤抓破出血、心烦如焚，夜不能寐、口苦咽干、便秘溲赤、痛苦不堪，精神不振、焦躁易怒，舌苔薄腻边红、脉微数。治宜疏风清热、通便泻火。方用龙胆泻肝汤加桑叶、乌梢蛇、苦

参、大黄等。

（2）风湿挟热肛门发痒

肛门瘙痒，渗出潮湿，经活动摩擦则痛更甚，肛门下坠不适、困倦身重，腹胀食少、夜卧不安、舌苔厚腻，脉濡滑。治宜疏风清热、健脾除湿，方用消风散加土茯苓、白鲜皮、地肤子等。

（3）血虚生风肛门发痒

肛门奇痒，皮肤干燥，失去光泽及弹性，皲裂如蛛网，累及阴囊、阴唇，伴有口舌干燥、消瘦、夜不能寐，舌红、脉数细。治则宜养血息风，滋阴润燥。方用当归饮子，祛风换肌丸。

（4）针灸疗法

针灸长强、三阴交、血海、足三里、合谷等穴，或用梅花针点刺肛门周围皮肤。

维生素 B_{12} 注射液 20 mg、异丙嗪注射液 25 mg 混合，长强穴或肛门两侧局部注射封闭，笔者应用多年有良好止痒效果。但最好下午或晚封闭，白天常会思睡或倦怠，注后不能开车。一般 3～7 天一次、一个月 4～6 次为宜。有抗敏、抗感染、营养神经作用，是效果颇佳的经验方。

（5）中药熏洗

常用药有苦参、地肤子、蛇床子、百部、大黄、白矾、防风、野菊花、白鲜皮、五倍子、苍术、大蒜等，煎汤坐浴熏洗，可减轻症状或止痒。但熏洗水温不宜过热，温度以不烫手为宜。

2. 西医药治疗

（1）一般疗法

忌酒、辛辣饮食，纠正便秘。避免热水烫洗、搔抓、摩擦止痒及使用碱性肥皂。

（2）抗组胺药物治疗

钙剂、维生素 C、硫代硫酸钠、苯海拉明、异丙嗪、氯苯那敏等，可根据病情选用。第二代抗组胺药被广泛应用于本症的治疗，其作用为具有选择性的对抗外周受体的作用，能抗过敏、止痒。常用药为：西替利嗪（仙特敏），日剂量 10 mg，每晨 1 次。氯雷他啶（克敏能、开瑞坦），日剂量 10 mg，每晨 1 次。阿司咪唑（息斯敏），日剂量 10 mg，每晨 1 次。一般 7～10 天为一个疗程。

（3）性激素治疗

老年瘙痒症，男性患者可用丙酸睾酮 25 mg，肌内注射，每周 2 次，或服甲睾酮 5 mg，一日 2

次。女性患者可服己烯雌酚 0.5 mg，一日 2 次，或用黄体酮 10 mg、肌内注射，每日 1 次，维生素 A 及复合维生素 B 等也可应用。

（4）阿片受体拮抗剂—纳洛酮与纳曲酮

对胆汁淤积症及尿毒症引起的瘙痒有效，对慢性荨麻疹及异位性皮炎也有一定疗效。

（5）免疫抑制剂—环孢素 A

对异位性皮炎、结节性痒疹等顽固性瘙痒有较好治疗效果；也有治疗扁平苔藓的报道。

（6）5 - 羟色胺 3 型受体拮抗剂—昂丹司琼

对胆汁淤积症、慢性肾衰竭及麻醉后所引起的瘙痒有较好的疗效。

（7）氟哌噻吨美利曲辛片

是氟哌噻吨（0.5 mg）和四甲蒽丙胺（10 mg）的混合剂。前者主要作用于突触前膜多巴胺自身调节受体，促进多巴胺的合成与释放，使突触间隙中多巴胺含量增多；后者可以抑制突触前膜对正肾上腺素及 5 - 羟色胺的再摄取作用，从而提高突触间隙单胺类神经递质的含量。两者结合能有效地抗焦虑、打断神经精神因素与调节自主神经功能；能消除紧张等躯体症状、改善睡眠，对治疗神经症、自主神经功能紊乱具有明显效果；能明显改善单纯性肛门瘙痒症引起的精神神经症状，对治疗肛门瘙痒症有显著的疗效。

（8）外用药膏

常用的有氟轻松软膏、泼尼松、氢化可的松软膏、复方苯海拉明克罗米通酊、曲安奈德益康唑乳膏、炉甘石洗剂，或用石炭酸 1 g、氧化氨基 50 g、薄荷 0.5 g、苯佐卡因 3 g 做成软膏外用，且都有止痒作用，但不一定能根治。

3. 经验方

陆忠兰采用冰黄肤乐软膏治疗肛门瘙痒症，通过入选标准将患者随即分为两组，每组 34 例，治疗组将冰黄肤乐软膏（大黄、硫黄、姜黄、黄芩、甘草、冰片、薄荷脑）薄涂于患处，轻揉片刻，每日两次，间隔 6 小时以上，而对照组选用复方咪康唑霜，使用方法同治疗组。观察两组疗效，采用 SPSS 1.0 进行 X^2 检验，结果：两组比较差异有统计学意义（$P < 0.05$），治疗组的疗效比对照组好。冰黄肤乐软膏治疗肛门瘙痒症复发率低，减少了长期应用糖皮质激素类药物的不良反

应，安全性高。

蜂胶：蜂胶的主要成分有黄酮类化合物、有机酸类、酶类、维生素类和矿物质等。蜂胶的作用非常广，其中之一就是抗菌、消炎、止痒。民间，用于肛门瘙痒症有一定疗效。

4. 物理疗法

可行紫外线、红外线局部照射，皮下输氧、矿泉浴等。对顽固性肛门瘙痒，可采用同位素 ^{32}P、^{90}Sr 或浅层 X 线放射治疗。

5. 注射疗法

注射疗法又称封闭治疗，是将药物注射到皮下或皮内，破坏感觉神经，使局部感觉减退、症状消失、局部损伤好转的一种常用方法，约 50% 以上的病例可永久治愈，因此在临床上得到了广泛应用。但顽固性瘙痒者易复发，需再次注射治疗。注射药物不仅破坏感觉神经，也可破坏运动神经，若注入于齿状线部位常会发生轻重不同的感觉性肛门失禁和括约肌功能不良，过一段时期可自行恢复。常用药剂有：0.2% 亚甲蓝液、0.5% 盐酸奎宁尿素、0.4% 石炭酸杏仁油、复方石炭酸注射液（普鲁卡因 0.5 g、氯化钠 0.75 g、石炭酸 3 mL、蒸馏水 97 mL 混匀过滤，流通蒸气消毒 30 分钟），95% 乙醇等。

（1）亚甲蓝皮内注射

亚甲蓝是目前临床上最常用的注射剂，最常用的剂量是 0.2% 亚甲蓝注射液 1 支 2 mL，加 1% 利多卡因 20 mL，行点状皮下注入。

注射方法：注射前备皮。服用甲硝唑、新霉素等肠道消炎剂 1 ~ 2 天。注射时，取侧卧位或截石位，碘伏消毒肛周皮肤及术区，铺洞巾。由离肛缘 2 cm 外病区边缘用细针进针，行点状皮下均匀注入，每处注射 3 ~ 4 滴，将瘙痒区全部注射。总量不超过 20 mL，注射完后针眼处用消毒棉球压迫片刻，防止出血或药液外渗。再盖无菌敷料，胶布固定 1 天以上。注射时不可过浅或过深，过浅皮肤坏死，过深影响疗效。注入肌层有引起坏死和形成脓肿的危险。亦不可穿破肛缘皮肤，以免排便污染发炎。将亚甲蓝溶液注射到肛门周围皮内，能使内神经末梢感觉消失，瘙痒消退。注射完后给予 3 ~ 5 天消炎止痛药，局部有炎症者严禁注射，夏季炎热出汗多亦不宜注射，以免感染。

注射时严格无菌操作。多数临床报道认为配合中药外洗等效果更好（图12-1）。

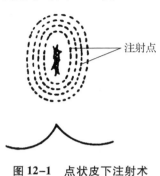

图12-1　点状皮下注射术

（2）95%酒精皮下注射

酒精能溶解神经髓鞘，不损伤神经轴，使感觉神经末梢变性、皮肤失去感觉，直到神经再生，注射方法有两种。①分区皮下注射法：将肛门周围分成4区，每次注射1区。皮肤消毒后用长针皮下注射利多卡因溶液，针留在原处，再注射酒精，注射药物应分布均匀，不可外流或有张力。也不可注射到皮内，以免皮肤坏死；更不可注射到肛管括约肌内，以防括约肌瘫痪。注射后热敷，给镇静药止痛，间隔5~10天，再注射另1区，将4区完全注射。②多处皮下注射法：局麻后，用极细针头经多处穿刺，将酒精注射到肛门周围皮下，每处距离0.5 cm，每处注射2~3滴，避免注射到皮内或括约肌内。

4%石炭酸杏仁油和复方石炭酸注射液治疗肛门瘙痒症，机制与亚甲蓝相似，但石炭酸腐蚀力强，注入病变区皮下，可破坏皮肤感觉神经末梢传导，暂时阻断病区瘙痒对中枢神经的恶性刺激，使原来陷入病理状态的神经功能恢复。一般注射后3天皮肤开始软化脱落，瘙痒消失，比较安全。目前国外多采用的是4%石炭酸杏仁油，其次为95%乙醇。缺点是刺激性大，术后有灼痛，需热敷和口服止痛药，有复发可能。

6. 局部封闭

可用氢化可的松、地塞米松或泼尼松龙等药物做局部封闭，有良好止痒作用。

（三）手术治疗

肛门瘙痒症的手术方法有瘙痒皮肤皮下剥离法、瘙痒皮肤切除法、会阴神经后方切断法和尾骨前神经丛切除法等，其中以前两种较为常用。

1. 瘙痒皮肤皮下剥离术

局麻，截石位，在肛门两侧各做一半月形切口，用刀向肛缘潜行分离皮肤，将肛周及肛管移行皮肤与皮下组织充分剥离，剥离中切断了皮肤的神经末梢，然后将皮肤复回原位，丝线缝合（图12-2）。

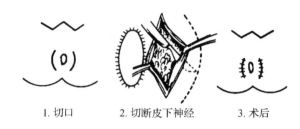

1. 切口　　2. 切断皮下神经　　3. 术后

图12-2　瘙痒皮肤皮下神经末梢切断术

2. 瘙痒皮肤切除术

（1）叶状切除术

局麻；将瘙痒皮肤、肛缘皱襞及肛管移行皮肤分成4~5个区域，放射状做切除，使切口呈纺锤状或椭圆形，引流通畅，愈合后即可止痒。

（2）切除缝合术

切除有病变皮肤后加以缝合。一般常用局麻，沿肛缘做一半月形切口，最后缝合创面（图12-3）；也可切除后移植肛缘正常皮肤覆盖创面，加以缝合。

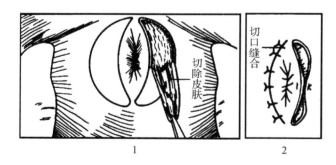

1. 沿肛缘半月形切除瘙痒皮肤；2. 完全或部分缝合切口

图12-3　瘙痒皮肤切除缝合术

3. 小针刀治疗肛门瘙痒症

用甲紫将瘙痒区划出来，选择尾骨尖至肛缘间的中点为进针处，将0.5%利多卡因18 mL加亚甲蓝液2 mL、肾上腺素2滴摇匀后，进行肛周浸润麻醉。右手持小针刀从进针处刺入皮肤，深达皮下组织。在肛外左手示指引导下，小针刀先向肛门左上侧倾斜，并潜行性缓慢切割肛周皮下组织呈扇形面。向外超过瘙痒区 2 cm，向内达肛缘，向前达会阴部。勿切穿肛周皮肤及肛管，此后退回小针刀并将刀锋改为反向而紧贴肛周皮肤的内面，边搔刮边退小针刀至原进针处。同法治疗肛门右下侧，并于会阴汇合，完成肛周皮肤及皮下组织的游离术。然后用小针刀在进针处，将肛门外括约肌皮下部切断，松懈肛周皮肤防止括约肌痉挛。最后用干纱布挤压肛周，使积血从原进针处排出。塔形纱布覆盖，丁字带包扎。如有肛裂、内痔等也应给予相应的处理。

4. 肛周皮下神经离断术

麻醉成功后，扩张肛门，将切口选择在截石位 1、3、5、7、9、11 点肛缘皮损处，做放射状菱形切口，长度视病变面积大小而定，多为 3 ~ 5 cm，再用剪刀紧靠皮肤切除菱形皮瓣，术毕，敷料加压包扎固定。

5. V – Y 带蒂皮瓣肛门成形术

顾尽晖、杨颖等采用 V – Y 带蒂皮瓣肛门成形术治疗切除皮肤范围大的本症。方法：术前清洁灌肠、备皮，在腰俞穴麻醉下，将肛周瘙痒处皮肤做"V"字形或联合"V"字形切口，直达皮下组织，尖端向外，皮瓣宽度为 3 ~ 5 cm，潜行游离皮下约 1 cm，将皮瓣内缘和肛管皮肤用 1 号线间断缝合，再将皮肤切口用 1 号线做 V – Y 间断缝合。肛门外予敷料加压固定。患者术后控制大便 3 ~ 4 天，便后用温水坐浴，肛门皮肤缝合处常规消毒，保持清洁卫生，7 天左右拆线。将观察病例 117 例进行随机分组，治疗组 59 例，对照组 58 例，对照组采用传统的注射封闭治疗，治疗方法：术前及麻醉方式同前，将丁哌卡因和亚甲蓝混合液做扇形或点状注入肛周瘙痒区皮下或皮内，总量不超过 20 mL。患者术后控制大便 1 ~ 2 天，便后予温水坐浴，肛门皮肤注射处消毒，保持清洁。治疗结果：治疗组全部痊愈，治愈率 100%，对照组痊愈 57 例，治愈率为 98.28%。x^2 检验提示两种方法疗效接近。但随访 5 年后发现治疗组有 3 例复发，占 5.17%，而对照组有 30 例复发，占 51.72%，经 x^2 检验，$P < 0.01$，有极显著异常。说明，治疗组比对照组的复发率明显降低。认为手术方法能基本清除了病损皮肤，并且将肛周神

经末梢切断，破坏了产生痒觉的感受器，所以能长时间地控制肛门瘙痒症的产生。当然，在手术时，应注意缝合皮瓣的充分游离及肛管皮肤的保护，否则会导致手术的失败以及不必要的并发症产生。

七、预防

1）及时治疗可引起肛门瘙痒症的全身性和局部性原发疾病，如痔、肛裂、腹泻、蛲虫等。

2）避免进食和接触对自己过敏的食物、化学药品、生漆、刺激性食物及某些药品。

3）衬裤不要过紧、过硬，以免摩擦肛门皮肤。不要用带油墨字迹的纸张、植物叶、土块等擦肛门。便后宜用温水洗净肛门，保持皮肤清爽干净。

4）避免焦急、忧虑、过度紧张，发生瘙痒别乱挠，以防表皮细胞发生增生性变化，变得粗糙、肥厚，其结果是越挠越痒，形成恶性循环。

5）内衣和内裤要保持清洁，内衣应柔软松宽，以棉织品为好，应避免将化纤服装贴身穿。皮肤敏感者不仅应适当减少活动，还要注意洗澡不宜过勤、水温不宜过高，否则皮肤表面的皮脂就会被洗掉，使皮肤更为干燥而易于瘙痒。

第二节　肛门湿疹

一、病名与源流

肛门湿疹（eczema of anus，EA）是一种由多种内、外因素引起的肛门周围浅层真皮及表皮的炎症。其病变多局限于肛门口及其肛周皮肤，也可延及会阴部及外生殖器等部位。湿疹不仅可以感染其他的部位，还可引起严重的并发症，如瘙痒抓破后继发出血感染，严重者致周围蜂窝组织炎。中医学称"浸淫疮""血风疮"等。《外科正宗》说："血风疮，乃风热、湿热、血热三者交感而生，发则瘙痒无度，破流脂水，日渐沿开。"湿疹可发生于全身任何部位，任何年龄、性别均可发生。由于发生部位不同而命名各异，发生于肛门部的称为肛门湿疹。本病多局限于肛门和肛门周围皮肤，以红斑、丘疹、血疱、渗出、糜烂、

结痂、脱屑、瘙痒，皮疹呈多样性、易复发为主要特点。湿疹分为急性、亚急性和慢性3种。肛门湿疹可泛发于臀部、会阴、阴囊等处。本病常反复发作，经久不愈。

二、病因

（一）中医病因说

本病多因风、湿、热邪客于肌肤；或血虚生风，化燥伤阴，肌肤失养；或脏腑蕴毒，浊气下降，尿粪浸渍；或饮食失节，脾失健运，内蕴湿热所致。《外科正宗》说："此症初如粟米，痒而兼痛，破流黄水，浸淫成片，随处可生。由脾胃湿热，外受风邪，相搏而成。"

（二）西医病因说

湿疹的病因尚不完全明了，一般认为是一种变态反应性皮肤病，发病可能与以下因素有关。

1. 内因

（1）体质与遗传

有些患者改变环境、经过锻炼、体质增强后，再接受以往刺激因子，可不再发生湿疹，说明湿疹的发生与体质有密切关系。本病与遗传基因也有一定关系，遗传性过敏性皮炎患者有形成的素质（过敏体质），对体内或体外的致病因子有较正常人为高的敏感性，除湿疹外，还可患其他过敏性疾病，如哮喘、鼻炎等。

（2）精神与神经功能障碍

精神紧张、焦虑压抑、忧思惊恐，可引起湿疹，或使某些湿疹症状加重。神经系统功能障碍，特别是自主神经失调时，常可诱发湿疹。

（3）消化系统功能障碍

胃肠功能紊乱可造成黏膜的分泌物吸收功能失常，使异性蛋白或过敏原进入体内而发生湿疹。胃肠功能失调造成的营养物质缺乏是形成湿疹的原因。

（4）内分泌紊乱

妇女内分泌紊乱、月经不调、糖尿病等也易并发湿疹。

2. 外因

1）某些蛋白质食物、花粉、皮毛、染料、细菌、日光、寒冷、炎热、干燥、化妆品、肥皂等，都可诱发一种迟发性变态反应，进而引发湿疹。

2）局部刺激：如患有痔疮、脱肛、肛管上皮缺损等疾病，患者自己的分泌物溢于肛门周围，组织蛋白在其体内或体表经过一种复杂过程，即可诱发自体的变态反应进而引发湿疹样改变。

三、分类

（一）病情分类法

根据病情可分为急性、亚急性、慢性3类。

1. 急性湿疹

特点是皮损多数为密集性粟粒大小丘疹、丘疱疹或小水疱。基底潮红，渗出较多，瘙痒难忍，抓破后可见糜烂、浆液不断渗出，合并感染可形成脓疱、毛囊炎等。

2. 亚急性湿疹

由急性湿疹演变而来，皮损潮红肿胀明显减轻，以丘疹、结痂、鳞屑为主，仅有少量水疱及轻度糜烂，但瘙痒较剧烈。

3. 慢性湿疹

由急性或亚急性湿疹转变而来，常反复发作，经久不愈。

（二）皮损特点分类法

根据湿疹各阶段的皮损特点，可分以下几种类型。

1. 红斑型

湿疹初起，患部发热、潮红、发痒、肿胀，分布对称，边界不清，可逐渐向健康皮肤蔓延。

2. 丘疹型

随病程发展，出现散在或密集成片的小米粒状丘疹。

3. 水疱型

炎性加重，则丘疹出现浆液，变为水疱型或丘疱疹。

4. 脓疱型

水疱感染成为脓疱，可引起腹股沟淋巴结发炎、肿痛，亦可出现毛囊炎、疖肿或发热。

5. 糜烂型

由于用手搔抓，水疱和脓疱破裂，浆液或脓

汁流出，疮面湿润糜烂，渗液腥臭，触之疼痛。

6. 结痂型

渗液干燥后，形成黏着的痂皮。

7. 鳞屑型

各型湿疹的炎症减轻，患部覆以细微的白色糠皮状脱屑。

四、症状

1. 瘙痒

瘙痒是肛门湿疹最重要的症状。呈阵发性奇痒，搔抓破后则痒痛或灼痛交加，可影响睡眠和休息。

2. 肛门湿润

渗出可引起肛门湿润不适、内裤污染和皮肤磨损。

3. 肛门疼痛

发生皮肤、肛管皲裂或感染后，常发生肛门疼痛和排便时疼痛。

4. 全身症状

常有消化不良、腹胀、便秘或腹泻，以及头昏、失眠、烦躁等全身性症状。

五、诊断与鉴别诊断

根据病史、皮疹形态及病程，湿疹的诊断一般不困难。湿疹的特点是：皮损为多形性、弥漫性、分布对称，急性者有渗出，慢性者有浸润肥厚。病程多不规律，呈反复发作，瘙痒剧烈。

慢性湿疹常需与神经性皮炎鉴别；神经性皮炎的皮损是典型苔藓样变，无多形性皮疹，无渗出表现。肛门瘙痒症则以肛门皱襞肥厚为主，可见苔藓样变和放射状破裂，多数无渗出，仅见干性抓痕及血痂。

六、治疗

（一）治疗原则

应根据不同致病原因和局部改变，进行适当的整体和局部治疗。尽可能寻找致病原因，改善可诱发湿疹的环境、生活习惯、饮食嗜好，并增强体质；根治可引起湿疹的全身性和肛门直肠病。任何部位急性湿疹一般均循"潮红—丘疹（斑丘疹)—水疱（渗出)—糜烂—结痂（鳞屑)—色素新生"这一过程，同时伴发瘙痒。临床突出表现为浆液渗出明显，严格者呈点滴状渗出，剧烈的瘙痒使患者难以耐受，由于搔抓而出现抓痕、血痂，合并细菌感染而出现脓疱、脓性渗出、脓性结痂，呈现湿疹特有外观，即多种形态皮疹同时存在。肛门皮肤为一敏感区，急性湿疹瘙痒尤为剧烈，粪便污染更易招致细菌感染，症状表现更重，可扩展及会阴、阴囊、臀部皮肤，影响患者生活及工作，使病程极不稳定，治疗过程延长，而转为慢性经过。因止痒是治疗中的关键。笔者常选用抗组胺类药，以镇静止痒，必要时可两种药物配方或交替使用，内服氯雷他啶（克敏能、开瑞坦)，经验方黄柏、苦参、大黄各 20 g、五倍子、蛇床子、地肤子各 30 g、明矾 10 g、当归 15 g 煎汤放温后外湿敷半小时。再擦氟轻松软膏等以止痒。严重者可用 1% 利多卡因 20 mL 加亚甲蓝 2 mL 于肛周皮下注射，以强力止痒。止痒后再辨证施治，以巩固疗效。

（二）中医治疗

1. 内治法

（1）湿热型

多数为急性、亚急性湿疹，笔者常用方为：龙胆泻肝汤合当归赤小豆汤。处方：龙胆草 10 g、炒黄柏 10 g、苦参 10 g、黄连 6 g、荆芥 6 g、地肤子 6 g、当归 10 g、生地 10 g、赤小豆 15 g、野菊花 10 g、白鲜皮 10 g，合并感染加金银花 15 g、白茅根 10 g、连翘 10 g；渗出多加土茯苓 15 g、薏苡仁 15 g 等。

（2）血虚风燥型

多数为慢性湿疹。方用四物消风散合当归饮子。笔者经验组方：当归 10 g、生地 10 g、白芍 10 g、何首乌 10 g、苍术 10 g、黄柏 10 g、土茯苓 10 g、乌梢蛇 10 g、蝉衣 9 g、牡蛎 9 g、甘草 9 g。皮肤增厚加全蝎粉 6 g，冲服。

（3）湿困脾胃型

除湿胃苓汤加减。组方：党参 10 g、苍术 10 g、茯苓 10 g、猪苓 10 g、泽泻 10 g、白术 10 g、薏苡仁 9 g、地肤子 9 g、蛇床子 9 g、白鲜皮 9 g、土茯苓 9 g、苦参 9 g。水煎服。

2. 熏洗

笔者经验方：黄柏、苦参、大黄各 20 g，五倍子、蛇床子、地肤子各 30 g，明矾 10 g，当归 15 g。熏洗治疗急慢性肛周湿疹 300 例，水煎取汁坐浴 20 ~ 30 分钟，每日 2 次，7 天为一个疗程，治愈 180 例，好转 100 例，无效 20 例。

皮肤—洗光熏洗坐浴散（李金顺经验方）主要药物组成：蛤蟆草、白屈菜、苦参、蛇床子、明矾等研细末，每次取散剂 20 g，用 2500 mL 开水冲于盆内，等冷温后先洗再坐浴。每日一次，每次约 15 分钟，15 天为一个疗程。

3. 针灸

主穴：大椎、曲池、长强、血海、足三里。配穴：三阴交、合谷。有良好止痒、止痛、抗渗出作用。

（三）西医治疗

1. 全身治疗

1）抗过敏治疗：对急性期、亚急性期皮疹较广泛并瘙痒剧烈者，可用葡萄糖酸钙 10 ~ 20 mL，缓慢静脉注射；亦可用苯海拉明 25 mg，每日 3 次口服，或 20 mg，每日 2 次肌内注射；氯苯那敏 4 ~ 8 mg，每日 3 次口服。无镇静作用的第二代抗组胺药被广泛应用于湿疹的治疗，其作用为具有选择性的对抗外周 H_1 受体的作用，能抗过敏、抗渗出，用于湿疹治疗有一定作用。代表药品为：西替利嗪（仙特敏），日剂量 10 mg，每晨 1 次。氯雷他啶（克敏能、开瑞坦）日剂量 10 mg，每晨 1 次。阿司咪唑（息斯敏），日剂量 10 mg，每晨 1 次。第二代抗组胺药虽很少引起嗜睡，但对驾车者仍应嘱其小心。

2）肾上腺皮质激素的应用：炎症广泛而严重、其他疗法无效时，可适当应用类固醇类药物，如地塞米松 1.5 mg，每日 3 次口服；或 10 ~ 15 mg 加入葡萄糖液 250 mL 中，静脉注射；氢化可的松 100 ~ 200 mg，每日 1 次静脉注射，待症状控制逐渐减少剂量。

3）10% 卡谷地钠注射液 1 mL 肌内注射，每日 1 次，10 次为一个疗程。

4）抗生素应用：对伴有感染、发热、淋巴结肿大者，可酌情应用抗生素。

2. 局部治疗

1）外用药物：急性期无糜烂渗液者，可外涂炉甘石剂，2% 硼酸溶液湿敷。对糜烂渗出明显者，用复方硫酸铜溶液、2% ~ 3% 硼酸溶液、0.5% 醋酸铅溶液湿敷。脱屑期则用氟轻松软膏或一般乳剂，以保护皮损，促进角质新生。

亚急性期可选用消炎止痒、干燥、收敛剂，如氧化锌油膏、乳剂等。

慢性期治疗以止痒、抑制表皮血管增生、促进真皮炎症吸收为主，可选用 5% ~ 10% 复方松馏油、5% 糠馏油软膏、10% 黑豆馏油软膏、5% 煤焦油软膏、5% 水杨酸间苯二酚软膏，或激素乳膏外擦。

2）局部封闭：慢性湿疹顽固性瘙痒者，可用 1% 利多卡因 20 mL 加亚甲蓝 2 mL 肛周皮下注射，方法见肛门瘙痒症。

3）浅层 X 线放射治疗：适用于慢性湿疹皮疹较局限者。

4）放射性同位素治疗：适用于慢性湿疹皮肤局限者，可用 ^{32}P、^{90}Sr 敷贴。

3. 手术治疗

杨珍宝等主张对顽固性肛门湿疹采用将湿疹皮肤全层切除、带蒂植皮的方法治疗，尚待深入研究。但临床上因肛门疾病引起的肛周湿疹应积极采用方法治疗原发病，如痔疮、肛瘘、肛裂、肛窦炎等，方能取得满意疗效。

七、预防

湿疹的预防应注意以下几个方面。

1）积极参加体育锻炼，增强体质，改善身体素质，同时应注意劳逸结合，避免过度疲劳和精神过度紧张。

2）注意皮肤卫生，勿用热水或肥皂水清洗皮损处，不乱用刺激性止痒药。

3）避免刺激性食物，如鱼、虾、烟、酒、咖啡等。

4）治愈后应避免各种外界刺激，预防复发，如热水烫洗、过度洗拭、暴力搔抓等。对过敏的食物、生活用品，如各种皮毛、化妆品等应忌用。

5）肛门最佳清洁剂是水。冷水冲洗后再用烘干器干燥，现已有多种此类功能肛门洁器问世，不用手纸，对肛门湿疹的预防和治疗有益处。婴儿患者可不穿内裤，避免肛门会阴潮湿。

第三节　肛门周围化脓性汗腺炎

一、病名与源流

化脓性汗腺炎（perianal hidradenitis suppurative，PHS）是大汗腺感染后在皮内和皮下组织形成的范围较广的炎性皮肤病症，常并发脓肿、复杂性窦道和瘘管，反复发作，广泛浸润。发病部位多位于大汗腺分布区，如腋下、肛门、生殖器、臀部、股部、腹股沟、乳晕、脐部和外耳道，发生于肛门周围者称为肛周化脓性汗腺炎。化脓性汗腺炎1832年由Velpeau首先提出，1864年才由Vereuil命名。PHS酷似以下几种常见的肛门部疾病，如肛旁脓肿、潜毛囊窦道和肛瘘。Jackman认为有肛门脓毒症者应考虑PHS，化脓性汗腺炎感染虽在肛周，却不像其他肛门疾病那样累及肛管和直肠。

中医将本症未破时称为痈，破之后称为瘘，有蜂窝瘘、串臀瘘等名称。本病《内经》中已有记述："痈者，其皮上薄以泽，此其候也。"又曰："热胜则肉腐，肉腐则为脓，然不能陷于骨髓，骨髓不为焦枯，五藏不为伤，故命曰痈。"

发病以20~40岁青壮年为多，内分泌紊乱如肥胖和库欣综合征患者、糖尿病易患此病，女性多于男性。本病长期不愈有恶变可能，大多发生在病后10~20年，国外Jackman报道，125例肛周化脓性汗腺炎中有4例恶变为鳞癌，发生率为3.2%。

二、病因

（一）中医病因说

中医认为，本病多因外感六淫，过食膏粱厚味，内郁湿热火毒，致邪毒壅积皮肤之间，营卫不和，热腐肉烂，化脓成瘘，故《内经》说："营气不从，逆于肉理，乃生痈疽。"

（二）西医病因说

1. 感染

病原菌多为金黄色葡萄球菌、链球菌、厌氧菌和厌氧链球菌。本病感染的细菌有一定的规律性，腋部主要是金黄色葡萄球菌和厌氧菌，特别是革兰阴性球菌；会阴部主要是厌氧链球菌；肛门和生殖器主要是F组链球菌感染。

2. 激素

大汗腺、皮脂腺和它们开口所在的毛囊，在发育上都受雄性激素的控制。青春期开始分泌，活动的最高峰是在性活跃期。女性绝经后，大汗腺逐渐萎缩，分泌功能明显减弱。本病的发病与大汗腺的活动完全一致，青春期以前从不发病；绝经期后不再发作。有文献报道1例阉人用雄激素后发生本病。因此，无论从生理上还是从病理上，均表明本病是一个雄激素依赖性疾病。

3. 痤疮四联症

本症与聚合性痤疮、脓肿性穿掘性毛囊周围炎或慢性脓皮病可同时存在，称痤疮四联症。但对皮脂腺侵犯不严重，因此可以认为是痤疮的一种特殊类型。

4. 病理

化脓性汗腺炎是顶浆分泌腺感染所致。这些腺体的聚集区，如肛周生殖区、乳房、腋窝等处，由于出汗过多、皮肤脏污以及摩擦、搔抓等，可为本病的诱因。大汗腺导管开口受到肛周皮肤浸渍，发生角化性阻塞，导致汗液潴留形成囊肿，有利于细菌繁殖，进而发展为脓疱、窦道、瘢痕及瘢痕疙瘩。Shelley和Cahn（1995）在实验模型中发现，黏胶带堵塞毛囊口之后，细菌感染可导致远端大汗腺导管发生角质性栓塞，大汗腺导管扩张，出现炎症。堵塞的大汗腺导管破裂后，炎症向邻近大汗腺扩散，形成脓肿、破溃、纤维化。

三、分类

临床一般分为急性、慢性两类。根据病情可分为轻、中、重3类。

四、症状

（一）主要症状

特点是多在青春期后发生，常见于身体健康、皮肤油脂过多、有痤疮的青壮年。初起常在会阴、阴囊区出现单发或多发的、皮下或皮内大小不等、与汗腺毛囊一致的炎性条索状硬结、脓疱或疖肿。之后化脓，切开或自溃破后，形成溃疡、瘘管，红肿明显，自觉疼痛，溃后排出恶臭的糊状脓性分泌物。但病变仅位于皮下，不深入内括约肌。随着第1个窦道形成，许多窦道相继形成，融合成片，皮下发生广泛坏死，皮肤溃烂，可扩展到肛门周围、阴囊、阴唇、骶尾部、臀部、腰部和股部，瘘口可达数个至数十个，有报道达32个者（图12-4）。愈合后常导致硬化和瘢痕形成。

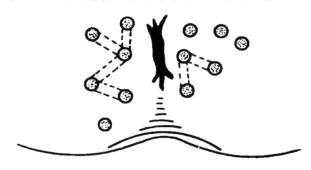

图12-4　肛门周围化脓性汗腺炎破溃后形成多个瘘口

（二）伴有症状

常伴有发热、全身不适、食欲不振、淋巴结疼痛肿大及肛周出现藏毛瘘。晚期患者可出现消瘦、贫血，或并发内分泌和脂肪代谢紊乱等症状。

五、诊断与鉴别诊断

（一）诊断

本病的典型症状是：皮肤大汗腺部位长期反复发作多发性结节，持续时间最少3个月，不一定排脓或有波动感，但逐渐广泛蔓延，形成许多浅表性皮下瘘管、窦道和小脓肿，瘘管和肛管常无明显联系，肛管直肠无肛瘘内口，但可有条索状融合的倾向。非大汗腺部位的耳后有黑头粉刺存在是本病早期诊断的标志，月经前多病情加重。

（二）鉴别诊断

本病极易误诊，需与下列疾病鉴别。

1. 疖

毛囊性浸润明显，呈圆锥形，破溃后顶部有脓栓，病程短，无一定好发部位。

2. 淋巴结炎

结节较大、坚实，炎性浸润较深，附近有感染病灶。

3. 复杂性肛瘘

管道较深，内有肉芽组织，常有内口，多有肛门直肠脓肿史。

4. 潜毛囊窦道

几乎总位于会阴缝的后部，且在许多病例的脓性分泌物中可见毛发。

5. 克罗恩病

克罗恩病致瘘管形成。

6. 畸胎瘤

瘘管很深，通常有明显的脓腔。

六、治疗

（一）保守治疗

1. 中医治疗

（1）辨证论治

1）实热型：局部红肿疼痛明显，分泌物多，大便燥结，小便短赤，舌质红，苔黄燥，脉洪数。治宜清热解毒、消肿散结。方用仙方活命饮或五味消毒饮加减。

2）痰湿型：身体肥胖，咳嗽痰多，局部湿烂，分泌物多，舌胖淡，苔白腻，脉濡滑或缓。治宜燥湿祛痰，方用二陈汤合三仁汤加减。

3）心脾两虚型：久病体弱，面色苍白，心悸气短，体倦乏力，少气懒言，食欲不振，皮色晦暗，大便溏薄，肉芽不鲜，脓水时多时少，舌质淡，苔薄白，脉细弱。治宜补养心脾、解毒除湿。方用归脾汤加连翘、苍术、黄柏、土茯苓、薏苡仁、猪苓等。

（2）经验方

笔者经验：本病形成后，因反复发作，不断扩散，日久常致气血不足，邪气滞留，故治当补养气血，清热除湿、活血化瘀。

处方：黄芪10 g、党参10 g、白术10 g、苍术10 g、野菊花10 g、黄柏10 g、丹参10 g、当归10 g、赤芍10 g、土茯苓15 g、薏苡仁15 g。用法：水煎服，每日2次。第3煎连药渣坐浴。可较快控制发作，术后可促进愈合。

（3）外治法

1）熏洗：笔者常选用黄柏、苍术、野菊花、大黄、土茯苓、当归、芒硝、甘草等，煎汤熏洗坐浴。

2）外敷：如意金黄散拔毒消肿，红升丹纱条以拔毒祛腐生新。待腐尽创面红活时，用生肌收敛之剂，如生肌玉红膏等。

2. 西医治疗

1）抗感染治疗：急性期可酌情应用抗生素，一般根据细菌培养和药敏试验，决定选用抗生素的种类。常选用的药物有甲硝唑、庆大霉素、先锋霉素、青霉素、红霉素、多西环素、万古霉素等，但因本病常反复发作，病灶周围纤维化，抗生素可能不易透入，所以药敏试验不一定与临床效果一致。

2）抗雄性激素治疗：近年来，研究应用抗雄性激素药物环丙氯地黄体酮（CPA）或睾酮阻断剂醋酸氯羟甲烯黄体酮治疗 2～3 个月，有较好效果。

3）肾上腺皮质激素的应用：对反复发作的患者可选用泼尼松龙、地塞米松等，配合抗生素以控制炎症，但不宜久用。

4）异维 A 酸，每日 0.5～1 mg/kg 体重，连服 4～8 周，对四联症有良好疗效，但对化脓性汗腺炎则疗效不明显。

（二）手术治疗

PHS 最基本的治疗还是手术。1933 年，Lane 复习了世界文献，认为严重慢性 PHS 应行侵犯区域切除，当前，广泛局部切除是多数 PHS 患者的首选治疗方案。复发治疗也仍如此。复发的原因与过分小心地做分期切除、怕损伤括约肌、可能留下残余病灶有关。

手术目的是通过扩创，使引流通畅，便于清除坏死组织和皮下瘘管或窦管，这种瘘管多数不与肛门直肠相通，只是皮下相互贯通的管道，根据病变情况，手术可一期或分期进行。由于本病的手术主要是扩创，故术后的换药至关重要，可选用甲硝唑、庆大霉素等，局部换药，红升丹祛腐生新，玉红膏促进愈合。

1）病灶小者，可行扩创术，刮除坏死组织后敞开病灶，从基底部换药促进愈合。

2）病灶广泛、深达正常筋膜者可行扩创术，充分切开潜在皮下瘘管或窦管，广泛切除感染灶，伤口二期愈合或植皮。

3）病灶特大者，可行广泛切除加转流性结肠造口术。造口是为了避免创口污染，并非常规，一般不轻易采用。笔者在多年的临床中均用一次性手术加中药内服外洗后，外用祛腐生肌的中药，全部病例85%以上治愈。

七、预防

1）控烟：国处报道了吸烟与 PHS 的关系，资料显示70%患者有吸烟史，吸烟造成高发的原因是尼古丁对外分泌腺的影响，尼古丁聚集在这些腺体内，抑制腺体正常功能，堵塞腺体，并引起炎性反应，而引发本病，故应戒烟。

2）纠正内分泌紊乱：内分泌紊乱如肥胖和库欣综合征、糖尿病患者，应积极治疗，预防并发本症。

参考文献

1. 梁澄照，梁淑和. 氟哌噻吨美利曲辛片治疗肛门瘙痒症疗效观察 [J]. 中国当代医药，2012，19（13）：79，82.

2. 陆忠兰. 冰黄肤乐软膏治疗肛门瘙痒病疗效观察 [J]. 医学信息（上旬刊），2011，24（8）：5520-5521.

3. 李志华. 局部封闭加中药熏洗治疗肛门瘙痒症 28 例 [J]. 光明中医，2010，25（12）：2249.

4. 嵇美玉，刘涛，白合提尼沙. 局部注射配合中药熏洗治疗肛门瘙痒症 52 例临床观察 [J]. 新疆中医药，2011，29（5）：19-20.

5. 赵黎明. 局部注射联合中药熏洗治疗肛门瘙痒症 50 例 [J]. 河北中医，2012，34（1）：41-42.

6. 李辉. 迈之灵片联合亚甲蓝封闭治疗肛门瘙痒症的临床观察 [J]. 数理医药学杂志，2012，25（5）：561-562.

7. 万先彬，白兰述，王晓姣. 亚甲蓝局部封闭联合自制中药熏洗治疗肛门瘙痒症疗效观察 [J]. 医学信息（中旬刊），2010，5（3）：717-718.

8. 刘宏辉. 肛周皮神经阻断术治疗肛门瘙痒症 [J]. 内蒙古中医药，2010，29（9）：166.

9. 顾尽晖，杨颖. V-Y 带蒂皮瓣肛门成形术治疗顽固性肛门瘙痒症临床观察 [C] // 中国中西医结合学会大肠肛门专业委员会第九次全国学术会议论文集. 中国中西医结合学会，2003：381 – 382.

10. 胡伯虎. 大肠肛门病治疗学. 北京：科学技术文献出版社，2001.

11. 窦修奎，窦敬林，窦红云. 龙胆泻肝汤治疗肛门湿疹218 例 [J]. 山东中医杂志，2000，19（4）：216.

12. 许方方，俞永湘. 中药熏洗治疗肛门湿疹 138 例 [J]. 安徽中医学院学报，2000，19（1）：25.

13. 赵昂之，胡晓阳. 复方百部熏洗剂治疗慢性肛周湿疹286 例 [J]. 实用中西医结合临床，2007，7（3）：30，94.

14. 李成，韩晓丽，李朝阳，等. 中西医结合疗法综合治疗肛门湿疹 72 例临床效果观察 [J]. 中国现代药物应用，2009，3（21）：111 – 112.

15. 王巨良，张文利，郭永红. 熏洗 II 号加马应龙麝香痔疮膏治疗肛门湿疹 120 例 [J]. 中医外治杂志，2010，19（4）：37.

16. 庄焕忠. 肛周封闭联合中药坐浴治疗肛门湿疹疗效观察 [J]. 内蒙古中医药，2010，29（16）：27.

17. 杨珍宝，董顺芳，冯建平. 手术切除加带蒂植皮治疗顽固性肛门湿疹. 中国肛肠病杂志，2000，2（9）：33.

18. 李磊. 中西医结合治疗肛门周围化脓性汗腺炎临床观察 [J]. 辽宁中医杂志，2005，32（5）：450 – 451.

19. 王水朋，王胜利. 240 例肛门周围化脓性汗腺炎的治疗体会 [J]. 中国现代药物应用，2008，2（24）：120 – 121.

第十三章 肛门直肠性病

性传播疾病（STD）是通过性接触传播的疾病，包括梅毒、淋病、腹股沟淋巴肉芽肿、尖锐湿疣、艾滋病、衣原体和支原体感染、肠梨形鞭毛虫等。不仅在同性恋者中具有很高的发病率，而且可以通过异性性接触传播。在具有多个性伴侣的男性同性恋者中发病率最高。由于性接触方式的多样化，如口—肛、口—生殖器、直肠—生殖器的接触，使得肛门直肠成为极易受累的器官。下面简要介绍几种常见的肛门直肠性病。

第一节 尖锐湿疣

尖锐湿疣又称性病乳头状瘤，是常见的肛门表皮瘤，是由于局部状况改变的皮肤疣特殊类型或是特殊分类学的一类，长期未取得一致。发生在肛门部和生殖区皮褶内，20～40岁多发，现在中老年也常见。儿童和婴儿少见，男和女发病率相等。治疗后容易复发，有的发生癌变。

一、病因

由嗜表皮人乳头状瘤病毒引起，人类乳头瘤病毒（HPV）属于乳头瘤空泡病毒A属，为一组小DNA病毒，直径为55 nm，无脂蛋白包膜，由72个病毒壳粒构成的对称20面体，其基因组为一环状的双链DNA，含7.9 kb，分子量为5 000 000。HPV有多种型别和亚型，基于PCR技术现已将HPV分为超过100种类型，其中约75种已完成分子克隆和基因测序。至少有35个型的HPV可以感染泌尿生殖道上皮。尖锐湿疣HPV易感染黏膜和皮肤的鳞状上皮细胞，性接触部位的细小伤口促进感染发生。病毒由轻微损伤进入肛门皮肤和生殖区皮肤，生成这种湿疣，80%患者由性接触病毒直接传播。有的认为尖锐湿疣由寻常疣脱离常

轨生长形成，但两种疣无免疫或发生学上的关系。肛管、直肠、尿道和阴道分泌物刺激和感染也是病因。感染后潜伏期3～8个月，有些因素使病情加重，如妊娠、交媾损伤，用避孕药、肾上腺皮质激素和免疫抑制剂。

二、病理

形态学上为纤维表皮瘤，由皮肤乳头层发生，生长在皮肤和黏膜表面，初起在肛门皮肤出现乳头状小瘤，质软而脆，黄白色，以后分支，成为潮湿肿块：增长成圆形、梨形和菜花形。有的单个，有的多发，侵犯大块皮肤，围绕肛门，可蔓延会阴、阴囊、阴茎包皮、阴唇和阴道。巨型的可侵入肛管、直肠下段、直肠后间隙、肛提肌和膀胱，有的形成瘘管。显微镜下可见角质层增宽，并有广泛棘皮病、角化不全和乳头状瘤病改变。细胞质空泡形成，空泡细胞有界线清楚、染色深的卵圆形或圆形细胞核，细胞内水肿，淋巴细胞和浆细胞炎症浸润到邻近组织，乳头体消失。尖锐湿疣一般增长迅速，有的数年未进展，也有的自行退化。有的转变成鳞状细胞癌，Prasad（1980）300例癌变的占1.8%。

三、症状

常见的症状有肛门瘙痒、轻痛、出血、渗出有臭味的分泌物。肛门皮肤有疣状突起，带蒂，生长迅速，常呈乳头状、鸡冠状或菜花状，不难诊断，活组织检查可以确诊。婴儿和青春期的男女可发生肛周湿疣，女性可有外阴湿疣，其传染性很难判断，是否由于HPV的长期潜伏、性虐待或通过日常用具传播不能确定，国外有专家指出，尖锐湿疣是儿童性虐待的标志。

四、诊断与鉴别诊断

（一）诊断

1. 接触史

有非婚性行为史或配偶感染史或间接感染史。

2. 临床表现

肛门周围、会阴或生殖器，出现多个粉红色、灰白色或灰褐色丘疹，或乳头状、菜花状、鸡冠状赘生物，少数患者有痒感、异物感、压迫感或灼痛感，可因皮损脆性增加而出血。

3. 检查

醋白试验、病理学检查等有助于诊断。

（二）鉴别诊断

尖锐湿疣可以并发恶性变，流行病学资料表明，尖锐湿疣与生殖器癌之间有密切关联，有报道说明 5%～10% 的外阴、宫颈、肛周湿疣经过较长时期后可出现癌变和发展为原位癌和浸润癌，还发现 15% 阴茎癌、5% 女性外阴癌是在原有尖锐湿疣的基础上发生的，许多实验研究也证明 HPV、尖锐湿疣和生殖器癌三者之间是存在着因果关系的。本病常与其他 STD 并发，约 1/3 尖锐湿疣患者同时患有淋病、梅毒、衣原体感染、滴虫病等，应注意检查，及时发现和治疗。因此，需注意鉴别诊断。

1. 扁平湿疣

属二期梅毒疹，为发生于生殖器部位的丘疹或斑块，表面扁平而潮湿，也可呈颗粒状或菜花状，暗视野检查可查到梅毒螺旋体，梅毒血清学反应阳性。

2. 鲍温样丘疹病

皮损为灰褐色或红褐色扁平丘疹，大多为多发，呈圆形或不规则形，丘疹表面可呈天鹅绒样外观，或轻度角化呈疣状，男性多好发于阴茎、阴囊和龟头；女性好发于小阴唇及肛周，一般无自觉症状，组织病理学检查有助于鉴别。

3. 汗管瘤

表现为小而硬固的肤色或棕褐色丘疹，直径约数毫米，多发，通常无自觉症状，组织病理学检查可确诊。

4. 鳞状细胞癌

多见于 40 岁以上者，损害为肿块或斑块，浸润明显，质坚硬，易出血，常形成溃疡，组织病理学检查可确诊。

5. 疣状结核病

初起是疣状突起，棕红色，生长较慢，有的生成溃疡，分泌物较多，有时在分泌物内检查可找到结核菌，活组织检查可见结核结节。

五、检查

1. 醋白试验

以 3%～5% 的醋酸溶液或食用白醋浸湿的纱布包绕或敷贴在可疑的皮肤或黏膜表面，3～5 分钟后揭去，典型的尖锐湿疣损害将呈现白色丘疹或疣赘状物，而亚临床感染则表现为白色的斑片或斑点。醋白试验对辨认早期尖锐湿疣损害及亚临床感染是一个简单易行的检查方法；对发现尚未出现肉眼可见改变的亚临床感染也是一个十分有用的手段。醋白试验简单易行，应作为尖锐湿疣患者的一个常规检查手段，有助于确定病变的范围，进行指导治疗。但醋白试验并不是一个特异性的试验，对上皮细胞增生或外伤后初愈的上皮可出现假阳性的结果。

2. 组织病理检查

可见表皮呈乳头瘤样增生，棘层肥厚。表面有轻度角化亢进及角化不全。在棘细胞及颗粒层内可见空泡化细胞，细胞胞体较大，有一圆形深染的核，核周空泡化，淡染，在核膜及浆膜间有丝状物相连，使细胞呈猫眼状。空泡化细胞是尖锐湿疣的特征性所见，在棘细胞中、上层更为明显。真皮浅层血管周围中等密度浸润，以淋巴细胞为主，还可见浆细胞浸润。真皮乳头部血管扩张、乳头增宽等。

六、治疗

（一）治疗原则

应根据患者的病情和要求、可用的资源及医师的经验选择对症的治疗方法。中等以下大小的疣体（单个疣体直径 < 0.5 cm，疣体团块直径 < 1 cm，疣体数目 < 15 个），一般可先行外用药物

治疗。疣体大小和数量均超过上述标准者，建议用物理方法或手术治疗。合并其他感染时，应先控制其他感染及炎症，以免导致治疗后皮损扩散。治疗后应进行随访，无论用何种方案治疗，一旦疣体被除去，应保持局部清洁和干燥，促进创面愈合，可局部外用抗生素软膏，必要时可口服抗生素，以防继发细菌感染。无论是药物治疗或物理、手术治疗，必须做醋白试验，尽量清除包括亚临床感染在内的损害，以减少复发。尖锐湿疣的预后一般良好，虽然治疗后复发率较高，但通过正确处理最终可达临床治愈。部分患者未进行任何治疗也可愈合。尖锐湿疣治疗方法可以降低传染性，但可能不能根除其感染性。

（二）西医治疗

1. 药物疗法

一般治疗：保持肛门部皮肤清洁、干燥，每日坐浴数次，然后擦干，喷撒乙酸铝或硬脂酸锌粉，使肛门部皮肤干燥。口服液状石蜡，使排便通畅。

局部外用药物有以下几种。

（1）0.5% 足叶草毒素酊

商品名为尤脱欣、疣敌、鬼臼根树脂溶液，是 1990 年 WHO 推荐治疗尖锐湿疣的一线药物，在首次外用前先做醋白试验以更清楚显示病变部位，有助于彻底治疗。将药物涂于患处，每日 1～2 次，连续 3 天为一个疗程，如未愈停药 1 周后可重复使用。痊愈率为 90%，有效率为 99.7%，该药是用于治疗本病的首选药，一般用一次即可治愈。10%～25% 足叶草脂酊，一般外用一次即可治愈，但毒副作用大。用药前先用凡士林保护皮损周围的正常皮肤。用药总量每次不能超过 0.5 mL，用药面积不超过 10 cm。用药后 1～4 小时用 3% 硼酸液体或肥皂水彻底清洗，重复用药间隔 1 周。同类药还有斑蝥素乳膏等。

（2）咪喹莫特乳膏

每周 3 次（星期一、星期三、星期五或星期二、星期四、星期六），睡前取适量药膏，均匀涂抹一薄层于疣体部位，轻轻按摩直到药物完全吸收，并保留 6～10 小时，用药部位不要封包。在涂药膏后 6～10 小时请勿洗澡，6～10 小时后，用清水和中性肥皂将药物从疣体部位洗掉；患者应持续使用药膏，直到疣体完全清除，疣体最快 2～4 周清除，一般多在 8～12 周清除，用药最多不超过 16 周。

（3）杀病毒药物

目前主要是以大环三萜类为主，其主要治疗的原理为大环三萜可杀死潜藏在皮肤黏膜中的 HPV 病毒。此类药物治疗的疗程长，疣体脱落比较慢，但复发率很低。

（4）腐蚀剂或消毒剂

常用 30%～50% 三氯醋酸，或饱和二氯醋酸，或 18% 过氧乙酸。用 10% 水杨酸、冰醋酸或 40% 甲醛、2% 液化酚、75% 乙醇蒸馏水 100 mL 混合溶液，点涂局部，用于龟头、肛周湿疣，每日或隔日一次，效果很好。消毒剂可用 20% 碘酊外涂，或 2.5%～5% 碘酊注射于疣体基部或用新洁尔灭外涂，或以 0.1%～0.2% 外敷。

（5）抗癌药

①5 - 氟尿嘧啶（5-FU）：2.5%～5% 氟尿嘧啶湿敷治疗阴茎、肛周尖锐湿疣。也可用聚乙二醇作基质，加入占其干质 5% 的 5-FU 粉剂制成栓剂，治疗男性尿道内尖锐湿疣。也可用 5-FU 基底注射，多者可分批注射。②噻替哌主要用于 5-FU 治疗失败的尿道内尖锐湿疣，副作用有尿道炎。亦可用本品 10 mg 加入 10 mL 生理盐水浸泡患处，治疗男性阴茎、龟头冠状沟湿疣。主要用于经其他方法治疗后，尚有残存疣体或复发者。也可将此溶液再稀释两倍浸泡局部，以预防复发。③秋水仙碱可用 2%～8% 的生理盐水溶液外涂，治疗阴茎湿疣，涂后可出现浅表糜烂。

（6）肛管外湿疣

涂 10%～25% 普达非伦脂矿物油混悬液或 3%～20% 普达非伦脂 95% 乙醇溶液，涂后 2～4 小时洗去，每周 1 次。

（7）免疫疗法

即自体菌苗接种，用患者自己的疣体组织制成组织匀浆，然后加热至 56℃维持 1 小时，收集上清液注射。适用于广泛大型湿疣、长期治疗无效和复发病例，0.5 mL 皮下注射，每周 1 次连续 6 次。这种疗法常与手术切除合用，并可防止再感染。

各种疗法复发率：普达非伦脂治疗复发率为25%，二氯乙酸治疗复发率为23%，博来霉素治疗复发率为30%，5－氟尿嘧啶治疗复发率为50%，自体菌苗接种治疗复发率为5%。Hoexter（1978）报道100例自体菌苗接种效果优良的占81%，较好占12%，无效占7%。Eztaha（1982）报道消除湿疣成功的近94%。除使用上述去除疣体的方法外还可以使用一些调节机体免疫状态的药物，如干扰素、白介素、胸腺素等，以提高免疫降低复发。

2. 物理疗法

（1）冷冻疗法

利用－196℃低温的液体氮，采用压冻法治疗尖锐湿疣，促进疣组织坏死脱落。本法适用于数量少、面积小的湿疣。可行1～2次治疗，间隔时间为一周。

（2）激光治疗

通常用CO_2激光，采用烧灼法治疗尖锐湿疣，本疗法最适用于阴茎或肛周的湿疣。对单发或少量多发湿疣可行一次性治疗，对多发或面积大的湿疣可行2～3次治疗，间隔时间一般为一周。

（3）电灼治疗

采用高频电针或电刀切除湿疣。本疗法适用于数量少、面积小的湿疣。原理是使用安全适度的电流去掉病变组织，再以火花放电灼除残存病损，操作时需要注意不要损伤到其他正常组织。

（4）微波治疗

采用微波手术治疗，用利多卡因局麻，将杆状辐射探头尖端插入尖锐湿疣直达疣体基底，当看到疣体变小、颜色变暗、由软变硬时，则热辐射凝固完成，即可抽出探头。凝固的病灶可以用镊子夹除。为防止复发，可对残存的基底部重复凝固一次。

（5）氨基酮戊酸光动力学疗法

是一种联合应用光敏剂及相应光源，通过光动力学反应选择性破坏肿瘤组织的全新治疗技术。原理是将光敏剂艾拉（5-ALA，外用盐酸氨酮戊酸，内源性化学物质，参与体内血红素的生物合成）先放置在需要进行手术的部位。正常情况下，血红素生物合成途径受到机体负反馈调节，即ALA的合成受细胞内血红素含量调控，所以体内不会有过多的ALA蓄积。当给予过量的外源性ALA时，上述调节机制被打乱，机体某些增生较快的组织，如尖锐湿疣疣体细胞即产生过量的原卟啉IX（PpIX）。此时经特定波长的光辐照，即发生光动力学反应，生成具有杀伤细胞作用的单线态氧（$^1O_2$）或其他自由基等细胞毒性物质，杀伤增生活跃的细胞和组织，以达到治疗的目的。

3. 手术疗法

肛肠科医生一般多采用手术方法处置湿疣。通常是在局部麻醉药内加几滴肾上腺素，这样可使湿疣分离，边界清楚，切除时损伤肛周皮肤较少，出血量小。切除时先用镊子或血管钳牵拉疣体，再用剪或刀除去疣体，侵犯肛周的湿疣应尽可能一次切除（图13-1）。以直肠镜查看肛管，切除全部小型湿疣，以免复发。切口之间应尽量保留较宽的健康黏膜和肛管皮肤，以免生成狭窄。切除创面用碘伏棉球加压止血，再用新洁尔灭纱布外敷。肛门周围和生殖区内的湿疣也可用透热凝固、二氧化碳激光或冷冻治疗，冷冻治疗后瘢痕比切除的较少。对巨大尖锐湿疣，可用Mohs氏手术切除。手术时用冷冻切片检查损害是否切除干净。然后每日便后用新洁尔灭液洗净创面，再用新洁尔灭纱布外敷。

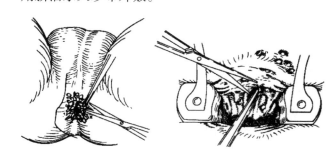

图13-1 尖锐湿疣切除术

（三）中医治疗

该病在临床诊治过程中，常进行中西医结合治疗，主要是运用现代西医手段，包括手术、激光、微波、冷冻、高频电刀等，去除疣体病灶，再通过中药的口服和外洗抑制病毒在局部的生长，达到预防复发和根治的目的。

常用的内服方剂有消疣汤，主要成分是：板蓝根、大青叶、败酱草、马齿苋各40 g，土茯苓、黄柏、紫草、苦参各 20 g，水煎内服。外洗汤药主要成分是：马齿苋、蒲公英、败酱草、白花蛇舌草、板蓝根、苦参、黄柏、山豆根、木贼、防风、明矾、白蒺藜、百部各 15 g，水煎 1 000 ~ 3 000 mL，先熏后洗，每日 2 ~ 3 次。

（四）其他情况的治疗

1. 亚临床感染的治疗

绝大多数生殖道肛门 HPV 感染是亚临床的，组织细胞学方法也仅能检出不到一半，更多的是核酸水平的亚临床感染，组织细胞水平亚临床感染男性可通过醋酸白试验发现，部位主要在阴茎和阴囊；女性可由阴道镜、醋酸白试验、病理、宫颈涂片等方法检测。对于无症状的亚临床感染目前尚无有效的处理方法，一般不推荐治疗。对于醋酸白试验阳性的可疑感染部位，可根据情况给予外用药物等相应的治疗。

2. 孕妇尖锐湿疣的治疗

在妊娠早期应尽早治疗；在临近分娩仍有皮损者，如阻塞产道或阴道分娩会导致严重出血，则应考虑剖宫产；鬼臼毒素（足叶草毒素）、足叶草酯、5 - 氟尿嘧啶有致畸作用，孕妇禁用；咪喹莫特对孕妇的安全性尚未确定。孕妇可选用 50% 三氯醋酸溶液外用、激光治疗、冷冻治疗或外科手术治疗。尖锐湿疣不是终止妊娠的指征，当疣体较大，阻塞产道或导致严重出血时，需考虑剖宫产。

七、预防

1）控制性病是预防肿瘤最好的方法，及时发现并治疗患者及其性伴；进行卫生宣教和性行为的控制；阴茎套具有预防 HPV 感染的作用。目前尚无有效疫苗。

2）可以食用一些蜂蜜或蜂王浆、香菇，其含有大量多糖类物质，可有效地提高细胞的免疫功能，从而降低尖锐湿疣复发率。多吃蛋白质含量高的食品，少吃海鲜类食品，并同时进行体育锻炼。

3）在去掉尖锐湿疣疣体后，应戒掉烟酒。每只香烟能使人体损失 3 ~ 5 mg 的维生素 C，而维生素 C 是增强免疫力的重要维生素。

4）尖锐湿疣治疗后的最初 3 个月，患者应每 2 周随诊 1 次，如有特殊情况（如发现有新发皮损或创面出血等）应随时就诊，以便及时得到恰当的临床处理，同时应告知患者注意皮损好发部位，仔细观察有无复发，复发多在最初的 3 个月，3 个月后，可根据患者的具体情况，适当延长随访间隔期，直至末次治疗后 6 个月。尖锐湿疣的判愈标准为治疗后疣体消失，目前多数学者认为，治疗后 6 个月无复发者，则复发机会减少。

第二节　性病性淋巴肉芽肿

性病性淋巴肉芽肿又称腹股沟淋巴肉芽肿、第四性病、第六性病或弗莱病。由沙眼衣原体引起的性病，表现为生殖器、腹股沟、肛管、直肠和结肠炎症和狭窄，常有全身症状。这种炎症和狭窄女性比男性多见。

一、病理

本病由沙眼衣原体 L_1、L_2、L_3 血清型引起感染，潜伏期 5 ~ 21 天，早期出现原发损害，再过 2 ~ 4 周后发生一侧或两侧腹股沟淋巴结肿大。女性的原发损害在阴唇，成一小丘疹，衣原体由子宫颈和阴道后穹窿，经淋巴管到盆内淋巴结，然后到直肠周围淋巴结，引起直肠周围炎症，导致纤维变性，造成直肠狭窄。男性原发损害在龟头、包皮、阴茎、阴囊和腹股沟淋巴结，也可经股管和腹股沟管到盆内筋膜和淋巴结，引起直肠炎和直肠狭窄。

主要病变是溃疡、直肠炎、左侧结肠炎，有的是全结肠炎、脓肿、肛瘘、直肠阴道瘘和直肠狭窄。初起为肠黏膜糜烂和肉芽肿，成为紫色小结节，容易出血。炎症逐渐进展，蔓延广泛，因瘢痕收缩使肠腔缩小，生成狭窄。狭窄可在齿线及其上方，直肠壶腹和结肠多是管状，也有的是膜状。由于肠壁有结缔组织增生，使肛门张开，不能闭合；有的盆腔广泛瘢痕组织使器官固定。显微镜下可见炎症改变，有很多上皮样细胞，胶原纤维增多，有的有巨细胞和嗜酸性细胞。

二、症状

初起有肠炎症状，分急性和慢性，与其他类

结肠炎的症状相似。直肠狭窄的主要症状有便秘逐渐加重、排粪不净、里急后重、下腹膨胀、腹内不适；如狭窄加重，则排粪次数增多，直肠内有脓性分泌物，常由肛门流出。结肠狭窄有慢性肠梗阻症状，可见肛瘘和阴唇象皮症。有些患者身体虚弱，出现头痛、发热、食欲不良、体重减轻、慢性贫血。血内大单核白细胞增多，球蛋白增高。

三、诊断

有冶游史、局部原发损害、腹股沟淋巴结肿大、肠炎和肛瘘，并有上述临床表现，应想到性病性淋巴肉芽肿和直肠狭窄。弗莱试验（Frei test）阳性率可达90%～100%，发病早期有的是阴性。补体结合试验发现抗体，滴度在1∶64以上有诊断意义。因肛门部瘢痕收缩和外阴狼疮使肛门变形。指诊触摸到肛管和直肠狭窄，肠壁硬而发脆，凹凸不平。乙状结肠镜可见管状狭窄形状不规则，无明显界线，可向上扩展很远，黏膜红色，有的可见肉芽肿，散在的溃疡，上方常有分泌物流下。环状狭窄边缘光滑，黏膜黄色。钡剂灌肠检查可确定管状狭窄和环状狭窄、狭窄范围、结肠病变，有的可见瘘管。纤维结肠镜可看到结肠狭窄和检查全部结肠。活组织检查为慢性炎症改变，可与恶性肿瘤鉴别。手术后狭窄有手术史，肉芽肿结肠炎和溃疡结肠炎造成的狭窄有肠炎症病史。

四、治疗

初期的和无狭窄的患者口服磺胺嘧啶1 g，每日4次，连续5天；或四环素250～500 mg，每日4次，5～10天，然后减量再给2～3周，或广谱抗生素合用皮质激素，如有复发可用同法治疗，多不能防止发生狭窄和狭窄进行。直肠狭窄在静止期无完全性肠梗阻，可用手指或扩张器扩张，每周1次，直到肠腔扩大，排粪通畅。扩张时因肠壁脆无弹性，不可用力太猛，以免造成直肠损伤、出血和穿孔。如长期扩张无效可做直肠内切开术，膜状狭窄可做切除术，长的管状狭窄、肠梗阻严重和盆腔广泛粘连固定应做结肠造口术，同时药物治疗，有的可使梗阻和狭窄消退；有的

病例需做腹会阴联合直肠切除术。结肠狭窄需做部分结肠切除术。

第三节　梅　毒

该病是由梅毒螺旋体感染引起的一种慢性全身性性传播疾病。主要通过性交传染。本病表现极为复杂，几乎可侵犯全身各器官，造成多器官的损害。一期梅毒感染部位的溃疡或硬下疳；二期梅毒的皮肤黏膜损害及淋巴结肿大；三期梅毒的心脏、神经、胃、眼、耳受累及树胶肿损害等，梅毒还可通过胎盘传给下一代，引起新生儿先天性梅毒，危害极大。有的地区叫杨梅疮。

一、诊断

1. 肛门部硬下疳

肛门部硬下疳是梅毒第1期损害，女性比男性常见。95%由性乱行为传染，也有皮肤损伤传染。潜伏期平均3～4周，典型损害为硬下疳开始在螺旋体侵入部位出现一红色小丘疹或硬结，以后表现为糜烂，形成浅在性溃疡，性质坚硬，不痛，呈圆形或椭圆形，境界清楚，边缘整齐，呈堤状隆起，周围绕有暗红色浸润，有特征软骨样硬度，基底平坦，无脓液，表面附有类纤维蛋白薄膜，不易除去，如稍挤捏，可有少量浆液性渗出物，含有大量梅毒螺旋体，为重要传染源，硬下疳大多单发，亦可见有2～3个者。硬下疳有下列特点：损伤常为单个、软骨样硬度、不痛、损伤表面清洁。硬下疳出现一周后，附近淋巴结肿大，其特点为不痛、皮表不红肿、不与周围组织粘连、不破溃，称为无痛性横痃（无痛性淋巴结炎）。

显微镜下可见硬下疳中心部表皮脱落、边缘部表皮增生肥厚、棘皮细胞水肿。真皮血管内皮细胞肿胀，血管周围有淋巴细胞、浆细胞和上皮样细胞浸润。直肠硬下疳少见。由于硬下疳分泌物刺激，肛门部皮肤常有裂口，3～5周后两侧腹股沟可发生数个孤立坚硬淋巴结。

2. 梅毒性直肠炎

直肠第1期梅毒少见，第2、第3期有的发生梅毒性直肠炎。梅毒螺旋体先侵入黏膜和黏膜下

层，使组织脆弱。后因发生血管炎、黏膜坏死，形成溃疡。直肠壁增厚、变硬，无弹性，是由于纤维组织增生、肠腔收缩，生成狭窄。

病人常有第 1 期梅毒病史，排粪次数增多，肛门直肠部疼痛，里急后重，粪内混有脓血。指诊溃疡底硬，边缘突起，直肠壁厚，弹性消失。直肠镜可见溃疡边缘外翻，底不平坦。分泌物内有梅毒螺旋体，血清和脑脊液梅毒抗体试验阳性。用梅毒疗法治疗，已发生狭窄的，应以手指扩张狭窄，局部坐浴可使疼痛减轻。局部治疗与其他直肠炎相同。

3. 扁平湿疣

是梅毒第 2 期损害，表现为肛管和肛门周围扁平状突起。初起是在皮肤上的一个白色斑点，分生长大成为 0.5～1 cm 扁平状突起，底宽，常盖以灰白色组织假膜，表面常形成溃疡。先在肛门一侧，很快传到对侧，围绕肛门蔓延，可传到阴唇或阴囊。显微镜表现主要为表皮角化不全，表皮细胞间和细胞内水肿，大量炎症细胞侵入表皮，并有微脓肿。真皮乳头层有大量浆细胞浸入。分泌物有臭味，肛门部潮湿不结，瘙痒，有时刺痛。患者有梅毒原发损害，表皮内可找到螺旋体，梅毒血清试验阳性，应与尖锐湿疣鉴别。治疗与硬下疳相同。

4. 直肠梅毒瘤

直肠梅毒瘤很少见，系第 3 期梅毒在直肠的表现，女性比男性多见。发生于直肠黏膜下层，成为圆形或卵圆形，大小不等，小的如豆，大的如鸡蛋，有的是单个，也有的是数个。质硬，紫色，表面平滑，也常有溃疡。感觉直肠沉重，排便不畅，无疼痛。溃疡者有腹泻。由肛门排出脓血，里急后重。血清梅毒试验阳性，活组织检查可确定诊断，并可与恶性和良性肿瘤鉴别。

5. 肛门括约肌共济失调

是梅毒末期表现，由于脊髓后角和神经后根变性，外括约肌感觉神经麻痹，引起肛门失禁，以指向两侧牵开肛门，去指后肛门收缩迟缓，不能迅速闭合。用指深入肛管，向两侧紧压，出指后肛门松弛，不能收缩，称为开放肛门。有的有直肠阵发性剧烈疼痛，称直肠危象，常是脊髓神经梅毒的早期症状。应先治疗梅毒，然后治疗肛门失禁。

二、治疗

1. 早期梅毒的治疗

包括一期、二期和病期不足两年的潜伏梅毒患者，可给予青霉素肌内注射，每侧臀部 120 万 U，共 240 万 U，只注射一次。

2. 晚期梅毒的治疗

包括有三期皮肤、黏膜、骨损害等患者，病期在两年以上的潜伏梅毒、心血管梅毒和神经梅毒等。对于良性晚期梅毒（血管、黏膜及骨等）可予以普鲁卡因青霉素 G 肌内注射，每日一次，每次 60 万 U，共 15 次，总剂量 900 万 U，或用苄星青霉素每周肌内注射一次，每次 240 万 U，共 3 次，总量 720 万 U。

3. 晚期先天梅毒的治疗

两岁以上的先天梅毒治疗方法可按成人的相应病期进行，其用量不超过成人的剂量。

目前有许多青霉素以外的抗生素用于治疗梅毒螺旋体。这些抗生素有红霉素类，如阿奇霉素、罗红霉素、利君沙；四环素类，如多西环素、土霉素、链霉素。近几年，又试用头孢曲松钠、头孢噻肟钠，在临床上都收到了较好的效果。

第四节　直肠淋病

直肠淋病即淋病性直肠炎，15～30 岁的多见，女性比男性多见。常由于阴道或尿道含有淋病双球菌的分泌物感染直肠黏膜引起，有的由于男男性史、直肠检查和灌肠用具带有淋病双球菌造成。

一、病理

淋病性直肠炎常发生在直肠下段，有的向上传到乙状结肠，肛门部为鳞状上皮，抵抗力较强，因此肛管淋病少见；有的由于直肠炎分泌物刺激，肛门部见有糜烂。初起是直肠黏膜急性炎症，轻的充血，重的水肿，红色，黏膜上常有臭味脓性分泌物。如淋病双球菌侵入黏膜下层，黏膜多发生糜烂，如成慢性可为溃疡和息肉。

二、症状和诊断

肛门内烧痛，排便时加重，里急后重。常有

大量分泌物由肛门流出，黄白色，有臭味，稀淡如奶，有时带有血丝。肛门部皮肤有糜烂和裂口，感觉疼痛。有的发热，脉搏加速，全身不适。患者有淋病史，阴道或尿道有脓性分泌物，指诊直肠较热、肿胀，并有触痛。窥器检查可见急性炎症改变、黏膜红肿、有糜烂小点，分泌物中如找到淋病双球菌，即可确诊。

三、治疗

急性期应卧床休息，不应常做直肠检查，以免刺激直肠。清淡饮食，大量饮水。口服液状石蜡 10~20 mL，每日 1~2 次。直肠内注入油类，可使黏膜舒适，减轻里急后重。肛门部热敷或热水坐浴，每日 2~3 次，肌内注射大观霉素（spectinomycin）2 g，每日 1 次，或头孢曲松 250 mg，每日 1 次，或口服诺氟沙星 800 mg，每日 1 次。脓肿及时切开引流，早日扩张直肠，防止狭窄。

第五节　肛门部软下疳

肛门及其周围由于杜克雷嗜血杆菌感染，生成溃疡，称软下疳。常由于衣物不洁或阴道及尿道分泌物感染造成，在阴茎或阴唇可同样发生溃疡。

一、病理

感染后数小时到 2~5 天内发病，初起为红色斑点，逐渐成为丘疹，然后成脓疱，破溃后成溃疡。溃疡圆形或卵圆形，潜形性边缘，质软，底有灰色坏死组织，常盖有脓性分泌物。常是数个溃疡同时发生，向外蔓延，有的相互联合，周围组织有炎症，腹股沟淋巴结肿大。

二、症状和诊断

软下疳潜伏期短，24~72 小时。损害区敏感，疼痛剧烈，常有脓性分泌物刺激肛门部皮肤和括约肌，排便时疼痛加重。多处损害，溃疡质软，分泌物内有杜克雷嗜血杆菌。

三、治疗

用温水和肥皂水冲洗肛门部，每日 2~3 次，保持局部清洁，涂红汞溶液和其他消毒液，有时涂以蛋白银，使溃疡自愈。如发生肉芽组织可以剪去，里急后重可肛门部热敷。口服磺胺药物和抗生素，需连续治疗 1~2 周。

第六节　艾滋病

艾滋病（acquired immune deficiency syndrome, AIDS）是获得性免疫缺陷病的简称，是由人类获得性免疫缺陷病毒（human immunodeficiency virus, HIV）引起的传染病。其特点是患者辅助性 T 细胞免疫功能被 HIV 严重破坏，以致不断发生多种条件性感染，最后多发生恶性肿瘤，引起死亡。

艾滋病的传染源是艾滋病患者及病毒携带者。传染途径主要是精液和血液经破损皮肤及完整的黏膜进行传播，其传播途径有 3 种：性接触传染、血液传播和围产期感染。性传播是主要方式，其次是血液传播。

艾滋病引起的条件性感染，常见有以下几种。①病毒：巨细胞病毒（CMV）、单纯疱疹病毒为多见，人乳头状腺病毒、轮状病毒等少见。②细菌：沙门菌、志贺菌、细胞内鸟形分枝杆菌（MAI）、难辨梭状芽孢杆菌、空肠弯曲菌及结核菌等。③真菌：几乎所有的 AIDS 患者均有口腔念珠菌感染，可无症状，亦可向下侵及食道。④原虫：溶组织阿米巴及肠蓝氏贾第鞭毛虫，是男性同性恋者常见的性传播病原体，可致腹泻。

艾滋病累及大肠段的主要表现有：①CMV 最多累及结肠，导致结肠广泛溃疡性病变，重者结肠穿孔，腹膜炎形成。患者表现为腹痛、里急后重、排脓血便。②直肠肛门感染发生率明显增高，较多见的病原体是肠蓝氏贾第鞭毛虫、单纯疱疹等，此症状多见于男性同性恋者中。③肛管恶性肿瘤，这类肿瘤好发于男性同性恋中。④卡波西肉瘤是艾滋病患者最常见的恶性肿瘤，多见于男性，好发于上消化道。出现在肛管直肠部位常表现为腹泻、里急后重感及便血。查体可见隆起的梅子样疣状物。⑤直肠肛门黏膜损害，溃疡形成，常见症状为周期性疼痛、便秘及便血，常形成肛裂甚至肛周脓肿。⑥可见肠结核，出现水样泻、脱水、吸收障碍，伴剧烈腹痛，肛周可发现脓肿或溃疡。

治疗：①原发病治疗：对于艾滋病目前无确切有效的治疗方法。可采用抗 HIV 药，如齐多夫定等，来延长患者存活期。免疫增强剂，如白介素、干扰素等对治疗艾滋病患者的免疫缺陷有一定作用。②艾滋病相关结核：大环内酯类、喹诺酮类等药物可有一定疗效。③巨细胞病毒感染：巨细胞病毒引起的直肠炎常导致致命出血及穿孔，常需急诊手术处理，采取次全结肠切除、末端回肠造口。轻症患者可用药物控制症状。④卡波西肉瘤：仅在出现并发症时才考虑手术治疗，且切除范围应局限在病变部位，不应扩大切除范围。⑤肛管恶性肿瘤：可采用放化疗相结合的治疗方案，患者预后差，且患者多虚弱而难以耐受治疗。⑥肛裂：清创及病变部位封闭可以缓解症状。

第七节　肛门周围霉菌病

本病病原菌以白色念珠菌为主，该菌正常情况下可存在于阴道、口腔和肠道，一般不致病。但当机体免疫功能低下时可侵入机体，引起各部位的念珠菌病。

本病可通过直接性接触传染，如肛交；间接传染，主要通过污染的衣物、浴池、马桶、浴巾等。主要的临床表现是肛门部明显瘙痒，肛周皮肤和皱襞内可见乳白色丝状物、乳酪样白色块状物或豆腐渣样物，皮肤轻度发红和水肿。

西医治疗：4% 碳酸氢钠溶液外洗，每日 2次，或 5% 硼酸溶液外洗 2 次。外用霉菌素乳剂（100 U/g）或克霉唑霜、盐酸特比萘芬软膏、联苯苄唑霜、曲安奈德益康唑乳膏、达克宁霜等涂搽，每日 2 次，至少连续 2 周。局部给药疗效不好，可加口服克霉唑 0.25 g，每日 2 次，共 7 天；或氟康唑胶囊 150 mg，每日 1 粒，共 7 天；或伊曲康唑胶囊 200 mg，每日 1 次，共 7 天。近年来，口服伊曲康唑或特比萘芬效果明显，原则每疗程应不低于 15 日，重症需 4 周，每日按定量、足量口服。

中药坐浴：蛇床子、地肤子、百部、白鲜皮、苦参各 20 g，白矾 10 g 水煎后放温坐浴，一天 3次，一次 20 ~ 30 分钟。

参考文献

1. 郑芝田．胃肠病学［M］．2 版．北京：人民卫生出版社，1993.
2. 邓国华．现代胃肠病学［M］．北京：科学出版社，1994.
3. 王秀清，常清．肛门尖锐湿疣治疗近况［J］．中国肛肠病杂志，2000.
4. 胡伯虎．大肠肛门病治疗学［M］．北京：科学技术文献出版社，2001.

第十四章　先天性肛门直肠畸形

第一节　病名与源流

中医称本病为"锁肛""肛门闭塞"等。主张切开治疗，或用火针针破锁闭之处。

先天性肛门直肠畸形包括了肛门直肠闭锁、狭窄，肛门直肠瘘、直肠阴道瘘及肛门异位等先天性的多种疾病。其发生率在 1/4 500～1/1 500。王淑花对一组 32 968 名新生儿统计，患各种先天性畸形者共有 186 人；包括消化道畸形 87 人在内，其中肛门直肠闭锁者 8 人，占整个消化道畸形的 9.2%，人群发病率为 0.24%。肛门直肠先天性畸形的患者，常有其他器官的先天性畸形，如先天性心脏病、食管或十二指肠闭锁，输尿管、肾脏、盆部神经以及骶骨的异常等。

比较常见的伴随畸形有子宫隔膜、双子宫、男性尿道上裂等，因此在肛肠科临床上也时有所见。

第二节　病　因

一、中医病因说

中医认为本病多因父母精气不足、妊娠胎气受损，或胎毒引起，故生此病。

二、西医病因说

现代胚胎学及肛门直肠发生学的研究已明确后肠发育障碍是畸形的形成原因。肛管上部、直肠和部分泌尿生殖器官是胚胎时期后肠的衍生物。后肠近端与中肠相连，远端部分形成一个膨大的囊腔，称为泄殖腔。泄殖腔的腹侧连通尿囊，两侧有中肾管开口。当胚胎发育到 5 mm，在后肠与

尿囊之间的夹角部分由间充质形成一个楔状物，称为尿生殖膈。尿生殖膈继续向尾端发展，将泄殖腔一分为二。腹侧称为原始尿生殖窦，背侧部分称为原始直肠。当胚胎发育到第 6 周末时，尿直肠膈已经到达并接近泄殖腔膜，两者贴靠在一起，成为会阴体。这时泄殖腔膜也被分为两部分，前部分为尿生殖膜，背侧部分称为肛膜。在肛膜的周围，外胚层升起，中央形成浅的凹陷，称为肛凹。肛凹逐渐向深处发展，并与肛膜相遇后在第 8 周末破裂，形成肛管。消化道末端遂与羊膜腔相通。

在这一胚胎发育过程中，尿生殖膈的向上延伸对以后直肠、膀胱和尿道、阴道等完成正常发育非常重要。当尿生殖膈延伸失常，后肠与尿生殖窦分隔不全时，就可形成直肠与膀胱、尿道或阴道之间的瘘管和直肠的高位畸形，如肛凹未向深处发育，肛膜穿通不全，就可形成肛门闭锁或狭窄等畸形（图 14-1）。

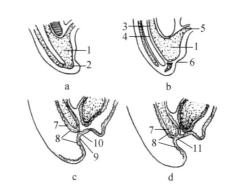

1. 泄殖腔（一穴肛）；2. 原始肠管；3. 后肠；4. 脊索；
5. 尿囊；6. 泄殖腔膜（一穴肛膜）；7. 内胚叶；
8. 中胚叶；9. 原始肛；10. 外胚叶；11. 肛直肠膜

图 14-1　肛门直肠胚胎生成

第三节 分 类

一、国内分类法

分类方法颇多，以余亚雄等提出，于 1964 年儿科会议制定的二组八型较为实用（图 14-2）。

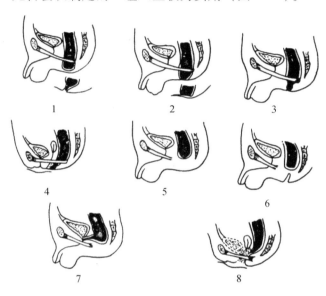

图 14-2 余亚雄二组八型分类法

1. 第一组高位畸形

1）第一型：肛门直肠高位闭锁，极少数病例有较长的瘘管。

2）第二型：直肠闭锁，肛门和肛管正常。

3）第三型：肛门闭锁，直肠膀胱瘘或直肠尿道瘘。

4）第四型：肛门闭锁，直肠阴道上部瘘或直肠子宫瘘。

2. 第二组低位畸形

1）第五型：肛门直肠低位闭锁，半数以上的患者有会阴小瘘管。

2）第六型：肛门膜状闭锁。

3）第七型：肛门狭窄或肛管直肠交界处狭窄。

4）第八型：肛门闭锁，直肠阴道瘘或直肠舟状窝瘘。

二、国际分类法

1972 年在墨尔本制定，见表 14-1。

表 14-1 先天性肛门直肠畸形国际分类法

低位畸形（直肠通过肛提肌）	肛门外口在正常位置	肛门狭窄
		肛门遮盖（完全性）
	肛门外口在会阴部	肛门皮肤瘘（部分性肛门遮盖）
		会阴前肛门
	肛门外口在女性外阴部	肛门外阴瘘
		肛门前庭瘘
		前庭肛门
中间位畸形	肛门闭锁	肛门闭锁不并发瘘管
		肛门闭锁并发瘘管：直肠尿道球部瘘（男）
		直肠前庭瘘（女）
		直肠阴道低位瘘（女）
	肛门直肠狭窄	
高位畸形（直肠盲端在肛提肌以上）	肛门直肠闭锁	肛门直肠闭锁不并发瘘管
		肛门直肠闭锁并发瘘管
		直肠尿道瘘
		直肠膀胱瘘
		直肠阴道高位瘘
		直肠泄殖腔瘘
	直肠缺如	
其他畸形	肛膜闭锁	
	泄殖腔外翻	
	其他	

第四节 症 状

肛门直肠畸形的症状通常以产后婴儿肛门闭锁、排便困难、哭闹不安而引起注意，但有的直到成年后因长期排便困难而就诊，才发现肛门直肠狭窄。其症状因畸形不同各有不同表现，详见后述。

第五节 诊断与鉴别诊断

先天性肛门直肠畸形多在分娩后常规检查时

被发现。但是如果肛门的开口能排出一些胎粪，因而局部污染或尿布上沾有粪便痕迹，就有可能被误认为正常而漏诊畸形。另外，肛门直肠狭窄、肛门闭锁，以及直肠缺如等畸形，视诊不能发现，需要进行仔细的检查才能得出正确诊断。

一、诊断

1. 视诊

会阴视诊可大致辨别畸形的类型；低位可见异位开口或肛门被遮盖的痕迹；光滑无孔则应考虑高位畸形。男婴从肛门排出绿色尿液，证明有直肠尿道瘘；女婴从阴道排出粪便，说明有直肠阴道瘘。

2. 指诊

指诊对发现隐蔽的肛管、狭窄部位有重要作用，但对婴儿要轻柔探查，用小指进行，以免损伤肛门括约肌。

3. 探针

对可拟的外口可进一步用探针检查，明确瘘管走行和通向何处。

4. X线检查

广泛应用于确定梗阻的水平。可采用倒置位、低头高脚位或侧卧位。在X线片上发现胎粪有骨样化或钙化阴影，表示有直肠膀胱瘘或直肠尿道瘘存在。

5. 尿液检查

尿液沉渣中如发现肠上皮的角化上皮细胞，表示直肠膀胱瘘或直肠尿道瘘可能存在。

二、鉴别诊断

婴儿期未能被发现的直肠狭窄，成年后常需与炎症、克罗恩病、手术所致直肠狭窄进行鉴别诊断。

第六节　治　疗

一、治疗原则

肛门直肠畸形的治疗原则首先是解除梗阻，可根据梗阻的不同部位，采用不同的手术方法，使其能排出粪便，以免有生命危险。

二、手术治疗

1. 低位肛门畸形

低位肛门畸形又称锁肛，是肛门未能与直肠相通，直肠隔膜尚未消失，或因肛门缘生有纤维带，使肛门完全锁闭，不能排便（图14-3）。有时闭锁尚有空隙，粪便可以排出，但排便不畅。

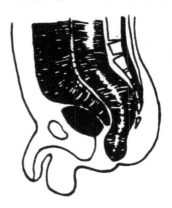

图14-3　低位肛门畸形

如完全闭锁，不见胎粪，婴儿常哭闹不安，腹胀，即为肠梗阻症状。如仍有空隙，可流出少量胎粪，肛门膜下可见胎粪。有的无肛门形象，由于外胚叶一穴肛未发育所致，如刺激肛门部，可见括约肌收缩，显示肛门部位。单纯的隔膜闭锁，当婴儿哭时膜能凸起，或见纤维带横于肛门。

这种病例治疗比较简单，一般切开隔膜，加以修剪即可。如有纤维带狭窄，可将纤维带切除。再将小指伸入扩张，然后每日扩张肛门。如膜较厚，切开皮肤至直肠，将直肠黏膜下牵，与皮肤缝合。术后每周扩张2次，直到完全愈合而无狭窄时为止。

2. 无肛门畸形

胚胎时原始肛发育不全，未向内凹入成为肛门，上部直肠未发育完全，未降至会阴，成为无肛门畸形，有时并有瘘管。症状：婴儿出生时检查无肛门，或肛门部皮肤只有一凹，婴儿哭时会阴部有时凸起；如一手放在肛门部，一手轻压腹部，指下有时有波动感。如将臀部高举，在肛门部叩诊可有空响。X线检查可见直肠的高低。婴儿生后8小时，肠内即有气体。如使婴儿人头向下、脚向上，肠内气体可入直肠，X线照片可见气影，从而观察到直肠的部位。出生后20小时X

线拍片可见气影明显。在肛门部置一铅片，即可明确直肠下端与肛门皮肤的距离。

手术方法是于会阴正中由前向后做一切口，切开皮下组织向深部分离，直至找到直肠。然后切开直肠，将直肠拉下与皮肤缝合；缝合时宜使黏膜松弛，不可太紧，以免造成肛门缩小的后患。肛门内放一橡胶管，使粪便由管排出，2～3 天后将管拿出。手术后局部保持清洁，10 天后开始扩张肛门，以防缩小。如果直肠未发育完全，仍居高位，切开皮下组织后不能找到直肠，则将切口向前延至阴囊，向后延至尾骨，向深部分离。如仍不能找到直肠，可做一结肠造口术，以后再做肛门成形术（图 14-4）。

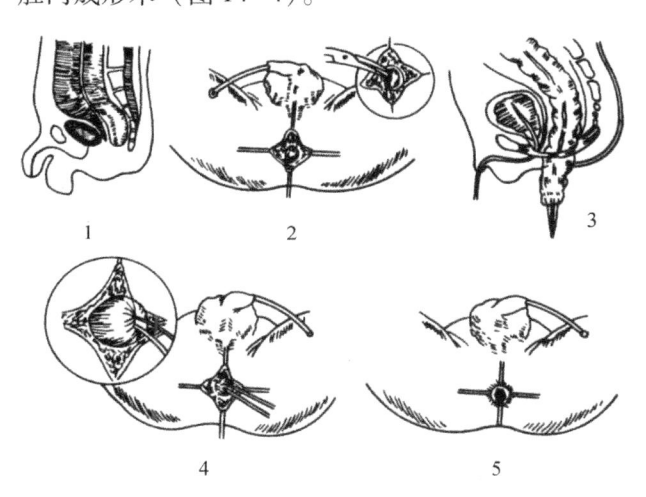

1. 无肛门畸形；2. 经括约肌中间分离；3. 拖出直肠；
4. 游离直肠盲端；5. 肛门成形

图 14-4　直肠拉出与肛门皮肤缝合术

3. 异位肛门和遮盖性肛门

因胚胎时原始肛位置异常，所以肛门不在正常位置；有时在阴囊附近或在骶部。由于只是肛门的移位，粪便尚可排出，肛管内有上皮遮盖，也有括约肌（图 14-5）。治疗这种肛门如已有括约肌并且功能良好、排便正常，可不必行一期手术，等年龄较大时择期手术，恢复至正常位置。

对排便困难者可采用后切开法：将肛门、肛管、直肠与周围组织分离，移回原位缝合。如肛门括约肌功能不良，可做括约肌成形术如肛门向前移位，其后侧至正常肛门位置为皮肤膜状，可做肛门后纵切横缝术。具体操作方法：在肛门后纵形切开皮肤，稍游离直肠黏膜后，将黏膜与切

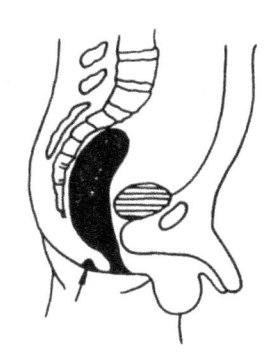

图 14-5　异位肛门

开肛门后的皮肤横行间断缝合（图 14-6），术后酌情扩肛。遮盖性肛门须先从外口向后凿开遮盖着的条索状物，再做后切开，肛门周围常需做适当的修整。

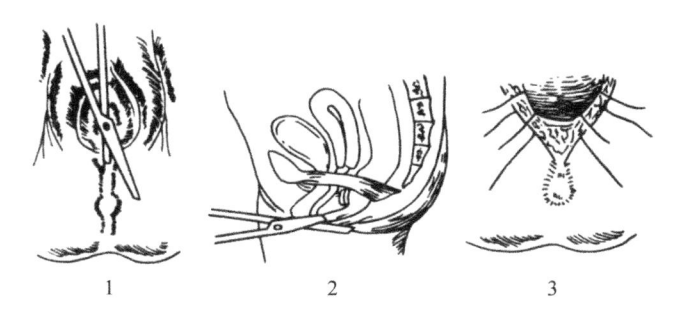

1. 分离；2. 在肛门后纵行切开皮肤；3. 缝合黏膜与皮肤

图 14-6　异位肛门的后切开术

4. 肛门直肠连接部狭窄的治疗

本畸形处理比较简单。在明视下切开纤维环，然后持续扩张肛门。扩肛须坚持不断，可以教给患儿亲属，在家进行扩张。漏斗状肛门也可采用这种方法治疗，但常常发现肛门没有弹性，直肠感觉和活动迟钝，局部不能保持清洁。遇到此种情况，可以在患儿年龄稍大时做股薄肌移植。

5. 肛门直肠高位畸形

高位畸形手术的关键是在正确的位置上使肠管通过盆膈并重建肛门，这就要求避免损伤盆底肌肉和括约肌，特别是耻骨直肠肌形成的 U 形吊带，采用"经腹、骶－肛门"手术方法，基本上能够符合上述要求。

这种手术方法的一般原则是，开腹游离直肠，经骶骨入路在明视下暴露 U 形吊带前方的通道，在原肛门处切口拉下游离的肠管。1967 年 Kiewettseer 精心设计了直肠黏膜下拖出法，避免在膀胱颈

部分离组织，以保护盆腔自主神经，并可靠的闭合尿道瘘口。肛门部皮肤内翻以减少黏膜脱出，并且可以提高局部感觉。

具体方法：患者先俯卧位，盆部用沙袋抬高。尿道放置导尿管，在骶骨下部中线切开，切除尾骨，进入肛提肌上间隙。辨认耻骨直肠肌吊带，仔细松解尿道，向下分离到肛门处，形成一条通道。在肛门应在的位置做一U形切开，缺口在前方，切口后皮瓣翻向前方，在切口处与上述通道连接，以血管钳送入一条环状引流物，直到肛提肌上间隙，并将引流物留置。患者改呈半截石位，在脐下做横切口。上下牵开皮缘，在腹直肌间做中线切口，然后沿膀胱两侧做"V"形切口以切腹膜，避开膀胱。以支持缝线将膀胱与膀胱相连的腹膜向外翻，提到切口之外。借助支撑缝线将直肠提起，在下端横行断开。乙状结肠游离后，连同直肠断端以湿纱布包裹放置一边，然后钝性分离下段直肠残部的黏膜。黏膜分离很容易，渗血也常常自行停止。黏膜管分离到粪道瘘口的地方后，以肠线贯穿缝扎。切去黏膜管，在直肠留下的肌层囊袋底部切开，将原来留置的环状引流物由此处经腹切口提出。引流物残留下一条自肛门经过耻骨直肠肌"吊带"前方上行到已经剥去黏膜的直肠肌管之间的通道，随即用Hegar（涂过滑润剂）扩张器扩张，直到能通过12号扩张器为止。以扁桃腺钳沿扩张后的通道向上伸入，夹住游离的乙状结肠－直肠断端，将其拖入远端直肠肌管，由肛门部切口拉出，用细肠线把拉出的肠段固定在外括约肌纤维上，修剪肠壁与周围皮肤做全层缝合。前方原来翻转于外的皮瓣要重新向内翻转，然后缝合，可以避免形成环形瘢痕。缝合要很松弛，打结时在中间垫上一个蚊嘴钳，术毕取出，可以防止肠管水肿勒开缝线。在肛门前后皮肤做减张切口，尿道置入的导尿管保留10天（图14-7）。

术后两周开始轻柔地扩张肛门，直到能顺利通过12号扩张器。每日扩肛1次，持续3个月，然后逐渐减少扩肛次数，再经过3个月停止。择期送回结肠造瘘。

术后并发症如下。

（1）肛门部黏膜突出

肛门部黏膜突出过多时可引起不适和牵拉感。可以提起肛周皮肤，切除黏膜，将皮肤向上塞入并加以缝合。此种修剪手术最好在4岁以前或者4岁时施行，这对于训练和获得控制能力有很大帮助。如翻出黏膜不多，可以用透热法治疗，最后黏膜可恢复正常结构，局部刺激就可以大大减轻。

（2）尿道瘘复发

术后尿道瘘可能再发，瘘的去向是由前列腺下尿道向下到肛缘皮肤黏膜交界处。治疗方法是先做尿转流术和结肠造瘘，从下面切除瘘管，并游离直肠前壁向下牵拉遮盖瘘口。如尿道瘘口周围瘢痕组织很多，最好采用大网膜填塞法。据我国大量病例的实践经验，此种第2次手术修补可以不必急于进行。如能保持膀胱造瘘引流通畅，控制感染，同时坚持扩肛，防止肛门狭窄。以后肉芽增生，部分病例可以自行愈合。如果长期仍不愈合，待6个月后瘢痕软化时再做修补。

（3）结石形成

这种并发症发生在直肠内拖出手术。因为在手术时切断瘘管到尿道之间仍有一小段残留管道，进而形成连通尿道的囊袋，此袋存积尿液，日久可有结石形成。可争取敞开手术，剥除囊袋的黏膜，敞露管腔。

（4）肛门狭窄

新建肛门可因局部组织坏死或缝合裂开而成纤维组织增生，导致狭窄。可采用传统的工字形成形术治疗，但手术次数越多，对肛门功能的影响越大。

6. 直肠阴道瘘

低位直肠阴道瘘的瘘口在舟状窝内，高位直肠阴道瘘的瘘口在阴道后穹窿（图14-8），如果患儿阴道瘘口较大，粪便排出通畅，可不必进行早期手术。待患儿3～5岁时再行手术较为合适。手术治疗可根据病情的不同，分别选用以下不同术式。

（1）瘘管切除肛门成形术

适应于低位直肠阴道瘘。具体操作方法是：先在舟状窝沿瘘口周围环形切开，游离瘘管，将其与阴道后壁全部分离，但不要剪破阴道后壁；然后按会阴肛门成形术做X形切口，找到直肠末端，并尽量游离，将已游离的瘘管拉至皮肤切口，

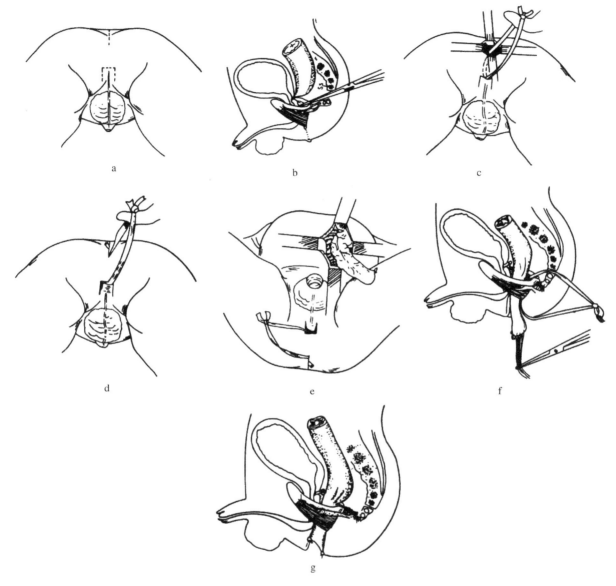

a. 会阴部及骶部切口；b. 明视下分离耻骨直肠吊带前间隙；c. 分开的耻骨直肠吊带前间隙以布带贯穿标记；
d. 缝合骶部切口；e. 游离直肠盲端并结扎瘘管；f. 沿布带标记的通道将游离穿肠引出；g. 手术结束

图 14-7 经腹、骶、会阴手术方法示意图

切除瘘管；再将直肠肌层与皮下组织用细丝线间断缝合，直肠黏膜与肛周皮肤用肠线或丝线间断缝合，形成肛门；最后用丝线间断缝合 3 针，关闭瘘管切口下直肠与阴道间的间隙，并间断缝合阴道舟状窝处切口（图 14-9）。

（2）阴道内瘘环切肛门成形术

这种手术适应于低位直肠阴道瘘。具体操作方法是：先在阴道内围绕瘘口环形切开黏膜，切除瘘管；再沿瘘管将直肠沿周围组织游离。然后在肛门原位开一 X 形切口，再将直肠由切口牵出，

并将直肠黏膜与肛门皮肤缝合封闭瘘口。如无括约肌时，择期再做括约肌成形术（图 14-10）。

（3）直肠阴道瘘修补术

直肠、肛管和肛门发育大体正常，又有瘘管与舟状窝或阴道相通，则可选用直肠阴道瘘修补术治疗。临床常根据以下两种情况，选择手术方法：①对瘘口一般在 0.5 cm 左右的小型直肠舟状窝或阴道瘘，在明确瘘的部位之后，即以蚊式钳夹住瘘的边缘，然后围绕瘘口切开阴道黏膜（或舟状窝处皮肤）；并将它向外游离 1～1.5 cm，以

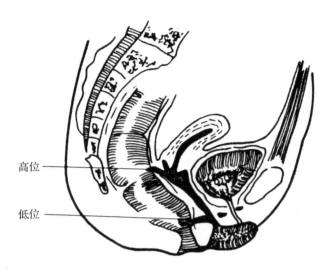

图 14-8 直肠阴道瘘

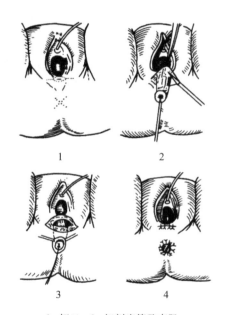

1. 切口；2. 解剖瘘管及直肠；
3. 将直肠拖至肛门区切口；4. 肛门成形
图 14-9 瘘管切除肛门成形术

00 或 000 号铬制肠线对瘘口进行荷包缝合。进针时，注意勿穿通直肠黏膜。结扎时，注意将黏膜翻向直肠内，再于其外围做另一荷包缝合，以 00 号铬制肠线对黏膜下组织进行连续褥式缝合，也要注意勿穿通直肠黏膜。最后，以 00 号铬制肠线对阴道黏膜（或皮肤切口）做间断缝合（图 14-11a、图 14-11b）。②大型直肠舟状窝式阴道瘘的治疗原则，基本上与小型瘘相同。但因瘘口较大，其边缘游离更应广泛，使缝合时周围组织张力不致太大，有利于愈合。在瘘口边缘做环形切开后，

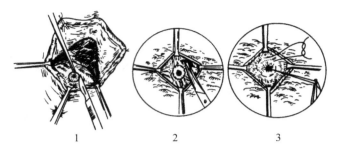

1. 在阴道内围绕瘘口环形切开黏膜；2. 肛门外 X 形切开；
3. 将游离的直肠黏膜与肛门皮肤缝合封闭瘘口
图 14-10 阴道内瘘环切肛门成形术

即应较广泛地游离其周围的阴道黏膜，使原附着于瘘孔附近的直肠壁得到松解。然后以 00 号铬制肠线对直肠壁做褥式缝合 1～2 层，注意勿穿通直肠黏膜。再以 0 号肠线对阴道黏膜做纵形间断缝合（图 14-11c 至图 14-11f）。

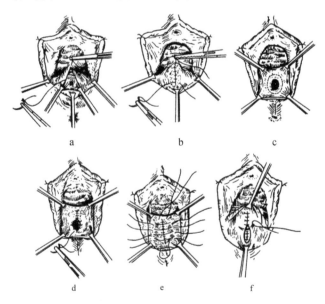

a. 围绕瘘口切开阴道黏膜；b. 荷包缝合瘘口封闭瘘管；
c. 大型阴道瘘口；d. 广泛游离后缝合瘘管；e. 对直肠壁再褥式缝合 1～2 层；f. 最后对阴道黏膜做间断缝合
图 14-11 直肠阴道瘘修补术

参考文献

1. 史兆岐，宋光瑞，胡伯虎，等. 中国大肠肛门病学 [M]. 郑州：河南科技出版社，1985.
2. 胡伯虎. 大肠肛门病治疗学 [M]. 北京：科学技术文献出版社，2001.

第十五章　排便失禁

第一节　病名与源流

排便失禁也叫肛门失禁。对干的大便能随意控制，但对于稀的大便、气体失去控制能力，成为不完性失禁或半失禁。干便和稀便都不能控制；肛门闭合不严，呈圆形张开；咳嗽、走路、下蹲、睡眠时常有粪便黏液外流，污染内裤，使肛门部潮湿和瘙痒的称为完全性失禁或全失禁。中医称本症为"遗矢"或"大便滑脱"等。

第二节　病　因

一、中医病因说

中医认为与以下因素有关：久痢滑泻、痢疾日久、伤脾损肠，致中气下陷、脱肛不收则排便失禁。脾肾亏虚，脾主肌肉，肾司二阴，脾虚肌肉萎缩，肾亏后阴失约，肛门收缩无力或不能控制，则排便失禁。

二、西医病因说

1. 神经障碍和损伤

排便时在内脏自主神经和大脑中枢神经双重支配下的反射活动。这些神经发生了功能障碍或损伤就会引起排便失禁，如休克、脑卒中、突然受惊之后出现的暂时性大便失禁；胸、腰、骶椎断压损伤成了截瘫后的大便失禁，以及肛管或直肠靠近肛门处黏膜切除后，直肠壁内感受神经缺损引起感觉失常性大便失禁、智力发育不全失禁等。

2. 肌肉功能障碍和受损

肛门的放松、收缩和控制排便的能力，是由神经支配下的肛门内、外括约肌和肛提肌来维持的。这些肌肉萎缩、松弛、张力下降，或被切断、切除，或形成了大面积瘢痕，就会引起肛门失禁，如直肠脱垂、痔疮、息肉脱出引起的肌肉松弛及张力降低引起的肛门失禁；老年人、某些疾病引起的肌肉萎缩性肛门失禁；肛门直肠脓肿、肛瘘、直肠癌等手术切断括约肌引起的肛门失禁；烧伤、烫伤、药品腐蚀引起大面积瘢痕的肛门失禁，久泻和肛管直肠癌也可引起失禁。

3. 先天性疾病

高位缩肛、发育不全的婴儿，因先天性肛门括约肌发育不全引起的肛门失禁。

第三节　分　类

一、一般分类

1. 完全性排便失禁

干便、稀便及排气不能控制。

2. 不完全性排便失禁

干便可以控制，稀便及排气不能控制。

3. 感觉性失禁

因肛管皮肤缺损或肛管排便感觉器损伤引起的失禁。特点是在无感觉情况下可排出稀便。

二、病理生理分类法

根据病理生理学可将肛门失禁分为感觉性失禁和运动性失禁两大类。

（一）感觉性失禁

1. 真性失禁

患者无排便感觉。

2. 部分失禁

不能感觉气体和黏液排出。

3. 溢出失禁

因粪便滞留直肠，导致括约肌松弛。

（二）运动性失禁

1. 应力性失禁

内括约肌损伤，肛门随意性括约肌群减弱，致腹内压突然增高时（如咳嗽、喷嚏）迫使体液或气体泄出。

2. 紧迫性失禁

随意性括约肌群损伤而内括约肌完整。此类患者一有便意立即排便，而应急性排便的患者在感到有便意时可坚持 40 ~ 60 秒，以此可资鉴别。

3. 完全性失禁

随意性和非随意性括约肌全部损伤，不论有无便意，患者均不能控制排便。

第四节　诊断与鉴别诊断

一、肛门视诊

可见皮肤瘢痕、肛门畸形、皮肤缺损、肛门部粪便污染、肛周皮疹、糜烂、溃疡等，用力时可见直肠黏膜和内痔脱出。

二、肛门指诊

是诊断失禁最简单的方法。指诊可判断失禁的状态、收缩能力、松弛程度，有无内脱、外翻等，不次于复杂高档仪器的测定，应留心观察，积累经验。

三、内镜检查

观察肛管直肠黏膜色泽的变化，有无术后瘢痕、糜烂、溃疡、狭窄、肿瘤、瘘管、直肠脱垂等。

四、肛管直肠测压

可评价肛门括约肌的功能。与正常相比，肛门失禁患者的静息压和最大缩窄压均有下降，提示有肛门括约肌的损伤。术前、术后的对比，可判定手术的效果。

五、肌电图描记法

以小的针型电极插入肛门部，记录肛门括约肌动态的肌电活动。可了解盆底肌肉和括约肌损伤的不同部位和程度。

六、生理盐水灌肠试验

患者检查时取坐位，细导管插入直肠，以恒定的速度灌注温盐水 1 500 mL，记录漏液前的灌注量和最大灌注量，肛门失禁的患者两者均发生明显下降。

七、排粪造影检查

肛门失禁的患者常可见肛直肠角变钝或消失、会阴部下降、直肠脱垂等状态。

第五节　治　疗

神经功能障碍性失禁，可采用中药、针灸、按摩和电刺激等保守治疗；肌肉损伤或严重功能障碍，可采用括约肌折叠术、括约肌修补术、臀大肌移植、肛门括约肌成形术等手术治疗。

一、保守治疗

（一）中医辨证施治

气虚下陷失禁，治宜补中益气，收敛固脱。方用补中益气汤合真人养脏汤。脾肾双亏失禁，治宜健脾益肾、强肌壮筋，方用留柱饮。

（二）针灸按摩

主穴：提肛、长强。配穴：肾俞、命门、百会、足三里、三阴交、关元。补法：加艾炷灸或配合电针。也可自我按摩以上穴位，坚持提肛运动，早晚各 1 次，每次 30 回。

（三）肛塞式电刺激术

肛塞式电刺激器为装有两圈不锈钢环的哑铃状电极器。插入肛管内，一个电极环与肛管黏膜接触，另一个电极环与肛门皮肤接触，通过导线连接于刺激器上。刺激器电路主要由振荡器、分频器、脉宽调节器、放大器及电压调节器5部分组成。通过探头输出一定电压幅值的脉冲波，刺激肛门括约肌。常用频率为50~60 Hz/s，脉宽度5~8 ms，电流0.1~20 mA，每日1次，持续刺激2~4小时，10天为一个疗程。余亚雄等使用本法治疗12例肛门失禁儿童，效果优6例，良1例，改善5例。

Caldwell亦认为，采用电刺激的方法，以电极间歇或连续刺激括约肌和盆底肌肉，引起肌肉有规律的收缩，可逐步加强肌肉的紧张力。

（四）生物反馈疗法

Cerulli首先采用生物反馈疗法，将肛管直肠内压和括约肌的肌电活动转换成视、听信号，帮助患者进行括约肌训练，建立自发性条件反射，以改善其功能障碍。徐文正治疗12例严重大便失禁，10例良好。直肠测压显示：括约肌均值显著增加，失禁明显改善，对松弛性失禁等不失为一选择。

（五）肛门括约肌训练

嘱患者每日取立位、坐位及平卧位进行数次收缩肛门练习，以恢复、加强肛门排便自控。

二、手术治疗

肛门失禁治疗的主要手段是手术，手术的目的是恢复直肠、肛管、盆底皮肤的正常解剖和生理状态，可根据发病原因或损伤情况采用不同的术式治疗。

1. 手术原则

1）肛管侧方或前方的一部分括约肌损伤，无功能部分未超过1/3~1/2者，可行括约肌修补术。

2）分娩或外伤造成的会阴撕裂，可行会阴缝合术。

3）肛管直肠脱垂、会阴异常下降等引起的括约肌松弛，可行经肛门前方、侧方或后方的括约肌折叠术。

4）肛门括约肌损伤或缺损、无功能部分超过1/3~1/2、先天性括约肌缺损、肛门神经损伤或

疾病、肛管极度松弛者，可行肌肉移植括约肌成形术。

5）感觉性失禁或肛门部瘢痕形成影响闭合者，可行皮肤移植肛管成形术。

6）因不能切除的肛管直肠癌等破坏肛门自制机制，肛门部无法手术者，只能行结肠腹壁造口术。

2. 常用术式

（1）括约肌折叠术

常用的术式为前位括约肌折叠术。患者取截石位，局麻或骶麻，在肛门前方2 cm，沿肛缘做一半圆形切口，切开皮肤及皮下组织，暴露外括约肌。然后用丝线将括约肌间断缝合3~4针，使括约肌折叠，以肛门能容纳一指为宜。最后缝合皮肤，为防止感染可在皮下放置一橡胶条引流。术后给予抗生素，控制排便3~5天，6~7天拆线。本方法适用于括约肌松弛无力未断裂的失禁（图15-1）。

（2）括约肌修补术

适应证是括约肌断裂引起排便失禁。方法是切开断裂处的皮肤及皮下组织，寻找断裂括约肌断端，将其分离后切除成一新鲜端，两端对位后行加强缝合（图15-2）。

（3）臀大肌移植括约肌成形术

方法是将两侧臀大肌分离出两条肌片，围绕肛管，代替或加强肛门括约肌功能，治疗不能用括约肌修补术治愈的括约肌断裂或损伤病例。手术时先在肛门后方做一弯形切口，由一侧坐骨结节到对侧坐骨结节，将臀大肌显露。由两侧臀大肌内缘各分离使其仍与骶骨附着，然后缝合创口（图15-3）。

（4）会阴缝合术

会阴缝合术是一种经直肠隔的括约肌修复术，适用于因分娩或外伤所致会阴撕裂、会阴肛门瘘引起的肛门失禁。虽然随接生水平的提高该病已少见，但在农村仍时有发生，笔者曾遇到几例，均来自农村妇女，经会阴缝合后痊愈。术前查有无真菌、滴虫感染，避开月经期。手术要分层缝合好肌肉、黏膜和皮肤，肌层应加强缝合，一般可参考张东铭等设计的术式进行（图15-4）。

1）沿裂缘上方，行切开阴道后壁黏膜（图

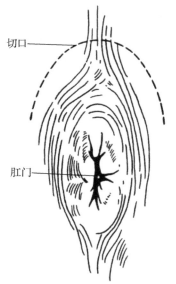

a. 肛门前方半圆形切开

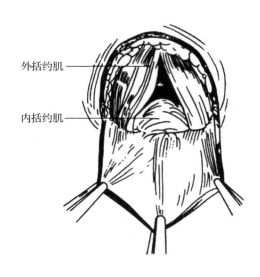

b. 两侧外括约肌与内括约肌间三角形间隙

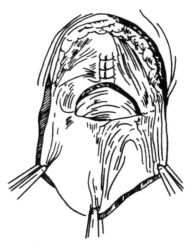

c. 折叠缝合松弛之两侧外括约肌

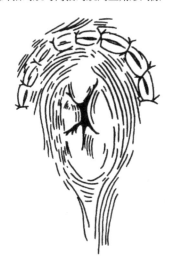

d. 缝合皮肤切口

图 15-1　括约肌折叠术

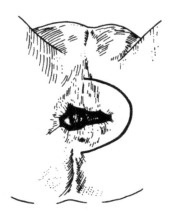

a. 以肛门瘢痕为中心做弧形切口

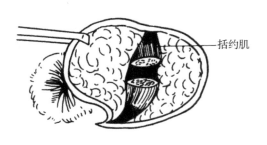

b. 翻起皮瓣，显露出松解括约肌粘连

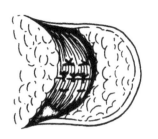

c. 褥式缝合修补括约肌断裂处

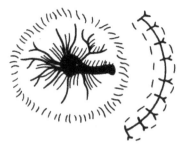

d. 缝合皮肤切口

图 15-2 断裂括约肌修补术

15-4a)。

2）向下潜行将阴道后壁黏膜与直肠前壁分开，并暴露、寻找外括约肌断端，最后显露两侧肛提肌断缘（图 15-4b）。

3）继续仔细分离，显露并分开直肠黏膜、肌层，游离松解括约肌断端、肛提肌断缘于周围组织的粘连（图 15-4c）。

4）切除裂缘处瘢痕组织（图 15-4d）。

5）先间断或连续缝合修补直肠全层（图 15-4e）。

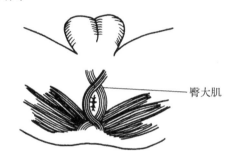

臀大肌

图 15-3 臀大肌移植括约肌成形术

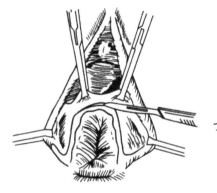

a. 切开阴道后壁黏膜

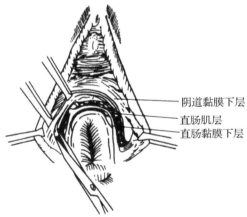

阴道黏膜下层
直肠肌层
直肠黏膜下层

b. 分离阴道黏膜与直肠

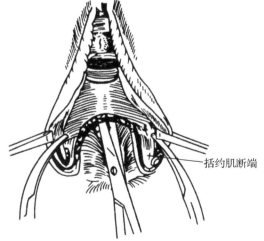

括约肌断端

c. 继续分离显露外括约肌断端

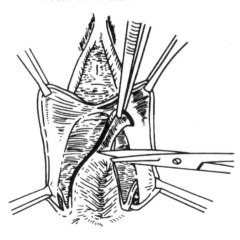

d. 切除裂缘处瘢痕组织

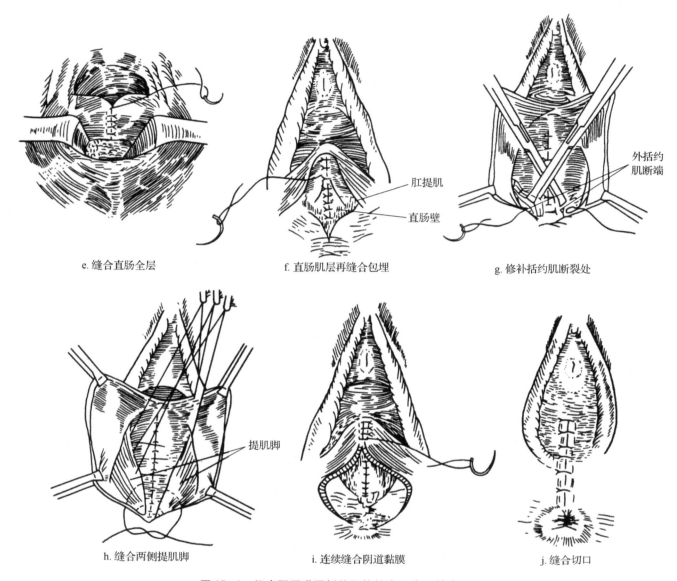

e. 缝合直肠全层　　　　　　　f. 直肠肌层再缝合包埋　　　　　　g. 修补括约肌断裂处

肛提肌

直肠壁

外括约肌断端

h. 缝合两侧提肌脚　　　　　　i. 连续缝合阴道黏膜　　　　　　j. 缝合切口

提肌脚

图 15-4　经直肠阴道隔括约肌修补术（会阴缝合术）

6）再间断缝合直肠肌层包埋（图 15-4f）。

7）以组织钳拉拢已游离的外括约肌断端，8 字或褥式缝合修补（图 15-4g）。

8）间断缝合两侧肛提肌断缘（图 15-4h）。

9）修整切除多余阴道黏膜，肠线连续毯边缝合阴道黏膜（图 15-4i）。

10）缝合肛管、会阴部皮肤，完成手术（图 15-4j）。必要时皮下留置橡皮引流条。

（5）肛管皮肤成形术

外伤、肛门手术造成肛管皮肤缺损后，可引起直肠黏膜外翻、肛腺外溢、感觉性的排便失禁等。治疗需进行肛管皮肤缺损部的皮肤成形手术，术式有 S 形肛门皮肤成形术、星状皮肤移动成形术等数种。

参考文献

1. 张东铭. 大肠肛门局部解剖与手术学［M］. 合肥：安徽科学技术出版社，1998.

2. 胡伯虎. 大肠肛门病治疗学［M］. 北京：科学技术文献出版社，2001.

第十六章 肛管直肠狭窄

第一节 病名与源流

肛管直肠狭窄是指肛管直肠腔道出现狭窄致使肠内容物排出受阻、通过困难，出现排便障碍、粪便变细、里急后重、腹胀坠痛等痛苦症状的病变。

中医称为"大便难""谷道狭小"等。《内经》对其症状已有描述。

第二节 病 因

一、中医病因说

中医认为本病多由湿热毒气聚积谷道，致气血瘀滞、谷道狭小而成。

二、西医病因说

1. 先天性异常

肛管直肠先天畸形、闭锁或狭窄。

2. 炎症

溃疡性大肠炎、克罗恩病、性病性淋巴肉芽肿、肠结核、细菌性痢疾、阿米巴肠病、血吸虫肠病等。

3. 肿瘤

肛管、直肠癌，阴道及前列腺癌的晚期；较大的淋巴瘤、平滑肌瘤、脊索瘤；骶骨脊膜突出等。

4. 痉挛

肛裂引起的内括约肌痉挛，长期服用泻剂引起的肛门直肠反射消失、内括约肌痉挛等。

5. 损伤

手术不当造成大面积瘢痕挛缩、肛管直肠狭窄变形；注射坏死剂治疗痔疮、硬化剂治疗直肠脱垂，注射量过大或集中在一个平面，形成瘢痕性狭窄；放射治疗后狭窄及意外的肛门直肠损伤等。

第三节 分 类

一、性质分类法

按疾病性质可分为良性、恶性两类。

二、部位分类法

1. 低位狭窄

位于齿线下，距肛门 3 ~ 4 cm 以内，即肛门狭窄和肛管狭窄。

2. 中位狭窄

位于齿线上，距肛门 7 ~ 8 cm 内，即直肠下段狭窄。

3. 高位狭窄

位于距肛门 8 cm 以上之直肠狭窄。

三、形态分类法

1. 环状狭窄

主要环绕肛管直肠周径发生，其上下累及范围不到 2.5 cm。多见于直肠切除术后直肠、肛管吻合处，PPH 术后等。

2. 管状狭窄

主要沿肛管直肠纵轴发生，其上下累及范围超过 2.5 cm，多有炎症引起。

3. 线状狭窄

指肛管直肠部分狭窄。多见于外伤、痔瘘术后和肠腔外肿瘤压迫。

四、程度分类法

可分为轻度狭窄、中度狭窄和重度狭窄。临床常采用综合分类法：如轻度中位环状狭窄、重度低位管状狭窄等。

第四节 症 状

主要症状多为排便不畅，并进行性加重。大便变扁、变细，大便次数逐渐增多，出现稀便、粪水样便，常伴黏液、脓血，会阴部感坠胀不适、里急后重、疼痛等，肛门潮湿、瘙痒，可有湿疹、皮炎、皮损、糜烂、溃疡。严重者出现腹胀、腹痛、恶心等慢性肠梗阻症状，伴有症状可有低热、食欲不振、乏力、消瘦、烦躁等全身症状。

第五节 诊断与鉴别诊断

一、诊断

（一）病史与症状

先天性肛门直肠闭锁或狭窄见于新生儿。炎症引起的狭窄多有腹泻，粪便带脓血、黏液等长期发作史；性病性淋巴肉芽肿有性病接触史，以女性为多。肛裂引起的内括约肌痉挛，伴有排便时剧痛和少量出血。肿瘤放射治疗后引起的狭窄和手术后狭窄、损伤致狭窄，均有明确的放疗、手术及外伤史。肿瘤引起的狭窄早期多无明显症状，形成狭窄后则多数已到中、晚期。

（二）体格检查

最重要的是进行仔细的肛门直肠指诊，对发现狭窄及确定狭窄部位、范围、形状、质地等有决定性意义。

（三）其他检查

常用的有内窥镜检查、X线盆腔摄片、腔内B超和钡剂灌肠检查等；必要时还应采取活组织进行病理检查、做性病性淋巴肉芽肿试验等。

二、鉴别诊断

对有明显病史的肛门直肠狭窄，如手术、放疗、外伤、炎症及痉挛性狭窄，临床不难鉴别，诊断困难的是无明显症状和病史的直肠狭窄，如直肠肿瘤、淋巴肉芽肿及慢性炎症所致的狭窄。

1. 直肠肿瘤

直肠癌早期多无明显症状，偶有粪便带血、腹泻。形成直肠狭窄往往已到晚期，直肠指诊可触及质硬、固定、高低不平或如菜花样肿块，内镜可见直肠狭窄，而直肠黏膜是完整的，确诊需病理检查。直肠内良性肿瘤，如腺瘤、类癌、淋巴瘤、平滑肌瘤、脂肪瘤等，一般体积较小，不致梗阻，多无特殊症状，当指诊和内镜发现后，需病理检查或术后切除标本确定诊断。

2. 性病性淋巴肉芽肿

系病毒性感染，病变主要在生殖器和腹股沟淋巴结。患者以女性为主，有性病接触及冶游史，常伴有肛门刺激症状，排出脓血、黏液，并发肛瘘，狭窄一般在齿线上方，质硬但表面光滑，呈苍白色，肛门口呈开放状。补体结合试验及病毒检查阳性。

3. 慢性溃疡性大肠炎

重症患者偶可并发直肠狭窄，系由于直肠多发性溃疡在愈合过程中形成广泛肉芽肿和大量瘢痕所致。

第六节 治 疗

应针对引起狭窄的原因采取适当的内科和外科治疗，并采取积极的预防措施。

一、保守治疗

（一）中医辨证施治

气滞血瘀狭窄者，治宜活血化瘀，软坚通便，方用延胡索散和桃红四物汤；湿热蕴结者，宜清热除湿，方用内疏黄连汤。外用黑醋膏热敷、黑布膏外敷。

（二）扩肛

对狭窄患者，宜早期扩肛，术后5～7天开

始，防止创面粘连，形成严重狭窄。一般用指扩法，方法见肛裂章节。疗程需 6～8 周。扩肛对直肠下部和肛管环状狭窄有较好效果。扩张时不宜用力过猛，以免撕裂狭窄区，应每日 1 次，或间日 1 次，逐渐加大扩张范围。

（三）理疗

红外线照射和电透热疗法，对轻度狭窄有一定疗效，一般每日 1 次，每次 20～30 分钟，连续 4～6 周。

（四）西药

肌内注射糜蛋白酶、胎盘球蛋白等，对软化瘢痕有一定促进作用，但不显著。对局限性瘢痕可用醋酸氢化可的松 1 mL 加 1% 普鲁卡因 2～3 mL，局部注射于瘢痕区，5～7 天为一次，6～10 次为一个疗程。

二、手术治疗

1. 肛管后正中松解术

由肛管后正中切开瘢痕组织，切断部分内括约肌或外括约肌皮下部分，然后扩张肛管，使能进入 4～5 指，创面换药愈合。方法大致同肛裂的后正中括约肌切断术（图 10-4），适用于术后瘢痕性肛管狭窄和单纯性肛管狭窄。

2. 直肠内松解术

对直肠中、下段的环状狭窄，可采用直肠内松解术。方法是将狭窄区由直肠后正中处做一纵轴切口，切口宜达上、下正常黏膜，使狭窄完全松解，然后横缝纵形切口，加大直肠直径，解除直肠内狭窄（图 16-1）。

3. 肛管成形术

肛管成形术方法颇多，以 Y-V 成形式较好。方法是先在肛管前、后方中线各做一切口，切口尖端进入肛管、尾端分叉，使之呈 Y 形。然后切开皮下组织，游离皮片，将皮片尖端部牵拉进肛管，覆盖肛管切口尖端，与直肠黏膜缝合，两侧皮肤对位间断缝合，这样就使 Y 形切口变成了 V 形，增大了肛管直径，松解了前后瘢痕（图 16-2）。本法可用于各种肛管狭窄，方法简便，效果较好。

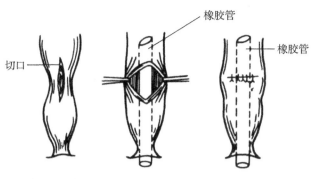

1. 直肠后纵切开　　2. 切口横行向　　3. 横行缝合切口
　　　　　　　　　　　两侧牵开

图 16-1　直肠狭窄松解术

4. 纵切横缝术

适用于治疗肛门半周瘢痕狭窄，取侧卧位或截石位，局部消毒，于瘢痕侧做纵行菱形瘢痕切除，然后做横纵行缝术，使肛门与肛管直径扩大，在肛门外缘瘢痕侧 2～3 cm 处做半环形减压切开，胶管缠纱条，肛门内填塞压迫，敷料固定。术后每日痔瘘一洗光坐浴、换药，5～7 日拆线。术中要注意肛管顶端狭窄松解瘢痕时，切口以断开瘢痕为度，不宜过深，以免损伤括约肌及出血。

5. PPH 手术引起肛门直肠狭窄的处理手术方式

（1）多处挂线术

适用于直肠环状狭窄或肛管全周狭窄。以 3、6、9 点位 3 处挂线法，先从 6 点位约距肛缘 2 cm 处切开皮肤及肌肉，以带 10 号丝线圆探针，从狭窄上方穿过，用橡皮筋挂线，再将 3、9 点位肛缘切开探至狭窄口附近的黏膜组织，穿过带 10 号丝线及橡皮筋，首先紧 3、9 点位橡皮筋，待 3、9 点位橡皮筋脱落后，再紧 6 点位。如 3、9 点位橡皮筋 7～9 点位未脱落，可再次紧线，同时用扩肛器扩肛治疗，可置入 3 横指，一般 7～9 天扩肛 1 次或扩肛球囊扩肛。术后嘱咐患者卧床休息，禁食 2 天后进半流质饮食，并控便 4 天。

（2）分段挂线术

适用于低位直肠环状狭窄。以带 7 号丝线的圆针从狭窄上方穿过狭窄部，在狭窄下部穿出，予以结扎，如法每隔 1～2 cm 可做 2～3 个缝扎，而每个结扎处的松紧度应略有不同，也可在其中一处以橡皮筋挂线，本法旨在缓慢切断狭窄，由

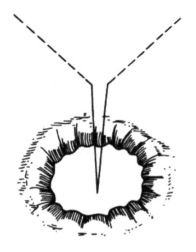

a. 肛门后正中做Y形切口，并切除瘢痕

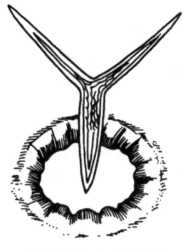

b. 游离外侧皮瓣，切断部分括约肌

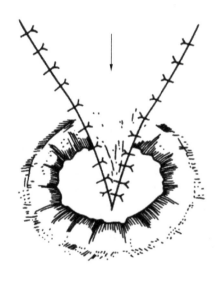

c. 皮瓣拉入肛管缝合，使Y形切口变为V形。必要时在对侧做同样手术

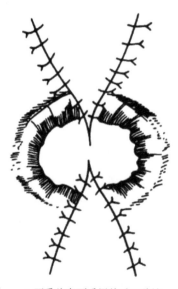

d. 严重狭窄可采用前后双移植

图16-2　肛管 Y–V 成形术

于结扎线松紧不一，脱落时间各异，使创面愈合产生的瘢痕不在同一截面上，术后定期扩肛直肠。

第七节　预　防

鉴于绝大多数肛门直肠狭窄为手术和治疗不当引起，所以预防造成狭窄比治疗更为重要。

1）肛管皮肤弹性较差，手术时一定要尽量保留肛管皮肤，为此要选择合理的术式和切口角度。切口尽可能呈放射状，最好不做环状，以防瘢痕收缩引起狭窄。

2）内痔注射和结扎切除混合痔手术切口，不能在同一平面，以防形成环状狭窄。

3）肛瘘、混合痔切除创面过大的，要缝合或半缝合或植皮，防止大面积瘢痕形成和引起肛门变形。

参考文献

胡伯虎. 大肠肛门病治疗学［M］.北京：科学技术文献出版社，2001.

第十七章　大肠肛门损伤

无论平时或战时，大肠肛门损伤在腹部损伤中都比较多见，其处理一直是困扰外科医师的一个难题。结肠属于腹内脏器，腹部4个象限都有结肠，任何部位受到损伤，都有可能累及结肠。由于大肠细菌极多，一旦受损破裂进入腹腔，即会引起腹腔感染，且较胃、小肠更易引起严重的感染，结肠外伤的死亡率在2%~12%，术后并发症及后遗症发生率甚高，威胁患者的生命安全。如果除结肠受损外，还合并有其他脏器的损伤，则并发症和死亡率将增加，如结肠损伤合并膈肌撕裂患者的死亡率将增加3倍；结肠损伤合并有肝脏损伤患者的死亡率将增加4倍。大肠末端直肠损伤容易伤及肛门括约肌，感染后易形成严重的蜂窝织炎，愈合后形成瘢痕瘘管，造成排便功能障碍，因而大肠损伤不能等同一般损伤看待，应引起足够的重视。

第一节　结肠损伤

一、病因

1. 火器伤

多为枪弹和炸伤，以枪弹居多，是结肠损伤的主要原因。

2. 非火器伤

常见有锐器的直接刺、切和割伤，各种交通事故，以及摔伤、打击伤和挤压伤等。

3. 医源性损伤

在乙状结肠镜、纤维结肠镜等的检查时，以及息肉电凝切除和灌肠时，偶可发生结肠损伤。如纤维结肠镜穿孔发生率高达0.19%~0.8%；用结肠镜行息肉摘除穿孔发生率更高，有蒂息肉为1.9%，无蒂息肉为4.9%。钡剂灌肠引起肠穿孔

虽罕见，但后果严重。Cordone报道其发生率为0.2%~0.4%。另外，腹部手术损伤结肠血液循环或直接损伤结肠，行与胃肠道无关的手术，如脾切除等同样有肠穿孔的报道。器官移植，特别是肾移植后，由于结肠憩室炎、溃疡、缺血、尿毒症及免疫抑制剂的使用，可导致结肠穿孔。除此之外，尚有误用过氧化氢、高浓度石炭酸灌肠，甚至还有误用强酸灌肠的报道。

4. 其他

由肠管内压和腹腔内压梯度差引起，肠管内压异常增高使肠管破裂，导致发生特发性大肠穿孔，多发生在乙状结肠和直肠近腹膜反折处，常见于慢性便秘和直肠脱垂的中老年人。极少数腹部损伤，合并有小血管伤，结肠穿孔并不立即发生。数日后导致继发于血管的结肠延期穿孔，易被误诊，多见于乙状结肠。

二、分类

根据病因，基本可以将结肠损伤分为3类。

1. 开放性损伤

肠管开放伤口与腹壁伤口相连。

2. 闭合性损伤

腹部受到碾压或猛烈撞击，如车祸、坠落、拳击、斗殴等，腹部多无伤口。

3. 医源性损伤

乙状结肠镜、纤维结肠镜检查致结肠穿孔，内镜下结肠电灼息肉摘除、活检等。也见于在原有病理基础上的结肠而采取不适当的灌肠、肛管插入等所致的医源性损伤。

三、症状

结肠损伤后的症状与体征与以下因素有关：①有无开放性伤口；②损伤的部位；③就诊的时

间早晚；④合并伤的伤情。开放性损伤，伤口内有粪便或气体外溢，大血管破裂，可因出血而引起休克，则就诊较早，诊断较容易。如为钝器伤，肠管虽有损伤，但当时并无破裂或坏死，再加上结肠内容物黏稠、流动缓慢，扩散为全腹感染时间较长，腹膜的刺激较轻，症状出现缓慢，不易引起重视。结肠破裂引起腹膜炎时，可出现腹胀、腹痛、恶心、呕吐等症状和腹部压痛、腹肌紧张、肠鸣音减弱或消失和移动性浊音等体征，甚至出现全身炎症性反应、感染性中毒性休克等情况。

四、诊断

考虑某一患者是否有结肠损伤，首先要明确引起结肠损伤的各种原因，对于疑难病例要全面考虑，避免漏诊。对于开放性损伤及部分医源性损伤，因有明确的外伤史，症状与体征典型，诊断多无困难。闭合性损伤应强调反复观察，若压痛部位固定，出现肌张力增加、肠鸣音转弱等表现应早期剖腹探查。对于结肠损伤的诊断，应注意以下检查要点。

（一）病史和查体

病史应尽可能详细，对可疑的体征应反复检查对比，监测生命指征的变化。

（二）直肠指检

远端结肠损伤在进行直肠指诊中通常指套有血迹，即使未有染血也不能排除结肠损伤存在的可能性。

（三）导尿

借此可以排除泌尿系统损伤，具有十分重要的诊断鉴别价值。

（四）腹腔穿刺

穿刺点多选在脐髂连线的中、外 1/3 处，也可在叩诊浊音区做诊断性穿刺。阳性者可抽出浑浊液体，有粪便味，镜检可见粪便残渣、大量脓细胞及白细胞。若发现有血液或脓液可决定手术。注意肠胀气严重者，不宜采取此法。

（五）X 线检查

因结肠内气体较多，受损伤后气体容易溢入腹腔，故立位腹平片或腹部透视时可见到膈下出现游离气体带，有时要多次透视才能发现膈下游离气体，此点对早期诊断帮助甚大。较晚就诊者，因已有肠麻痹，故有广泛的肠胀气及多个气液面，有时下腹均为大的气液面。

（六）腹腔灌洗术

对诊断特别困难的病例，可采用此法。腹腔穿刺后，立即注入 20～30 mL 生理盐水，再缓缓吸出，阳性率较单纯穿刺为高。

（七）其他

如腹腔镜检查，不仅可了解损伤部位，还可观察损伤程度。现已逐步开展，但应严格掌握适应证。需要指出的是，以上检查在很大程度上只能帮助我们判断是否有腹内脏器损伤。至于是否有结肠损伤，即使是腹部开放伤，也不一定全能通过症状、体征、检查判断。想判明是否有结肠损伤，必须通过剖腹探查。实际上结肠损伤得到早期处理者，往往是合并有其他器官损伤在剖腹手术时发现的。由于结肠分布广而有的位置深，部分位于腹膜外和术中对血肿未加检查等原因，结肠损伤者经手术仍漏诊者也不少见。因此要求对腹部伤在剖腹探查时不要忽略结肠的系统探查，方能提高结肠损伤的早期诊断率。

五、治疗

由于结肠壁薄、血液循环较小肠差，手术后容易发生胀气，因而缝合不易愈合。加上肠内容物为粪便，粪便内每立方厘米含菌约 10^{10} 个，干便中细菌占 1/3 重，因而结肠破裂之后极易造成严重的感染，因感染而致肠麻痹，肠内细菌腐败产气造成肠胀气和腹胀，就更容易发生缝合口裂开，故处理上有特殊性。结肠损伤的治疗效果与破口大小、腹腔污染的程度、合并其他脏器、组织损伤的轻重、处理是否及时恰当有很大关系。手术时间越早、年轻、全身情况越好、腹腔污染及腹膜炎越轻者效果越好，否则差。损伤后 2～4 小时施行手术，效果最佳，手术每延迟 4 小时，死亡率将增高 15%。

（一）一般处理

1）对症支持治疗：早期出现休克征象者，进行抗休克处理；就诊较晚者，出现水电解质失衡，及时正确处理。

2）开放创口处理：有开放性伤口者，禁止加压包扎或堵塞伤口，应进行引流，将肠内容物引至体外。

3）持续胃肠减压。

（二）合理使用抗生素

结肠损伤后合理应用抗生素，可明显降低死亡率。结肠损伤的感染属肠源性的，应用抗生素应考虑需氧菌及厌氧菌两种感染。在 WHO 推荐应用"金三联"，即甲硝唑、庆大霉素、氨苄西林三者交替静脉注射的基础上调整为甲硝唑、庆大霉素、头孢哌酮钠等有效抗生素，但应做到合理使用，鼓励做药物敏感试验。局部伤口是否应用抗生素，目前尚有争论，可在加强局部处理的情况下，适当应用全身较少使用的抗生素于局部。

（三）手术治疗

结肠损伤在第一次世界大战时采用一期切除吻合术，死亡率高达 55%~60%，第二次世界大战时改用损伤结肠的外置或损伤处缝合后做近侧结肠造瘘，死亡率降到 37%，目前已经降到 10%~15%。现仍常用这种方法。

1. 结肠造口术

（1）目的

使粪便转流，以利修补或保证吻合口愈合。

（2）适应证

①伤员病情不稳定。②腹腔污染严重。③损伤超过 6 小时。④结肠损伤广泛。⑤组织血供不佳。⑥伴有多处脏器的严重损伤。⑦高速火器伤。

（3）手术要点

①盲肠及升结肠损伤：术中应切开结肠旁沟腹膜将盲肠及升结肠完全游离，全面了解损伤情况。若损伤不重，污染轻者可局部缝合，在回盲瓣近侧 20 cm 处做回肠造瘘远侧封闭，并做腹腔引流。不能仅在伤口或盲肠做插管引流造瘘，因其不能达到完全粪流转向。若损伤严重，可做右半结肠外置或右半结肠切除，回肠造瘘，横结肠做黏膜瘘，3 个月后二期切除肠瘘，做回肠横结肠端端吻合术。②横结肠损伤：因横结肠系膜较长，可行损伤肠道外置，3 个月后二期关闭肠瘘。③左半结肠损伤：损伤轻时可修补伤口，近侧做去功能性造瘘，远侧关闭；也可在横结肠做近侧造瘘，远侧钳夹，同时应将大便驱赶于损伤的远侧。若损伤重时，可将损伤肠道切除，近侧造瘘，远侧做黏膜瘘。均二期关闭肠瘘。④乙状结肠损伤：因乙状结肠系膜较长，故可做损伤肠道外置。若不能外置者可切除损伤肠段，近侧造瘘，远侧关闭。⑤肝曲、脾曲损伤应做充分的游离，然后按以上原则处理。

（4）关闭造瘘口的条件

关闭造瘘口的目的是恢复肠道正常的连续性和功能，但多数学者认为术后 4 周不宜关闭结肠造瘘口。关闭造瘘口手术要求将原造瘘口处结肠及周围组织切除，游离造瘘口远近端结肠，在完全无张力下行端端吻合，吻合口旁置双套管引流，腹壁切口一期缝合；术后严密观察，每日扩肛 1 次。关闭造瘘口有一定的并发症，并发症的发生率最高达 25%。关闭造瘘口的条件如下：①伤者全身情况良好。②局部炎症已控制。③远侧端缝（吻）合口肯定愈合。④X 线钡剂造影证实远端结肠通畅。⑤腹部多发伤时其他伤已愈合。⑥闭合前应做充分的肠道准备。

2. 原位修补术

近年来，人们越来越趋向于用原位修补术治疗结肠损伤。这种原位修补术不同于过去的一期切除吻合术，而是低死亡率、低并发症的原位修补术，其成功的关键是基于手术技术、全身支持和抗生素的进步。

（1）适应证

①伤后 4~6 小时。②低速、非爆炸性枪伤或刀伤所致小穿孔。③粪便污染轻。④无休克，无严重的肠系膜及血管损伤。⑤实质脏器伤不超过 1~2 个。⑥年龄小于 60 岁。

（2）手术要点

应切除挫伤及严重污染发炎的肠道，在正常

或健康的肠道上做吻合或缝合。

3. 术后处理

（1）继续应用抗生素

与术前所用抗生素基本一致，一般术后用 7～10 天即可，应根据细菌培养及药敏试验结果调整使用相应的抗生素。

（2）造瘘及腹腔引流的处理

有肠造瘘或外置肠管者，应保护好肠管，开放造瘘口安置假肛袋，每日换药，应用凡士林纱布覆盖肠管，保证造瘘口通畅，防止粪便外溢污染伤口及漏入腹腔。应观察造瘘口的变化，防止并发症。手术所放置的腹腔引流，因粪便黏稠，很易被堵塞，可采用甲硝唑溶液冲洗及负压吸引，以保证引流通畅，如有堵塞应立即调整或更换引流管。

（3）支持治疗

包括全胃肠外营养和经肠营养两种方法，按外科常规方法进行。

（4）并发症的防治

①造瘘并发症：包括肠管坏死、造瘘口回缩、造瘘口狭窄及梗阻等，此并发症多发生在术后 1 周左右，应仔细观察及时处理。②腹腔感染：常发生于盆腔、膈下及肠间隙，患者多有严重中毒症状，如发现定位体征后，可在 B 超引导下穿刺，既明确诊断又同时进行治疗。

（四）中医治疗

根据中华人民共和国国家标准，结肠损伤属于腹部内伤的范畴。病机主要为气血凝滞、经络阻塞、血脉断裂、血溢脉外。治疗时根据伤气、伤血、气血两伤辨证施治，同时应注意清热凉血解毒制剂的使用。

第二节　直肠和肛管损伤

直肠肛管损伤较结肠损伤少见，在平时约占 4%，战时为 10% 左右，但其处理非常复杂。直肠肛管为消化道的终末端，内容物为成形粪便，细菌含量最高，所排泄干便含量的 1/3 为细菌，一旦受伤极易感染，且感染易扩散。直肠下端周围组织间隙多，内充有较多疏松脂肪结缔组织，血液循环较差，易感染，且易向周围组织扩散。同时，直肠周围邻近大血管，有生殖、泌尿器官，故易发生多器官伤和腹膜炎。另外，肛门所具有的括约肌系统非常重要，处理中稍不注意就可引起并发症和功能障碍

一、病因

1）跌坐于尖锐物或刀刺入会阴、肛门和下腹所引起，常伴尿道、阴道和膀胱损伤，甚至损伤结肠和小肠。

2）弹头、弹片及各种飞行物引起的火器伤，多见于战时，经直肠周围组织穿入肠腔，常合并有其他损伤。

3）周围器官手术时损伤，如子宫、阴道和膀胱的手术时误伤。

4）内镜插镜或息肉电切时引起，或钡剂灌肠时因患者肠壁套叠受压过久，再加上压力过大，可致穿孔。

5）骨盆骨折移位时撕破或骨片刺伤。

6）分娩时造成会阴与直肠的撕破等。

7）肛管及肛周烧伤后造成肛管及肛口部狭窄，而产生排便障碍。

8）其他：吞下的尖锐异物，如义齿、鱼骨片、别针、铁钉等，或由肛门插入的异物，如啤酒瓶、手电筒、木棒等，可直接损伤肛管；由肛门灌入腐蚀性物质可损伤肛管直肠；直肠性交也可造成肛管直肠损伤。

二、症状

腹膜内直肠损伤有急性腹膜炎的临床表现，其轻重与穿孔的时间及穿孔的大小及粪便污染腹腔程度有关；腹膜外直肠损伤无腹膜炎表现，腹痛不重，但感染较严重，且易向周围扩散。损伤严重者常有大出血和休克；若合并膀胱、尿道伤，尿内有血和粪便。直肠的晚期并发症有直肠膀胱瘘、直肠阴道瘘、直肠外瘘及直肠狭窄。

三、诊断

（一）诊断要点

1. 伤道

根据伤道的方向和行径，常可判断有无直肠

损伤。凡伤口在下腹部、会阴或臀部等处的外伤，均可能伤及直肠。腹膜内直肠损伤因伴有腹膜炎，腹部疼痛较腹膜外直肠损伤严重。横跨骨盆的闭合伤，尽管无伤道，但根据骨盆骨折的情况也应考虑有直肠损伤的可能性。由于该段直肠不活动，前面为作用力量，后面有骶骨，容易损伤直肠。

2. 肛门流血

直肠或肛管损伤常导致肛门流出血性液体，此乃诊断直肠或肛管损伤的一个重要标志。

3. 内脏脱出

某些严重的直肠损伤，在会阴部或肛管内可能有大网膜或小肠脱出。

4. 伴有膀胱合并伤

有排尿困难或尿内有血或粪便，或尿从肛门和伤口流出。

5. 直肠指诊

直肠损伤行直肠指诊，指套上常染有血迹。肛管或直肠下段损伤时，直肠指诊可以发现损伤部位，伤口大小及数量。当损伤部位位置较高时，指诊不能达到而指套染血是一明确的指征，直肠指诊尚可判明肛门括约肌的损伤情况，为治疗提供参考。

6. 肛门直肠镜检

可以清楚地看到损伤的部位、范围及严重性。但直肠镜检查不列为常规检查，因有造成进一步损伤的可能性。只有在诊断确有疑问，而病情允许时，方可施行此项检查。

7. X 线检查

腹膜内直肠损伤有时存在腹内游离气体，特别是膈下，但无游离气体者并不能排除直肠损伤的存在。骨盆 X 线摄片、骨盆骨折的错位情况，有助于直肠损伤的诊断。有报道直肠损伤约有21%伴有异物的存留，根据伤道及异物所在部位，有助于直肠损伤的诊断。

（二）需要注意的问题

腹膜反折以上的直肠损伤结合外伤史、典型症状与体征，诊断多无困难。腹膜反折以下损伤，又有合并伤者，症状多不典型，容易忽略而漏诊或误诊。肛管损伤较直肠损伤诊断容易。早期诊断的关键在于，检查者对任何一外伤患者都不要忘掉有直肠和肛管损伤的可能性，尤以有腹部多器官损伤时。病史要了解患者受伤时的情况、姿势、部位和时间，问明致伤物的形状、大小、进入方向、深浅、有无异物存留和致伤物退出有无出血等。凡下腹、腰骶、臀部、会阴和肛周的穿透或严重的骨盆骨折都应考虑到直肠、肛管和泌尿器官损伤的可能。同时，一定要重视直肠指诊。临床上直肠损伤误诊的主要原因是未做直肠指诊，因此对于因撞伤、坠落等暴力所致的肛管损伤、肛门刺伤、骨盆挤压伤、下腹部踢伤、伤后有肛门流血者，均应常规做直肠指诊。

四、治疗

（一）一般治疗

是伤后的救急措施，也是必要的术前准备治疗，绝不应忽略。

1. 救治休克

创伤严重或出血在 600 mL 以上，往往有休克发生，患者出现面色苍白、烦躁、脉率快、血压低，应立即做血常规检查，以测定血红细胞、血红蛋白、红细胞压积的数值，来估计失血量。并做静脉（颈内静脉、锁骨上静脉或股静脉）穿刺，或静脉切开，建立快速补液通道，快速输血，补充血容量，为手术及止血创造条件。就诊较晚的患者，一般情况很差，同时有严重感染，病情多很复杂，应根据情况决定手术与否。

2. 抗生素的应用

直肠损伤容易造成严重感染，因粪便中含有大量细菌，诊断已确立或可疑，应立即应用抗生素，且应静脉注射，用量要比平时大，且要联合用药，以"金三联"为佳。如患者就诊较晚，应根据已用过的抗生素，做适当调整。

3. 水电解质紊乱及酸碱失衡的纠正

患者多有脱水、酸中毒，就诊较晚或伤情复杂者尤为严重。应立即做各种生化检查及血气分析，参照检验结果，尽快补充及纠正。

4. 开放伤口的处理

肛门部伤口如有组织挫伤及广泛撕裂伤，组织污染严重，应彻底清创、冲洗，凡坏死及被污染之组织，均应剪除，有出血者立刻止血。如有括约肌损伤应根据污染程度，给予缝合修复或暂不修复。伤口以采用尼龙线全层缝合为好，放置引流。

5. 留置持续导尿管

可借此观察全身血容量补充是否充足，同时也可减少尿液对会阴伤口的污染，合并尿道、膀胱损伤者，则为必须采取的处置。

（二）手术治疗

1. 腹膜内的直肠损伤

有肠道准备的内窥镜检查、肠内息肉电切时损伤和术中误伤直肠等可立即缝合伤口并盆腔引流，而战伤、直肠广泛伤及位置低、时间长和感染严重的直肠损伤，都应在损伤的近侧（乙状结肠）做去功能性结肠造瘘，远侧肠道大量盐水冲洗并彻底清除粪便后关闭远端。直肠破裂处在剪去坏死组织后缝合，并置盆腔引流。待患者伤口愈合后，再择期手术，端端吻合关闭肠瘘。

2. 腹膜外的直肠损伤

应做近侧乙状结肠去功能造瘘，远侧冲洗后关闭残端。若破孔在腹膜反折线附近，可游离直肠周围，显露直肠破口进行缝合或定位缝合，然后将盆腔腹膜缝于破口近侧直肠，使裂口位于腹膜外，并在腹膜外裂口附近放置负压引流。破孔小而位置低，污染不重者可不修补。低位直肠损伤经腹腔不易修补者，在经上述腹腔处理后关闭腹腔；然后改为侧卧位，骶尾部消毒铺巾后，在尾骨上做纵切口，游离切除尾骨，切开直肠周围的筋膜，止血后进入骶骨前凹和直肠周围间隙，清除血肿中血块、异物和骨折片，反复清洗后将直肠裂口缝合或定位缝合，骶骨前放置香烟卷式引流，由切口引出并缝合部分伤口。待裂口及伤口均愈合以后再二期关闭结肠造瘘。

3. 肛门和肛管的损伤

若仅有较表浅的肛门和肛管损伤，可不做瘘，但应彻底清创，尽可能地保存健康组织，对内外括约肌更应妥善保存和修补；黏膜和周围组织应予缝合，而皮肤可不缝合或部分缝合，以利引流。若损伤严重伤口过大，甚至有少量组织缺损时，则应做乙状结肠去功能性造瘘，远侧彻底冲洗后关闭残端，随后关腹腔。然后转到会阴，

修复直肠肛管的黏膜、括约肌、皮下和皮肤并做引流。若组织缺损较多，应尽可能将周围组织转移到缺损区以补充缺损组织，尽可能地达到保持直肠肛管的完整，残余括约肌应尽可能修复或做定位缝合，以利将来功能的恢复。只有广泛性的组织缺损和坏死的毁损性损伤，才可考虑做会阴切除和永久性的腹壁人工肛门。

（三）术后处理

1. 抗生素的应用

继续使用抗生素至全身毒血症症状被控制，局部感染局限，应根据细菌培养及药敏试验选用抗生素。

2. 营养支持疗法

1）经口进食：大多数直肠损伤患者，经口进食没有困难。给予高蛋白、高热量、高维生素饮食，保证每天的营养供应，这是既简单又经济的方法。

2）经肠营养（TFN）：可经小肠造瘘或经口给予，根据患者不同情况，选用不同的要素合剂，如复方要素合剂、加营素、活力康、复方营养要素等。其中含有多种氨基酸、糖、脂肪、维生素、微量元素，比例搭配合理，各种成分均为元素状态，容易吸收、利用，含渣滓量少，用后排便很少，特别适合于肠道疾病患者，使用简便，并发症少，容易监测。

3）输血及血浆制品：有贫血、低蛋白血症者需输血、血浆、冻干血浆及白蛋白等。

3. 肠造瘘的处理

一般在术后48小时开放造瘘，应保持肛瘘通畅，安置好肛袋，防止粪便外溢污染伤口，可每日用0.15%的甲硝唑溶液冲洗（也可用生理盐水）。造瘘口可在病情稳定后两周左右关闭，如会阴伤口愈合困难或有严重感染，可延长至数月甚至1年后关闭。

4. 引流处理

放入腹内的引流以采用硅胶管为宜，如引流通畅、患者无发热，可于术后3~5天拔掉；如有感染可每日用0.1%甲硝唑溶液冲洗，直至感染控制再拔掉引流。会阴部的引流，术后可安置负压袋，3~5天后即可拔除。

5. 会阴部伤口的处理

如会阴部伤口有感染，应立即拆掉缝线，将伤 1：2 敞开引流，有腐败性细菌感染者，除冲洗外，还应用 1：5 000 的高锰酸钾溶液坐浴。有坏死组织者，可分次剪除坏死组织，肉芽新鲜后，如创面过大可行植皮术。

6. 合并伤的处理

如有尿道、膀胱或阴道的损伤，应与有关科室的医生协作，根据伤情的变化，各科协商统一治疗措施。

（四）中医治疗

参照上一节结肠损伤的中医治疗方法进行。

参考文献

1. 胡伯虎．大肠肛门病治疗学［M］．北京：科学技术文献出版社，2001.
2. 黄乃健．中国肛肠病学．济南：山东科技出版社，1996.
3. 李雨农．中华肛肠病学［M］．重庆：科学技术文献出版社重庆分社，1996.
4. 王强．肛肠外科学：理论与实践［M］．北京：人民军医出版社，1998.

第十八章 便 秘

第一节 病名与源流

便秘，是人类认识最早的病症，《黄帝内经》等称之为"大便难""脾约""秘涩""秘结""大便涩滞"等。认为是人体阴阳、脏腑、气血、情志失调而引起粪便滞留于肠间，导致排出困难的一个局部症状。

现代医学亦认为便秘是一种（组）症状，多表现为排便困难、排便次数减少或排便不尽感、粪便干硬等。排便次数减少，指每周排便少于3次。慢性便秘的病程至少为6个月。北京地区的调查发现，便秘的症状以排便费力最为常见（76.0%），其他症状依次为排便次数减少（65.0%）、排便不尽感（54.0%）、硬便（52.0%）、肛门直肠堵塞感（36.0%）和需辅助排便（18.0%）等。

随着饮食结构改变、生活节奏加快和社会心理因素影响，慢性便秘的患病率呈上升趋势。我国成人慢性便秘的患病率为4.0%~10.0%。慢性便秘患病率随年龄增长而升高，70岁以上人群慢性便秘的患病率达23.0%，80岁以上可达38.0%，在接受长期照护的老年人中甚至高达80.0%。国内大部分相关统计结果均显示，女性慢性便秘患病率高于男性（1.22∶1~4.56∶1）。慢性便秘的危险因素除了高龄和女性外，还与经济状况、文化程度、生活方式、饮食习惯和精神心理因素等有关。研究结果显示，农村地区便秘患病率高于城市。经济地位和文化水平的不同对便秘的影响可能是由不同阶层的饮食习惯和生活方式的差异所致。生活在人口密集区的人群更易发生便秘，低纤维食物、水摄入减少和较少的体力活动均可增加慢性便秘发生的可能性。焦虑、抑郁和不良生活事件等精神心理因素也是便秘发生的危险因素。有便秘家族史较无家族史的个体发生便秘的可能性明显升高（OR = 1.74，95% CI：1.13~2.12），可能与遗传易感性和生活环境相似有关。某些药物的使用也是便秘的危险因素，包括抗胆碱能药物、阿片类药、抗抑郁药、抗癫痫药、抗组胺药、抗精神病药、抗震颤麻痹药、解痉药、钙拮抗剂、钙剂、铁剂、止泻药、NSAID等。由于便秘的原因多样复杂，致病原因不完全清楚，所以某些便秘治疗颇为困难，被列为难治性疾病之一。

国内外对便秘的防治均十分重视，我国于2003年在南昌召开的全国便秘专题研讨会上就制定了《中国慢性便秘的诊治指南》，并于2007年在扬州进行了修订；2010年又发布《便秘外科诊治专家共识》；2013年在武汉对《中国慢性便秘诊治指南》进行了再次修订；2019年又制定了《中国慢性便秘专家共识意见》。2010年世界卫生组织发布了《WHO便秘全球指南》；2016年罗马委员会颁布了《功能性胃肠病罗马IV标准》，对功能性便秘的诊断和治疗进行了更新；2016年美国结直肠外科医师学会（ASCRS）亦发表了《便秘临床诊治指南》等。这些指南与共识对规范临床医师诊断和治疗慢性便秘起到了积极的作用。

慢性便秘患者生命质量下降，造成明显的经济和社会负担。便秘与肛门直肠疾病，如痔、肛裂和直肠脱垂等关系密切。慢性便秘在结直肠癌、肝性脑病、乳腺疾病、阿尔茨海默病等疾病的发生中可能起重要作用。在急性心肌梗死、脑血管意外等疾病中，过度用力排便可能导致病情加重甚至死亡。一项全球多中心调查研究发现，慢性便秘患者的生命质量显著低于非慢性便秘人群。国内一项调查也显示，便秘患者在生理机能、生理功能、社会职能、躯体疼痛、精力、一般状况、精神健康、健康变化等方面均有明显下降。部分患者由于滥用泻药或反复就医造成沉重的经济负担，包括由患者就诊、检查、治疗和住院引发的直接经济损失和因工作生产效率降低、旷工引起的间接经济损失。

第二节　病　因

一、中医病因说

中医认为便秘病症虽发生在大肠，但与脏腑经络、气血津液、精神情志皆有密切关系，是人体阴阳、脏腑、气血、情志失调的一种局部表现，如《济生方·秘结论治》说："素问云：大肠者，传导之官，变化出焉。平居之人，五脏之气，贵乎平顺，阴阳二气，贵乎不偏，然后精液流通，肠胃益润，则传送如经矣。摄养乖理，三焦气涩，运掉不得，于是乎壅结于肠胃之间，遂成五秘之患。夫五秘者，风秘、气秘、湿秘、寒秘、热秘是也。"具体地说易引起慢性便秘的整体因素有以下几个方面。

（一）阴阳失调，气滞血亏

阴虚则内热，阳虚则内寒。内热伏于胃肠，则燔灼津液，使食物残渣变为燥粪，形成所谓的"阳结"；内寒凝滞肠间，则传导迟缓，使宿食留滞便结不出，形成所谓的"阴结"。气滞则胃肠壅塞，粪便停蓄，形成气秘；血亏则津液枯乏，失去濡润滑利粪便作用，形成排便秘涩。故《圣济总录》说："阴阳之气不平，寒热相胜，或气实塞而不通，或气虚损而遗泄，或燥而结，或热而秘，皆阴阳不和之病也。"

（二）脏腑不和，运化失常

肺与大肠相表里，肺实气壅，气机郁滞或肺虚气陷，升降失调，致清阳不能升，浊阴不能降，最易影响大肠传导功能，形成上窍塞而下窍闭。故肺病者常有便秘或排便困难，而通便后肺病诸症即可减轻，如咳嗽、哮喘、肺气肿、肺炎等常伴有便秘。用葶苈子、莱菔子、苏子、瓜蒌、杏仁、紫菀、百合等降气润下，可便通肺利。肾开窍于二阴，藏精而主五液，肾阴不足，则津液亏乏而便燥，肾阳不足，则传导无力而便涩，所以肾与排便有密切关系，故《素问·金匮真言论》说："肾主大便，大便难，取足少阴。"滋补肾经的肉苁蓉、女贞子、熟地黄、何首乌、怀牛膝、胡桃肉、黑芝麻、黑木耳等都有润肠通便之功。脾司运化水谷，输布津液。脾虚运化无力，脾燥津液过耗，都可引起便秘，所以《伤寒论》说："脾约者，其人大便坚。"心火过亢、肝血亏损，亦可引起便秘，故中医强调脏腑不和、三焦气涩，是形成便秘的根本。

（三）情志失调，饮食失节

情志不舒，或喜怒无常，悲伤忧思，忽视定时排便、按时起居；嗜食精米细面、炙煿厚味等燥热饮食，或进食过少，好逸恶劳，长期缺乏活动或久病卧床等，也是引起便秘常见的整体性原因。

（四）痔疮、肛裂等肛门直肠疾病

由于排便时有剧痛、流血、脱肛等痛苦症状，因此患者常恐惧排便，有意延长排便间隔时间，致粪便在直肠内停蓄过久，水分被充分吸收，形成干结成块的直肠型便秘。

（五）久服泻剂，伤气耗津

便秘之人为求排便爽快，常自服大黄、番泻叶、牵牛子之类，医者为应付通便，亦常嘱患者服麻仁丸、牛黄解毒片、清宁丸之类。有些药店推销排便养颜胶囊、芦荟胶囊等药物。结果使患者服用泻剂成瘾，不服泻剂则不能自行排便。殊不知苦寒泻剂，最易伤人中气，损耗津液，使中气伤而肠道蠕动减弱，津液耗而失濡润滑利，致越泻越秘，成为泻剂依赖性便秘，还会引起肠道黑变病。对此，李东垣在《试效方·大便结燥论》中曾指出："若不究其源，一概用巴豆、牵牛之类下之，损其津液，燥结愈甚，有复下复结，极则以至引导下而不能通者，遂成不救之证，可不慎哉！"《圣济总录》亦说："乳后便难，与夫老者秘涩之病，又以津液不足，止可滑以利之，润以滋之，苟荡以驮剂，即糟粕不通，真气受弊，不可不知也。"

二、西医病因说

现代医学认为，能导致大肠形态异常和运动功能异常进而引起便秘的原因是多方面的。正常排便需要胃肠内容物以正常的速度通过消化道各段，及时抵达直肠，并能刺激直肠肛管，诱发排便反射。排便时盆底肌肉协调活动，完成排便。以上任何一个环节障碍，均可引起便秘。一般可分为原发性因素和继发性因素两类。

（一）原发性因素

1. 肠道受到的刺激不足

饮食量少或食物中纤维素和水分不足，或以低残渣的罐头等所谓"精饮食"为主，不能引起结、直肠正常的反射性蠕动，而是食物残渣在肠内停留时间延长，粪便干燥，难以排出。西方以"精饮食"为主的国家，便秘的人甚多，就是这个原因。

2. 排便动力不足

年老体弱、久病或产妇、懒于活动的人，可因膈肌、腹肌、肛门括约肌收缩力减弱、腹压降低而使排便动力不足，粪便不易排泄，发生便秘。

3. 忽视便意

因工作过忙、情绪紧张、忧愁焦虑、旅行生活，或因患肛裂、痔疮，忽视定时排便或有意延长排便时间，久之使直肠对压力的感受性降低，形成习惯性便秘。

4. 水电解质平衡失调

大量出汗、腹泻、呕吐、失血及发热后，可代偿性的使粪便干燥。

（二）继发性因素

1. 器质性改变使粪便通过困难

癌肿、慢性增生性肠道炎症、直肠脱垂、手术后肠粘连、直肠肛门出口梗阻、会阴下降综合征等。器质性改变，使肠腔狭窄，粪便通过困难。

2. 大肠运动异常

过敏性结肠炎、大肠憩室炎、先天性巨结肠等疾病，致大肠痉挛而运动失常，使粪便通过不畅。常见便秘，或便秘与腹泻交替进行。

3. 神经系统紊乱

脑血管意外，脑、脊髓肿瘤，截瘫等致神经传导障碍，使排便失常。便秘患者可伴有多种精神心理症状，有精神心理问题的便秘患者很难获得满意的疗效。一项回顾性研究表明，慢性便秘患者焦虑和抑郁的发病率分别为34.6%和23.5%，显著高于健康人群。

4. 内分泌紊乱

脑下垂体功能不全症、甲状腺功能低下症、糖尿病等内分泌紊乱性疾病，常可引起便秘。

5. 中毒及药物性影响

铅、砷、汞、磷等中毒，服用碳酸钙、氢氧化铝、阿托品、溴丙胺太林、吗啡等药物，影响肠蠕动，也会出现便秘。

6. 长期滥用泻药

使肠壁神经感受细胞的应激性降低，即使肠内有足量粪便，也不能产生正常蠕动及排便反射，以致不应用刺激性泻药或灌肠就难于排便。

第三节　分　类

一、病因分类法

便秘的病因复杂，其分类的方法也很多，如按临床表现可分为一时性便秘、急性便秘和慢性便秘；按发病部位分为结肠便秘与直肠便秘；按病因可分为原发性便秘与继发性便秘等。通常采用的是按病理的便秘分类法与慢性便秘的分类法。

二、病理分类法

根据病理分为功能性便秘与器质性便秘两类。功能性便秘又可分为弛缓型、痉挛型和直肠型3型。

（一）功能性便秘

1. 弛缓型（低紧张性便秘）

慢性便秘中最常见的是弛缓性便秘，找不到明确原因的便秘几乎都属于此型。一般认为是由于肠肌神经丛兴奋性低下所致，所以又叫作运动低下性或低紧张性便秘。该型使用阿托品时，可见全部肠管迟缓，时间延长，水分吸收增大而致的秘结。该型一般没有特殊痛苦和腹痛，以便意淡漠或消失、大便 3 天或 3 天以上 1 次、排出困难、腹部胀满不适、食欲不振等消化道症状为主。常可伴有头痛、眩晕、倦怠、疲劳、心悸、舌苔厚腻等全身症状，有的可在左下腹乙状结肠处触及膨大充盈的肠管。长期忽视便意、不按时排便是引起该型便秘最常见的原因，所以又称习惯性便秘。老人、孕妇、素体虚弱、大病之后、长期服用泻药或灌肠、食量不足、纤维素及水分不足、低血压、体质肥胖、内脏下垂以及内分泌紊乱、缺乏维生素 B 族、中毒及药物性便秘都属于此型。

2. 痉挛型（运动失调性便秘）

一般认为痉挛型便秘是由自主神经失调、副交感神经亢进而引起肠的运动异常所致，又称为运动失调性便秘。该型使用毛果芸香碱后可见结肠袋加深，降结肠和乙状结肠呈痉挛性收缩；使用阿托品则可使之改善。该型临床上较少见，以便秘或便秘与腹泻交替进行、下腹部有不适感或钝痛、排便后腹痛可减轻、排出的粪便如兔粪或山羊粪状、食欲不振、嗳气等消化道症状为主。可伴有头痛、眩晕、心悸、疲乏、烦躁等全身症状。左下腹降结肠和乙状结肠可扪及因痉挛变硬的索状肠管或触及发硬的分块。该型最常见于过敏性大肠炎、肠结核、胃和十二指肠溃疡及神经过敏症等。

3. 直肠型

是指粪便进入直肠后排出困难或滞留过久，又称为直肠排便困难症。一般认为是由于直肠壁的感受神经细胞应激性减弱，不能适时对进入直肠的粪便产生排便反射而致。紧张的劳动者、旅行者及肛裂、痔等引起恐惧大便者，多见此型。直肠过长或脱垂、弛缓，肛门括约肌弛缓无力者，也易引起直肠型便秘。该型常与弛缓型合并出现，以肛门下坠、排便困难、有排出不净感和残留感为主要症状，直肠指诊可触及粪块。

（二）器质性便秘

是指大肠发生了形态异常而致粪便通过障碍形成的便秘。肿瘤引起的便秘多有粪便形状的改变，粪便变细变扁，带有血液或黏液。突然便闭、腹痛、恶心、呕吐者，应考虑肠扭转、肠套叠等梗阻性疾病。腹腔手术后便秘，应考虑肠粘连。慢性大肠炎症出现便秘，应考虑肠腔形成瘢痕性狭窄。

三、功能性慢性便秘四型分类法

《中国慢性便秘专家共识意见》将慢性便秘分为功能性、器质性和药物性三类。将功能性疾病所致的便秘又可分为正常传输型便秘（NTC）、慢传输型便秘（STC）、排便障碍型便秘和混合型便秘四型。

（一）功能性便秘

主要由于结肠、直肠肛门的神经平滑肌功能失调所致，根据结肠传输时间、肛门直肠测压和排便造影等检查结果，依据病理生理改变，将功能性疾病所致的便秘又可分为正常传输型便秘（NTC）、慢传输型便秘（STC）、排便障碍型便秘和混合型便秘四型。人的排便过程主要依赖肠道动力、分泌、内脏感觉、盆底肌群和肠神经系统等协调完成。正常结肠运动以节段性和推进性蠕动收缩活动为特征。粪便向直肠肛门推进过程主要依赖于结肠肌间神经丛、肠 Cajal 细胞和肠神经递质等共同作用下产生的结肠完整推进性蠕动收缩活动来完成。粪便在直肠肛门排出过程主要依赖盆底肌群和肛门内外括约肌协调完成，慢性功能性便秘是多种病理生理机制共同作用下发生的。肠道动力障碍、肠道分泌紊乱、内脏敏感性改变、盆底肌群功能障碍和肠神经系统功能紊乱等，均可引起功能性便秘。

1. 正常传输型便秘（NTC）

是功能性便秘中较常见的亚型，患者结肠传输功能检测正常，但存在便秘症状。通过各种结肠传输时间检查方法发现，NTC 多为直肠顺应性和直肠敏感性异常所致。NTC 患者结肠的神经内分泌功能和肌肉功能都完好无损，是慢性原发性便秘中常见的类型，其病理生理机制目前尚未明确。NTC 患者的粪便以正常速率通过结肠，患者通常自我感觉便秘，有排便困难或延迟排便、粪便硬、腹胀或其他腹部不适，同时存在精神心理困扰。研究显示，NTC 与 IBS-C 明显相关，大多数 NTC 被进一步诊断为 IBS。研究发现，这种类型的便秘患者常存在直肠顺应性增加、直肠感觉下降，或者两者同时存在。有研究发现，与健康者相比，功能性便秘患者和 IBS-C 患者的直肠顺应性明显降低。也有研究发现，符合 NTC 的 IBS-C 患者的直肠敏感性增加，与患者腹痛或腹胀有关。

2. 慢传输型便秘（STC）

患者全结肠或结肠各段存在传输延迟，主要由结肠推进力不足所致，结肠动力降低、结肠推进性蠕动收缩活动减少，导致粪便通过结肠时间延长，表现为排便次数少、排便费力、粪便干结等严重症状，但不存在排便协调障碍。排便障碍型便秘主要是指患者在尝试排便的过程中盆底肌群存在矛盾收缩、松弛不全或肛门静息压增高，从而导致粪便排出障碍。慢性功能性便秘患者多存在多种病理生理改变，如超过半数的排便障碍型便秘患者同时存在结肠传输时间延长。超过 2/3 的 STC 患者存在排便协调障碍。通过压力测定发现，40% 的 NTC、47% 的 STC、53% 的排便障碍型便秘和 42% 的混合型便秘患者存在空腹或餐后结肠张力和顺应性降低。也有研究发现，43% 的 STC 患者空腹结肠动力正常，对进餐和比沙可啶刺激结肠运动反应正常。慢传输型便秘（STC）的原因多为结肠推进力不足，与肠神经损伤、Cajal 细胞减少等有关。STC 发生的机制目前仍不明确，多见于女性和老年便秘患者，多数没有明确诱因，部分患者可能在子宫切除术后或分娩后发生，也有部分患者发生在急性或慢性神经损伤后，如肌间神经丛、脊髓或中枢神经系统损伤。研究表明，结肠传输延迟主要与结肠动力受损有关。通过测压等方法行腔内结肠动力评估发现 STC 患者存在结肠动力障碍，主要包括结肠高幅度推进性收缩活动减少、幅度降低，对进餐和（或）药物（如比沙可啶、新斯的明）刺激的收缩反应降低。研究也表明，STC 患者乙状结肠或直肠非推进性蠕动或逆推进性蠕动活动明显增加，从而阻碍结肠排空。高分辨率结肠压力测定显示，结肠各段相邻的推进性蠕动重叠明显减少。也有研究发现，STC 患者的胃结肠反射减弱，近端结肠排空延迟。对 STC 患者结肠标本行神经元标志物蛋白基因产物 9.5（PGP9.5）免疫组织化学检查发现，与健

康对照组相比，患者结肠神经节密度和大小明显变小，乙状结肠环形平滑肌神经元数量也明显减少。观察 26 例严重 STC 患者手术切除的结肠标本发现，其结肠肠神经细胞和胶质细胞明显减少，肠神经元细胞凋亡较健康对照组明显增加。此外，STC 患者表达兴奋性神经递质 P 物质的肠肌间神经元减少或缺失，P 物质、胰腺多肽、YY 肽、神经肽 Y、胆囊收缩素、血管活性肠肽、一氧化氮和肾上腺类固醇激素等神经递质异常改变。有研究发现，与对照组相比，STC 患者结肠 Cajal 细胞明显减少。另一项研究行全结肠不同节段 Cajal 细胞免疫组织化学检查发现，与健康者相比，STC 患者全结肠 Cajal 细胞明显减少。此外，也有研究发现 STC 患者肠间质 Cajal 细胞变性。这些结果均提示肠神经改变、肠间质 Cajal 细胞减少参与了 STC 的发病。

结肠推进力不足是慢传输型便秘的重要机制。平滑肌、肠神经系统、Cajal 间质细胞、肠神经递质和受体或中枢神经系统 - ENS 轴的紊乱均可导致结肠动力下降。内脏敏感性异常是否是结肠动力异常的原因尚不明确。罗马 IV 列举了有关 FC 患者内脏敏感性的研究结果，发现与 FC 或健康对照组相比，IBS-C 患者直肠痛觉阈值更低；对比正常对照数据，有 27%（3/11）FC 患者属于直肠低敏感，其余则是正常敏感性区间。综合其他研究结果，提示 FC 患者的内脏敏感性并不升高，有些甚至是"内脏低敏感"。

3. 排便障碍型便秘

以前又称出口梗阻便秘或直肠便秘。多为盆底肌协调障碍、排便推进力不足所致。排便障碍型便秘有机械性和功能性原因。机械性原因主要是肛门直肠解剖学异常阻止粪便通过，导致排便困难；功能性原因主要是指中枢或外周神经源性障碍。正常排便需要腹内压增加、盆底肌和肛门内外括约肌松弛，以及直肠完整感知粪便的功能等一起协调完成，这一环节中任何异常改变均可导致排便障碍型便秘的发生，尤其是盆底肌群、肛门内括约肌和肛门外括约肌在此过程中发挥关键作用。排便障碍型便秘患者的腹部、肛门直肠和盆底肌群的协调运动存在障碍，其主要特征为直肠排出受阻，表现为直肠推进力不足和（或）

排出阻力增加。肛门直肠测压和球囊逼出试验发现，与健康对照组相比，排便障碍型患者在用力排便过程中的直肠内压力明显降低，提示其直肠推进力不足，而肛门内残留压明显增高，提示其排便阻力增加。另一项前瞻性研究也显示，排便障碍型便秘患者多数存在腹部、肛门直肠和盆底肌群的协调障碍，导致粪便排出过程中阻力增加，从而阻碍排便。直肠肛门协调障碍的主要原因为推进力不足。对295例慢性便秘患者行高分辨率直肠测压和球囊逼出时间检查发现，可将排便障碍型便秘患者进一步分为4种亚型：Ⅰ型，直肠内压力升高，肛管压力矛盾性上升；Ⅱ型，直肠推进力不足，肛管压力矛盾性上升；Ⅲ型，直肠内压力升高，肛门括约肌不松弛或松弛不充分；Ⅳ型，直肠推进力不足，肛门括约肌不松弛或松弛不充分。也有研究发现，50%~60%的排便障碍型便秘患者存在直肠感觉功能受损，主要表现为直肠低敏感和低张力。此外，一部分排便障碍型便秘患者可能同时存在巨直肠、直肠膨出、肠膨出、直肠脱垂和会阴膨出等结构异常。

4. 混合型便秘（MC）（结肠慢传输型便秘 + 出口梗阻型便秘，STC + OOC）

为同时具有结肠慢传输型便秘及出口梗阻型便秘临床特点的一种便秘类型。多属于顽固性便秘，兼有结肠慢传输型便秘及出口梗阻性便秘的临床表现。据流行病学调查研究统计，约有1/5的便秘患者为混合型便秘患者。主要发病人群为中青年女性及老年人。

（二）器质性便秘

与多种因素有关，主要是器质性疾病和药物相关的原因。引起便秘的器质性疾病主要包括代谢性疾病、神经源性疾病、结肠原发疾病等。机械性梗阻：结肠癌、其他肠内或肠外包块、狭窄、直肠前突；肛门直肠疾病：肛裂、肛门狭窄等。

（三）药物性便秘

主要为抗胆碱能药物、阿片类药、钙拮抗剂、抗抑郁药、抗组胺药、解痉药、抗惊厥药等诱发的便秘。

第四节　诊断与鉴别诊断

一、病史

便秘的诊断虽不困难，但为明确病因常需进行深入检查。需详细询问有关便秘的症状及病程、饮食和排便习惯、胃肠道症状、伴随症状以及用药情况；便秘有关症状包括便次、便意、是否困难或不畅、便后有无排不尽、肛门坠胀及粪便形状；新生儿排便困难、腹胀、哭闹不安，则应考虑先天性直肠肛门闭锁不全、狭窄，先天性巨结肠；婴幼儿便秘多见于由母乳喂养改为食牛、羊乳或素体阳盛；成人非持续性便秘，如发生于生活环境改变、旅行、紧张工作、思想波动之际，一般无重要意义；如持续性便秘，经常使用泻剂排便，则应考虑慢性便秘及其他全身性疾病所致；还应询问患者是否有报警症状，包括非人为的体重下降（3个月内 > 10%）、非痔疮或肛裂引起的粪便带血、发热、黑便、腹痛、贫血、消瘦等，以及结直肠癌家族史（或家族性息肉病）等。

二、症状

绝大多数便秘无特殊体征。痉挛性便秘，可在左下腹扪到因痉挛收缩变硬的肠管，消瘦者尤为明显。直肠性便秘可在左下腹触到粪块，特点是排便后消失。如在腹部肠区触及肿块则应考虑由腹腔内肿瘤、炎性肿块、肉芽肿、肠套叠等所致，但肿块也可能是粪块、充气或痉挛的肠段，应注意鉴别。后者排便后会消失。心血管疾病患者或老年人突发便秘、腹痛、肠鸣音消失，出现休克，应考虑肠系膜血管梗死。乙状结肠过长所致便秘、直肠脱垂便秘，常有下腹膨胀和压痛。急性便秘伴有腹膨隆、肠绞痛、肠鸣音亢进、肠蠕动增加，常为机械性肠梗阻。若有便血者，幼儿应考虑肠套叠，老人应考虑结肠癌并发肠套叠。

慢性便秘的诊断主要基于症状，可借鉴功能性便秘罗马Ⅳ标准。排便次数采用自发排便次数进行计数。慢性便秘的主要症状包括排便次数减少、粪便干硬、排便费力、排便时肛门直肠梗阻或堵塞感、需要手法辅助排便、排便不尽感，以及部分患者缺乏便意、想排便但排不出（空排）、排便量少、排便费时等。空排和缺乏便意是我国功能性便秘患者最常见症状，亚洲的多中心调查显示功能性便秘患者最烦恼的症状是排便费力。

三、诊断标准

功能性便秘的罗马Ⅳ标准于2016年5月发布。基于脑-肠轴、肠道微生态、药物基因组学以及社会心理学的发展，罗马Ⅳ标准对功能性便秘（FC）的定义、诊断标准、临床评估、病因及病理生理机制以及治疗等方面做出如下不同程度的修改。我国46%的消化科医师认为应该将3型粪便（即干条便）列为便秘的范畴。因此，对慢性便秘的诊断可借鉴功能性便秘罗马Ⅳ标准，但在临床实践中要考虑到我国患者的具体情况。

1. 功能性便秘罗马Ⅳ标准

必须包括以下两项或两项以上：①＞25%的排便感到费力；②＞25%的排便为干球便或硬便；③＞25%的排便有不尽感；④＞25%的排便有肛门直肠梗阻（或堵塞）感；⑤＞25%的排便需要手法辅助；⑥自发排便＜3次/周（每周排便少于3次）。不用泻药时很少出现稀便，不符合IBS的诊断标准。

所有功能性便秘必须符合诊断前症状出现至少6个月，且近3个月内满足症状要求。

干球便或硬便可以参照Bristol粪便性状的Ⅰ型或Ⅱ型。

临床评估罗马Ⅳ认为，最理想的诊断方法是将FC的主观症状和量化指标结合，最好在患者停用缓泻剂和可能引起便秘的药物后，评估便秘或客观检查。FC的临床评估原则如下：首先排除器质性疾病，其次是否合并解剖结构改变，再行FC分型，最后评估便秘的严重度。

中华医学会外科学分会结直肠肛门外科学组2005年于长春制定的《便秘症状和疗效评估》，粪便性状的记录与评价，参考《Bristol粪便分型标准》对便秘进行评分：粪便性状的描述根据Bristol粪便性状分型。

2. Bristol粪便性状分型（见本书肠易激综合征章节）

Ⅰ型，坚果状硬球；Ⅱ型，硬结状腊肠样；Ⅲ型，腊肠样，表面有裂缝；Ⅳ型，表面光滑、柔软腊肠样；Ⅴ型，软团状；Ⅵ型，糊状便；Ⅶ型，水样便。

Ⅳ～Ⅶ型，计0分；Ⅲ型，计1分；Ⅱ型，计2分；Ⅰ型，计3分。第Ⅰ型和第Ⅱ型表示有便秘；第Ⅲ型和第Ⅳ型是理想的便形，尤其第Ⅳ型是最容易排出的形状；第Ⅴ至第Ⅶ型则代表可能有腹泻。将以上主要症状量化评分，比较治疗前与治疗后的差异，进行疗效判定。

四、体格检查和特殊检查

1. 直肠指诊

人指活动灵活，感觉敏锐，对直肠、肛门、男性前列腺、女性子宫颈体很微小的硬结、溃疡、息肉、瘢痕等能敏感触及，得到甚至比内窥镜、X线等检查更为准确的资料，对便秘的诊断和治疗颇有价值。指诊能准确判定直肠内蓄便和坚硬粪块填塞、直肠异物、外来压迫等，能发现直肠癌症、直肠狭窄、直肠腔扩大、肛门括约肌松弛、肛门紧缩，并常用于粪嵌顿的剜除等。对评估肛门括约肌和耻骨直肠肌功能也非常重要。多数研究显示，肛门直肠指诊可以作为不协调性排便或需要肛门直肠压力测定检查的初筛指标。肛门直肠指诊时嘱患者做用力排便的动作，正常情况下肛门口松弛，如手指被夹紧，提示可能存在肛门括约肌不协调收缩；对合并肛门直肠疼痛的患者，通过检查耻骨直肠肌触痛可以鉴别是肛提肌综合征还是非特异性功能性肛门直肠疼痛。

2. 内窥镜检查

主要目的是排除肿瘤性病变。长期灌肠，尤其是用肥皂水灌肠者，可见结肠黏膜水肿、血管纹理不清。长期服用蒽醌类泻剂者，可见黏膜黑变，其颜色从浅褐色至黑色不等。

3. 结肠转运功能检查

检测胃肠传输时间以检测结肠传输时间为主，方法包括不透X线标志物法等，其中以不透X线标志物法在临床应用最为广泛。患者连续3天服用不同形状的标志物，于第4天拍摄腹部X线片，根据标志物在肠道的分布情况，计算其在不同肠段的通过时间。简易法：一次顿服不透X线标志物（通常是20个），于48、72小时拍摄腹部X线片，若 48 小时 70% 的标志物在乙状结肠以上，则提示存在结肠慢传输；若 80% 标志物存留于乙状结肠和直肠，则提示功能性排便障碍的可能。GITT 有助于 STC 的诊断。新近的研究表明，标志物存留在乙状结肠与直肠肛门压力梯度或球囊逼出时间延长无相关性，提示不透 X 线标志物法对排便障碍的诊断价值有限。

4. 球囊逼出试验

可作为排便障碍型便秘的初筛检查。球囊逼出试验可反映肛门直肠对球囊（可用水囊或气囊）的排出能力，健康者可在 1~2 分钟内排出球囊，该检查作为功能性排便障碍的筛查方法，简单、易行。但球囊逼出试验结果正常并不能完全排除盆底肌不协调收缩的可能。

5. 肛门直肠压力测定

能评估肛门直肠的动力和感觉功能，适用于以排便障碍为主要表现的患者。肛门直肠压力测定能评估肛门直肠的动力和感觉功能，了解用力排便时肛门括约肌或盆底肌有无不协调性收缩、是否存在直肠压力上升不足，以及是否缺乏肛门直肠抑制反射和直肠感觉阈值。与传统的水灌注系统相比，高分辨率肛门直肠压力测定可检出更多的结构和功能异常，包括耻骨直肠肌功能异常。肛门直肠压力测定适用于以排便障碍为主要表现的慢性便秘患者。

6. 排粪造影

将钡剂注入直肠、结肠（有时还可口服钡剂以观察小肠）后，患者坐在易透 X 线的便器上，在患者排便的过程中，多次摄片或录像，以观察肛管、直肠的影像学改变。能检出慢性便秘患者存在的形态学异常和排出功能异常。排粪造影是评估模拟排便过程中直肠和盆底活动的影像学技术，通常采用增稠的钡糊，能同时观察直肠的形态结构异常（如直肠前突、直肠脱垂、肠疝、巨结肠等）和排出功能异常（如静息和力排时肛门直肠角变化、耻骨直肠肌痉挛、直肠排空等）。

7. 磁共振

排粪造影能实时显示直肠肛门的运动和排空情况，同时能清晰显示耻骨直肠肌、肛提肌、肛门内括约肌，以及直肠和肛门周围的软组织，且无辐射。排粪造影可用于排便障碍型，特别是怀疑有形态结构改变的慢性便秘的诊断。

8. 盆底肌电图检查

应用电生理技术，检查盆底肌、耻骨直肠肌、外括约肌等横纹肌的功能状态，及其支配神经的功能状态。由于该项技术对检查者的要求较高，检查结果亦较难判断，所以目前仅用于观察模拟排便时盆底的横纹肌有无反常放电的情况。使用针电极者，因系创伤性检查，易诱发保护性放射而造成假阳性，尤其在同时使用多根针电极时，经验不足者常判断失误，应引起注意。

罗马Ⅳ强调了尽量少进行实验室检查，对所有便秘者行特殊检查（慢传输或 DD）的检测是不必要且不合理的，只有对合理的经验治疗无效的便秘患者才应进行诊断性评估，以识别病理生理亚型，改善治疗策略。罗马Ⅳ仍推荐使用不透 X 线的标志物来测定全胃肠道传输时间，这是最廉价、简便和安全的方法。DD 的检查可采用肛门直肠测压、球囊逼出试验、排粪造影、盆底肌电图等。当考虑患者的便秘由盆底结构异常导致（如肠套叠、直肠前突等），或便秘加重盆底结构异常时，均应行排粪造影、结肠镜或其他检查。如临床需要时，可检测促甲状腺激素和血清钙水平。

五、鉴别诊断

便秘的鉴别诊断有时颇为困难，常有一些一时找不到明确原因，往往被医生以习惯性便秘、慢性便秘、排便障碍等笼统地作为诊断。这样很易隐蔽真正原因，造成误诊，延误治疗。特别是妇女的便秘发病率高，原因较多，应注意鉴别。

1. 不协调排便（dyssynergic defecation，DD）

又称排便障碍，是由于腹部肌肉、肛管直肠肌肉和盆底肌肉不协调工作，导致直肠有效排空受阻，进而出现便秘的症状。DD 的病理生理机制仍不清楚。目前已知的机制包括排便时耻骨直肠肌和肛门外括约肌不恰当收缩或松弛不完全、排便时直肠推进力不足。另有研究表明，50%~60% 的 DD 患者直肠感觉受损。故鉴别不协调排便依赖于辅助检查，但由于检查费用较高不能广泛开展，可通过排便症状和肛门指检等对 DD 做出拟诊。

2. 便秘型肠易激综合征（constipation predominantirritable bowel syndrome，IBS-C）

有关 FC 和 IBS-C 是否为独立的两个疾病一直有争议。罗马Ⅲ认为两者的主要区别是 IBS-C 有腹痛且随排便缓解，而 FC 无此症状。然而，近年来大量研究表明，FC 与 IBS-C 不但症状重叠，而且两者可以互相转换。因此，罗马Ⅳ认为，当考虑患者的便秘属于功能性疾病时，FC 和 IBS-C 不再作为独立疾病看待，二者仅在与病理生理机制有关联的症状数目、频率和严重程度方面有差别。

3. 阿片类药物引起的便秘（OIC）

OIC 是阿片类药物引起的肠道疾病中最常见的一种，而便秘是各种阿片类药最常见的不良反应，其机制主要是阿片与胃肠道内 μ 受体结合，抑制胃肠动力和肠液分泌。尽管阿片类药物引起的便秘实际上是阿片类药物在胃肠道不良反应的表现，但不是真正意义上的功能性便秘。考虑到使用阿片类药物治疗癌症和非癌症性疼痛日益增加，包括疼痛性功能性胃肠病患者，阿片类药物对胃肠道、中枢神经系统的影响与功能性胃肠病发病机制类似（即脑-肠互动异常），OIC 的临床表现与功能性便秘类似，两者可以重叠，治疗和处理类似，故将其列入功能性便秘。鉴别阿片引起的便秘（OIC）就靠一条标准，那就是患者是在开始使用阿片、改变剂型或增加剂量过程中新出现的或加重的便秘症状，诊断 OIC 没有病程的要求。

4. 功能性排便障碍（IBS）

近期的研究表明，IBS 患者与盆底功能障碍相关，患者在排便时盆底肌肉不协调性收缩或不能充分松弛和（或）排便推进力不足，通常与排便费力、排便不尽感、需要手法辅助排便等症状相关，不协调性排便的患者不论是否合并 IBS，其对生物反馈治疗均有效。因此，功能性排便障碍的诊断必须有肛门直肠诊断性功能检查，需经以下 3 项检查中的 2 项证实有特征性排出功能下降：①球囊逼出试验异常；②压力测定或肛周体表肌电图检查显示肛门直肠排便模式异常；③影像学检查显示直肠排空能力下降。

5. 妊娠便秘

妊娠期间由于黄体分泌、孕激素亢进，从孕期 6 个月开始，子宫增大，压迫肠管，使肠蠕动减弱；同时由于盆腔血管受压、静脉淤血，导致直肠蠕动功能降低可引起便秘；产后腹壁松弛，又多卧床休息，腹壁肌、肠肌、肠壁肌、肛提肌等参与排便动作的肌肉群紧张度降低，粪便向前推进的动力不足，形成过度停留，水分过度吸收而导致便秘。这种便秘在孕产期间相当多见，产后 3 个月内随体力恢复，便秘大都可以纠正。

6. 直肠前突

又称直肠前膨出，多发生于经产妇、中老年妇女，或由分娩时损伤；或因 40～50 岁后周身结缔组织开始退化，导致盆底支持结构松弛，加之不良排便的影响，致直肠前壁与阴道后壁连接之间直肠阴道隔松弛，排便时直肠向阴道侧膨出甚至疝入阴道而引起。由于排便时粪便陷入直肠前壁内而引起排便障碍，出现排便困难、肛门及会阴部坠胀、便不净感，部分患者需要用手在肛门周围或插入阴道内按压方能排出，约 20% 女性会出现性交疼痛，常伴有盆底松弛、直肠黏膜内松弛脱垂、痔等。指诊可扪及直肠前壁易凹陷的薄弱区呈疝囊向阴道后壁膨出，重度的膨出可用手指将阴道后壁推至阴道外口，或从阴道内将直肠前壁推出肛门。排粪造影是明确直肠前突的重要方法，可显示膨出的深度和宽度。直肠前膨出是引起女性便秘的主要原因之一，特别是经产妇。部分患者施行手术治疗后，便秘症状依然存在，或缓解后短期内复发。由此可见，功能性出口处梗阻型便秘是多种盆底松弛综合征的体现，不能依靠单一手术方法处理。

7. 直肠内脱垂

是指直肠黏膜、直肠前壁或直肠全层套入直肠或肛管但不突出肛门。这种脱垂是全层的，有时称为前壁黏膜脱垂或黏膜脱垂综合征，亦称直肠内套叠。妇女发病率高，以 50～70 岁多见，且常伴随盆底松弛性疾病，如直肠前膨出、会阴下降综合征和盆底松弛征。手术对于改善梗阻性排便症状效果不理想，且带来一定的副作用，甚至加重原有的梗阻性排便症状。

8. 子宫后倾后屈

又称子宫后倾综合征。统计国内发病率为 62.5%，多见于中年经产妇女。由于分娩损伤，产后盆底及其子宫支持组织复原不良，从而导致子宫移位后倾。移位的子宫压迫直肠前壁下段，使直肠腔狭窄或弯曲，粪便通过障碍而发生排便困难。

9. 子宫内膜异位症

是多种妇产科手术的并发症，多数患者可合并便秘。

六、并发症

便秘最常见的并发症有以下几种。

1. 粪嵌顿

又称粪栓塞。指多量坚硬的粪块停滞嵌塞在直肠壶腹，不能排出的症状。嵌顿的粪块在细菌作用下，可产生液性便由周围不时排出，称为假性腹泻。粪嵌顿如不能及时作出诊断，可引起老年人或有动脉硬化性脑病的人因肠闭塞而突然在排便时死亡。

2. 粪石症

粪便中的异物（如果实种子等）在消化道内滞留过久并钙化而形成球状坚硬的粪块，称为粪石症。常见于慢性便秘、巨结肠症、乙状结肠狭窄及下行结肠肿瘤患者。

3. 宿便性溃疡

粪便长时间停滞，压迫肠黏膜，可引起结肠、直肠壁溃疡，成为宿便性溃疡。常见于营养状态不佳、老年人、恶病质及长期卧床患者。

4. 肛裂、肛隐窝炎

肛裂、肛隐窝炎等直肠肛门疾病，也常是便秘的并发症，便秘及坚硬粪块常可加重或擦伤肛管而加重或引发肛裂、肛隐窝炎。

5. 肠梗阻

多量的粪石积存肠腔可引起急性或慢性肠梗阻，出现腹痛、腹胀、呕吐、停止排泄等梗阻症状。

6. 心脑血管病

便秘常可诱发或加重冠心病、高血压、脑卒中等心脑血管疾病。这方面引起了广泛重视，高血压、冠心病患者便秘时，常会因排便费劲、时间过长，或用力过猛，造成腹压升高、心跳加快、心肌耗氧量增加，诱发心绞痛，或血压骤然升高造成脑血管破裂或脑血管堵塞，形成脑卒中，甚至会因此昏倒在厕所，引起死亡。故对冠心病、高血压、脑卒中患者防治便秘已被列为重要措施。

7. 皮肤病

中医认为肺与大肠相表里，肺主皮毛，肺与大肠病患常会引起皮肤病变。近年来，流行的自体中毒及排毒说，更认为便秘者肠内不能有效排毒，毒气溢于皮毛，就会出现痤疮、雀斑、黑斑、毛发失光泽等，引起皮肤衰老或退化。

8. 肝硬化

肝硬化的患者便秘时，可使粪便中含氮物质与肠内细菌接触时间延长，促使氨及其他有毒物质的产生吸收，从而诱发和引起肝昏迷。因此肝硬化的患者必须保持大便通畅，一旦便秘，要及时调治。

9. 大肠癌

便秘可使致癌物在体内滞留时间延长，故被认为是诱发大肠癌的因素之一。

第五节 治 疗

一、基础治疗

国内外对便秘的防治均十分重视便秘的基础治疗，《中国慢性便秘诊治指南》《中国慢性便秘专家共识意见》《便秘外科诊治专家共识》《功能性胃肠病罗马Ⅳ标准》《美国便秘临床诊治指南》《WHO便秘全球指南》等，都将便秘的基础治疗列为开篇首选，认为应首先对便秘的患者进行基础治疗，无效后方可行药物治疗、外科治疗等。笔者认为基础治疗应贯穿于便秘预防治疗的始终，伴随便秘防治的全过程。笔者将增加膳食纤维、水或饮料、运动导引、建立良好的排便习惯、肠道微生态调理、生物反馈、情志调整、针灸推拿这八项不用药、不手术、无损伤、安全有效的措施列为基础治疗八大件。预测通过基础治疗80%以上的功能性便秘将痊愈或好转，98%以上通过基础治疗＋药物将痊愈或好转，仅有1%~2%通过基础治疗＋手术而痊愈或好转。基础治疗将为功能性便秘的痊愈或好转铺设康复大道，引领功能性便秘治疗的新潮流。

功能性便秘的基础治疗需要疗程，一般为1~4个月，那些泻剂成瘾的患者需要更长时间，需半年至一年，因此坚持和耐心是成败的关键。过长的时间和过程常会使医生或患者失去耐心，而另选途径，这是基础治疗的美中不足及存在问题，需要不断探索、不断创新。

忽视基础治疗仍是临床医师的通病，大多数医师首选的是药物治疗，滥用泻剂仍普遍存在，致使许多患者因泻致秘，越泻越秘，形成泻剂依赖性便秘，甚者需终身服药，痛呼者也。

（一）膳食纤维

自20世纪70年代以来，人们越来越认识到增加食物中纤维素的含量有益于健康。有人把传统人体必需的六大营养素蛋白质、脂肪、碳水化合物、矿物质、水与维生素与纤维素并列，称纤维素是"第七营养素"。专家们把纤维素称为"消化道的清道夫""人体内的拖把""通便良药""防癌卫士"等，备受推崇。

食用纤维素，又称膳食纤维或食物纤维，主要指不能为人体消化酶所水解的植物细胞壁或细胞内的成分。马、牛、羊、兔等食草动物，由于它们具有较大的盲肠和可以分解纤维素的酶类，所以可以把富含纤维素的草，分解成葡萄糖加以利用，吃的膘肥体壮。然而人类在进化过程中，随着智慧的提高，开始精选食物，择优而食，使盲肠和消化道的纤维素分解酶退化了，所以吃进胃肠的纤维素除少数被消化道的细菌分解为多糖外，其余大部分都原样排出体外，成了人体不能消化和不能利用的糖质。

纤维素和半纤维素均属于多糖类碳水化合物。按其在水中的溶解性可大致分为不溶性食物纤维和可溶性食物纤维两大类。不溶性食物纤维主要指纤维素、半纤维素和木质素，它们是植物细胞壁的组成成分，存在于禾谷类和豆类种子的外皮及植物的茎和叶中；可溶性植物纤维主要是果胶和树胶，存在于植物的细胞间质中，如瓜豆胶、海藻酸、海带多糖、琼脂、角叉菜、黄原胶、甲基纤维素等。日常生活中人体所需的纤维素主要来自植物性食物，如各类谷物、小麦、玉米、大豆、蔬菜、水果、坚果等。

纤维素的通便作用有3个方面：①增大粪便体积，膳食纤维对小肠中某些酶具有抗水解作用，且不会被结肠吸收，因此可留住肠腔水分，可使粪便体积增大，从而刺激肠蠕动，推波助澜而促使排便；多项研究证实，增加膳食纤维可改善便秘症状谱，包括排便频率、粪便性状、排便疼痛和结肠转运时间等。膳食纤维的摄入推荐量为20~35 g/d，并推荐使用可溶性膳食纤维；非可溶性纤维是否有通便作用尚存在争议。②使粪便变软，膳食纤维即可吸收大量水分，溶水后是胶状物，使粪块变软，又能刺激肠分泌增多，有利于保护肠道，使粪块柔软顺利排出；③缩短排出时间，研究证实，进食高膳食纤维食物后，摄入到排出时间可缩短至14小时左右，排粪量约450 g，而摄入低纤维素饮食则需28小时以上，排粪量约150 g；高膳食纤维饮食可很快促进粪便排出体外，故又是人体最好的排毒剂，称它为"消化道的清道夫""人体内的拖把""通便良药"非常合适。膳食纤维以水溶性的纤维素为佳，临床制剂以水溶性的纤维素为主，如乳果糖、甲基纤维素、明胶、黄原胶、琼脂、海藻胶、水苏糖等，许多中草药中都含有丰富优质的膳食纤维，如肉苁蓉、车前子、莱菔子、郁李仁、桑葚子、萝卜子、紫苏子、决明子、火麻仁、郁李仁、杏仁、桃仁、胡桃仁、生地等，水苏糖是我国从植物中提取出来的一种水溶性半纤维素，对便秘疗效较好。

纤维素还能调节脂肪代谢，降低血清胆固醇水平，增加脂类的分解和排泄；减少碳水化合物吸收，使血糖下降，减少脂肪吸收；与此同时影响结肠内细菌代谢，改善细菌菌群的比例和活性；所以被专家们推荐为预防和治疗所谓纤维素缺乏症：高脂血症、冠心病、高血压病、糖尿病、大肠肿瘤等的最无副作用的食疗佳品。

纤维素在蔬菜、水果等中的含量主要在果皮、果核和种子中，如苹果的肉质部分每100 g含量仅为1.2 g，但果核、种子部分的含量可高出数十倍，果皮含量也高出肉质数倍。食物中纤维素含量最高者依次为：笋干、干蘑菇、银耳、黑木耳、紫菜、核桃仁、杏仁、全麦粉、带皮芝麻等。

美国等建议的纤维素日摄入量为20~30 g，以不超过35 g/d为宜。我国的建议量为20~30 g，以不超30 g/d为宜。这是因为在我国的饮食习惯中所进食的纤维食品较西方为多。对纤维素缺乏症者、便秘者宜适当增加，每日可摄入40~60 g，才能达到润肠通便效果。为获取必需的纤维素，专家建议水果最好带皮食用。切忌煮沸或烹调过度，因为烹调过程会破坏许多重要的维生素及营养成分。

需注意的是：开始在饮食中添加纤维素时，需遵照循序渐进的原则。突然在你的日常饮食中添加大量高纤维素食物，可能会出现一些令人不快的副作用，包括胃肠胀气和腹胀等。另外，对患有溃疡性大肠炎、腹泻等患者，高纤维食物有时会加重病情。

1. 食疗方

中医药有"药食同源""药补不如食补"等理论，认为调治便秘当首推食疗，笔者在这方面有独特见解和丰富经验。以下是确有通便效果几道食疗良方：

1）两干配两耳，秘结食后开。笋干、干蘑菇、黑木耳、银耳各 10 g，先将两干温开水泡半日，后将两耳温水泡一小时，一干一耳也可。然后放入打浆机中打成糊状，加点盐或糖，作粥食之。其是营养丰富的高纤维素食疗。

2）杏仁 20 g、核桃仁 10 g。加水一碗，放入打浆机中打成稀糊状，每晨或晚服用一碗。加点小茴粉则香味倍增。杏仁每 100 g 含膳食纤维 20 g、核桃仁含 10 g，又含丰富脂类，自古被推荐为通便上品。

3）带皮芝麻 15 g（白、黑皆可，每 100 g 含膳食纤维 31 g）、麸皮 15 g（每 100 g 含膳食纤维 31 g）均为富含膳食纤维的润肠通便佳品，放入打浆机中打成稀糊状，每晨或晚服用一碗。芝麻味香爽口，可改善麸皮口感。

以上三配方虽通便效果肯定，但制作较麻烦。亦可采用拌凉菜、打粉冲服、生吃、炒菜等食用。

高膳食纤维食品尚有白笋干、沙枣、全麦面包、馒头、饼干、燕麦片、魔芋、紫菜、海带、海藻、青大豆、芸豆、豇豆、黄豆、红豆、绿豆、黑豆、豆腐、带皮荞麦、玉米和青稞等。

2. 现代发展—疏通消化饼干

开发研制方便、爽口的高膳食纤维食品仍是当务之急，且具有广阔需求和市场。为此胡伯虎、韩平、张燕生、田振国开发了方便、爽口的高膳食纤维食品疏通消化饼干，由马应龙药业生产。

1）疏通消化饼干配方：选用的炒莱菔子、葡甘露聚糖、低聚木糖等制成饼干。

2）食用方法：每日 2 次，每次 1 ~ 2 包，每包 3 块。食后需饮水 500 mL 以上。

3）疏通消化饼干的临床观察：将炒莱菔子、葡甘露聚糖、低聚木糖等依配方制成饼干、麻糖二种食品作为观察组，另设普通麻糖作为对照组。采用相同食用方法，观察其对功能性便秘的效果。

采用《中国慢性便秘诊治指南（2013 年，武汉）》认可的罗马 III 标准中功能性便秘的诊断标准，参照中华医学会外科学分会结直肠肛门外科学组 2005 年于长春制定的《便秘症状和疗效评估》，根据《中药新药临床研究指导原则》便秘疗效标准，进行疗程 7 天的临床观察。

结果显示：加入炒莱菔子、葡甘露聚糖、低聚木糖等制成饼干组、麻糖组治疗前后症状体征量化积分值变化有显著性差异（$P < 0.05$）；对照组，普通麻糖治疗前后症状体征量化积分值变化无统计学意义。麻糖组、饼干组与对照组相比，均有显著性差异（$P < 0.05$）。结果表明，麻糖组和饼干组在症状体征改善方面，效果较好，且明显优于对照组普通麻糖，结果见表 18-1。

麻糖组、饼干组改善便秘症状有效率均在 80% 以上，且对轻、中、重度便秘均有不同程度的改善，但对轻、重度便秘效果更加明显。试食组与对照组普通麻糖相比均有显著性差异（$P < 0.05$），结果见表 18-2、表 18-3。

表 18-1 治疗前后症状体征量化积分值变化表

症状体征	麻糖组		饼干组		对照组	
	治疗前	治疗后	治疗前	治疗后	治疗前	治疗后
排便困难过度费力	1.93 ± 0.91	0.98 ± 0.96	1.78 ± 1.07	0.90 ± 0.90	1.46 ± 0.99	1.38 ± 0.98
有不尽坠胀感	1.30 ± 0.94	0.65 ± 0.75	1.48 ± 1.04	0.88 ± 0.91	1.50 ± 0.95	1.50 ± 0.91
腹胀	1.19 ± 1.12	0.65 ± 0.81	0.98 ± 0.97	0.57 ± 0.78	1.00 ± 0.89	1.00 ± 0.85

续表

症状体征	麻糖组		饼干组		对照组	
	治疗前	治疗后	治疗前	治疗后	治疗前	治疗后
排便时间	1.21±0.86	0.72±0.77	1.10±0.90	0.65±0.70	0.81±0.63	0.81±0.63
排便次数	1.79±1.08	1.09±1.02	1.68±1.00	1.05±0.90	1.42±1.14	1.38±1.02
粪便性状	1.42±1.14	0.84±1.05	1.50±1.04	1.00±0.91	1.31±1.01	1.15±0.97
P 值	$P<0.05$		$P<0.05$		$P>0.05$	

表 18-2　试食组与对照组疗效统计比较表　　　（单位：例）

组别	例数	痊愈	显效	有效	无效	总有效率
麻糖组	43	3（7.0%）	14（32.6%）	20（46.5%）	6（14.0%）	86.0%
饼干组	40	3（7.5%）	15（37.5%）	15（37.5%）	7（17.5%）	82.5%
对照组	26	1（3.8%）	1（3.8%）	3（11.5%）	21（80.8%）	19.2%

表 18-3　试食组与对照组不同病情有效率　　　（单位：例）

组别	例数	轻度	中度	重度
麻糖组	43	80.0%（16/20）	100.0%（13/13）	80.0%（8/10）
饼干组	40	81.8%（18/22）	80.0%（8/10）	87.5%（7/8）
对照组	26	23.5%（4/17）	11.1%（1/9）	0（0）

4）疏通消化饼干的临床观察与相关实验文献显示：

①莱菔子有良好促进胃肠动力、疏通消化、润肠通便作用；②莱菔子每 100 g 含膳食纤维 35.6 g，加上葡甘露聚糖，协同产生高膳食纤维促进胃肠运动作用；③低聚木糖是益生元，可调节肠道菌群、促进双歧杆菌等有益菌增生之功效；④安全可靠，尚有降脂、降血糖、降血压、减肥、美颜等保健功能。

3. 日常食物膳食纤维含量

世界卫生组织和《中国居民膳食指南》（2011）都指出膳食纤维对保持身体健康、保持肠道正常功能、提高免疫力，降低患肥胖、糖尿病、高血压等慢性疾病风险具有重要作用。对便秘者应首先选用膳食调理，不要滥用泻药。本品富含膳食纤维和增加肠蠕动、促进肠道双歧杆菌增生的益生元成分，故对成年人，特别是中老年出现的功能性便秘、肥胖等颇为适宜，是一种理想的养生食品。随着便秘发病率的逐年提升，以及患者对便秘危害性的逐步认知，整个终端销售市场呈快速增长趋势，预计未来十年，将占据更大市场份额。可以判定润肠通便食品市场容量巨大，具有广阔的发展空间。生活中常用食物膳食纤维含量见表 18-4。

表 18-4　含膳食纤维最多的 101 种食物每（100 g 食物中含量）

序号	食物	100 g 食物中含量（g）	序号	食物	100 g 食物中含量（g）	序号	食物	100 g 食物中含量（g）	序号	食物	100 g 食物中含量（g）
1	茯苓	80.9	2	山楂	49.7	3	竹笋（干）	46.4	4	辣椒粉	43.5
5	高良姜	43.3	6	八角	43	7	辣椒（红、尖、干）	41.7	8	裙带菜（干）	40.6

续表

序号	食物	100 g 食物中含量（g）	序号	食物	100 g 食物中含量（g）	序号	食物	100 g 食物中含量（g）	序号	食物	100 g 食物中含量（g）
9	甘草	38.7	10	罗汉果	38.6	11	藿香	37.6	12	咖喱	36.9
13	莱菔子	35.6	14	松蘑（干）	35.1	15	发菜（干）	35	16	茴香籽［小茴香籽］	33.9
17	茴香粉	33.9	18	红菇	31.6	19	香菇（干）	31.6	20	小麦麸	31.3
21	银耳（干）	30.4	22	木耳（干）	29.9	23	花椒粉	28.7	24	花椒	28.7
25	砂仁	28.6	26	梅干菜	27.4	27	芥菜干	27.4	28	红花	23.9
29	紫菜（干）	21.6	30	白牛肝菌（干）	21.5	31	蘑菇（干）	21	32	陈皮	20.7
33	冬虫夏草	20.1	34	鸡腿蘑（干）	18.8	35	榆黄蘑（干）	18.3	36	葫芦条（干）	18.1
37	花茶	17.7	38	干姜	17.7	39	口蘑	17.2	40	花生仁（炸）	17.2
41	枸杞子	16.9	42	柑杞	16.9	43	丁香	16.7	44	菊花	15.9
45	绿茶	15.6	46	大豆	15.5	47	柳松茸	15.4	48	红茶	14.8
49	玉米糁（黄）	14.5	50	玉米（黄，干）	14.4	51	肉豆蔻	14.4	52	可可粉	14.3
53	黑芝麻	14	54	白扁豆	13.4	55	燕麦	13.2	56	燕麦片	13.2
57	榧子	13	58	羊肚菌	12.9	59	青豆	12.6	60	松子（炒）	12.4
61	海带（鲜）	11.3	62	玉兰片	11.3	63	小麦	10.8	64	酸枣	10.6
65	掐不齐	10.5	66	榛蘑（干）	10.4	67	黑豆	10.2	68	松子仁	10
69	大麦	9.9	70	白芝麻	9.8	71	芝麻	9.8	72	榛子（干）	9.6
73	核桃	9.5	74	黑枣（有核）	9.2	75	煎饼	9.1	76	杏仁（炒）	9.1
77	榛子仁（炒）	8.8	78	开心果	8.2	79	油皮	8.1	80	杏仁	8
81	甜杏仁	8	82	玉米（白，干）	8	83	毛樱桃	7.9	84	酵母	7.9
85	花生	7.7	86	黄花菜（干）	7.7	87	赤小豆	7.7	88	黄花菜	7.7
89	豆粕	7.6	90	豆瓣辣酱	7.2	91	芥末	7.2	92	黄豆粉	7
93	眉豆	6.4	94	小扁豆	6.5	95	荞麦	6.5	96	香油辣酱	6.4
97	绿豆	6.4	98	花生（炒）	6.3	99	枣（干）	6.2	100	玉米面（白）	6.2
101	扁豆	6.7									

资料来源：https：//www.ilife.cn/zhuantimealfiber/49155.html. 百度，上传日期：2013 - 02 - 24

（二）水及饮料

国内外多项便秘指南推荐水的摄入量为 1.5～2.0 L/d。除纯水外富含膳食纤维和益生菌的饮料有大量上市，其中酸乳及富含益生菌的乳制品颇受欢迎。中医认为增水行舟是防治便秘之大法，饮水是保障肠道通畅、防止大便干燥、运输粪便排出的人体基本功能，所以不可一日缺水。每天早晨空腹时，饮水 500 mL，或牛奶 250 mL，然后调入蜂蜜 60 g，搅匀饮用，有激发早晨的起立反射作用，可促进结肠运动，利于排便。不宜多饮茶或含咖啡的饮料，以防利尿过多。

（三）运动导引气功

规律的体育运动可缩短肠道传输时间、利于通便，如步行、骑车、打太极拳、练气功、跳舞等对改善便秘都有效。便秘患者参与运动项目的频次和程度无严格限制，一般推荐运动量为 30～60 分钟/天，至少 2 次/周。适当增加运动量可能对日常运动较少或老年便秘患者更有效。运动中增加"意念"导引，放松肛门，腹式呼吸，使气沉丹田，气引肠动，往往能收到使肠因"意念"导引而动，排便易出之良效。

气功排便法：此法多在排便时使用。排便时正常蹲位，全身自然放松，先排小便，口轻闭，舌抵上颚，腹式呼吸。吸气时，意想气吸入丹田；呼气时，意想丹田的气推肠中的粪便向下排。此时要放松腹部和肛门，不可憋气和用力，待有排便感将意念加强，大便就会排出。每天大便时都这样进行，日久便秘就会见效。

（四）建立良好的排便习惯

慢性便秘患者需建立良好的排便习惯。晨起的起立反射可促进结肠运动，有助于产生便意。调查显示，大部分人群的排便行为在早晨，男性一般在上午 7：00 至 8：00 之间，女性则较男性晚 1 小时左右。另外，进餐后胃窦扩张、食物进入十二指肠诱发的胃结肠反射和十二指肠结肠反射均可促进结肠的集团蠕动，产生排便反射，有利于成功排便，因此建议便秘患者在晨起和餐后 2 小时内尝试排便。如厕排便时需集中注意力，避免受到与排便无关的因素干扰，养成良好的排便习惯。研究证实，相比于坐位排便，蹲位时腹压并无明显增加，且此时耻骨直肠肌放松，排便时的直肠肛角变大（大于正常坐位，126° 比 100°，$P < 0.05$），直肠管腔变直，排便所需的直肠应变就小，有利于粪便的排出；蹲位排便可缩短排便时间，改善排便费力，提高患者排便满意度。故推荐便秘患者采取蹲位排便姿势。忽视便意是便秘患者中常见的现象，笔者统计高达 33%。其中多因早晨忙于家务、急于赶路上班而来不及上厕所，部分则为工作中不便离开岗位而强忍便意。经常忽视便意将影响正常排便反射，导致便秘。坐在便器上看书看报是另一种不良排便习惯。对于习惯长期服用泻剂排便者，应停止使用泻剂，在医生指导下恢复正常排便习惯。

（五）肠道微生态调理

正常粪便含有 70%～80% 的水分，这些水分的保持就得益于肠内菌群的附着和存在。如果在肠道中没有肠道菌群（比如吃了抗生素把肠道菌群大部分都杀死了），粪便中也就没有了菌群和水分的完美结合，粪便就会变得又干又硬，便秘就在所难免了。国际微生态组织统计显示，人在婴幼儿时期肠道内的有益菌占肠道细菌总量的 98%，青少年时期能占到 40% 左右，中年时期则下降到 10%，人到 65 岁之后，益生菌比率还不到 5%。有益菌越多，食物残渣发酵形成的粪便质量就越好，呈成形软便，排出通畅。有益菌越少，粪便质量就越差，干燥硬结，排出困难，这也是老年人更容易便秘的原因之一。肖笳扬、卢道旭对临床上出现便秘的 17 例老年性患者和 15 例健康状况正常的老年人粪便进行了粪便中常见的 6 种厌氧菌群和 4 种需氧菌群的定量分析。结果显示：临床上出现便秘的患者（患者组）粪便中需氧菌与厌氧菌菌群数，均比健康状况正常的老年人（正常组）的需氧菌与厌氧菌菌群数明显有改变（$P < 0.01$ 或 $P < 0.05$）；厌氧菌中患者组的类杆菌和梭菌属增多（$P < 0.01$ 和 $P < 0.05$），但双歧杆菌属和乳杆菌属则明显减少（$P < 0.01$）；需氧菌中患者组的肠杆菌可增加（$P < 0.01$）而肠球菌减少（$P < 0.01$），差异非常有显著性。国外研究亦显

示，成人慢性便秘患者较健康人群粪便中的双歧杆菌属、乳酸杆菌属、拟杆菌属、粪链球菌属、梭菌属等优势菌群的数量显著减少，同时大肠埃希菌、金黄色葡萄球菌、肠杆菌科（柠檬酸杆菌、克雷伯菌等）和真菌等潜在致病菌数量显著增加，且这一趋势与便秘的严重程度相关，认为对有慢性功能便秘的患者进行肠道菌群的培养分析与平衡重建，是预防和治疗该病的最重要的方法之一。

1908年，诺贝尔生理学奖获得者：苏联生物学家梅契尼科夫，提出肠道健康的实质就是肠道自身的活力问题，直接体现在肠道的蠕动力、水分、菌群三个方面，被医学家们统称为"肠道活力"，便秘等肠道类疾病都是由于肠道活力减弱而引发。补充有益菌就成了治疗便秘，特别是老年便秘的重要措施之一。通过调节肠道菌群失衡，促进肠道蠕动和胃肠动力恢复，越来越多的研究者将其推荐作为慢性便秘的长期辅助用药。

微生态制剂可分为益生菌、益生元和合生元3类，粪菌移植治疗也属于广义的肠道微生态治疗。益生菌是指摄入足够数量后，能对宿主起有益健康作用的活的微生物。常用于治疗慢性便秘的益生菌主要是双歧杆菌属和乳酸杆菌属。一项纳入5项随机对照试验共377例患者的系统性综述显示，乳双歧杆菌、干酪乳杆菌和大肠埃希菌对成人慢性便秘患者有缓解作用，并且干酪乳杆菌能够缓解儿童慢性便秘患者的便秘症状。另一项对国外8篇文献所做的系统综述显示，摄入益生菌制剂2周后，每周排便次数较基线增加1.49次（99% CI：1.02~1.96，$P<0.01$）。国内多位学者采用自身对照方式，发现使用益生菌1个月左右，便秘相关症状总评分和粪便性状总评分均显著降低。益生菌改善便秘症状的可能机制：纠正微生态失调，刺激肠壁神经，改变肠腔分泌功能，促进肠道动力恢复。益生元是指一类虽不被宿主消化吸收，但可选择性刺激肠道内一种或数种细菌生长繁殖的可发酵食物。目前关于益生元与慢性便秘的研究较少。一项随机对照临床试验显示，给予女性慢性便秘患者补充菊粉或部分水解瓜尔豆胶混合物3周后，患者每周排便次数均有所增加，但与安慰剂组的差异无统计学意义。合生元是同时含有益生菌和益生元的制剂。有研究应用合生元制剂（车前草纤维和5种益生菌，均属于双歧杆菌和乳酸杆菌属）治疗慢性便秘患者8周后，患者粪便性状恢复至正常水平，肠道传输时间显著缩短。一项随机、双盲、安慰剂对照临床试验显示，便秘患者服用含低聚果糖、双歧杆菌和乳酸杆菌的合生元制剂30天后，可显著增加每周排便次数，排便费力、排便不尽感和粪便性状亦均有所改善。应用微生态制剂调节肠道菌群可以部分缓解便秘症状，国外指南和共识意见将其推荐作为慢性便秘患者的治疗选择之一，但具体治疗机制尚不明确。如何选择适合的微生态制剂和应用微生态制剂的剂量、组合和疗程等尚难以得出结论性意见。粪菌移植是将健康者粪便中的菌群移植到患者胃肠道内，以重建具有正常功能的肠道菌群。近年来研究发现，STC患者通过粪菌移植后排便次数明显增加，4周时症状缓解率可达71.4%，但12周时症状缓解率仅为42.9%。粪菌移植治疗慢性便秘尚存在许多有待研究的问题，如供菌者选择、移植剂量、移植频率等，且由于移植他人粪便具有一定的风险性，如传播供者体内的病毒、致病菌等。鉴于此，粪菌移植治疗慢性便秘目前仅限于研究，不宜作为常规手段用于临床治疗。

1970年，日本著名医学家日下部功在传统肠道理论的基础之上，结合西方研究成果，发现了提高肠活力的关键物质：肠道活力因子—低聚木糖（又叫木寡糖），低聚木糖是以精制玉米芯粉为原料，经过酶法分离、提纯等生产工艺加工而成的一种功能性糖。低聚木糖是由2~7个木糖分子以β-1，4糖苷键结合而成的功能性聚合糖。与通常人们所用的大豆低聚糖、低聚果糖、低聚异麦芽糖等相比具有独特的优势，它可以选择性地促进肠道双歧杆菌的增殖活性。低聚木糖是聚合糖类中增殖双歧杆菌功能最强的品种之一，它的促生功效是其他聚合糖类的近10~20倍。人体胃肠道内没有水解低聚木糖的酶，所以其可直接进入大肠内优先被双歧杆菌所利用，促进双歧杆菌增殖，同时产生多种有机酸，降低肠道pH值，抑制有害菌生长，使益生菌在肠道大量增殖。低聚木糖对病原菌有较强的吸附力，如大肠杆菌、肠炎沙门杆菌、肺炎克雷白杆菌、嗜水气单胞菌等都能吸附到低聚木糖上，由于低聚木糖不被肠道中的消化酶所降解，可携带附着的病原菌通过肠道排出体外，从而防止致病菌在肠道中集群，达到防止腹泻的目的。双歧杆菌利用低聚木糖，产生大量的短链脂肪酸，能刺激肠道蠕动，促进胃肠动力，增加粪便湿润度，并保持一定的渗透压，具有良好通便作用，从而防治便秘。低聚木糖作为肠道活力因子，在日本、韩国、欧美等发达国家得到了广泛的应用。国内对益生菌治疗便秘研究已有长足进步，徐弘君、何山林、王学敬、冯凯采用低聚木糖口服液治疗 60 岁以上老年便秘 60 例（均符合 1991 年国际研讨会制定的便秘标准）。随机抽取 60 例作为研究对象，并将其分为研究组和对照组，每组 30 例。研究组患者给予低聚木糖口服液治疗 1.4 g/d，对照组给予果导片 0.2 g，2 次/天，疗程均为 2 周，比较两组患者治疗效果和不良反应发生率。结果：治疗组总有效率为 93.8%，明显高于对照组的 80.0%，两组数据比较差异有统计学意义（$P < 0.05$）。笔者采用金双歧四联活菌片 + 低聚木糖或水苏糖制剂，联合服用苁蓉通便口服液、乳果糖口服溶液等治疗老年便秘亦取得总有效率 97% 的肯定疗效。

微生态制剂一般不会服后立竿见影，需 1 ~ 4 个月后方缓慢启动，故应有足够疗程。

（六）生物反馈

生物反馈疗法，是在依据中国气功放松入静，进行有意识的"意念"控制和心理训练，从而可消除病理过程的养生实践和经验的基础上，利用现代生理科学仪器，通过人体内生理或病理信息的自身反馈，使患者经过特殊训练后，恢复身心健康的新型心理治疗方法。由于此疗法训练目的明确、直观有效、指标精确，无任何痛苦和副作用，深受广大患者欢迎。已广泛应用于紧张性头痛、血管性头痛、支气管哮喘、消化性溃疡、高血压、腰背痛、儿童多动症、类风湿性关节炎、痛经、内分泌失调、生殖系统发育不良、精卵质量低下等多种疾病。

慢性便秘主要源于排便时盆底肌不协调运动和结肠动力障碍。生物反馈治疗是用仪器记录人体正常情况下意识不到的、与心理生理活动有关

的某些生物信息（如肌电活动、压力变化等），转换成可察觉到的"声、光信号"，以"可视、可听"的形式显示给患者，让其识别自己异常的排便动作后，在电脑程序及治疗师指导下，学会有意识地控制自身异常的心理、生理活动，逐步纠正盆底肌和腹肌的不协调运动，通过无创、无痛苦的"盆底体操"来改善盆底松弛、失迟缓、对于血供较差的病症，要促进肠蠕动、增加便意，达到治疗便秘的目的。

近 10 年来多项国内外便秘指南或共识均推荐，将生物反馈作为功能性排便障碍患者的首选治疗方法。诸多研究表明，无论功能性排便障碍是否合并肠道慢传输，生物反馈的疗效均高于其余大部分疗法。生物反馈可改善功能性排便障碍患者的排便次数、盆底功能失调、球囊逼出时间、结肠转运时间，其疗效优于饮食、运动、泻剂等治疗方法，并且该疗效可维持 2 年以上。中国便秘患者的部分数据显示：功能性排便障碍患者经生物反馈治疗后 1 ~ 6 年的有效率为 70.7%。生物反馈对 STC、NTC 患者亦均有较好的疗效，但弱于其对功能性排便障碍患者的疗效，因此可将其作为混合型便秘的联合治疗方法之一。

目前临床使用的生物反馈方式，主要有压力介导的生物反馈和肌电图介导的生物反馈，两种方法疗效相似。

以肌电图介导的生物反馈治疗为例：肌电图生物反馈是将腹前斜肌体表电极与肛管电极分别置于患者腹部体表和肛门外括约肌处，构成电流回路，患者在电脑显示屏上看见自己的肛门外括约肌和腹前斜肌的肌电活动，根据肌电情况为患者选择适当的生物反馈课程，指导患者认识其异常和正常的肌电信号，逐步学会排便时协调腹肌（用力）和肛门括约肌（放松）运动，缓解排便困难。按照个体化原则制定治疗周期和治疗次数，一般是医院内训练每周 3 ~ 4 次，每次 1 小时，每个疗程 10 ~ 15 次。治疗期间和治疗后均要求患者进行家庭训练，每天 2 ~ 3 次，每次约 20 分钟。

生物反馈实际上是患者自身通过自我训练、自我调节来纠正和治疗自身功能性疾病的方法，它的存在与应用可追溯到《内经》时代，古人采用的导引术、意念导引术实质上就是一种传统的

生物反馈活动。笔者常采用改良的提肛运动法治疗和辅助治疗便秘，方法是：先提肛向上向内收，停一会，再向下向外放松，每次 30 下，一日 1~2 次，也相当有效。肛门外括约肌是随意肌，可随人的意念而活动，所以完全可以通过自我调节改善排便功能。每日定时让患者蹲厕所排便，即使无便意也"排"一回，同样也是一种生物反馈。实践证明无论采用现代的最先进的生物反馈治疗技术，还是传统的意念导引方法，成功的重要因素是要坚持训练，通过近 100 天训练和治疗，疗效才能稳定。Kamm 研究表明：生物反馈的成功与否与患者年龄、体重、便秘类型及生物反馈的方式均无关，唯一的因素是患者能否坚持治疗。

（七）精神心理治疗

便秘患者可伴有多种精神心理症状，有精神心理问题的便秘患者很难获得满意的疗效。一项回顾性研究表明，慢性便秘患者焦虑和抑郁的发病率分别为 34.6% 和 23.5%，显著高于健康人群。一项纳入 28 854 例慢性便秘和 86 562 例非便秘患者的队列研究结果显示，入组后 1 年内便秘患者抑郁和情感障碍的发生率显著高于非便秘患者（14.24% vs. 5.88%，$P < 0.0001$）。对合并精神心理症状的便秘患者需先进行社会心理评估，再给予相应的治疗。社会心理评估常用量表包括 Zung 焦虑自评量表（Self-rating Anxiety Scale，SAS）、Zung 抑郁自评量表（Self-rating Depression Scale，SDS）、广泛性焦虑障碍量表（Generalized Anxiety Disorder-7，GAD-7）、患者健康问卷抑郁自评量表（Patient Health Questionnaire-9，PHQ-9）、汉密顿抑郁量表（Hamilton Depression Scale，HAMD）、汉密顿焦虑量表（Hamilton Anxiety Scale，HAMA）、健康状况调查简表（Short-Form 36 Health Survey，SF-36）和便秘患者生命质量量表（Patient Assessment of Constipation Quality of Life questionnaire，PAC-QOL）。对于以便秘症状为主、精神心理症状较轻的患者可采用一般心理治疗，以健康教育和心理疏导为主。一项研究对 23 例老年便秘患者进行调整生活方式的教育治疗，发现患者的便秘症状和健康相关生命质量均得以显著改善。对于便秘与精神心理症状并存的患者，酌情给予认知行为疗法、放松、催眠、正念，以及心理科参与的联合治疗。有研究对 233 例难治性便秘患者进行认知行为治疗，结果显示 71% 的患者主观症状改善，SF-36 评分也得以显著改善。若有明显精神心理异常的便秘患者应接受精神心理专科治疗。

（八）针灸治疗

针灸治疗便秘有悠久历史和丰富临床经验，是中医药之精华，四海认可，百国采纳。近年来得到国际重视，罗马 IV 标准认为中国传统的针灸及电针刺激，可增加胃肠蠕动，提高 STC 患者排便频率。但国内大多数肛肠医师在临床运用针灸者甚少，重药物与手术轻视针灸现象仍相当普遍。针灸、推拿作为便秘的基础治疗是相当安全有效的，只要选穴准确，手法得当，常有立竿见影之效。

在选穴上应辨证取穴：①对慢传输型便秘（STC）应以腹部穴位为主：双侧天枢、大横、腹结、气海、关元。采用 2~3 寸不锈钢毫针快速破皮刺入，然后缓慢垂直深刺，直至达到腹膜壁层即止，刺至腹膜壁层时患者会感觉揪痛或较剧烈的刺痛，同时医者自觉针尖抵触感，深 1.5~2 寸。配穴可选上肢曲池、支沟，下肢足三里、上巨虚。背部肾俞、大肠俞、中髎。②排便障碍型便秘加长强、提肛。手法以泻为主，加电针。③老年人气虚阳衰为主的便秘，加艾灸或温针灸以益气助阳，温经通络。针灸具有行气导滞、增强胃肠蠕动、改善排便推进力不足，缓解盆底肌协调障碍、中枢或外周神经源性障碍，提高 STC 患者排便频率、改善排便痛苦症状等作用。电针有电刺激和加强针感的双重作用，可在一定程度上取代手动行针，且频率更确切，腹部穴部可直接刺激结直肠，直达病所，提高疗效。国际对针灸、电针已颇为重视，会建议患者先行针灸、电针，无效后再服药物，有可能取得重大进展。现将这些要穴简介如下，定位见图 18-1。

1. 部分常用穴位

（1）天枢

穴位于腹部，横平脐中，前正中线旁开 2 寸。天枢是大肠之募穴，是阳明脉气所发，是腹部要

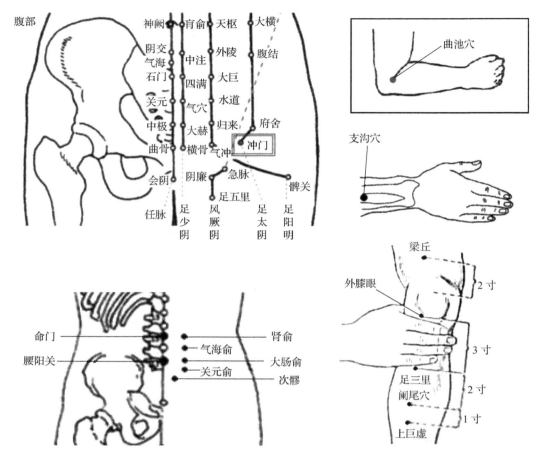

图 18-1　常用穴位定位

穴，主疏调肠腑、理气行滞、消食。大量实验和临床验证，针刺或艾灸天枢穴对于改善肠腑功能，以及消除或减轻肠道功能失常而导致的各种症候，具有显著的功效。深部为小肠。

主治：胃肠病证，腹痛、腹泻、食积、痢疾、便秘、胃肠痉挛等。

（2）大横

大横穴位于人体的腹中部，距脐中 4 寸。深刺 1.5~2 寸。

在腹内、外斜肌及腹横肌肌部；有第 11 肋间动、静脉；分布有第 11 肋间神经。

主治：便秘、腹痛、腹泻、食积。

（3）腹结

大横穴下 1.3 寸，前正中线旁开 4 寸。深刺 1.5~2 寸。

主治：便秘、腹痛、腹泻。

大横、腹结穴下为皮肤、皮下组织、腹外斜肌、腹内斜肌、腹横肌、腹横筋膜、腹膜下筋膜。

有第 11 肋间动、静脉及第 11 肋间神经。皮肤由第 10、第 11、第 12 肋间神经外侧支重叠分布。皮试筋膜分为脂性层和膜性层，脂性层内的脂肪组织已变薄。针经上列结构后，若再深进，可穿腹膜壁层，经腹膜壁、脏层之间的腹膜腔，达穴位相对应器官有右侧升结肠、左侧降结肠，所以电针刺激可影响结肠活动。两者的前面还有大网膜，因该血管分布非常丰富，则易刺伤血管而引起出血，如有出血倾向的患者，更应注意。

（4）肾俞

肾俞穴位于腰部，第 2 腰椎棘突下，旁开 1.5 寸。

在腰背筋膜，最长肌和髂肋肌之间，有第二腰动、静脉后支；有第一腰神经后支的外侧支，深层为第一腰丛。

主治：遗尿、遗精、阳痿、月经不调、白带、水肿、耳鸣、耳聋、腰痛、肠炎、痢疾、便秘。

（5）大肠俞

俯卧位，在第四腰椎棘突下，腰阳关（督脉）旁开1.5寸处取穴，约与髂嵴高点相平。

主治消化系统疾病：肠炎、痢疾、便秘、小儿消化不良。

（6）中髎

在骶部，当次髎内下方，适对第三骶后孔处。

解剖皮肤→皮下组织→臀大肌→竖脊肌。浅层有臀中皮神经；深层有第三骶神经和骶外侧动、静脉的后支。

主治便秘、泄泻、月经不调、带下、小便不利。

（7）曲池

曲池，屈肘时在手肘关节弯曲凹陷处。

主治：具有治疗外感发热、咳嗽、齿痛、湿疹、痤疮、便秘等作用。

（8）支沟

穴位于前臂背侧，位置在手腕横纹正中间大约三寸左右的位置。

主治：支沟有疏利三焦、通便解秘作用，是便秘治疗要穴。

（9）足三里

穴位于外膝眼下四横指、胫骨边缘。找穴时左腿用右手、右腿用左手以示指第二关节沿胫骨上移，至有突出的斜面骨头阻挡为止，指尖处即为此穴。

主治：足三里，有健脾和胃、渗湿止泻、理气通便的作用，为强壮要穴。

（10）上巨虚

位于人体小腿前外侧，在犊鼻穴下6寸，足三里穴下3寸。在足三里与下巨虚连线的中点处取穴。距胫骨前缘一横指，在胫骨前肌中；有胫前动、静脉；有腓肠外侧皮神经及隐神经的皮支，深层当腓深神经。

主治：肠鸣泄泻、阑尾炎、胃肠炎、腹痛胀满、便秘等。

（11）气海

取穴时，可采用仰卧的姿势，该穴位于人体的下腹部，直线连结肚脐与耻骨上方，将其分为十等份，于肚脐3/10的位置，即为此穴。

主治：补气理气要穴，治疗腹痛、泄泻、便秘、气虚等。

（12）关元

穴是人体的穴位。其位于脐下三寸处。

主治：有培元固本、补益肾气之功，凡元气亏损均可使用。对老年阳虚便秘有良效。

（13）长强、提肛见痔疮章。

2. 针灸治疗便秘国内临床报道综述

（1）毫针针刺

韩国红等，选天枢、大横、上巨虚、足三里针刺，得气后，进行平补平泻；在大肠俞、中髎针刺，得气后不行针，取曲池、支沟行泻法。1天1次，以8次为1个疗程，进行两个疗程，与仅用中药麻子仁丸进行治疗相比，针刺治疗有明显优势。王开宏，选择单穴针刺支沟穴、单穴针刺天枢穴，针刺治疗15天后40例患者都全部取效，其中约四分之三痊愈。此外他还选用多穴配伍的方式治疗便秘，先选用足三里、丰隆穴进行施针，再对天枢、水道穴、归来穴施针，针刺治疗一个疗程15天后，在80例患者中71例患者完全康复，9例患者的病情得到明显好转。

（2）针刺与艾灸结合

任亚东观察温针灸治疗慢性功能性便秘的临床疗效。方法：将82例慢性功能性便秘患者随机分为温针灸组和单纯针刺组，每组各41例。两组患者均隔日交替仰卧位取穴针刺支沟、天枢、气海、足三里、上巨虚和俯卧位取穴针刺脾俞、肾俞、大肠俞、次髎。温针灸组针刺得气后在天枢、气海、足三里、脾俞、大肠俞针尾加温针灸治疗。对比观察温针灸组与单纯针刺组，在临床疗效及便秘评分量表的差异。结果：温针灸组总有效率为85.37%，针刺组总有效率为68.29%，两组差异有统计学意义（$P < 0.05$）。便秘评分量表总分评定温针灸组治疗前为15.57±3.08，治疗后为7.64±3.29；针刺组治疗前为15.23±3.19，治疗后为10.72±3.35，两组治疗后便秘评分量表总分差异有统计学意义（$P < 0.05$）。结论：温针灸治疗慢性功能性便秘疗效确切，优于普通针刺法。

金光辉用四神聪、大肠俞、上巨虚、足三里、天枢等穴位作为主穴，随症加减配穴，进行针刺治疗，施提插捻转操作得气后，进行平补平泻法。选用四神聪穴进行艾灸，每天一次，共治疗20

天，治疗一个月后，针刺组患者治疗的总有效率为94.59%，张宏艳针灸配合盒灸治疗老年性便秘，取穴太冲、三阴交、上巨虚、足三里、关元、天枢、中脘与小肠俞、大肠俞、肾俞、胃俞、脾俞，针刺得气后使用平补平泻手法。在针刺治疗期间配合艾灸，主要灸患者腰部、腹部穴位，取针时结束艾灸，每天1次，10天为1个疗程，治疗3个疗程，有效率高达96.67%。张淼等温针灸治疗阳虚便秘，选用脾俞、肾俞、大肠俞、气海、关元、天枢、上巨虚、足三里。采用提插补法，得气后，加温针灸。每日1次，5天为1个疗程，共4个疗程。与对照组选用肉苁蓉口服液治疗阳虚便秘相比较，温针灸组在排便困难程度、间隔时间、便质干结程度、畏寒肢冷等方面改善更明显。李海龙等温针灸治疗老年性便秘，针刺至阳穴，施行平补平泻手法，得气后留针温针灸，每次灸2壮，1周为1个疗程，连续治疗3个疗程，与口服给予麻仁润肠丸的对照组相比，温针灸组比对照组更能显著改变大便性状、增加自主排便次数。李瑛等用温针灸治疗老年功能性便秘，取中脘、下脘、关元、气海，配天枢、大横、上巨虚、支沟，针刺轻捻转慢提插，得气后，针尾加温针灸。总有效率达93.3%。任亚东用温针灸治疗慢性功能性便秘，针刺得气后，在天枢、气海、足三里、脾俞、大肠俞针尾加温针灸。每日治疗1次，治疗4周，治疗结果显著，尤其适用于脾气虚弱或脾肾阳虚型便秘。

（3）电针

樊志奇临床研究共纳入受试对象64例，随机分为治疗组（电针组，EA）、对照组（假电针组，Sham EA），每组各32例。①治疗组（电针组，EA）取穴：双侧天枢、腹结、上巨虚。操作方法：天枢和腹结穴，采用2～3寸不锈钢毫针快速破皮，然后缓慢垂直深刺，直至腹膜壁层即止（刺至腹膜壁层的标准：患者针刺破皮痛后再次感觉揪痛或较剧烈的刺痛，同时医者自觉针尖抵触感），不提插捻转。上巨虚穴，用1.5寸毫针直刺1寸，小幅度均匀提插捻转3次，局部酸胀感为得气；留针期间，每10分钟行小幅度均匀提插捻转（3次）手法一次，共做手法3次。再分别横向连接电针仪电极于双侧天枢和腹结穴的针柄上。电

针选择疏密波，频率2～15 Hz，电流强度在0.1～1.0 mA范围，以患者腹部肌肉轻微颤动为度。每次留针30分钟，前两周治疗5次/周，后6周治疗3次/周，连续治疗8周，共治疗28次。②对照组（假电针组，Sham EA）取穴：双侧天枢旁、腹结旁、上巨虚旁非穴点。定位：天枢旁：天枢穴水平旁开1寸，脾经和胃经连线中点；腹结旁：腹结穴水平旁开1寸，脾经和胃经连线中点；上巨虚旁：上巨虚穴水平向外旁开，胃经和胆经连线中点。操作方法：仰卧位，皮肤常规消毒。采用1寸不锈钢毫针，配以特定长度套管，使针体正好被垂直敲入皮肤0.3～0.5寸（进入皮下脂肪层），不提插捻转。然后连接电针仪特制电源线电极于双侧天枢旁和腹结旁非穴点针柄上，频率2～15 Hz，电流强度为0.5 mA。特制电源线为中间电线剪断，外表如常；即电针仪显示接通状态，但实际未通电；频次、疗程同电针组。告知患者是一种有效的轻微电流输入，可能感觉不到刺激，但电流是输出的。

Meta分析结果显示，电针治疗功能性便秘有效率及一周自主排便次数改善程度不亚于口服药物疗法，优于安慰针疗法；在改善结肠运转试验方面，电针疗效与口服药物疗法相当，高于安慰针疗法；对于改善便秘评分量表（CCS）总分的近、远期疗效，电针与口服药物疗法相当，其中腹部俞穴深刺疗效优于浅刺及一般深度针刺；电针治疗功能性便秘未发现明显不良事件。通过临床试验证明，治疗组与对照组均能增加患者的自主排便次数，且效果相当。在增加完全自主排便次数、改善大便性状、减轻排便费力程度、改善PAC-QOL量表方面，总体上两组均有疗效，但治疗组优于对照组，且治疗组起效快，有远期疗效。张锋利电针治疗肿瘤患者口服硫酸吗啡控释片所致便秘的临床研究，将66例肿瘤患者口服硫酸吗啡控释片所致便秘者随机分为治疗组和对照组各33例，治疗组采用电针治疗，对照组采用口服枸橼酸莫沙必利片治疗，观察两组总体疗效和便秘症状评分。结果：治疗组和对照组总有效率比较差异无统计学意义（$P < 0.05$），说明两组的总体疗效相当，且疗效确切。但治疗组在改善便秘总评分方面明显优于对照组；两组在排便频率、排

便时间、排便困难程度方面，均较治疗前有明显改善（$P<0.01$），在大便性状方面，较治疗前有改善（$P<0.05$）。结论：电针治疗肿瘤患者口服硫酸吗啡控释片所致便秘疗效显著。

（4）穴位埋线

李国栋对穴位埋线治疗便秘进行了临床观察，认为有肯定疗效。谢振年、李东冰、贾小强在穴位强化埋线疗法结合肛门微创手术治疗混合型便秘的临床应用效果评价中，采用队列研究方法将136例混合型便秘患者分为两组，即治疗组（70例）采用穴位强化埋线疗法结合肛门微创手术，对照组（66例）采用普通穴位埋线结合肛门手术疗法，观察两组临床疗效和相关指标症状积分、标志物残留情况，随访时间12个月。结果：在治疗后1、3、12个月临床治愈率治疗组均优于对照组（$P<0.05$），治疗组的近期疗效及远期疗效均优于对照组；治疗组在症状积分改善方面（1个月、3个月、6个月、12个月）均较对照组明显改善（$P<0.01$）；治疗组在治疗后72小时标志物残留情况（1个月、6个月、12个月）均较对照组变化明显（$P<0.01$）。结论：穴位强化埋线法结合肛门微创手术依据相关中医理论，结合现代操作手段，能明显改善便秘的临床症状，促进肠蠕动，是一种融多种疗法、多种效应于一体的复合性中医外治方法，具有重要的现实及社会意义。

李东冰、谭敬范、李华山在穴位强化埋线治疗慢传输型便秘127例的临床研究中，观察组采用大肠俞、天枢、中极、足三里穴位埋线方法部分配合肛门局部手术，对照组口服中药四磨汤治疗，部分单独实施肛门局部手术。每天记录排便时间及排便量，随访6个月。结果：6个月时在观察组127例中治愈54例（42.5%），大便基本正常，44例（34.6%）便次多少不固定，有时有排便不尽感，符合显效标准。在对照组单纯慢传输型便秘中无显效及治愈病例；混合型便秘治愈3例（4.2%）、显效10例（13.9%）。结论：穴位强化埋线法治疗慢传输型便秘是一种简便易行的复合性治疗方法，配合肛门局部手术可治疗混合型便秘。该疗法治疗便秘的临床疗效令人满意。

王晶穴位埋线治疗老年习惯性便秘30例，方法：采用大肠俞、天枢、中极、足三里穴位埋线方法治疗，通过结肠传输试验观察结肠运动情况。每天记录排便时间及排便量，随访3个月。结果：30例中有26例治疗后排便均有改善（86.7%），于第1次排便后即可通畅排便，排便次数≥1次/2天，治愈22例（73.3%）。结论：穴位埋线法治疗便秘简便易行，临床疗效令人满意，经结肠传输试验证实有确切疗效。汪红根、沈玉明采用穴位埋线疗法治疗50例，并与西沙必利治疗的28例对照观察，疗效满意。

（5）耳穴贴压

曾燕芬观察耳穴贴压加针刺治疗功能性便秘的临床疗效。方法：将功能性便秘患者96例随机分成两组，治疗组48例，采用耳穴贴压加针刺天枢、上巨虚、大肠俞、支沟等穴位治疗；对照组48例，采用口服番泻叶治疗。结果：治疗组治愈率是66.7%，对照组是39.6%。两组间疗效差异存在非常显著性意义（$P<0.01$）。结论：耳穴贴压加针刺治疗组治疗效果明显优于药物组，耳穴贴压加针刺疗法为治疗功能性便秘的较佳方法。

针灸可有效治疗慢性便秘，增加排便次数，改善伴随症状，缓解焦虑和抑郁状态，提高患者的生命质量。按摩推拿可促进胃肠蠕动、刺激迷走神经、促进局部血液循环等，有助于改善便秘症状。虽然针灸和按摩推拿对治疗慢性便秘在临床上表现出一定的疗效，但是仍需要大样本和更高质量的研究进一步证实。

二、中医治疗

中医认为对便秘的治疗：应针对引起便秘的全身及局部原因，进行个性化的辨证论治。便秘的原因错综复杂，又常需综合的整理治疗措施才能收效，因此需纠正不良饮食、生活习惯，增加活动量等，并辅以必要的药物治疗。

（一）辨证分型

《伤寒论》将排便难分为"阴结""阳结""脾约""津竭"。后世则有风秘、气秘、湿秘、寒秘、热秘五秘之分，以及冷秘、虚秘、热燥、风燥之称。对此张景岳认为："立名太烦又无确据，不得其要，而徒滋疑惑，不无为临床之害也。"主张以阴结、阳结括之，有火者阳结，无火者阴结，然又过于笼统。中医内科学多以热秘、冷秘、气秘、虚秘（又分气虚、血虚、气血俱虚）论治。但笔者认识以上分类尚未能确切反映便秘病理病机，结合脏腑、气血、津液生理及临床所见，笔者将便秘辨证分型为：津液不足、气机失调、脾肾双虚、燥热内结 4 型。其病因病机及辨证要点如下。

1. 津液不足型

多有产后失血，发汗利小便或数下伤阴，恣饮酒浆，过食辛热致肠道燥热，或感受风热燥火之邪，或伤寒热病伤津，或素体阳盛，饮水不足，血亏阴虚等皆可导致肠道津液不足，失去对粪便的濡润滑利，形成津液不足便秘。该型特点是排出涩滞，粪结成块，色多褐黑，味臭，量少，3～5 日一行。伴有口臭唇疮、舌干口燥、头昏头痛、小便短赤、心烦易怒、五心烦热、心悸失眠、消瘦贫血、食少腹胀，舌红、少津，脉象细数等。前人所谓阴虚、血虚、津竭、阳结便秘，最终皆导致津亏液损，阴津液不足而粪结，故可归之于津液不足型。

2. 气机郁滞型

多有情志不舒，悲伤忧思，忽视定时排便，久坐少动或久病卧床，进食过少，偏食细粮，致气机郁滞，不能宣达，传导失职，糟粕内停而成。痔瘘、肛裂患者，久忍大便不泄，致通降失常，亦是形成本型的常见原因。本型的特点是"气内滞而物不行"。粪便虽不结燥，但排出困难，虽感腹胀、肛门下坠，但蹲厕后又无粪便，或排不干净，或排出后仍感坠胀。伴有胸胁痞满、纳食减少、头重昏蒙、倦怠身困、腹胀肠鸣、排屁多、嗳气、舌苔多薄腻、脉象弦大等。肺失清肃，胃失和降，肝失条达，脾失运化，俱能导致气机郁滞，湿困中焦，风中大肠，亦可使气化失于宣达，传导迟缓，而为便秘。前人所谓气秘、风秘、湿秘，多属此型。

3. 脾肾双虚型

多有久服泻剂，苦寒伤脾，房劳过度，精亏肾虚，致脾虚气弱传送推导无力，肾虚精耗不能蒸化津液，温润肠道，使粪便当出不能出而成。其特点是粪蓄肠间而无便意，虽有便意而努挣乏力，排出十分艰难，排时汗出短气，便后疲乏不

堪。伴有头眩耳鸣，气喘心悸，腰酸背痛，腹胀喜暖，小便清长，纳呆食少，排便需长期依赖泻剂，不服泻剂就数日不行，舌淡苔厚腻，脉虚等症。

4. 燥热内结型

外感风热燥火，内伤辛辣厚味，到风热燥火，结于胃肠。症见大便燥结、腹痛腹胀、口臭唇裂、面赤身热、小便短赤、烦躁口渴、苔黄厚、脉滑数。前人所谓热结燥秘是也，多为急性便秘、阳明热病。治宜清热泻火、苦寒泻下，方选承气汤之类。

（二）辨证治疗

中医学对便秘的治疗历来强调从整体出发，针对病因，调节饮食、起居、情志，遵照"保胃气、存津液"原则，合理用药。反对滥用泻剂，伤气耗液。张仲景在《伤寒论》中就反复强调，阳明病不大便，并非都可寒下，若肠中津液亏耗，此时大便虽硬亦不可攻，只宜外导或润下通便，设"阳明病，自汗出，若发汗，小便自利者，此为津液内竭，虽硬不可攻之"以训后人。但仍有不少医者治病不求甚解，见便秘之症便处以承气汤攻之，殊不知"承气本为逐邪，非专为结粪而设"（吴又可《瘟疫论》）。只有在体内滞留有害物质，如热邪、宿食、淤血、痰饮、食物或药物中毒时，方宜因势利导，通过泻下驱邪而出。而慢性便秘是津液亏、气机郁、脾肾虚的结果，因此断无攻下必要。

常用的治则及辨证施药如下。

1. 增水行舟法

即滋阴养血、增液润肠法。《医宗必读》说："老年津液干枯，妇人产后亡血及发汗利小便，病后血气未复，皆能秘结，此法补养气血，使津液生则自通。"并指出："此类便秘误用硝黄利药，多致不救，而巴豆、牵牛，其害更速。宜八珍汤加苏子、橘红、杏仁、苁蓉，倍用当归。"笔者以四物汤加肉苁蓉、何首乌、阿胶为本法主方，阴虚加女贞子、锁阳、天冬；血虚加黑芝麻、桑葚子；肠燥津枯加大麻仁、柏子仁、蜂蜜；气滞加枳壳、厚朴；血虚有热加地榆、槐角、黄芩，治疗多例，皆取得了满意效果。

2. 理气开秘法

即顺气行滞，升清降浊，开上窍，通下窍，"提壶揭盖"之法。适用于气机郁滞型便秘。前人多以六磨汤（槟榔、陈香、木香、乌药、枳壳、大黄）为主方，但方中大黄损伤津液，大便更秘；故当以局方苏子降气汤（苏子、半夏、前胡、厚朴、橘红、当归、甘草、肉桂或陈香）为主方，加莱菔子、瓜蒌、枳壳、杏仁等。

3. 益脾补肾法

即补益脾肾培本通便法。肾主五液，脾主散精，肾在下而主气化，脾居中而司运输。津液充，气化行，则大便调畅，脾失疏布运化，肾失温煦滋润，则大便秘结，故宜脾补肾法是治疗顽固性便秘的大法。脾虚中气不足，无力宣导大肠的气虚便秘，可用补中益气汤加当归尾、肉苁蓉、威灵仙。肾阴虚津亏可用六味地黄汤加麦冬、怀牛膝、肉苁蓉、黑芝麻。肾阳虚气化失职可用济川煎加半硫丸。胡伯虎通常用自拟运肠通便汤治疗顽固性便秘，方药：肉苁蓉15 g、怀牛膝10 g、熟地黄、当归、白术各15 g，威灵仙10 g。本方双补脾肾，不燥不寒，以加强脾肾对大肠宣导运化，推动便秘，故命名为运肠通便汤。对老年、久病、产后及久服泻剂形成的脾肾两虚便秘有较好作用。虚中夹实、腹胀结甚者，可加莱菔子、厚朴各10 g。脾肾阳虚、腹冷便结者，加韭菜子、葫芦巴各10 g。

4. 中成药

胡伯虎研发的"苁蓉通便口服液"治疗便秘取得了较好疗效，对虚型慢性便秘和习惯性便秘有肯定疗效。服药后排出成型软便，通便作用主要是滋阴补肾、润肠通便。以补为通。

苁蓉通便口服液处方：肉苁蓉、何首乌、枳实、蜂蜜。功能与主治：补肾滋阴、润下通便。主治中、老年人，病后、产后虚性便秘及习惯性便秘。用法与用量：口服，每日一次，睡前或清晨服用，每次10～20 mL。

疗效：受试组340例便秘者40岁以上者占227例（66%），以干部为主142例（42%），反映便秘，特别是慢性、虚性便秘在中、老年人群中颇为常见。苁蓉通便口服液对本组患者治疗结果：临床痊愈97例（28%）；显效183例

（54%）；有效50例（15%）；无效10例（3%）。显效以上280例（82%）；有效率占97%（330例），反映苁蓉通便口服液是对慢性、虚性便秘的较理想药物。对照组113例结果，临床痊愈9例（8%），显效42例（37%），有效49例（44%）；无效13例（11%）。显效以上51例（45%），有效率为88%（100例）。对照药麻仁丸是汉代张仲景治疗"脾约"便闭的著名方剂，具有良好缓下作用，是目前临床广泛使用的中成药缓泻剂，具有代表性，故作为对照药颇为合理。对照结果显示：两组有显著性差异（$P < 0.05$），说明苁蓉通便口服液在通便方面优于麻仁丸。

苁蓉通便口服液的优点是：具有较好补肝肾、增液润下作用，受试组340例中以津液不足型最多218例（64%），临床痊愈70例（32%）；显效111例（50%）；有效30例（13%）；无效4例（1%）。说明本剂的主要功能是养血生津、润肠通便，具有补肝肾、生精血、润下而不伤正、通便尚可滋阴的特点，对虚性便秘尤为合适。此外，口服液剂型，具有使用方便、吸收快、作用时间短（服后4～6小时排便，麻仁丸8～10小时排便）等优点。

实验结果表明，苁蓉通便口服液在5 mL/kg剂量下，可引起半数以上小鼠产生泻下，随着剂量的增加，泻下作用增强。大、中、小剂量均可在用药后2小时左右出现泻下，大剂量组第一次排便多见软便，接着排泄稀稠便。大、中、小剂量均以排泄稀稠便为主。大剂量组排出物较多，表明清除肠内宿食燥屎的程度比小剂量明显。

文献记载苁蓉有补肾、益精、润燥、滑肠的作用，实验表明，苁蓉煎剂5 g/kg可使小鼠致泻，剂量增大，作用亦增强。苁蓉通便作用，主要以排软便为主，作用缓和。同其他药配伍将起到较好的协同作用。

综上所述，苁蓉通便口服液在动物身上呈现明显的通便作用，且作用缓和，适合中、老年人及产后、病后虚性便秘者服用。

5. 笔者经验疗法

（1）中药灌滴疗法

李金顺采用自研"顺肠通胶囊"处方（东营肛肠病医院院内制剂）和灌滴疗法取得良好疗效。

便秘灌肠汤处方：白屈菜 200 g、沙参 100 g、寸冬 100 g、大黄 20 g、肉苁蓉 200 g、枳壳 30 g、炙甘草 6 g。加水 1 000 mL 煎至 800 mL，煎二次共计约 1 600 mL，每袋封装 100 mL，每晚睡前用一次性灌肠器滴入直肠内。

（2）肛疾消油壶

处方（东营肛肠病医院院内制剂）笔者运用口服中药加肛内每日早晚各注入油壶一支（每支装 20 mL），取得了治疗便秘的理想疗效。

（3）李氏丹砂穴位敷贴疗法

便秘砂处方：（东营肛肠病医院制剂），神阙穴贴按，方便可靠，无副作用，患者极易接受，值得推广。

中医中药对改善慢性便秘症状有肯定效果。但关于中药治疗慢性便秘的随机、双盲、安慰剂对照研究仍较少，其疗效的评估尚需更多循证医学证据。

三、西医治疗

FC 治疗应从基础治疗入手，调整饮食和生活方式，多饮水、增加有氧运动、建立良好的排便习惯。适当疗程（如 4～8 周）的基础治疗无效后，再以症状为基础，分析病理机制，筛选药物治疗。

1. 纤维素和容积性泻剂

适用于轻、中度便秘。如饮食和生活方式调整无效，在使用泻剂或客观检查之前，可选择膳食纤维或补充纤维素实验性治疗（20～30 g/d）。不溶且不酵解的纤维素，如麦麸、小麦麸皮、玉米麸皮、魔芋淀粉、琼脂、甲基纤维素、车前子制剂、聚卡波非钙等均属此类。

可溶且可酵解的纤维素，如欧车前均可加速肠道传输。纤维素及其酵解产物的另一功能是对肠道微生态的调节、黏膜免疫激活和维持肠道通透性，并可调节肠道功能和感觉。但纤维素治疗会产生剂量依赖性的腹胀和胃肠胀气，降低患者的依从性。因此可采用"小剂量开始和缓慢增加"的方式，用几周的升阶梯方法增加纤维素用量至治疗剂量。

研究结果显示，容积性泻剂较安慰剂能更有效地缓解慢性便秘患者的整体症状（缓解率为

86.5% 比 47.4%）和排便费力（缓解率为 55.6% 比 28.6%）的情况，可增加每周完全自发性排便次数（3.9 次比 2.9 次），减少排便间隔天数。全球多项临床研究结果显示，服用欧车前可改善慢性便秘患者的排便频率，且药物不良反应与对照组的差异无统计学意义，但在改善粪便性状和肠道传输时间方面仍存在争议。聚卡波非钙在肠道形成亲水性凝胶，参与粪便形成，使粪便蓬松柔软易于排出，该药在消化道不被吸收，长期使用安全，有助于患者建立良好的排便习惯。容积性泻剂潜在的不良反应包括腹胀、食管梗阻、结肠梗阻，以及钙和铁吸收不良。因此，建议慢性便秘患者在服用容积性泻剂的同时应摄入足够水分。

2. 渗透性泻剂

容积性泻剂和渗透性泻剂主要用于轻、中度便秘患者。容积性泻剂通过滞留粪便中的水分，增加粪便含水量和粪便体积起到通便作用，渗透性泻剂可在肠内形成高渗状态，吸收水分，增加粪便体积，刺激肠道蠕动，主要包括聚乙二醇和不被吸收的糖类（如乳果糖）。多项大样本随机、双盲、安慰剂对照研究证实，富含电解质的聚乙二醇或者不含电解质的聚乙二醇在改善每周排便频率、粪便性状和便秘相关症状等方面的疗效均显著优于其他治疗组，且其不良反应更易于接受、耐受性更好、更易于控制。Meta 分析发现，聚乙二醇可增加患者 CSBM 次数（排便频率为 1.98 次/周，$P = 0.0003$）。聚乙二醇严重不良反应罕见，已被国际多项指南和共识意见推荐用于慢性便秘患者的长期治疗。乳果糖在结肠中可被代谢为乳酸和乙酸，促进生理性细菌的生长，同时这些相对分子质量较低的有机酸可增加肠腔内渗透压，从而改善慢性便秘患者的排便频率和粪便性状。在接受乳果糖治疗超过 4 周的患者中没有发现任何潜在的严重不良反应，提示长期使用该药物是安全的且耐受性良好、价格低廉。对于便秘孕妇是一种安全的选择。但需注意盐类泻剂过量使用可能导致电解质失衡。

3. 刺激性泻剂

可减少肠道对水分的吸收、刺激肠道动力、促进前列腺素的释放，也会刺激肠道神经。刺激性泻剂（包括比沙可啶、酚酞、蒽醌类药物和蓖

麻油等），这些药物在推荐剂量下使用是安全的。长期服用可导致结肠黑变病，因此建议短期、间断服用。多项随机、安慰剂对照试验结果显示，比沙可啶、匹可硫酸钠等刺激性泻剂可增加慢性便秘患者每周 CSBM 次数、改善粪便性状和缓解便秘相关症状。Meta 分析发现，刺激性泻剂对慢性特发性便秘（chronic idiopathic constipation, CIC）有较好的疗效［相对危险度（relative risk, RR）= 0.54，95% CI：0.42 ~ 0.69］，但需要服用刺激性泻剂治疗的患者发生严重不良反应的危险度升高（OR = 3.0，95% CI：2.0 ~ 3.5）。长期使用刺激性泻剂易出现药物依赖、吸收不良和电解质紊乱，还可损害患者的肠神经系统而导致结肠动力减弱，甚至引起结肠黑变病。一项回顾性队列研究发现，34.7% 的结肠黑变病患者至少检出 1 个腺瘤，而对照组该比例为 26.5%（OR = 1.52，95% CI：1.04 ~ 2.24，P = 0.03）。因此，建议短期、间断使用刺激性泻剂。

4. 促动力剂

现常用的有多巴胺 D_2 受体拮抗剂甲氧氯普胺、外周性多巴胺 D_2 受体拮抗剂多潘立酮，以及通过乙酰胆碱起作用的伊托必利和莫沙必利等。新药 5-HT4 受体激动剂，如普芦卡必利、维斯曲格等可以刺激胃肠蠕动、加快胃肠传输、改善慢性便秘症状。

5. 促分泌剂

促肠道分泌新药物：鲁比前列酮、利那洛肽及普卡那肽。前两者的临床随机对照试验表明，能有效改善慢性便秘症状、排便频率等，后者的药物剂量试验也表明可有效治疗 FC。鲁比前列酮是选择性 2 型氯离子通道激动剂，可提高肠上皮分泌、软化粪便、促进排粪。利那洛肽和普卡那肽均为鸟苷酸环化酶 C 激动剂，可增加肠腔内氯和碳酸氢盐分泌、增加排便频率。

6. 胆汁酸调节剂

回肠胆汁酸转运抑制剂。这种不吸收的小分子物质可通过抑制回肠胆汁酸转运体、增加胆汁酸抵达近端结肠，促进结肠分泌和运动。一项 Ⅱ 期多中心随机双盲安慰剂对照试验发现，依洛昔巴特片可增加排便次数，改善便秘症状，但其疗效及安全性仍需大样本临床试验证实。

7. 补充和替代治疗

西梅干 50 g 或约 6 个李子，2 次/天及大麻种子提取物（7.5 g，2 次/天），8 周为一个疗程，均可显著改善便秘症状。益生菌制剂可能对 FC 患者有益，但现有研究报道尚无统一共识。米索前列醇这种作用于全身的前列腺素 E_1 类似物，对治疗便秘也有一定疗效。

选择药物时，应注意以下事项：①FC 治疗强调个体化的整体治疗原则，应建立良好的医患沟通和信任，注意饮食调节和精神心理因素的影响；②优化药物选择：在循证医学的指导下，以症状为基础，分析病理机制及其相关性，选择相应的靶向药物；③任何治疗 FC 的药物，均会因长期使用或滥用而耐药，因此重视联合用药、交替用药的原则；④了解药物安全性，如聚乙二醇导致电解质失衡，5-HT 受体激动剂的心血管不良事件等。

8. 非药物疗法

非药物疗法是建立在神经胃肠病学及临床循证研究的基础上，基于脑 - 肠轴"神经调控"学说而发展起来，是目前正在研究和开发的最有前景的治疗方法。其中"骶神经刺激"对 STC 和 DD 均有显著疗效、"结肠电刺激"可改善难治性 STC 的便秘症状、"直肠电刺激"可作为 BF 治疗无效的替代疗法；中国传统的针灸及电针刺激，可增加胃肠蠕动，提高 STC 患者排便频率；另有文献报道，振动胶囊（新型、非创伤性治疗手段）等可能对 STC 也有效。但以上治疗的疗效及安全性仍需循证医学证据支持。

骶神经刺激可用于常规内科治疗无效的难治性便秘。骶神经刺激又称为骶神经调控，是神经调控治疗方法之一。2015 年美国、欧洲神经胃肠病和动力学会共识意见和 2016 年罗马 Ⅳ 标准，均推荐将骶神经刺激用于常规内科治疗无效的难治性便秘。骶神经刺激治疗慢性便秘的确切机制尚在探讨中，但多数研究认为骶神经刺激能够调节迷走神经和躯体神经的传入神经，改善肠道感觉和运动功能，影响盆底器官和低位肠段（主要影响左半横结肠、降结肠和直肠肛管），促进排便。骶神经刺激的流程包括两个阶段：第一阶段是临时电极植入（或称为试验性电极植入）阶段，应用体外调节器进行测试调节，筛选治疗有效的便秘患者；第二阶段为永久性植入阶段，对于治疗有效（经过 2 ~ 3 周的筛选期，便秘症状改善达 50% 以上）的患者，可植入永久性的骶神经调节器。刺激部位一般选择 S₂ 至 S₄ 的骶神经根，多数研究选用的刺激参数为脉冲宽度 210 μs，频率 10 ~ 15 Hz，一般 2 ~ 4 周起效。Meta 分析结果显示，骶神经刺激治疗便秘的总体应答率为 56.9%，总体远期有效率为 40.1%，植入永久性刺激器后的远期有效率为 73.2%，平均随访 31 个月，刺激仪取出率为 8% ~ 23%，主要原因是发生了不良反应、患者撤回同意书等。一项回顾性研究纳入 61 例慢性便秘患者，其中 42 例植入永久性骶神经刺激器（14 例 STC、15 例排便障碍型便秘、13 例混合型便秘），随访（51 ± 15）个月。结果显示，患者的克利夫兰便秘评分从基线时的（17 ± 6）分降至植入永久性骶神经刺激器后的（9 ± 6）分（P < 0.001）；其中排便障碍型便秘患者的疗效比 STC 显著，以克利夫兰便秘评分降低 50% 以上来衡量，60% 的排便障碍型便秘患者和 19% 的 STC 患者达标。骶神经刺激主要有局部感染、电极移位和刺激部位疼痛等并发症，目前尚未发现威胁生命或者不可逆转的不良事件。一项研究报道，在临时治疗阶段的 44 例患者中，8 例出现 1 级并发症（电极部位疼痛、直肠出血、尿潴留、腹痛、焦虑、铅断裂和刺激器的故障），4 例出现 2 级并发症（痉挛加重、便秘加重、高血糖和过敏反应）；在植入永久刺激器的 15 例患者中，记录了 5 个不良事件，3 个是 2 级（发生浅表感染、高血糖和刺激部位疼痛各 1 例），2 个是 3 级（因严重感染取出刺激器和行修复手术各 1 例）。骶神经刺激中若出现严重并发症需外科手术处理。一项回顾性研究发现，随访 1 ~ 99 个月，28.8%（36/125）的患者需要外科手术处理，患者需手术处理的适应证包括铅损伤、无法忍受的疼痛、骶神经刺激功效丧失等。国外文献报道，骶神经刺激术治疗排便功能障碍型便秘有较好的疗效，但国内相关报道较少，有待进一步临床观察。

9. 难治性便秘的治疗

难治性便秘的定义目前尚缺乏统一的共识和（或）标准，多数学者认为慢性便秘持续 1 年以上，常规药物治疗无效，且严重影响日常生活，病因不确定，长期依赖泻剂排便，甚至终身依赖泻剂者，可归属于难治性便秘，是世界公认的难治性疾病之一。确定病因是难治性便秘患者之首务，常需转至有充足医疗资源的医院，重新进行结直肠肛门形态学及功能检查，包括结肠镜、钡灌肠、排粪造影（包括钡剂、磁共振排粪造影）和肛管直肠腔内超声检查等，以排除结直肠器质性疾病和解剖结构异常所致便秘；排粪造影被多项指南推荐为评估盆腔脏器结构和功能的一线或二线检查方法；肛管直肠腔内超声检查是了解肛门内外括约肌的重要方法。结直肠肛门功能检查方法包括结肠传输时间测定、球囊逼出试验、盆底肌电图、阴部神经终末电位潜伏期和肛门直肠压力测定（包括高分辨率测压和三维高分辨率肛门直肠测压）等以明确诊断，确定病因。球囊逼出试验是排便障碍的初筛检查。Meta 分析表明，在队列研究中，球囊逼出试验诊断盆底肌不协调收缩的灵敏度为 70%（95% CI：52% ~ 83%），特异度为 77%（95% CI：70% ~ 82%）；病例对照研究中，球囊逼出试验诊断盆底肌不协调收缩的灵敏度和特异度分别为 70%（95% CI：53% ~ 82%）和 81%（95% CI：75% ~ 86%）。球囊逼出试验正常者并不能完全排除盆底肌不协调收缩的可能，因此不能单独用来诊断排便障碍。此外，球囊逼出试验还存在检测装置、检测方法难以标准化等局限性，应结合临床情况综合分析。盆底肌电图和阴部神经终末电位潜伏期可发现盆底神经损伤所致的排便障碍，以鉴别肌源性便秘与神经源性便秘。但有研究显示，肌电图诊断特异性不高，对于大便失禁和排便障碍患者，其结果有重叠现象。因此，临床上很少单独使用盆底肌电图，而是将其与其他检查，如肛门直肠压力测定等联合评估肛门直肠功能。肛门直肠压力测定能评估肛门直肠动力和感觉功能、排便时盆底肌有无不协调收缩、是否存在直肠压力不足、是否缺乏肛门直肠抑制反射、直肠感觉阈值有无变化等，并且可以评估生物反馈的疗效。2018 年伦敦共识指出：肛门直肠压力测定是最成熟的评估肛管直肠功能的技术，具有高效、操作简便、患者接受度高等优点。肛门直肠压力测定结果易受到多种因素的干扰，尤其是受仪器设备、操作者经验的影响很大。大量研究表明，与水灌注肛门直肠压力测定相比，高分辨率肛门直肠压力测定对于肛门括约肌压力和直肠压力测定具有更高的识别度，且测压过程中患者更舒适，结果更可靠，在指导患者生物反馈治疗上有明显优势。另外，对于难治性便秘患者，需酌情行结肠压力监测，如结肠缺乏特异性推进性收缩波、结肠对晨起和餐后都缺乏条件反射，则提示结肠无力的诊断。

全球多项慢性便秘指南和（或）共识均指出，难治性便秘的治疗需多学科干预、联合用药。作为补救措施，可短期、间断使用刺激性泻剂。对于难治性便秘患者，亦可尝试应用普芦卡必利、利那洛肽、鲁比前列酮、依洛昔巴特片等新药。对于药物治疗无效的难治性便秘患者，可尝试骶神经刺激等神经调控疗法。2015 年美国、欧洲神经胃肠病和动力学会共识意见和 2016 罗马 IV 标准均推荐，将骶神经刺激用于常规内科治疗无效的难治性便秘。难治性便秘经过内科综合治疗无效、符合手术指征者可考虑手术治疗。术前要重新全面评估，明确与便秘相关的形态学改变，严格掌握手术指征，当肠道有多种形态学异常同时存在时，手术治疗主要病变的同时还应治疗合并的病变，降低手术并发症和复发的风险。

笔者体会此便秘之所以难治，除病因错综复杂之外，与长期服用泻剂，使其成瘾，形成依赖密切相关，故需从整体考虑、针对个体特征，在基础治疗上下功夫，采取综合措施，中西医结合，逐步停用泻剂，方可妙手回春。

10. 老年便秘的治疗

摄入膳食纤维减少、缺乏运动、合并多种疾病和多重用药是老年人发生便秘的主要原因。老年人由于牙齿松动、脱落、缺损，咀嚼功能减退，往往造成膳食纤维摄入不足，躯体活动不便或卧病在床使老年患者活动量明显减少。另外，老年患者常合并多种慢性疾病，需长期服用多种药物，包括抗胆碱能药物、阿片类药、钙剂、钙通道阻滞剂和 NSAID 等。故老年便秘患者的治疗应首先增加膳食纤维和水分摄入、合理运动、尽量停用导致便秘的药物。药物首选容积性泻剂和渗透性泻剂，如乳果糖、聚乙二醇。盐类泻药（如硫酸镁）过量应用会导致电解质紊乱，建议慎用。对

病情严重的患者，可短期、适量应用刺激性泻剂，或合用灌肠剂或栓剂。一项针对 ≥65 岁的老年慢性便秘患者的研究显示，老年便秘患者经普芦卡必利治疗 4 周后，CSBM 次数每周增加 1 次的患者比例达 60%，提示该药有良好的安全性和患者耐受性。一项有关鲁比前列酮的研究，纳入 163 例 ≥65 岁的老年患者和 715 例 18～64 岁的便秘患者，结果表明，无论是老年还是年轻患者，在短期和长期的随访中均显示便秘严重程度和腹胀等腹部不适症状均较治疗前明显缓解。老年患者服用鲁比前列酮的不良事件发生率低于年轻患者 [74.2%（121/163）比 80.1%（573/715）]。

11. 儿童便秘的治疗

多数为功能性便秘，患病率为 0.5%～32.2%。一项纳入我国北方 5 个城市（北京、天津、沈阳、长春和哈尔滨）19 286 例儿童便秘患者的调查结果显示，儿童功能性便秘的患病率为 4.73%。男、女患病率的差异无统计学意义，年龄对儿童便秘发生没有影响。由于疼痛或社会因素（如上学）而反复主动地克制排便是引起儿童便秘的最常见原因。排便频率与饮食、社会习惯、如厕训练、排便设施、家庭文化信仰、家庭内部关系和每日活动有关。儿童功能性便秘的治疗包括非药物治疗和药物治疗，非药物治疗包括家庭教育、合理饮食和排便习惯训练。家庭教育与药物治疗同等重要，前者包括告知患儿家庭辨识克制排便行为和采取干预措施，如规律如厕、记录排便日记，以及建立成功排便的奖励制度。合理饮食包括足量饮水、均衡膳食、鼓励母乳喂养、增加膳食纤维的摄入。一项系统回顾性研究结果显示，随访 6～12 个月，50% 的便秘患儿可恢复正常排便并成功停用泻药。存在粪便嵌塞的儿童应采用口服（容积性或渗透性泻剂）或经直肠用药（开塞露或 0.9% 的氯化钠溶液）解除嵌塞粪块。解除嵌塞后，应启动维持治疗。聚乙二醇是便秘患儿的一线治疗药物，容积性泻药和乳果糖也被证实有效，且耐受性良好。

12. 妊娠便秘的治疗

妊娠期妇女的便秘发生率高达 40%。其中，妊娠早、中、晚期和产后功能性便秘的患病率分别为 35%、39%、21% 和 17%，以妊娠早、中期

最高。妊娠期便秘的发病机制为多因素，主要与孕激素、机械性因素和生活方式改变有关。妊娠期由于孕激素作用，胃动素减少导致结肠蠕动减慢；妊娠 6 个月以上时，子宫增大，压迫肠管，使肠内容物运行障碍；饮食习惯改变和运动减少也参与便秘的发生。妊娠期便秘的治疗：首要是改变生活方式；其次容积性泻药、聚乙二醇、乳果糖安全性好、作用缓且对胎儿无不良影响，可选用。国外一项观察性开放研究观察 40 例妊娠期便秘患者，结果显示，聚乙二醇能明显增加排便次数、改善便秘症状，有效率为 73%。国内一项随机、双盲、安慰剂对照多中心临床研究纳入了 63 例妊娠期便秘患者，分别给予乳果糖和安慰剂，结果表明，乳果糖治疗 2 周后粪便性状与安慰剂组相比明显改善，有效率分别为 61.3% 和 46.9%，无严重不良事件发生。国内另一项多中心前瞻性自身对照研究纳入 140 例妊娠期便秘患者，给予口服小麦纤维素颗粒治疗 2 周，结果显示，经小麦纤维素颗粒治疗后，患者排便困难症状明显减轻，粪便性状明显改善，服药期间未发现明显不良反应。比沙可啶和番泻叶可引起肠道痉挛，长期使用可引起电解质紊乱。其他蒽醌类泻药和蓖麻油可能有致畸或诱发子宫收缩的风险，应避免使用。

13. 阿片类药所致便秘的治疗

阿片类药是治疗慢性疼痛的主要药物，而便秘是各种阿片类药最常见的不良反应，临床称之为 OIC。其机制主要是阿片与胃肠道内 μ 受体结合，抑制胃肠动力和肠液分泌。OIC 的预防非常重要，预防措施应与阿片类药治疗同时开始，包括预防性使用通便药和改变生活习惯（如增加液体摄入、增加膳食纤维、适当锻炼等）。OIC 的治疗药物包括容积性泻剂、渗透性泻剂、刺激性泻剂。对于以上常规泻剂无效的患者，可尝试治疗 OIC 的新型药物，包括促分泌药、促动力药、羟考酮与纳洛酮缓释剂、外周 μ - 阿片受体拮抗剂。随机、双盲对照研究显示，鲁比前列酮显著增加 OIC 患者的排便次数，且耐受性良好，2013 年被美国 FDA 批准用于治疗成人非癌性疼痛患者。另一项有关普芦卡必利的 2 期研究表明，该药可安全、有效地改善 OIC 患者的肠道功能。羟考酮与纳洛

酮缓释剂口服给药可拮抗胃肠道阿片受体，而对羟考酮的中枢镇痛作用影响较小，该药对 OIC 的治疗效果显著。目前研究较多的是外周 μ - 阿片受体拮抗剂，包括甲基纳曲酮、爱维莫潘和纳洛醇醚等。

四、手术治疗

（一）STC 患者的治疗

非手术治疗疗效差和经便秘特殊检查显示有明显异常的 STC 患者，可考虑手术治疗。应慎重掌握手术指征，针对病变选择相应的手术。

1. STC 的手术指征

①符合罗马 Ⅳ 标准；②结肠传输时间明显延长；③经系统非手术治疗后效果欠佳；④钡灌肠或结肠镜检查排除结直肠器质性疾病；⑤严重影响日常生活和工作；⑥无严重的精神障碍。

2. STC 手术方式

①全结肠切除回直肠吻合术是改善排便困难有效的术式，但术后会出现一定的并发症。②结肠次全切除术，主要重建方式包括顺蠕动升结肠或盲肠 - 直肠端端吻合术（图 18-2）和逆蠕动盲直肠吻合术。保留回盲部是为了保留回盲瓣的功能，可有效减少术后并发症的发生，保留回盲部的长度应根据盲直肠吻合部位和方式的不同来掌握。③结肠旷置术，适用于老年和不能耐受较大手术的 STC 患者。国内率先采用结肠旷置术，目前有多种不同的结肠旷置术式可供选择。④回肠造口术，适用于行结肠旷置术后出现盲袢综合征

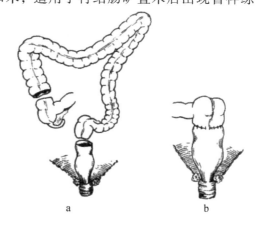

a. 结肠切除范围；b. 盲 - 直肠端端吻合

图 18-2　盲肠 - 直肠端端吻合术

和年老体弱的 STC 患者。不同术式在治疗结果及术后并发症方面各有差异，见表 18-5。

排便功能障碍型便秘常有多种解剖异常，其手术指征复杂、术式多样，且手术疗效也不尽相同，尚无统一标准。

表 18-5 结肠部分切除术治疗结果及并发症

作者	病例数	随访	术式	有效率 %	小肠梗阻
					% 需再手术
Kamm	2	2 年	左袢结肠切除术	100	未报告
Bellivealu	48	5.4 年	次全切除术 37 例 部分肠段切除术 10 例 回肠造口术/Hartmann1 例	79 86 100	50
Preston	21	未报告	次全结肠切除术 16 例 肠段部分切除术 5 例	75 0	384
屠岳、李实忠等	13	1~3 年	次全切除+盲直肠吻合术	100	00

从文献综述可见，部分结肠切除术治疗 STC 总有效率在 75%~86%。若术前病例选择恰当，手术方法正确，即直接可将慢传输的结肠段切除，则本术式有效率满意。目前普遍认为结肠部分切除是治疗 STC 的首选方法。疗效高低取决于诊断准确、术中切除传输迟缓的结肠段，保留的结肠不能过度扩张则是关键。屠岳等认为切除部分结肠+必要的盆底修补术（抬高修补 3~4 cm，直肠悬吊固定于骶骨岬骨膜上）以纠正会阴下降、肠疝、直肠内套叠等组合型便秘者，可获得满意疗效。

（二）直肠内脱垂所致便秘的治疗

喻德洪在《现代肛肠外科学》中论述本病时说：直肠内套叠（IRI）又称直肠内脱垂、隐性直肠脱垂或不完全性直肠脱垂等。自然也包含了直肠前壁黏膜内脱垂（AMP）。卢任华从 X 线观察认为：AMP 是指增粗而松弛的直肠黏膜脱垂于肛管上部前方，是该部呈凹陷状，而直肠肛管连接处后缘光滑连续。当增粗而松弛的直肠黏膜脱垂于直肠内（多数在远端，少数有复套）形成环状杯口状套叠时，即为 IRI。完全性直肠脱垂（ERP）则指直肠全层脱出于肛门外，X 线片中可显示肛门外有大小、长度不等的脱出物，而 X 线造影片中常可见到 AMP、IRI 及 ERP 兼容表现。卢任华在 461 例排便障碍者 X 线所见统计发现 IRI 230 例

（占 49.8%），其中包括单纯 AMP 60 例、单纯 IRI 124 例、有 AMP→IRI 相继出现 41 例；另 5 例 ERP 一次出现，共统计 230 例，可见三者之间有递进关系。由此看来，内脱垂与内套叠及直肠外脱垂只是程度与部位不同而已，而本质上都是盆底松弛综合征的一种表现形式。本病多发生在直肠远端，部分患者可累及直肠中段，由于当直肠指检、肛门镜、直肠镜、乙结肠镜检及钡灌摄片时，套叠多已复位，所以临床一般诊断虽不困难但最佳方法只有通过排粪造影的动态摄片，才能明确诊断。故这里将 AMP、IRI、ERP 三症一并阐述（图 18-3、图 18-4）。

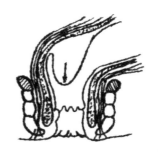

图 18-3 直肠前壁黏膜脱垂

1. 病因

病因尚不清楚，有人认为直肠冗长是发生这类疾病的必备条件。Ihre 统计 IRI 3 倍于 ERP，认为前者可能是先兆，极可能发展为 ERP。但也有人认为这是两种不同的疾病，否认 IRI 发展为 ERP

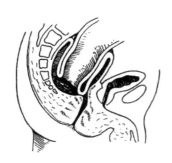

图 18-4　直肠内套叠（IRI）

的可能性。

2. 临床表现

宋光瑞等临床中曾做 1185 例（男 548 例，女 637 例）肛肠科住院患者排粪造影发现 AMP 无明显性别比差异（女性 25 例，男性 26 例），IRI 略多见于女性（男性 353 例占 64.42%，女性 439 例占 68.92%）但也有人认为相反，指出这类脱垂性疾病可发生于便秘的任何年龄的男、女、老、少，尽管男性 OOC 患者明显少于女性，但在男性中却主要患 IRI。这类脱垂性疾病表现为直肠排空困难、便意不尽及肛门阻塞感，且只要越努挣，排便后肛坠越明显，也可见于长期劳累、负重及久行、久坐、久蹲之后肛坠加重者。若患者将手指沾肥皂水后插入肛门或用痔疮栓插入肛门则可帮助排便，这是因为手指或栓剂将脱垂的直肠黏膜推回复位，从而暂时解除了梗阻因素。部分患者在排便时有下腹部或骶部疼痛，偶有黏液血便。部分患者还伴有精神症状，多为忧郁或焦虑。

3. 诊断

指诊可扪及直肠下端黏膜褶皱增多、堆积。直肠、乙状结肠镜检查：内镜虽不能发现 AMP、IRI 及复位后的 ERP，但在内脱垂、内套叠及外脱垂折叠处常可见溃疡、糜烂红斑或充血水肿，故有时被误解为直肠炎性疾病。排粪造影：可明确诊断本病，并有时能动态观察到 AMP→IRI→EPR 的变化。典型的表现是直肠左侧位力排的黏膜相，可见到黏膜脱垂呈漏斗状或流沙状（或杯口状）影像，部分患者有骶直分离（S-RS）现象。也有学者认为，IRI 与会阴下降综合征（DPS）的症状及临床体征类似，会阴下降时（即肛上距力排正常值为 30 mm，经产妇为 35 mm），由于排便时过度屏气，可致 AMP，因此两者本质上也可能是一种病，即盆底松弛综合征，仅在不同发展阶段有不同表现。

4. 治疗

（1）非手术疗法

1）直肠内脱垂的消痔灵注射硬化法（史兆岐法）：治疗的重点是固定乙状结肠与直肠的交界处，其次是固定直肠。采用此法可使直肠上段与周围组织粘连固定，直肠的黏膜下层与肌层粘连固定，是一种非手术治疗的理想方法。

2）骨盆直肠间隙注射：截石位，会阴直肠消毒。消痔灵液加等量 0.5% 利多卡因，20 mL 注射器，腰麻针，局麻操作。先在肛缘左侧距肛门 2 cm，皮下进针，穿过肛门外括约肌、耻骨直肠肌，至入骨盆直肠间隙（腰麻针全部进入）。另一手示指做直肠内检查证实针位于直肠壁外侧（不能穿破直肠），扇状注药 15~20 mL，取出针。同法，行另侧骨盆直肠间隙注射。总量 30~40 mL。

3）直肠黏膜下层注射：截石位，会阴直肠消毒，局麻，消痔灵液加等量 0.5% 利多卡因，5 mL 注射器，5 号针头。操作：在喇叭状肛门镜下，将肛镜全部进入直肠肛管内（进入 8~10 cm），看清肠腔，将针进入直肠上段的黏膜下层，再向上方进入少许（相当于在直肠与乙状结肠交界处附近的黏膜下层），行前、后、左、右的四处注射，每点注入 2 mL。然后，在肛门镜下分别从上向下止于齿线上方的黏膜下层多点注射，每点注 1~2 mL。注射总量 30~40 mL。

（2）非手术疗法疗效观察

本部分内容见引用陈文平、张平和邹国军文章观点，现列如下。采用消痔灵直肠黏膜高位柱状注射治疗直肠黏膜脱垂及直肠内脱垂型便秘效果显著，总有效率达到 95% 左右，治愈率约 80%。术中应注意由脱垂黏膜上端于黏膜下点状注射至齿线上 0.5 cm，每处注射 1~2 mL，使注射区呈柱状隆起；有直肠前突者于 12 点位前突最明显处加强注射，重度前突者配合前壁黏膜缝扎加强直肠前壁固定效果。术后流食 3 天，控制排便 48 小时，必要时抗生素静滴或口服。使用消痔灵注射疗法疗程短、无创面、无痛苦，且疗效较好，操作简单，患者也易于接受。

（3）手术治疗

1）胶圈套扎术：在齿线上方黏膜脱垂处做3行胶圈套扎，每行1~3处，最多套扎9处，以去除部分松弛的黏膜。必要时可在套扎部位黏膜下层加注硬化剂。

2）经直肠行远端直肠黏膜纵行缝叠加硬化剂注射固定术：患者取截石位，在远端直肠后壁及两侧壁分别用肠线纵行连续缝合松弛的直肠黏膜3行，缝合高度可参照排粪造影显示的黏膜脱垂情况，一般缝合7~9cm即可。3行缝线之间的黏膜下层可注射硬化剂，以加强固定效果。轻症患者可行单排缝合固定术。

3）经腹直肠固定术：对严重内套叠患者，尤其是高位直肠黏膜松弛套叠者，经直肠手术难以达到满意疗效，可按Ripstein术行经腹再固定术，对有骶骨直肠分离者尤为适宜。

4）Delorme手术：本术式除能完全行环状切除直肠内脱垂的黏膜外（4~10cm），还可以同时修补直肠前突及切除内痔，只要病例选择恰当，又无结肠慢传输型便秘、乙状结肠疝、乙状结肠套叠、耻骨直肠肌综合征及肠激惹综合征等，手术操作细致、效果良好，特别适宜于长型内套叠（4~6cm）。但本手术不适用于合并腹泻及外脱垂者。Berman认为内套叠合并便秘者不宜采用Ripstein手术，因会加重便秘（图18-5）。

5）新进展

近年来，国内外治疗AMP、IRI、ERP取得了

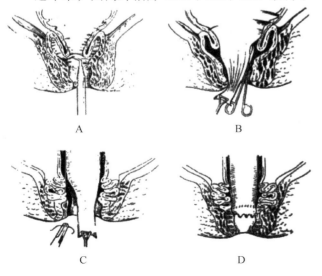

A. 切口；B. 分离；C. 缝合；D. 分离完成

图18-5　Delorme手术

一些新进展，摘要如下。

①刘建新在"388例出口梗阻性便秘的治疗"中提出338例出口梗阻型（直肠型）便秘，根据病情分别或联合采用悬挂硬化萎缩方法、经直肠骶前间隙注射术、直肠瓣电切术、直肠瓣挂线疗法、部分直肠黏膜闭式缝扎术、内括约肌松解术及人工扩肛进行治疗，取得了满意效果。他认为：a. 出口梗阻性便秘最常见病因是直肠黏膜脱垂，且直肠前突、盆底下降等多与之并存。临床上发现这类患者直肠瓣均较常人宽，有的个数增加，有人统计直肠瓣在0.8~1.6cm，我们观察到最宽者可达3cm，两瓣间看不到空腔，其直肠相对内径显著变细，排便阻力增加，容易发生直肠黏膜与肌层的不完全性分离而形成直肠黏膜脱垂。认为直肠的相对狭窄是出口梗阻便秘的主要原因。治疗应从改善狭窄通道入手。b. 女性直肠前壁是先天薄弱环节，资料表明，70%无便秘的女性同样存在直肠前突，这可能与骶曲本身的弧度使大便下行对前壁有一定的冲击作用有关。本组便秘女性236例，而合并直肠前突与黏膜内脱垂233例占98.7%。所以直肠前突实际上是黏膜内脱垂在女性中的特有反应；c. 将排粪造影力排时肛直角不张开甚至变小归类于耻骨直肠肌综合征，而对于力排时不排钡多考虑为盆底痉挛，很多情况下排空不全不能拍黏膜相，对这一类患者行肛管导钡后再拍黏膜相多获得了黏膜内脱垂的证据，大部分存在肛管段延长、内括约肌肥厚、肛管张力较大。耻骨直肠肌为随意肌，维持其持续收缩状态不超过50秒，而两征中排便超过1小时并非鲜见，认为如果大便阻塞在耻骨直肠肌平面上，可有黏膜内脱，过宽直肠瓣堵塞再加内括约肌肥厚痉挛是造成这类征象的原因。又对36例"两征"患者未切耻骨直肠肌，而采用扩肛或内括约肌切断术、悬挂硬化萎缩疗法，以及部分直肠黏膜闭式缝扎术或直肠瓣电切或挂线疗法综合治疗，术后便秘症状消失或好转，最长随访5年未复发。我们赞同日本学者提出的"直肠内黏膜脱垂综合征"的概念。以上两征若归于其中可能更为合适。

②陆立、傅由池在"直肠脱垂的临床研究现状"综述中提出直肠脱垂可分为隐匿性脱垂（内脱垂）、黏膜脱垂和完全性脱垂。隐匿性脱垂不涉

及肛管，常是完全性脱垂的早期表现。黏膜脱垂仅累及黏膜，而肌肉层位置正常，完全性脱垂是一种涉及肛管的直肠套叠。目前有两种可以接受的理论。第一种认为直肠脱垂是直肠突出部分通过盆底缺陷形成的滑动疝，于1912年首先由Moschcowitz提出。第二种认为直肠脱垂是直肠上段和直肠、乙状结肠交界部大肠的环状套叠，1968年由Broden和Snellman提出两种理论的共同基础是，多数直肠脱垂患者在手术和造影检查时都发现较深的直肠阴道或直肠膀胱凹陷，小肠坠入其中并压迫直肠引起脱垂。直肠脱垂常始于轻度的内套叠，经一定时间发展成为完全性脱垂。直肠脱垂典型的解剖特征应包括：a. 直肠自身套叠；b. 深陷凹或深Douglas陷凹；c. 直肠与骶骨岬不固定；d. 直肠和乙状结肠冗长；f. 盆底和肛门括约肌薄弱；g. 可能存在的直肠膨出和其他异常。理想的手术方法应尽可能改正这些异常。

③早期直肠前壁内脱垂可引起局部黏膜缺血损伤和孤立性溃疡，诱发排便困难、便秘、排便时紧迫感和排便不净。随着排便困难加重和完全性脱垂的发生，进一步损伤括约肌，引起大便失禁、黏液分泌、直肠出血和肛门瘙痒。部分患者为解除便秘反复使用泻药和灌肠。试图排空反复用力，可损伤经盆壁两侧的阿耳科克管（ALCOK管）走行，并在肛提肌下横过坐骨直肠筋膜进入外括约肌的会阴神经。随着盆底的下降，神经可被拉向ALOK管远端，引起牵拉损伤和传导减慢。

④已有百余种手术方法，常用的也有数十种，应采用何种手术方法一直存在争议。目前倾向根据脱垂的严重程度，患者对治疗的渴望程度、可耐受程度和是否存在盆底疾病选用不同的方法。治疗目的：a. 切除或折叠冗长的结肠；b. 将直肠固定在骶骨岬上；c. 改善大便失禁或便秘。手术分经腹和经会阴部两种途径。前者可达到解剖修复和同时治疗其他盆底疾病效果，但可发生吻合口狭窄和瘘、腹腔内感染和肠粘连等危险。老年患者还可增加心血管、深静脉栓塞和肺部并发症发生的危险。后者具有创伤小、并发症少的优点，适用于因严重内科疾病不允许复杂手术的老年人，或拒绝全身麻醉和腹部大手术的患者。部分可取得与腹部手术相同的效果，但也可出现切口感染

和裂开的危险，且不如经腹部手术改善便失禁明显。无论施行何种手术，只有在解除解剖异常的同时认真解决功能异常才能取得较好效果。手术疗效的评价：现在多数人主张施行乙状结肠切除、直肠游离和吻合术式，但也有人推荐采用简单的直肠固定术。腹腔镜使手术方法简便和创伤减少，虽然术后可出现便秘或梗阻，但多数患者症状得到明显改善。Creighton大学研究发现，应避免对有便秘的患者行单纯的直肠固定术，尤其是Ripstein等手术。因为这种手术存在难以接受的便秘发生率。

（三）直肠前突所致便秘的治疗

1. 定义

直肠前突（RC）是指排便时直肠前壁呈袋状向前（向阴道）突出，如疝颈突入阴道的一种病理状态（图18-6）。由于男性直肠前壁支持组织有尿道及前列腺毗邻较女性坚实（除非前列腺切除或位置偏高）故不易发生直肠前突，男性即使发生RC也极大部分为轻度。

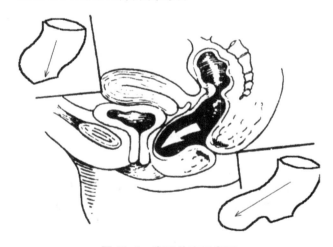

图18-6　直肠前突示意图

便秘人群调查资料显示，女性便秘患者高出男性患者2倍多，而且女性患者中又以患直肠前突（RC）及会阴下降（PD）的病例占86%以上，成为女性便秘之首。

2. 病因病理

在解剖上女性的直肠前壁由直肠阴道隔支持，成人最薄弱处仅4~6 mm厚，经产妇、排便习惯不良致腹内压增高、会阴部松弛者及老年人全身

组织松弛者，均可使直肠阴道隔松弛，当排便时粪块在水平压力作用下，迫使直肠前壁向阴道方向突出，越用力排便，粪块越顶向阴道，而不向肛门排出，当停止用力后，粪块又弹回"直肠内"，因而迫使患者用更大力气努挣排便，甚至用手助挤压会阴或阴道后壁助排便，有的则用手指伸入直肠抠粪。久而久之，致使前突逐渐加深加宽粪便更难排出，如此恶性循环使 RC 由轻度→中度→重度，同时加重了会阴下降（PD），资料表明，RC 患者盆底位置显著降低，RC 的深度与 PD 程度呈显著正相关，相反有资料证明，RC 合并盆底痉挛者盆底下降少，前突也较浅。

发育不良、分娩、筋膜退变及长期腹压增多的劳作姿势等，均可使盆底受损而松弛。尤其是分娩时，可使肛提肌裂隙中的交织纤维撕裂，腹会阴筋膜极度伸展或断裂，从而大大损伤了直肠阴道隔的强度，影响其抵抗排便水平分力的能力而向阴道中下端突出。RC 多见于中老年及经产妇，提示本病与经阴道生产相关，并与结缔组织退变有关，因此 RC 是女性主要的便秘因素之一。

RC 逐渐形成后，排便压力作用方向向前壁改变并被耗散分解，原直肠后壁的排便感受器因得不到充分的压力刺激，以致盆底肌不能充分松弛而不能开放肛管上口，所以粪便就难以导入肛管，而只感到会阴胀满迫使患者更加努挣力排，造成前突更深更宽，以致盆底松弛加重而不断下降。

Read 认为，阴部神经损害可使直肠感觉功能下降、直肠壁张力降低、直肠收缩反射迟钝。这是因为当盆底下降时，支配盆底肌的阴部神经必然受到牵拉。正常成人该神经末段长约 9 cm，受拉伸展不超过 12%，而当 RC 发生并加重后，即便是患者处在安静时，神经受牵拉也超至 19.4%，当用力排便时受牵拉则为 31.3%，如此反复过度牵拉将导致神经功能及器质性损害，使受其支配的肛提肌、外括约肌逐渐变弱，造成盆底肌松弛，以致会阴下降（PD）、直肠黏膜内脱垂（AMP）、内套叠（IRI），甚至直肠脱垂（ERP）及直肠周围脏器松弛下垂，因而直肠前突往往不是一个独立的病变，而是与其他盆底松弛性病变一并存在，所以 RC 也就成为盆底松弛综合征中的一种表现。

3. 分期

卢任华将 RC 分为三度：前突深度 ≤15 mm 为轻度，16~30 mm 为中度，≥31 mm 为重度。

4. 临床表现

轻度 RC 可无任何症状或症状非常轻微。中、重度 RC（占 82%）症状表现为排便困难、费力、便次稀少或肛门阻塞感、便意不尽；其中有 63% 大便带血，70% 肛门直肠疼痛不适，30% 需在肛周加压挤按甚至手指伸入阴道以阻挡 RC 或手指伸入直肠内抠出粪块，55% 的患者尚有盆腔压迫感、外阴坠胀、阴道后壁膨出、阴道松弛，20% 性交疼痛不适或迟钝，37% 肛门直肠瘙痒；此外少数患者还伴有会阴或骶尾部胀痛，以及腹痛、腹胀等。

5. 诊断

（1）直肠指诊

可以直接扪及肛管上端的直肠前壁存在宽大明显的向阴道方向凹陷的圆形或长圆形薄弱区，嘱患者用力排便时可加深此陷窝深度。重度 RC 可在直肠内指诊时用手指将阴道后壁推至阴道外口，此处为 RC 顶部。有些患者还可扪及直肠黏膜松弛呈内脱垂、壶腹部拥堵的黏膜皱襞及发现黏膜内套叠。

（2）排粪造影

这是诊断出口梗阻性便秘诸症的重要而准确的检测手段。就直肠前突而言可以显示其静止、初排及力排时的囊袋深度与宽度、形态与部位。卢任华发现 328 例便秘女性中有 235 例 RC（71.65%），其中未婚和已婚未育者占 18.23%，最小年龄者仅为 7 岁，便秘病史 5 年余，排粪造影发现有 RC + IRI + PD + EC 多症并发。并通过排粪造影可以发现无排便障碍的妇女中也有不同程度的 RC 存在。排粪造影不仅可以发现、确诊 RC 存在以及程度，还可以作为验证与追访临床疗效的可靠手段。有文献报道 RC 引起便秘则应有下列临床意义，即 RC 深度在中、重度者；RC 形态具有口小、纵深、钡剂滞留不尽的特点。赵荣华统计文献提出：排粪造影显示前突的形态多为袋状、鹅头角状或土丘状，认为前突深度超过 20 mm 则袋内多表现钡剂滞留。另有人认为，依据排粪造影所见 RC 按阴道部位可以分为低位、中位、高位三类。认为低位 RC 多由阴道分娩引起，常伴有肛提肌、球海绵体肌及会阴附着点撕裂、冗长的黏膜哆开或外翻于阴道外；中位 RC 最为常见，多由产伤引起，但通常与会阴和盆膈损伤无关。中位 RC 多位于肛提肌上 3～5 cm 处；高位 RC 最为少见，是由于阴道上 1/3、主韧带、子宫、骶骨及耻骨、膀胱、宫颈韧带撕裂破坏或病理性松弛所致。患者常常同时存在阴道后疝、阴道外翻和尿道及子宫脱垂。部分患者高、中、低位 RC 可同时存在。此外，卢任华通过对 59 例盆底痉挛综合征和直肠前突患者分析，在国际上最先发现了新的 X 线征象，因其酷似一只游泳的鹅，故称为鹅征，其出现率可达 100%。对 SPFS + RC 及 PRS + RC 的诊断都具有重要价值。

（3）球囊逼出试验

喻德洪等用此法（球囊注 100 mL 气体）测定 RC 患者 39 例，仅 2 例在 5 分钟内正常排出直肠内球囊，其余均未能在 5 分钟内排出，最长 2 例达 15 分钟仍未排出，其阳性率达 94.9%。后又用避孕套作为球囊放入直肠后分别向球囊内注水 50 mL、100 mL、150 mL，计算在蹲位或侧位力排结果。因球囊形态类似于粪条、粪块，且在不同球囊容量下检查，故所得结果更为精确、客观。

（4）其他检查

肛门直肠动力学检查可以发现部分患者直肠感觉功能减退。结肠慢传输试验表明部分患者结肠通过时间延长。而多数 RC 患者盆底肌电图检测正常。

6. 治疗

（1）非手术治疗

以往主张 RC 确诊后，先行 3 个月以上保守治疗：①饮食治疗（三多疗法：多摄入高纤维素果蔬、多饮水、多活动）；②心理治疗（消除紧张情绪，鼓励体育锻炼及有意培养定时排便习惯，保持生活劳逸规律）；③中医中药辨证施治及中成药调治；④每晚适当更替使用西药泻剂或临时灌肠通便；⑤选择按摩、针灸、气功、推拿等传统方法辅助治疗排便。但多数并不实效，最为有效的则是消痔灵注射疗法。

消痔灵注射液注射治疗直肠前突（史兆岐）后经胡伯虎继承总结，根据直肠前壁膨出，是后

盆底松弛性疾病特点，先采用 1∶1 消痔灵液点状注射 8～10 mL 于单纯性直肠前突囊袋的直肠黏膜下，使薄弱前突囊袋通过硬化而增厚加强。再在前突囊袋上部黏膜下层条状注药 10～12 mL 使松弛下脱直肠黏膜通过纤维化瘢痕与肌层粘连固定，若伴周围或全层直肠黏膜松弛内脱应加注药液于截石位 3、7、11 点各 5～8 mL，使直肠前突折叠处被上提拉直而消失或减轻，总药量约 40 mL。关键是要注药于直肠前突的上部才能使直肠前突折叠处被上提拉直而消失。该法疗效确切、安全可靠，能使便秘得到显著改善，虽然史兆岐在这方面没有发表专门的论文，但我们认为这是直肠前突非手术治疗的突破性进展，故而被广泛应用。

近年来临床报道颇多、李淑霞、张小元、王思农报道的消痔灵注射疗法治疗轻中度直肠前突，一组 14 例：年龄 35～68 岁，均为女性，症状为大便困难及肛门坠胀阻塞感 3～15 年，其中 1 名有更年期综合征。结果：本组治疗当日均有肛门下坠感，以后逐渐减轻，3 天后排便较术前明显通畅，排便时间 <10 分钟者 14 例，其中 2 例患者主观上怀疑病根未除，自觉肛门下坠持续 3 周余，但排便时间明显缩短。魏巍采用消痔灵注射固脱疗法治疗直肠前突，选取 2015 年 1 月至 2019 年 1 月某院收治的直肠前突患者 60 例，采用中药消痔灵注射固脱术进行治疗，术后观察患者平均每周完全自主排便次数（CSBM）、排便困难指数、排粪造影检查患者直肠前突深度改善情况及临床疗效。结果：60 例患者均完成治疗，总有效率为 96.67%；治疗后，患者每周平均 CSBM、排便困难指数及排粪造影检查直肠前突深度均较治疗前改善，差异有统计学意义（P < 0.05）。结论：中药注射固脱疗法治疗直肠前突操作方法简单、临床疗效确切，可有效改善患者平均每周完全自主排便次数、减轻排便困难程度，降低直肠前突深度，是治疗中度直肠前突的有效方法。程敏等对比 PPH 联合消痔灵注射术与单纯 PPH 术治疗中重度直肠前突患者各 30 例的疗效，结果：消痔灵组治疗后的总有效率为 93.33%，单纯 PPH 术组为 66.67%；36 个月单纯 PPH 术组无效 6 例（20.00%），明显高于消痔灵组的 2 例（6.67%）。叶鹏飞等采用同法随机分组治疗 104 例直肠前突

患者，结果：消痔灵组治愈26例，显效14例，有效10例，无效2例，治疗总有效率为96.15%；单纯PPH术组治愈23例，显效11例，有效8例，无效10例，治疗总有效率为80.77%；消痔灵组出现1例术中出血，1例术后疼痛，2例术后感染，29例术后坠胀；单纯PPH术出现13例术中出血，3例术后出血，27例术后疼痛，4例术后感染，32例术后坠胀。

闫成秋等采用胶圈套扎联合消痔灵注射治疗直肠前突患者36例，并与直肠前突修补术治疗的直肠前突患者36例进行疗效对照，结果消痔灵组术后排便通畅8例，较通畅16例，不通畅9例，便秘无改善3例；修补术组术后排便通畅2例，较通畅11例，不通畅17例，便秘无改善6例；且消痔灵组较修补术组患者疼痛轻，术后舒适度高，术后出血少。谢昌营等采用直肠黏膜结扎加消痔灵注射合中药口服治疗直肠前突型便秘患者36例，结果：治愈10例、显效15例、有效5例、无效6例，总有效率为83.3%。所有病例未发生出血、直肠阴道瘘和局部感染，临床治愈患者随访1~3个月无复发。李晓华等采用STARR手术+消痔灵黏膜下注射+中药口服，治疗直肠前突患者120例，总有效率为99.17%，复查1年无复发。向海丽等利用RPH加消痔灵注射液治疗直肠前突，有效率为96.67%。

（2）手术治疗

1）手术指征：对手术患者需慎重选择手术指征：①患者需经3个月以上积极、正规的保守治疗而无效者。②术前应排除结肠慢传输型便秘（STC）及确定与RC共同并发的其他盆底松弛性或痉挛性便秘，以利用选择最确切的手术方案，能使兼容并发症同时矫正治疗。因为文献及临床均提示，单纯RC便秘患者仅占少数（卢任华统计，约26%）。③RC便秘必须重在临床表现，而不能单以检查结果确定手术指征。但王子甲等结合术前排粪造影及结肠慢传输试验检查结果统计，综合分析了RC修补术的远期疗效，发现手术修补的效果与RC的严重程度呈反相关系，即RC程度越重，手术效果越显著。④无论采用何种术式，仍必须注意两点，一是严格手术操作，防止术后并发症及后遗症发生，二是无论手术如何成功，都应

指导患者培养定时排便习惯，注意"三多疗法"（多摄入纤维素果蔬食品、多饮水，每天2 000~3 000 mL、多运动），建立正确与正常的生活起居习惯。RC的手术方法已由原先的单纯修补术，发展为综合矫治术。

2）常用手术方法及注意事项：

①经直肠修补法：RC经直肠入路修补方法较简单易行，并可同时手术处理其他合并的AMP、IRI及肛管直肠疾病（痔、瘘、裂、息、脱等），也能直接接近括约肌上区，向前折叠耻骨直肠肌，重建肛直角。其缺点是不能同时纠正可能存在的盆腔内的膀胱脱出、子宫脱垂或阴道后疝。此外，对肛管狭窄病例宜做内括约肌扩张术。对单纯RC患者可用局麻，一般应选用骶麻或腰麻。患者宜取俯卧位，下腹及耻骨联合处给予垫高，双下肢下垂45°，并稍外展，用宽胶布牵开双臀，显露肛门，常规消毒铺巾，扩肛4~5指，或用直角拉钩或S拉钩牵开肛门，暴露直肠前壁。经典修补方法有以下3种。

②Sehapayak法（1985年）：于齿线上方0.5 cm处纵向切开黏膜及黏膜下层，长约7 cm，显露肌层。根据前突宽度游离切口两侧1~2 cm的黏膜瓣。左手示指插入阴道内，向直肠方向顶起阴道后壁后，用00号铬制肠线间断缝合前突两侧肛提肌边缘正常组织4~5针。缝合以后，右手示指于原薄弱区能触及一条垂直而坚硬的肌柱。修剪黏膜瓣，铬制肠线间断缝合关闭黏膜切口。直肠内凡士林纱条，自肛门引出（图18-7）。

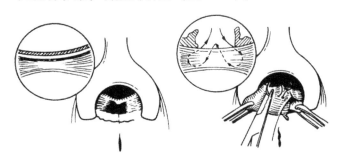

图18-7 直肠前突修补术（Sehapayak手术）

③Khubchandan法（1983年）：于齿线处做1.5~2 cm横向切口，沿其两端向上做7 cm长纵向切口，呈"U"字形分离，形成一基底较宽的黏膜肌层瓣（瓣内务必含有肌层组织），其上端必

须超过直肠阴道隔的薄弱区。间断横向缝合松弛
的直肠阴道隔 3～4 针；再纵向间断缝合 2～3 针，
上下折叠直肠阴道隔，缩短直肠前壁并降低黏膜
肌层瓣的张力。修剪多余的黏膜，将黏膜瓣间断缝
合于齿线，间断或连续缝合两侧切口（图 18-8）。

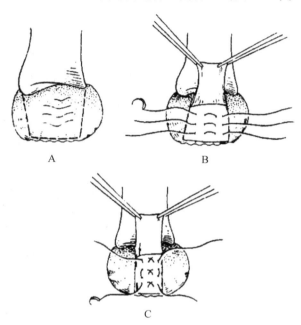

A. U 形切口；B. 横行间断缝合；C. 纵行间断缝合

图 18-8　直肠前突修补术（Khubchandan 术）

　　④直肠前突经肛门连续缝合术（闭合式前突
术 Block 法）（1992 年）：该法适用于低、中位及
轻、中度直肠前突。方法是将松弛的直肠前壁黏
膜及肌层纵向折叠连续缝合，以聚拢前突壁，消
除疝囊，并起支持作用。特点是操作简便，并发
症及损伤较少。一般在骶麻下，常规消毒肛门直
肠，在病灶区松弛黏膜部，依据指诊和排便造影
显示的直肠前突的深度和宽度，自齿线上进针自
下而上行连续锁边缝合直肠黏膜肌层，缝合时宜
下宽上窄，以防止上端形成黏膜瓣，用肠线缝合
4～6 针即可。缝针要穿过直肠黏膜和肌层，但勿
穿透阴道黏膜，以免术后并发直肠阴道瘘，术中
消毒要严格，最好每逢一针用碘伏消毒一次，术
后给予抗生素，控制饮食 2～3 天（图 18-9）。

　　⑤直肠前突经会阴闭锁术（高野法）：该法适
用于重度中位直肠前突。方法是分离直肠阴道隔，
将前突的直肠做荷包式缝合闭锁、解除前突症状。
优点是疗效可靠，不损伤直肠及阴道黏膜。鞍麻

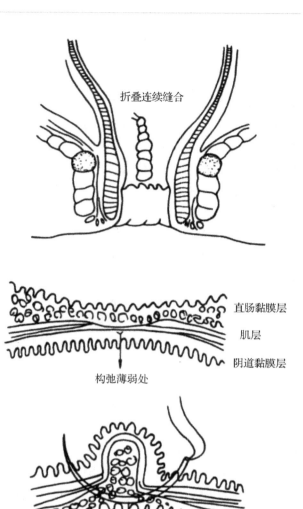

图 18-9　直肠前突经肛门缝合术

和骶麻后取截石位，以碘伏加强消毒会阴、直肠
皮肤，为防止术中出血，术中可用肾上腺素数滴
加入 1% 利多卡因注射液中浸润注射手术区。自肛
门与阴道之间做三角形切口，长约 3 cm，以剪刀
锐性分离直肠阴道隔，注意勿切破阴道黏膜和直
肠黏膜，暴露直肠前突部位和两侧肛提肌。以 7
号丝线或一次性可吸收线在前突肠壁做荷包式缝
合，将突出的肠壁嵌入直肠内，缩紧荷包口结扎，
闭锁疝囊。间断缝合两侧肛提肌，勿留死腔，间
断缝合皮肤与阴道后壁黏膜闭合切口，置引流条
（图 18-10）。

　　⑥直肠前突修补术：为目前疗效确切、令人
满意的术式之一。喻德洪用经直肠切开修补术治
疗 51 例，总有效率为 76.5%。张福根用此法治疗
37 例，总有效率为 94.6%。代全武等用直肠前突

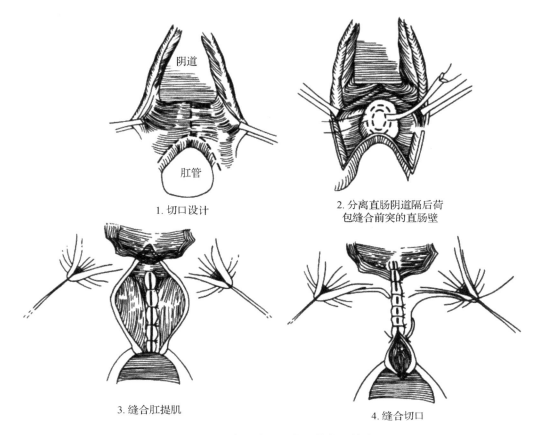

1. 切口设计

2. 分离直肠阴道隔后荷
包缝合前突的直肠壁

3. 缝合肛提肌

4. 缝合切口

图 18-10　直肠前突经会阴缝合闭锁术

修补加消痔灵注射法治疗 21 例，有效率为 97%。其特点为切开直肠黏膜后，沿黏膜下层向两侧潜行游离 1.5～2.5 cm，用 1-0 号铬制肠线间断折叠缝合黏膜下肌组织。罗奎用此法加肛管后正中切断栉膜带及部分括约肌，使大便排出肛管时阻力减少的改良术式治疗 8 例，临床症状均能消失。

⑦黏膜纵行缝叠基底硬化注射术：于齿线上 0.5 cm 处，用组织钳夹住直肠前壁黏膜，由下而上，下宽上窄地呈柱状行间断缝合黏膜与部分肌层，随后用硬化剂沿缝扎的黏膜基底做黏膜硬化注射。杨向东等用此术式治疗 48 例，总有效率达 96.31%。

⑧涤纶补片直肠前突修补术：在齿线上方直肠前壁正中，做一 4～6 cm 纵形切口，深达黏膜下层，显露薄弱缺损的直肠阴道隔，沿黏膜下层向两侧潜行分离约 3 cm，选用 2～4 cm 涤纶补片附上，用无损伤涤纶线，行平行褥式缝合，两边分别缝至左右肛提肌边缘，上下缝在会阴中心腱上。张鹏用此术式治疗 18 例，有效率为 100%，远期疗效好。

⑨注意事项：王强、王元和认为，无论是经直肠还是经阴道修补术，手术并发症均少见。最常见的并发症是尿潴留，尤其以腰麻和骶麻者多见。Sehapayon 等报道为 44%。预防方法是减少手术后补液、术前留置导尿。直肠阴道瘘的发生率为 0～5%，预防方法是分离和缝合时勿穿透直肠阴道隔，止血要彻底。感染和黏膜坏死、继发切口层收缩和黏膜坏死主要发生于 Khubchandan 法。预防方法是黏膜瓣基底要宽，并应带有肌层组织、术前充分有效的肠道准备、手术中严守无菌操作原则以及适当应用抗生素，如甲硝唑、氨基糖苷类。有些作者认为经阴道手术能增加直肠阴道瘘和阴道狭窄的危险性。经阴道修补术的另一问题是残余直肠黏膜脱垂，原因是阴道修补无法切除冗长的黏膜。脱垂的黏膜如同直肠肿块刺激直肠产生排便冲动。

RC 合并结肠慢传输者，此类患者手术效果较差。Johansson 等报告直肠前突合并结肠慢传输的比率高达 39%，而它往往是症状的主要原因。Mellgren 等报告 3 例合并有结肠慢传输的患者，直肠前突修补术后仅 1 例症状改善。

⑩最新研究：近年来出现了一些新方法、新技术摘要如下。

Watson 等认为直肠前突修补方法应解决直肠前突的原因（直肠阴道隔的薄弱），而不是后果（直肠阴道壁的膨出），他们采用经会阴向直肠阴道隔内置入 Marlex 网行直肠前突修补，并报道 9 例需手法帮助排便的直肠前突妇女经该法修补后，8 例不再需手法帮助排便。

a. 结扎注射切开三步组合法：第一步为直肠前突黏膜点状结扎，结扎点排列为中线、两侧各 3 点。第二步为消痔灵黏膜下注射，注射点以前后壁为主。第三步为肛门前方闭式潜行切断内括约肌下缘。李友谊用此法治疗 34 例，有效率为 100%。

b. 直肠前突修补加注射术：丁义江等用经阴道切开直肠阴道隔后正中薄弱部，切除缝合后在截石位 3、6、9 点黏膜下层注入硬化剂。共治疗 36 例，显效率为 94.4%。

c. 直肠前突折叠缝合术：杨向东等用此术式治疗 45 例，有效率达 96.49%。此术式特点为切开分离黏膜至完全暴露囊袋颈口，用 1 号丝线将囊袋行上下折叠缝合，缝合深度应包括直肠纵肌、部分环肌和肛提肌。

d. 直肠前突荷包缝合术：于阴道后壁做长梭形切口，暴露薄弱的凹陷部，用 4 号丝线做荷包缝合，再做横行折叠缝合。丁义江等用此术式治疗 19 例，有效率为 89.47%。俞立民等用此方法治疗 18 例，有效率为 94.44%。

e. 会阴修补术：在肛门与阴道之间做一长 4~5 cm 的弧形切口，逐层切开，向上分离至齿线水平上 2~2.5 cm，先将直肠阴道隔折叠缝合 6~8 针，再将会阴浅横肌和两侧肛提肌边缘间断缝合数处，直至直肠指诊前壁薄弱区消失为止，然后逐层缝合至皮肤。李云峰用此术式治疗 24 例，有效率为 100%。

（四）出口梗阻型便秘的治疗

又称直肠排空障碍型便秘（OOC）、盆底肌功能不良（PFD）或直肠型便秘，是一组导致顽固性便秘的常见疾病。近十年来，受到国内外肛肠学家的高度重视。

1. 分类

综合国内外大量资料后笔者认为 OOC 主要可归纳为两大类：

1）盆底失弛缓综合征：主要包括耻骨直肠肌综合征（PRS）、盆底痉挛综合征（SPFS）、内括约肌失弛缓综合征。

2）盆底松弛综合征：主要包括直肠前壁内脱垂（AMP）、直肠内套叠（IRI）、直肠前突（RC）、会阴下降（PD）、肠疝（EC）、内脏下垂（SP）、骶直分离（S-RS）、直肠脱垂（ERP）等。虽然各自病因、病理、解剖、部位及体征均有不同，但由于分别可归纳为盆底失弛缓及盆底松弛两大类，且又共同造成直肠肛管梗阻性便秘。所以临床上常常多征伴发，相互牵制，如 OOC 与 STC 同时伴发，有人称为混合型便秘。

2. 治疗

（1）非手术治疗

消痔灵注射疗法治疗出口性排便梗阻依据下者举之、脱者固之的中医理论，采用消痔灵注射疗法或加其他手术方法综合治疗，治疗直肠前突、直肠内套叠、会阴下降、肠疝、内括约肌失弛缓症等，可使松弛下脱直肠黏膜通过纤维化瘢痕与肌层粘连固定，使内脱上举，松弛加固而解除出口性排便梗阻，治疗直肠前突、直肠内套叠、会阴下降、肠疝、内脏下垂、耻骨直肠肌综合征、内括约肌失弛缓症等疗效肯定、安全可靠，近年来，取得了长足进展。

贾小强等通过大量临床实践，提出采用消痔灵直肠黏膜下注射联合直肠前壁悬吊结扎术治疗以直肠前突和直肠黏膜松弛为主要改变的盆底松弛综合征（RPFS 型）便秘，取得满意临床疗效。

病例选择符合 Rome Ⅲ 诊断标准，有典型的 ODS 症状，ODS 评分 >10 分，病史 >6 个月，经过严格的保守治疗无效（至少 3 个月）；排粪造影检查显示直肠前突、直肠黏膜松弛等；结肠传输试验结果无异常；肛门直肠压力测定检查结果符合 RPFS 型便秘特点。

手术操作要点：麻醉成功后，取左侧卧位或

膀胱截石位；常规消毒铺巾；直肠指诊了解直肠前突部位及程度，肛门镜观察直肠黏膜松弛状况；以组织钳钳夹 12 点位直肠前壁松弛黏膜，牵出肛门外，取弯血管钳纵行钳夹牵出之黏膜，上下长度约 3 cm，钳夹黏膜段最低点距齿状线约 0.5 cm；取消痔灵注射液（1∶1 配比）于被钳夹之黏膜下层注射约 3 mL，以黏膜立体色白为度；取弯血管钳反复钳夹注药后膨胀之黏膜，至扁平状；取圆针 7 号丝线分上中下三段于钳下分别贯穿缝扎；检查缝扎后的效果，如未达理想，可在 11 点位和（或）1 点位，增加缝扎。具体方法同上，取长 15 cm 喇叭筒直肠镜，插入直肠，使到达约距肛缘 12 cm 高度；取碘伏棉球充分消毒；分别于距肛缘约 12 cm、8 cm、4 cm 三个平面，每个平面的 5、7、12 三个点位（截石位）点状注射消痔灵液（1∶1 配比），每点注射药物 1 mL。注射完毕后，以示指插入直肠，轻柔注射部位，使药液充分散开；检查无出血，肛管放置引流管。纱布覆盖，丁字带固定，术毕。

本术式具有以下特点：①综合手术方式，消痔灵注射与瘢痕支持固定术相结合，升提固脱直肠松弛的黏膜与直肠前突修补同时进行。②消痔灵注射全覆盖，多平面多点位注射，提高疗效。③多点位，纵行加固直肠前壁，形成栅栏效应。我们认为，引起 RPFS 型便秘的致病因素很多，常同时存在多种解剖缺陷，直肠前突合并直肠黏膜内脱垂是常见类型。我们采用的消痔灵注射加悬吊结扎术治疗 RPFS 型便秘，是具有鲜明中医特色的治疗方法，也是在传统中医基础上结合现代新技术的创新和发展。此术式突破既往单一术式治疗的局限，创新性地提出具有酸涩收敛固脱作用的消痔灵注射技术和具有瘢痕支持固脱作用的悬吊结扎术相结合。我们根据 RPFS 型便秘的特点，提出三点三平面直肠黏膜下注射技术和三点纵行悬吊结扎技术，有效增强了升提固脱的作用，提高了临床治疗效果。

（2）耻骨直肠肌综合征（PRS）的手术治疗

1）耻骨直肠肌后方部分切除术，1964 年 Wasserman 首先报道本操作方法（后被认为是经典术式）：卢任华等报道对 1436 例便秘进行排粪造影检查，发现 PRS 123 例（占 8.6%），其中 31 例

术后标本病理证实为耻骨直肠肌肥厚症。故 PRS 是因耻骨直肠肌痉挛性肥大，致盆底出口梗阻而引起的排便障碍。

2）手术指征：对长期或至少 3 个月保守方法无效时，可考虑手术，其手术指征为：①直肠指诊扪及盆底肌显著肥大，并致肛管狭窄，指诊通过时张力极高，疼痛明显，肛管直肠环僵硬，呈"搁架样"，直肠壶腹部后方扩大呈袋状；②肛肠动力学检查示肛管长度大于 6 cm、内括约肌功能正常或同时痉挛；③盆底肌电图检查示，肛管直肠环处肌肉有超过正常值上限的病理多相波，模拟排粪造影时有确定的反常放电；④肠道慢传输试验有明显的排出功能失代偿，标志物滞留于直肠壶腹部。

3）操作步骤：术前按结直肠手术要求准备。腰麻下，俯卧位，屈髋。在尾骨尖于肛缘中点做纵形切口，长 3~4 cm，切开至深筋膜，暴露尾骨尖，即为耻骨直肠肌上缘标志。术者左手示指伸入直肠，向上顶起耻骨直肠肌，弯血管钳沿肠壁与耻骨直肠肌间隙小心分离，注意不要损伤直肠壁，用两把止血钳相距 1.5~2 cm 夹住游离好的耻骨直肠肌，在两钳间切除 1.5~2 cm 宽的耻骨直肠肌肌束，两断端各自缝扎止血。切除后，在直肠内可扪及"V"形缺损，若能触到纤维束，则应予以切除。伤口冲洗后留置皮片引流，缝合皮下组织及皮肤。术后禁食 3 天，使用抗生素，保持术区清洁，一般术后 24 小时拔除引流皮片，注意伤口渗血、裂开，避免感染及窦道形成。术后控制大便 3 天。一般认为本术式不会引起大便失禁，因为切断耻骨直肠肌后方肌束后，两残端仍紧密附于直肠壁两端，而不会全部退缩，仍能控制肛门，加之肛管内外括约肌无损伤，故本术式不会致大便失禁。但本术式主要缺点为易发生渗血、感染、留无效腔、假性愈合留窦道等并发症，结果还可造成创口瘢痕硬结、便秘复发甚至加重，远期疗效不佳，故一度甚热至大降温。（图 18-11）

目前已被改良的耻骨直肠肌综合征强力挂线快速松解术所替代，俞宝典、姚瑜洁、包海伦通过强力挂线快速松解术，治疗耻骨直肠肌综合征（PRS）引起的出口梗阻性便秘临床研究，采用强力挂线的方法：随机将 PRS 便秘患者 56 例分成治

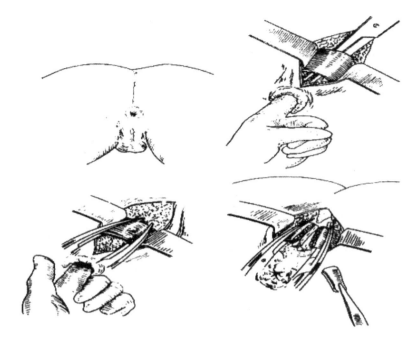

图18-11　耻骨直肠肌后方部分切除术操作步骤

疗组43例，采用后方强力挂线快速松解术；对照组13例，采用经典的后方单侧切断术（图18-12）。两组分别对比观察术前/术后/2年后追

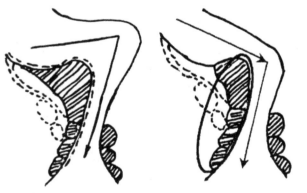

1.耻骨直肠肌综合征（PRS）　　2.PRS强力挂线快速松解术使大部分PRM呈现亚急性切断分离

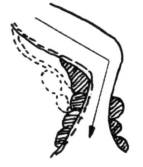

3.强力挂线快速松解术后示意

图18-12　PRS强力挂线快速松解术

访，三阶段的排粪造影等多项临床指标及排便情况。结果：经x^2检验，$P < 0.05$及$P < 0.01$，有显著性差异，且安全有效，无一例发生不全失禁或肛管畸形等后遗症。结论：本术式简单安全、疗效满意，且避免了常规经典手术易于出血、水肿、感染、坏死，最后使耻骨直肠肌严重瘢痕化，导致便秘复发可能。

参考文献

1. 中华医学会消化病学分会胃肠动力学组，功能性胃肠病协作组.中国慢性便秘专家共识意见（2019，广州）[J].中华消化杂志，2019，39（9）：577－598.

2. 中华医学会消化病学分会胃肠动力学组，中华医学会外科学分会结直肠肛门外科学组.中国慢性便秘的诊治指南（2013，武汉）.胃肠病学，2013，18（10）：605－609.

3. 德罗斯曼.罗马Ⅳ功能性胃肠病肠－脑互动异常［M].方秀才，侯晓华，译.北京：科学出版社，2016：611.

4. 俞汀，姜柳琴，林琳.功能性便秘的新认识：罗马Ⅳ标准更新点解读［J].中华胃肠外科杂志，2017，20（12）：1334－1338.

5. 田振国，陈平.中国成人常见肛肠疾病流行病学调查［M].武汉：武汉大学出版社，2015.

6. 韩国红，尚小侠.针灸治疗功能性便秘的临床研究［J].中外女性健康研究，2016，7（14）：38，42.

7. 王开宏. 针灸治疗功能性便秘的临床研究 [J]. 世界最新医学信息文摘, 2016, 16 (58): 69.

8. 任亚东. 温针灸治疗慢性功能性便秘的临床疗效观察 [J]. 成都中医药大学学报, 2013, 36 (2): 60－62.

9. 金光辉. 为功能性便秘患者进行针灸治疗的效果探析 [J]. 当代医药论丛, 2015, 13 (11): 36－37.

10. 张宏艳. 针灸配合盒灸治疗老年性便秘的临床疗效观察 [J]. 基层医学论坛, 2016, 20 (30): 4259－4260.

11. 张淼, 刘华生, 高丽娟. 温针灸联合穴位敷贴治疗阳虚便秘的临床疗效研究 [J]. 针灸临床杂志, 2015, 31 (5): 29－31.

12. 李海龙, 白妍, 王顺. 温针灸至阳穴治疗老年性便秘的临床观察 [J]. 中国中医药科技, 2016.23 (3): 368－369.

13. 李瑛, 刘绍云, 华宇. 温针灸治疗老年功能性便秘疗效观察 [J]. 上海针灸杂志, 2013, 32 (4): 270－271.

14. 樊志奇. 电针治疗严重功能性便秘的系统评价及临床研究 [D]. 广州中医药大学, 2013.

15. 李金顺, 胡伯虎. 肠道微生物研究进展 [J]. 中国肛肠病杂志, 2016, 36 (3): 45－51.

16. 胡伯虎. 现代针灸师手册 [M]. 北京: 北京出版社, 1990.

17. 陆寿康, 胡伯虎, 张兆发, 等. 针刺手法一百种 [M]. 北京: 中国医药科技出版社, 1988.

18. 魏巍. 中药注射固脱疗法治疗直肠前突的效果 [J]. 医学信息, 2019, 32 (13): 150－152.

19. 谢昌营, 盛加伟, 肖勋文, 等. 直肠黏膜结扎加消痔灵注射合中药口服治疗直肠前突型便秘的临床疗效观察 [J]. 实用中西医结合临床, 2017, 17 (3): 22－24.

20. 程敏, 陈德志. PPH 联合消痔灵注射治疗直肠前突的临床效果观察 [J]. 中国现代医生, 2016, 54 (13): 48－50, 54.

21. 叶鹏飞, 张晓辉. PPH 术加消痔灵注射治疗直肠前突的临床研究 [J]. 中国实用医药, 2016, 11 (10): 178－179.

22. 闫成秋, 包晗, 杨朔, 等. 胶圈套扎术加消痔灵注射术治疗直肠前突的临床观察 [J]. 中国社区医生, 2018, 34 (5): 85－86.

23. 王银凤. PPH 配合消痔灵注射治疗直肠黏膜内脱垂所致出口梗阻型便秘疗效分析 [J]. 中国肛肠病杂志, 2015, 35 (5): 37－39.

24. 杨军. TST 加消痔灵注射术治疗女性出口梗阻型便秘的临床研究 [J]. 中国现代普通外科进展, 2015, 18 (6): 459－462.

25. 邹国军. 消痔灵注射治疗直肠内脱垂型便秘 148 例临床观察 [J]. 中医临床研究, 2011, 3 (23): 7－8.

26. 韩宝. 出口梗阻型便秘的诊断与治疗进展 [M]. 北京: 中医肛肠诊疗规范临床推广应用培训教材, 2015: 124.

27. 胡伯虎. 大肠肛门病治疗学 [M]. 北京: 科学技术文献出版社, 2001.

28. 喻德洪. 现代肛肠外科学 [M]. 北京: 人民军医出版社, 1997: 472－487.

29. 刘建新. 338 例出口梗阻型便秘的治疗 [J]. 中国肛肠病杂志, 2000, 20 (1): 25－27.

30. 陆立, 傅由池. 直肠脱垂的临床研究现状 [J]. 中国肛肠病杂志, 2000, 20 (1): 31－33.

31. 俞宝典, 姚瑜洁, 包海伦. 耻骨直肠肌综合征强力挂线快速松解术临床研究 [J]. 消化外科杂志, 2002, 23 (1): 28－29.

第十九章　腹　泻

第一节　病名与源流

正常人每24小时有大量液体和电解质进入小肠，来自饮食的约2 L，来自唾液腺、胃、肠、肝、胰分泌的约7 L，总计在9 L以上。主要由小肠吸收，每日通过回盲瓣进入结肠的液体约2 L，其中90%被结肠吸收，而随粪便排出体外的水分不到200 mL，这是水在胃肠道分泌和吸收过程中发生动态平衡的结果。肠道吸收水分的潜力强大，所以正常人粪便的含水量一般是稳定的，不会因饮水的多少受影响。一般每日排便一次，少数人每日排便2~3次或每2~3日一次，粪便的性状正常，每日排出粪便的平均重量为150~200 g，含水分60%~75%。

腹泻是一种消化系统常见的症状，多表现为排便的次数明显超过平日习惯的频率，粪质稀薄，含水分增多，每日排便量超过200 g，或含有未消化的食物、脓血及黏液等，常伴有肛门不适、失禁、排便急迫、腹痛等症状。

腹泻的发病基础是胃肠道的分泌、消化、吸收和运动等功能发生障碍或紊乱，以致分泌量增加、消化不完全、吸收量减少和（或）动力加速等，最终导致粪便稀薄，可含渗液，大便次数增加而形成腹泻。

中医在《内经》中称腹泻为"泄"，汉唐时期多称为"下利"，宋代以后称为"泄泻"。根据腹泻的病因、发病部位、发病特点、粪便形状等，又分为：湿泄、寒泄、火泄、暑泄、热泄、食泄、气泄；胃泄、小肠泄、大肠泄、肾泄、直肠泄；水泄、滑泄等。一般将大便溏薄者称为"泄"，下如水样者称为"泻"。

第二节　病　因

一、中医病因说

中医认为导致腹泻的原因虽多，但离不开外邪、饮食、情志、正虚等几个方面。其发病机制不外乎脾胃运化失调、肾阳温运障碍、小肠受盛和大肠传导功能失常。

（一）感受外邪

风寒暑湿热邪俱能使脾胃失调而腹泻，但以湿邪为首。脾喜燥恶湿，湿最易伤脾，故《素问·阴阳应象大论》曰："湿胜则濡泄。"《难经》曰："湿多成五泄。"风寒暑热伤人致泻也常与湿邪并举，所以有"无湿不成泄"之说。夜卧露宿，腹部着凉；远行涉水，坐卧湿地，酷暑贪凉，过食冷饮；梅雨季节，湿气袭人等，是常见的致泻原因。

（二）饮食不节

误食生冷不洁之物，恣食酒肉肥甘，或饮食过量，致胃肠受伤，宿食停滞，脾胃运化受碍，小肠受盛，大肠传导失常，而致腹泻。故《灵枢·百病始生》曰："食不化，多热则溏出糜。"

（三）情志失调

郁怒伤肝，忧思伤脾，肝气横逆，脾胃受克，则生腹泻。所以《三因极一病证方论》说："喜则散，怒则激，忧则聚，惊则动，脏气隔绝，精神夺散，必致溏泄。"

（四）正虚

1. 脾胃虚弱，中阳不健

素体气虚，病后体弱，久泻伤脾，中气下陷，致脾胃虚弱,运化失调,不能升清降浊,消化水谷,致清浊不分,完谷不化而腹泻。故《景岳全书·泄泻》曰:"泄泻之本,无不由于脾胃,盖胃为水谷之海,而脾主运化,使脾健胃和,则水谷腐熟,而化气化血,以行荣卫。若饮食失节,起居不时,以致脾胃受伤,则水反为湿,谷反为滞,精华之气不能输化,乃致合污下降,而泻痢作矣。脾强者滞去即愈……脾弱者,因虚所以易泻。"《素问·阴阳应象大论》也说:"清气在下,则生飧泄。"

2. 肾阳虚衰,不能腐熟水谷

肾中阳气,即命门之火,有协助脾胃腐熟水谷、调理二阴(子宫、阴器及大肠肛门)开闭的作用。命门火衰,脾胃则阳弱,大肠则失调,水谷就不能被腐熟,因而腹泻。正如《景岳全书·泄泻》所说:"肾为胃之关,开窍于二阴,所以二便之开闭,皆肾脏之所主,今肾中阳气不足,则命门火衰,而阴寒独盛,故于子丑五更之后,当阳气来复,阴气盛极之时,即令人洞泄不止也。"

二、西医病因说

(一)急性腹泻

急性腹泻病程多在 2~3 周之内,每天排便可达 10 次以上,粪便量多而稀薄,排便时常伴腹鸣、肠绞痛或里急后重。其病因多以急性肠道感染、急性中毒及某些全身性疾病为常见。其常见病因如下。

1. 食物中毒

由于食物被金黄色葡萄球菌、蜡样芽孢杆菌、产气夹膜梭状芽孢杆菌、肉毒杆菌等毒素污染,多表现为非炎症性水泻。

2. 肠道感染

(1)病毒感染

轮状病毒、Norwalk 病毒、肠腺病毒感染时,可发生小肠非炎症性腹泻。

(2)细菌感染

霍乱弧菌和产毒性大肠杆菌可致小肠非炎症性水泻。沙门菌属、志贺菌属、弯曲杆菌属、小肠结肠炎耶尔森氏菌(Yersinia enterocolitica)、侵入性大肠杆菌、金黄色葡萄球菌、副溶血性弧菌、难辨性梭状芽孢菌可致结肠炎,产生脓血腹泻。

(3)寄生虫感染

梨形鞭毛虫、隐孢子虫感染可致小肠非炎症性水泻。溶组织内阿米巴侵犯结肠时引起炎症、溃疡和脓血腹泻。

(4)旅行者腹泻

是旅途中或旅行后发生的腹泻。多数为感染所致,病原体常为产毒性大肠杆菌、沙门菌、梨形鞭毛虫、溶组织阿米巴等。

3. 药物引起的腹泻

泻药、高渗性药、拟胆碱能药、抗菌药和某些降压或抗心律失常药,在服药期内可致腹泻。

(二)慢性腹泻

慢性腹泻是消化系统疾病中一种常见的症状,是由于胃肠道的分泌、消化吸收及运动功能障碍,导致粪便稀薄、次数增加,病程超过 2 个月者,称为慢性腹泻。但因某些病例可能为慢性腹泻的初期,或临床表现不明显的慢性病例的初次发作,故病史短于两个月者未必是急性,慢性腹泻可由于慢性消化系统疾病、消化系统以外的慢性病变以及其他原因而引起,病因主要为器质性,有时也可为功能性。其常见病因如下。

1. 肠道慢性感染性疾病

急性阿米巴痢疾及菌痢日久不愈转为慢性病程;结核杆菌及白色念珠菌感染肠道等。

2. 肠道非感染性炎症

①炎症性肠病(克罗恩病和溃疡性结肠炎);②放射性肠炎;③缺血性结肠炎;④憩室炎;⑤尿毒症性肠炎。

3. 寄生虫病

如梨形鞭毛虫病、血吸虫病等。

4. 肠道消化、吸收不良

(1)原发性小肠吸收不良

热带性口炎性腹泻、成人乳糜泻。

(2)继发性小肠吸收不良

1)消化不良:①胰消化酶缺乏,如慢性胰腺炎、胰腺癌等;②双糖酶缺乏,如乳糖不耐受症等;③胆汁排出受阻和结合胆盐不足,如肝外胆道梗阻、肝内胆汁淤积、小肠细菌过度生长(盲袢综合征)等。

2）小肠吸收面积减少：①小肠切除过多（短肠综合征）；②近段小肠 - 结肠吻合或瘘管等。

3）小肠浸润性疾病：Whipple 病、α - 重链病、系统性硬化症等。

5. 肿瘤

①大肠癌；②结肠息肉；③小肠恶性淋巴瘤；④胺前体摄取脱羧细胞瘤：胃泌素瘤、类癌、肠血管活性肠肽瘤等。

6. 运动性腹泻

肠蠕动紊乱（多数为加速）引起，如肠易激综合征、胃大部切除术后、迷走神经切断后、甲状腺功能亢进、肾上腺皮质功能减退等。

7. 药源性腹泻

服用泻药，如酚酞、番泻叶、芦荟、大黄等可引起分泌性腹泻；秋水仙碱、林可霉素、新霉素、对氨基水杨酸等损伤肠黏膜细胞，可引起脂肪泻；肝性脑病用药，如乳果糖、乳山梨醇等可引起渗透性腹泻；长期服用降压药，如利血平、胍乙啶亦可引起腹泻。

第三节　分　类

腹泻一般可分为急性腹泻和慢性腹泻两大类。

一、急性腹泻分类法

1. 细菌性食物中毒

①沙门菌属性食物中毒；②金黄色葡萄球菌性食物中毒；③嗜盐菌性食物中毒；④变形杆菌食物中毒；⑤大肠杆菌性食物中毒，病原性大肠杆菌有产肠毒素性大肠杆菌（ETEC）、肠致病性大肠杆菌（EPEC）、肠侵袭性大肠杆菌（EIEC）、肠出血性大肠杆菌（EHEC）以及肠黏附性大肠杆菌（EAEC）五类；⑥产气荚膜梭状芽孢杆菌食物中毒；⑦真菌性食物中毒。

2. 病毒性胃肠炎

①轮状病毒胃肠炎；②诺沃克类病毒胃肠炎；③肠腺病毒胃肠炎；④嵌杯状病毒胃肠炎；⑤星状病毒胃肠炎；⑥肠道病毒胃肠炎。

3. 细菌性胃肠炎

①急性细菌性痢疾；②霍乱、副霍乱；③副溶血弧菌性肠炎；④空肠弯曲杆菌肠炎；⑤金黄色葡萄球菌性肠炎；⑥伪膜性肠炎；⑦白色念珠菌性肠炎；⑧急性出血性小肠炎。

4. 寄生虫病

①急性阿米巴痢疾；②急性血吸虫病。

5. 植物类急性中毒

①毒蕈中毒；②马铃薯中毒；③白果中毒；④菠萝中毒；⑤芸豆中毒。

6. 动物类急性中毒

①河豚中毒；②鱼胆中毒；③动物肝中毒。

7. 药物刺激及毒性反应

羟萘苄芬宁、哌嗪、利血平、新斯的明、垂体后叶素、秋水仙碱、胍乙啶等均可引起腹泻，停药后症状可迅速消失。

8. 化学毒剂中毒

①急性有机磷农药中毒；②急性砷中毒。

9. 全身性疾病

①急性全身性感染；②过敏性紫癜；③变态反应性胃肠病。

二、慢性腹泻分类法

（一）西医分型

1. 肠源性慢性腹泻

1）炎症性肠病：①克罗恩病（Crohn 病）；②溃疡性结肠炎；③慢性溃疡性（非肉芽肿性）空肠回肠炎。

2）肠道感染性疾病：①肠结核；②慢性细菌性痢疾；③Whipple 病；④热带口炎性腹泻；⑤盲袢综合征。

3）消化、吸收不良：①麦胶性肠病；②二糖酶缺乏症；③葡萄糖 - 乳糖吸收不良；④肠激酶缺乏症（蛋白质和氨基酸吸收障碍）；⑤微绒毛包涵体病；⑥胆盐吸收障碍；⑦先天性氯泻无 β - 脂蛋白血症；⑧Cronkhite-Canada 综合征；⑨慢性特发性小肠假性梗阻；⑩短肠综合征。

4）放射性肠炎。

5）寄生虫病：①贾第虫病；②慢性血吸虫病；③肠道蠕虫病；④胃肠型黑热病；⑤结肠小袋纤毛虫病；⑥阿米巴结肠炎。

6）大肠息肉。

7）淋巴瘤。

2. 胃源性慢性腹泻

部分萎缩性胃炎、胃癌、恶性贫血、胃切除术后等患者常因胃酸分泌减少，食物在胃内未能充分的初步消化，可致肠内引起腐败性消化不良；在胃空肠吻合术后的病例中，胃内未消化的食物大量倾泻于肠内，引起肠蠕动增加，导致腹泻。

3. 胰源性慢性腹泻

胰源性腹泻是指胰腺外分泌不足或缺乏，而引起肠消化和吸收不良所致的腹泻，常表现为脂肪泻，多见于慢性胰腺炎与胰腺癌的晚期。

4. 肝、胆道疾病

重症肝脏病及长期阻塞性黄疸患者，胆汁形成减少或引流不畅，胆盐缺乏可引起脂肪的消化、吸收不良，胆汁引流通畅之后，肠吸收脂肪的功能可改善。

肝硬化合并门静脉高压症时可出现不同程度的腹泻，可能与胃肠道淤血所致的消化吸收功能障碍有关。

5. 其他

①胃蛋白酶瘤；②血管活性肠肽瘤；③类癌综合征；④甲状腺功能亢进症；⑤慢性肾上腺功能减退症；⑥糖尿病性肠病；⑦尿毒症；⑧糙皮病；⑨硬皮病；⑩药物性慢性腹泻；⑪食物过敏性慢性腹泻；⑫AIDS 的消化系统表现；⑬IgA 重链病；⑭肠神经官能症。

（二）中医辨证分型

1. 感受外邪

（1）湿寒腹泻

大便清稀，或带白色黏液、未消化饮食，腹痛喜温喜按，腹胀肠鸣，不思饮食，口淡无味，肢体沉重困倦。若兼风寒则有寒热头痛，肢体酸痛，脉浮缓或濡缓，舌苔白腻或滑腻。

（2）湿热腹泻

大便泻下如注，色黄味臭，或带黏液、脓血，伴腹痛肠鸣，里急后重，肛门灼热疼痛，口干渴而不多饮，身热恶寒，小便赤涩，舌苔黄腻，脉滑数。

2. 饮食不节

粪便多为未消化食物，粪水夹杂或黏稠如糊，泻时腹痛，泻后痛减，粪味臭，脘腹胀痛痞满，

嗳腐不欲食，舌苔垢腻，脉滑数或弦。

3. 情志失调

腹泻多发于情志不畅，气郁、忧思或愤怒、紧张之时，泻时伴有腹痛、胁胀，粪便可带有黏液及未消化食物，或腹泻与便秘交替。常见食欲不振、吞酸、嗳气、腹胀、多屁等症状。舌质多淡红，舌苔薄或无苔，脉弦。

4. 正虚

（1）脾胃虚弱

大便溏泻，水谷不化，每食生冷油腻或难消化食物腹泻则加重，腹部隐痛，喜热喜按，食欲不振，食后作胀，面色萎黄或白黄，体倦神疲，舌质淡胖、苔白，脉沉细或缓。

（2）肾虚阳衰

腹泻多发生在黎明鸡鸣时，泻时下腹作痛，腹鸣而泻，泻后则安。常伴腰困腹冷，肢体畏寒，小便清长，或夜尿频繁，舌质淡、体胖、苔白，多有齿痕，脉沉细无力，尺脉弱。

第四节　症　状

一、主要症状

急性腹泻粪便先为水样后为脓血便，一日多至数十次，伴里急后重，多为急性菌痢；粪便为暗红色、果酱色或血水样，多为阿米巴肠病；粪便稀薄或如水样，无里急后重，多为食物中毒性感染。急性出血性坏死性小肠炎的粪便呈紫红色血便，带有恶臭。

脓血便常见于菌痢、阿米巴肠病、血吸虫肠病、溃疡性结肠炎、结直肠癌等，而克罗恩病、肠结核、肠易激综合征、成人乳糜泻、结肠过敏等则少见脓血便。黏液便或便中黏液多常见于黏膜性结肠炎、结直肠绒毛状腺瘤，若排出黏性乳白色牙膏样物，或带少量血液，则是溃疡性结肠炎的特征。大便量多，呈油腻泡沫样，味恶臭，指示为脂肪泻，见于乳糜泻、胰腺病变等。粪便中仅见黏液呈透明状，无脓血者常为结肠过敏症。小肠疾病引起的腹泻，粪便多呈水样、泡沫状，量多，含有脂肪，一般无血。结肠病变多带黏液、脓血；直肠病变多伴里急后重、下坠感；肛门病

变，多伴排便带鲜血、疼痛、脱肛或肛周流脓。

二、伴有症状

1. 腹痛　小肠疾病腹痛位于脐周，结肠疾病位于中下腹，直肠疾病位于小腹，肛门疾病位于肛管及肛门周围。急性腹痛应考虑阑尾炎、部分肠梗阻、溃疡性结肠炎等；慢性腹痛、便后腹痛常可缓解或减轻，应考虑肠易激综合征、溃疡性结肠炎、菌痢、阿米巴肠病等。

2. 发热　急性腹泻伴高热，以菌痢、沙门菌属食物中毒性感染等常见。腹泻伴发热、贫血、体重减轻者，多属器质性病变，如溃疡性结肠炎、克罗恩病、阿米巴肠病、肠结核及淋巴瘤等。

3. 体重减轻及贫血　常见于吸收不良、甲状腺功能亢进、溃疡性结肠炎、克罗恩病及结直肠肿瘤。

4. 皮肤病变　皮肤结节红斑或坏死性脓皮病提示溃疡性结肠炎。皮肤有色素沉着，见于 Whipple 病、Addison 病和成人乳糜泻。疱疹性皮炎、牛皮癣或指端皮炎，可伴有相应特异的小肠病变。

5. 关节炎　关节痛和关节炎，提示克罗恩病等炎症性肠病。

6. 肛门直肠周围脓肿或瘘管　提示克罗恩病、肠结核、晚期肠癌。

7. 喘息、潮红综合征　腹泻伴肺部有哮鸣音、面颈部潮红，是典型类癌综合征。

8. 排便时间改变　肠易激综合征常在清晨发生腹泻，也易在餐后腹泻。胃切除术后倾倒综合征总是在餐后腹泻；糖尿病腹泻主要在夜间。

第五节　诊断与鉴别诊断

一、诊断

（一）年龄与性别

病毒性胃肠炎、大肠杆菌性肠炎、双糖酶缺乏症引起的腹泻多见于儿童。溃疡性结肠炎、克罗恩病、肠易激综合征、结直肠癌多常见于青壮年。胰腺瘤、慢性胰腺炎、憩室炎、肠系膜血管供血不足多见于中老年人。细菌性痢疾可见于各种年龄，但以儿童、青壮年为多；阿米巴痢疾则以成年男性多见；功能性腹泻和滥用泻剂腹泻以妇女较多。

（二）起病与病程

急性腹泻，有不洁饮食史，多为急性菌痢、急性食物中毒性感染和急性阿米巴病。急性发作后转为慢性或时轻时重，多为慢性菌痢、溃疡性结肠炎、克罗恩病、阿米巴肠病等。慢性起病、腹泻与便秘交替者，多为肠结核、肠易激综合征、糖尿病性自主神经病变和结直肠癌。胃肠手术后腹泻常见于倾倒综合征、迷走神经切断后腹泻、盲袢综合征和肠间瘘。夜间腹泻可使人觉醒而泻，多为器质性病变，夜安昼泻者多为功能性腹泻。进食后腹泻持续，多为分泌性腹泻；进食后腹泻停止，常是渗出性腹泻。饮牛奶、麦乳精等营养品可诱发腹泻者，多见于双糖酶缺乏。血吸虫疫区的腹泻应考虑血吸虫肠病，山区腹泻应考虑肠道寄生虫。

（三）食物和药物

诸如对牛乳、鱼虾、鸡蛋等食物，或对红霉素等药物有过敏反应等。

（四）过去史及家庭史

如在血吸虫病区生活过的人腹泻，则应考虑血吸虫肠病；成人乳糜泻、克罗恩病、先天性失氯性腹泻、糖吸收不良等症，均可见家庭史。

（五）体检

1. 腹部检查
腹痛和腹块常提示为结肠癌、胰腺癌、胃癌等恶性肿瘤。腹腔内结核、克罗恩病、阑尾炎、憩室炎、肠套叠、蛔虫性肠梗阻、肠扭转、血吸虫肠病等也常见腹痛和腹内包块。压痛位于左小腹降结肠和乙状结肠部的，常是溃疡性结肠炎、肠易激综合征和结肠过敏等。腹壁见手术后瘢痕，应考虑腹泻是否与手术有关。

2. 肛门直肠指诊
肛门直肠指诊具有重要意义。如触及直肠内有坚硬不移动肿物、脓血染指套，常是晚期直肠癌。有广泛的小结节，常是多发性息肉病。有瘘管时应考虑克罗恩病、溃疡性结肠炎等。

3. 全身检查

如皮肤病变、结节红斑、关节痛等提示克罗恩病。明显消瘦、体重减轻、贫血，提示胃肠道恶性肿瘤、肠结核、吸收不良、甲状腺功能亢进、肾上腺皮质功能减退症等。

4. 实验室和其他检查

（1）大便检查

1）急性腹泻：大便常规检查和培养对急性腹泻的诊断很有帮助。细菌性食物中毒的粪便常呈糊样或水样，红、白细胞数量少或全无。对近期有旅游史或怀疑由于不洁食物引起的腹泻，还可进行粪便常规检查和培养以发现沙门菌、志贺菌、弯曲菌、大肠杆菌等。急性腹泻伴里急后重，粪质中混有血性黏液与脓血，提示急性细菌性痢疾。空肠弯曲杆菌性肠炎、侵袭性大肠杆菌性肠炎、嗜盐菌食物中毒、白色念珠菌性肠炎、急性血吸虫病等也可呈"痢疾样"大便。带恶臭的血样便，应注意急性出血性坏死性肠炎、阿米巴痢疾与结肠直肠癌，但如伴有重症毒血症状与剧烈肠绞痛，则更支持前者。带黏液的糊状便，常见于肠道滴虫感染，也可见于轻型菌痢。米泔水样便可见于霍乱、副霍乱及急性砷中毒，但后者伴有剧烈肠绞痛。怀疑有寄生虫感染时，检查粪便标本观察有无贾第鞭毛虫、溶组织阿米巴、类圆线虫等微生物的虫卵和寄生虫。通常粪便标本中很难发现寄生虫，常需要用内镜或X线透视下抽吸十二指肠液或小肠活组织检查，小肠中贾第鞭毛虫的非侵袭性诊断方法需进行连续反复的检查。近期应用抗生素者，应做粪便难辨梭状芽孢杆菌培养和分离毒素检查。经这些实验室检查，仍有20%～40%急性感染性腹泻原因未明。

2）慢性腹泻：大便性状：稀薄水样、色淡，提示小肠性腹泻；糊状、色深、有脓血无恶臭，多为直肠、乙状结肠性腹泻；米泔水样大便见于霍乱；血水样见于副溶血弧菌感染；蛋花样见于小儿腹泻；蛋清样见于白色念珠菌性肠道感染；泡沫油光样见于脂肪消化吸收不良；果酱样多见于阿米巴肠病；粪便含脓血提示结肠直肠肿瘤、结肠直肠血吸虫病、慢性痢疾、慢性结肠炎等疾

病；腹泻间歇期间大便形如羊粪，上附大量黏液多见于肠易激综合征；大便成堆、发泡多、呈酸臭味者多见于发酵性消化不良；便溏、深棕色、呈碱性反应、有硫化氢的臭气者，多见于腐败性消化不良。

大便镜检有未消化淀粉粒、肌肉纤维、脂肪滴，提示胰腺外分泌功能不全。镜检发现溶组织阿米巴、肠道鞭毛虫、血吸虫卵及其他肠道蠕虫虫卵，可明确慢性腹泻的病因学诊断。大便痢疾杆菌培养与肠菌谱鉴定，对诊断慢性细菌性痢疾与肠道菌群失调有重要意义。

鉴别急性肠道感染、细菌性食物中毒及其他肠道疾病，除流行病学调查以外，应重视大便检查，尤其是致病菌培养检查，应在抗菌药物治疗之前及时送检。血清凝集反应，也有助于细菌性食物中毒与某些急性肠道感染的诊断。

（2）结肠镜检查及活检

可直接观察肠道黏膜病灶，检查部位可至全部结肠，甚至进入回肠末端，并可在直视下采取黏膜或溃疡分泌物进行检查，或做活组织检查后可协助确诊。

（3）X线检查

胃肠钡餐可观察整个消化道的运动功能与器质性病变。钡剂灌肠则用于回盲部及结肠病变的诊断。

（4）其他

小肠吸收功能试验：

1）粪脂测定：粪涂片用苏丹Ⅲ染色在镜下观察脂肪滴是最简单的定性检查方法，粪脂含量在15%以上者多为阳性。脂肪平衡试验是用化学方法测定每日粪脂含量，结果最准确。^{131}碘-甘油三酯和^{131}碘-油酸吸收试验较简便但准确性不及平衡试验。粪脂量超过正常时反应脂肪吸收不良，可因小肠黏膜病变、肠内细菌过度生长或胰外分泌不足等原因引起。

2）D-木糖吸收试验：阳性者反映空肠疾病或小肠细菌过度生长引起的吸收不良。在仅有胰腺外分泌不足或仅累及回肠的疾病，木糖试验正常。

3）维生素 B_{12} 吸收试验：在回肠功能不良或切除过多、肠内细菌过度生长及恶性贫血时，维

生素 B_{12} 尿排泄量低于正常。

4）胰功能试验：功能异常时表明小肠吸收不良是由胰腺疾病引起的。

5）呼气试验：①^{14}C – 甘氨酸呼气试验：在回肠功能不良或切除过多或肠内细菌过度生长时，肺呼出的 $^{14}CO_2$ 和粪排出的 $^{14}CO_2$ 明显增多。②氢呼气试验：对诊断乳糖或其他双糖吸收不良，以及小肠内细菌过度生长或小肠传递过速有价值。

消化功能试验（尤其在试验餐后）有助于了解消化器官在一定负荷时的消化与吸收功能；如怀疑胃源性腹泻可进行胃液分析；如考虑胃肠运动过速所致，可做胭脂红试验；如怀疑甲状腺功能亢进引起可测定基础代谢率；血常规和生化检查可了解有无贫血、白细胞增多和糖尿病及电解质和酸碱平衡情况；怀疑胆道和胰腺病变时，ER-CP 有重要价值；选择性血管造影和 CT 对诊断消化系统肿瘤尤有价值；经口插入小肠活检管吸取小肠黏膜做病理检查对弥漫性小肠黏膜病变，如热带性口炎性腹泻、乳糜泻、Whipple 病、弥漫性小肠淋巴瘤（α – 重链病）等有确诊价值。

二、鉴别诊断

（一）西医鉴别

急性腹泻伴有发热、腹痛、恶心、呕吐等症状时，应首先考虑急性食物中毒性感染。慢性腹泻见脓血便，应考虑细菌性痢疾、阿米巴肠病、溃疡性结肠炎、克罗恩病、肠结核、大肠癌、大肠息肉病、血吸虫病等；若脓血便伴里急后重，则考虑细菌性痢疾、溃疡性结肠炎、放射性直肠炎、直肠癌的可能性大；若脓血便伴有剧烈腹痛则应考虑缺血性大肠炎、肠套叠等；脓血便伴有鲜血则可能为右侧结肠恶性肿瘤、结肠息肉病、吸收不良等；腹泻与便秘交替进行时，应考虑过敏性结肠炎、肠结核、乙状结肠冗长症、大肠癌、大肠憩室炎等。常见脓血便腹泻的鉴别要点可参阅表 19-1。

表 19-1　常见脓血便腹泻的鉴别要点

	流行病学	发病特点	镜检	培养	结肠镜检查
细菌性痢疾	区域流行或散发，多在夏、秋季	脓血便每日 10 至数十次，血为鲜红，粪便量少，里急后重明显	脓细胞多，红细胞多少不一	痢疾杆菌阳性	弥漫性炎症，溃疡浅表大小不一
阿米巴肠病	多为散发，流行性低	每日腹泻 10 次以下，一次量多，暗红色或果酱色，有血腥恶臭，里急后重（±）	红细胞多，有滋养体	阿米巴阳性	溃疡深细，呈烧瓶样，溃疡间黏膜正常
溃疡性结肠炎	散发	每日泻数至十数次，为脓血便、黏液血便，有牙膏样坏死黏膜，里急后重（±）	红、白细胞及多量巨噬细胞	无致病菌	弥漫性炎症，接触易出血、溃疡表浅
血吸虫肠病	有接触疫水史，主要在疫区流行	每日泻数至十数次，稀便，可有脓血及黏液，里急后重明显	红、白细胞及血吸虫卵	孵化阳性	黏膜充血、水肿，有黄白色颗粒，有时见浅表较大溃疡
结直肠癌	散发	每日大便数次，或正常便带脓血、黏液，晚期有恶臭，里急后重（±）	偶有脓细胞	无致病菌	结节状、菜花状溃疡

（二）中医鉴别

湿寒腹泻与湿热腹泻：虽均与湿相关，但一为湿与寒合，一为湿同热结。湿寒易滞太阴，湿热多居阳明，其证自有差别。湿寒腹泻，多因湿滞寒伤脾阳，故粪便清稀，挟有未消化饮食，寒邪伤阳故多喜热欲暖，腹痛肠鸣，湿从寒化，所以口淡，不渴，舌苔白腻。湿热腹泻，常是湿热蕴结胃肠，升降传导失司，故其特点是泻下如注，或带脓血、黏液，粪色黄味臭，里急后重，肛门灼热，泻后仍觉腹痛而涩滞不爽，因为湿困，所以胸脘痞闷，疲困身重，不思饮食，脉缓或滑濡，舌苔黄腻。

饮食不节与情志不调：虽均属实证，腹泻作痛。但前者因恣食油腻生冷或不洁之物所致，必有不节饮食史，脘腹胀痛痞满，嗳气吞酸，不欲饮食，泻下不消化残渣，粪水相杂或如败卵，是其特点。后者多因情志失调，土虚木乘而泻，其特点是以气滞为主，每由情志不畅、气郁、愤怒而发作，泻时腹痛、胁痛，泻后仍觉腹胀不适，嗳气、多屁，脉弦。二者不难区别。

脾胃虚弱与肾虚阳衰：共同点是均属正虚，均有泻下清冷、水谷不化、腹痛喜按喜热、体倦神疲等。但一为脾阳不振，一为肾虚火衰。脾阳不振，运化失司，则清阳不升，浊阴不降，故泻下澄澈清冷，完谷不化，状如鸭粪，食生冷则腹泻加重。肾虚火衰，不能蒸化水谷，则阴寒独盛，阳气微弱，则五更作泻，形寒怕凉，腰困尿多。二者自有不同之处可辨。然脾虚可以及肾，肾阳不振又可以使脾虚失运，所以二者常多并病，形成脾肾阳虚泄泻。

湿寒日久可以伤阳，湿热日久可以损脾，所以腹泻一证，临床上常可见到寒热交杂、虚实并见、邪实正虚、正虚邪留的复杂病情。辨证施治应细致入微，分清寒热虚实，抓住湿滞脾虚的特点，加以区别分析，方可切中病机。

第六节 治 疗

一、治疗原则

腹泻治疗的原则是针对病因进行合理的药物和必要的手术治疗。止泻剂仅可作为对症处理措施，不宜滥用，以免遮盖病情，延误根治时间。

二、保守治疗

（一）中医治疗

1. 湿寒腹泻

以疏风散寒、芳化湿浊，代表方剂为藿香正气汤，常用药有藿香、紫苏、厚朴、陈皮、苍术、建神曲、防风、白芷、佛手、木香、茯苓、猪苓、泽泻等。

2. 湿热腹泻

宜清热利湿、理肠止泻，代表方剂为葛根黄芩黄连汤。常用药有葛根、黄芩、黄连、金银花、连翘、秦皮、黄柏、白头翁、马齿苋、滑石、甘草。热重于湿，泻而不爽，加炒大黄、枳实；湿重于热，小便短赤，加车前子、扁豆衣、荷叶、泽泻。

3. 饮食不节腹泻

治宜消食导滞，方用保和丸加减。常用药有神曲、山楂、谷芽、麦芽、莱菔子、鸡内金、茯苓、陈皮、槟榔、枳壳等。腹胀腹痛、泻下不畅，加大黄、牵牛子；呕吐加法半夏、白蔻仁。

4. 情志失调腹泻

治宜疏肝健脾、理气止泻，方用痛泻要方合逍遥散。常用药有防风、白术、陈皮、白芍、当归、枳壳、云苓、柴胡、木香、厚朴、乌药等。

5. 脾虚腹泻

治宜健脾运中、补中益气，方用参苓白术散、理中汤、补中益气汤等。常用药有党参、白术、山药、莲子肉、云苓、扁豆、薏苡仁、砂仁、木香、干姜、肉桂、附子等。

6. 肾虚腹泻

治宜温阳补肾、益火运脾，方用四神丸加减。常用药有补骨脂、吴茱萸、肉豆蔻、五味子、附片、干姜、肉桂、鹿茸等。

7. 脾肾双虚腹泻

宜用理中汤合四神丸。寒热交杂、虚实并见，宜用乌梅丸、黄连理中汤等。《会约医镜》说："治泻一法，不可拘泥。一曰淡渗，当利小便而泄自止；一曰升提，气不升而下陷，惟升、柴、羌、葛之属，能鼓舞胃气上腾，且风药能燥湿也；一曰清凉，热淫所致，暴注下迫，宜用苦寒以清之也；一曰疏利，痰凝气滞，食积水停，皆令人泄，随证祛逐，勿使存留，所谓通因通用也；一曰甘缓，泻而趋下，甘为土味，可以缓中，善禁善速也；一曰酸收，泻下者必气散而不能收，惟酸可以助收肃之权也；一曰燥脾，泻由脾湿，湿由脾虚，仓廪得职，水谷自分也；一曰平肝，木旺侮土，土亏不能制水，宜平肝，乃可补土也；一曰温肾，肾主二便，封藏之本，虽属水位，真阳寓焉。脾虚者，火以生土也；一曰固涩，泻久道滑，虽补无功，须行涩剂，揆度合节也。"他提出的这十法，对腹泻的治疗很有指导意义。

（二）西医治疗

止泻药可通过减少肠道蠕动或保护肠道免受刺激而达到止泻目的，一般分为以下几类。

1. 阿片及其衍生物制剂

主要通过提高胃肠张力抑制肠管运动，制止推进性收缩而起止泻作用。

（1）洛哌丁胺

适用于急性腹泻及各种病因引起的慢性腹泻。口服，4 mg 以后每腹泻 1 次再服 2 mg，直至腹泻停止或用量达 16 ~ 20 mg/d，连续 5 天，若无效则停服。

（2）地芬诺酯

适用于急、慢性功能性腹泻及慢性肠炎等。口服，2.5 ~ 5 mg/次，2 ~ 4 次/天。

2. 吸附剂

系通过药物表面吸附作用，吸附肠道中水、气、细菌、病毒、毒物，阻止它们被肠黏膜吸收或损害肠黏膜而止泻。

（1）十六角蒙脱石

主要用于急、慢性腹泻，尤以对儿童急性腹泻疗效为佳，但在必要时应同时治疗脱水。口服，3 次/天，每次 1 袋，治疗急性腹泻首剂量应加倍。

（2）药用炭

主要用于腹泻及胃肠胀气，也用于食物及药物中毒的解救。口服，1 ~ 3 g/次，3 次/天。

3. 收敛剂

通过凝固蛋白形成保护层而使肠道免受有害因子的刺激，减少分泌。

鞣酸蛋白：主要用于急性肠炎，非细菌性腹泻及小儿消化不良。口服，1 ~ 2 g/次，3 次/天，空腹服用。

4. 保护药

具有形成肠道保护膜的作用，使之不受刺激缓解腹泻。

碱式碳酸铋片：适应证为胃肠功能不全及吸收不良引起的腹泻、腹胀等。口服，一次 2 ~ 6 片，3 次/天，饭前服。

5. 其他

通过治疗肠胃消化不良、调整肠道正常菌群的生长和组成、抑菌或杀菌等机制而止泻。

（1）盐酸小檗碱

应用于肠道细菌感染引起的肠胃炎、腹泻。口服：成人 0.1 ~ 0.4 g/次，3 次/天。

（2）乐托尔

用于急性腹泻的对症治疗。用法：口服，2 次/天，每次 2 ~ 4 粒。

（3）双歧三联活菌

用于急、慢性腹泻及腹胀，亦用于缓解便秘。口服，2 ~ 3 粒/次，2 ~ 3 次/天。

（4）双歧杆菌四联活菌

应用于治疗与肠道菌群失调相关的腹泻、便秘、功能性消化不良。口服，3 片/次，一日 3 次。

（5）其他活菌制剂

1）酪酸菌：主要用于急、慢性腹泻，肠道菌群失调、伪膜性肠炎、消化不良、肠易激综合征、肠功能紊乱，亦用于缓解便秘。成人口服 20 ~ 40 mg/次，3 次/天。

2）整肠生（地衣芽孢杆菌活菌制剂）：用于急、慢性肠炎，急、慢性腹泻，婴幼儿消化不良腹泻，各种原因引起的肠道菌群失调症。口服：0.5 g/次，3 次/天，首次倍量。

由于腹泻是由多种不同病因所致，止泻药适用于剧烈腹泻或长期慢性腹泻，目的在于防止机体过度脱水、水盐代谢失调、电解质紊乱、消化及营养障碍。应用止泻药治疗属非特异性治疗，所以在应用止泻药治疗的同时，实施对因治疗不可忽视，应积极针对病因进行治疗，以免贻误病程。同时在治疗过程中应注意及时补充液体、维持体液的酸碱平衡、纠正体内电解质紊乱。此外，细菌毒素、外毒素等所致的急性腹泻，最好不使用止泻药，重点在于治疗肠道感染和排出有毒物质。

（三）手术治疗

对大肠肿瘤、多发性息肉、大肠憩室等器质性腹泻，实行手术治疗。手术方式和操作见大肠息肉、大肠癌等章节。

参考文献

1. 孙自勤，刘晓峰．肠道病学［M］．济南：山东科学技术出版社，2005.
2. 林三仁．消化内科学高级教程［M］．北京：人民军医出版社，2009.
3. 李兆申．现代消化病药物治疗学［M］．北京：人民军医出版社，2005.
4. 德罗斯曼．罗马Ⅳ功能性胃肠病肠－脑互动异常［M］．方秀才，侯晓华，译．北京：科学出版社，2016：611.

第二十章　腹　痛

第一节　病名与源流

腹痛（abdominal pain）是指由于各种原因引起的腹腔内外脏器的病变，而表现为腹部的疼痛。腹痛可分为急性与慢性两类。病因极为复杂，包括炎症、肿瘤、出血、梗阻、穿孔、创伤及功能障碍等。本身并不是一种独立疾病，本章重点讨论的是大肠疾病所致腹部疼痛。

有关腹痛的记载，《内经》中已有描述，汉代·张仲景《金匮要略》对其症状及治疗做了全面论述。隋代·《诸病源候论》将腹痛分为卒腹痛、久腹痛两大类，之后历代医家对腹痛颇多论述、分类详尽、治法各异，是中医学重点讨论的病候之一。

第二节　病　因

一、中医病因说

腹部为脾胃所主，肝肾、大小肠、膀胱之所居，三阴经及冲任经脉之所过，因此腹痛涉及的脏器较多，病情亦较复杂。就病因而论，凡五运之邪、六气之害、七情之发、饮食痰湿阻逆，皆可导致腹痛。

1. 六淫外袭，邪滞胃肠

由于脾胃外络肢节而内统四脏，故六淫之邪，易于侵犯。其中以寒邪居多，而湿、热次之。寒邪侵犯胃肠所致腹痛，《内经》早有论述。《素问·举痛论》云："寒气客于肠胃之间，膜原之下，血不得散，小络急引故痛。"说明寒邪客入胃肠，气血因之滞留，筋脉为之引，是产生腹痛的基本病理。至于为何寒邪得以入客，则诚如《诸

病源候论》所云："腹痛者，由脏腑虚……阳气不足，阴有余也。"素体脾胃阳虚，是寒邪入客的先决条件。其虚轻邪微者，病轻易愈；虚重邪甚者，多缠绵不解，病久难愈。若邪干胃腑，则腹痛而呕，邪入小肠，痛多兼泄。若是"寒气客于小肠、募原之间，血络之中，血泣不得注入大经，血气稽留不行"，尚可"宿昔成积"。因脾恶湿，而湿浊之邪又最易阻滞气机，故脾为湿困，运化失职，气机痹阻，是腹痛的又一常见症候。热毒、火、风之邪，客于肠间则可引起痢疾、肠风下血等症，亦常伴有腹痛。

2. 内伤七情，气机逆乱

《素问》云："余闻百病生于气也。怒则气上，喜则气缓，悲则气消，恐则气下……忧则气乱，思则气结。"故情志悖逆，是五脏气机逆乱的主要原因之一。气血滞于脉络，乱于胃肠，则可见腹部满胀疼痛。肝木肆横，易犯脾胃，而脾又主思，故郁怒伤肝、忧思不解、气结腹中，可生肝脾不和之腹痛。

3. 痰食郁阻，气滞血瘀

《内经》谓："饮食自倍，肠胃乃伤。"暴饮暴食，过食生冷、肥腻、辛辣之品，或饮食不洁，均可损伤脾胃，令食停气滞而腹痛。

4. 气滞血瘀，脉络阻滞

人身之气血，贵在流通疏畅，苦于滞涩痹阻，或寒凝血滞，或热干血腑，或七情郁结、气逆血结，或腹痛缠绵久痛入络，或跌仆损伤血络瘀阻等，均可导致腹痛。

5. 气血亏虚，脏腑失养

《内经》云："血气者人之神，不可不谨养。"积劳成损、暗耗气血，或是妇人胎产崩流失血过多，均可导致气血亏虚。气血既虚，腹中脏器不得滋养，遂生腹痛。故张景岳云："气血虚寒，不

能营养心脾者，最多心腹痛证。"

二、西医病因说

（一）急性腹痛

急性腹痛是常见的临床情况。急性腹痛的病因可略分为两类：①由于腹内脏器病变所致者；②由于腹外脏器或全身性疾病所致者。由于腹内脏器病变所致者又可再分为器质性和功能性二组。前者包括脏器的发炎、穿孔、梗阻、套叠、扭转、绞窄等，其中有外科情况者临床上称为"急腹症"。引起急性腹痛的原因很多，其共同特征是起病急、变化快和病情重。

1. 腹内脏器病变

1）腹膜刺激或炎症：包括细菌感染或化学刺激（如穿孔所致的胃液、肠液、胆汁、胰液的外漏以及内脏破裂出血等）引起的病变。

2）空腔脏器的梗阻：包括膈疝、贲门、胃与十二指肠、小肠、结肠、胆管、胰管等部位的梗阻；可因炎症、溃疡、蛔虫、结石、肿瘤等引起。

3）供血异常：①栓塞与血栓形成；②扭转或压迫性阻塞，包括绞窄性疝、肠扭转、囊肿蒂扭转等。

4）支持组织的紧张与牵拉：如肝包膜张力的剧增、肠系膜或大网膜的牵拉等。

5）腹壁肌肉的损伤或炎症。

2. 腹外邻近器官的病变

1）胸腔病变：如肺炎常有上腹部的牵涉痛；心脏冠状动脉供血不足常有胸骨后、剑突下疼痛并放射至左臂。

2）盆腔病变：包括输尿管、膀胱、生殖系统，如输尿管结石的疼痛常在腹部两侧，向后腰及腹股沟放射。

3）胸腰椎病变：有时疼痛在上腹部，并可因增加脊柱的屈曲度而加重，仔细检查常可发现脊柱的畸形与压痛。

3. 新陈代谢紊乱与各种毒素的影响

糖尿病酸中毒、尿毒症、化学毒物，如砷、铅中毒均可引起腹痛。此外，卟啉病或一些过敏性疾病亦可发生腹痛。

4. 神经源性

1）器质性：如脊髓痨、带状疱疹、末梢神经炎等均可表现腹痛症状。

2）功能性：包括中空腔脏器的痉挛、肠运动功能失调及精神性腹痛等，均需与急腹症加以鉴别。

（二）慢性腹痛

慢性腹痛起病缓慢、病程长、疼痛多为间歇性，或为急性起病，随后腹痛迁延不愈或时发时愈。腹痛以钝痛或隐痛居多，也可有烧灼痛或绞痛发作。

1）腹腔内脏器的慢性炎症：如反流性食管炎、慢性胃炎、慢性胆囊炎及胆道感染、慢性胰腺炎、结核性腹膜炎、溃疡性结肠炎、克罗恩病（Crohn 病）等。

2）胃、十二指肠溃疡。

3）腔内脏器的扭转或梗阻：如慢性胃扭转、肠扭转。

4）包膜张力增加：实质性器官因病变肿胀，导致包膜张力增加而发生的腹痛，如肝淤血、肝炎、肝脓肿、肝癌等常引起右上腹的持续性胀痛。

5）中毒与代谢障碍：如铅中毒、尿毒症。

6）肿瘤压迫及浸润：以恶性肿瘤居多，可能与瘤不断肿大、压迫与浸润感觉神经有关，一般以钝痛居多。

7）胃肠神经功能紊乱：如胃神经官能症、肠易激综合征、胆道运动功能障碍等。

第三节　分　类

一、急慢性分类法

该法是最常用的分类法：急性腹痛又称急腹症，具有变化多、发展快的特点，一旦延误诊断，会造成严重后果，甚至引起死亡；慢性腹痛可由多种原因引起，有时诊断颇为困难。

二、部位分类法

（一）急性腹痛部位分类

腹痛的部位可反映腹部不同器官的病变，有

定位价值,在鉴别诊断上很重要(表20-1)。有些急性腹痛的患者在就诊时常能明确指出腹痛的部位。最先出现腹痛的部位大多数是病变的所在,如胃十二指肠溃疡穿孔、胆囊炎、胆石症、胆道蛔虫病等。在临床上,发现腹痛部位与疾病的关系不明显者不少,如急性阑尾炎开始时腹痛在中上腹或脐周围,以后才转移到右下腹;网膜、回肠下段等器官同受第十胸神经节支配,这些器官

发炎时,疼痛最初在中上腹部或脐周,以后才局限在炎症器官的所在部位。局限性压痛对确定病变部位更有重要意义,如阑尾炎发病初期虽有上腹痛,但压痛仍以右下腹为明显。还应注意的是有些疾病虽然表现为急性腹痛,而病变却在腹外器官,如大叶性肺炎、急性心肌梗死、急性心包炎等。

表20-1 急性腹痛部位的鉴别诊断

腹痛部位		腹内病变	腹外病变
上腹部	右上	十二指肠溃疡穿孔、急性胆囊炎、胆石症、急性肝炎、急性腹膜炎、肝脓肿、右膈下脓肿等	右下肺及胸膜炎症、右肾结石或肾盂肾炎
	中上	胆道蛔虫症、溃疡病穿孔、胃痉挛、急性胰腺炎、阑尾炎早期、食管裂孔疝等	心绞痛、心肌梗死、糖尿病、酸中毒
	左上	急性胰腺炎、胃穿孔、脾曲综合征、脾周围炎、脾梗死、左膈下脓肿等	左下肺及胸膜炎症、左肾结石或肾盂肾炎、心绞痛
脐周		小肠梗阻、肠蛔虫症、小肠痉挛症、阑尾炎早期、回肠憩室炎、慢性腹膜炎等	各种药物或毒素引起的腹痛
下腹部	右下	阑尾炎、腹股沟嵌顿疝、局限性肠炎、肠系膜淋巴结炎、小肠穿孔、肠梗阻、肠结核、肠肿瘤等	右输尿管结石
	下腹	宫外孕破裂、卵巢囊肿扭转、盆腔及盆腔脏器炎症、盆腔脓肿、痛经等妇科疾病往往偏重于一侧	尿潴留、膀胱炎、急性前列腺炎等
	左下	腹股沟嵌顿疝、乙状结肠扭转、菌痢、阿米巴性结肠穿孔、结肠癌等	左输尿管结石

(二)慢性腹痛部位分类

1. 慢性中上腹痛

(1)胃及十二指肠球部溃疡

典型病史对诊断有重要意义,尤其是十二指肠溃疡。上腹部疼痛是溃疡病最突出而特别的症状,其特点是:①慢性上腹痛,腹痛呈节律性和饮食有关,呈周期性发作,时发时愈(发作期持续在一周以上,方有诊断价值)。胃溃疡常有进食—疼痛—舒适的规律;十二指肠溃疡常有进食—舒适—疼痛的规律,常于夜间疼痛或睡眠中痛醒。大多数患者每年深秋至次年春末发作比较频繁。②局灶性疼痛,多位于上腹正中或稍偏左,很多患者能自己指出局灶性压痛点。③疼痛可被

食物或碱性药物所缓解。④胃镜检查可以确诊。

但应注意,溃疡病样节律性疼痛也可见于慢性胃炎,甚至可以见于一些溃疡型胃癌;另外,有些特殊类型的溃疡病也可无节律性疼痛;再有少部分溃疡病无节律性疼痛,于突然大出血或穿孔时被发现。

(2)慢性胃炎

慢性胃炎一般可分为浅表性和萎缩性。浅表性可发生于任何年龄,而萎缩性胃炎随年龄增长发病率逐渐增加。主要特点为:①腹痛无一定规律性,常发生于进食生冷食物后或过度劳累后,于进食后加重。②多为隐痛、胀痛、灼痛,上腹部可有轻度弥漫性压痛,或剑突下略偏右压痛,或可有急性发作,但呈良性病程。③上消化道钡

餐透视不一定有阳性发现，需通过胃镜检查才能确诊。

（3）胃癌

胃癌多见于40岁以上，但30～40岁也非少见。胃癌起病缓慢，症状轻而不典型，临床上易误诊为溃疡病、慢性胃炎、非溃疡性消化不良。早期的症状是上腹部胀满或隐痛、精神萎靡、食欲不振、消瘦等。疼痛无特征性，多位于上腹部，也有在脐部，多数为间歇性，少数为持续性，呈钝痛或胀痛。上腹痛兼有呕吐，常见于幽门癌；上腹痛兼有吞咽困难，常见于贲门癌。溃疡性胃癌则可引起剧痛或出血。腹痛的情况大多与溃疡病不同，往往在进食后加重，碱性药物不能缓解。少数溃疡型胃癌可与胃溃疡相似，甚至经内科治疗后可以缓解。诊断要点：①腹痛可类似慢性胃炎或溃疡病，但病情呈进行性恶化，对各种缓解疼痛的治疗渐趋失效（可呈持续性疼痛）。②年龄在40岁以上，过去无胃病史，新近出现消化不良和胃痛等症状，尤其厌肉食者；或原有溃疡病者最近失去节律性，腹痛转为持续性，结合全身情况较差、大便隐血常阳性，应考虑本病的可能。有些早期胃癌患者，一般情况较好，钡剂检查阳性，需要通过胃镜与病理检查才能确诊。

（4）胃下垂

胃小弯弧线最低点下降至髂嵴连线以下，十二指肠球部向左偏移时，称为胃下垂。主要是由于胃膈韧带与胃肝韧带松弛所致。多见于瘦弱体型的经产妇，呈食后隐痛或胀痛，平卧后常能缓解。症状轻重与患者的敏感性有明显关系。主要症状是慢性腹痛与不适感、腹胀、恶心、嗳气与便秘等。超声波饮水前后对比检查可协助诊断。上消化道钡餐检查可以确诊。

（5）胃黏膜脱垂症

疼痛大多位于中上腹，腹痛的病史长短不一。腹痛无周期性及节律性，多呈不规则的间歇及突然发作，但少数患者也可出现持续性疼痛伴阵发性加剧，与溃疡病的疼痛截然不同。有些患者发作与精神激动有关，但也可无明显的诱因。疼痛一般不甚严重，无放射，性质大多是灼痛、胀痛，也可为刺痛。右侧卧位可使疼痛加重，左侧卧位可使疼痛减轻或缓解，有别于慢性胃炎。碱性药物一般能减轻疼痛，但效果不如溃疡病显著，也有无效者。发作时常伴有恶心、呕吐。半数患者可发生急性消化道出血。

（6）胃柿石

多因进食未成熟的柿、未经加工的鲜柿或未去皮的柿与黑枣，内含胶质较多，致凝结于胃内而发病。主要临床表现是：患者于食柿后半小时至12小时内出现急性胃炎症状，以后转为溃疡病样症状，为慢性间歇性上腹痛，空腹时闷胀、钝痛、反酸及嗳气，夜间较重，进食后症状消失，有时出现幽门梗阻症状。临床上此病易被误诊为溃疡病，如患者有上述病史，体检时可触及腹部包块，则此病可能性大。X线钡餐检查发现圆形、椭圆形或不规则形、表面呈网状的、有移动性的实体，即可明确诊断。

（7）慢性胰腺炎

如患者有与进食有关的、反复发作的上腹痛，以及发热、恶心、呕吐等症状，应注意慢性胰腺炎的可能性，特别是有急性胰腺炎病史者。发病多在20～50岁，男性多于女性。其病因也较复杂，以胆道疾病（包括胆道蛔虫）、胰管阻塞、感染、饮酒等较为多见。患者大多数经年反复发作，每次发作均较前一次加重。疼痛部位以心窝部、右上腹部为多，可放射至腰背部与肩部，疼痛多为阵发性绞痛，少数为胀痛或钝痛。发作持续时间数小时至2、3天不等。饭后疼痛加剧。黄疸往往在发作后2、3天出现。体格检查可发现不同程度的上腹部压痛、腹肌紧张，有时可触及肿块。发作期间血白细胞增多，部分患者血清及淀粉酶增高与血糖一过性升高，葡萄糖耐量试验可呈糖尿病曲线。X线腹部平片检查可发现胰腺结石与胰腺钙化；胃肠钡餐X线检查在部分病例可发现邻近器官因慢性胰腺炎症而造成压迫、移位、梗阻或小肠运动功能不良。B超可显示胰腺肿大。

（8）胰腺癌、壶腹周围癌

凡40岁以上的患者有顽固的上腹痛、厌食和进行性体重减轻等症状时，应注意胰腺癌或壶腹周围癌的可能性。发病年龄多在40～60岁，但30～40岁者也并非太少。胰头、胰体与胰尾癌的临床表现有明显区别。黄疸和可触及的胆囊肿大是胰头癌的主要体征，未侵犯胰头的胰体、胰尾癌则一般无此特征。

无论是胰头癌或壶腹周围癌，腹痛是患者就诊时最常见的主诉，而胰体与胰尾癌多于胰头癌。腹痛部位多位于中上腹，其次为右上腹，少数位于左上腹。多为慢性持续性钝痛，有时阵发性胀痛，常放射至腰背部，有时也可放射至右肩部及前胸。疼痛于卧位时出现或加剧，而前倾位或俯卧时可减轻或缓解，这是胰体癌常见的特征。

近年来有人建议，为提高胰腺癌早期诊断水平，40岁以上有下列情况之一者应做有关检查：①不明原因的上腹痛；②难以解释的体重减轻（>10%）；③突发性糖尿病，无肥胖及糖尿病家族史；④难以解释的胰腺炎反复发作。首选B超与CT检查，二者联合灵敏度高达96.8%。MRI诊断胰腺癌的价值与螺旋CT相似。B超、CT仍未确诊者，应选用ERCP或超声内镜（EUS）检查。

（9）非溃疡性消化不良

是一组有溃疡病症状而无消化性溃疡存在的疾病，主要表现为反酸、嗳气、厌食、恶心、呕吐、胃灼热感、食后饱胀感、上腹部不适感与疼痛等症状。胃部症状往往只有一个突出，其他症状则较轻或不明显，与慢性胃炎多个胃部症状同时出现者有所不同。而且经B超、X线钡餐、钡灌肠、内镜检查甚至CT扫描均无器质性病变根据。

（10）其他原因

如剑突软骨炎、十二肋骨端的慢性炎症、异位胰腺、下端食道炎（反流性）、下端食道癌、贲门痉挛、贲门癌、裂孔疝、胃黏膜脱垂、十二指肠炎、十二指肠壅滞症、十二指肠憩室炎、胃神经官能症、胆道运动功能障碍；有时肾盂肾炎、肾结石、肺癌、肝吸虫病等也可引起慢性上腹痛。

2. 慢性右上腹痛

（1）肝脏疾病

包括急、慢性传染性肝炎、阿米巴肝炎、肝炎后综合征、肝癌、肝脓肿等疾病。

1）慢性病毒性肝炎：可出现右上腹持续性隐痛，有时也可为剧烈的阵发性痛，这是由于肝包膜紧张、肝周围炎或胆道痉挛所致。慢性病毒性肝炎误诊为慢性胆道感染者甚少，而慢性胆道感染误诊为病毒性肝炎者则有之，有时二者可并存。

慢性病毒性肝炎疼痛与慢性胆囊炎疼痛的鉴别是：前者疼痛与进食关系不明显，常伴有肝区压痛；后者常于进食油腻饮食后诱发或加重，胆囊区压痛明显。此外，尚需与肝脓肿、肝癌等相鉴别。

2）肝炎后综合征：少数急性病毒性肝炎在恢复期之后仍有食欲减退、疲乏、腹部不适及其他胃肠道症状。肝炎后综合征就是指的这种状态，是由急性病毒性肝炎衍变而来。有时肝功能试验和肝穿刺活检都无异常改变，超声检查正常。一般认为患者的症状与精神体质因素有关。但是，有些活动性肝脏病也可无肝功能试验的异常。因此，如无正常的肝活检结果或较长时间的随诊，则不应该草率做出肝炎后综合征的诊断。

3）原发性肝癌：常有右上腹痛，但此时大多数能触及大而硬的肝脏。由于在肝硬化基础上发生肝癌的可能性较高，因此，肝硬化患者在短期内肝大与肝区疼痛时，需注意肝癌的可能性。引起腹痛的主要原因是肝包膜过度牵张、肝周围炎、癌组织侵及腹膜或膈所致。疼痛在夜间或劳动后往往加剧，在诊断上容易与肝脓肿或胆囊炎混淆。肝癌的疼痛是进行性加剧，肝呈进行性增大、质硬、表面凹凸不平，而肝脓肿与胆囊炎则无此征象。

4）慢性肝脓肿：呈右上腹持续性胀痛、肝大，局限性压痛比较明显，常伴有发热、消瘦等全身感染性症状，需注意与原发性肝癌相鉴别。如疑为阿米巴肝脓肿或阿米巴肝炎时，可试服氯化奎宁（每次0.25g，每日4次；2~3天后改为每日2次，再服5天），或甲硝唑（每次0.4g，每日3~4次，连服5~10天），如有明显效果，可助诊断。

肝脏疾病的疼痛特点为：①可为右上腹或右肋下隐痛、刺痛、胀痛，且多为间歇性，时间短暂或持续一定时间。可无固定部位，但也有局限性。疼痛与进食关系不明显。②肝癌的疼痛常呈进行性加重，初为间歇性，后转持续性，常固定于某一部位，局部有时可扪及肿块等相应体征。③肝脓肿常呈持续性胀痛，可局限于某一部位，压痛较明显，并有局部皮肤炎性水肿和全身发热等临床表现。

（2）胆道疾病

胆道疾病在临床上常见，主要症状是反复发

作、不同程度的右上腹绞痛，病因多由于结石，而有些由于寄生虫（华支睾吸虫、蛔虫、梨形鞭毛虫）或功能性。此病的临床表现与胃溃疡、慢性胃炎、慢性十二指肠疾病、慢性胰腺疾病、肝（脾）曲综合征等相似，病程迁延，常有再发。胆道疾病的诊断要点为：①如有胆绞痛病史，可助诊断。②多为非结石性慢性胆囊炎，常有慢性右上腹痛（较固定），可为隐痛或刺痛，少数呈刀割样痛，常于高脂肪餐后加重。恶心、呕吐是早期伴随症状，厌油很常见，可向右肩、背部放射。③少数患者胆囊区有局限性压痛及叩痛，或扪及肿大的胆囊，可助诊断。④超声检查是诊断胆道疾病的重要选择。

常见的胆道疾病主要有以下几种。

1）慢性胆囊炎：患者可能有右上腹持续性钝痛或不适感、胃部灼热、腹胀、嗳气、恶心等症状，有时可出现右肩胛区疼痛。患者如不急性发作，常难以诊断，在临床上常被误诊为胃溃疡、慢性胃炎、消化不良，甚至被误诊为慢性病毒性肝炎或神经官能症。患者进食油腻食物后往往恶心、疼痛加重，此点与慢性胃炎及溃疡病不同。体检可发现以下压痛点：①胆囊压痛点，在右侧腹直肌外缘与肋弓的交点；②第 8～10 胸椎旁压痛点；③右膈神经压痛点（在颈部右侧，胸锁乳突肌两下脚之间），此压痛点对诊断尤有诊断意义。炎症发作时胆囊触痛征阳性。影像学诊断首选 B 超扫描，而十二指肠引流、腹部平片及胆囊造影等对明显胆囊炎的诊断也有重要意义。胆囊造影可发现透 X 线的结石，胆囊胀大、缩小或变形，胆囊浓缩与收缩功能不良，胆囊显影淡薄或不显影等征象。最有价值的是发现胆石的存在。

2）胆囊结石：在 70% 胆囊炎患者有之。胆囊结石的症状颇不一致。患者可有上腹或右上腹闷胀，或其他消化不良症状。体检可无特别体征，如并发胆囊炎则胆囊部出现压痛。B 超扫描对检测胆囊结石帮助较大，不少无症状结石可被检出，还可能预测结石的成分与结构。腹部平片可见到不透 X 线的结石阴影。

3）胆囊息肉样变：是胆囊黏膜局限性隆起病变的总称。绝大多数为良性，只有少数为恶性。本病无特殊临床表现，症状类似明显胆囊炎或胆石症。约 1/5 患者无症状。B 超是首选的诊断方法，检出率达 89.0%，特异性高达 92.8%。年龄大于 50 岁或合并胆囊结石者高度警惕恶性变的可能性。

4）胆囊切除术后综合征：胆囊切除术后仍有 20% 的患者再发上腹痛。胆道残余结石、胆道感染、胰腺炎、胆总管狭窄、胆囊管遗留过长等是常见的病因。胆道残余结石以泥沙样胆色素结石为最多见。奥狄括约肌纤维化或痉挛是手术后多次发生上腹痛的原因。奥狄括约肌痉挛可因精神刺激、酒精、进食油腻食物等诱发，而阿托品、亚硝酸甘油、普鲁苯辛等有缓解疼痛的作用。胆囊管遗留过长的临床特点是寒战、发热和上腹部阵发性疼痛，但无黄疸。

5）原发性胆囊癌：是较少见的疾病，多继发于慢性胆囊炎与胆石症，约占所有胆囊癌的 1%。女性发病多于男性，平均发病年龄约 50 岁。此病早期往往与慢性胆囊炎的症状相混淆，故早期诊断颇为困难。国内文献报道主要症状是腹痛、进行性消瘦与腹块，而黄疸不多见。70%～80% 胆囊癌患者以疼痛为主要症状，且多在较早期出现。胆囊癌患者常有胆囊区持续性过敏性压痛及上腹部疼痛，疼痛性质多先为阵发性绞痛，以后转为持续性钝痛或刺痛，强度也逐渐加剧，此点可与慢性胆囊炎、胆石症的阵发性绞痛相区别。

40 岁以上的患者，特别是女性，以往有慢性胆囊炎、胆石症的病史，如自觉疼痛性质有所改变，较为局限而持续性加重，或由绞痛转为持续性钝痛或刺痛，经数周仍不缓解，并持续有食欲不振、恶心、呕吐、体重明显减轻等症状，应高度怀疑胆囊癌的可能性。诊断先做 B 超，必要时做胆囊造影与 CT 检查。

（3）肝曲（脾曲）综合征

结肠肝曲（或脾曲）胀气的临床表现称为肝（或脾）曲综合征。肝曲胀气表现为右上腹痛，与慢性胆囊炎或溃疡病的临床表现相似；脾曲胀气表现为左下胸与左上腹胀痛、不适、便秘等症状，可被误诊为胸膜炎或冠心病。轻症病例仅有上腹部发作性饱胀不适、嗳气、胀痛等；重症者则有较重的胀痛或剧痛。其疼痛程度往往与胀气程度一致，排便或清洁灌肠后胀气消失时疼痛也消失。

症状可骤发或缓发，发作持续半小时或数小时不等，以冬季较为多见，一般与饮食关系不大，但可与情绪波动有关，发作时 X 线透视结肠肝曲或脾曲有明显积气。

有人认为此综合征临床上并不少见，由于对此认识不足，常被误诊为溃疡病或慢性胆囊炎，另一方面，此综合征也可能因邻近的腹腔脏器炎症，反射性引起肠功能失调所致。

（4）腹直肌纤维组织炎

该病的特点为：①较多见于体力劳动者，绝大多数在右腹直肌上段，可能为右手劳动所致的局部损伤。②疼痛位于局部，呈持续性轻度隐痛、胀痛或刺痛，疼痛与饮食无关，一次性发作常可持续数周至数月。劳累和受凉常为诱因。③嘱平卧、抬头使腹直肌收缩，局部压痛如无减轻，应考虑本病。④局部用普鲁卡因封闭，效果明显。

3. 慢性右下腹痛

（1）阑尾炎

是临床上常见的疾病，主要表现为右下腹痛，多呈间歇性轻度疼痛、持续性隐痛或不适感，常局限在右下腹，行走过久过急、剧烈运动、长期站立均可诱发或使症状加重，体检发现右下腹阑尾点有压痛。根据上述表现和既往有急性阑尾炎的病史，一般不难做出诊断。

（2）肠结核

多见于 20 ~ 40 岁青壮年，可分为溃疡型与增生型，而以前者较为多见。回盲部是肠结核的好发部位。溃疡型肠结核的主要临床症状是腹痛、腹泻，并伴有发热、盗汗、疲乏、消瘦、贫血等全身症状。腹痛多位于右下腹，脐周次之，也可波及全腹。疼痛多为轻度至中度阵发性绞痛，也可呈持续性隐痛，往往在进食后即出现，以致患者有时怕多进饮食。增生型肠结核由于黏膜下层、浆膜下层都有肉芽组织增生，因而可引起肠狭窄，故常有低位肠梗阻症状，常在回盲部可触及压痛不显著的中等硬度肿块。本病的诊断主要靠 X 线检查，高度怀疑本病时应做诊断性治疗。

（3）回盲部疾病

①常见的有局限性回肠炎、肠阿米巴病、盲肠癌等，少见的有阑尾癌、阑尾结核等。②腹痛多见于右下腹部，呈持续性隐痛或轻度胀痛（也

可在脐周，呈隐痛或阵痛）。进食可使疼痛加剧，并可伴有便秘或轻度腹泻。③右下腹部压痛明显，有时可扪及有轻度触痛的肿块（多为胀气的肠段）或肿大的淋巴结等。

（4）结肠、直肠疾病

有慢性结肠炎、结肠癌、直肠癌、肠易激综合征、结肠憩室炎等。腹痛常位于两下腹或中下腹部，多为阵发性痉挛性胀痛，以后伴有腹泻（常为脓血便或黏液便），便后腹痛常可缓解。平时常有便秘或腹泻，或便秘与腹泻交替出现。结肠部位可有轻度压痛，有时局部可扪及包块（增厚的肠段等）。肛门指检或结肠镜检查，常可有助于诊断。

（5）腹膜及肠系膜疾病

①多为结核性，常有结核中毒症状，或有其他器官的结核病灶。②腹痛常位于病变局部，呈持续性隐痛、胀痛，或有继发肠道功能紊乱所引起的脐周痛。③腹软，有时可扪及肿大的淋巴结，局部有轻度压痛。④腹部平片见有多个钙化点，有助于诊断。⑤必要时可用抗结核试验性治疗。

（6）盆腔疾病

多为慢性盆腔炎，疼痛位于下腹部，呈持续性轻度隐痛（月经来潮时加剧），常伴有月经失调、白带增多，下腹部可有轻度压痛。阴道检查，子宫附件可有增粗及明显触痛等。

（7）其他病因

①慢性肾盂肾炎、泌尿道结石、肾下垂、游离肾等常可引起肠道功能紊乱，导致阵发性脐周腹痛；部分输尿管结石，可引起左、右下腹痛。②慢性前列腺炎、精索炎，可引起轻度腹部隐痛，常伴有遗精、溢精、小便终末有黏性分泌物等。③腹壁神经痛，以下腹慢性疼痛最多见（如右下腹，可误诊为阑尾炎）。因脊柱疾患刺激第 12 胸椎及第 1 腰椎脊神经根所致，主要特征为下腹有轻度压痛，以及该神经分布区均有感觉减退或过敏。

4. 慢性下腹痛

（1）慢性膀胱炎

常有反复发作的下腹部疼痛，伴有尿频、尿急、尿痛、腰骶部疼痛、脓尿与菌尿，一般不难诊断。

（2）慢性前列腺炎、精囊炎

可引起轻度下腹部隐痛，常伴有早泄、遗精

或射精痛，小便终末有黏性分泌物，并发急性炎症时分泌物可为血性。直肠指检可发现前列腺增大或缩小变硬，并有触痛。

（3）慢性盆腔炎

大多有分娩、流产、阴道器械检查的病史。疼痛位于下腹部，为持续性隐痛，每于经前期加重，常伴有白带增多、月经异常、痛经、不孕等表现，下腹部常有轻度压痛。附件炎以右侧为主者需与慢性阑尾炎相鉴别。妇科检查可发现附件增厚与触痛，结合全面检查材料可与慢性阑尾炎及生殖系结核病相鉴别。

5. 慢性左下腹痛

（1）慢性细菌性痢疾

较常引起左下腹痛，且常为发作性痉挛性疼痛，伴里急后重与黏液脓血便。

（2）慢性非特异性溃疡性结肠炎

腹痛是此病的主要症状之一，部位多在左下腹，常为阵发性绞痛，于排便后缓解。腹痛在发作期加剧，缓解期仅有轻度疼痛不适或无痛。

（3）直肠、乙状结肠癌

早期症状不明显，一般以左下腹部隐痛、消化不良、体重减轻、便秘或腹泻，或大便习惯改变为多见。癌组织破溃则发生便血。

（4）结肠憩室与憩室炎

儿童与青少年少见，50 岁以后发病率每 10 年而明显递增。憩室往往为多发性，主要侵犯乙状结肠与降结肠。患者大多无症状，但也可有左下腹胀痛或不适、间歇性腹胀、便秘、腹泻，或腹泻与便秘交替。如憩室发炎可引起左下腹疼痛与压痛、发热、白细胞增多与排便习惯改变，有时可引起大出血。此病的诊断主要靠钡剂灌肠造影或肠镜检查。

（5）肠易激综合征（IBS）

是一种累及整个消化道的动力障碍性疾病，病程缓慢，可引起反复的上消化道和下消化道症状，其主要症状是阵发性痉挛性肠绞痛，部位通常在左下腹与下腹部，情绪激动、劳累可诱发腹痛发作，排气或排便后症状缓解。常常伴有便秘或腹泻，或便秘与腹泻交替。大便可为粥样或水样，也可坚硬如羊粪，大便常附有黏液，且有大便不尽感。体检可触及痉挛的结肠，特别是乙状

结肠。临床上此病易与慢性结肠炎相混淆，但大便检查除有黏液及黏液中有大量嗜酸粒细胞与夏科－雷登晶体外，无其他病理成分，而慢性结肠炎则有脓血便或黏液脓血便。结肠镜检查与 X 线钡剂灌肠检查仅见局部结肠痉挛而无其他异常，可与结肠癌、慢性结肠炎相鉴别。一般来说，症状存在越多，患 IBS 的可能性越大。

6. 慢性广泛性不定位腹痛

（1）结核性腹膜炎

是常见病之一，可发生于任何年龄，以 21 ～ 30 岁为多见。本病是继发性，原发病灶最多为肠系膜淋巴结结核、肠结核、输卵管结核、肺结核、胸膜结核等。

本病在病理学上可分为腹水型、粘连型与干酪型三种类型，干酪型病情较重。本病起病可急可缓，缓慢起病者占大多数。主要症状是发热、腹块、腹痛、腹泻，有时腹泻与便秘相交替。腹痛多呈持续性隐痛或钝痛，粘连型有时可出现剧烈的阵发性绞痛。粘连型由于腹膜发炎与显著增厚，腹部触诊多有柔韧感或搓面团感，以及轻度或中度压痛。约 1/3 病例有腹水征（腹水型）。

（2）腹部恶性淋巴瘤

腹部恶性淋巴瘤以发生于小肠者最多，也常引起慢性腹痛，多为钝痛或隐痛。如发生不完全性肠梗阻，则引起阵发性肠绞痛。在腹腔脏器恶性淋巴瘤的进行性病例中，常表现为腹瘤型与腹水型。本病主要需与癌性腹膜炎及结核性腹膜炎相鉴别，往往需经探查方能明确诊断。

（3）腹腔内或腹膜后肿瘤

可引起慢性腹痛，多为钝痛或隐痛，如发生不完全性肠梗阻，则为阵发性绞痛。

（4）肠系膜动脉硬化

在饭后或应激后发生血管痉挛，肠壁缺血而疼痛，即所谓"肠性绞痛"。

（5）内分泌疾病

如甲状旁腺功能亢进或减退，可引起与溃疡病相似的痉挛性疼痛，在功能亢进时还可发生溃疡病。慢性脑垂体功能减退与肾上腺皮质功能减退均能出现痉挛性腹痛，可能与低血糖有关。

（6）肠寄生虫病

①可为血吸虫、蛔虫、姜片虫、鞭虫、丝虫

等引起，并有相应的临床表现。②腹痛常无固定部位，呈发作性的隐痛、胀痛或绞痛（蛔虫、绦虫等梗阻引起）。有时可引起轻度梗阻症状。疼痛常可自行缓解，腹部柔软，偶可触及轻度压痛的肿块（蛔虫团）。必要时进行驱虫治疗。

（7）小肠疾病

①常见的有肠结核、局限性回肠炎、空回肠憩室炎、粘连性不完全性肠梗阻等。②腹痛常位于脐周，呈阵发性胀痛或绞痛（有部分性肠梗阻时），并常伴有肠鸣音亢进、水样腹泻或便秘。在排便、排气后，腹痛常不立即缓解。③腹部柔软，可有不固定的轻度压痛。

（8）功能性消化不良（即胃肠神经官能症）

诊断神经官能症性腹痛必须慎重，以下临床表现可供参考：①精神因素引起消化道运动功能失调，症状与溃疡病、反流性食道炎、胆总管痉挛、小肠痉挛等疾病类似。②腹痛无明显诱因、部位不固定，或虽有固定部位而用病理生理或病理解剖无法解释者。③失眠、恐惧、忧郁症、癔症样表现等。在诊断功能性疾病前，首先要排除器质性疾病。

（9）其他疾病

如尿毒症、糖尿病酸中毒、血紫质病、系统性红斑狼疮、铅中毒、慢性溶血性疾病等。

三、病理分类法

1. 功能性

肠易激综合征、肠胀气、神经官能症、肠痉挛等。

2. 器质性

大肠肿瘤、巨结肠、肠扭转、肠套叠、肠粘连、炎性肠病形成的瘢痕狭窄等。

四、性质分类法

1. 体干性疼痛

是指通过脊神经传导而致的疼痛。各对脊神经末梢感受器在腹部主要分布在皮肤、肌层和腹膜壁层。此外肠系膜根部也有少量的体干神经纤维。当上述部位的末梢神经感受器受到病变刺激后，传入神经将冲动通过后根部神经节向中枢神经传递，传出神经则将中枢神经发出的冲动传递

至腹壁随意肌，腹部因内脏病变而引起体干性疼痛时，多提示病变已累及腹膜壁层或肠系膜根部。

2. 内脏性疼痛

内脏的感觉，包括腹膜后结构，是通过自主神经传导的，是由交感神经和副交感神经组成的，二者分别含有传入和传出纤维。一般认为交感神经含有痛觉纤维，副交感神经含有牵拉、膨胀等感觉纤维，肠系膜的神经分布主要来自自主神经，但在根部也有一部分体干神经纤维，属于内脏神经的支配范围，末梢神经感受器分布稀疏，传导途径又比较复杂，当受病变刺激时感觉迟钝，识别和定位能力都较差。腹部内脏器受内脏神经支配，所以一般轻微刺激并不会引起疼痛；只有在黏膜遭受炎症、充血或缺血刺激，肌层扩张或痉挛，或者肠系膜受到牵拉时，才会引起程度不同的疼痛。

3. 感觉性疼痛

是指一个部位的神经末梢感受器受到刺激后，沿同一神经根发出的另一神经支，在另一部位产生的疼痛感觉，称感觉性疼痛。感觉性疼痛发生的原因，可能是中枢神经在脊髓或大脑皮层的反射活动，不论体干或内脏神经疼痛，都可以产生感觉性疼痛。体干的感应性疼痛起源于体干神经末梢感受器受刺激，而疼痛产生在另一区域，如胸膜炎所引起的腹痛。内脏的感应性疼痛起源于内脏。当内脏神经末梢感受器受到刺激后，其感觉沿交感神经向中枢传递，而疼痛往往表现在距离原发病灶较远的体表部位。内脏的感应性疼痛，其部位有一定的规律性，如胆囊受病变侵袭时，疼痛可向肩部和背部反射；胰腺向左腰部放射；小肠向腹中线放射，输尿管多向会阴及大腿内侧放射等。腹部的感应性疼痛分两种：①腹部内脏疾病引起腹部浅表或其他部位的放射性疼痛；②病灶在腹外，可引起腹内放射性疼痛。

第四节　症　状

一、急腹症

1. 炎症性腹痛的表现

①疼痛由模糊到明确，由轻到重；②疼痛为

持续性，由时间相对短暂的内脏神经发展为体干神经刺激性疼痛，除非炎症缓解，否则疼痛不止；③病变所在的解剖位置，是矛盾最激化的部位，症状和体征也最明显；④全身性中毒反应在腹痛之后才明显地表现出来。

2. 穿孔性腹痛的表现

①腹痛骤然发生非常剧烈，如刀割样；②腹痛呈持续性，范围迅速扩大，腹肌抵抗的程度强烈，肠鸣音减弱或消失；③全身性中毒反应在穿孔之后发生，迅速加重。

3. 梗阻性腹痛的表现

①起病大多急骤；②早期腹痛为阵发性并有阵发加剧，后期为持续性；③腹痛发生时，可听到剧烈而短促的肠鸣音亢进、气过水声或金属声；④全身中毒反应晚于腹痛的发生。

4. 内出血所致腹痛的表现

①起病急骤，大多有外伤史；②腹痛持续存在，压痛和腹肌抵抗的程度较轻，反跳痛明显；③出现以失血性休克为主的临床表现。

5. 缺血性腹痛的表现

①起病急骤，可有动脉硬化或心脏病病史；②腹痛剧烈而持续存在；③有弥漫性腹膜受激惹的体征；④腹痛之后，迅速出现以中毒性休克为主的临床表现。

二、慢性症

1）常见的主要是炎症，大多有先驱症状。

2）急性腹痛持续时间较短。

3）急性腹痛属内脏神经痛，比较含糊，可有轻度压痛和腹肌抵抗，无反跳痛。

4）全身中毒反应大多先于急性腹痛发生。

第五节　诊断与鉴别诊断

一、诊断

（一）腹痛性质

腹膜炎的腹痛是持续性的；空腔脏器梗阻往往表现为阵发性绞痛，每次发作时均是逐渐加剧，且迅速达到高峰，经持续一段时间而逐渐缓解；

阵发性钻顶样痛是胆道、胰管、阑尾蛔虫梗阻的特征。应注意，肠梗阻、阑尾炎或急性胆囊炎时，剧烈腹痛骤然消失，可能为发生坏死或穿孔的信号，腹腔内脏扭转或肠绞窄时也是如此。痉挛性或周期性痛，可能是肠系膜血管血栓形成，提示血供障碍。

1. 钝痛

常见的大肠病有肠易激综合征、肝脾曲综合征、间位结肠综合征（Chilaiditi 综合征）、乙状结肠周围炎、瘢痕性结肠系膜炎、Golden 病、溃疡性结肠炎、克罗恩病、大肠癌、阑尾炎初期等。

2. 疝痛

常见的大肠病有肠闭塞（包括单纯性和绞窄性及乙状结肠扭转）、小儿回盲部肠套叠，还有肠易激综合征的痉挛期。全身性疾病还有铅中毒和卟啉病。

3. 激痛

常见的大肠病有肠穿孔、肠破裂、急性腹膜炎、急性阑尾炎、老年性大肠憩室穿孔、溃疡性结肠炎合并中毒性巨结肠，以及白血病并发大肠穿孔、肠系膜动脉栓塞引起的肠系膜动脉综合征等。

（二）腹痛部位

腹痛的部位一般与病变脏器的解剖部位及其胚胎起源有关。腹痛的部位与肠疾病的关系见表20-2、图20-1。

（三）检查

1. 急性腹痛体格检查

（1）要重视周身情况

应注意检查患者的一般状况、神志、呼吸、脉搏、血压、体温、舌苔、病容、痛苦程度、体位、皮肤情况及有无贫血、黄疸。面部表情常能提示腹痛的程度，如 Hippocrates 面容（表情痛苦、面色灰白、两眼无神、额部冷汗、眼球凹陷、两颧突出、鼻尖峭立）常为急性弥漫性腹膜炎的病症。不能忽视全身体检，包括心、肺。

对周身情况的观察在急腹症是十分重要的，可以初步判断患者病情的轻、重、缓、急，是否需要做一些紧急处置，如输液、输血、解痉、镇

表 20-2　腹痛的部位与肠疾病

部　位	疝　痛	激　痛	钝　痛
右季肋部	肠易激综合征		1. 肠易激综合征（肝曲综合征） 2. Chilaiditi 综合征
心窝部	1. 急性肠炎 2. Porpyria 3. 铅中毒	1. 肠穿孔或腹膜炎、阑尾炎、非特异性的小肠溃疡、空肠憩室等 2. 腹部癫痫	1. 急性阑尾炎 2. 急性肠炎 3. 过敏性大肠综合征 4. 横结肠癌
左季肋部	肠易激综合征	肠穿孔或腹膜炎	1. 肠易激综合征（脾曲综合征） 2. 脾弯曲部癌
回盲部	1. 急性阑尾炎 2. 肠套叠	1. 急性阑尾炎 2. 盲肠周围炎、盲肠周围脓肿 3. Crohn 病 4. 阿米巴痢疾	1. Crohn 病 2. 盲肠部结核 3. 盲肠部癌 4. Golden 病 5. actinomycosis 6. 类癌综合征
全腹痛	1. 急性肠炎 2. 肠梗阻 3. 铅中毒 4. Porphyria	1. 肠穿孔或腹膜炎（憩室炎、阑尾炎等） 2. Behcet 病	
左髂窝部	1. 急性大肠炎 2. 溃疡性结肠炎 3. 肠易激综合征 4. 乙状结肠憩室炎 5. 乙状结肠扭转症 6. 乙状结肠癌	1. 痢疾 2. 下行结肠、乙状结肠癌 3. 下行结肠憩室炎	1. 肠易激综合征 2. 急性大肠炎 3. 溃疡性结肠炎 4. 瘢痕性肠系膜炎
下腹部	1. 急性大肠炎 2. 溃疡性结肠炎 3. 食物变态反应 4. 肠气囊肿病	1. 乙状结肠、直肠癌 2. 乙状结肠憩室炎 3. 急性大肠炎 4. 溃疡性结肠炎	1. 急性大肠炎 2. 溃疡性结肠炎 3. 巨结肠症 4. 食物变态反应

静、吸氧等，然后再做进一步的检查。对危重患者，检查的顺序有时也不能按一般常规，也不能过于烦琐；可重点地进行问诊和最必要的体检后先进行抢救生命的处理，待情况允许再做详细检查。这一点是与对待一般疾病有区别的。

（2）腹部检查

要重点注意下列各点。

1）望诊时宜裸露全腹，以免遗漏嵌顿性腹股沟疝或股疝。观察腹部外形有无膨隆、有无弥漫

性胀气、有无肠型及蠕动波、腹式呼吸是否受限等。急性腹膜炎时，腹式呼吸运动减弱或完全消失。舟状腹见于急性胃肠穿孔的早期。全腹膨隆是肠梗阻、肠麻痹、晚期腹膜炎的表征。中上腹胀满可见于急性胃扩张。局部不对称的腹胀可见于闭襻性肠梗阻、肠扭转、缺血性结肠炎、腹腔肿瘤等。胆囊胀大时，可见到随呼吸移动的右上腹梨形包块。正常胃蠕动波从左肋缘开始，缓缓向右下腹移动，最后消失于幽门区。幽门梗阻时

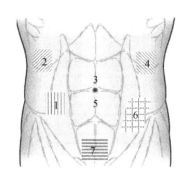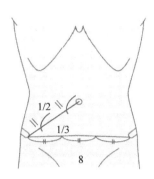

1. 肠套叠；2. 肠易激综合征；3. 急性肠炎、肠穿孔、腹膜炎；4. 脾曲综合征；5. 蛔虫病；
6. 溃疡性结肠炎、痢疾；7. 溃疡性结肠炎、痢疾、食物变态反应；8. 阑尾炎的反射压痛点

图 20-1　腹痛部位与肠道疾病的关系

则方向相反。肠型、肠蠕动波是肠梗阻的征象。小肠梗阻时，可见到阶梯式蠕动波，伴随肠绞痛而出现。

2）压痛与肌紧张：①固定部位的、持续性的深部压痛伴有肌紧张常为下面有炎症的表现。②表浅的压痛或感觉过敏，或轻度肌紧张而压痛不明显、疼痛不剧烈，常为邻近器官病变引起的牵涉痛。③全腹都有明显压痛、反跳痛与肌强直，为中空脏器穿孔引起腹膜炎的表现。

腹肌紧张以细菌性腹膜炎最明显，其次为阿米巴性腹膜炎，而腹腔出血时较轻。腹部压痛最明显处往往是病变所在。

对于急腹症，触诊的手法要轻柔；先检查正常或疼痛轻的部位，逐渐移向疼痛的中心部位。诱导反跳痛有两种方法：在病变部位的腹壁上轻轻进行叩诊；让患者咳嗽。这样，即可引出反跳痛。

3）腹部有无肿块：触诊发现肿块，可见于炎症性包块、胀大的胆囊或肠襻、肠套叠、囊肿的扭转或肿瘤。炎性肿块常伴有压痛和腹壁的肌紧张，因此边界不甚清楚；非炎性肿块边界比较清楚。要注意肿块的部位、大小、压痛、质地（软、硬、囊性感）、有无杂音及活动度等。

4）肝浊音界和移动性浊音：肝浊音界消失，对胃肠穿孔有一定的诊断意义。但有时肺气肿或结肠胀气可使肝浊音界叩不出。此外，胃肠穿孔时，肝浊音界也不一定都消失，这决定于穿孔的大小和检查时间的早晚。所以，要辅以腹部 X 线透视。少量积液时不容易发现移动性浊音，但发现时对腹膜炎的诊断很有意义，可用诊断性穿刺来证实。

5）听诊：对肠鸣音的改变要连续观察，要重视音调的改变，如金属音、气过水声等，高亢的肠鸣音结合腹部胀气或发现肠襻提示可能有肠梗阻存在。但肠梗阻在肠麻痹阶段也可有肠鸣音的减弱或消失。

（3）直肠、阴道检查

对于下腹部的急腹症，直肠检查有时可以触及深部的压痛或摸到炎性的肿块。对已婚妇女请妇科医生协助做阴道检查可有助于对盆腔病变的诊断。

2. 急性腹痛实验室诊断

（1）实验室检查

血白细胞、尿、便常规，酮体及血清淀粉酶是最常做的急诊化验。怀疑卟啉病要测尿紫质；怀疑铅中毒应查尿铅。

（2）X 线检查

做胸腹透视目的在于观察胸部有无病变、膈下有无游离气体、膈肌的运动度及肠积气和液平面。有时需拍摄腹部平片（取立位或侧卧位）。当怀疑乙状结肠扭转或肠套叠时可行钡灌肠检查。

（3）B 超诊断

近年来，B 超检查在急腹症的诊断中起重要作用，可以发现胆系的结石、胆管的扩张，胰腺、肝脾的肿大等。对于腹腔少量的积液，B 超检查较腹部叩诊敏感。在宫外孕的诊断中，有时可看到子宫一侧胎儿的影像或输卵管内的积液。B 超对于腹内的囊肿和炎性肿物也有较好的诊断价值。

（4）诊断性穿刺及其他

对于腹膜炎、内出血、胰性腹水及腹腔脓肿等可试行诊断性穿刺。目前较多采用超声定位下的细针穿刺，既准确，又安全。对穿刺物应立即做常规、涂片显微镜检查及细胞培养。对妇科急腹症患者有时需做阴道后穹隆穿刺或腹腔镜检查。

（5）手术探查

当诊断不能确定、内科治疗不见好转而病情转危的紧急情况下，为挽救生命应考虑剖腹探查。

3. 慢性腹痛体格检查及实验室检查

根据病史、伴随症状、腹部的体征考虑可能存在的疾病，选择相应的检查，包括血液、尿液、粪便检查，胃液分析、十二指肠引流、X 线（包括胃肠钡餐检查胆囊造影）、B 超、胃镜、结肠镜检查，必要时做腹腔镜检查。CT 及 MRI 对某些原因不明的慢性腹痛的诊断也有一定帮助。

4. 功能性腹痛诊断标准（参照功能性胃肠病：罗马Ⅳ诊断标准—中枢介导的腹痛综合征）

必须满足以下条件：①持续或近乎持续的腹痛；②与生理行为无关或偶尔有关；③日常活动能力部分丧失；④不符合可以解释腹痛的其他功能性胃肠病的诊断标准。

诊断前症状出现至少 6 个月，近 3 个月符合以上诊断标准。

二、鉴别诊断

外科腹痛和内科腹痛鉴别要点见表 20-3。

表 20-3　外科腹痛与内科腹痛的鉴别

临床表现			外科	内科
起病			急骤	不定
先驱症状			一般无，但有时也可有	有
腹痛			由轻到重，由含糊到明确，由局限到弥漫	由重到轻，含糊而固定
全身重度反应			后于腹痛出现	先于腹痛出现
腹膜刺激征	压痛	直接	+	+
		感应	+	−
	反跳痛		+	−
	腹肌抵抗	肌抵抗	+	+
		肌紧张	+	+
		强直	+	
腹膜激惹征的演变			持续，进展	间断，减轻或消失
其他部位体征			无	常有

第六节　治　疗

一、治疗原则

（一）急性腹痛

腹痛者应查明病因，针对病因进行治疗。有些如绞窄性肠梗阻、胃肠道穿孔、坏死性胰腺炎、急性阑尾炎等则应及时进行手术治疗。

急性腹痛的一般治疗包括：①禁食、输液，纠正水、电解质和酸碱平衡的紊乱。②积极抢救休克。③有胃肠梗阻者应予胃肠减压。④应用广谱抗生素以预防和控制感染。⑤可酌用解痉止痛剂，除非诊断已经明确，应禁用麻醉止痛剂。⑥其他对症治疗。

（二）慢性腹痛

临床上对于慢性腹痛不应急于对症治疗，而应详细询问病史、体格检查和做各种相关的实验室检查，如腹部 CT、磁共振、胃镜、肠镜、钡餐、血免疫、肿瘤标志性抗原等检查，以期早日明确诊断。对有腹泻或进食较差者应注意维持水、电解质平衡，腹痛剧烈发作者，在积极检查的同时可采取对症处理（同急性腹痛）。病因明确后可采取积极的对因治疗。

总的治疗原则是：腹痛只是一个症状，只有查明原因，针对不同疾病、不同致病原因，给予合理的治疗才能收到可靠疗效，包括内科治疗、外科治疗、中医药针灸治疗、饮食营养、精神心理治疗等。

二、保守治疗

（一）中医治疗

1. 辨证施治

腹痛的临床辨证应该全面考虑，根据病因、疼痛部位、疼痛性质等，鉴别其何脏何经受病、病症的寒热虚实等。

一般而论，热证、实证腹痛拒按；寒症、虚症腹痛喜按；虫积脘腹攻痛，时发时止；食滞脘腹痞硬，腹满拒按；气滞腹部胀痛，痛无定处；血瘀腹痛刺痛，固定不移。

从部位辨证，少腹、两肋属厥阴经，这些部位的疼痛多数属肝胆病；小腹、脐周属少阴经，这些部位的疼痛多数属肠、肾、膀胱病；中脘属太阴经，这些部位的疼痛多数属脾胃病。

（1）气滞

主症：脘腹胀痛，攻窜不定，或引及小腹，胸闷嗳气，常因情绪改变而疼痛加剧，舌苔薄，脉弦。

治则：疏肝理气。

方药：四逆散加减。

（2）血瘀

主症：腹痛经久不愈，疼痛较剧，痛点固定，拒按，舌质紫黯，脉象滞涩。

治则：活血祛瘀。

方药：少腹逐瘀汤加减。

（3）热证

常见的有湿热和热结两个类型。

1）湿热

主症：发热，腹痛、腹胀而拒按，胸闷纳呆，口渴而不欲饮，或腹泻、里急后重，或黄疸，舌苔黄腻，脉滑数或濡数。

治则：清利湿热。

方药：白头翁汤加减。

2）热结

主症：腹痛剧烈，腹壁拘急，大便秘结，无矢气，腹部或右下腹可触及包块，拒按，壮热自汗，小便短赤，舌苔黄腻，脉洪数。

治则：清热攻下。

方药：大黄牡丹汤加减。

（4）寒证

常见的有寒湿及虚寒两类。

1）寒湿

主症：恶寒或有发热，腹痛急暴，口不渴，小便清利，胸闷纳呆，身重倦怠，大便溏薄，舌苔白腻，脉象沉紧。

治则：散寒燥湿，芳香化浊。

方药：藿香正气散加减。

2）虚寒

主症：腹痛绵绵，时作时止，喜热恶冷，痛时喜按，饥饿及疲劳时更甚，大便溏薄，兼有神疲、气短等症。舌淡、苔白，脉沉细。

治则：甘温益气，助阳散寒。

方药：小建中汤加减。

（5）食滞

主症：脘腹胀满，疼前拒按，恶食，嗳腐吞酸，恶心、呕吐，便秘或腹泻，舌苔腻，脉滑实。

治则：和中消食。

方药：保和丸加减。

2. 针灸

该疗法具有良好止痛、抗感染、止泻等调节作用。常用穴位有：大肠俞、天枢、大横、中脘、关元、气海、神阙、足三里、三阴交、合谷、内关等。

（二）西医治疗

强调应首先查明疾病原因，针对不同疾病采用不同的保守疗法。常用的有药物治疗、饮食营养、精神心理治疗、物理治疗等。

1. 药物治疗

近年来，一些新的解痉药物已应用于临床。

（1）丁溴东莨菪碱

用于各种病因引起的胃肠道痉挛、胆绞痛、

肾绞痛或胃肠道蠕动亢进等。口服，1次10～20 mg，每日3～5次；肌内注射，1次20～40 mg，或1次用20 mg间隔20～30分钟后再用20 mg；静脉注射，1次20～40 mg，或1次用20 mg间隔20～30分钟后再用20 mg。

（2）曲美布丁

用于慢性胃炎引起的腹部胀满感、腹部疼痛、嗳气等，以及用于肠易激综合征，亦可用于术后肠道功能的恢复。口服给药：每次100～200 mg，每天3次。

（3）匹维溴铵片

对症治疗与肠道功能紊乱有关的疼痛、排便异常和肠道不适；对症治疗与胆道功能紊乱有关的疼痛。口服，每次50 mg，每日3次，必要时每日可增至300 mg。

（4）奥替溴铵

适用于胃肠道痉挛和运动功能障碍。口服，每次40 mg，2～3次/天，饭前服用。

（5）颠茄片

用于胃及十二指肠溃疡，胃肠道、肾、胆绞痛等。口服，成人一次1片，疼痛时服。必要时4小时后可重复1次。

（6）山莨菪碱

用于胃肠道、胆管、胰管、输尿管痉挛引起的绞痛。口服：每次5～10 mg，每天3次；肌内注射：每次5～10 mg，每天1～2次。

2. 饮食营养

急腹症应禁食，静脉注射葡萄糖氯化钠注射液、维生素及抗生素等。炎症性肠病等腹痛应进易消化、少渣、高营养饮食。

3. 精神心理治疗

肠易激综合征腹痛，通过认知疗法等精神心理治疗，常能收到止痛效果。炎症性肠病腹痛也可通过精神心理治疗而减轻。

4. 物理治疗

红外线照射、局部热敷、药物离子导入等有减轻腹痛的效果，对于慢性腹痛常作为辅助治疗而采用。

三、手术治疗

急腹症、肿瘤及大肠器质性疾病引起的急性或慢性腹痛，常需施以外科手术治疗，予以根治或对症处理，具体手术方法详见炎症性肠病及大肠癌等相关章节。

参考文献

1. 孙自勤，刘晓峰. 肠道病学［M］. 济南：山东科学技术出版社，2005.
2. 林三仁. 消化内科学高级教程［M］. 北京：人民军医出版社，2009.
3. 李兆申. 现代消化病药物治疗学［M］. 北京：人民军医出版社，2005.
4. 德罗斯曼. 罗马Ⅳ功能性胃肠病肠－脑互动异常［M］. 方秀才，侯晓华，译. 北京：科学出版社，2016：611.

第二十一章　腹　胀

第一节　病名与源流

腹胀是由于多种原因引起的腹部胀满或憋胀不适感。中医将腹胀又称为腹满等。《素问·至真要大论》有"诸气膹郁，皆属于肺。诸湿肿满，皆属于脾。诸胀腹大，皆属于热"。《诸病源候论》说："腹胀者，由阳气外虚，阴气内积故也。""久腹胀者，此由风冷邪气在腹内不散，与脏腑相搏，脾虚故胀。"《伤寒杂病论》则称为"腹胀满""腹满"等。

第二节　病　因

一、中医病因说

关于腹胀的病因，《三因方》有较全面的论述："胀满之端，皆胃与大肠，二阳明为二太阴之表，大抵阴为之主，阳为之正，或藏气不平，胜克乘克，相感相因，致阴阳失序，遂有此证。假如怒伤肝，肝克脾，脾气不正，必胀于胃，名曰胜克，或怒乘肺，肺气不传，必胀于大肠，名曰乘克。忧思聚结，本脏气郁，或实或虚，推其感涉，表里明之，皆内所因；或冒寒暑风湿，随其经络，传至阳明，至胀满者，属外所因；饮食饥饱，生冷甜腻，聚结不散，或作肿块，膨胀满闷，属不内外因。"具体分析，致胀病因有以下几种。

1. 外感风寒湿热

风寒邪气直中胃肠，湿热蕴结肠间，均可使胃肠气机郁闭、气滞作胀、胸腹痞满。

2. 内伤七情饮食

忧思伤脾、忿怒伤肝，致肝郁克脾、肝气郁结、脾胃气滞；饮食过饱，嗜食膏粱厚味，多量豆类蔬菜，致宿食停滞、气从中生、胃肠胀满。

3. 脾胃虚弱

脾胃素虚，或寒伤中阳，忧伤脾胃，致脾胃运化失调，气机郁闭，消化、吸收障碍，气停于胃肠，作胀膨满。

二、西医病因说

腹胀的原因可分为5类：①胃肠道积气；②腹腔积液，包括各种原因的腹水或腹腔脏器巨大囊肿或积水；③腹腔积气，气腹时腹膜腔内游离的气体来源于胃肠穿孔、剖腹术及人工气腹术后，偶来自肠气囊肿病的囊壁破裂。此种原因的腹胀除因腹膜腔内积存大量的气体外，胃肠穿孔的患者可因肠麻痹而加重症状；④肥胖者腹壁脂肪堆积；⑤腹腔或腹膜后肿大的脏器或实质性占位病变压迫或牵拉腹膜及支持组织。可因本身体积增大引起腹胀，或因挤压胃肠道使其容量减少，导致进食后发生腹胀感觉。较大的炎症包块，除其本身体积肿大外，还可因脏器间的互相粘连与牵拉，影响胃肠的吸收及蠕动功能而引起腹胀。腹壁的炎症及肿瘤因炎症浸润或肿瘤不断增长，亦使腹壁膨隆而致腹胀。最常见的腹胀原因为胃肠道积气和腹水。功能性腹胀是功能性胃肠病的常见类型，由于其发病机制的多样性、复杂性，导致功能性腹胀反复发作、难以治愈，患者频繁就医、生命质量降低，严重影响患者的身心健康，在临床中应加以重视。功能性腹胀临床表现往往与肠道气体生成量过多、肠道菌群异常、胃肠运动功能障碍、内脏敏感性改变、精神心理因素异常、食物（乳糖等）不耐受、膈肌下移与胸腹壁肌肉收缩失调等诸多因素有关。本章主要对肠胀气进行重点讨论。

肠胀气系指肠腔内过多的气体积聚，并导致

临床症状，如腹部膨隆、腹部胀满。病因可以是器质性病变，也可以是功能性因素。后者多由功能性消化不良、肠易激综合征、功能性便秘及功能性腹泻等引起。肠胀气是患者求医的常见症状之一。过量肠胀气的患者往往表现轻重不同的症状。患者可表现为胀气、肠鸣、嗳气、肛门排气增多，甚至腹痛、胸痛、消化不良、恶心、厌食等。但肠内气体的量不易检测，因而医师在临床上很少能够得出患者的症状就是肠胀气引起的客观证据。治疗也是完全根据患者肠胀气的主观感觉。

目前，肠道内气体的体积可以应用身体体积描记器或经快速肠道氩输注等技术测量。正常情况下，小肠和结肠内的气体少于 200 mL，主要出现在空腹和餐后。肠道气体的产生率因人而异，每天为 476 ~ 1 491 mL（平均 705 mL）。

（一）肠内气体的成分

胃肠道内的气体主要有：氮（N_2）、氧（O_2）、二氧化碳（CO_2）、氢（H_2）和甲烷（CH_4）。以上 5 种气体占肠道内气体的 99% 以上。它们的含量比例变化较大，通常为 N_2 11% ~ 92% 、O_2 0 ~ 11% 、CO_2 3% ~ 54% ，H_2 0 ~ 86% 、CH_4 0 ~ 56% 。可见在肠道中 N_2 是主要成分，O_2 含量最低，CO_2、H_2、CH_4 的含量变化很大。

（二）肠内气体的来源

1. 空气吞入

空气吞入是胃肠道特别是胃内气体的重要来源，所含 N_2 和 O_2 的总量占 99% 以上。每次吞咽动作或说话时均有几毫升空气经食管进入胃内，每天有几升的 N_2 进入胃中。吞入气体进入十二指肠受体位影响。立位时，气体存积在胃内的液面之上可经胃食管连接部反流至食管由嗳气排出；仰卧位时，胃内液面盖住胃食管连接部，此时胃内空气难以由口排出，而被推进到肠内。N_2 在胃肠道很少或不被吸收，吞入 N_2 大部分由嗳气排出，每天肛门排出的 N_2 约 400 mL。O_2 则很快被胃肠黏膜吸收。

若短时间内吞进大量空气，如焦虑状态时的吞气症，或企图遏止恶心、反胃等症状而频繁干咽吞进多量的空气时，可造成胃肠胀气。嚼口香糖、吸烟或嚼烟草刺激口腔引起唾液分泌过多和频繁吞咽也可导致吞入大量气体。有人在进食后胃底积气过多，上腹饱胀不适，嗳气后才缓解，称胃泡综合征。

2. 胃肠道内产气

肠腔可产生大量的 CO_2、H_2 和 CH_4 三种气体。

（1）CO_2

在上胃肠道，CO_2 是由 H^+ 和 H_2CO_3 的作用产生的，主要是由于胃酸与胰腺、肠道分泌的碳酸氢盐发生中和作用。脂肪和蛋白质消化过程中也产生 CO_2。上胃肠道产生的 CO_2 经过肠道很快被吸收，通常很少造成胀气。碳水化合物和氨基酸在结肠中被细菌酵解可产生 H_2 和 CO_2，在吸收不良综合征或进食不易消化食物时，这一产气因素就会变得明显而引起腹胀和肛门排气。

（2）H_2

哺乳动物细胞本身不产 H_2。细菌代谢是肠道 H_2 产生的唯一根源。通常情况下，产 H_2 细菌位于结肠。这些细菌需要外源的酵解底物才能产 H_2。当存在小肠细菌过度生长时（严重细菌过度生长综合征），小肠内也产 H_2。H_2 是肠内细菌在酵解碳水化合物及蛋白质的过程中产生的。患有肠道疾病者，由于对碳水化合物和蛋白质的消化吸收出现异常，为产 H_2 细菌提供了大量底物。某些水果和蔬菜（特别是豆类）由于含有大量寡糖不易被小肠正常消化吸收，但却容易被结肠内的产气菌酵解。此外，部分多糖也不能被完全吸收，如健康人在食用小麦、燕麦、土豆、谷类后，肠道内的 H_2 也会增多，但进食纤维素则有利于 H_2 排出。

（3）CH_4

同 H_2 的产生相似，人体内的 CH_4 也是细菌代谢产生的。人结肠中主要产甲烷的细菌是甲烷短杆菌属，通过以下反应产 CH_4：

$$4H_2 + CO_2 \rightarrow CH_4 + 2H_2O$$

这一反应是消耗了 5 mol 气体产生 1 mol CH_4，从而使肠道内的气体明显减少。国外报道，约 1/3 的成人体内有高密度的产甲烷菌，并排出较多的 CH_4，这具有家族倾向。小部分 CH_4 被吸收由肺排出。

主要是消化不良引起食物的发酵，产生大量气体，如进食较多植物纤维素、豆类等；应用抗生素时，正常肠道细菌被抑制，改变了肠内的菌群（厌氧菌，特别是产气杆菌增多），也能产生气体引起腹胀；此外，胰液与胆汁分泌不足致碳水化合物、蛋白质及脂肪等的消化与吸收障碍，使之被细菌酵解，产生 CO_2、H_2S 及 NH_3 等气体。在某些疾病状态，如肝硬化、胰腺炎，由于肠道内菌群失调以及消化吸收障碍等原因的共同作用，胃肠内产气可明显增多。

3. 肠腔和血液的气体弥散

肠道内的气体在肠腔和血液之间被动双相弥散，局部的分压梯度决定弥散方向。由于 H_2 和 CH_4 的分压常为肠腔高于血液，故气体通常从肠腔向血液弥散，而 CO_2、N_2 和 O_2 的弥散方向则有较大变化，如吞入气体中含很少 CO_2，CO_2 可从血液向胃腔弥散，十二指肠内 CO_2 的分压则急骤升高，使其从肠腔向血液弥散。吞气中 N_2 的分压略高于静脉血，在胃内 N_2 可被缓慢吸收，在十二指肠由于被 CO_2 稀释，N_2 分压下降，N_2 从血液中向肠腔内弥散。结肠中 CO_2、H_2 和 CH_4 产生多，故 N_2 分压继续下降，N_2 由血中弥散入肠腔。当血液和肠腔中 N_2 分压差接近 400 mmHg 时，N_2 即会以每小时约 100 mL 的速度弥散入肠道，构成肛门排气中 N_2 的来源。吞气中 O_2 分压高于血液，O_2 从胃弥散入血，然而结肠中 O_2 分压很低，常从血液向肠腔弥散。

患有全身性疾病，如心肺疾病、重型肝炎、肝硬化、胰腺炎或全身多脏器功能衰竭时，由于肠道淤血或肠功能衰竭，使肠腔内气体不易向血中弥散，也不易排出，从而导致明显腹胀。

（三）肠内气体的去向

胃肠道积气可从胃经口以嗳气形式排出。正常胃内积气 20～80 mL，一次嗳气即可全部排出。积气也可从肛门排出。普通饮食时排气量每小时不超过 100 mL。过多进食豆类排气明显增多。人肛门排气中主要含的 5 种气体都无气味。粪中的臭气均来自微量气体。含硫化合物，如甲烷硫醇和二甲基硫化物构成了人粪的臭味。刺激性的气味则与硫化氢的浓度相关。此外，积气也可从肠壁弥散入血，经肺呼出。

（四）胃肠胀气常见病因

胃肠胀气可由功能性和器质性的胃肠疾病或全身性疾病引起，尤以功能性胃肠疾病最为多见。

1. 功能性胃肠疾病

功能性胃肠疾病（function gastrointestinal disorders，FGIDs），是一组胃肠综合征的总称，多伴有精神因素的背景，主要是由于胃肠道运动不协调、顺应性降低以及肌电活动异常所致，临床检查无器质性病变发现。FGIDs 是导致腹胀而就诊的主要原因，常见的有以下几种。

1）功能性消化不良（functional dyspepsia，FD），是一组有持续或反复发作的上腹痛或不适、腹胀、早饱、厌食、嗳气、恶心及呕吐等消化不良症状，经内镜等检查排除了器质性病变的临床综合征。

2）胃轻瘫综合征（gastroparesis syndrome），是以胃排空延缓为特征的一组临床综合征，如早饱、食后上腹胀满、恶心、呕吐和体重下降等。

3）肠易激综合征（irritable bowel syndrome，IBS）是一组以腹痛、腹胀及排便习惯改变为主要临床表现，但无明确大体形态学、组织学、微生物学或生化代谢异常的综合征。有人观察到 IBS 尽管有腹胀表现，但积气并不很多，目前认为其发病可能与精神因素、食物、胃肠激素等多种原因引起的肠道动力异常有关。

4）功能性便秘，多发于中老年人，由于结肠痉挛和迟缓引起，呈持续性顽固性便秘伴腹胀。

5）其他：腹胀还可见于胃肠功能异常的疾病，如神经性嗳气（吞气症，aerophagia）、结肠假性梗阻（CIIP）等。

2. 胃肠道器质性病变

胃肠道器质性病变均可影响消化道内气体的产生和排出，导致腹胀。十二指肠溃疡所致的幽门梗阻可出现明显的腹胀、呕吐宿食。肠梗阻、肠麻痹主要表现为腹痛、腹胀、呕吐和肛门排气排便减少或停止，低位肠梗阻时腹胀症状更为突出。胃肠道恶性肿瘤、结核、炎症性肠病等器质性疾病均可出现不同程度的腹胀症状。

3. 全身疾病对胃肠功能的影响

许多全身性疾病都可影响消化道的代谢和功能，而出现腹胀等消化道症状，甚至以消化道症状为首发表现，易造成临床上误诊。肝脏、胆囊、胰腺的炎症，肿瘤及肝硬化时由于肝功能受损、胰腺分泌不足、胆汁分泌失常、内分泌代谢紊乱、水电解质酸碱平衡失调、机体抵抗力降低等，可致肠内细菌繁殖过度、胃肠动力减退，从而出现胃肠腔积气增多。而在肝硬化的晚期、原发性肝癌、重症胰腺炎时，患者可表现为难治性的腹部胀气，且治疗效果不佳。各种原因的腹膜炎、败血症均可影响胃肠动力致腹部胀气。脑及脊髓病变可影响胃肠神经功能，导致胃肠动力减弱。糖尿病时胃肠道的自主神经病变和微血管病变可引起胃肠动力异常，是造成胃轻瘫的重要原因，有报道20%～30%的糖尿病患者存在胃肠排空延缓。有心功能衰竭、心包炎等心脏疾病可引起胃肠道淤血、水肿和缺氧，而影响消化道功能进而导致腹胀。甲状腺功能减退症也影响肠道动力，出现腹胀、便秘，甚至麻痹性肠梗阻。硬皮病（scleroderma）的主要表现为皮肤损害，但大多数伴有广泛的内脏病变，20%～50%有胃肠道损害，以胃肠的低张力和无效蠕动为特点。电解质紊乱，如低血钾，可影响神经肌肉的膜电位使胃肠肌肉变得无力或软瘫，重者可出现肠麻痹。慢性肾脏和肺脏等器官的严重疾病也可累及胃肠道，造成积气增多，出现腹胀。

4. 肠道菌群失调

各种原因导致的肠道菌群失调，如小肠细菌过度生长综合征（EBOS），可出现腹泻、腹痛、腹胀等症状。应用广谱抗生素后，可出现严重的医源性并发症——伪膜性肠炎。现已证实该病系在应用林可霉素、克林霉素、阿莫西林等广谱抗生素抑制了肠道内正常菌群，使难辨梭状芽孢杆菌（clostridium difficile）得以迅速繁殖并产生毒素而致病。临床也可出现明显的腹胀症状。

5. 药物的影响

应用抑制肠蠕动的药物，如抗胆碱类药物、麻醉药物和钙通道阻滞剂等可诱发或加重腹胀，停药后腹胀大多可逐渐缓解。

第三节　分　类

一、一般分类法

1. 胃肠疾病腹胀

1）胃部疾病：急、慢性胃炎，胃、十二指肠溃疡，胃下垂、胃扩张、胃癌。

2）肠道疾病：细菌性痢疾、阿米巴痢疾、肠结核、急性出血坏死性肠炎、伪膜性肠炎等肠道炎症；短肠综合征、功能性便秘、肠系膜上动脉综合征、巨结肠、肠梗阻、胃肠神经官能症、吞气症、胃泡综合征、肝脾曲综合征、结肠过敏等。

2. 肝、胆、胰疾病

急慢性肝炎、肝硬化、原发性肝癌、慢性胆囊炎、胆石症、慢性胰腺炎、胰腺癌。

3. 心血管疾病

充血性心力衰竭、心绞痛、心律失常、肠系膜血管栓塞或血栓形成、肠系膜动脉硬化症等。

4. 腹膜疾病

急性腹膜炎、结核性腹膜炎、腹膜癌等。

5. 急性感染

毒血症、败血症、中毒性肺炎、伤寒等。

6. 其他疾病

哮喘、肺气肿、低钾血症、结缔组织病、黏液性水肿、腹部手术后、吸收不良综合征、肥胖、营养不良等。

二、中医辨证分型

《金匮要略》将胀满分为虚、实两型，"病者胀满，按之不痛为虚，痛者为实"。《永类钤方》分胀满为：寒胀、热胀、湿胀、气郁、食胀、妇人血胀、实胀、虚胀八型。但临床常见者为以下几型。

1）风寒内聚：腹胀起于伤风感寒，胀满作痛，按之不减，恶风怕寒，或恶心、呕吐，或腹痛而泻，舌苔白腻，脉浮紧。

2）湿热蕴结：腹满而胀，胸闷心烦，饮食乏味，渴不多饮，或腹泻下痢，小便黄赤，舌苔黄腻，脉濡数。

3）宿食停滞：腹胀满痛，嗳腐吞酸，多屁而臭，厌食恶心，或泻出未消化饮食，形如败卵，舌苔厚腻，脉滑数。

4）肝郁气滞：腹胀连胁，怒则加重，有时攻痛，口苦咽干，或呕恶腹泻，舌苔白，脉弦。

5）脾胃虚弱：腹胀时轻时重，喜按喜暖，食少乏力，或腹泻清冷，舌胖、苔薄白、脉迟。脾虚日久可损及肾，形成脾肾阳虚腹胀，特点是胀满不甚，时胀时减，按之柔软，虽胀不痛，得暖则痛，遇寒则甚，神倦怯寒，肢冷，腰困，脉沉、尺弱。

第四节　症　状

一、主要症状

1. 腹部胀满不适

是腹胀的主症，以胃脘部胀满痞塞者居多，小腹部次之。功能性腹胀患者常觉气郁腹中，胀满不适，腹中如鼓；器质性腹胀可伴有腹水、肿块等。

2. 食欲不振

绝大多数患者食欲不振，食而无味或食后更觉胀满不适，常有乏力、困倦、烦躁等。

二、伴有症状

1. 嗳气

是胃肠气胀的最常伴有症状。慢性胃炎、胃下垂、幽门梗阻、迷走神经切除术后、溃疡病等均可见嗳气。具有频繁吞气与嗳气的吞气症，是胃肠神经官能症的特殊表现。

2. 腹痛

胃肠胀气伴全腹剧痛，多见于机械性肠梗阻、肠系膜血管病和急性腹膜炎。胀气伴有上腹疼痛者，常见于胆道疾患、原发性肝癌、结肠肝曲积气、肠系膜上动脉综合征等。伴左上腹疼痛者，常见于急性胃扩张、胃泡综合征等。腹胀经排屁可解除或减轻者，常见于便秘、消化不良、结肠脾曲积气等。

3. 排屁

排屁增多，见于摄入蔬菜、豆类过量，胃肠消化、吸收不良等。腹胀经排屁后缓解，见于便秘、肠道功能紊乱、结肠胀气等。

4. 腹泻、便秘与肠鸣亢进

腹胀伴腹泻多见于结肠过敏、肠道感染、肠道菌群失调、吸收不良综合征、胃酸缺乏、慢性肝脏疾病、慢性胆胰病等。腹胀伴便秘，常见于先天巨结肠症、肠梗阻及习惯性便秘等。伴肠鸣亢进，多见于肠道感染与下肠道梗阻。伴呕吐常见于幽门梗阻、腹膜炎、上肠道梗阻、输入综合征及肝、胆、胰疾病。

第五节　诊断与鉴别诊断

一、诊断

1. 病史

腹部胀气者的症状除原发病的表现外，以腹部胀满、憋胀为主，也会出现其他多种多样的消化系统表现，包括排气过多、嗳气、肠鸣、腹痛、早饱、食欲不振、口臭和便秘等。虽然腹部胀气大多是功能性的，但应注意排除器质性病变。若出现明显腹胀、腹水、腹膜炎体征，应寻找器质性原因。一般情况下，患者主诉腹部胀气很少影响睡眠，排便后减轻。有的患者有焦虑、抑郁等精神症状，进食某些食物有时会加重症状，如奶类、豆类、面等，有的人则有频繁吸烟和嚼口香糖或烟草的习惯。应注意观察患者有无焦虑、过度换气或空气吞入。应详细询问患者的用药史（麻醉剂、抗胆碱能药和钙通道阻滞剂）、有无腹部手术史或其他系统性疾病，如糖尿病、硬皮病、甲状腺功能减退不良等病史。在不能排除患者存在器质性疾病时，可在密切观察和随诊的基础上进行试验性治疗。

2. 体征

腹胀气患者体格检查多无明显阳性发现。有时会出现腹部胀气、压痛，但无腹膜刺激征的表现。

3. 辅助检查

1）实验室检查：查血、尿、便常规，血电解质、血糖和肝肾功能等项目对了解其他相关疾病情况有帮助。若粪便中含有中性脂肪颗粒和大量未消化的横纹肌纤维，且粪脂量增多，常提示吸收不良综合征。

2）X 线检查：行立、卧位的腹部平片，全胃肠造影、钡灌肠以排除胃肠道器质性病变。

3）内镜检查：电子胃肠镜对引起腹胀的胃肠道疾病的诊断颇具意义。配合活体组织采取和病理组织学观察，对诊断常具决定性作用。

4）胃、直肠测压或核素胃排空试验：疑胃肠道动力紊乱者应行该项检查。

5）氢呼气试验：疑碳水化合物吸收或小肠细菌过度生长时应行该项检查。

6）24 小时大便脂肪定量或同位素 CO_2 呼气试验：疑脂肪吸收不良者可行该项检查。

4. 诊断标准（参照功能性胃肠病：罗马Ⅳ诊断标准）

功能性腹胀/腹部膨胀诊断标准如下：

1）3 个月内每月至少有 3 天反复出现膨胀感或肉眼可见的腹部膨胀。

2）没有足够的证据诊断功能性消化不良、肠易激综合征或其他功能性胃肠疾病。

诊断前症状出现至少 6 个月，近 3 个月满足以上标准。

二、鉴别诊断

1. 吞气症

主要见于妇女，以上腹胀满、持续性嗳气、餐后吞气更多为主，伴有心悸、胸闷、胃痛和呼吸困难。吞气和嗳气可连续不断发作，也可自主地终止和控制是其特征。

2. 胃泡综合征

由胃泡积气引起，以左下胸或左季肋部胀痛为主，严重时伴有憋气、窒息感和心悸。特征是嗳气后症状可缓解，与饮食无关，腹部透视可见胃泡明显积气。

3. 脾曲综合征

由气体积聚于结肠脾曲及波及肝曲引起。以上腹饱胀不适、疼痛、可放射至左（右）胸或左臂内侧为主。腹透可见脾、肝曲积气，心电图正常，应与心绞痛鉴别。乙状结肠镜检查时充气过多会引起本症。

4. 肠梗阻和肠麻痹

肠梗阻和肠麻痹时，均有肠腔扩张、上段积气和积液，梗阻有明显腹痛、腹胀，而肠麻痹则无腹痛和肠蠕动音。X 线检查可见肠腔扩张与气液平面。

5. 吸收不良综合征

由对脂肪、蛋白、碳水化合物等营养物吸收障碍所致。以胃肠胀气伴恶心、呕吐、腹泻为主。常有脂肪泻，粪便量多、色淡、有油脂状或泡沫样物，味恶臭。粪便脂肪滴用苏丹Ⅲ染色呈阳性。

6. 风寒内聚与湿热蕴结

前者系外感风寒所致，故常兼恶风寒、发热、恶心、呕吐、头痛等表证，腹胀作痛，按之不减，舌苔薄白、脉浮紧是其特点。后者由外感湿热，或胃肠运化失调，湿热内生而致。故常兼胸闷胃满、饮食乏味、渴不多饮、腹泻下痢、里急后重、小便黄赤等症。腹胀而满，身困头闷，舌苔黄腻、脉濡数是其特点。

7. 宿食停滞与肝郁气滞

宿食停滞必有过食蔬菜、豆类及饮食过饱史，以脘腹胀痛、嗳腐吞酸、多屁而臭、厌食恶心、腹胀未消化饮食为特点。肝郁气滞腹胀，则起病于情志不舒，七情郁结。以腹胀连胁、怒则加重、攻痛作胀、脉弦为主。二者不难鉴别。

8. 脾胃虚弱与脾肾阳虚腹胀

二者均属虚胀，不过是轻重程度不同而已，皆有腹胀时轻时重、喜按喜暖、食少乏力等虚象，但脾肾阳虚，则有腰困腿酸、下腹发凉、五更溏泻、阳痿等肾亏表现。

前人认为腹胀应首辨虚实，《千金方·胀满》说："病者腹满，按之不痛者为虚，按之痛者为实也。"《永类方》说："实胀者，腹中常胀，外坚内痛，按之不陷；虚胀者，时胀时减，虚气留滞，按之则濡。"可作为临床辨别虚实的要点。

第六节　治　疗

一、治疗原则

总的治疗原则是查明腹胀的原因，针对病因给予适当的治疗。应当重视饮食调节、精神治疗和体育疗法。

（一）积极治疗原发病

积极治疗引起腹部胀气的原发病，如肝、肾疾病者改善肝、肾功能，控制糖尿病等。

（二）对症治疗

胀气的症状多由于肠积气和（或）肠道动力障碍引起。治疗应针对以下这两个方面。

1. 减少肠道气体

1）调节饮食：在氢呼气试验的指导下，限制奶类、豆类、高淀粉食物、水果等的摄入。对乳糖酶缺乏者，控制饮奶量或改服酸奶可控制症状。

2）减少吞气：缓慢进食，减少或停止嚼口香糖或烟草，戒烟，有焦虑症等精神病患者应予治疗。

2. 调节肠道功能

1）促进排便：定时排便，增加饮食中纤维素摄入量。

2）精神治疗：对吞气症和胃泡综合征等胃肠神经官能症，要帮助患者解除焦虑和精神负担。吞气症患者往往不相信自己在吞气，这时可让患者咬一根筷子，中止吞咽动作使吞气停止，这样便可说服患者有吞气时自己咬点东西来减少吞气。

3）其他疗法：适当活动和变换姿势，定时按摩腹部以及热气浴等方法均有利于刺激肠道蠕动、促进气体排出。对肥胖引起腹胀，应鼓励患者参加体育运动。练气功常有较好效果，不能单纯依靠药物。

二、保守治疗

1. 中医治疗

风寒内聚腹胀，治宜疏风散寒、宽中消胀，方用藿香正气汤、苏子降气汤等。湿热蕴结腹满治宜清热除湿、理气消胀，方用王氏连朴饮、中满分消丸。宿食停滞腹胀，治宜消食除积、导滞宽中，方用保和丸、枳实导滞丸。肝郁气滞腹胀，治宜疏肝理气，方用柴胡疏肝汤、大七气汤、四磨汤。脾胃虚弱腹胀，治宜健脾和胃，方用香砂六君子汤、资生丸。脾肾阳虚，宜温补脾肾，方用附子理中汤。杂证腹胀，可用五积散、木香顺气丸。

笔者经验方：枳术消胀汤。

处方：枳实 15 g，厚朴 10 g，大黄 3 g，白术 15 g，木香 6 g，当归 10 g，白芍 10 g，乌药 6 g。水煎服，一日 2 次。

方解：方中以枳实、厚朴、木香、乌药理气消胀；大黄消积祛瘀；当归、白芍疏肝解郁，白术健脾除湿消痞。食积加山楂、麦芽、神曲；湿郁加苍术、茯苓。大黄用小剂量，则消积健胃，大剂量则清热泻下，可根据病情加减。

针灸：常用穴有：中脘、天枢、气海、足三里、大肠俞、脾俞、内关、公孙等。寒证加艾条灸，或拔火罐。对促进肠蠕动、消胀止痛有良好疗效，对功能性腹胀可收满意效果。

2. 西医治疗

1）合理选择抗生素：伴有小肠细菌过度生长综合征者可口服抗生素，如喹诺酮类抗生素、甲硝唑、庆大霉素。

2）促进排便类药：服渗透性泻药，能加速肠道蠕动和排便从而减轻胀气症状。对难治性的腹部胀气可行胃肠减压和肛管排气，但效果欠佳。

3）促进肠动力药：甲氧氯普胺（胃复安）、多潘立酮或莫沙必利的应用，可减轻症状。

4）改善肠道微环境，纠正菌群失调：避免和消除可能导致菌群失调的各种因素，适当应用益生菌制剂，如双歧杆菌活菌制剂、地衣芽孢杆菌制剂、三联或四联活菌制剂。

三、手术治疗

对由于肿瘤、巨结肠、肠梗阻、肠粘连、肠腔狭窄等器质性病变造成的继发性腹胀，则需施以手术，解除原发因素。

参考文献

1. 孙自勤，刘晓峰. 肠道病学［M］. 济南：山东科学技术出版社，2005.

2. 德罗斯曼. 罗马Ⅳ功能性胃肠病肠‑脑互动异常［M］. 方秀才，侯晓华，译. 北京：科学出版社，2016：611.

3. 林三仁. 消化内科学高级教程［M］. 北京：人民军医出版社，2009.

4. 李兆申. 现代消化病药物治疗学［M］. 北京：人民军医出版社，2005.

第二十二章　便　血

第一节　病名与源流

便血系指消化道出血，血液从肛门排出，大便带血，或全为血便，色鲜红、暗红或柏油样。由于出血的部位不同、出血量的多寡及血液在消化道内停留时间的长短等差异，便血可呈鲜红、暗红或黑色。幽门以上出血以呕血与黑便为主，幽门以下出血以便血居多。出血量大时，以上部位出血均可便血或呕血。出血量少，且血液已与粪便混合，无肉眼可见的改变，需经隐血试验才能检出者，为隐血便。

便血是祖国医学记载颇早的症状之一。《素问·阴阳别论》有："结阴者便血"，《灵枢·百病始生》有："血内溢则后血"，《五十二病方》有："牝痔……后而溃出血"，武威汉代医简《治百病方》有："久泄肠癖血"。《伤寒论》称为"圊血"或"便血"，《金匮要略》首将下血分为"远血"与"近血"。后世《医学入门》又有"血箭"之称，"因其便血即出有力如箭射之远也"。《寿世保元》将大便下血，血在粪前，血下如溅，血色清鲜者叫作"肠风"；《医学入门》与《血证论》等将大便下血、浊而不清、色黯不鲜、肛门肿硬疼痛者，称为"脏毒"。

第二节　病　因

一、中医病因说

中医学认为便血的原因有以下几种。

1. 外感

以风热燥火之邪，易于引起便血。风邪入中大肠、风火熏迫血脉，或湿热蕴毒肠间，使肠络受损、血液妄行，皆可引起便血。

2. 阴虚血燥

饮酒过度，偏食辛辣或膏粱厚味，以致内生湿热，耗阴动血。郁怒伤肝、气郁化火、横逆伤络，致肝肾阴虚而血燥外溢。

3. 脾肾阳虚，不能摄血

劳累太过，摄生不当，伤及正气，或久病伤阳，以致脾肾阳虚、气失统摄、血无所归。

总之，便血的原因不外外感、内伤两种，外感以风热燥火湿邪中肠伤络为主，内伤以饮食膏粱厚味，郁怒伤肝，忧思伤脾，劳倦伤肾，致阴络受损而下血为主。故《灵枢·百病始生》说："阳络伤则血外溢，血外溢则衄血。阴络伤则血内溢，血内溢则后血。"

二、西医病因说

引起便血的原因常见的有下消化道疾病、全身性疾病及上消化道疾病。一般认为3～7 mL的出血即可使粪便潜血反应呈阳性，25～30 mL的出血可使粪便呈黑色，100 mL的出血可使粪便呈柏油色，肉眼可见的鲜血或血块多数病变在肛门直肠。

1. 下消化道病变

1）肛管疾病：痔、肛裂、肛瘘。

2）直肠疾病：直肠炎症（细菌性痢疾、阿米巴肠病、血吸虫病、溃疡性大肠炎、肠结核、放射性直肠炎等）、直肠肿瘤（癌、类癌、乳头状腺瘤、家族性息肉、息肉病等）、直肠损伤（异物、刺伤、坚硬粪块、器械和活组织检查致损伤等）。

3）结肠疾病：感染与寄生虫（细菌性痢疾、阿米巴肠病、血吸虫病、肠结核等）、炎症（溃疡性结肠炎、克罗恩病、放射性结肠炎、结肠憩室炎和憩室溃疡）、肿瘤（结肠癌、类癌、恶性淋巴瘤、平滑肌瘤、纤维肉瘤、黏液肉瘤等）。

4）小肠疾病：感染（伤寒与副伤寒、结核病）、炎症（急性出血性坏死性肠炎、克罗恩病、憩室炎及憩室溃疡）、肿瘤（恶性淋巴瘤、癌、平滑肌肉瘤、类癌、脂肪瘤、血管瘤等）。

5）血管病变：缺血性大肠炎、过敏性紫癜，维生素C、维生素K及维生素P缺乏，遗传性毛细血管扩张症等。

2. 全身性疾病

1）凝血机制障碍：维生素K缺乏、血友病及血管性假血友病。

2）血小板因素：原发性及继发性血小板减少性紫癜、白血病、再生障碍性贫血、血小板无力症等血小板减少或血小板功能异常。

3）尿毒症。

4）结缔组织病：系统性红斑狼疮、皮肌炎及结节性多动脉炎等。

5）急性传染病：钩端螺旋体病、流行性出血热等。

3. 上消化道疾病

可见于食道、胃及十二指肠的炎症、损伤、血管病变、肿瘤等。可表现为呕血和便血同时存在，少数病例以便血为首要表现。

第三节 分 类

一、按出血部位分类

1. 上消化道出血

是指屈氏韧带（Treitz）以上的消化道，包括食管、胃、十二指肠、肝、胆、胰等病变引起的出血；胃、空肠吻合术后的空肠病变出血亦属此范围。

2. 下消化道出血

是指Treitz韧带以下的消化道出血，下消化道出血主要来自大肠，而由空肠和回肠引起出血的

病变相对较少。

二、按出血速度和出血量分类

1. 慢性隐性出血

指肉眼不能观察到便血，又无明显的临床症状，仅用化验方法证实粪便潜血阳性。

2. 慢性显性出血

肉眼能观察到鲜红、咖啡色呕吐物或黑色粪便，临床上无循环障碍表现。

3. 急性大量出血

肉眼观察到呕血、黑便或暗红色血便，往往伴有血容量减少引起的急性周围循环衰竭，出现低血压和休克症状，是临床常见的急症，如延误诊疗常可导致死亡。

三、按病因与发病机制分类

消化道出血的病因很多，按发病机制，大致分为以下几类。

1. 炎症和溃疡

食管炎、急性胃黏膜病变、慢性胃炎、胃十二指肠溃疡、胃黏膜脱垂等。

2. 机械因素

食管裂孔疝、食管贲门黏膜撕裂综合征、胃扭转及胆道出血等。

3. 血管因素

食管胃底静脉曲张、血管瘤、血管发育不良、遗传性出血性毛细血管扩张症。

4. 新生物

食管、胃、十二指肠的息肉，平滑肌瘤、癌肿及淋巴瘤等。

5. 全身性疾病

血液病、尿毒症、结缔组织疾病及急性感染等。

在上述多种病因中，最常见的是消化性溃疡，其次为食管胃底静脉曲张破裂、急性胃黏膜病变和胃癌，几乎占所有病因的90%以上（表22-1）。

表22-1 引起便血的主要疾病分类

I 下消化道疾病
1. 肛管疾病：痔、肛裂及肛瘘
2. 直肠疾病：直肠损伤、非特异性直肠炎、结核性直肠溃疡、直肠肿瘤（直肠乳头状瘤、直肠息肉、直肠癌、直肠类癌）、邻近恶性肿瘤或脓肿侵袭、放射性直肠炎

3. 结肠疾病：溃疡性结肠炎、血吸虫病、急性细菌性痢疾、阿米巴痢疾、结肠息肉、结肠癌、结肠憩室等

4. 小肠疾病：小肠结核、伤寒、克罗恩病、急性出血坏死性小肠炎、肠壁血循环障碍（肠系膜血管栓塞和血栓形成）、肠套叠、小肠肿瘤、空肠回肠远端憩室炎（麦克耳憩室，Meckel 憩室）或溃疡、黑斑色素－胃肠息肉病（Peutz-Jeghers 综合征）、小肠血管瘤

Ⅱ　上消化道疾病

1. 食管疾病：食管与胃底静脉曲张破裂、食管炎、食管憩室炎、食管溃疡、食管癌、食管异物、食管贲门黏膜撕裂症

2. 胃与十二指肠疾病：胃、十二指肠溃疡，胃炎、胃癌、胃黏膜脱垂、胃扭转、十二指肠憩室、Dieulafoy 病

3. 胆道、胰腺疾病：胆道疾病、胰腺癌与壶腹周围癌、异位胰腺、急性胰腺炎

Ⅲ　腹腔内血管疾病

1. 缺血性结肠炎

2. 急性门静脉血栓形成

Ⅳ　全身性及中毒性疾病

1. 血液病：各类紫癜、白血病、血友病、再生障碍性贫血、恶性组织细胞增生症等

2. 急性传染病与寄生虫病：流行性出血热、伤寒、副伤寒、钩端螺旋体病、钩虫病、回归热、恙虫病等

3. 维生素缺乏症：维生素 C 缺乏症、维生素 P 缺乏症、维生素 K 缺乏症

4. 中毒或药物毒性作用：细菌性食物中毒、有毒植物中毒、汞中毒、尿毒症、药物所致的消化道黏膜损伤（肾上腺皮质激素、非类固醇性抗炎药、萝芙木制剂、抗生素、其他药物）

第四节　症　状

一、主要症状

1. 黑便

黑便是因血液在肠道内分解后，血中的铁被大肠杆菌等分解成了黑色的硫化铁，使粪便呈漆黑光亮类似柏油的颜色，故又称为柏油样大便，是消化道出血的主要症状。消化道出血量一次或一天的出血量在 60～100 mL 时，即可出现黑便。然而粪便的颜色不完全取决于出血部位的高低和出血量的多少，还取决于粪便在肠腔内的停留时间，如腹泻时即使结肠的少量出血，也不会呈柏油样大便，而呈血便，因此粪便颜色主要决定于出血量的多少和血液在肠腔内停留时间的长短，而出血部位的高低是次要的。

2. 血便

出血部位低，位于肠道末端的肛管直肠，排便时就会呈鲜血便，如痔疮、直肠息肉的出血；出血量多达 400 mL 以上，血量的刺激会使肠蠕动加强，产生排便反射而腹泻，此时呈血便或鲜血便；出血量即使不多，但停留时间短，结肠或更

上部位的出血也会呈血便，如痢疾、炎症性腹痛腹泻时的出血。

3. 脓血便

肠道因细菌、病毒感染，炎症反应、肿瘤破溃等原因，产生脓疱、坏死、溃疡、穿孔等，脓性分泌物与出血并存，就会出现脓血便或黏液血便。

4. 腹痛

出血性疾病多数伴有腹痛，如肠穿孔、痢疾、炎症性肠病等。

5. 腹泻

出血量多时，会压迫直肠产生腹泻，炎症性肠病、感染性肠病等也多出现腹泻。

6. 失血性休克

失血量达 400～600 mL 以上者，则出现血压下降、面色苍白、四肢厥冷等周围循环衰竭症状，继而形成失血性休克。

二、伴有症状

1. 贫血

血便最常见的伴有症就是贫血，由失血所致，血色素在 8 g 以下或更低。

2. 乏力

常由贫血所致，呈乏力、困倦、食欲不振、

烦躁、注意力不集中等。

3. 发热

大出血的患者，一般在午后出现发热，可持续数日至1周，体温在38.5℃以下，是由于血液分解产物的吸收、血容量减少等引起。

第五节　诊断与鉴别诊断

一、诊断

（一）消化道出血的确立

首先要排除口腔、鼻咽、喉、气管、支气管、肺等部位的出血被吞咽后由肛门排出的可能性。还要与以下情况鉴别：①口服某些中草药、兽炭、铁剂、铋剂时，大便可呈暗褐色或黑色，但隐血试验呈阴性。②食用过多的肉类、猪肝、动物血后大便可变暗褐色，隐血试验呈阳性，但素食后即转阴性；通过测定人血红蛋白抗体试验可以做出鉴别。③口服酚酞缓泻剂，由于在肠内与碱性肠液作用，大便可呈鲜红色，不注意时容易被误诊为大便带血，但隐血试验为阴性。

若上消化道出血引起的急性周围循环衰竭征象的出现先为呕血和黑便，就必须与中毒性休克、过敏性休克、心源性休克或急性重症胰腺炎，以及异位妊娠破裂、自发性或创伤性脾破裂、动脉瘤破裂等其他病因引起的出血性休克相鉴别。有时须进行上消化道内镜检查和直肠指检，以发现尚未呕出或便出的血液，而使诊断得到及早确立。

一般呕血多伴黑便。血液在胃内与胃酸作用形成咖啡色，在肠道内血红蛋白的铁与肠内硫化物结合成硫化铁呈黑色。如果出血量很大，且排出较快，则呈暗红色血便。一般来说，便血较多提示下消化道（特别是结肠与直肠）出血，便血而伴有呕血提示上消化道出血。上消化道出血所排出的多是暗红色的血或黑便，呈柏油样，而下消化道出血所排出的多是较鲜红或鲜红色，两者均可有例外。

（二）便血部位的判断

排除了上述因素后，要确定是上消化道出血或为下消化道出血，大便的色泽和量是重要的线索。下消化道出血通常大便呈鲜红色或暗红色者，即可确诊。但如为暗红色大量血便或仅表现为黑便或隐血试验阳性时，则应与上消化道出血鉴别；上消化道大量出血时血液在肠道推进较快，可出现暗红色血便；而空肠、回肠少量出血，血液在肠道停留较久，亦可表现为黑粪。在有活动性出血时，插鼻胃管抽吸，若抽吸液中无血液而含有胆汁，则可排除上消化道出血，如抽吸液中无血又不含胆汁，则仅能排除食管和胃出血，而不能排除幽门后十二指肠出血的可能。如出血停止，即使抽吸液阴性也不能排除上消化道出血，此时如有必要可行胃及十二指肠镜检查。如未发现病变，大致可除外上消化道出血，但应注意：①急性胃黏膜病变、贲门黏膜撕裂症可在短时间内修复而不留痕迹，如延迟检查，可不能发现病变；②如看到消化性溃疡、食管静脉曲张、胃癌等病变，但未见到喷血或渗血、黏附血块、血痂或隆起小血管，不能轻易肯定出血的诊断，须进一步追查其他出血的原因。

（三）失血量的估计

失血量的估计对进一步处理极为重要。一般每日出血量在5 mL以上，大便颜色不变，但潜血试验就可以为阳性，50～100 mL以上出现黑便。以呕血、便血的数量作为估计失血量的资料，往往不太精确。因为呕血与便血常分别混有胃内容物与粪便，另一方面部分血液尚贮留在胃肠道内，仍未排出体外。根据血容量减少导致周围循环的改变判断出血量较为准确，主要判断依据如下。

1. 一般症状

失血量少，在400 mL以下，血容量轻度减少，可由组织液及脾贮血所补偿，循环血量在1小时内即得改善，故可无自觉症状。当出现头晕、心慌、冷汗、乏力、口干等症状时，表示急性失血在400 mL以上；如果有晕厥、四肢冰凉、尿少、烦躁不安时，表示出血量大，失血至少在1 200 mL以上；若出血仍然继续，除晕厥外，尚有气短、无尿，此时急性失血已达2 000 mL以上。

2. 脉搏

脉搏的改变是失血程度的重要指标。急性消

化道出血时血容量锐减,最初的机体代偿功能是心率加快。小血管反射性痉挛,使肝、脾、皮肤血窦内的储血进入循环,增加回心血量,调整体内有效循环量,以保证心、肾、脑等重要器官的供血。一旦由于失血量过大,且机体代偿功能不足以维持有效血容量时,就可能进入休克状态。所以,当大量出血时,脉搏快而弱(或脉细弱),脉搏每分钟增至 100 ~ 120 次以上,失血估计为 800 ~ 1 600 mL;脉搏细微,甚至触摸不清时,失血已达 1 600 mL 以上。

有些患者出血后,在平卧时脉搏、血压都可接近正常,但让患者坐或半卧位时,脉搏会马上增快,出现头晕、冷汗,表示失血量大。但如果经改变体位无上述变化,测中心静脉压又正常,则可以排除有过大出血。

3. 血压

血压的变化同脉搏一样,是估计失血量的可靠指标。当急性失血 800 mL 以上时(占总血量的 20%),收缩压可正常或稍升高,脉压缩小。尽管此时血压尚正常,但已进入休克早期,应密切观察血压的动态改变。急性失血 800 ~ 1 600 mL 时(占总血量的 20% ~ 40%),收缩压可降至 70 ~ 80 mmHg,脉压小。急性失血 1 600 mL 以上时(占总血量的 40%),收缩压可降至 50 ~ 70 mmHg,更严重的出血,血压可降至 0。

有人主张用休克指数来估计失血量,休克指数 = 脉率/收缩压。正常值为 0.58,表示血容量正常;指数 = 1,失血 800 ~ 1 200 mL(占总血量 20% ~ 30%);指数 > 1,失血 1 200 ~ 2 000 mL(占总血量 30% ~ 50%)。

有时,一些有严重消化道出血的患者,胃肠道内的血液尚未排出体外,仅表现为休克,此时应注意排除心源性休克(急性心肌梗死)、感染性或过敏性休克,以及非消化道的内出血(宫外孕或主动脉瘤破裂)。若发现肠鸣音活跃,肛检有血迹,则提示为消化道出血。

4. 血常规

血红蛋白测定、红细胞计数、血细胞压积可以帮助估计失血的程度。但在急性失血的初期,由于血液浓缩及血液重新分布等代偿机制,上述数值可以暂时无变化。一般需组织液渗入血管内补充血容量,即 3 ~ 4 小时后才会出现血红蛋白下降,平均在出血后 32 小时,血红蛋白可被稀释到最大程度。如果患者出血前无贫血,血红蛋白在短时间内下降至 7 g 以下,表示出血量大,在 1 200 mL 以上。一般血色素每下降 1 g/dL 提示失血 300 ~ 400 mL。另外,大出血后 2 ~ 5 小时,白细胞计数可增高,但通常不超过 15 × 10⁹/L。然而在肝硬化、脾功能亢进时,白细胞计数可以不增加。

5. 尿素氮

上消化道大出血后数小时,血尿素氮增高,1 ~ 2 天达高峰,3 ~ 4 天内降至正常。如再次出血,尿素氮可再次增高。尿素氮增高是由于大量血液进入小肠,含氮产物被吸收。而血容量减少导致肾血流量及肾小球滤过率下降,则不仅尿素氮增高,肌酐亦可同时增高。如果肌酐在 133 μmol/L(1.5 mg%)以下,而尿素氮 > 14.28 mmol/L(40 mg%),则提示消化道出血在 1 000 mL 以上。

(四)判断是否继续出血

临床上不能单凭血红蛋白下降或大便柏油样来判断出血是否继续。因为一次出血后,血红蛋白的下降有一定过程,而出血 1 000 mL,柏油样便可持续 1 ~ 3 天,大便潜血阳性可达 1 周,出血 2 000 mL,柏油样便可持续 4 ~ 5 天,大便潜血达 2 周。有下列表现,应认为有继续出血。

1)反复呕血、黑便次数及量增多,或排出暗红甚至鲜红色血便。

2)胃管抽出物有较多新鲜血。

3)在 24 小时内经积极输液、输血仍不能稳定血压和脉搏,一般状况未见改善;或经过迅速输液、输血后,中心静脉压仍在下降。

4)血红蛋白、红细胞计数与红细胞压积继续下降,网织红细胞计数持续增高。

5)肠鸣音活跃。该指征仅作参考,因肠道内有积血时肠鸣音亦可活跃。

如果患者自觉症状好转、能安稳入睡而无冷汗及烦躁不安、脉搏及血压恢复正常并稳定不再下降,则可以认为出血已减少、减慢甚至停止。

（五）消化道出血的病因诊断方法

1. 年龄与病史

不同的年龄段有其好发的疾病。50岁以上原因不明的肠梗阻及便血，应考虑结肠肿瘤。60岁以上有冠心病、心房颤动病史的腹痛及便血者，缺血性肠病可能性大。结肠与直肠癌以中老年人居多，结肠憩室也多为老年人。而结肠息肉病、溃疡性结肠炎及克罗恩病则以青壮年为多。儿童便血则常由结肠息肉引起，其次为Meckel憩室和肠套叠等。有服用消炎止痛或肾上腺皮质激素类药物史或严重创伤、手术、败血症时，其出血可能由应激性溃疡和急性胃黏膜病变引起。

病史是消化道出血病因诊断的重要依据，多数患者都有典型的病史。吞咽困难并呕血，常考虑食管癌，长期服用阿司匹林制剂一般是药物损伤性胃炎出血的病因。结肠癌有排便不规律、阵发性腹痛病史。应激性溃疡多发生于外伤、烧伤或大手术后。消化性溃疡患者80%～90%都有长期规律性上腹疼痛史，并在饮食不当、精神疲劳等诱因下并发出血，出血后疼痛减轻。

2. 伴随症状

了解在呕血或便血的同时伴随的症状具有重要的诊断意义。如肠伤寒、痢疾的出血常伴有相应的感染症状。短期内出现的贫血、消瘦常见于结肠癌。急腹症伴便血、腹胀甚至休克，常见于肠套叠、出血坏死性肠炎或肠系膜动脉栓塞。全身性疾病或血液疾病所致的便血常伴全身出血倾向及血液学的改变。对于突然腹痛、休克、便血者要想到动脉瘤破裂。黄疸、发热及腹痛者伴消化道出血时，胆源性出血不能除外，常见于胆管结石或胆管蛔虫症。

3. 血便的颜色、性状与便血过程

便血可以表现为急性大出血、慢性少量出血及间歇性出血。根据便血量、出血速度、便血的颜色、性状等可以判断出血的位置及病情的轻重。便血常发生于肛管、直肠或结肠，有时也发生于小肠。下端出血，如痔、肛裂，血便颜色多鲜红，血附于粪便表面，亦可在排便后排出鲜血。结肠上段出血，如溃疡性结肠炎、结肠癌，血液常与粪便混合并呈暗红色。当上段结肠或下段小肠出血量多而迅猛时，也可排鲜红血便或带有血块，急性出血坏死性肠炎常排出暗红色或鲜红色糊状血便。如血液在肠内停留时间较长可呈柏油样便。血便中混有黏液或脓液，提示结肠有炎症或溃疡性病变。溃疡性结肠炎及憩室炎在发作期可发生便血而缓解期则无，故为间歇性血便。直肠及结肠癌便血多为持续性，出血量可多可少。结肠癌，尤其是升结肠癌，常有与便血不相称的贫血。结肠息肉的便血，也多为间歇性，肠血管畸形或血管瘤的出血，可突然发生，出血量也较多。

4. 体格检查

患者呕出大量鲜红色血且有慢性肝炎、血吸虫病等病史，伴有肝掌、蜘蛛痣、腹壁静脉曲张、脾大、腹水等体征时，以门脉高压食管静脉曲张破裂出血为最大可能。腹部触及包块，对血便病因的诊断有一定帮助。右下腹包块常见于回盲部结核及克罗恩病。右侧结肠癌也可在局部触及肿块，肿块边缘多不规则、质地坚硬，当触及肿块时病变多属晚期。左侧结肠癌也可触及不规则条状、质硬的包块，且常伴不完全性肠梗阻。左侧结肠的慢性溃疡性结肠炎，由于肠壁的增厚及痉挛，有时在左下腹可触及香肠状的肿块。小肠套叠时腹部肿块见于脐周，移动度大，回盲部肠套叠则包块在右下腹，疼痛发作时肿块变硬但表面光滑，在无痛间歇期则包块变软，并可推动。原有心脏病患者突然发生便血，伴明显腹部疼痛及压痛应考虑肠系膜动脉栓塞。遗传性毛细血管扩张症者，在颜面皮肤及口腔、鼻咽等处黏膜有毛细血管扩张。黑斑色素－胃肠息肉病（Peutz-Jeghers综合征）在口周及口颊黏膜可见圆形、椭圆形或不规则形的棕色或黑色大小不一的斑点。血便系肠道的息肉出血所致。

直肠指检是便血患者既简单而又重要的检查方法，但常被一些临床医生所忽略，它对肛门、肛管及直肠的疾病诊断具有重要的意义，如痔疮、肛裂、肛瘘、直肠息肉、直肠癌等多数可能通过指检而获得明确的诊断。一组3 417例手术治疗的大肠癌病例统计的资料表明，大肠癌发生在直肠者占66.9%，而且近80%其位置在直肠的下段，故绝大部分直肠癌可被指检所触及，是早期发现

直肠癌的重要检查方法。指检时可触及凹凸不平呈菜花样的肿块，或中间凹缩形成溃疡，或肠腔环状狭窄，拔出的指套常黏附血液。

5. 实验室检查及其他检查

（1）粪便检查

常规实验室检查、孵化及细菌培养对感染性疾病引起便血的病原确定有重要意义，如反复多次检查均未发现病原体则便血可能为非感染所致。大便潜血试验是判断消化道出血的常用检测方法。最简便的方法是触媒法，常用的有愈创木酯法及联苯胺法，但都有一定假阳性。愈创木酯法有10%假阳性和15%假阴性。假阳性可能是由于血红蛋白氧化前大便，假阴性可能是由于血红蛋白浓度低或间歇出血。临床上欲求较正确结果，至少试验前24小时内禁肉食及动物肝脏类食物。若胃肠道通过时间慢，则应限制上述食物3天。如连续2~3次均为阳性，应高度重视。近年来，提倡免疫潜血试验，方法有免疫扩散法、酶联免疫法及免疫荧光法等，准确而敏感性高，且不受食物、药物的影响。

（2）血液检查

消化道出血伴有全身性出血倾向者，应做与出、凝血机制有关的血液学检查及骨髓检查，以明确是否存在血液疾病。对疑有全身感染者，多次血液细菌培养，对确定病因有重要意义。消化道大量出血时白细胞总数可增加，中性多核粒细胞亦增加，而白细胞恢复正常，常提示出血停止。因此定期检查白细胞数，有助于观察病情变化。血清尿素氮在消化道出血后通过消化道吸收可以升高，老年人比年轻患者更高，特别是对于原有肾功能不全的老年患者。与肠道出血部位亦有一定关系，低位肠管出血，尿素氮常在正常范围，而上消化道的吸收能力强，因此，上消化道出血时尿素氮常升高。

（3）内镜检查

对确定便血的病因，具有重要的作用。急诊内镜对上消化道出血病因确诊率高达95%，应在出血后12~24小时内进行。因时间过长，往往出血灶已愈合，此时不易确定病因，即使存在溃疡和胃炎，但无活动性出血的证据也不易据此下结论。特别对X线钡餐不易发现的一些浅表性黏膜病变，如急性胃黏膜病变、食管贲门撕裂症及血管性病变，如杜氏溃疡、遗传性出血性毛细血管扩张症等有重要诊断意义。结肠镜可直接观察直肠至回盲部，甚至可观察回肠末段的肠腔内病变的情况，并可在病变部位取活组织做病理检查，对确定诊断价值极大。对慢性间歇性或持续性小量出血的患者，一般检查不能确定病因者，结肠镜检查是最有效的手段。据国内一组1 093例下消化道出血者，经结肠镜检查未能肯定病因者仅8.4%，有阳性结果者在90%。对原因未明的急性下消化道大出血的患者，还可做紧急结肠镜检查。检查的条件是设法使出血暂时停止或减慢，清洗肠腔内的积血，使视野清晰，再做结肠镜检查。对少数患者，经各种检查均未能确定诊断者，还可在剖腹探查时配合内镜检查，常可获得明确的诊断。据报道，紧急结肠镜检查，阳性诊断率可达77.3%。使用推进式小肠镜可向前推进越过Treitz韧带进入近端空肠40~60 cm处。推进式小肠镜对探查小肠出血原因很有帮助。Fouth等报道，对隐性消化道出血患者诊断率可达到13%~38%。还可用以电灼治疗息肉，尤其对血管发育不良者很成功。另一种小肠镜是依赖器械顶端的气球，借助肠蠕动带动内镜到达小肠远端，其顶端直径5 mm，长度2 560 mm，有55%~70%小肠黏膜可观察到，有75%可到达回盲部。Lewis等报道，以这种方法检查各种隐性胃肠道出血，使用推进式及气球探测式两种小肠镜，共检查504例，结果推进式小肠镜发现率为19%，而气球式小肠镜发现率可增加28%。

（4）X线检查

上消化道出血者多在出血停止后2周进行，对食管静脉曲张、消化性溃疡及胃癌有重要价值，而对浅表性病变、某些少见的血管病变，如遗传性毛细血管扩张症、杜氏溃疡等帮助不大。对于下消化道出血，尽管结肠镜在诊断便血比X线钡剂造影优越，但后者至今仍是常规的检查方法，目前常用的气钡对比造影，优点是微小病灶（0.5~1 cm）也能显示出来，故对结肠肿瘤及憩室等的诊断仍有重要意义。对内镜不易发现的病变有相互补救之功效。特别对于结肠肿瘤及憩室的诊断，更有意义；在透视过程中还可了解病变部分与其邻近器官的关系、狭窄肠段的局部情况。缺点是不能在出血期进行检查，也不能做活检，且有些肠段互相重叠，影响诊断，对一些小的或浅表病灶，如早期结肠癌或血管畸形等不易发现。对于小肠出血的诊断，至今仍有一定的困难，有人应用吞少量钡剂并分段观察小肠，或小肠插管，分段吸取肠液，当发现血液时注入钡剂，进行检查，可以提高诊断的阳性率。

（5）放射性核素扫描

当应用各种常规及内镜检查均不能确定便血的原因时，可应用经锝^{99m}标记的红细胞，从患者的静脉注入，然后做腹部扫描，以探测标记物从血管外溢的证据，可显示出血部位，起到初步的定向作用。注射一次锝^{99m}核素可监视患者消化道出血24小时，是一种简便而无痛苦的检查方法。缺点是有一定的假阴性，阳性的出血病例定位也有错误，有报道错误可达40%以上。

（6）选择性动脉造影

经X线及消化道内镜检查仍不能确定病因的隐源性急性消化道出血，可行选择性腹腔动脉、肠系膜上动脉造影检查。目前已成为消化道出血的重要诊断方法之一。主要对血管病变有诊断意义，如血管异常、血管发育不良、血管扩张、血管瘤和动静脉瘘等。对活动性出血及出血速度在0.5 mL/min以上时，才能显示出造影剂外溢的影像，以确定出血的部位。它对小肠平滑肌瘤及血管畸形的诊断有很高的价值。据报道阳性率可达40%～86%。具体方法是经股动脉穿刺，将导管插到腹主动脉的第一段分支，如肠系膜上动脉、下动脉或插到第2、第3级分支，如肝动脉、脾动脉、胃左动脉、胃十二指肠动脉等进行造影。在非活动出血时，也有可能出现血管病变，如血管发育不良、血管丰富的肿瘤等，病变检出率可达74%～100%，是检查小肠出血病变的可靠方法。本检查是介入性检查，并且重点是观察血管病变。因此，一般不作为首选检查方法。其并发症有：①由于操作引起的局部血肿、动脉痉挛、栓塞、感染。②造影剂过敏。③造影剂过量引起急性肾小管坏死。

（7）吞线试验

这是一种简便而痛苦小的检查方法。对持续中小量出血而经各种方法检查未能得出阳性结果的患者，采用此方法可大致判断出血部位。方法是将长约3 m左右的白色粗丝线或棉线的前端系上一个铜头，让患者吞入，线的末端固定在衣领上，使棉线进入胃及十二指肠后，随着肠蠕动进入小肠。在有活动性出血的部位，可见染有血迹。24小时后拉出棉线，测量门齿与血染痕迹的距离，可估计出血的部位。本法虽属古老方法，但方法简单，又不痛苦，易被患者接受。

此外，也可用荧光素棉线试验检查，先给患者做荧光素过敏试验。用5%荧光素钠0.1 mL加生理盐水5 mL静脉注射，观察15分钟。如出现皮疹、恶心则说明有过敏不能做本试验。如无过敏，则吞下棉线长160 cm，该线头端有十二指肠引流头，借以证实铜头是否到达空肠。当铜头到达空肠时，静脉注射5%荧光素钠20 mL，3分钟内注射完毕，第4分钟将棉线迅速拔出，先观察有无染血处，再在紫外线灯下检查荧光素染着位置，然后与腹部平片上的标志作对照，判定出血的大致部位。

（六）引起便血的常见疾病（表22-2）

表22-2　引起便血的常见疾病

部位	疾病	特点
上消化道疾病	食管疾病 反流性食管炎	因少量渗血而引起的不同程度的缺铁性贫血，如为弥散性食管炎或并发食管溃疡时可发生较大量出血
	真菌性食管炎	吞咽疼痛、吞咽困难和胸骨后疼痛。可合并有食管溃疡、上消化道出血、食管穿孔等
	食管癌	进行性吞咽困难，出血往往在较晚期出现

部位	疾病	特　点
食管疾病	食管贲门黏膜撕裂症	本病因剧烈呕吐诱发最多见，如无明显消化道疾病史，而突然呕吐者，即应考虑本病
	食管裂孔疝	裂孔疝疝入胃嵌顿后可因血运差而致胃出血
	食管异物	食管异物可停留在食管任何部位，主要在环咽肌及其下方、胸腔入口处，主动脉弓及左主支气管压迹和膈肌裂孔处等生理狭窄部位。由于异物刺激、擦伤、压迫食管均可导致损伤性食管炎，而引起出血，但大多为小量的出血。如发生食管大出血则为食管异物的严重并发症，可由于异物穿破大血管所致。穿破的血管主要为主动脉弓，其次有颈动脉、颈静脉、甲状腺下动脉、甲状颈干和奇静脉
上消化道疾病	胃及十二指肠疾病 消化性溃疡	本病是胃、十二指肠最常见的疾病，发病率较高。上消化道出血是溃疡病最常见的并发症，有20%~30%的溃疡病患者可并发出血。在上消化道出血的各种病因中，溃疡病出血居首位，约50%，其中十二指肠溃疡更易并发出血，10%~15%的溃疡病患者以上消化道出血为其首发表现
	胃炎	①急性胃炎：主要病损是糜烂和出血，临床上可表现有上腹不适、上腹疼痛、恶心、呕吐、呕血和黑便等。亦有少部分患者，仅有胃镜下急性胃炎的表现，而无任何症状 ②慢性胃炎：各种引起急性胃炎的损害因素，如长期反复地作用于胃黏膜，引起炎症持续不愈，可导致慢性胃炎形成。慢性胃炎患者除有上腹饱胀、钝痛、食欲不振、嗳气、恶心等消化道症状外，有胃糜烂者可有上消化道出血，出血以黑便多见
	急性胃黏膜病变	包括急性糜烂性胃炎、急性溃疡、急性出血性胃炎等。多数无明显胃病史而突然呕血或排柏油样便，或表现为突发的剧烈上腹痛、胃灼热、嗳气、呕吐等症状
	胃癌	本病是最常见的消化道肿瘤，在我国发病率较高，且胃癌在我国的死亡率居各种癌症之首。胃癌引起上消化道出血较常见，典型者表现为呕吐咖啡色物或黑便
	胃、十二指肠息肉	一般无明显临床症状，大多是在X线钡餐检查或胃镜检查时无意发现的，少数出现出血，是因息肉表面发生糜烂或溃疡所致
	胃黏膜脱垂症	由于胃窦部有炎症时，黏膜下结缔组织较松，胃黏膜和黏膜下层增生，胃窦蠕动如果增强，则黏膜皱襞很易被送入幽门，形成胃黏膜脱垂。严重脱垂的黏膜表面充血、水肿，并可有糜烂、溃疡形成而发生上消化道出血
	杜氏溃疡	本病又称恒径动脉出血，是一种少见的上消化道出血疾病，出血突然发生，出血量大，常导致失血性休克
	胃扭转	本病主要临床表现是间歇性上腹部胀痛与呕吐，有些患者可出现与进食时间有关的餐后上腹痛，可并发上消化道急性出血，可能为扭转部血管与黏膜损伤所致

部位	疾病		特 点
上消化道疾病	胃及十二指肠疾病	十二指肠炎	本病是一种常见病，可单独存在，也可与慢性胃炎、消化性溃疡等合并存在。临床表现主要为消化不良症状，如饭后上腹饱胀、嗳气、反酸、恶心、呕吐等，也可以呕血或黑便作为首发症状，成为上消化道出血常见原因之一
		十二指肠憩室与憩室炎	憩室发炎则出现较明显的右上腹压痛，患者可有恶心、呕吐，也可并发溃疡与上消化道出血
	肝硬化食管、胃底静脉曲张破裂出血		肝硬化最常见的并发症是食管胃底静脉破裂，其病死率很高。严重时在曲张静脉表面有网状的毛细血管（红色征），更易在近期内出血。胃酸反流也可产生食管炎而侵蚀静脉 内镜下食管静脉曲张呈蓝色或白色，形态可有蛇形，呈串珠状或结节状隆起，沿食管长轴分布，在食管胃连接部最明显，向上延伸。其中红色征与出血关系最为密切，预示近期内可能出血，是施行出血预防性治疗的指征
	上消化道邻近器官或组织的疾病	胆道出血	本病是因肝、胆、胰疾病或外伤，致血管与胆管相通，血液流进胃肠道内的综合征，是上消化道出血的原因之一 胆道出血的特点是呈周期性发作。反复出血的机制：出血后，胆道被血块所阻塞而出血停止。继而由于胆汁积聚，产生自溶作用，加上内压增加、感染而再次引起出血。
		主动脉肠瘘	本病是少见的出血原因，见于主动脉粥样硬化瘤的破裂，也可因腹主动脉瘤、创伤和修补术后的破裂
下消化道疾病	肛门直肠疾病	痔	便血一般发生于排便时，出血量多少不等，一般为数毫升至十数毫升。呈喷射状流出，或在便后滴出鲜血，色鲜红，与大便不相混
		肛裂	排便时及排便后短时间内肛门剧痛伴大便表面带血或便后擦拭时有血迹，色鲜红，常常大便秘结，诊断较易
		肛瘘	常有脓性分泌物流出，但很少为血性
		非特异性直肠炎	主要症状为左下腹不适感、疼痛，便秘或腹泻，排出少量血便，混有黏液或脓液
		肛管、直肠损伤	偶因便秘时坚硬粪块擦破肛管、直肠黏膜发生少量出血
		直肠息肉	主要症状为无痛性间歇性便鲜血。一般量不多，不与大便相混，有时可见粪便一侧有凹陷压迹 诊断除根据上述便血外，直肠指检可触到有蒂或无蒂圆形、卵圆形、表面光滑的软质小肿物。但位置较高的息肉则不易触及，需进一步做肠镜检查才能确诊
		直肠癌	便血、腹泻、里急后重是最常见的症状。除便血外，有时还附有黏液及脓液，常被误诊为痢疾，但粪便化验无病原体 必须强调的是直肠指检是简单和有重要意义的方法，在我国绝大部分直肠癌可在指检时被触及，故对反复便血及腹泻者，应常规做直肠指检

续表

部位	疾病		特　点
	肛门直肠疾病	放射性直肠炎	本病属后期放射反应。用镭或深部 X 线做盆腔内放射治疗子宫颈癌，可伤及直肠，若干年后可出现里急后重和血性腹泻症状，病理解剖检查发现肠管增厚与僵硬、溃疡形成、狭窄、血管损害、炎症性病变等，须注意与其他疾病所致的便血相鉴别
下消化道疾病	结肠疾病	细菌性及阿米巴性痢疾	急性细菌性痢疾起病急，排便频繁，有里急后重及腹痛，常有发热等毒血症状。粪便呈脓血样，量少 慢性反复发作者，须与炎症性肠病及大肠癌相鉴别
		肠结核	常伴有病变部位的闭塞性动脉内膜炎，故血便少见，而大量血便更少，但当结核病变侵及大血管时，也可产生相当大量血便
		抗生素相关性出血性肠炎	本病出现便血的时间多在使用抗生素后一周内（2～10 天）发生 本病具有一定的自限性，停用抗生素后一般在 3 天内出血可以停止。临床上发病比较急，主要表现是便血、腹痛、腹泻
		急性出血性大肠杆菌性肠炎	本病多数出现血水性大便，少数亦可为非血水性大便，传播途径以受污染的肉类或乳制品为主，亦可通过生活接触传播。以老年人、儿童体弱者易感染。临床症状首先为腹部剧痛、腹泻水样便，继之出现肉眼血便
		溃疡性结肠炎	本病是一种以长期、反复排黏液血便为主要症状的、原因不明的非特异性炎症。主要表现为反复发作的腹泻，也有便秘与腹泻交替，腹泻每日数次至 10 余次不等。粪便呈糊状，常混有脓液、血及黏液，也可为血水样便，偶有大量出血
		克罗恩病	本病以腹泻及腹痛为主，侵及结肠者可有便血；但便血量不大
		结肠憩室	大多数有结肠憩室者并无症状，有时可有腹痛或腹胀。疼痛常在进食后加重，排便排气后缓解。常见的并发症为憩室出血和憩室炎。患者可有下腹部不适，接着排出酱紫色大便
		结肠息肉	大肠息肉也是引起下消化道出血的常见原因。一般间断性少量暗红或鲜红色血便，附于大便外表，与粪质不相混。其次可表现为便秘、腹泻、腹痛等
		结肠癌	直肠或左半结肠癌多伴有血便，或继发感染后有脓血便，由于肿瘤对肠管的刺激，常伴有里急后重、黏液便和大便习惯的改变，后期可出现肠梗阻，由于有脓血便及里急后重，容易被误诊为痢疾
		缺血性结肠炎	本病是一种局限性的、肠壁供血障碍所致的肠道病变。好发于老年人。绝大多数为下消化道出血，以便血或血性腹泻为特征，色暗红或鲜红，出血量的多少常提示病情的轻重。往往突然剧烈腹痛，数小时后腹泻，随后排出鲜血
		肠血管畸形	本病多由于血管畸形导致出血。常与上消化道畸形并存。主要有三种：①毛细血管扩张。②血管发育不良或错构瘤。③血管瘤
	小肠疾病	急性出血性坏死性肠炎	本病常见于肠道的隐窝及绒毛间，产生细胞毒素，先引起水样腹泻，继而发生血性腹泻。以肠管的出血、坏死为特点。临床特点是急性起病，出现腹痛、腹泻、便血和毒血症。腹痛部位可在左上腹或左中腹，甚至全腹痛。腹泻初为黄色水样，继之出现暗红色或鲜红色糊状血便，并有特殊的腥臭气味是其特点

部位		疾病	特　点
下消化道疾病	小肠疾病	克罗恩病	本病临床以腹泻、腹痛、发热及瘘管形成为主要表现，病变在小肠者无肉眼可见的血便，但可有潜血。病变侵及结肠者，则可出现便血，但一般量不多，亦偶有大量出血
		梅克耳（Meckel）憩室	由于异位的胃黏膜分泌胃酸，可令憩室内及邻近的肠黏膜发生溃疡，导致出血甚至穿孔。出血量多少不等，偶有大量出血。出血可反复发生。可为果酱样粪便、黑便或鲜红便
		小肠血管畸形	临床特点在早期常无症状。后期表现为消化道出血（以黑便为主，大便隐血试验阳性，极少数出现呕血或便血）和继发性贫血
		肠套叠	肠套叠的四大典型症状是腹痛、呕吐、腹部腊肠样包块及便血。常为血性黏液便或果酱样血便。腹痛为间歇性疼痛，可发生于任何部位，但以右下腹为常见。有时可触及包块，但不恒定，成人肠套叠常不典型，症状也较轻，可绵延数周至数月
		小肠肿瘤	恶性肿瘤除消瘦、食欲减退等全身症状外，并有腹痛、腹部包块及血便，血量一般不多，可为黑便或暗红色便。诊断的依据是反复发生的肠梗阻及便血
		黑斑色素-胃肠息肉病（Peutz-Jeghers 综合征）	本病特点是：①皮肤及黏膜有色素沉着，色素斑多发生于口周、唇、颊部黏膜、面及手足等处，大小不一，直径 1～5mm 或更大，颜色为灰、褐、蓝或黑。②消化道多发性息肉，部位多在小肠，尤以空肠为多见。息肉为腺瘤性。本病大多无症状，部分患者可有腹痛、呕吐、便血及贫血等症状。临床上有上述皮肤黏膜变化，并有肠梗阻、肠套叠或有便血者则应考虑本病
引起便血的全身性疾病	血液病	白血病	本病临床表现为贫血、出血及继发感染等。出血可发生在全身各部，胃肠道出血时可发生大量呕血或便血
		再生障碍性贫血	本病临床表现为进行性贫血、出血和感染，尤其急性再障发病急、进展迅速，几乎均有出血倾向，60% 以上有内脏出血，常发生严重的皮肤、黏膜出血，口腔血疱及呼吸道、消化道出血多见
		血小板减少性紫癜	出血主要表现为皮肤、黏膜的瘀点、瘀斑，尤以急性型出血严重，可突然发生广泛的皮肤、黏膜出血，甚至大片瘀斑或血肿，胃肠道和泌尿道出血并不少见，可因颅内出血而危及生命。而慢性型出血症状相对较轻，常反复发作，每次发作持续数周或数月，甚至迁延数年
		血友病	本病临床主要表现为出血，以软组织、肌肉、负重关节出血为特征。胃肠道出血除呕血、便血外也会有腹痛
		弥散性血管内凝血（DIC）	本病临床表现为出血、栓塞、微循环障碍及微血管病性溶血。其中出血是 DIC 最突出的症状，往往是突然发生的广泛、自发性出血，仅少数为隐匿性
	尿毒症		尿毒症期体内各种物质代谢明显失衡，体内潴留和产生的毒性物质刺激和腐蚀胃肠黏膜，导致消化道黏膜糜烂和溃疡形成，可引起消化道出血。另外，外周血小板破坏增多、血小板数目降低、血小板功能异常、血小板聚集和黏附能力下降也起一定作用。常同时伴有其他器官的出血现象

续表

部位	疾病		特　点
引起便血的全身性疾病	结缔组织疾病		肠壁和肠系膜的血管炎可造成胃肠道出血、坏死、穿孔或肠梗阻等胃肠道并发症
	血管性疾病	动脉粥样硬化	本病是引起主动脉瘤最常见的原因，而发生部位主要在腹主动脉。由于粥样斑块侵蚀主动脉壁，破坏中层成分，弹力纤维发生退行性变；管壁增厚，使滋养血管受压，发生营养障碍或滋养血管破裂而在中层积血。腹主动脉瘤常向左腹膜后间隙及腹腔破裂。偶可向十二指肠穿破，而发生短暂与暴发的上消化道出血。破裂后常发生休克
		过敏性紫癜	由于机体对某些致敏物质发生变态反应，引起广泛的小血管炎。血管壁通透性、脆性增加，导致皮下组织、黏膜及内脏器官出血及水肿。其中腹型紫癜主要表现为腹痛，可伴恶心、呕吐、腹泻和便血
		遗传性出血性毛细血管扩张症	本病多表现为鼻出血和牙龈出血，内脏出血以呕血、黑便多见
		弹性假黄瘤	本病是一种罕见的有遗传倾向的全身结缔组织病，其特点是皮肤病变、眼底血管样条纹、视网膜损害以及内脏广泛性血管病变。当胃肠道血管受累时可发生上消化道大出血
	急性感染		流行性出血热在胃肠道，胃黏膜呈弥漫性出血，十二指肠和空肠上段亦有散在出血点，临床上可有呕血、便血、咯血、尿血及休克、肾脏损害、中枢神经系统症状等一系列表现。钩端螺旋体病亦可出现消化道出血

二、鉴别诊断

1. 西医鉴别

少量便血多来源于直肠、乙状结肠和降结肠疾病，如痔、肛裂、肛瘘和结直肠息肉与癌等；中等量便血多见于肠系膜及门静脉血栓形成；大量便血应考虑上消化道大出血，急性出血性坏死性肠炎、肠伤寒等疾病，有时也可见于肺结核、回肠远端憩室溃疡等。

血与粪便不相混杂者，常见疾病为痔、肛裂、肛瘘、直肠肛门损伤、直肠息肉与癌。血与粪便相混杂者，应考虑结肠息肉与癌，夹有脓血、黏液者，多为细菌性痢疾、血吸虫肠病、肠结核、溃疡性结肠炎、阿米巴肠病等。一般上位结肠出血，血与粪便常相混杂；乙状结肠和直肠出血，血与粪便多不混杂，而是新鲜血液附着于成形大便的表面。

粪便的颜色改变与消化道出血部位、出血量和血液在肠道停留时间有关。口腔、鼻咽、支气管、肺、食管、胃出血被吞咽和消化后，粪便呈黑色。上消化道大出血伴有肠蠕动加速时，也可排出暗红血便而不是黑便。小肠出血，停留时间较长时呈柏油样便，较短而量多时呈暗红色、鲜红色和紫红色血块。结、直肠出血则常为鲜红色。但口服铁剂、铋剂、活性炭及熟地等中草药，大便也可呈黑色或褐色，但联苯胺试验为阴性，停服后粪色则转为正常色。口服酚酞制剂，大便可呈鲜红色，对此均应注意鉴别诊断。表22-3是便血颜色、伴有症状与疾病关系的鉴别要点。

2. 中医鉴别

风火熏迫大肠便血与肝肾阴虚便血，二者虽然皆属因热导致的便血，但在病因、病机、证候、治则、用药诸方面，均存在着虚实补泻之根本差异。风火熏迫大肠便血，多因风邪侵袭阳明，迫于大肠，或因风邪外袭，调摄失慎，肝风内煽，风动热生。风与热合，交迫大肠，阴络被伤，阴血不藏，发生便血。本类便血，大致属于后世所谓的"肠风"，其证属热属实，故临证多兼见胃肠

实热之症（如口渴饮冷、牙龈肿痛、口苦口臭、大便秘结、舌苔黄、脉数等），且主证特点表现为

大便下血、先血后便、血下如溅、质清色鲜，甚则纯下鲜血。

表 22-3 便血颜色、伴有症状与疾病关系

伴有症状	颜 色			
	鲜血便	脓血便	紫红色血便	柏油样血便或黑色便
腹痛	溃疡性结肠炎 重度血吸虫病	细菌性痢疾 阿米巴肠病 （果酱色血腥恶臭） 溃疡性结肠炎 大肠憩室炎	晚期大肠癌	上消化道出血
肛门痛	肛裂 肛窦炎	肛门周围脓肿 肛门直肠瘘 肛窦炎 肛门疖肿	晚期肛管癌	
无疼痛	内痔 直肠脱垂 大肠息肉 大肠憩室 早期大肠癌		早期大肠癌	
腹泻	溃疡性结肠炎 克罗恩病 肠结核 重度血吸虫肠病	细菌性痢疾 阿米巴肠病 溃疡性结肠炎 大肠憩室炎		
发热	肠结核	细菌性痢疾 阿米巴肠病 溃疡性结肠炎		
皮下出血	血小板减少性紫癜 再生障碍性贫血 汞、砷等中毒 败血症等			

湿热蕴结大肠便血，多由饮酒食辛、过嗜肥甘，湿从内生；或因久卧湿地，晨入雾露，湿从外来，致湿邪蕴结体内，下注大肠，化热蕴毒，灼伤阴络而致大便下血，血色紫黑污浊，晦暗不鲜，或如黑豆汁，甚则成片作块。湿热壅滞，营气不从，而致肛门肿硬疼痛。湿热困脾，阻滞中焦，故临床常兼见胸脘痞满、呕恶少食、腹胀便结，舌苔腻、脉滑。

肝肾阴虚便血，多因久病不愈，营阴内耗；

或房劳过度，肾阴亏损；或忧思郁怒、五志化火、耗伤阴血等因素，致使肝肾阴血亏损，水亏火旺，扰动阴络而发生便血。证属虚热。

第六节 治 疗

一、治疗原则

总的原则是找出便血的原因，针对病因进行

处理。首先应确定出血部位及性质，尽快地采取有效措施制止继续出血，对大量出血要及时、适当地补充血容量和丧失的血液，并让患者及出血部位得到充分的休息。

二、保守治疗

（一）中医治疗

1. 辨证论治

（1）风火熏迫大肠便血

便下鲜血，量多或喷射。兼见唇焦口燥、口渴饮冷、牙龈肿痛、口苦口臭、口舌生疮、大便秘结、肛门灼热、舌红、舌苔黄、脉数有力。

（2）大肠湿热蕴毒便血

大便下血，或脓血便、黏液血便，兼见面目发黄、口干而苦、不欲饮食、胸脘痞闷、恶心呕吐、少食腹胀、便下不爽、气味秽臭，或见肛门肿硬疼痛，小便或短赤，或浑浊，舌苔黄腻，脉象滑数。

（3）肝肾阴虚便血

大便下血，或粪中带血，症兼头晕目眩、两颧红赤、五心烦热、夜寐不安、骨蒸盗汗、梦中失精、腰酸肢倦、形体消瘦、舌唇红绛、脉象细数。

（4）脾肾阳虚便血

大便下血，脘腹隐痛，面色无华，肢倦懒言，少食便溏，甚则四肢欠温，小便清长，舌质淡白，脉象沉细无力。

风火熏迫大肠便血治宜疏风清热、凉血止血，方用槐花散、地榆槐角丸、凉血地黄汤等。大肠湿热蕴毒治宜清热除湿、解毒止血，方用赤小豆当归汤加地榆、白及、连翘、秦艽、侧柏叶；热重于湿加黄连、黄芩、黄柏、秦皮、白头翁；湿重于热加泽泻、土茯苓、车前子；排便不爽加炒大黄；腹痛加木香、枳壳、厚朴、白芍。肝肾阴虚便血，宜养血止血，方用三甲复脉汤、六味地黄汤，加丹参、鸡血藤、汉三七、阿胶等。脾肾阳虚便血，宜温阳统血，方用黄土汤、归脾汤。

2. 经验方

笔者使用三味止血散治疗消化道出血，包括大出血，取得了良好效果，该方是上海华山医院用于治疗胃大出血的有效良方，经用于下消化道出血，治疗痔、息肉大出血或出血，疗效可靠，无不良反应。

处方：汉三七粉、生大黄粉、白及粉各60 g，混合调匀。大出血用量15～30 g，一般出血用量4～10 g，水调成糊状冲服，或装胶囊中服用。该方有止血、消炎、通便、退热四大功能。也可用于预防术后出血，剂量为每日3～6 g即可。该方可谓是肛肠病必备良药。

方解：近年研究发现三七有显著抗凝作用，能抑制血小板聚集，促进纤溶，并使全血黏度下降，又能缩短出、凝血时间，具有活血止血双向作用，用于下消化道出血，有去瘀血、生血、止血的双向功能，中医有"止血先活血，瘀除血自结"之说。实践证明，大出血时重用三七，可较快促进出、凝血时间缩短，而发挥明显止血作用；对一些血瘀气结的慢性出血，如癌、痔、息肉和溃疡等出血，又有活血祛瘀、生血止血的作用，故是止血的首选之药。大黄及土大黄（羊蹄根）所含大黄酚、鞣质和钙，能缩短出、凝血时间，降低毛细血管通透性、改善血管脆性，并使纤维蛋白原增加、使血管收缩活动加强、促进骨髓制造血小板，故而有良好止血作用，又有抑菌抗炎、清热通便之效，故用于下消化道出血常有显著效果。大黄经加热大黄酚会被破坏，故以生粉为宜。白及含大量黏液质、白及甘露聚糖，有良好局部止血作用，可显著缩短出、凝血时间，凝血酶原时间，又可在出血黏膜上形成一层胶状膜，从而使穿孔堵塞。

此外，紫珠草可使血小板增加，凝血酶原时间及出凝血时间缩短，对纤溶系统有显著抑制作用，亦为止血上品。地榆亦可明显缩短凝血时间；槐花可改善毛细血管脆性，缩短出血时间，炒炭后作用更显著。藕节、血余炭、仙鹤草、赤石脂、灶心土等，均有一定止血作用，可辨证选用。

李金顺验方：大黄6 g、白屈菜20 g、汉三七粉20 g、白及15 g、茜草10 g、地榆炭15 g，每剂加水800 mL煎至600 mL，每次100～200 mL滴入直肠内，根据直肠肛管出血情况每日可灌滴2～4次，取得满意疗效。

（二）西医治疗

1. 一般急救措施

凡发生便血的患者，应收入院，重症患者应卧床休息，密切监测生命体征，保持呼吸道通畅，保持安静及保暖、必要时给吸氧。随时记录便血次数及量。对肝病患者忌用吗啡、巴比妥类药物。老年患者常需心电图监护。

2. 止血为首务

考虑为痔瘘疾患所致大量便血应立即行局部止血，结扎缝合出血点，局部气囊袋加压止血，局部使用止血纱布、止血海绵等；应用肛门直肠镜下喷洒孟氏液或去甲肾上腺素或凝血酶；局部注射高渗盐水肾上腺素，并注射硬化剂，可选消痔灵注射液、聚硅醇注射液等；弹力线套扎出血点、丝线缝扎出血点；高频电发生器、微波、射频、氩气刀、止血钳钳夹、电灼、激光止血、电凝等。

3. 补充血容量

立即配血，对大出血患者，应尽快用大号针进行静脉输血，或锁骨下静脉穿刺插管输液与测量中心静脉压。在查血型和配血过程中，可先输生理盐水、林格液或葡萄糖盐水，开始输液速度宜快，以后根据静脉血压和每小时尿量来决定。中心静脉压能反映血容量和右心功能，当中心静脉血压低于 0.49 kPa（5 cmH$_2$O）时，可加速输液，达到 0.98 kPa（10 cmH$_2$O）时输液要小心，超过 1.47 kPa（15 cmH$_2$O）说明输液量多。尿量能反映心排出量和组织灌注情况，如尿量每小时能达到 30 ~ 50 mL，说明液体入量已基本满足，只需继续维持即可。

4. 止血药物

（1）常用药物

1）维生素 K：用于纤溶系统亢进所致出血、外科手术时的异常出血，或消化道出血等。肌内或深部皮下注射，每次 10 mg，每日 1 ~ 2 次，24 小时内总量不超过 40 mg。

2）氨甲苯酸：用于纤维蛋白溶解过程亢进所致的出血及上消化道出血等。口服，每次 0.25 ~ 0.5 g，每日 3 次；静脉注射：每次 0.1 ~ 0.3 g。

3）酚磺乙胺：用于防治手术前后及血液、血

管因素引起的出血。肌内注射，治疗出血时每次 0.25 ~ 0.5 g，每天总量 0.5 ~ 1.5 g，预防手术出血时术前 15 ~ 30 分钟给药 0.25 ~ 0.5 g，必要时 2 小时后再注射 0.25 g，每天总量 0.5 ~ 1.5 g；静脉滴注，治疗出血时每次 0.25 ~ 0.75 g，每天 2 ~ 3 次，稀释后滴注，预防手术出血时同肌内注射。

4）卡巴洛克：用于毛细血管通透性增加所致的出血，如特发性紫癜、视网膜出血、慢性肺出血、胃肠出血、鼻出血、大咯血、血尿、痔出血、子宫出血、脑出血等。口服，一般剂量为每次 2.5 ~ 5.0 mg，每天 2 ~ 3 次；严重病例则每次 5 ~ 10 mg，每 2 ~ 4 小时 1 次。

5）巴曲酶：用于需减少流血或止血的各种医疗情况。静脉注射、肌内注射或皮下注射，也可局部用药。

6）云南白药：用于跌打损伤、瘀血肿痛，吐血、咯血、便血、痔血、崩漏下血、手术出血、疮疡肿毒及软组织挫伤、闭合性骨折、支气管扩张及肺结核咯血、溃疡病出血，以及皮肤感染性疾病。口服：每次 0.25 ~ 0.5 g，每日 4 次。

7）复方次没食子酸铋栓：用于内外痔疮的炎症及出血症状等。直肠给药，一次 1 粒，一日 2 次。用时仰卧或侧卧位，将本品放入肛门中，可晨起或睡前使用。

（2）胃肠道出血相关治疗药物

胃肠道出血者应根据患者凝血机制有无缺陷来选择止血剂。对胃、十二指肠黏膜病变引起的出血，抗纤维蛋白溶解剂、卡巴克洛、酚磺乙胺、维生素 K 等均无肯定的疗效。

1）冰水及去甲肾上腺素：为使出血的血管收缩而止血，可用冰水 100 mL 加去甲肾上腺素 8 mg 的液体反复洗胃。有报道先用冰水灌洗有效率可达 85% ~ 90%。

2）抑酸剂：可用质子泵抑制剂（PPI，包括奥美拉唑、埃索美拉唑、兰索拉唑等）可完全抑制胃酸，而且没有耐药性，对控制胃、十二指肠溃疡出血有很好的效果，同时也对预防食管静脉曲张酸反流有作用。首次冲击剂量 80 mg，以后每 12 小时给 40 mg 静脉注射，疗程 5 天。其他抗酸剂可选用 H$_2$ 受体阻滞剂，如法莫替丁、西咪替丁、雷尼替丁等。

3）生长抑素：可抑制胃酸、胃蛋白酶和胃泌素分泌，减少内脏及黏膜血流量，降低门静脉压力，故对溃疡病及食管静脉曲张破裂出血均有良好的作用，而且比垂体后叶素作用快，用药 35 分钟后即起作用，效果好，没有心血管反应等副作用。其方法为首剂 50 μg 静脉推注，随之以 250 μg/h 持续静脉注射。

4）垂体后叶素（加压素）：是治疗食管静脉曲张破裂出血的传统药物。常规用量 20～40 U 加入 500 mL 葡萄糖或盐水中静脉注射。其副作用有皮肤苍白、腹痛，且对心血管及肾脏疾病患者有一定危险性，需加强注意。

5. 经内镜止血

局部喷洒凝血酶、孟氏液、组织黏合剂；局部注射止血法使用的药物包括 15%～20% 高张盐水、无水乙醇、1% 乙氧硬化醇、5% 鱼肝油酸钠等；凝固止血法，常用 YAG 激光、微波、热探头和高频电凝；机械止血法：使用 Hemoclip 钳夹、球囊压迫或结扎法。

该疗法多用在胃肠道出血的急诊止血处理中。但随着消化内镜及器械的开发、改进，消化内镜的应用范围由诊断大踏步地进入治疗领域。过去需要外科手术治疗的许多胃肠道疾病，现在大多可以在内镜下进行微创治疗。肠镜下治疗的先进性、安全性及高效性为肛门术后大出血的治疗开辟了新思路。笔者将电子结肠镜下治疗技术应用于肛门术后大出血，为肛门术后大出血的紧急救治积累了一些经验。肛门术后出血一般分为原发性出血和继发性出血，原发性出血是指术后数小时至 24 小时内的出血，继发性出血通常指术后 24 小时后的出血，术后 7～14 天左右为继发性出血最高发期。肛门术后大出血是肛门术后较严重的并发症之一，甚者可危及患者生命，其临床发生率为 1%～2%。积极有效的治疗对抢救患者生命是非常重要的。在临床中一般的出血通过麻醉下压迫、缝扎、套扎、电凝、硬化剂注射及配合全身使用止血药均可得到有效控制，但针对出血位置较高、多发性创面、弥漫性渗血等情况较为棘手，止血效果较差，也有出现失血性休克及死亡的病例报道。这就要求我们寻求更为安全、有效的治疗方法。笔者在电子结肠镜下采取黏膜下注射、

表面喷洒、钛夹缝合、氩离子凝固、高频电凝、套扎等方法治疗较为困难的肛门术后大出血均取得显著疗效。

6. 三腔管压迫止血

是治疗食道静脉曲张破裂出血之常规方法。三腔管可压迫胃底部黏膜下静脉，使其血液不流向曲张的食道静脉，达到止血目的。

7. 治疗原发病

1）肠道感染的控制，如治疗细菌性痢疾、阿米巴肠病。

2）炎症性肠病的处理：可选用激素、美沙拉嗪、柳氮磺胺吡啶、甲硝唑等。

3）肠道息肉及息肉病：可选用高频电切、激光、微波等予以摘除。

4）缺血性肠病：扩血管药、气囊导管扩张、抗凝疗法。

三、大出血休克的治疗

大肠病引起大出血的机会较多，大肠损伤、肠穿孔、直肠癌根治术易发生骶前静脉丛破裂大出血，痔、息肉结扎、注射后发生的原发性或继发性大出血等，都是一所医院、一位医师难以避免遇到的问题。以痔引起的大出血为例，英国报道占痔结扎切除术的 1.4%，日本隅越幸男报道占 0.6%，我国的统计在 0.5%～2%，目前尚无法避免其发生，正如术后感染一样，总有允许的概率存在。

一般认为一次出血量 400～600 mL 以上，就是大出血。出血量达全身流动血液总量的 20%～40% 时，就会发生失血性休克。

因此，对发生大出血的患者首先要明确患者其失血量，是否引起全身重要器官心、肺、脑、肝、肾脏等的血液灌注量不足。估计患者失血量，最简单易行的办法就是仰卧位右上臂测定血压和脉搏。

（一）失血量的粗略估计

1. 轻度休克

脉率增快、脉压缩小、皮下静脉塌陷、中心静脉压开始下降，大多数患者平卧位血压仍可在正常低限内，四肢发凉、面色苍白及血液再灌注

延迟、口干、出汗。此时血容量减少不足 20%，失血量为 800 ~ 1 000 mL。

2. 中度休克

脉搏细速、收缩压明显下降至 75 ~ 60 mmHg，脉压显著缩小，中心静脉压显著下降，四肢发冷、肢端发绀、烦躁不安或淡漠、尿量减少。此时血容量减少 20% ~ 40%，失血量为 1 200 ~ 1 700 mL。

3. 重度休克

收缩压下降至 60 mmHg 以下，中心静脉压极度下降或为零，面色极度苍白、口唇及肢端明显发绀、呼吸急促或不规则、四肢冰冷、表情极度淡漠、尿量显著下降。此时血容量减少 40% 以上，失血量为 1 700 ~ 2 000 mL。

（二）大出血休克的治疗

包括原发病的治疗和休克纠正两个方面。原发病的有效治疗是休克抢救成功的基础。早期快速和足量的扩容是休克抢救成功的关键，而组织氧供的维持则是休克抢救成功的重要保证。

1. 一般处理

首先应将患者置于垂头仰卧位，去掉枕头或抬高下肢 20°，增加下肢静脉回心血量，给大脑提供最大血流量。立即应用大号（18F 或更大）静脉穿刺针建立静脉通道，保持呼吸道通畅、给氧。注意保温但不宜加温。

2. 液体复苏

（1）失血性休克（未控制）复苏

失血性休克（未控制）是低血容量性休克的一种特殊类型，对此类患者早期采用控制性复苏，收缩压维持在 80 ~ 90 mmHg，以保证重要脏器的基本灌注，并尽快止血；出血控制后再积极进行容量复苏。对合并颅脑损伤的多发伤患者、老年患者及高血压患者应避免控制性复苏。

（2）复苏时液体的选择

目前尚无足够的证据表明，晶体液与胶体液用于低血容量性休克液体复苏的疗效与安全性方面有明显差异。种类可以选择晶体溶液（液体复苏治疗常用的晶体液为生理盐水和乳酸林格液）和胶体溶液（临床上低血容量性休克复苏治疗中应用的胶体液主要有白蛋白、羟乙基淀粉、明胶和右旋糖酐，都可以达到容量复苏的目的）。

（3）血制品输注

输注血制品在低血容量性休克中应用广泛。失血性休克时，丧失的主要是血液。在补充血容量时，并非需要全部补充血细胞成分，必须考虑到凝血因子的补充。临床输注浓缩红细胞的指征（一般围手术期）为血红蛋白≤70 g/L。血小板输注主要适用于血小板数量减少或功能异常伴有出血倾向的患者，血小板计数 <50×10^9/L，或确定血小板功能低下可考虑输注。输注新鲜冰冻血浆的目的是为了补充凝血因子的不足，大量失血时输注红细胞的同时应注意使用新鲜冰冻血浆。冷沉淀内含纤维蛋白原及凝血因子 Ⅴ、Ⅷ、Ⅻ 等，适用于特定纤维蛋白原、凝血因子缺乏所引起的疾病的出血。对大量输血后并发凝血异常的患者，及时输注冷沉淀可提高血液中凝血因子及纤维蛋白原等凝血物质的含量，缩短凝血时间、纠正凝血异常。

（4）复苏目标

传统上是以血压、心率、呼吸、尿量及 CVP、PAWP 等指标的改善、恢复正常作为复苏成功的目标，这些指标在临床急救工作中发挥着重要作用。近年来研究认为，休克的复苏目标在于"纠正氧债"，即恢复组织氧代谢的供需平衡。监测和评估一些全身灌注指标，如血乳酸、BE、VO$_2$、DO$_2$、氧摄取率、ScvO$_2$ 及 pHi 等更具有临床意义，但传统指标仍然有重要的临床意义。

（三）止血

1. 止血药物

一般多用于无手术指征的内科出血性疾病（如咯血、便血、鼻血或阴道出血等），也可用于术前出血患者的辅助用药。常用药物有：①收缩毛细血管、改善其通透性的药物，如卡巴克络、曲克芦丁、垂体后叶素、维生素 C 及肾上腺糖皮质激素等。②合成凝血相关成分所需的药物，如维生素 K$_1$、维生素 K$_3$ 及维生素 K$_4$ 等。③抗纤溶药物，如氨基己酸、氨甲苯酸、抑肽酶等。④局部止血药物，如凝血酶、巴曲酶及吸收性明胶海绵等。

2. 手术止血

紧急处理活动性肠道出血时，估计患者是否有活动性出血是关键的预后因素。如果有活动性出血，患者的死亡率增大 2~3 倍，患者多表现为肛门排出大量新鲜血块，是活动性出血的明显指征。大多数患者肠道活动性出血的程度并不太明显，如患者单纯表现黑便不是一种必然的活动性出血指征。因此，休克纠正后即应行内窥镜检查，寻找活动性出血点，采用缝扎、电灼、注射消痔灵等止血措施。直肠内出血在找不到明显活动性出血部位时，也可使用填充止血纱布、使用凝血酶等，或气囊压迫止血等便捷措施；肛门伤口出血时填止血粉棉球压迫止血或丁字带加压固定止血。

（四）升压药物

临床通常首先进行液体复苏，对充分液体复苏后仍存在低血压或者未开始输液就已经存在严重低血压的患者，才考虑应用升压药物（一般不常规首选使用升压药物）。

（五）肠黏膜屏障功能的保护

肠黏膜屏障功能的保护，包括稳定循环、尽早肠内营养、肠道特需营养支持，如谷氨酰胺的使用微生物内稳态调整等。

（六）体温控制

严重失血性休克合并低体温是疾病严重的临床征象，低体温（< 35 ℃）可影响血小板的功能、降低凝血因子的活性、影响纤维蛋白的形成、增加创伤患者严重出血的危险性，是出血和病死率增加的独立危险因素。

（七）中医中药

休克归属于中医学"脱证"的范畴。脱证是由多种病因导致的气血阴阳受损、脏气损伤、阴阳互不维系、欲脱欲离、络脉俱竭的危急病证。临床上以面色苍白、四肢厥逆、汗出淋漓、目合口开、二便自遗、脉微欲绝或乱、神情淡漠或烦躁，甚至不省人事为特征。"脱"在《灵枢·血络论》云："阴阳之气，其新相得而未合和，因而泻之，则阴阳俱脱，表里相离，故脱色而苍苍然。""脱"在《灵枢·决气》中分为精脱、气脱、津脱、液脱、血脱等不同类型。脱证的病因复杂，概而论之，由于邪毒内侵，内陷营血，邪闭正衰，

气血逆乱，或久病不愈，耗气伤精，损及五脏，气血衰败，或大汗、暴吐、暴泻、大失血之后，气随津脱，元气耗竭，终致阴损及阳、阳损及阴，以至阴阳不相维系，导致阴阳离决。

其辨证分型主要有邪盛正衰证、气虚阳脱证、气虚阴脱证、阴竭阳脱证。邪盛正衰证治以泄热解毒开窍、益气养阴固脱之法，方选人参白虎汤或黄连解毒汤合生脉散加减。气虚阳脱证治以益气回阳固脱之法，方选参附汤或四逆汤等加减。气虚阴脱证治以益气养阴固脱之法，方选生脉散或固阴煎加减。阴竭阳脱证治以敛阴益气、回阳救逆之法，方选生脉散合四逆汤加减。

若为益气养阴固脱，中成药可选用生脉注射液或参麦注射液，或独参汤、生脉散煎汤鼻饲。若为益气回阳固脱，可选用参附注射液，或参附汤、四逆汤煎汤鼻饲。热毒内陷者针刺水沟（人中）、百会、大椎、曲池、涌泉穴，或用三棱针点刺十宣、曲泽、委中出血。气虚阳脱者，艾灸神阙、气海、关元穴。

（八）注意事项

1）应避免使用阿司匹林和消炎痛类药物。因该类药物抑制前列腺素环氧酶，故可抑制血小板聚集和凝血酶原的合成，使凝血时间延长，出血加重。

2）慎用升压药，仅在全血或右旋糖酐不能立即输入、血压下降不能听清时，才考虑应用。常用间羟胺、多巴胺等肌内注射或静脉注射。

参考文献

1. 孙自勤，刘晓峰. 肠道病学 [M]. 济南：山东科学技术出版社，2005.
2. 林三仁. 消化内科学高级教程 [M]. 北京：人民军医出版社，2009.
3. 李兆申. 现代消化病药物治疗学 [M]. 北京：人民军医出版社，2005.
4. 陈新谦，金有豫，汤光，等. 新编药物学 [M]. 北京：人民卫生出版社，2007.
5. 中华医学会. 临床诊疗指南·急诊医学分册 [M]. 北京：人民卫生出版社，2009.
6. 钱义明. 实用急救医学 [M]. 上海：上海科学技术出版社，2018.

第二十三章　溃疡性结肠炎

溃疡性结肠炎（ulcerative colitis，UC）是炎症性肠病的一种。炎症性肠病（inflammatory bowel disease，IBD）是一种病因尚不十分清楚的慢性非特异性肠道炎性疾病，包括溃疡性结肠炎（UC）和克罗恩病（Crohn's disease，CD）。克罗恩病将在下一章节进行论述。

溃疡性结肠炎（UC）又名特发性溃疡性结肠炎、溃疡性大肠炎、慢性非特异性溃疡性大肠炎，是一种多因性或不明原因的炎症性肠病之一。主要累及直肠黏膜、乙状结肠黏膜，也可向上扩展至左半、右半结肠，甚至全结肠或回肠末端，以腹痛、腹泻、黏液脓血便伴里急后重等为主要临床表现，并可发生严重的局部或全身的并发症。近年来我国统计资料表明，该病发病率有增多趋势。我国采用中医、西医以及中西医结合治疗方法，已经取得了较明显的效果。

第一节　病名与源流

溃疡性结肠炎多见于青、中年，本病1875年由Wilks及Moxon首先描述，1903年Wilks及Boas定名为溃疡性结肠炎。1920年被医学界所公认，1956年我国文士域等首先报道国内病例。1973年世界卫生组织所属医学科学国际委员会定名为"特发性直肠结肠炎"。1978年我国消化系疾病学术会议制定了统一的诊断标准并称为慢性非特异性溃疡性结肠炎。《溃疡性结肠炎中医诊疗专家共识意见（2017）》将本病归属中医"痢疾""久痢""肠澼"等病范畴。

如两千年前《素问·太阴阳明篇》就载有："食饮不节，起居不时者，阴受之。阳受之则入六腑，阴受之则入五脏……入五脏则膜满闭塞，下为飧泄，久为肠澼。"《素问·至真要大论》云：

"火淫所胜……民病注泄赤白，少腹痛溺赤，甚则血便。"对预后的估计则云：肠澼便血何如？曰："身热则死，寒则生"。东汉《伤寒论》有"便脓血"和"下利赤白"的记录。在治疗上提出了"治利"法则。并创制了至今仍在临床广泛应用的葛根芩连汤、黄芩汤、白头翁汤、桃花汤、诃黎勒散、乌梅丸等著名方药。在《金匮要略》中提出"通因通用"的特殊治利方法云："下利，三部脉皆平，按之心下坚者，急下之。"隋代·《诸病源候论》将"痢病"分为"冷痢""热痢""赤白痢""水谷痢""休息痢""久痢"等，并观察到"痢病"有"口里生疮""肠间亦有疮""谷道（肛门）生疮"并发症发生。唐代·《备急千金要方》将本病称为"滞下"。宋代后，已将痢疾和泄泻分开看待，如朱丹溪《金钩玄》附录"滞下辨论"云："若泻痢不分两证，混言湿热……非其治也。夫泄者，水谷理湿之象。滞下者，垢瘀之物于湿热而成。治分两岐，而药亦异。"《丹溪心法》对痢疾的辨证提出"赤痢属血，白属气"，"血痢久不愈者属阴虚"。认为"湿热瘀积"为病因之一，并提出"壮实初病宜下，虚弱衰老久病宜升"的治则。明清以后对泻痢的认识有了进一步的发展，认为痢疾的病因病机与脾肾关系密切，如《景岳全书》指出"凡里急后重者，病在广肠最下之处，而其病本不在广肠，而在脾肾"，"脾肾虚之辈，但犯生冷极易作痢"。李中梓《医宗后读》中指出："愚按痢疾之为证，多本脾肾"，"……然而尤有至要者，则在脾肾两脏。如先泻后痢者，脾传肾，为贼邪难疗，先痢而后泻者，肾传脾，为微邪易医。是知在脾者病浅，在肾者病深，肾为胃关，开窍于二阴，未有久痢而肾不损者，故治痢不知补肾者，非其治也"。这些颇有见地的认识，使痢疾的治疗从清热化湿、治胃消积等原则，扩大到治脾肾的学说，推动了痢疾辨证论治的发展。陈无择《三因极一病证方论》提出情感失调可引起泄泻。对于久泻，叶天士创立养胃阴学说，在《临证指南》认为"阳明胃土已虚，厥阴肝风振动"，创泄木安土之法，丰富和发展了泄泻的辨证论治内容。综上所述，中医学经历了数千年的临床实践，形成了较为丰富的、较完整的、独特的、行之有效的诊治痢疾、泄泻的理论和经验，给后人治疗本病以不少启迪。

本病在西方国家常见。欧洲、北美发病率（10～20）/10万，患病率达（100～200）/10万；在亚洲发病率为（1.0～2.0）/10万，患病率为（4.0～44.3）/10万。近年来随着生活水平的提高，饮食结构、生活习惯的改变，环境的变化，以及诊断技术的不断进步，在我国报道的病例明显增多，基于多家医院病例统计，患病率为11.6/10万。国外女性发病率较高，男女患者之比为（1～1.3）：1。国内统计男女患者之比为3：1。笔者统计858例患者，男女之比为2.77：1。各年龄组均可发病，但以青壮年多见，在统计120例中，年龄在20～49岁者占78.5%，这与日本1973年统计相应年龄组应71.7%近似。虽然农村人口中发病率较低，但近年来，随着农村与城市生活方式差异的减小，城乡发病率的差异也正在缩小。据日本的青山寿久报道，从人口分布来看犹太人的发病率较高。虽然居住在美国的犹太人的发病率较非犹太人为高，但居住在以色列和生活在亚洲和非洲的犹太人其发病率却较低，因而认为社会经济方面的原因较种族差异与本病的关系更为密切。

第二节 病 因

一、中医病因说

根据《溃疡性结肠炎中医诊疗专家共识意见（2017）》溃疡性结肠炎的病因如下。

1. 病因

素体脾气虚弱是发病基础，感受外邪、饮食不节（洁）、情志失调等是主要的发病诱因。

2. 病位

病位在大肠，与脾、肝、肾、肺诸脏的功能失调有关。

3. 病机

病理性质为本虚标实。病理因素主要有：①湿邪（热）；②瘀热；③热毒；④痰浊；⑤气滞；⑥血瘀等。病理特征表现：活动期多属实证，主要病机为湿热蕴肠、气血不调，而重度以热毒、瘀热为主，反复难愈者应考虑痰浊血瘀的因素。缓解期多属虚实夹杂，主要病机为脾虚湿恋、运化失健。部分患者可出现肝郁、肾虚、肺虚、血虚、阴虚和阳虚的临床证候特征。临床上应注意区分不同临床表现的病机侧重点，如脓血便的主要病机是湿热蕴肠、脂膜血络受伤。泄泻实证为湿热蕴肠、大肠传导失司；虚证为脾虚湿盛、运化失健。便血实证为湿热蕴肠，损伤肠络，络损血溢；虚证为湿热伤阴，虚火内炽，灼伤肠络或脾气亏虚，不能统血，血溢脉外。腹痛实证为湿热蕴肠，气血不调，肠络阻滞，不通则痛；虚证为土虚木旺，肝脾失调，虚风内扰，肠络失和。难治性UC的病机关键主要为脾肾两虚，湿浊稽留，气血同病，寒热错杂，虚实并见。

4. 病机演变

病机转化随着病情演变，可出现虚实、寒热、气血的病机转化，如脾气虚弱，运化不健，易为饮食所伤，酿生湿热之邪，由虚转实；而湿邪内蕴，情志不畅，或过用攻伐之品，损伤脾胃，常由实转虚，虚中夹实。素体脾胃虚弱，湿盛阳微，或过用苦寒之品，日久伤阳，可致病情由热转寒；脾虚生湿，久蕴化热，或过用温燥之品，可由寒转热，或寒热错杂。大便白多赤少，病在气分；大便赤多白少，病在血分，在病程中可出现气血转化和气血同病。

二、西医病因说

现代医学关于本病的病因有多种学说，如感染因素、精神因素、酶因素、保护物质缺乏因素、遗传因素、免疫因素等。近年来，由于免疫学和遗传学的研究进展，该病的病因学普遍认为是：既有免疫又有遗传因素的存在，而精神和感染因素等只是诱发因素。

1. 感染因素

本病的病理变化和临床表现与细菌性痢疾非常相似。有些病例粪便中培养出细菌，如链球菌等，有些病例用抗生素治疗有效，因而认为感染是本病的病因，但多年来未找到感染微生物的根据。

2. 精神因素

由于精神障碍引起自主神经功能失调、肠道功能亢进、肌痉挛、血管收缩、组织缺氧、毛细血管通透性增高等病理改变，最终导致肠壁炎症及溃疡形成。采用精神疗法可以收到一定效果，但不是本病主要原因。

3. 自身免疫因素

由于本病常并发类风湿性关节炎、红斑狼疮、溶血性贫血等自身免疫性疾病。患者免疫球蛋白 IgM 明显增多，IgG 与 IgA 亦增多。有人认为某些肠道杆菌与人体大肠上皮细胞有交叉反应抗原，某些患者感染了这些细菌后，其所产生的抗原体不仅与该细菌，也可以与患者的大肠上皮细胞抗原起免疫反应，从而损伤结肠黏膜。患者淋巴细胞转换率，T 细胞及 B 细胞绝对计数与比率等说明本病具有细胞免疫学方面改变。免疫学的发展将本病之病因学的研究提到一个新阶段，但尚未做出最后结论。

4. 大肠内酶的局部因素

肠道分泌过多的溶菌酶、蛋白质分解酶等，破坏黏液的保护作用，因而招致细菌的侵入。但酶的分泌增多可能为炎症刺激的后果，给予酶的对抗剂治疗并无效果。

5. 防御机制障碍

口服硫酸多糖体可以引起结肠溃疡。有人认为在食物中含有这类高分子物质，被吸收后到达结肠的固有层及巨噬细胞内，妨碍了结肠的防御机制而导致溃疡。作为本病的病因，这方面还有待进一步研究。

6. 遗传因素

在欧美，本病的家族发病率较高，种族间的发病率有明显差异，提出本病的发生，可能与遗传因素有关。但在我国和日本家族性发病很少，因此，在我国的溃疡性结肠炎病因中，遗传因素不占重要地位。

7. 过敏反应

由于少数病例对某种食物有过敏，如从食物中排除后或脱敏后，病情好转或痊愈。因此，有人提出过敏学说。但绝大多数患者对特殊饮食治疗是无效的。

第三节　分　类

一、西医分型

按发病时间和疾病特征可分为初发型和慢性复发型，详见本病西医诊断部分。

二、中医分型

辨证分型：①大肠湿热证；②热毒炽盛证；③脾虚湿蕴证；④寒热错杂证；⑤肝郁脾虚证；⑥脾肾阳虚证；⑦阴血亏虚证。

详见本病中医诊断部分。

第四节　症　状

UC 最常发生于青壮年期，根据我国资料统计，发病高峰年龄为 20～49 岁，性别差异不明显（男女比为 1.0∶1～1.3∶1）。

一、临床表现

1. 消化系统表现

表现为持续或反复发作的腹泻、黏液脓血便伴腹痛、里急后重和不同程度的全身症状，病程多在 4～6 周以上。黏液脓血便是 UC 最常见的症状。不超过 6 周病程的腹泻需要与多数感染性肠炎相鉴别。

（1）腹泻

大多数患者有腹泻，这是由于大肠黏膜对水、钠吸收障碍，结肠运动功能失常以及黏液细胞层受损导致血清渗出及细胞外液进入结肠所致，其中大肠黏膜对水和盐的吸收障碍，是导致腹泻的主要原因，这种障碍与大肠黏膜内的 Na^+-K^+-ATP 酶泵活性下降，以及黏膜渗透性增加、细胞膜磷脂改变有关。另外，溃疡性结肠炎的大肠黏膜内类脂类炎症介质浓度增高，这类介质能刺激正常结肠黏膜分泌氯化物，并可能通过增加黏膜的渗透性引起腹泻。腹泻程度轻重不一，轻者每日排便3~4次或腹泻与便秘交替，重者每日可达10~30次。

（2）血便、黏液脓血便

发生机制为肠黏膜广泛充血、水肿、糜烂、黏膜剥脱、坏死及炎性渗出。部分患者便鲜血，血液与大便分开或附于大便表面，易误诊为痔疮，大部分患者血液与粪便或黏液、脓液混合。黏液便是由于黏膜炎性分泌增加所致，脓血便是病变黏膜坏死组织，炎性分泌物与血液和（或）粪质混合而成。少数出血量较大者可排出血凝块。临床上多数患者以此为主诉前来就医，应予重视。

（3）腹痛

原因复杂，可能与病变肠管平滑肌痉挛、浆膜炎症或结肠动力紊乱有关。多为阵发性痉挛性疼痛，部位常位于左侧腹和下腹部。痛后常有便意，排便后疼痛可暂时缓解。

（4）里急后重

当直肠受累严重时，可出现里急后重，这是由于发炎的直肠顺应性降低及储存粪便能力丧失所致。粪质多为混有大量黏液的糊状便，多带有脓血。因直肠受炎症刺激，常有骶部不适。

（5）其他症状

上腹饱胀不适、嗳气、食欲缺乏、恶心、呕吐等。

（6）体征

轻型甚至中型患者多无阳性体征，部分患者受累肠段可有轻度压痛。直肠指诊有时可感觉黏膜肿胀、肛管触痛，指套有血迹。重度UC可有鼓肠、腹肌紧张、腹部压痛和（或）反跳痛。有的患者可触及痉挛或肠壁增厚的乙状结肠或降结肠。

2. 全身表现

多发生于中型或重型患者，可有发热、消瘦、低蛋白血症、贫血等表现。

1）发热是由炎症活动或合并感染所致，多数患者为轻度或中度发热。重症患者可有高热、心率加快等中毒症状。

2）营养不良是IBD患者的常见临床表现，并对病情变化产生不良影响。

主要表现为消瘦和低蛋白血症。多发生在重症患者或慢性反复发作者。其发生与营养物质摄入不足、蛋白合成减少、机体高代谢状态消耗过多及胃肠道丢失有关。

3）贫血常见于重症及慢性迁延不愈的患者，因失血或慢性炎症导致骨髓抑制或药物所致骨髓抑制有关。

4）水与电解质平衡紊乱是由病变肠管吸收水、电解质能力下降，同时伴有分泌增多，使患者出现脱水、低钠血症、低钾血症。

5）水肿多继发于贫血和低蛋白血症。

二、肠外表现

包括关节损伤（如外周关节炎、脊柱关节炎等）、皮肤黏膜表现（如口腔溃疡、结节性红斑和坏疽性脓皮病）、眼部病变（如虹膜炎、巩膜炎、葡萄膜炎等）、肝胆疾病（如脂肪肝、原发性硬化性胆管炎、胆石症等）、血栓栓塞性疾病等。

三、并发症

包括中毒性巨结肠、肠穿孔、下消化道大出血、上皮内瘤变，以及癌变。

1. 局部并发症

（1）中毒性巨结肠

中毒性巨结肠是溃疡性结肠炎的一个严重并发症，多发生在重型、全结肠炎的患者。据报道，国外发生率为1.6%~13.0%；国内则少见，有报道为2.6%。其死亡率可高达11%~50%。

这是由于严重的炎症波及结肠肌层及肌间神经丛，破坏了正常肠道的神经与肌肉调节机制，以致肠壁张力低下，呈节段麻痹，肠内容物和气体大量积聚，从而引起急性结肠扩张，肠壁变得菲薄。各种促使肠腔内压升高或肠肌张力降低的因素均可致结肠扩张。多累及乙状结肠和横结肠，因卧位时横结肠的位置靠前，气体容易积聚之故。结肠扩张，肠壁压力增加，细菌和肠内容物经溃疡进入肠壁和血流，造成菌血症和脓毒血症，也可使结肠进一步扩张。脉管炎、肠肌丛或黏膜下丛受累可能是扩张不可逆的原因。

有些药物，如抗胆碱能药（阿托品等）或鸦片类药物，能降低肠肌张力、抑制肠运动，可诱发或加重中毒性结肠扩张，故应慎用。止泻剂

（如复方地芬诺酯）及肠道准备时使用泻剂都可能诱发。钡灌肠（与灌肠前的准备）或结肠镜检查时，注气和导管操作均可干扰血运或造成创伤，所以重型患者不应该做上述检查。低血钾也是常见的诱因。但也可能是自发性发病。中毒性巨结肠的其他病因包括感染，病原菌有空肠弯曲菌、志贺菌、沙门菌及梭状芽孢杆菌。

临床表现取决于发生的速度、结肠扩张程度、中毒的程度及穿孔的存在与否等。患者常有不同程度脱水、发热、心动过速、贫血、白细胞增高甚至休克。原有的腹泻、便血、腹痛症状有时反而减轻。电解质紊乱、贫血、低蛋白血症及中毒性神经精神症状等可不同程度存在。严重的腹泻，每天大便次数多达 10 次以上。病情迅速恶化，中毒症状明显，伴有腹胀，压痛，反跳痛，肠鸣音减弱或消失。腹部膨胀明显，特别是当横结肠扩张时常有上腹膨胀，上腹部平片可见肠腔加宽、结肠袋消失等，横结肠直径达 5 ~ 6 cm 以上，易并发肠穿孔并引发急性弥漫性腹膜炎。

对病程较短的初次就诊者，应做直肠镜检观察局部是否有溃疡性结肠炎征象。直肠以上的检查有一定的危险，应予避免。糖皮质类固醇激素使用时可能掩盖结肠扩张的症状使诊断被忽略。应注意选择手术时机，延迟手术可能提高病死率。本并发症预后较差。

（2）肠穿孔

多为中毒性结肠扩张的严重并发症，由于其快速扩张，肠壁变薄，血循环障碍，缺血坏死而致急性肠穿孔，也可见于重型患者，发生率国外报道 2.5% ~ 3.5%，多发生于左半结肠，引起弥漫性腹膜炎。无巨结肠的游离穿孔极其少见。重症患者休克、腹膜炎及败血症为其主要死因。应用糖皮质激素是诱发该并发症的一个重要因素，同时，由于糖皮质类固醇激素的使用，常使临床症状不典型，X 线腹部平片检查才发现膈下游离气体。因此，应予特别警惕。

（3）息肉

本病的息肉并发率为 10% ~ 40%，称这种息肉为假性息肉。所谓假息肉是由于晚期有大量的、新生的肉芽组织增生，正常黏膜组织水肿，致使正常黏膜表面突起而形成息肉，这种息肉在病理上是一种炎性息肉。

（4）癌变

目前已公认溃疡性结肠炎并发结直肠癌的机会，要比同年龄和性别组的一般人群高。一般认为，癌变趋势和病程长短及结肠炎解剖范围有关。病程 15 ~ 20 年后，癌变的危险性大约每年增加 1%，全结肠炎患者及病期超过 10 年者，发生结肠癌的危险性比普通人群高 10 ~ 20 倍，西方国家报道结、直肠癌的并发率为 3% ~ 5%，有的高达 10%。

癌变多见于病变累及全结肠、幼年起病和病史超过 10 年者。慢性持续型并发结肠癌多见，发作的年龄也曾被认为是重要的因素。

因此，病程 10 年以上、慢性反复发作，尤其慢性持续型患者，如有腹痛加重、出血、贫血及低蛋白血症等，应注意癌变可能，及时、定期的结肠镜或钡灌肠检查仍为最有价值的检查。镜检时多处活检，寻找癌灶或癌前病灶，对诊断甚有裨益。

（5）肠狭窄

在一部分进行钡灌肠检查或结肠镜检查的患者中，可能见有结肠狭窄。发生率为 6% ~ 10%，多发生在病变广泛、病程持续、长达 5 ~ 25 年的患者，部位多见于左半结肠、乙状结肠或直肠。造成狭窄的原因，常常并不是由于纤维组织增生，而是由于炎性息肉形成、黏膜肌层增厚、阻塞肠腔所致。

（6）直肠及肛周病变

溃疡性结肠炎的局部并发症包括痔疮、肛裂、肛周或坐骨肛门窝脓肿、直肠阴道瘘和直肠脱垂等。在腹泻严重的患者中，这些并发症最易发生。肛门裂在结肠炎症得到控制时，可得到改善。直肠周围脓肿及直肠瘘管则在做脓肿切开引流或瘘管开窗后才能得到愈合。痔占 10% 的患者，直肠脱垂常伴随溃疡性结肠炎活动期长期腹泻的病例。全结肠炎者较多，与腹泻严重程度有关。肛周病变见于约 20% 以下患者，如肛瘘、肛周脓肿，远不如克罗恩病常见。脓肿常需保守的外科治疗，如引流；重症病例有时需全结肠切除。

2. 全身并发症

（1）肝脏病变

虽然有人发现 15% 的溃疡性结肠炎有不同程

度肝功能异常，但仅 2%～5% 的患者有病变。原发性硬化性胆管炎（PSC）是由于肝内外胆管炎性纤维化和硬化性损害，引起胆管阻塞及反复炎症发作，表现有胆汁淤滞性黄疸及瘙痒、上腹痛、肝脾大等。约有 10% 溃疡性结肠炎并发 PSC，有 50%～70% PSC 患者有炎症性肠病，部分患者先有发现 PSC 后发现炎症性肠病，增加了诊断的困难。

（2）关节炎

溃疡性结肠炎并发关节炎率为 11.5% 左右，其特点是多在肠炎病变严重阶段并发。以大关节受累较多见，常为单个关节病变，表现为关节肿胀、滑膜积液，而骨关节无损害，可与眼部及皮肤特异性并发症同时存在。实验室检查无风湿病血清学方面的改变。

（3）皮肤损害

结节性红斑多见于结肠炎急性期，发生率为 4.7%～6.2%，可同时有关节炎，女性多见。坏疽性脓皮病国内尚未见报道。口腔黏膜顽固性溃疡亦不少见，有时为鹅口疮，治疗效果不佳。

（4）眼病

有虹膜炎、虹膜睫状体炎、葡萄膜炎、角膜溃疡等。以前者最多，见于 5%～10% 的患者，溃疡性结肠炎较克罗恩病多见。多伴有严重结肠炎、关节炎、皮肤病变、口腔阿弗他溃疡等，亦随结肠炎控制而消失。虹膜炎可威胁患者视力。

（5）血栓

栓塞性并发症约占 5% 病例，可发生于腹腔、肺部、脑内等全身各处，或表现为游走性血栓性静脉炎，女性多见，且多与疾病活动性有关。可能因溃疡性结肠炎形成一种高凝状态，血小板及 Ⅱ、Ⅴ、Ⅷ 等因子增多所致，结肠切除后可自行消失。重症者可由于 DIC 并发所致。血管炎尚可导致多个脏器缺血性梗死。此外，溃疡性结肠炎可出现高凝状态，合并有血栓形成和血栓栓塞，也可有血小板增多、动脉炎。

（6）生长迟滞

约见于 15% 以上的溃疡性结肠炎。患者矮小、消瘦、青春期患者第二性征缺乏，主要与营养不良、疾病消耗等因素有关。

（7）小肠炎

并发小肠炎的病变主要在回肠远端，表现为脐周或右下腹痛，水样便及脂肪便，使患者全身衰竭进度加速。

（8）药物治疗本身带来的并发症

如硫唑嘌呤、6-MP 抑制骨髓，造成血小板减少症，偶可引起药物性胰腺炎；柳氮磺胺吡啶并发急性胰腺炎等；皮质激素并发败血症、消化性溃疡、糖尿病以及白内障等，也应引起重视。

四、合并机会性感染

IBD 患者是机会性感染的高风险人群。首先，疾病本身可导致患者营养状况下降；其次，应用糖皮质激素、免疫抑制剂和生物制剂可严重抑制患者的免疫力，因此机会性感染发生率显著增加，需要予以关注和重视。IBD 容易合并巨细胞病毒（CMV）感染、细菌感染（尤其是艰难梭菌感染 CDI）、EB 病毒（EBV）感染、病毒性肝炎、结核分枝杆菌感染、真菌感染、寄生虫感染等。

第五节　诊断与鉴别诊断

一、西医诊断

UC 缺乏诊断的金标准，主要结合临床、实验室检查、影像学检查、内镜检查和组织病理学表现进行综合分析，在排除感染性和其他非感染性结肠炎的基础上进行诊断。若诊断存疑，应在一定时间（一般是 6 个月）后进行内镜及病理组织学复查。

（一）辅助检查

1. 常规实验室检查

强调粪便常规检查和培养不少于 3 次。根据流行病学特点，进行排除阿米巴肠病、血吸虫病等的相关检查。常规检查包括血常规、人血白蛋白、电解质、红细胞沉降率（ESR）、C - 反应蛋白（CRP）等。有条件的单位可行粪便钙卫蛋白和血清乳铁蛋白等检查作为辅助指标。

2. 结肠镜检查

结肠镜检查并黏膜活组织检查（以下简称活检）是 UC 诊断的主要依据。结肠镜下 UC 病变多从直肠开始，呈连续性、弥漫性分布。

1）轻度炎症反应的内镜特征为红斑、黏膜充血和血管纹理消失（图23-1）。

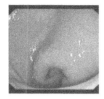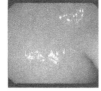

图23-1　轻度炎症内镜像

2）中度炎症反应的内镜特征为血管形态消失、出血黏附在黏膜表面、糜烂，常伴有粗糙呈颗粒状的外观及黏膜脆性增加（接触性出血）（图23-2）。

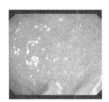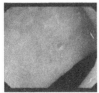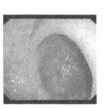

图23-2　中度炎症内镜像

3）重度炎症反应内镜下则表现为黏膜自发性出血及溃疡（图23-3）。

图23-3　重度炎症内镜像

4）缓解期可见正常黏膜表现，部分患者可有假性息肉形成，或瘢痕样改变。对于病程较长的患者，黏膜萎缩可导致结肠袋形态消失、肠腔狭窄，以及炎（假）性息肉。伴CMV感染的UC患者内镜下可见不规则、深凿样或纵行溃疡，部分伴大片状黏膜缺失（图23-4）。

内镜下黏膜染色技术能提高内镜对黏膜病变的识别能力，结合放大内镜技术通过对黏膜微细结构的观察和病变特征的判别，有助于UC诊断，有条件者还可以选用共聚焦内镜检查。如出现了肠道狭窄，结肠镜检查时建议进行多部位活检以排除结直肠癌。如果不能获得活检标本或内镜不

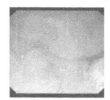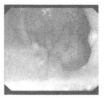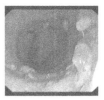

图23-4　缓解期内镜像

能通过狭窄段时，应完善CT结肠成像检查。

3. 黏膜活检

建议多段、多点取材。

（1）组织学主要改变

1）活动期：①固有膜内有弥漫性、急性、慢性炎性细胞浸润，包括中性粒细胞、淋巴细胞、浆细胞、嗜酸性粒细胞等，尤其是上皮细胞间有中性粒细胞浸润（即隐窝炎），乃至形成隐窝脓肿；②隐窝结构改变，隐窝大小、形态不规则，分支、出芽，排列紊乱、杯状细胞减少等；③可见黏膜表面糜烂、浅溃疡形成和肉芽组织。

2）缓解期：①黏膜糜烂或溃疡愈合；②固有膜内中性粒细胞浸润减少或消失，慢性炎性细胞浸润减少；③隐窝结构改变可保留，如隐窝分支、减少或萎缩，可见帕内特细胞（Paneth cell）化生（结肠脾曲以远）。

（2）UC活检标本的病理诊断

活检病变符合上述活动期或缓解期改变，结合临床，可报告符合UC病理改变，宜注明为活动期或缓解期。如有隐窝上皮异型增生（上皮内瘤变）或癌变，应予注明。隐窝基底部浆细胞增多被认为是UC最早的光学显微镜下特征，且预测价值高。

组织学愈合不同于内镜下愈合。在内镜下缓解的病例，其组织学炎症反应可能仍持续存在，并且与不良结局相关，故临床中尚需关注组织学愈合。

4. 其他检查

无条件行结肠镜检查的单位可行钡剂灌肠检查。检查所见的主要改变：①黏膜粗乱和（或）颗粒样改变；②肠管边缘呈锯齿状或毛刺样改变，肠壁有多发性小充盈缺损；③肠管短缩，袋囊消失呈铅管样。

结肠镜检查遇肠腔狭窄，镜端无法通过时，

可应用钡剂灌肠检查、肠道超声检查、CT 结肠成像检查显示结肠镜检查未及部位。

5. 手术切除标本病理检查

大体和组织学改变见上述 UC 的特点。手术标本见病变局限于黏膜及黏膜下层，肌层及浆膜侧一般不受累。

（二）诊断步骤

1. 病史和体格检查

详细的病史询问应包括从首发症状开始的各项细节，特别注意腹泻和便血的病程；近期旅游史、用药史（特别是 NSAID 和抗菌药物）、阑尾手术切除史、吸烟史、家族史；口、皮肤、关节、眼等肠外表现和肛周情况。体格检查应特别注意患者一般状况和营养状态，并进行细致的腹部、肛周、会阴检查和直肠指检。

2. 进行常规实验室检查

检查内容详见本节"辅助检查"。

3. 结肠镜检查（应进入末端回肠）并活检

内容详见本节"辅助检查"。

4. 下列情况考虑行小肠检查

病变不累及直肠（未经药物治疗者）、倒灌性回肠炎（盲肠至回肠末端的连续性炎症反应），以及其他难以与 CD 鉴别的情况。小肠检查方法详见 CD 诊断部分。左半结肠炎伴阑尾开口炎症改变或盲肠红斑改变在 UC 中常见，部分患者无须进一步行小肠检查。小肠影像学检查包括全消化道钡餐、计算机断层扫描小肠成像（CTE）、磁共振小肠成像（MRE）、胶囊内镜、肠道超声检查等，上述检查不推荐常规使用。对于有诊断困难者（直肠赦免、症状不典型、倒灌性回肠炎），应在回结肠镜检查的基础上考虑加做小肠检查。

5. 重度活动期 UC 患者检查的特殊性

以常规腹部 X 线平片了解结肠情况。缓行全结肠镜检查，以策安全。但为诊断和鉴别诊断，可不做常规肠道准备的直肠、乙状结肠有限检查和活检，操作应轻柔，少注气。

6. 机会性感染的判断

（1）巨细胞病毒（CMV）感染

CMV IgM 抗体阳性和（或）CMV pp65 抗原血症（每 150 000 个白细胞中 CMV 阳性细胞数 ≥1）

和（或）血浆 CMV DNA 实时定量聚合酶链反应（qPCR）检测阳性，提示 CMV 活动性感染。CMV 结肠炎的诊断金标准是结肠黏膜组织 HE 染色阳性伴免疫组织化学染色（IHC）阳性，和（或）结肠黏膜组织 CMV DNA qPCR 阳性。结肠镜检查发现特殊内镜表现可提示 CMV 结肠炎，应常规行活组织检查并进行鉴别诊断。

（2）难辨梭状芽孢杆菌感染（CDI）

临床应对炎症性肠病（IBD）高危人群检测难辨梭状芽孢杆菌：①所有活动期 IBD 住院患者；②缓解期 IBD 患者出现腹泻，或近期有危险因素暴露（如与 CDI 患者接触、胃肠手术、管饲、肠道准备等）；③有严重结肠炎、无细菌学证据、需要经验性 CDI 治疗的 IBD 患者；④结肠切除造口术后出现可疑症状者；⑤老年人群、免疫力低下、糖尿病、肾衰竭、营养不良等患者。

C. diff 感染检查方法包括以下 3 种：①粪便 C. diff 毒素 A/B 的检测或毒素中和试验（CCNA）。②检测细菌本身，如谷氨酸脱氢酶（GDH）抗原检测或培养。③NAT 检测毒素基因等。CCNA 对于 C. diff 毒素 B 的检测为 C. diff 感染检测的金标准。一般建议 NAT 与 ELISA 进行联合检测，内镜检查不作为 C. diff 感染的必需检测方法。

（三）诊断要点

在排除其他疾病（详见鉴别诊断部分）的基础上，可按下列要点诊断：

1）具有上述典型临床表现者为临床疑诊，安排进一步检查。

2）同时具备上述结肠镜和（或）放射影像学特征者，可临床拟诊。

3）如再具备上述黏膜活检和（或）手术切除标本组织病理学特征者，可以确诊。

4）初发病例，如临床表现、结肠镜检查和活检组织学改变不典型者，暂不确诊 UC，应予密切随访。

（四）疾病评估

UC 诊断成立后，需全面估计病情和预后，制定治疗方案。

1. 临床类型

可分为初发型和慢性复发型。

1）初发型指无既往病史而首次发作，该类型在鉴别诊断中应特别注意，因其亦涉及缓解后如何进行维持治疗的考虑。

2）慢性复发型指临床缓解期再次出现症状，在临床上最常见，以往称为暴发性结肠炎，因概念不统一而易造成认识的混乱，2012年我国IBD共识已经建议弃用，并将其归入重度UC中。

2. 病变范围

推荐采用蒙特利尔分型，见表23-1。该分型特别有助于癌变危险性的估计和监测策略的制定，亦有助于治疗方案的选择。

表23-1　溃疡性结肠炎病变范围的蒙特利尔分型

分型	分布	结肠镜下所见炎症病变累及的最大范围
E1	直肠	局限于直肠，未达乙状结肠
E2	左半结肠	累及左半结肠（脾曲以远）
E3	广泛结肠	广泛病变累及脾曲以近乃至全结肠

3. 疾病活动性的严重程度

UC病情分为活动期和缓解期，活动期UC按严重程度分为轻、中、重度。改良Truelove和Witts疾病严重程度分型标准易于掌握，临床上非常实用，见表23-2。改良Mayo评分更多用于临床研究的疗效评估。

表23-2　改良Truelove和Witts疾病严重程度分型

严重程度分型	排便（次/天）	便血	脉搏（次/分）	体温（℃）	血红蛋白	红细胞沉降率（mm/h）
轻度	<4	轻或无	正常	正常	正常	<20
重度	≥6	重	>90	>37.8	<75%正常值	>30

注：中度介于轻、重度之间。

4. 营养风险筛查和营养状况评定

对IBD患者要常规进行营养风险筛查和营养状况评定。营养状况评定包括主观与客观两个部分。患者整体营养状况评估表（PG-SGA）作为营养状况主观评定工具。PG-SGA将营养状况分为重度营养不良（≥9分）、中度营养不良（4~8分）和营养正常（0~3分）。客观部分包括静态和动态两类测定指标。静态指标指人体测量指标，包括身高、体质量、BMI、机体组成、三头肌皮褶厚度、上臂肌围及其他用于评估慢性营养不良的指标；动态测定指标包括氮平衡和半衰期较短的内脏蛋白，如前白蛋白等。血浆总蛋白和白蛋白半衰期较长，结果受多种因素影响，作为疾病急性期机体营养状况的评价指标不够敏感。氮平衡是可靠且常用的动态评价指标，有条件的医院可以使用。

（五）诊断举例

患者男性，34岁。

主诉：反复排黏液血便、腹痛1年余，再发1个月。

现病史：患者于1年半前无明显诱因解黏液血便，4~6次/天，每次量约50 mL，伴里急后重感及阵发性脐周疼痛，排便后减轻，无热，在当地医院查大便常规提示白细胞（＋＋＋），红细胞（＋＋），潜血（＋），大便培养未见异常。按急性肠炎给予诺氟沙星治疗症状无好转。行肠镜检查提示"溃疡性结肠炎"，予口服柳氮磺吡啶，1.0 g qid，症状好转后逐渐减量为0.5 g qd维持治疗。1个月前再次出现上述症状，大便8~10次/天，带较多的鲜血，伴脐周阵发性绞痛、里急后重及发热，体温最高38.1 ℃。

患者起病以来反复出现口腔溃疡，无关节痛、皮疹等症状。

诊断：溃疡性结肠炎（慢性复发型，重度，全结肠炎，活动期）。

二、中医辨证分型

证候诊断：主症2项，次症2项，参考舌脉，即可诊断。

1. 大肠湿热证

主症：①腹泻，便下黏液脓血；②腹痛；③里急后重。

次症：①肛门灼热；②腹胀；③小便短赤；

④口干；⑤口苦。

舌脉：①舌质红，苔黄腻；②脉滑。

2. 热毒炽盛证

主症：①便下脓血或血便，量多次频；②腹痛明显；③发热。

次症：①里急后重；②腹胀；③口渴；④烦躁不安。

舌脉：①舌质红，苔黄燥；②脉滑数。

3. 脾虚湿蕴证

主症：①黏液脓血便，白多赤少，或为白冻；②腹泻便溏，夹有不消化食物；③脘腹胀满。

次症：①腹部隐痛；②肢体困倦；③食少纳差；④神疲懒言。

舌脉：①舌质淡红，边有齿痕，苔薄白腻；②脉细弱或细滑。

4. 寒热错杂证

主症：①下痢稀薄，夹有黏冻，反复发作；②肛门灼热；③腹痛绵绵。

次症：①畏寒怕冷；②口渴不欲饮；③饥不欲食。

舌脉：①舌质红，或舌淡红，苔薄黄；②脉弦，或细弦。

5. 肝郁脾虚证

主症：①情绪抑郁或焦虑不安，常因情志因素诱发大便次数增多；②大便稀烂或黏液便；③腹痛即泻，泻后痛减。

次症：①排便不爽；②饮食减少；③腹胀；④肠鸣。

舌脉：①舌质淡红，苔薄白；②脉弦或弦细。

6. 脾肾阳虚证

主症：①久泻不止，大便稀薄；②夹有白冻，或伴有完谷不化，甚则滑脱不禁；③腹痛喜温喜按。

次症：①腹胀；②食少纳差；③形寒肢冷；④腰酸膝软。

舌脉：①舌质淡胖，或有齿痕，苔薄白润；②脉沉细。

7. 阴血亏虚证

主症：①便下脓血，反复发作；②大便干结，夹有黏液便血，排便不畅；③腹中隐隐作痛。

次症：①形体消瘦；②口燥咽干；③虚烦失眠；④五心烦热。

舌脉：①舌红少津或舌质淡，少苔或无苔；②脉细弱。

三、鉴别诊断

1. 急性感染性肠炎

多见于各种细菌感染，如志贺菌、空肠弯曲杆菌、沙门菌、产气单胞菌、大肠埃希菌、耶尔森菌等。常有流行病学特点（如不洁食物史或疫区接触史），急性起病常伴发热和腹痛，具有自限性（病程一般为数天至 1 周，不超过 6 周）；抗菌药物治疗有效；粪便检出病原体可确诊。

2. 阿米巴肠病

有流行病学特征，果酱样粪便，结肠镜下见溃疡较深、边缘潜行，间以外观正常的黏膜，确诊有赖于从粪便或组织中找到病原体，非流行区患者血清阿米巴抗体阳性有助于诊断。高度疑诊病例采用抗阿米巴治疗有效。

3. 肠道血吸虫病

有疫水接触史，常有肝脾大。确诊有赖于粪便检查见血吸虫卵或孵化毛蚴阳性。急性期结肠镜下可见直肠、乙状结肠黏膜有黄褐色颗粒，活检黏膜压片或组织病理学检查见血吸虫卵。免疫学检查有助于鉴别。

4. 其他

肠结核、真菌性肠炎、抗菌药物相关性肠炎（包括假膜性肠炎）、缺血性结肠炎、放射性肠炎、嗜酸粒细胞性肠炎、过敏性紫癜、胶原性结肠炎、肠白塞病、结肠息肉病、结肠憩室炎和人类免疫缺陷病毒（HIV）感染合并的结肠病变应与 UC 鉴别。还需注意结肠镜检查发现的直肠轻度炎症反应改变，如不符合 UC 的其他诊断要点，常为非特异性，应认真寻找病因，观察病情变化。

5. UC 与 CD 鉴别

详见 CD 鉴别诊断部分。

四、疗效标准

（一）西医疗效判断标准

结合临床症状和内镜检查作为疗效判断标准。

1. 缓解的定义

完全缓解是指完全无症状（排便次数正常且无血便和里急后重）伴内镜复查见黏膜愈合（肠黏膜正常或无活动性炎症反应）。关于 UC 患者黏膜愈合的定义，目前尚未达成共识。

2. 疗效评定

（1）临床疗效评定

适用于临床工作，但因无量化标准，不适用于科研。

1）缓解：临床症状消失，结肠镜复查见黏膜大致正常或无活动性炎症反应。

2）有效：临床症状基本消失，结肠镜复查见黏膜轻度炎症反应。

3）无效：临床症状、结肠镜复查均无改善。

（2）改良 Mayo 评分

适用于科研，亦可用于临床，见表 23-3。

表 23-3　评估溃疡性结肠炎活动性的改良 Mayo 评分系统

项目	0 分	1 分	2 分	3 分
排便次数	正常	比正常增加 1~2 次/天	比正常增加 3~4 次/天	比正常增加 5 次/天或以上
便血	未见出血	少于半数时间出现便中混血	大部分时间内为便中混血	一直存在出血
内镜发现	正常或无活动性病变	轻度病变（红斑、血管纹理减少、轻度易脆）	中度病变（明显红斑、血管纹理缺乏、易脆、糜烂）	重度病变（自发性出血、溃疡形成）
医师总体评价	正常	轻度病情	中度病情	重度病情

注：每位受试者作为自身对照，从而评价排便次数的异常程度；每日出血评分代表 1 天中最严重的出血情况；医师总体评价包括 3 项标准：受试者对于腹部不适的回顾、总体幸福感和其他表现，如体格检查发现和受试者表现状态，评分≤2 分且无单个分项评分 >1 分为临床缓解，3~5 分为轻度活动，6~10 分为中度活动，11~12 分为重度活动，有效定义为评分相对于基线值的降幅≥30% 以及≥3 分，而且便血的分项评分降幅≥1 分或该分项评分为 0 或 1 分。

3. 复发的定义

自然或经药物治疗进入缓解期后，UC 症状再发，最常见的是便血，腹泻亦多见，可通过结肠镜检查证实。临床研究应选取某一评分系统进行定义。

（1）复发的类型

复发可分为偶发（发作 ≤ 1 次/年）、频发（发作 2 次/年）和持续型（UC 症状持续活动，不能缓解）。

（2）早期复发

经治疗达到缓解期开始计算至复发的时间 < 3 个月。

4. 与糖皮质激素（以下简称激素）治疗相关的特定疗效评价

（1）激素无效

经相当于泼尼松剂量达 0.75~1 mg/kg·d 治疗超过 4 周，疾病仍处于活动期。

（2）激素依赖

1）虽能维持缓解，但激素治疗 3 个月后泼尼松仍不能减量至 10 mg/d。

2）在停用激素后 3 个月内复发。

（二）中医证候疗效评价标准

参照《中药新药临床研究指导原则》中《慢性非特异性溃疡性结肠炎的临床研究指导原则》中的证候疗效评定标准。

1. 临床缓解

用药前、服药后，症状和体征明显改善（疗效指数≥95%）。

2. 显效

服药后，症状和体征明显改善（70% ≤疗效指数 <95%）。

3. 有效

服药后，症状和体征有改善（30% ≤疗效指数 <70%）。

4. 无效

服药后，症状和体征无明显减轻或加重者（疗效指数 <30%）。计算公式（尼莫地平法）为：

疗效指数（%）=（治疗前积分－治疗后积分）÷治疗前积分×100%。

第六节　治　疗

IBD 治疗目标：诱导并维持临床缓解以及黏膜愈合，防治并发症，改善患者生命质量，加强对患者的长期管理。

一、活动期的治疗

治疗方案的选择建立在对病情进行全面评估的基础上，主要根据病情活动的严重程度、病变累及的范围和疾病类型（复发频率、既往对治疗药物的反应、肠外表现等）制定治疗方案。治疗过程中应根据患者对治疗的反应以及对药物的耐受情况随时调整治疗方案。决定治疗方案前应向患者详细解释方案的效益和风险，在与患者充分交流并获得同意后实施。

1. 轻度 UC

1）氨基水杨酸制剂：是治疗轻度 UC 的主要药物，包括传统的柳氮磺吡啶（SASP）和其他不同类型的 5 - 氨基水杨酸（5-ASA）制剂。SASP 疗效与其他 5-ASA 制剂相似，但不良反应远较 5-ASA 制剂多见。目前尚缺乏证据显示不同类型 5-ASA 制剂的疗效有差异。每天 1 次顿服美沙拉嗪与分次服用等效，见表 23-4。

表 23-4　氨基水杨酸制剂用药方案

药品名称		结构特点	释放特点	制剂	推荐剂量
柳氮磺吡啶		5 - 氨基水杨酸与磺胺吡啶的偶氮化合物	结肠释放	口服：片剂	3 ~ 4 g/d，分次口服
5-ASA 前体药	巴柳氮	5 - 氨基水杨酸与 P - 氨基苯甲酰 β 丙氨酸偶氮化合物	结肠释放	口服：片剂、胶囊剂、颗粒剂	4 ~ 6 g/d，分次口服
	奥沙拉嗪	2 分子 5 - 氨基水杨酸的偶氮化合物	结肠释放	口服：片剂、胶囊剂	2 ~ 4 g/d，分次口服
5-ASA	美沙拉嗪	甲基丙烯酸酯控释 pH 值依赖	pH 值依赖药物，释放部位为回肠末端和结肠纤维素膜控释时间依赖药物，释放部位为远段空肠、回肠、结肠	口服：颗粒剂、片剂 局部：栓剂、灌肠剂、泡沫剂、凝胶剂	口服：2 ~ 4 g/d，分次口服或顿服 局部：详见正文"缓解期维持治疗药物"中"远段结肠炎的治疗"部分
		乙基纤维素半透膜控释时间依赖			

注：以 5 - 氨基水杨酸含量计，柳氮磺吡啶、巴柳氮、奥沙拉嗪 1 g 分别相当于美沙拉嗪的 0.40 g、0.36 g 和 1.00 g。

2）激素：对氨基水杨酸制剂治疗无效者，特别是病变较广泛者，可改用口服全身作用激素（用法详见中度 UC 治疗）。

2. 中度 UC

1）氨基水杨酸制剂：仍是主要药物，用法同前。

2）激素：足量氨基水杨酸制剂治疗后（一般 2 ~ 4 周）症状控制不佳者，尤其是病变较广泛者，应及时改用激素。按泼尼松 0.75 ~ 1 mg/kg·d

（其他类型全身作用激素的剂量按相当于上述泼尼松剂量折算）给药。达到症状缓解后开始逐渐缓慢减量至停药，注意快速减量会导致早期复发。

3）硫嘌呤类药物：包括硫唑嘌呤（AZA）和 6 - 硫基嘌呤（6-MP），适用于激素无效或依赖者。欧美国家推荐硫唑嘌呤的目标剂量为 1.5 ~ 2.5 mg/kg·d；我国相关文献数据显示，低剂量硫唑嘌呤［（1.23 ± 0.34）mg/kg·d］对难治性 UC 患者有较好的疗效和安全性，但这篇文献证据等级较弱。另外对激素依赖 UC 患者，低剂量（1.3 mg/kg·d）硫唑嘌呤可有效维持疾病缓解。总体上我国相关文献证据等级不强，具体剂量范围可参考 CD 治疗部分。

临床上，UC 治疗时常会将氨基水杨酸制剂与硫嘌呤类药物合用，但氨基水杨酸制剂会增加硫嘌呤类药物的骨髓抑制毒性，应特别注意。关于硫嘌呤类药物的使用详见 CD 治疗部分。

4）沙利度胺：适用于难治性 UC 治疗，但由于国内外均为小样本临床研究，故不作为首选治疗药物。具体剂量和用药参见 CD 治疗部分。

5）英夫利西单克隆抗体（IFX）：IFX 是首个批准用于治疗 UC 的生物制剂，为人 – 鼠嵌合型肿瘤坏死因子 α（TNF-α）单克隆抗体，其通过与 TNF-α 结合，诱导抗体依赖性细胞毒作用和炎性细胞凋亡，抑制促炎细胞因子释放，减少炎性细胞浸润，从而抑制炎性反应。

当激素和上述免疫抑制剂治疗无效或激素依赖或不能耐受上述药物治疗时，可考虑 IFX 治疗。其推荐剂量为 5 mg/kg·d，静脉滴注，0、2、6 周各进行 1 次诱导缓解，以后每 8 周进行 1 次维持缓解。

IFX 的不良反应主要有各种机会感染、神经脱髓鞘、与 IFX 免疫源性相关的耐药性产生、输液反应、迟发性变态反应、药源性狼疮及血细胞减少等，特别是机会感染问题在我国尤需重视，须严密筛查结核、病毒等各种感染。

阿达木单克隆抗体在我国目前已经完成临床注册研究。美国 FDA 分别在 2012 和 2013 年批准了阿达木和戈利木单克隆抗体用于中重度 UC 的治疗。

6）选择性白细胞吸附疗法：其主要机制是减低活化或升高粒细胞和单核细胞。我国多中心初步研究显示其治疗轻中度 UC 有一定疗效。对于轻中度 UC 患者，特别是合并机会性感染者可考虑应用。

3. 重度 UC

病情重、发展快，处理不当会危及生命。应收治入院，予积极治疗。

（1）一般治疗

1）补液、补充电解质，防止水电解质、酸碱平衡紊乱，特别是注意补钾。便血多、血红蛋白过低者适当输红细胞。病情严重者暂禁食，予胃肠外营养。

2）粪便和外周血检查是否合并 C. diff 或 CMV 感染，粪便培养排除肠道细菌感染（详见第二十三章溃疡性直肠炎第五节诊断与鉴别诊断）。如有则进行相应处理。

3）注意忌用止泻剂、抗胆碱能药物、阿片类制剂、NSAID 等，以避免诱发结肠扩张。

4）对中毒症状明显者可考虑静脉使用广谱抗菌药物。

（2）静脉用糖皮质激素

静脉用糖皮质激素为首选治疗。甲泼尼龙 40~60 mg/d，或泼尼松龙 300~400 mg/d，剂量加大不会增加疗效，但剂量不足会降低疗效。

（3）需要转换治疗的判断与转换治疗方案的选择

在静脉使用足量激素治疗 3 天仍然无效时，应转换治疗方案。所谓"无效"除观察排便频率和血便量外，宜参考全身状况、腹部体格检查、血清炎症反应指标进行判断。判断的时间点定为"约 3 天"是欧洲克罗恩病和结肠炎组织（ECCO）及亚太共识的推荐，亦宜视病情严重程度和恶化倾向适当延迟（如 7 天）。但应牢记，不恰当的拖延势必大大增加手术风险。转换治疗方案有两大选择，一是转换药物的治疗，如转换药物治疗 4~7 天无效者，应及时转手术治疗；二是立即手术治疗。

1）环孢素（CsA）：环孢素 A 是一种神经钙调蛋白抑制剂，可竞争性结合并抑制钙调神经蛋白，具有强效免疫抑制作用，可减少各种促炎细胞因子的产生，起效快，平均应答时间为 5.8 天，半衰期短。推荐环孢素 A 初始剂量从 2 mg/kg·d 开始，并根据血药浓度进行调整。环孢素 A 治疗有效的 SUC 患者，待症状缓解后可改为口服，其剂量为 4 mg/kg·d，分 2 次服用，持续 3 个月。

环孢素 A 的不良反应主要有高血压、肌肉震颤、多毛症、肾脏或肝脏毒性、肌肉酸痛痉挛、四肢麻木、恶心、呕吐、齿龈增生、电解质紊乱和继发各种机会感染等，其还可增加低血清胆固醇和低镁血症患者神经系统并发症的发生，如癫痛发作等，使用时应定期监测血药浓度、血常规、肝肾功能、血清镁、胆固醇等水平。环孢素 A 的血药浓度检测推荐于第 1 周检查 2 次，然后 1 次/周（4 周），继之每 2 周 1 次，直至停药，推荐其血药浓度为 150 ~ 250 μg/L（2 mg/kg·d）或 300 ~ 350 μg/L（4 mg/kg·d）。

2）他克莫司：他克莫司是另一种新型神经钙调蛋白抑制剂，其免疫抑制作用明显强于环孢素 A，且不良反应相对较轻。2012 年，ECCO 共识和多伦多共识均提出，他克莫司可用于 SUC 的拯救治疗。一般推荐剂量为 0.01 ~ 0.02 mg/kg·d 静脉滴注或 0.1 ~ 0.2 mg/kg·d 口服，适宜的血药浓度为 10 ~ 15 μg/L，静脉用药因达标时间较口服快而受到推崇，但国内暂无静脉使用的经验。

他克莫司的药物不良反应有头痛、身痛、恶心、失眠、癫痫、感觉异常等，他克莫司治疗窗窄，药物动力学个体差异大，需密切监测血药浓度。

3）生物制剂：IFX 是重度 UC 患者较为有效的挽救治疗措施。有研究显示，CRP 水平增高、低人血白蛋白等是 IFX 临床应答差的预测指标。

FDA 批准用于 UC 治疗的其他生物制剂有阿达木、戈利木和维多珠，阿达木和戈利木是人源化 TNF-α 单克隆抗体，其作用机制与 IFX 类似。维多珠是靶向 α4β7 整合素的人源单克隆抗体，能特异性地与炎性细胞表面的整合素 α4β7 结合，阻止其与黏膜地址素细胞黏附分子 1（MAdCAM-1）结合，进而阻止炎性细胞向黏膜部位的迁徙和归巢，从而减轻炎性反应。2015 年，多伦多共识提出，既往使用激素、免疫抑制剂或抗 TNF 制剂无应答者推荐使用维多珠。

环孢素 A 或 IFX 的选择：虽然各项研究报道了环孢素 A 和 IFX 对 SUC 患者进行拯救治疗的效果及安全性差异均无统计学意义，但根据患者具体情况并结合临床经验有以下倾向性推荐。①有低镁血症、低胆固醇血症和高血压者，不宜用环孢素 A。②过去已用硫唑嘌呤者，宜选用 IFX。有研究证实，以往服用过硫嘌呤类药物者，对环孢素 A 短期和长期疗效明显低于未使用过硫嘌呤类药物者，且考虑环孢素 A 诱导治疗者需过渡到硫唑嘌呤进行长期维持治疗，故倾向于既往已用硫唑嘌呤者宜选用 IFX。③估计需行结肠切除者，推

荐首选环孢素 A。

4）手术治疗：在转换治疗前应与外科医师和患者密切沟通，以权衡先予"转换"治疗或立即手术治疗的利弊，视具体情况决定。对中毒性巨结肠患者一般宜早期实施手术。

（4）血栓预防和治疗

研究显示中国 IBD 患者静脉血栓发生率为 41.45/10 万，大量文献显示重度 UC 患者活动期时血栓形成风险增加，故建议可考虑预防性应用低分子肝素以降低血栓形成风险。

（5）合并机会性感染的治疗

1）UC 合并 CMV 结肠炎：UC 合并 CMV 结肠炎者多于 CD。重度 UC 出现糖皮质激素抵抗者建议临床除外 CMV 活动性感染。若外周血 CMV DNA qPCR 检测阳性 > 1200 copies/mL 者可考虑行抗病毒治疗。发生糖皮质激素抵抗的重度 UC 患者若合并 CMV 结肠炎，建议及时给予抗病毒治疗。联合应用免疫抑制剂的患者是否停药需权衡利弊，可酌情减停。治疗的主要药物是更昔洛韦（Ganciclovir）和膦甲酸钠（Foscarnetsodium）。其中更昔洛韦用法为 5 mg/kg（2 次/日）静脉滴注，疗程一般不少于 3 周。缬更昔洛韦（Valganciclovir）是更昔洛韦的前体药物，口服生物利用度较好，吸收后经磷酸化变为三磷酸更昔洛韦，其疗效和更昔洛韦相当，常规剂量为 900 mg（2 次/日），可作为口服维持治疗。膦甲酸钠的疗效与更昔洛韦相当，用法为 180 mg/kg·d 静脉滴注，分 2 ~ 3 次给药。抗病毒治疗疗程建议为 3 ~ 6 周。

2）合并难辨梭状芽孢杆菌感染：难辨梭状芽孢杆菌是临床最常见的机会致病菌，感染率、致死率及复发感染率居高不下。IBD 是难辨梭状芽孢杆菌感染（CDI）的独立危险因素，近年来世界范围内 IBD 患者难辨梭状芽孢杆菌感染率呈增加趋势。IBD 患者感染难辨梭状芽孢杆菌后，通常病情加重，住院时间延长。对于 IBD 合并 C. diff 感染者，免疫抑制剂的使用需权衡利弊。BD 患者合并感染 C. diff 的治疗可选用甲硝唑和万古霉素。甲硝唑是 C. diff 感染的首选治疗，包括复发感染。对于严重 C. diff 感染者，万古霉素疗效优于甲硝唑，建议作为首选。治疗策略见表 23-5。

表 23-5 IBD-CDI 治疗策略

严重程度	满足条件	治疗
初发，轻、中度	腹泻和症状不满足严重标准	甲硝唑 500 mg，po，tid，连续 10 ~ 14 天
初发，重度	内镜下见伪膜。ALB < 3 g/L，合并以下任一条：WBC≥15 × 10⁹/L；血肌酐较基线升高≥50%	万古霉素 125 mg，po，qid，连续 10 ~ 14 天
初发，重度，有并发症	入住 ICU；低血压 + 升压药维持；体温≥38.5 ℃；肠梗阻；精神状态改变；WBC≥35 × 10⁹/L 或 ≤ 20 × 10⁹/L；乳酸≥2.2 mmol/L；器官衰竭；肠穿孔，巨结肠	万古霉素 125 mg，po 或胃管注入，qid + 甲硝唑 500 mg，iv，q8h 肠梗阻状态下，万古霉素 500 mg，加入 500 mL 盐水灌肠，qid 外科干预
复发，首次复发	—	甲硝唑 500 mg，po，tid，连续 10 ~ 14 天 万古霉素 125 mg，po，qid，连续 10 ~ 14 天 非达霉素 200 mg，po，bid，连续 10 天
复发，再度复发	—	万古霉素脉冲式给药（po）：125 mg/次，qid，维持 7 天→125 mg，tid，维持 7 天→125 mg，bid，维持 7 天→125 mg，qd，维持 7 天→125 mg，1 次/2 d，维持 7 天→125 mg，1 次/3 d，维持 7 天 非达霉素 200 mg，po，bid，连续 10 天
3 次及以上复发	—	FMT

ALB：Albumin；WBC：White blood cell；ICU：Intensive care unit.

（6）营养支持治疗

营养支持治疗没有诱导或维持 UC 缓解的作用，但能够纠正 UC 患者营养不良或降低营养风险。UC 营养支持治疗首选肠内营养（EN），仅在 EN 失败或 UC 合并肠衰竭时使用肠道休息和全肠外营养（TPN）。UC 患者需要 TPN 治疗大多提示病情严重。需要营养支持治疗的 IBD 患者如果 EN 禁忌或无法达到有效剂量。应予肠外营养（PN）治疗；EN 联合 PN 优于 TPN。

4. 特殊类型 UC 的治疗

（1）远段结肠炎的治疗

对病变局限在直肠或直肠乙状结肠者，强调局部用药（病变局限在直肠用栓剂，局限在直肠乙状结肠用灌肠剂），口服与局部用药联合应用疗效更佳。轻度远段结肠炎可视情况单独局部用药或口服和局部联合用药；中度远段结肠炎应口服和局部联合用药；对病变广泛者口服和局部联合用药亦可提高疗效。局部用药有美沙拉嗪栓剂 0.5 ~ 1.0 g/次，1 ~ 2 次/日；美沙拉嗪灌肠剂 1 ~

2 g/次，1 ~ 2 次/日。激素如泼尼松龙琥珀酸钠盐（禁用酒石酸制剂）每晚 100 ~ 200 mg；布地奈德泡沫剂 2 mg/次，1 ~ 2 次/日，适用于病变局限在直肠者，布地奈德的全身不良反应少。不少中药灌肠剂如锡类散亦有效，可试用。

（2）难治性（Refractory proctitis）直肠炎

产生原因有①患者依从性不佳；②药物黏膜浓度不足；③局部并发症认识不足（感染等）；④诊断有误（IBS、CD、黏膜脱垂、肿瘤等）；⑤常规治疗疗效欠佳。需要全面评估患者诊断、患者用药依从性和药物充分性。必要时可考虑使用全身激素、免疫抑制剂和（或）生物制剂治疗。

重度溃疡性结肠炎临床处理可参考王玉芳和欧阳钦提出的具体流程图（图 23-5）。

二、缓解期的维持治疗

UC 维持治疗的目标是维持无激素缓解，包含临床症状缓解和内镜下缓解。

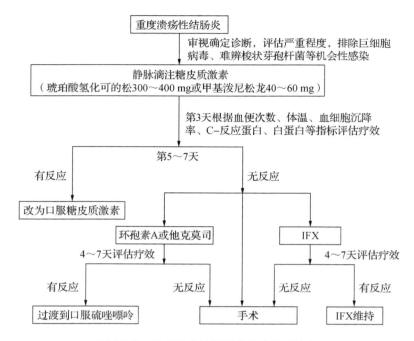

图 23-5　重度溃疡性结肠炎临床处理流程

1. 需要维持治疗的对象

除轻度初发病例、很少复发且复发时为轻度易于控制者外，均应接受维持治疗。

2. 维持治疗的药物

激素不能作为维持治疗药物。维持治疗药物的选择视诱导缓解时用药情况而定。

1）氨基水杨酸制剂：由氨基水杨酸制剂或激素诱导缓解后以氨基水杨酸制剂维持，用原诱导缓解剂量的全量或半量，如用 SASP 维持，剂量一般为 2 ~ 3 g/d，并应补充叶酸。远段结肠炎以美沙拉嗪局部用药为主（直肠炎用栓剂，每晚 1 次；直肠乙状结肠炎用灌肠剂，隔天至数天 1 次），联合口服氨基水杨酸制剂效果更好。

2）硫嘌呤类药物：用于激素依赖者、氨基水杨酸制剂无效或不耐受者、环孢素或他克莫司有效者。剂量与诱导缓解时相同。

3）IFX：以 IFX 诱导缓解后继续 IFX 维持，用法参考 CD 治疗。

4）其他：肠道益生菌和中药治疗维持缓解的作用尚待进一步研究。

3. 维持治疗的疗程

氨基水杨酸制剂维持治疗的疗程为 3 ~ 5 年或长期维持。对硫嘌呤类药物和 IFX 维持治疗的疗程未达成共识，视患者具体情况而定。

三、外科手术治疗

对于重度 UC 应重视多学科联合诊治，及时评估疗效及有无外科手术适应证。

1. 绝对指征

大出血、穿孔、癌变，以及高度疑为癌变。

2. 相对指征

1）积极内科治疗无效的重度 UC（见上述重度 UC 治疗），合并中毒性巨结肠内科治疗无效者宜更早行外科干预。

2）内科治疗疗效不佳和（或）药物不良反应已严重影响生命质量者，可考虑外科手术。

四、癌变监测

1. 监测时间

起病 8 ~ 10 年的所有 UC 患者均应行 1 次结肠镜检查，以确定当前病变的范围。如为蒙特利尔分型 E3 型，则此后隔年行 1 次结肠镜复查，20 年后每年行 1 次结肠镜复查；如为 E2 型，则从起病 15 年开始隔年行 1 次结肠镜复查；如为 E1 型，无须结肠镜监测。合并原发性硬化性胆管炎者，从该诊断确立开始每年行 1 次结肠镜复查。

2. 肠黏膜活检

多部位、多点活检，以及怀疑病变部位取活

检。色素内镜有助识别病变，指导活检。放大内镜、共聚焦内镜等可进一步提高活检的针对性和准确性。

3. 病变的处理

癌变、平坦黏膜上的高度异型增生应行全结肠切除；平坦黏膜上的低度异型增生可行全结肠切除，或3～6个月后随访，如仍为同样改变亦应行全结肠切除；隆起型肿块上发现异型增生而不伴有周围平坦黏膜上的异型增生，可予内镜下肿块摘除，之后密切随访，如无法行内镜下摘除则行全结肠切除。

五、中医治疗

当分活动期、缓解期论治，可根据证型变化采用序贯或转换治疗。活动期的治法主要为清热化湿，调气和血，敛疡生肌。缓解期的治法主要为健脾益气，兼以补肾固本，佐以清热化湿。根据病情轻重程度采用不同的治疗方式。如重度患者应采取中西医结合治疗，中医治疗以清热解毒、凉血化瘀为主；轻中度可用中医方法辨证治疗诱导病情缓解；缓解期可用中药维持治疗。根据UC病变累及结肠部位的不同，采用对应的给药方法，如直肠型或左半结肠型可采用中药灌肠或栓剂治疗，广泛结肠型采用中药口服加灌肠联合给药。

1. 辨证论治

1）大肠湿热证治法：清热化湿，调气和血。主方：芍药汤（《素问病机气宜保命集》）。药物：白芍、黄连、黄芩、木香、炒当归、肉桂、槟榔、生甘草、大黄。加减：脓血便明显者，加白头翁、地锦草、马齿苋等；血便明显者，加地榆、槐花、茜草等。

2）热毒炽盛证治法：清热祛湿，凉血解毒。主方：白头翁汤（《伤寒论》）。药物：白头翁、黄连、黄柏、秦皮。加减：血便频多者，加仙鹤草、紫草、槐花、地榆、牡丹皮等；腹痛较甚者，加徐长卿、白芍、甘草等；发热者，加金银花、葛根等。

3）脾虚湿蕴证治法：益气健脾，化湿和中。主方：参苓白术散（《太平惠民和剂局方》）。药物：党参、白术、茯苓、甘草、桔梗、莲子肉、白扁豆、砂仁、山药、薏苡仁、陈皮。加减：大

便白冻黏液较多者，加苍术、白芷、仙鹤草等；久泻气陷者，加黄芪、炙升麻、炒柴胡等。

4）寒热错杂证治法：温中补虚，清热化湿。主方：乌梅丸（《伤寒论》）。药物：乌梅、黄连、黄柏、桂枝、干姜、党参、炒当归、制附子等。加减：大便稀溏者，加山药、炒白术等；久泻不止者，加石榴皮、诃子等。

5）肝郁脾虚证治法：疏肝理气，健脾化湿。主方：痛泻要方（《景岳全书》引刘草窗方）合四逆散（《伤寒论》）。药物：陈皮、白术、白芍、防风、炒柴胡、炒枳实、炙甘草。加减：腹痛、肠鸣者，加木香、木瓜、乌梅等；腹泻明显者，加党参、茯苓、山药、芡实等。

6）脾肾阳虚证治法：健脾补肾，温阳化湿。主方：附子理中丸（《太平惠民和剂局方》）合四神丸（《证治准绳》）。药物：制附子、党参、干姜、炒白术、甘草、补骨脂、肉豆蔻、吴茱萸、五味子。加减：腰酸膝软者，加菟丝子、益智仁等；畏寒怕冷者，加肉桂等；大便滑脱不禁者，加赤石脂、禹余粮等。

7）阴血亏虚证治法：滋阴清肠，益气养血。主方：驻车丸（《备急千金要方》）合四物汤（《太平惠民和剂局方》）。药物：黄连、阿胶、干姜、当归、地黄、白芍、川芎。加减：大便干结者，加麦冬、玄参、火麻仁等；面色少华者，加黄芪、党参等。

2. 中药灌肠

中药灌肠有助于较快缓解症状，促进肠黏膜损伤的修复。常用药物如下。

1）清热化湿类：黄柏、黄连、苦参、白头翁、马齿苋、秦皮等。

2）收敛护膜类：诃子、赤石脂、石榴皮、五倍子、乌梅、枯矾等。

3）生肌敛疡类：白及、三七、血竭、青黛、儿茶、生黄芪、炉甘石等。

4）宁络止血类：地榆、槐花、紫草、紫珠叶、蒲黄、大黄炭、仙鹤草等。

5）清热解毒类：野菊花、白花蛇舌草、败酱草等。

临床可根据病情需要选用4～8味中药组成灌肠处方。灌肠液以120～150 mL、温度39 ℃、睡

前排便后灌肠为宜，可取左侧卧位30分钟，平卧位30分钟，右侧卧位30分钟，后取舒适体位。灌肠结束后，尽量保留药液1小时以上。

3. 中医特色疗法

1）针刺疗法常用取穴：脾俞、天枢、足三里、大肠俞、气海、关元、太冲、肺俞、神阙、上巨虚、阴陵泉、中脘、丰隆。

2）灸法常用取穴：中脘、天枢、关元、脾俞、大肠俞等穴，可采用回旋灸或雀啄灸法。

3）推拿疗法：背部两侧膀胱经使用推摩法、双手拇指推法治疗，从膈俞高度到大肠俞水平；肾俞、命门等穴使用小鱼际擦法；膈俞、膏肓俞、脾俞、胃俞、大肠俞等穴使用拇指按法。

4）穴位贴敷疗法：

常用穴贴用药：炮附子、细辛、丁香、白芥子、赤芍、生姜等，可根据辨证用药加减。

常用穴位：上巨虚、天枢、足三里、命门、关元等穴。

5）穴位埋线疗法常用取穴：中脘、足三里、天枢、大肠俞，脾胃虚弱者配脾俞，脾肾阳虚日久者配肾俞、关元、三阴交；脾胃有湿者配阴陵泉。

六、胡伯虎教授中医辨证论治思路

胡伯虎教授认为本病是一种本虚标实、虚实并见、寒热交杂、湿困肠间的疑难杂症，治疗颇为困难。发病之初虽有湿热之象，但仔细辨证，深入审因，就不难发现此湿、此热非痢疾之外感湿热毒气，仍因脾胃本虚，为湿热乘虚所困也。这一点是本病区别于外感湿热痢症之根本，若不明此理，仍以治外感湿热毒气之大苦、大寒之药，投以本虚之利下，则致苦寒伤脾，必进一步加重本病，或使之久治不愈，故区别二者之不同，实为本病辨证之关键。本病多因饮食不节、劳倦伤神、思虑伤脾、房劳伤肾而到湿气困中，日久蕴化生热，湿热之邪，乘虚而作，虽有下痢、里急后重、脓血黏便、腹痛等象，但求之舌、脉，问之口渴，就不难发现本病脉虚尺弱，舌淡苔白，无大渴大热，而多神倦乏力，两者区别，有时甚难，但仔细辨别，则不同显现。本病慢性期则虚象丛生，食不消化、面黄色滞、语言无力、四肢

困乏，甚则日泻数次、虚胖水肿、房事难行。服药则泻停，停药又复发，反反复复，缠绵难愈。本病之出血，实属脾不统血，黏液便多，均因脾胃运化失常所致。本病难治，计有三难。

一难在不少患者有先天禀赋之不足，家庭多发之现象，后天不足尚可治，先天不足最难调。许多患者受遗传影响，服药则好转，停药则反复，经中西医药物各方调治而尚难根治，深究其因，仍与先天不足相关。

二难在素体脾虚肾亏，脾为后天之本，脾胃内在虚损是机体发病的一个主要因素，故《内经》有："脾胃内伤，百病由生""百病皆由脾胃衰而生也"之论述。脾失健运，胃失和降，则水谷不化，泻下腹痛；五谷精微，不能吸收，则气血不足，邪易乘虚而入。肾为先天之本，温煦脾胃，肾阳不振，命门火衰，则脾失温煦而运化失调，诸症丛生，故有"久泻因无火""久泄无不伤肾"之说。泄泻日久，脾肾势必双亏，而脾肾两虚之证，调治常难短期收效。

三难在病变主要为湿邪为患，热常由湿蕴生，毒多由湿滋润，湿性重浊而黏滞，为病多黏腻、滞留而缠绵难愈，病程长而易反复发作，故治若剥茧，需细理慢来。湿为阴邪，又易阻遏气机，损伤阳气，滞留脾胃肠间而致气机升降失常，形成脘腹胀满、腹泻、水肿诸症，故《素问·六元正纪大论》说："湿胜则濡泄，甚则水闭胕肿"。

最难在素体脾虚肾亏遇上了"湿"这个最黏滞的阴邪，构成了正虚邪滞的局面，故致本病治疗难关重重，错综复杂。

治则治法根据"急则治标，缓则治本，标本兼治"之大法，本病的治疗应以健脾补肾、益气除湿为治本之法，清热解毒，活血化瘀为治标之用，最忌长期应用大苦、大寒之剂，同时亦不可一味固涩使邪气滞留。

1. 健脾益气法

健脾益气法是治疗本病基础大法。危北海认为：脾气与脾阳虚是本病的基本特征，他把此证称之为脾虚综合征，其产生机制是胃肠道的一种虚损性功能低下和失调，脾虚综合征的临床证候主要为食欲不振、脘腹胀满、大便泄泻、四肢无

力和面色淡白等，治宜健脾益气，方选四君子汤加减。常用药有党参或人参、西洋参、白术、生芪、云苓、甘草、山药、白扁豆、砂仁、木香、元胡、升麻等，为疏肝理脾常加当归、白芍、陈皮等，补脾益肠丸、健脾理肠片、健脾灵片等常用有效成药皆宗健脾益气法而组成。

2. 补肾健脾法

补肾健脾法是治疗本病日久不愈，久泻伤肾，或先天不足，或肾阳受损，不能温煦脾肾，致形成慢性或顽固性的治本之道。证候常有完谷不化、五更或黎明泄泻、喜暖怕冷、腰膝酸软或关节疼痛、舌淡苔白、脉沉尺弱或细缓无力等，其机制是全身功能低下、免疫失调、正虚邪滞。

3. 经验方

胡伯虎教授选四神丸、附子理中汤加减。主方为：制附片 6 ~ 12 g、黄芪 15 g、西洋参 6 g 或人参 6 g 或党参 12 g、白术 12 g、云苓 10 g、猪苓 10 g、泽泻 10 g、补骨脂 10 g、五味子 10 g、肉豆蔻 6 g、吴茱萸 6 g、干姜 6 g、甘草 6 g、大枣 6 g、肉桂 6 g。

方解：方中附子、肉桂、补骨脂温补肾阳，益命门之火；参、芪益气培脾，术、姜温中燥湿；云苓、猪苓、泽泻除湿利水；五味、肉蔻收敛止泻；吴萸散寒止痛；甘草、大枣和中。共奏补肾健脾、温中止泻、益气除湿之功。另据有关研究显示：参、芪、术、草、姜、枣皆有一定免疫调节效应，免疫生物效应；附子有抗感染、抗过敏、调节内分泌作用；云苓、猪苓中的多糖有促进吞噬细胞功能作用和促进免疫细胞增生作用；五味子尚有抗感染、抗免疫排斥作用。复方研究亦显示，此类方药可降低组织过氧化脂质（LPO）、肿瘤坏死因子（TNF-α）、酰基载体蛋白（ACP）活性水平，与 SASP 对照无显著差异，表明两者可能存在部分类似机制而治疗 UC。可能通过抗脂质过氧化作用、降低炎性细胞因子的分泌、保护肠黏膜的完整性、抑制溶酶体酶的释放、抗炎、抗过敏、调节内分泌等机制而取得对 UC 的疗效。但中药无明显毒、副作用和不良反应，为 UC 的治疗开辟了安全、有效的途径。

4. 清热解毒法

UC 的急性、暴发型可出现脓血、黏液便，日泻数十次、里急后重，甚至高热等热盛毒生之象。此期往往需要中西医结合治疗，发挥西药甾醇类和 SASP 可迅速控制病危、稳定病情的作用。配合清热解毒、凉血活血中药，避免毒副反应，缩短疗程，提高疗效。常用方为葛根黄芩黄连汤、白头翁汤等。常用药有黄连、黄芩、白头翁、槐花、地榆、蒲公英、败酱草、苦参、穿心莲、野菊花、青黛、黄柏、鱼腥草等。据《免疫中药学》介绍此类药有不同程度的抗感染、抗菌、抗渗出、抗过敏作用。黄连有清除自由基作用；野菊花、蒲公英有增强吞噬细胞功能作用；穿心莲有促肾上腺皮质功能作用；苦参有升高白细胞、调节免疫作用；鱼腥草有增强机体免疫功能作用；青黛有增强巨噬细胞吞噬功能及抗癌作用；地榆、槐花有止血活血、抗感染、抗渗出及保护肠黏膜作用。故此类中药可能通过减轻肠黏膜的炎性反应，调节体液及细胞免疫效应而对 UC 起治疗作用。

5. 外治疗法

胡伯虎教授将中药灌肠、直肠滴注及栓剂等疗法广泛应用于临床，常用方有锡类散、野菊花栓等；常用药有黄连、黄芩、野菊花、青黛、黄柏、蒲公英、白头翁、地榆、槐花、苦参、五倍子、白及、阿胶、党参、丹参、当归、汉三七等。

6. 针灸疗法

针灸对本病有较好的治疗和辅助治疗作用。胡伯虎教授常选中脘、天枢、神阙、关元、气海、足三里、百会、大肠俞等穴，艾条灸 15 ~ 30 分钟，可收良好止痛、止泻、强壮、开胃之功。现代研究显示，针灸上述穴位能增强机体免疫功能，提高机体抗炎功能，常会收到全身和局部良好反应，如灸后腹部转暖，腹胀、腹痛减轻或消失，大便成形等。关元、气海是壮命门之火要穴，配中脘、天枢、足三里补肾健脾，温中止泻，可长期让患者自己艾条灸之，大有好处。

1）大肠湿热型：取下脘、合谷、内庭穴，均用泻法。

2）饮食积滞型：取璇玑、足三里、胃俞、大肠俞、中脘穴，均用泻法。

3）脾胃虚寒型：取天枢、大肠俞、中脘、气海穴，均用灸法、补法。

4）脾虚湿盛型：取脾俞、水分，均用灸法；

取阴陵泉、公孙，均用泻法。

5）肝郁脾虚型：取脾俞、胃俞、足三里，均用补法；取太冲、行间，均用泻法。

6）久泻，脾肾阳虚型：可用隔药灸、隔盐灸、隔姜灸等灸法。

7）邪实、偏热、暴泄之患者：可用小檗碱穴位注射。

8）维生素 B₁、B₁₂、K₃，阿托品加普鲁卡因（或仅用其一），樟脑油，胎盘组织液等药品注射穴位、水针治疗本病，亦可酌情选用。

7. 拔火罐

一般于脾俞、肾俞、中脘、关元、天枢等穴位处拔火罐。

8. 耳针

取小肠、大肠、脾、胃、肾、肝、交感等穴，可针刺，也可贴敷。

9. 推拿

患者先取坐位，用拇指平推下背部两侧足太阳膀胱经循行部位，约 10 分钟；继之揾揉脾俞、胃俞、足三里。再让患者俯卧，用掌摩腰部两侧，约 5 分钟，最后点揉命门、肾俞、大肠俞、八髎等穴。若恶心、腹胀按摩上腹部与脐周围，并取上脘、中脘、天枢、气海穴做点揉。

10. 穴位埋线

第 1 次取穴肺俞、肝俞、脾俞、肾俞、大肠俞、足三里（双）。

第 2 次取穴胃俞、三焦俞、气海俞、小肠俞、膈关。

第 3 次取穴脾俞、大肠俞、阳纲、意舍、育门。

埋线治疗时间为 1 次/10 天，连续治疗 3 次。

七、笔者中医辨证论治思路

（一）理论依据

《诸病源候论》："大便脓血，似赤白下利而实非者，是肠痈也。卒得肠痈不晓，治之错在杀人。"《外科正宗》："已溃时时下脓，腹痛不止，饮食无味者，宜托而补之。"本病之症符合经典所言"痈"之范畴，故以"内痈"论治本病。

（二）辨证论治

1. 初期（消法）

（1）脾胃虚弱型

主证：腹痛肠鸣，腹泻便溏，大便夹有黏液或少量暗血，或大便完谷不化，日便 3～5 次，并伴有面黄形瘦，少食肢倦，舌淡苔白，脉虚缓。

1）内治法：补益脾胃。

方药：人参 12 g、茯苓 10 g、白术 15 g、山药 15 g、白扁豆 10 g、莲子肉 10 g、砂仁 10 g、薏苡仁 10 g、甘草 10 g、制附子 6 g、炮姜 10 g、黄芪 15 g、升麻 6 g、补骨脂 10 g、白及 10 g、石榴皮 12 g、黄连 10 g、白花蛇舌草 6 g，水煎 3 遍，混合后每日分 3 次口服，每次 150～200 mL，忌辛辣及生冷食物。

2）外治法：在口服上方的同时外用制剂"泄泻灌肠散"保留灌肠。

泄泻灌肠散组方：地龙 20 g、苦参 10 g、马齿苋 20 g、血竭 10 g、地锦草 15 g、枯矾 5 g、珍珠粉 20 g（按此量比例经一定的制剂工艺配置）。

功能主治：清热解毒、活血化瘀、生肌敛疮。用于泄泻、痢疾证。每袋 10 g 装，用 100 mL 开水冲沏加入白糖 5 g，冷至 30～35 ℃时用一次性灌肠器灌滴肠内。本方是根据民间偏方地龙加白糖治疗烧伤、小腿溃疡化裁而成，具有确切的疗效。

3）李氏丹砂穴位敷贴疗法（泄泻砂）：该疗法是东营肛肠病医院院长、东营市首届名中医李金顺副主任医师多年来发明的特色疗法，是用道家的炼丹术炼成丹砂敷贴在一定的穴位上（主要是神阙穴），起到针灸、砭石点穴、药物按摩的综合特色作用，特别对恢复期和治愈后的巩固疗效有很好的预防治疗作用。

"丹砂穴位敷贴疗法"的原理是利用特种砂石作砭石用，加上药物的特定作用起到砭穴敷药的效果。特种砂石含有多种矿物质和多种元素，现在科学证明有微量的放射性，并具有伏龙肝的药用，五行属土，有补脾胃走肠间的作用，它可以点压穴位，放射刺激疏通经络，调节阴阳平衡，调和气血运行，使药物由穴入经络直达病所，起到砭针点穴的作用，加上药物能在特定的穴位上固定保持长效。患者自己可在隔砂灸后贴上敷贴，也可定时有规律的按摩点压穴贴，极为方便掌握和容易接受治疗。其优点在某些方面比针灸点穴更有优势。将辨证施治的方剂炼制出治疗不同疾病的丹砂（药砂）大大提高了疗效，为医生提供了特色方便的治疗手段，为患者提供了低廉、方便、无痛苦、疗效好的方法。

（2）肝郁脾虚型

主证：腹痛而泻，大便稀薄或如水样，夹有黏液、泡沫状物，泻后痛可暂缓，肠鸣食少，腹胀，胁痛，每遇情绪紧张或受精神刺激时病情加重，舌淡苔白，脉弦。

1）内治法：疏肝健脾助运。

方药：柴胡 6 g、芍药 10 g、枳实 6 g、陈皮 15 g、白术 15 g、甘草 6 g、党参 10 g、茯苓 10 g、炒扁豆 10 g、白屈菜 15 g，水煎 3 遍，混合后每日分 3 次口服，每次 150 ~ 200 mL，忌辛辣及生冷食物。

2）外治法："泄泻灌肠散"保留灌肠（同上，略）。

3）李氏丹砂穴位敷贴疗法（同上，略）。

（3）气滞血瘀型

主证：肠鸣、腹胀或腹痛拒按，血色晦暗兼有泻下不爽，嗳气少食，胸胁胀满，舌紫或有瘀斑、瘀点，脉弦或涩。

1）内治法：活血化瘀，行气止痛。

方药：赤芍 10 g、桃仁 10 g、红花 10 g、当归 12 g、蒲黄 10 g、五灵脂 10 g、香附 10 g、三七 3 g、枳壳 10 g、乌药 10 g、柴胡 10 g，水煎 3 遍，混合后每日分 3 次口服，每次 150 ~ 200 mL，宜进易消化食物。

2）外治法："泄泻灌肠散"保留灌肠（同上，略）。

3）李氏丹砂穴位敷贴疗法（同上，略）。

2. 成脓期（补托法）

（1）湿热内蕴型

主证：便中夹脓带血，里急后重，身热，大便每日十余次，兼有肛门灼热，胃痞纳呆，大便秽臭，小便短赤，舌苔黄腻，脉滑数。

1）内治法：清热利湿，行气托脓。

方药：白头翁 15 g、黄柏 12 g、黄连 5 ~ 9 g、秦皮 12 g、芍药 15 ~ 20 g、槟榔 6 g、木香 6 g、穿山甲 6 g、皂角刺 6 g、大黄 2 g。根据实际辨证选择用方，大便脓血较多者加紫珠草、地榆，大便白冻黏液较多者加苍术、薏苡仁，腹痛较甚者加延胡索、乌药、枳实理气止痛，热甚者加葛根、白屈菜。水煎 3 遍，混合后每日分 3 次口服，每次 150 ~ 200 mL，忌辛辣刺激性食物。

2）外治法："泄泻灌肠散"保留灌肠（同上，略）。

3）李氏丹砂穴位敷贴疗法（同上，略）。

（2）热毒炽盛型

主证：大便每日几十次，脓血便呈黑褐色，粪少血多，并伴大量乳白色脓液，伴有恶寒发热、恶心呕吐、头痛、舌质红、苔黄燥、脉洪数。

1）内治法：清热解毒，补益托透。

方药：金银花 12 g、蒲公英 60 g、紫花地丁 20 g、野菊花 15 g、黄芪 15 g、党参 12 g、当归 12 g、穿山甲 9 g、皂角刺 9 g。水煎 3 遍，混合后每日分 3 次口服，每次 150 ~ 200 mL。忌辛辣、羊肉等食物。

2）外治法："泄泻灌肠散"保留灌肠（同上，略）。

3）李氏丹砂穴位敷贴疗法（同上，略）。

3. 溃后期（补法）

（1）脾肾两虚型

主证：久泻不愈，时有脓血，以白黏冻及泡沫为常见，形寒肢冷，食减纳呆，腰膝酸软，遇寒加重兼少气懒言，腹中隐痛喜按，腹胀肠鸣，五更泄泻，舌淡苔白，脉沉细。

1）内治法：补脾益肾，固涩止泻。

方药：参补止泻胶囊（东营肛肠病医院制剂室制）。

组成：人参 20 g、补骨脂 15 g、肉豆蔻 15 g、五味子 15 g、地锦草 15 g、白及 10 g、白鲜皮 10 g（按此量比例经一定的制剂工艺配置）。

功能主治：补肾健脾，温中固肠，兼清湿热。用于脾肾阳虚兼有湿热型的久泻、五更泄泻等。证见完谷不化，五更或黎明泄泻，有黏液脓血便，喜暖怕冷，腰膝酸软或关节疼痛，舌淡苔白，脉沉迟缓或细缓无力。

每粒装 0.4 g，成人每次口服 2 ~ 4 粒，每日 3 次，忌生冷、节房事。

2）外治法："泄泻灌肠散"保留灌肠（同上，略）。

3）李氏丹砂穴位敷贴疗法（同上，略）。

（2）阴血亏虚型

主证：午后低热，头晕目眩，失眠盗汗兼腹中隐痛，大便溏稀，心烦易怒，神疲乏力，舌红少苔，脉细数。

1）内治法：滋阴养血。

方药：知母 10 g、麦冬 10 g、五味子 10 g、黄芪 15 g、党参 10 g、白术 10 g、茯苓 12 g、山药 15 g、赤芍 10 g、乌药 10 g、黄连 10 g、当归 12 g、乌梅 10 g，水煎 3 遍，混合后每日分 3 次口服，每次 150～200 mL，忌辛辣及生冷食物。

2）外治法："泄泻灌肠散"保留灌肠（同上，略）。

3）李氏丹砂穴位敷贴疗法（同上，略）。

（三）营养与饮食治疗

因溃疡性结肠炎是一种慢性病，需要长期治疗，因此营养与饮食的调配很重要。总的原则是高热能、高蛋白、高维生素、少油少渣膳食。

1. 高热量、高蛋白

以补偿长期腹泻而导致的营养消耗，可根据患者消化吸收耐受情况循序渐进地提高供给量。一般热能按每日每公斤体重 40 千卡供给。蛋白质每日每公斤体重 1.5 g，其中优质蛋白占 50% 为好。

2. 维生素

维生素无机盐要充足以补偿腹泻引起的营养丢失。

3. 限制脂肪和膳食纤维

腹泻常伴有脂肪吸收不良，严重者伴有脂肪泻。因此膳食脂肪量要限制，应采用少油的食物和少油的烹调方法。对伴有脂肪泻者，可采用中链脂肪酸油脂。避免食用含刺激性和纤维高的食物，如辛辣食物、白薯、萝卜、芹菜、生蔬菜、水果及带刺激性的葱、姜、蒜和粗杂粮、干豆类等。

4. 少食多餐

为减轻肠道负担，以少食多餐方式补充营养摄入量。

5. 膳食安排

1）急性发作或手术前后采用流食或少渣半流食。食物内容：米汤、蒸蛋、藕粉、牛奶一般不主张采用；必须禁用蔬菜水果，可将之制成菜水、菜泥、果汁、果泥、果冻等食用；少渣半流可选用含优质蛋白的鱼肉、瘦肉、蛋类制成软而少油的食物，如余鱼丸、芙蓉粥、鸡丝龙须面及面包类。

2）对病情严重不能口服者可用管饲要素膳或静脉营养支持，待营养状况改善后逐渐增加口服自然食物。

3）供给足量蛋白质、无机盐和维生素，尽可能避免出现营养不良性低蛋白血症，以增强体质，利于病情缓解。

4）应避免食用刺激性和纤维多的食物，如辣椒、芥末等辛辣食物，以及白薯、心里美萝卜、芹菜等多渣食物，疾病发作时应忌食生蔬菜、水果及带刺激性的葱、姜、蒜等调味品。刀工要细，不要用大块肉烹调，要经常食用碎肉、肉丁、肉丝、肉末和蒸蛋羹、煮鸡蛋等，尽量限制食物纤维如韭菜、萝卜、芹菜等。

5）在腹泻时不宜吃多油及油炸食品，烹调各种菜肴应尽量少油并经常采用蒸、煮、余、炖、水滑等方法，可用红茶、焦米粥汤等收敛饮料。加餐宜少量多餐，增加营养。

在饮食调养过程中，患者及家属应注意观察病性，注意食物对患者的影响，如哪些食物患者食后感到不适或有过敏反应，应及时总结经验，不断摸索适合患者的饮食。在疾病发作时固不能食用蔬菜、水果，应注意适量补充维生素制剂，以保证机体对维生素的需求。

6. 食谱举例

1）早餐：乳酸奶 250 g，馒头 50 g。

午餐：面片 125 g，肉末黄瓜（肉末 100 g，去皮黄瓜 100 g），虾皮豆腐（虾皮 10 g，豆腐 50 g）。

加餐：冲藕粉（藕粉 25 g），苏打饼干 50 g。

晚餐：小米粥（小米 50 g），花卷（面粉 50 g），肉丝炒圆白菜（白菜 100 g，瘦肉丝 50 g）。

全日烹调用油 25 g。

2）早餐：小米粥，煮嫩蛋，肉松。

加餐：去脂酸乳，饼干。

午餐：烂挂面，清蒸鱼，烩豆腐。

加餐：蒸鸡蛋羹。

晚餐：米粥，花卷，肉丝烩鸡丝，蒸鸡蛋。

加餐：冲稀藕粉，饼干。

3）早餐：小米粥，煮嫩鸡，蛋肉松。

加餐：蒸鸡蛋羹，饼干。

午餐：鸡肉丸，龙须面，烩豆腐。

晚餐：白米粥，馒头，烩鱼片，鸡蛋。

加餐：冲稀藕粉，饼干。

中医重视食疗，山药、白扁豆、苡米、绿豆、赤小豆、山楂、莲子等，既可健脾养胃，又可做成美味、营养的粥、饮料等，应当请患者常食。

（四）心理治疗

心理因素对IBD有相当影响，长期以来被认为是IBD的发病或诱发原因，精神刺激、心理改变可使患者的肠道运动增加、分泌物增多及敏感性增高，出现或加重腹泻、腹胀、腹痛等病情。而积极稳定的心态，可缓解病情。在致病机制未完全阐明前，心理要素不可否定。故积极的心理治疗至关重要。

心理治疗包括：认真倾听患者对疾病的叙述包括主诉、现病史等。了解患者担心的问题，愿意接受哪些治疗等。注意家庭对患者的影响，必须劝导患者不接受他人错误指导的干扰。鼓励患者树立战胜疾病的信心，学习自我保健，自我解除焦虑，保持稳定的情绪，树立战胜疾病的信心等。

（五）治疗禁忌

1. 忌乱用止血药

活动期溃疡性结肠炎患者常伴有血小板活化和高凝状态，此时应用促凝的止血药物，容易导致血栓形成，又会进一步加重高凝状态，最终导致血栓形成。其实，溃疡性结肠炎血便主要是肠黏膜炎症、糜烂、溃疡所致，而非凝血功能低下引起，只要炎症控制，便血症状就会缓解。因此，溃疡性结肠炎患者出现便血症状时不可随意使用止血药。

2. 忌乱用抗生素

溃疡性结肠炎患者的黏液、脓血便症状与直肠炎症有关，但并不是因细菌感染引起，所以用抗生素无明显疗效，而需要用非特异性抗炎药物5-氨基水杨酸等。

3. 忌乱用皮质激素药

皮质激素药主要适用于中重度溃疡性结肠炎患者，应用时应严格把握适应证，并密切观察药物所致的不良反应，其应用的适应证、疗程及剂量详见前述。

4. 忌乱停药

由于溃疡性结肠炎病因至今还没有完全阐明，还没有特异性的治愈药物，因此，需要长期应用药物维持治疗才能减少复发，不遵医嘱随意停药是导致病情复发的主要原因之一。

参考文献

1. 中华医学会消化病学分会炎症性肠病学组. 炎症性肠病诊断与治疗的共识意见（2018年·北京）[J]. 中华炎性肠病杂志，2018，2（3）：173-190.

2. 中华医学会消化病学分会炎症性肠病学组. 炎症性肠病合并机会性感染专家共识意见 [J]. 中华消化杂志，2017，37（4）：217-226.

3. 中华医学会消化病学分会炎症性肠病学组，中华医学会肠外与肠内营养学分会胃肠病与营养协作组. 炎症性肠病营养支持治疗专家共识（第二版）[J]. 中华炎性肠病杂志，2018，2（3）：154-172.

4. 王玉芳，欧阳钦. 糖皮质激素抵抗的重度溃疡性结肠炎的诊治进展 [J]. 中华消化杂志，2016，36（7）：447-452.

5. 卓玛，王玉芳. 重度溃疡性结肠炎的临床处理 [J]. 中华炎性肠病杂志，2017，1（1）：57-61.

6. 中华中医药学会脾胃病分会. 溃疡性结肠炎中医诊疗专家共识意见（2017）[J]. 中华中医药杂志，2017，32（8）：3585-3589.

7. 中国中西医结合学会消化系统疾病专业委员会. 溃疡性结肠炎中西医结合诊疗共识意见（2017年）[J]. 中国中西医结合消化杂志，2018，26（2）：105-120.

8. 胡伯虎. 大肠肛门病治疗学 [M]. 北京：科学技术文献出版社，2001.

9. 孙自勤，刘晓峰. 肠道病学 [M]. 济南：山东科学技术出版社，2005.

第二十四章　克罗恩病

克罗恩病（Crohn's disease，CD）多发生在青壮年，为一种慢性肉芽肿性炎症，病变可累及胃肠道各部位（从口腔到肛门），而以末段回肠及其邻近结肠为主，多呈节段性、非对称性分布，故又称为局限性肠炎。临床主要表现为腹痛、腹泻、瘘管、肛门病变和不同程度的全身症状，如发热、贫血、营养障碍及关节、皮肤等肠外表现。

第一节　病名与源流

克罗恩病在欧美国家是一种比较常见的疾病，年发病率每年为（1~10）/10 万人口，患病率为（34~106）/10 万人口；任何年龄均可发病，好发年龄在 15~30 岁；男女发病相近；任何人种均可患病，白种人发病率较高于黑种人及黄种人。

中医学并没有 CD 这一病名，从症状诊断可归属中医学"腹痛""泄泻""积聚""肠痈""肠癖"等范畴。

第二节　病　因

一、中医病因

CD 的病机尚不明确。CD 多由饮食不节、感受外邪、情志不畅，以及久病体虚所致；湿邪内蕴、气血壅滞、脾肾亏虚是 CD 的病机关键；本虚标实、虚实夹杂是共同特点，本虚责之脾、肾气虚或阳虚，标实责之湿热壅滞、肝气郁结或气滞血瘀。

二、西医病因

克罗恩病的病因尚不十分清楚。随着细胞学和分子生物学技术的应用，大量证据表明 CD 是遗传、环境和黏膜免疫等三方面因素作用的结果，而免疫功能紊乱在其中可能起关键性作用。

1. 家族遗传

大量资料表明，克罗恩病与遗传因素有关。研究发现单卵发育的孪生子之间患克罗恩病的一致性比率明显升高，为 67%，而双合子的孪生子，其一致性比率仅为 8%。同时发现克罗恩病患者与配偶之间表现不一致，且与普通人群无差别。

2. 免疫反应

无论是遗传抑或环境因素的影响，都通过导致黏膜免疫功能异常而引发疾病。肠黏膜是宿主与环境间的界面，局部免疫反应不同于全身免疫反应有许多特点。已证实 CD 患者炎症细胞产生过多的干扰素 γ（IFNγ）、肿瘤坏死因子（TNF）和白介素 - 12（IL-12），提示为典型的 I 型辅助 T 细胞（Th1）的应答反应，不同于溃疡性结肠炎（UC），后者则符合 II 型辅助 T 细胞（Th2）的应答反应。Th1 免疫反应的特征为：IFNγ、IL-2、IL-12 和 IL-18 表达增强；继之前炎症细胞因子 TNF 和 IL-1β 生成增多，随后 NF-κB 生成增多；同时 Th2 介导的抗炎症细胞因子 IL-10、12 和转化生长因子 β（TGFβ）水平代偿性增高。动物模型的研究也发现，炎症若与 Th1 应答相关，则类似于 CD，若与 Th2 应答相关，则类似于 UC。这些结果提示炎症性肠病（IBD）两种形式的发生均源自 Th1（CD）或 Th2（UC）失调的或过度的免疫应答反应，这是 IBD 发生的最后"共同通道"。

3. 感染因素

早年因克罗恩病的病理表现与非钙化的结核病变相似，曾怀疑本病由结核杆菌引起，但用各种方法均未能分离出此病菌。20 世纪 70 年代末 80 年代初有从克罗恩病切除的肠段和肠系膜淋巴结中培养出 Kansasii 分枝杆菌或与结核杆菌类似的分枝杆菌的报道。研究发现，这些分枝杆菌接种于小鼠腹腔中可在其肝、脾中发生肉芽肿并出现抗酸杆菌，再把这些抗酸杆菌给乳羊口服，数月后羊的回肠末端可发生非干酪性肉芽肿，从而认为分枝杆菌可能是克罗恩病的病因。

4. 环境因素

城区居民较农村人群的发病率高，这种差异在乡村保健水平很高的瑞典也存在，这可能与社会、经济地位有关。

第三节　分　类

一、中医辨证分型

对 CD 的中医分型各医家虽各有不同，但总离不开虚实两端。《中医消化病诊疗指南》提出 CD 的 5 个证型为：湿热蕴结证、寒湿困脾证、气滞血瘀证、肝郁脾虚证、脾胃虚寒证。陈珊等将 CD 分为湿热内蕴证、寒湿困脾证、脾肾阳虚证、肝郁脾虚证、气滞血瘀证。陈锦锋将其分为湿热内蕴、痰瘀互结、脾虚湿困、脾肾阳虚 4 种证型，急性期或新发病多见湿热内蕴、痰瘀互结 2 种证型，病情好转或稳定期多见脾虚湿困型。而脾肾阳虚型临床较少见，多见于疾病后期。赵延华等将本病分为湿热内蕴证、肝气乘脾证、气滞血瘀证、痰瘀互结证、寒湿困脾证、脾肾阳虚证 6 种证型。

二、西医分型

详见本节诊断部分。

第四节　症　状

一、症状

CD 最常发生于青年期，根据我国统计资料，发病高峰年龄为 18~35 岁，男性略多于女性（男女比约为 1.5∶1）。临床表现呈多样化，包括消化道表现、全身性表现、肠外表现和并发症。

腹泻、腹痛、体质量减轻是 CD 的常见症状，如有这些症状出现，特别是年轻患者，要考虑本病的可能，如伴肠外表现和（或）肛周病变应高度疑为本病。肛周脓肿和肛周瘘管可为少部分 CD 患者的首诊表现，应予注意。

1. 消化系统表现

1）腹痛：CD 最常见的症状，多为隐痛，也可为绞痛，进餐时或进餐后加重，便后疼痛可缓解。疼痛部位常和病变部位一致，多在脐周和右下腹。急性发作时可酷似阑尾炎，有持续性右下腹痛及压痛和反跳痛。缓解期可无此症状。腹痛与肠内容物通过充血、水肿、溃疡和狭窄的病变肠段，引起局部肠痉挛有关。

2）腹泻：软便、糊状便、稀水样便、黏液便，但血便少见。少则每日 2~3 次，多者每日可达 10 余次。病变在左半结肠，尤其是直、乙状结肠的病变多有黏液脓血便。有黏液血便往往表示病变有活动。病变肠段的炎症、蠕动增加及继发性吸收不良是腹泻的主要原因。

3）腹部包块：约 1/3 的患者可有腹部包块，多见于右下腹和脐周，大小不一，边界不清，多固定，质地中等，压痛明显，为浆膜和肠系膜炎症及纤维组织增生而致肠襻之间和邻近脏器粘连而成。

4）其他：中重度患者可有食欲减退、腹部饱胀、恶心、呕吐等非特异性表现。病变累及食道可有胃灼热、胸骨后痛、吞咽困难等表现，常伴肠道 CD 病；如累及胃、十二指肠可有上腹痛，疼痛性质类似于消化性溃疡。

2. 全身表现

1）营养及代谢障碍：表现为体重减轻，生长迟缓，尤其是儿童发病者；电解质如钾、钙和镁缺乏；低蛋白血症，主要是因为营养差及蛋白质从胃肠道丢失所致的失蛋白性胃肠病所引起；慢性消耗、缺铁、叶酸及维生素 B_{12} 缺乏引起的贫血。

2）肌肉、骨骼病变：有周围性关节炎、强直性脊柱炎、骶髂关节炎和肉芽肿性肌炎（罕见）等。

3）肝胆疾病：常可合并脂肪肝、胆结石、胆管周围炎、硬化性胆管炎、胆囊和胆管癌、慢性活动性肝炎和肝硬化等。

4）皮肤和黏膜：偶可见结节性红斑、坏疽性脓疱、鹅口疮、口颊黏膜、牙龈、外阴的 CD 等。

5）眼：可有虹膜炎、葡萄膜炎、巩膜炎等。

6）栓塞：静脉血栓形成及血栓栓塞性病变。

7）发热：可出现低热或中等度发热。发热往往表示病变处于活动期。发热多为炎性介质如白三烯等的作用所致。

3. 并发症

常见的有瘘管、腹腔脓肿、肠腔狭窄和肠梗阻、肛周病变（肛周脓肿、肛周瘘管、皮赘、肛裂等），较少见的有消化道大出血、肠穿孔，病程长者可发生癌变。

1）瘘管：瘘管形成是该病的特征之一，可为内瘘或外瘘，可使原有症状加重，或出现相通脏器的表现。部分患者可无症状，只是在钡剂检查或腹部手术探查时发现。

2）肛周病变：瘘管、脓肿形成及肛裂等。

二、辅助检查

1. 实验室检查

评估患者的炎症反应程度和营养状况等。初步的实验室检查应包括血常规、CRP、ESR、人血白蛋白等，有条件者可做粪便钙卫蛋白检测。抗酿酒酵母菌抗体（ASCA）或抗中性粒细胞胞质抗体（ANCA）不作为 CD 的常规检查项目。

2. 内镜检查

（1）结肠镜检查

结肠镜检查和黏膜组织活检应列为 CD 诊断的常规首选检查项目，结肠镜检查应达末段回肠。早期 CD 内镜下表现为阿弗他溃疡，随着疾病进展，溃疡可逐渐增大加深，彼此融合形成纵行溃疡。CD 病变内镜下多为非连续改变，病变间黏膜可完全正常。其他常见内镜下表现为卵石征、肠壁增厚伴不同程度狭窄、团簇样息肉增生等。少见直肠受累和（或）瘘管开口、环周及连续的病变。

1）口疮样溃疡：口疮样溃疡又称阿弗他（Aphthoid）溃疡，指直径 2～3 mm 类圆形浅凹陷和周围分散发红之溃疡。口疮样溃疡是克罗恩病的早期表现，该期结节病样肉芽肿检出率最高。口疮样溃疡分为散在型、密集型、纵型、环型、纵形散在型和纵形铺路石型。

2）纵形溃疡：纵形溃疡是克罗恩病主要诊断依据之一，指沿肠腔长轴方向大于 4～5 cm 的溃疡。一般纵形溃疡常伴有铺路石样改变，两者并行排列。纵形溃疡分为单发纵形溃疡、多发纵形溃疡、铺路石样改变伴多发纵形溃疡和不规则溃疡。

3）铺路石样改变：铺路石样改变又称卵石征或鹅卵石样改变，指大鹅卵石样改变与周围小鹅卵石样改变之间相互联结，形成卵石步行路样改变。密集的隆起表面平坦，典型的隆起呈广基半球状改变，或类似蚓状和丝状炎症性息肉病样改变，局部见密集铺路石样改变，形成一个纵横交错的深凹溃疡和裂沟，将残存黏膜分割成许多小块。内镜下隆起低平、顶面较圆钝，侧面观察呈半球形，周围有溃疡包绕，呈现大小不等的结节，类似于"铺卵石路面"。

4）非干酪性类上皮细胞肉芽肿：肉芽肿是诊断克罗恩病最主要的依据之一。在疾病初发期的口疮样溃疡中，通过活组织病理检查来确诊克罗恩病是重要的。

5）假性息肉：与卵石征的结节形态稍有不同，假性息肉隆起较高，峻急，顶面较尖锐。数目较溃疡性结肠炎少，分布散在，可混杂在溃疡边缘或卵石征中。当溃疡愈合后可出现溃疡瘢痕或黏膜桥形成。黏膜桥是本病主要形态特征，但多数认为有溃疡形成的肠道炎症性疾病均可产生黏膜桥，并以溃疡性结肠炎最多。

6）狭窄：晚期肠壁广泛纤维化引起狭窄，肠腔狭窄多呈环形状改变，有别于溃疡性结肠炎。狭窄口周围黏膜溃疡形成，呈多发性、节段性分布，长管状很少见。疑诊克罗恩病者，大肠镜检查时有肠管狭窄，应该尽可能通过狭窄段，必要时用细镜检查，以观察狭窄的近端结肠，有无多发性、跳跃性病灶存在；如大肠镜不能通过狭窄口时，可实施水囊扩张后再将大肠镜插入。主要观察受累狭窄肠段，有无肠腔变形、结肠袋和半月襞消失。如病变累及回盲部，回盲瓣失去正常形态。

必须强调的是，无论结肠镜检查结果如何（确诊 CD 或疑诊 CD），均需选择有关检查（详见下述）明确小肠和上消化道的累及情况，以便为诊断提供更多证据及进行疾病评估。

（2）小肠胶囊内镜检查（SBCE）

SBCE 对小肠黏膜异常相当敏感，但对一些轻微病变的诊断缺乏特异性，且有发生滞留的危险。主要适用于疑诊 CD 但结肠镜及小肠放射影像学检查阴性者。SBCE 检查阴性倾向于排除 CD，阳性结果需综合分析并常需进一步检查证实。

（3）小肠镜检查

目前我国常用的是气囊辅助式小肠镜（BAE）。该检查可在直视下观察病变、取活检和进行内镜下治疗，但为侵入性检查，有一定的并发症发生风险。主要适用于其他检查（如 SBCE 或放射影像学）发现小肠病变或尽管上述检查阴性而临床高度怀疑小肠病变需进行确认及鉴别者，或已确诊 CD 需要 BAE 检查以指导或进行治疗者。小肠镜下 CD 病变特征与结肠镜所见相同。

（4）胃镜检查

少部分 CD 病变可累及食管、胃和十二指肠，但一般很少单独累及。原则上胃镜检查应列为 CD 的常规检查项目，尤其是有上消化道症状、儿童和 IBD 类型待定（IBDU）的患者。

3. 影像学检查

（1）CTE/MRE

CTE 或 MRE 是迄今评估小肠炎性病变的标准影像学检查，有条件的单位应将此检查列为 CD 诊断的常规检查项目。该检查可反映肠壁的炎症反应改变、病变分布的部位和范围、狭窄的存在及其可能的性质（炎性或纤维性狭窄）、肠腔外并发症，如瘘管形成、腹腔脓肿或蜂窝织炎等。活动期 CD 典型的 CTE 表现为肠壁明显增厚（>4 mm）；肠黏膜明显强化伴有肠壁分层改变，黏膜内环和浆膜外环明显强化，呈"靶征"或"双晕征"；肠系膜血管增多、扩张、扭曲，呈"木梳征"；相应系膜脂肪密度增高、模糊；肠系膜淋巴结肿大等。MRE 与 CTE 对评估小肠炎性病变的精确性相似，前者较费时，设备和技术要求较高，但无放射线暴露之虑，推荐用于监测累及小肠患者的疾病活动度。CTE 或 MRE 可更好地扩张小肠，尤其是近段小肠，可能更有利于高位 CD 病变的诊断。

肛瘘行直肠磁共振检查有助于确定肛周病变的位置和范围，了解瘘管类型及其与周围组织的解剖关系。

（2）钡剂灌肠及小肠钡剂造影

钡剂灌肠已被结肠镜检查代替，但对于肠腔狭窄无法继续进镜者仍有诊断价值。小肠钡剂造影敏感性低，已被 CTE 或 MRE 代替，但对无条件行 CTE 检查的单位则仍是小肠病变检查的重要技术。该检查对肠狭窄的动态观察可与 CTE/MRE 互补，必要时可两种检查方法同用。X 线所见为多发性、跳跃性病变，病变处见裂隙状溃疡、卵石样改变、假息肉、肠腔狭窄、僵硬，可见瘘管。

（3）经腹肠道超声检查

可显示肠壁病变的部位和范围、肠腔狭窄、肠瘘及脓肿等。CD 主要超声表现为肠壁增厚（≥4 mm）；回声减低，正常肠壁层次结构模糊或消失；受累肠管僵硬，结肠袋消失；透壁炎症反应时可见周围脂肪层回声增强，即脂肪爬行征；肠壁血流信号较正常增多；内瘘、窦道、脓肿和肠腔狭窄；其他常见表现有炎性息肉、肠系膜淋巴结肿大等。超声造影对于经腹超声判断狭窄部位的炎症反应活动度有一定价值。由于超声检查方便、无创，患者接纳度好，对 CD 的初筛及治疗后疾病活动度的随访有价值，值得进一步研究。

4. 病理组织学检查

（1）取材要求

黏膜病理组织学检查需多段（包括病变部位和非病变部位）、多点取材。外科标本应沿肠管的纵轴切开（肠系膜对侧缘），取材应包括淋巴结、末段回肠和阑尾。

（2）大体病理特点

①节段性或者局灶性病变；②融合的纵行线性溃疡；③卵石样外观，瘘管形成；④肠系膜脂肪包绕病灶；⑤肠壁增厚和肠腔狭窄等特征。

（3）光学显微镜下特点

1）外科手术切除标本诊断 CD 的光学显微镜下特点：①透壁性（transmural）炎；②聚集性炎症反应分布，透壁性淋巴细胞增生；③黏膜下层增厚（由纤维化 - 纤维肌组织破坏和炎症反应、水肿造成）；④裂沟（裂隙状溃疡，fissures）；⑤非干酪样肉芽肿（包括淋巴结）；⑥肠道神经系统的异常（黏膜下神经纤维增生和神经节炎，肌间神经纤维增生）；⑦相对比较正常的上皮 - 黏液分泌保存（杯状细胞通常正常）。

2）内镜下黏膜活检的诊断：局灶性的慢性炎症反应、局灶性隐窝结构异常和非干酪样肉芽肿是公认最重要的在结肠内镜活检标本上诊断 CD 的光学显微镜下特点。

（4）病理诊断

CD 的病理学诊断通常需要观察到 3 种以上特征性表现（无肉芽肿时）或观察到非干酪样肉芽肿和另一种特征性光学显微镜下表现，同时需要排除肠结核等疾病。相比内镜下活检标本，手术切除标本可见到更多的病变，诊断价值更高。

第五节　诊断与鉴别诊断

一、诊断

CD 缺乏诊断的金标准，需结合临床表现、实验室检查、内镜检查、影像学检查和组织病理学检查进行综合分析并密切随访。

诊断要点：在排除其他疾病（见下鉴别诊断部分）的基础上，可按下列要点诊断。

1）具备上述临床表现者可临床疑诊，安排进一步检查。

2）同时具备上述结肠镜或小肠镜（病变局限在小肠者）特征以及影像学（CTE 或 MRE，无条件者采用小肠钡剂造影）特征者，可临床拟诊。

3）如再加上活检提示 CD 的特征性改变且能排除肠结核，可做出临床诊断。

4）如有手术切除标本（包括切除肠段及病变附近淋巴结），可根据标准做出病理确诊。

5）对无病理确诊的初诊病例随访 6～12 个月以上，根据对治疗的反应及病情变化判断，对于符合 CD 自然病程者可做出临床确诊。如与肠结核混淆不清但倾向于肠结核者，应按肠结核进行诊断性治疗 8～12 周，再行鉴别。

世界卫生组织曾提出 6 个诊断要点的 CD 诊断标准，该标准最近再次被世界胃肠组织（WGO）推荐，可供参考，见表 24-1、图 24-1。

表 24-1　世界卫生组织推荐的克罗恩病诊断标准

项　目	临床	放射影像学检查	内镜检查	活组织检查	手术标本
①连续性或节段性改变		+	+		+
②卵石样外观或纵行溃疡		+	+		+
③全壁性炎性反应改变	+	+		+	+
④非干酪性肉芽肿				+	+
⑤裂沟、瘘管	+	+			+
⑥肛周病变	+				

注：具有①、②、③者为疑诊；再加上④、⑤、⑥三者之一可确诊；具备第④项者，只要加上①、②、③三者之二亦可确诊，"＋"代表有此项表现。

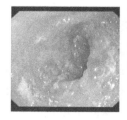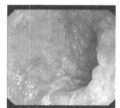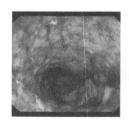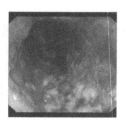

图 24-1　CD 内镜像

二、鉴别诊断

1. 肠结核

肠结核是与 CD 鉴别最为困难的疾病。

1）回结肠型 CD 与肠结核的鉴别常相当困难，这是因为除活检发现干酪样坏死性肉芽肿为肠结核诊断的特异性指标外，2 种疾病的临床表现、结肠镜下所见和活检所见常无特征性区别，然而干酪样坏死性肉芽肿在活检中的检出率却很低。因此强调在活检未见干酪样坏死性肉芽肿的情况下，鉴别诊断依靠对临床表现、结肠镜下所见和活检结果进行综合分析。

2）下列表现倾向 CD 诊断：肛周病变（尤其是肛瘘、肛周脓肿），并发瘘管、腹腔脓肿，疑为 CD 的肠外表现如反复发作的口腔溃疡、皮肤结节性红斑等；结肠镜下可见典型的纵行溃疡、典型的卵石样外观、病变累及 ≥4 个肠段、病变累及直肠肛管。

3）下列表现倾向肠结核诊断：伴活动性肺结核，PPD 强阳性；结肠镜下见典型的环形溃疡，回盲瓣口固定开放；活检见肉芽肿分布在黏膜固有层且数目多、直径大（长径 >400 μm），特别是有融合，抗酸染色阳性。

4）其他检查：活检组织结核分枝杆菌 DNA 检测阳性有助于肠结核诊断。干扰素 γ 释放试验（如 T 细胞酶联免疫斑点试验）阴性有助于排除肠结核。CT 检查见腹腔肿大淋巴结坏死有助于肠结核诊断。

5）鉴别仍有困难者予诊断性抗结核治疗，治疗数周（2~4 周）内症状明显改善，并于 2~3 个月后结肠镜复查发现病变痊愈或明显好转，支持肠结核，可继续完成正规抗结核疗程。有手术指征者行手术探查，绝大多数肠结核可在病变肠段和（或）肠系膜淋巴结组织病理学检查中发现干酪样坏死性肉芽肿，从而获得病理确诊。

2. UC 与 CD 鉴别

根据临床表现、内镜和病理组织学特征不难鉴别，见表 24-2。血清学标志物 ASCA 和 ANCA 的鉴别诊断价值在我国尚未达成共识。对患有结肠 IBD 一时难以区分 UC 与 CD 者，即仅有结肠病变，但内镜及活检缺乏 UC 或 CD 的特征，临床可诊断为 IBDU。而未定型结肠炎（IC）是指结肠切除术后病理检查仍然无法区分 UC 和 CD 者。

表 24-2 溃疡性结肠炎和克罗恩病的鉴别

项目	溃疡性结肠炎	克罗恩病
症状	脓血便多见	有腹泻但脓血便较少见
病变分布	病变连续	呈节段性

续表

项目	溃疡性结肠炎	克罗恩病
直肠受累	绝大多数受累	少见
肠腔狭窄	少见，中心性	多见，偏心性
内镜表现	溃疡浅，黏膜弥漫性充血水肿，颗粒状，脆性增加	纵行溃疡、卵石样外观，病变间黏膜外观正常（非弥漫性）
活检特征	固有膜全层弥漫性炎症、隐窝脓肿、隐窝结构明显异常、杯状细胞减少	裂隙状溃疡、非干酪样肉芽肿、黏膜下层淋巴细胞聚集

3. 肠白塞病

系统表现不典型者鉴别亦会相当困难。

4. 其他疾病

需要鉴别的疾病还有感染性肠炎（如 HIV 相关肠炎、血吸虫病、阿米巴肠病、耶尔森菌感染、空肠弯曲菌感染、C. diff 感染、CMV 感染等）、缺血性结肠炎、放射性肠炎、药物性（如 NSAID）肠病、嗜酸粒细胞性肠炎、以肠道病变为突出表现的多种风湿性疾病（如系统性红斑狼疮、原发性血管炎等）、肠道恶性淋巴瘤、憩室炎、转流性肠炎等。

三、疾病评估

CD 诊断成立后，需要进行全面的疾病病情和预后评估并制定治疗方案。

1. 临床类型

推荐按蒙特利尔 CD 表型分类法进行分型，见表 24-3。

表 24-3 克罗恩病的蒙特利尔分型

项目	标准	备注
确诊年龄（A）		
A1	≤16 岁	—
A2	17~40 岁	—
A3	>40 岁	—
病变部位（L）		
L1	回肠末端	L1 + L4[①]
L2	结肠	L2 + L4[①]

续表

项目	标准	备注
L3	回结肠	L3 + L4①
L4	上消化道	—
疾病行为（B）		
B1②	非狭窄、非穿透	B1p③
B2	狭窄	B2p③
B3	穿透	B3p③

注：①L4可与L1、L2、L3同时存在；②随着时间推移，B1可发展为B2或B3；③p为肛周病变，可与B1、B2、B3同时存在；"—"为无此项。

2. 疾病活动性的严重程度

1）临床上用克罗恩病活动指数（CDAI）评估疾病活动性的严重程度并进行疗效评价。Harvey和Bradshaw的简化CDAI计算法较为简便，见表24-4。

表24-4　简化克罗恩病活动指数计算法

项目	0分	1分	2分	3分	4分
一般情况	良好	稍差	差	不良	极差
腹痛	无	轻	中	重	—
腹块	无	可疑	确定	伴触痛	—
腹泻	稀便每日1次记1分				
伴随疾病①	每种症状记1分				

注："—"为无此项。①伴随疾病包括关节痛、虹膜炎、结节性红斑、坏疽性脓皮病、阿弗他溃疡、裂沟、新瘘管和脓肿等。≤4分为缓解期，5~7分为轻度活动期，8~16分为中度活动期，>16分为重度活动期。

2）BestCDAI计算法被广泛应用于临床和科研，见表24-5。

表24-5　BestCDAI计算法

变　量	权重
稀便次数（1周）	2
腹痛程度（1周总评，0~3分）	5
一般情况（1周总评，0~3分）	7
肠外表现与并发症（1项1分）	20
阿片类止泻药（0、1分）	30
腹部包块（可疑2分；肯定5分）	10

续表

变　量	权重
红细胞压积降低值（正常值ª：男0.40，女0.37）	6
100×（1-体重/标准体重）	1

注：CDAI表示克罗恩病活动指数；血细胞比容正常值按国人标准；总分=各项分值之和，CDAI<150分为缓解期，CDAI≥150分为活动期，150~220分为轻度，221~450分为中度，>450分为重度。

3）内镜下病变的严重程度及炎性标志物如血清CRP水平，亦是疾病活动性评估的重要参考指标。内镜下病变的严重程度可以通过溃疡的深浅、大小、范围和伴随狭窄情况来评估。精确的评估则采用计分法，如克罗恩病内镜严重程度指数（CDEIS）或克罗恩病简化内镜评分（SES-CD），由于耗时，主要用于科研。高水平血清CRP提示疾病活动（要除外合并病原体感染），是指导治疗及疗效随访的重要指标。

3. 营养风险筛查和营养状况评定

见UC相关内容。

四、诊断步骤

1. 病史和体格检查

详细的病史询问应包括从首发症状开始的各项细节，还要注意既往结核病史、近期旅游史、食物不耐受、用药史（特别是NSAID）、阑尾手术切除史、吸烟史、家族史，以及口腔、皮肤、关节、眼等肠外表现和肛周情况。体格检查需要特别注意一般状况及营养状态、细致的腹部检查、肛周和会阴检查及直肠指检，常规测体质量并计算BMI，儿童应注意生长发育情况。

2. 常规实验室检查

除了诊断中所提及的初步检查项目外，部分腹泻患者推荐C. diff检测。对于拟行激素、免疫抑制剂或生物制剂治疗的患者，需要常规筛查病毒性乙型肝炎和结核分枝杆菌感染等指标。

3. 内镜及影像学检查

结肠镜检查（应进入末段回肠）并活检是建立诊断的第1步。无论结肠镜检查结果如何（确诊CD或疑诊CD），均需选择有关检查明确小肠和上消化道的累及情况。因此，应常规行CTE或MRE检查或小肠钡剂造影和胃镜检查。疑诊CD

但结肠镜及小肠放射影像学检查阴性者行胶囊内镜检查。发现病变局限在小肠的疑为 CD 者行气囊辅助小肠镜检查。有肛周瘘管行直肠 MRI 检查（必要时结合超声内镜或经皮肛周超声检查）。腹部超声检查可作为疑有腹腔脓肿、炎性包块或瘘管的初筛检查。

4. 排除肠结核相关检查

胸部 X 线片、结核菌素试验（PPD），有条件者行干扰素 γ 释放试验（IGRA），如 T 细胞酶联免疫斑点试验（T cell enzyme-linked immunospot assay）。

五、诊断举例

患者男性，25 岁。

主诉：反复腹痛、腹泻 2 年，肛周流脓 3 个月。

现病史：2 年前出现腹痛，位于下腹部，进食后明显，排不成形便，含较多黏液，4~5 次/日，多次在消化科就诊，疑诊"肠炎"，给予对症处理后，症状无明显缓解。3 个月前患者出现肛周流脓，伴发热，最高体温 38.6 ℃，午后明显。起病以来，患者体重下降 15 kg。

诊断：克罗恩病（回结肠型、狭窄型＋肛瘘、活动期中度）

六、疗效标准

1. 与药物治疗相关的疗效评价

将 CDAI 作为疗效判断的标准。

1）疾病活动：CDAI ≥ 150 分作为疾病活动期。

2）临床缓解：CDAI < 150 分作为临床缓解的标准。缓解期停用激素称为撤离激素的临床缓解。

3）有效：CDAI 下降 ≥ 100 分（亦有以 ≥ 70 分为标准）。

4）复发：经药物治疗进入缓解期后，CD 相关临床症状再次出现，并有实验室炎症反应指标、内镜检查和影像学检查的疾病活动证据。如果进行临床研究，建议以 CDAI > 150 分且较前升高 100 分（亦有以升高 70 分）为标准。

早期复发和复发类型的定义：与对 UC 患者的评定相同，详见第二十三章第五节诊断与鉴别诊断四、疗效标准。

2. 与激素治疗相关的特定疗效评价

激素无效和激素依赖的定义：与对 UC 患者的评定相同，详见第二十三章第五节诊断与鉴别诊断四、疗效标准。

3. 与手术相关的疗效评价

1）术后复发：手术切除后再次出现病理损伤。

2）形态学复发：在手术完全切除了明显病变后，通过内镜、影像学技术或者外科手段发现肠道的新病变，但患者无明显临床症状。吻合口和回肠新末端处内镜下复发评估通常采用 Rutgeerts 评分：

0 级，没有病损；

1 级，小于 5 个阿弗他溃疡；

2 级，超过 5 个阿弗他溃疡，在各个病损之间仍有正常黏膜，或节段性大病损，或病损局限于回肠–结肠吻合口处（< 1 cm）；

3 级，弥漫性阿弗他回肠炎伴弥漫性黏膜炎症反应；

4 级，弥漫性黏膜炎症反应并大溃疡、结节和（或）狭窄。充血和水肿不能单独作为术后复发的表现。

3）临床复发：在手术完全切除了明显病变后，CD 症状复发伴内镜下复发。

4. 黏膜愈合

近年研究提出黏膜愈合是 CD 药物疗效的客观指标，黏膜愈合与 CD 的临床复发率以及手术率的降低相关。目前，黏膜愈合尚无公认的内镜标准，多数研究以溃疡消失为标准，也有以 CDEIS 评分为标准。

第六节 治 疗

一、西医治疗

（一）活动期的治疗

治疗方案的选择建立在对病情进行全面评估的基础上。开始治疗前应认真检查有无全身或局部感染，特别是使用全身作用激素、免疫抑制剂或生物制剂者。治疗过程中应根据患者对治疗的反应和对药物的耐受情况随时调整治疗方案。决定治疗方案前应向患者详细解释方案的效益和风险，在与患者充分交流并取得合作之后实施。

1. 一般治疗

1）必须要求患者戒烟：继续吸烟会明显降低药物疗效，增加手术率和术后复发率。

2）营养支持：CD 患者营养不良常见。营养支持治疗能够诱导 CD 缓解，并可能有助于维持缓解。注意监测患者的体质量和 BMI，以及铁、钙和维生素（特别是维生素 D、维生素 B_{12}）等物质是否缺乏，并做相应处理。对重症患者可予营养支持治疗，首选肠内营养，不足时辅以肠外营养（详见 UC 相关内容）。

IBD 患者给予全肠外营养（TPN）的适应证：①CD 继发短肠综合征早期有严重腹泻；②高流量小肠瘘（流量 > 500 mL/d）且 EN 无法维持水电解质及营养平衡；③因肠梗阻无法实施 EN；④高位肠内瘘（如胃或十二指肠、结肠内瘘）且无法实施 EN；⑤肠瘘继发腹腔感染未得到控制；⑥不耐受 EN 的其他情形，如重症 UC 或其他原因造成的严重腹胀或腹泻，严重的肠动力障碍；⑦无法建立 EN 通路。

以维持 CD 缓解为目的时，可采用 EEN 或 PEN。CD 合并肠狭窄时不应放弃 EN。CD 合并肠内瘘的营养支持治疗方案取决于瘘口解剖部位、大小及旷置肠管长度。

2. 药物治疗方案的选择

（1）根据疾病活动严重程度以及对治疗的反应选择治疗方案

1）轻度活动期 CD 的治疗：原则是控制或减轻症状，尽量减少治疗药物对患者造成的损伤。氨基水杨酸制剂适用于结肠型、回肠型和回结肠型，应用美沙拉嗪并需及时评估疗效。病变局限在回肠末端、回盲部或升结肠者，布地奈德疗效优于美沙拉嗪。对上述治疗无效的轻度活动期 CD 患者视为中度活动期 CD，按中度活动期 CD 处理。

2）中度活动期 CD 的治疗：激素是最常用的治疗药物。病变局限于回盲部者，为减少全身作用激素的相关不良反应，可考虑应用布地奈德，但该药对中度活动期 CD 的疗效不如全身作用激

素。激素无效或激素依赖时加用硫嘌呤类药物或甲氨蝶呤。研究证明，这类免疫抑制剂对诱导活动期 CD 缓解与激素有协同作用，但起效慢（硫唑嘌呤用药 12 ~ 16 周后才达到最大疗效），因此其作用主要是在激素诱导症状缓解后，继续维持撤离激素的缓解。

①硫唑嘌呤和 6 - 巯基嘌呤：同为硫嘌呤类药物，两药疗效相似，初始选用硫唑嘌呤或 6 - 巯基嘌呤，主要是用药习惯问题，我国医师使用硫唑嘌呤的经验较多。使用硫唑嘌呤出现不良反应的患者换用 6 - 巯基嘌呤，部分患者可以耐受。硫嘌呤类药物治疗无效或不能耐受者，可考虑换用甲氨蝶呤。

②生物制剂：抗 TNF-α 单克隆抗体用于激素和上述免疫抑制剂治疗无效或激素依赖者或不能耐受上述药物治疗者，IFX 仍然是我国目前唯一批准用于 CD 治疗的生物制剂。

③沙利度胺：已有临床研究证实，沙利度胺对儿童及成人难治性 CD 有效，可用于无条件使用抗 TNF-α 单克隆抗体者。其起始剂量建议为 75 mg/d 或以上，值得注意的是该药治疗疗效及不良反应与剂量相关。

④其他：氨基水杨酸制剂对中度活动期 CD 疗效不明确。环丙沙星和甲硝唑仅用于有合并感染者。其他免疫抑制剂、益生菌尚待进一步研究。对于有结肠远端病变者，必要时可考虑美沙拉嗪局部治疗。

3）重度活动期 CD 的治疗：重度患者病情严重，并发症多，手术率和病死率高，应及早采取积极有效的措施处理。确定是否存在并发症，包括局部并发症如脓肿或肠梗阻，或全身并发症如机会性感染。强调通过细致检查尽早发现并做相应处理。

①全身作用激素口服或静脉给药，剂量相当于 0.75 ~ 1 mg/kg·d 的泼尼松。

②对于抗 TNF-α 单克隆抗体，视情况可在激素无效时应用，亦可一开始就应用。

③激素或传统治疗无效者可考虑手术治疗。手术指征和手术时机的掌握应从治疗开始就与外科医师密切配合，共同商讨。综合治疗包括合并感染者予广谱抗生素或环丙沙星和（或）甲硝唑；

视病情予输液、输血和输白蛋白；视营养状况和进食情况予肠外或肠内营养支持。

4）特殊部位 CD 的治疗：存在广泛性小肠病变（累计长度 > 100 cm）的活动性 CD，常导致营养不良、小肠细菌过度生长、因小肠多处狭窄而多次手术造成短肠综合征等严重且复杂的情况，因此早期即应予积极治疗，如早期应用抗 TNF-α 单克隆抗体和（或）免疫抑制剂（硫唑嘌呤、6 - 巯基嘌呤、甲氨蝶呤）。营养治疗应作为重要辅助手段。轻度患者可考虑全肠内营养作为一线治疗。食管、胃、十二指肠 CD 可独立存在，亦可与其他部位 CD 同时存在。其治疗原则与其他部位 CD 相仿，不同的是，加用质子泵抑制剂（PPI）对改善症状有效，轻度胃十二指肠 CD 可仅予 PPI 治疗；由于该类型 CD 一般预后较差，中重度患者宜早期应用免疫抑制剂（硫唑嘌呤、6 - 巯基嘌呤、甲氨蝶呤），对病情严重者早期考虑予 IFX。

（2）根据对病情和预后的估计制定治疗方案

近年研究提示，早期积极治疗有可能提高缓解率以及减少缓解期复发率。而对哪些患者需要早期积极治疗，取决于对患者预后的估计。预测"病情难以控制"（disabling disease）的高危因素，所谓"病情难以控制"，一般指患者在短时间内出现复发而需要重复激素治疗或发生激素依赖，或在较短时间内需行肠切除术等预后不良表现。

目前，较为认同的预测"病情难以控制"高危因素包括合并肛周病变、广泛性病变（病变累及肠段累计 > 100 cm）、食管胃十二指肠病变、发病年龄小、首次发病即需要激素治疗等。对于有 2 个或以上高危因素的患者宜在开始治疗时就考虑给予早期积极治疗；从以往治疗经验看，接受过激素治疗而复发频繁（一般指每年复发 ≥ 2 次）的患者亦宜考虑给予更积极的治疗。所谓早期积极治疗是指不必经过"升阶治疗"阶段，活动期诱导缓解的治疗初始就予更强的药物。主要包括两种选择：激素联合免疫抑制剂（硫嘌呤类药物或甲氨蝶呤），或直接予抗 TNF-α 单克隆抗体（单独应用或与硫唑嘌呤联用）。

（二）药物诱导缓解后的维持治疗

应用激素或生物制剂诱导缓解的 CD 患者往往需继续长期使用药物，以维持撤离激素的临床缓解。激素依赖的 CD 是维持治疗的绝对指征。其他情况宜考虑维持治疗，包括重度 CD 药物诱导缓解后、复发频繁 CD、临床上有被视为"病情难以控制"高危因素等。

激素不应用于维持缓解。用于维持缓解的主要药物如下。

1. 氨基水杨酸制剂

适用氨基水杨酸制剂诱导缓解后仍以氨基水杨酸制剂作为缓解期的维持治疗。氨基水杨酸制剂对激素诱导缓解后维持缓解的疗效不确定。

2. 硫嘌呤类药物或甲氨蝶呤

硫唑嘌呤是激素诱导缓解后用于维持缓解最常用的药物，能有效维持撤离激素的临床缓解或在维持症状缓解下减少激素用量。硫唑嘌呤不能耐受者可考虑换用 6 - 巯基嘌呤。硫嘌呤类药物治疗无效或不能耐受者可考虑换用甲氨蝶呤。

上述免疫抑制剂维持治疗期间复发者，首先应检查服药依从性和药物剂量或浓度是否足够，以及其他影响因素。如存在，做相应处理；如排除，可改用抗 TNF-α 单克隆抗体诱导缓解并继以抗 TNF-α 单克隆抗体维持治疗。

3. 抗 TNF-α 单克隆抗体

使用抗 TNF-α 单克隆抗体诱导缓解后应以抗 TNF-α 单克隆抗体维持治疗。

（三）治疗药物的使用方法

1. 氨基水杨酸制剂

氨基水杨酸制剂包括 SASP、巴柳氮、奥沙拉嗪、美沙拉嗪。使用方法详见 UC 的治疗部分。

2. 激素

泼尼松 0.75 ~ 1 mg/kg·d（其他类型全身作用激素的剂量按相当于上述泼尼松剂量折算），再增加剂量不会提高疗效，反而会增加不良反应。达到症状完全缓解开始逐步减量，每周减 5 mg，减至 20 mg/d 时每周减 2.5 mg 至停用，快速减量会导致早期复发。注意药物相关不良反应并进行相应处理，宜同时补充钙剂和维生素 D。

布地奈德为口服 3 mg/次，每日 3 次，一般在 8 ~ 12 周临床缓解后改为 3 mg/次，每日 2 次。延长疗程可提高疗效，但超过 6 ~ 9 个月则再无维持作用。该药为局部作用激素，全身不良反应显著少于全身作用激素。

3. 硫嘌呤类药物

1）硫唑嘌呤：用药剂量和疗程应足够。但该药不良反应常见，且可发生严重不良反应，应在严密监测下应用。

合适目标剂量以及治疗过程中的剂量调整：欧洲共识意见推荐的目标剂量为 1.5～2.5 mg/kg·d，有研究认为中国患者剂量在 1.0～1.5 mg/kg·d 亦有效。硫唑嘌呤存在量效关系，剂量不足会影响疗效，增加剂量会增加药物不良反应风险，有条件的单位建议行 6-硫基嘌呤核苷酸（6-TGN）药物浓度测定指导调整剂量。

硫唑嘌呤治疗过程中应根据疗效、外周血白细胞计数和 6-TGN 进行剂量调整。目前临床上比较常用的剂量调整方案是：一开始即给予目标剂量，用药过程中进行剂量调整。另有逐步增量方案，即从低剂量开始，每 4 周逐步增量，直至有效或外周血白细胞计数降至临界值或达到推荐的目标剂量。该方案判断药物疗效需时较长，但可能减少剂量依赖的不良反应。

对于使用硫唑嘌呤维持撤离激素缓解有效的患者，疗程一般不少于 4 年。如继续使用，其获益和风险应与患者商讨，大多数研究认为使用硫唑嘌呤的获益超过发生淋巴瘤的风险。

严密监测硫唑嘌呤的不良反应：不良反应以服药 3 个月内常见，又尤以 1 个月内最常见。但骨髓抑制可迟发，甚至有发生在 1 年及以上者。用药期间应全程监测，定期随诊。最初 1 个月内每周复查 1 次全血细胞，2～3 个月内每 2 周复查 1 次全血细胞，之后每月复查 1 次全血细胞，半年后全血细胞检查间隔时间可视情况适当延长，但不能停止；最初 3 个月每月复查 1 次肝功能，之后视情况复查。

欧美共识意见推荐在使用硫唑嘌呤前检查硫嘌呤甲基转移酶（TPMT）基因型，对基因突变者避免使用或在严密监测下减量使用。TPMT 基因型检查预测骨髓抑制的特异性很高，但灵敏性低（尤其是在汉族人群中），应用时须充分认识此局限性。研究显示，NUDT15 基因多态性检测对预测包括我国在内的亚洲人群发生骨髓抑制的灵敏性

与特异性高，有条件的单位使用硫唑嘌呤前可行检测。

2）6-硫基嘌呤：欧美共识意见推荐的目标剂量为 0.75～1.50 mg/kg·d。使用方法和注意事项与硫唑嘌呤相同。

4. 甲氨蝶呤

国外推荐诱导缓解期的甲氨蝶呤剂量为 25 mg/W，肌内或皮下注射。12 周达到临床缓解后，可改为 15 mg/W，肌内或皮下注射，亦可改口服，但疗效可能降低。疗程可持续 1 年，更长疗程的疗效和安全性目前尚无共识。我国人群的剂量和疗程尚无共识。注意监测药物不良反应，早期胃肠道反应常见，叶酸可减轻胃肠道反应，应常规同时使用。最初 4 周内每周、之后每月定期检查全血细胞和肝功能。妊娠为甲氨蝶呤使用禁忌证，用药期间和停药后数月内应避免妊娠。

5. 抗 TNF-α 单克隆抗体

1）IFX 使用方法为 5 mg/kg，静脉滴注，在第 0、第 2、第 6 周作为诱导缓解；随后每隔 8 周给予相同剂量行长程维持治疗。使用 IFX 前接受激素治疗时应继续原来治疗，在取得临床完全缓解后将激素逐步减量直至停用。对原先使用免疫抑制剂无效者，没有必要继续合用免疫抑制剂；但对 IFX 治疗前未接受过免疫抑制剂治疗者，IFX 与硫唑嘌呤合用可提高撤离激素缓解率和黏膜愈合率。

维持治疗期间复发者，应查找原因，包括药物谷浓度及抗药抗体浓度检测。如为浓度不足，可增加剂量或缩短给药间隔时间；如为抗体产生而未合用免疫抑制剂者，可加用免疫抑制剂，也可换用其他治疗方案。目前，尚无足够资料提出何时可以停用 IFX。对 IFX 维持治疗达 1 年，维持无激素缓解伴黏膜愈合和 CRP 正常者，可考虑停用 IFX，继以免疫抑制剂维持治疗。对停用 IFX 后复发者，再次使用 IFX 可能仍然有效。

2）抗肿瘤坏死因子药物治疗前应排除以下禁忌证：①过敏，对 IFX、其他鼠源蛋白或 IFX 中任何药物成分过敏；对阿达木单克隆抗体或其制剂中其他成分过敏。②感染，活动性结核病或其他活动性感染〔包括败血症、腹腔和（或）腹膜后感染或脓肿、肛周脓肿等克罗恩病并发症，机会

性感染如巨细胞病毒、难辨梭状芽孢杆菌感染等]。③中重度心力衰竭（纽约心脏病学会心功能分级Ⅲ/Ⅳ级）。④神经系统脱髓鞘病变。⑤近3个月内接受过活疫苗接种。

3）不良反应：

①药物输注反应：英夫利西单克隆抗体的药物输注反应发生率为3%~10%，其中严重反应发生率为0.1%~1.0%。目前认为，抗英夫利西单克隆抗体的产生与药物输注反应密切相关。输注反应发生在药物输注期间和停止输注2小时内。输注速度不宜过快。对曾经发生过英夫利西单克隆抗体输注反应者在给药前30分钟先予抗组胺药和（或）激素可预防输注反应。对发生输注反应者暂停给药，视反应程度给予处理，反应完全缓解后可继续输注，但需减慢输注速度。多数患者经上述处理后可完成药物输注。

②迟发型变态反应（血清病样反应）：发生率为1%~2%，多发生在给药后3~14天，临床表现为肌肉痛、关节痛、发热、皮肤发红、荨麻疹、瘙痒、面部水肿、四肢水肿等血清病样反应。症状多可自行消退，必要时可予短期激素治疗。对曾发生过迟发型变态反应者，再次给药时应于给药前30分钟和给药后予激素口服。经上述处理后仍再发者应停药。

③自身抗体及药物性红斑狼疮：综合报道显示有高达40%的接受治疗者出现血清抗核抗体、15%出现抗双链DNA抗体。药物性红斑狼疮的发生率约为1%，一般表现为关节炎、多浆膜腔炎、面部蝶形红斑等，罕有肾或中枢神经系统受累表现，一般在停药后迅速缓解。产生自身抗体者无须停药。若出现药物性红斑狼疮则应停药。

④感染：机会性感染可涉及全身，最多见的是呼吸系统和泌尿系统感染。病原学包括病毒、细菌、真菌等。英夫利西单克隆抗体治疗中的严重感染更多见于同时联合使用激素者。用药前需严格排除感染，用药期间严密监测感染发生，对用药期间合并严重感染如肺炎、败血症者，宜在感染彻底控制3~6个月后再继续英夫利西单克隆抗体治疗。应高度警惕抗肿瘤坏死因子治疗后结核分枝杆菌感染的发生。

⑤恶性肿瘤：抗肿瘤坏死因子与硫嘌呤类药物联用可增加淋巴增殖性疾病发生的风险。抗肿瘤坏死因子药物增加黑色素瘤发生的风险。目前尚无证据显示单用抗肿瘤坏死因子药物增加淋巴增殖性疾病或实体肿瘤的发生风险，但并不排除这种可能。抗肿瘤坏死因子药物治疗前需排除淋巴瘤或其他恶性肿瘤（包括现症和既往史），治疗期间需注意监测。

⑥皮肤反应：抗肿瘤坏死因子治疗中可出现皮肤不良反应，如湿疹、银屑病反应等。若局部外用药物治疗效果不理想，需考虑停药，停药后多缓解。

⑦神经系统受损：抗肿瘤坏死因子治疗期间若出现神经系统脱髓鞘病变，如视神经炎、横贯性脊髓炎、多发性硬化和格林巴利综合征等，应立即停药，与相关专科医师共同讨论治疗方案。

⑧肝功能异常：抗肿瘤坏死因子药物可致药物诱导性肝损伤、自身免疫性肝炎等，出现下列情况需考虑停药：a. 血清谷丙转氨酶或谷草转氨酶>8倍参考值上限（ULN）；b. 谷丙转氨酶或谷草转氨酶>5倍ULN，持续2周；c. 血清谷丙转氨酶或谷草转氨酶>3倍ULN，且总胆红素>2倍ULN或国际标准化比率（INR）>5；d. 血清谷丙转氨酶或谷草转氨酶>3倍ULN，伴疲劳和消化道症状等逐渐加重和（或）嗜酸性粒细胞增多（>5%）。

⑨血液系统异常：1%~5.7%患者可出现白细胞减少，0.5%~1.9%出现血小板减少，需请血液专科医师会诊评估停药指征。如出现全血细胞减少和再生障碍性贫血应及时停药，请血液专科医师参与诊治。

（四）肛瘘的处理

首先通过症状和体格检查，尤其是麻醉下肛门指检，并结合影像学检查［如MRI和（或）超声内镜或经皮肛周超声检查］等了解是否合并感染以及瘘管的解剖结构（一般将肛瘘分为单纯性和复杂性两大类），在此基础上制定治疗方案。行结肠镜检查了解直肠结肠病变的存在及严重程度有助于指导治疗。

如有脓肿形成必须先行外科充分引流，并予抗菌药物治疗。

无症状的单纯性肛瘘无须处理。有症状的单纯性肛瘘及复杂性肛瘘首选抗菌药物如环丙沙星和（或）甲硝唑治疗，并以硫唑嘌呤或6-巯基嘌呤维持治疗。存在活动性肠道CD者，必须积极治疗活动性CD。应由肛肠外科医师根据病情，决定是否手术以及术式的选择（如单纯性肛瘘瘘管切除术、复杂性肛瘘挂线疗法，甚至肠道转流术或直肠切除术）。已有证据证实抗TNF-α单克隆抗体对肛瘘的疗效。对于复杂性肛瘘，IFX与外科以及抗感染药物联合治疗的疗效较好。

（五）外科手术治疗和术后复发的预防

1. 外科手术治疗

尽管相当部分CD患者最终难以避免手术治疗，但因术后复发率高，CD的治疗仍以内科治疗为主。因此，内科医师应在CD治疗全过程中慎重评估手术的价值和风险，并与外科医师密切配合，力求在最合适的时间施行最有效的手术。外科手术指征如下。

（1）CD并发症

①肠梗阻：由纤维狭窄所致的肠梗阻视病变部位和范围行肠段切除术或狭窄成形术。短段狭窄肠管（一般<4 cm）可行内镜下球囊扩张术。炎症性狭窄引起的梗阻如药物治疗无效可考虑手术治疗。②腹腔脓肿：先行经皮脓肿引流和抗感染，必要时再行手术处理病变肠段。③瘘管形成：肛周瘘管处理如前述。非肛周瘘管（包括肠皮瘘和各种内瘘）的处理是一个复杂的难题，应由内外科医师密切配合进行个体化处理。④急性穿孔：需急诊手术。⑤大出血：内科治疗（包括内镜止血）出血无效而危及生命者，需急诊手术。⑥癌变。

（2）内科治疗无效

①激素治疗无效的重度CD，见前述。②内科治疗疗效不佳和（或）药物不良反应已严重影响生命质量者，可考虑外科手术。

外科手术时机：需接受手术的CD患者往往存在营养不良、合并感染，部分患者长期使用激素，因而存在巨大手术风险。内科医师对此应有足够认识，避免盲目的无效治疗而贻误手术时机，增加手术风险。围手术期的处理十分重要。

2. 术后复发的预防

CD肠切除术后复发率相当高。目前研究资料提示，回结肠切除术后早期复发的高危因素包括吸烟、肛周病变、穿透型疾病行为、有肠切除术史等。

术后定期（尤其是术后1年内）内镜复查有助于监测复发和制定防治方案。回结肠吻合口复发及其严重程度通常采用Rutgeerts评分标准。

术后复发的预防仍是未解之难题。必须戒烟。药物预防方面，有对照研究证实美沙拉嗪、硫嘌呤类药物、咪唑类抗菌药物对预防内镜和临床复发有一定疗效。嘌呤类药物疗效略优于美沙拉嗪，但因不良反应多，适用于有术后早期复发高危因素的患者。患者多不能耐受长期使用甲硝唑，有报道术后3个月内甲硝唑与硫唑嘌呤合用，继以硫唑嘌呤维持，可显著减少术后1年复发率。研究发现，抗TNF-α单克隆抗体对预防术后内镜复发有效。

就术后患者是否均要常规予预防复发药物治疗、用什么药物、何时开始使用、使用多长时间等问题，目前尚无普遍共识。比较一致的意见是：对有术后早期复发高危因素的患者宜尽早（术后2周）予积极干预；术后半年、1年以及之后定期行结肠镜复查，根据内镜下复发与否及其程度给予或调整药物治疗。

3. CD术后并发症

1）术后并发症以术后腹腔感染最为常见，且处理棘手，是手术失败或术后短期内手术的主要原因。

2）CD术后并发症的危险因素主要有术前营养状况，其中体重下降、贫血和低白蛋白血症是主要指标，白蛋白≤30 g/L是术后并发症的独立危险因素；疾病活动（C-反应蛋白明显升高）；合并腹腔脓肿；大剂量激素使用（术前使用相当于泼尼松≥20 mg/d）等。

抗-TNF制剂是否对术后并发症的发生率产生影响尚存在争议，一般认为，术前3个月内使用者宜慎重选择手术。

3）预防措施：对于存在术后并发症风险高的CD患者，应进行术前优化处理，积极处理腹腔感染、逐步减少至停止激素使用、控制疾病活动、纠正营养不良等。

（六）癌变的监测

小肠 CD 炎症反应部位可能并发癌肿，应重点监测小肠；结肠 CD 癌变危险性与 UC 相近，监测方法相同。

二、中医治疗

根据"急则治其标""缓则治其本""虚则补之""实则泻之""扶正祛邪"等原则，辨清 CD 的寒热虚实。而选择清热化湿、散寒除湿、健脾温肾、活血化瘀、行气消积、通腑泄热等法则，给予施治。

1. 中药汤剂

《中医消化病诊疗指南》提出 CD 的五个证型及辨证处方如下。

1）湿热蕴结证，方用白头翁汤加味。

2）寒湿困脾证，方用胃苓汤加减。

3）气滞血瘀证，方用膈下逐瘀汤加减。

4）肝郁脾虚证，方用痛泻要方加味。

5）脾胃虚寒证，方用参苓白术散合附子理中丸加减。

2. 中药灌肠

用中药灌肠法治疗 CD。适用于回结肠型及结肠型。一般选用敛疮生肌、活血化瘀与清热解毒类等中药灌肠。

3. 针灸

已证实针灸治疗 CD 有效。针刺或艾灸胃经、膀胱经、任脉经穴，如足三里、上巨虚、大肠俞、中脘、气海，在改善 CD 患者症状及肠镜表现方面均有良好作用。

参考文献

1. 中华医学会消化病学分会炎症性肠病学组. 炎症性肠病诊断与治疗的共识意见（2018 年·北京）[J]. 中华炎性肠病杂志，2018，2（3）：173-190.
2. 中华医学会消化病学分会炎症性肠病学组. 炎症性肠病合并机会性感染专家共识意见 [J]. 中华消化杂志，2017，37（4）：217-226.
3. 中华医学会消化病学分会炎症性肠病学组. 建立全国通用的炎症性肠病诊治过程的关键性质量控制指标的共识意见 [J]. 中华炎性肠病杂志，2017，1（1）：12-19.
4. 陈珊，韩树堂. 克罗恩病的辨证论治 [J]. 山东中医杂志，2012，31（5）：331-332.
5. 赵延华，赵智强. 略论克罗恩病的中医认识 [J]. 南京中医药大学学报，2014，30（5）：410-412.
6. 陈锦锋. 克罗恩病中医证治探讨 [J]. 中医药导报，2017，23（5）：9-11.
7. 朱梦佳，王淋，杨慧萍. 中医治疗克罗恩病临床研究进展 [J]. 中医研究，2020，33（1）：74-77.
8. 李乾构，周学文，单兆伟. 中医消化病诊疗指南 [M]. 北京：中国中医出版社，2006.

第二十五章　肠易激综合征

第一节　病名与源流

肠易激综合征（irritable bowel syndrome，IBS）是一种功能性肠病，以腹痛、腹胀或腹部不适为主要症状，排便后症状多改善，常伴有排便习惯［频率和（或）性状］的改变，缺乏临床常规检查可发现的能解释这些症状的器质性病变。IBS尽管不危及人的生命，却可不同程度地影响人的工作与生活，降低生活质量，占用有限的医疗资源。

IBS最早于1818年由Powell报道，Dolhart等1946年正式命名，近2个世纪以来，人们对其认识几经变化，曾使用过多种术语，如神经性结肠炎、过敏性结肠炎、痉挛性结肠炎、黏液性结肠炎、结肠敏感、结肠功能混乱、不安定结肠等。现在，这些混乱的术语都规范统称为肠易激综合征。

我国普通人群IBS总体患病率为6.5%，患病率因地域、调查方法、调查对象和诊断标准不同有较大差异，大学生和中、小学生患病率较高。女性IBS患病率略高于男性；各个年龄段均有发病，但中青年更为常见，老年人IBS患病率有所下降。

根据IBS主要临床表现，中医病名属于"泄泻""便秘""腹痛"范畴。以腹痛、腹部不适为主症者，应属于"腹痛"范畴，可命名为"腹痛"；以大便粪质清稀为主症者，应属于"泄泻"范畴，可命名为"泄泻"；以排便困难、粪便干结为主症者，应属于"便秘"范畴，可命名为"便秘"。

第二节　病　因

一、中医病因说

肠易激综合征的发病基础多为先天禀赋不足和（或）后天失养，情志失调、饮食不节、感受外邪等是主要的发病诱因。

IBS发病的3个主要环节：脾胃虚弱和（或）肝失疏泄是IBS发病的重要环节，肝郁脾虚是导致IBS发生的重要病机，脾肾阳虚、虚实夹杂是导致疾病迁延难愈的关键因素。诸多原因导致脾失健运，运化失司，形成水湿、湿热、痰瘀、食积等病理产物，阻滞气机，导致肠道功能紊乱；肝失疏泄，横逆犯脾，脾气不升则泄泻；若腑气通降不利则腹痛、腹胀；肠腑传导失司则便秘；病久则脾肾阳虚，虚实夹杂。

此病初期，多为肝气郁结，失于疏泄，肝气横逆乘脾；继则脾失健运，湿从中生；脾虚日久而致脾阳不足，继则肾阳受累。所以此病以湿为中心，以肝气郁结而贯穿始终，气机失调为标，而脾肾阳虚为本。在整个发病过程中，肝失疏泄，脾失健运，脾阳及肾阳失于温煦，最终导致IBS的病机转归由实转虚，虚实夹杂。

二、西医病因说

IBS的病因和发病机制尚未完全阐明，目前认为是多种因素共同作用的结果。世界范围内包括欧美、亚太、日本和中国等对IBS发病机制的研究发现，遗传因素、精神心理异常、肠道感染、黏膜免疫和炎性反应、脑－肠轴功能紊乱、胃肠道动力异常、内脏高敏感、食物不耐受和肠道菌群紊乱等多种因素参与IBS发病。

IBS的各种病理生理机制并非各自独立，而是相互作用、相互联系，其中胃肠道动力异常和内脏高敏感是IBS主要的病理生理基础。IBS患者生理功能障碍的特点是对近代生理学有关"脑－肠轴"概念和对疾病认识观点"生物－心理－社会医学"模式的最好证明。

1. 胃肠动力学的异常

肠道动力异常是 IBS 的重要发病机制。IBS 患者动力异常不仅表现在结肠，常可涉及食管和胃、小肠、肛门和直肠等全胃肠道，表现为对各种生理性和非生理性刺激（进食、肠腔扩张、肠内化学物质、某些胃肠激素）的动力学反应过强，并呈反复发作过程，消化道其他部位的运动异常包括下食管括约肌压力降低、胃排空延迟及胆囊排空功能不良等。因此，IBS 应该是一种全消化道的运动功能障碍性疾病。不仅胃肠道，甚至胆囊等在一定程度上也存在动力学异常。

不同 IBS 亚型肠道动力改变有所不同。结肠运动功能紊乱是 IBS 胃肠动力学异常的最显著特征。IBS 患者结肠运动指数明显高于正常人，其高反应性是 IBS 结肠运动异常的最主要特征，表现为结肠的收缩频率、收缩幅度和峰电位都较健康人显著增强，呈非特异性。精神应激和情绪心理因素、进食脂肪食物和餐后、外源性胆囊收缩素作用等均可导致结肠的收缩运动增强。结肠运动与结肠平滑肌的生物电活动紧密相关。以便秘和腹痛为主要症状的 IBS 患者，2～4 次/分的慢波出现频率明量增加，节段性收缩运动加强，其结果使肠内容物推进减慢，水分吸收过度，而导致便秘，同时产生腹痛。腹泻型 IBS 患者高振幅收缩波明显增加，便秘型 IBS 患者高振幅收缩波明显减少。IBS 患者餐后峰电位发生的时间较正常人晚，且持续时间较长。腹泻型 IBS 患者肠道运动时间缩短，而便秘型 IBS 患者则明显延长。

对 IBS 患者，小肠运动功能的测定可能更有意义，IBS 时伴小肠转运速度加快，未被吸收的营养物质转运至结肠，可导致结肠内产气增加。腹泻型 IBS 患者小肠转运速度加快，而便秘型 IBS 患者小肠转运速度减慢。小肠在消化间期的主要运动形式——移行性运动复合波，在便秘型 IBS 患者中的波幅较正常对照低，其循环周期在腹泻型患者中较正常对照短，睡眠后这种差异消失。

2. 内脏感觉过敏

内脏高敏感是 IBS 的核心发病机制，在 IBS 症状发生和疾病发展中有重要作用。

1）IBS 患者对结直肠扩张（压力）刺激敏感：IBS 患者直肠感觉阈值和顺应性下降，中枢内脏躯体痛觉感知区域与健康对照者相比增加，内脏敏感性明显增加。不同 IBS 亚型内脏感觉的改变不同，腹泻型 IBS 直肠感觉阈值下降，直肠最大耐受压力降低，无论腹泻型还是便秘型 IBS 患者的疼痛阈值均比对照组降低，腹泻型 IBS 比便秘型 IBS 排便阈值低。

2）IBS 患者对温度（包括冰水）的刺激呈高敏感性：IBS 患者行直肠温度刺激后，内脏感觉阈值显著下降。IBS 患者饮冷水后内脏感觉阈值降低，腹泻型 IBS 患者的感觉阈值降低与腹部症状呈负相关。

3）IBS 的内脏高敏感还表现为对生理刺激（进餐）的高反应性：进食后可诱发与内脏高敏感有关的症状，包括腹痛、腹胀、饱胀或胀气，以及排便急迫感。腹泻型 IBS 患者排便不尽感与餐后直肠高敏感和高顺应性引起的肠蠕动增加显著相关。

内脏高敏感的产生机制主要涉及内脏初级传入神经致敏、脊髓后角神经元兴奋性增加和中枢感觉异常。临床上大多数 IBS 患者有与症状相关的感觉异常，内脏高敏感可以放大胃肠动力事件而产生症状。内脏高敏感的改变可能与疾病的活动有关。我国 IBS 患者存在广泛内脏高敏感，不仅直肠和结肠表现为内脏高敏感，消化道其他区域如空肠、食管也可表现为内脏高敏感。

3. 感染后 IBS

肠道感染和免疫因素可能参与部分 IBS 的发病。约 1/4 的 IBS 患者症状起自胃肠炎、痢疾或其他直接影响胃肠功能的感染性疾病，称为感染后 IBS。研究证实各种细菌、病毒感染因素促使肠黏膜肥大细胞或者其他免疫炎性细胞释放炎性细胞因子，引起肠道功能紊乱而发生 IBS。感染后 IBS 患者肠道黏膜可持续存在低度炎性反应，肥大细胞、肠嗜铬细胞、T 淋巴细胞、中性粒细胞等黏膜浸润增多，并释放多种生物活性物质，诱发免疫炎性细胞因子风暴反应，如 IL-1β、IL-6、IL-10、TNF-α 等表达增加。这些细胞因子作用于肠道神经和免疫系统，削弱肠道黏膜屏障作用，致黏膜通透性增加，并影响肠道动力和感觉，从而产生 IBS 症状。

4. 肠道微生态失衡

肠道微生态失衡包括微生物构成比例的改变或微生物代谢活性的改变。目前关于 IBS 微生物比例失衡的国外研究显示，IBS 患者粪便乳酸菌和双歧杆菌的水平降低，由链球菌和大肠埃希菌为主的兼性厌氧菌水平升高，厚壁菌门的比例增加，拟杆菌和厌氧生物体（如梭菌）数量增加，厚壁菌对拟杆菌的比例（firmicutes to bacteroidetes ratio，FBR）增加，同时发现菌群多样性减少，黏膜相关菌群数量增多和成分改变。

此外，小肠细菌过度生长是 IBS 的原因之一。有研究发现通过乳糖氢呼气试验发现 78% 的 IBS 患者有细菌过度生长，抗生素治疗后可使 48% 患者的 IBS 症状消除。然而，因方法学的弱点使该报道的可信性下降。随后有报道，新霉素比安慰剂更能改善 IBS 的症状，新霉素治疗后呼气试验正常者中有 75% 的患者疗效好，但治疗后短期随访未能证实细菌过度生长的作用。疗效也可能与抑制结肠产气菌有关。其他一些研究者未发现 IBS 与细菌过度生长的关系。

5. 精神心理因素

相当比例的 IBS 患者伴有不同程度的精神心理障碍，包括焦虑、紧张、抑郁、失眠和神经过敏等。IBS 患者的焦虑抑郁评分均较健康人增高，焦虑和抑郁发生率高。抑郁或焦虑障碍是 IBS 的危险因素，严重影响其发生、发展和预后。如果不考虑求医状态，IBS 患者常伴随更多精神上的苦恼、睡眠障碍、"感情脆弱"和"对环境的过度反应"。并且心理社会因素影响 IBS 的疗效。社区研究显示：生活应激事件、精神上的苦恼、抑郁和焦虑常伴有无病理学改变的临床症状，其费用与医疗资源的消耗日益增多。文化环境的突然改变可使 IBS 的患病率增加，这种情况见于以色列贝都因人从农村迁移至城市环境。重度 IBS 患者人际关系和生活质量差，误工、频繁就医并出现精神上的苦恼。IBS 患者常见的精神共病诊断包括惊恐障碍、广泛性焦虑和创伤后应激障碍。常见的情感障碍包括严重抑郁症、情绪恶劣和躯体形式障碍。对肠道应对情感经历的反应性了解甚少。IBS 患者会选择性地记忆描述胃肠道感觉的词汇而非选择中性词汇和描述呼吸系统感觉的词汇。对 IBS 伴恐惧性焦虑症的患者使用含情感内容的词汇，会引起大脑反应和直肠活动的增加，IBS 不伴精神共病者没有类似反应。

6. 环境因素

饮食因素是诱发或加重 IBS 症状的主要因素。饮食因素主要包括免疫性（食物过敏）和非免疫性（食物不耐受）两方面。有食物过敏史者患 IBS 的危险性增加。但真正食物过敏引起 IBS 并不常见，大多数研究倾向于认为食物不耐受才是 IBS 的主要危险因素。发酵性寡糖、双糖、单糖及多元醇（FODMAP）在 IBS 的发病中起重要作用。FODMAP 饮食在小肠难以被吸收，可升高肠腔渗透压，在结直肠中易被发酵产气，从而引起腹痛、腹胀、腹部不适等 IBS 症状。由于中西方饮食差异较大，并且相关临床研究缺乏，FODMAP 饮食在我国 IBS 发病中的作用并不清楚。

IBS 在家庭中的聚集现象提示发病的遗传和（或）环境致病因素。Locke 等发现家族成员中有腹痛和肠功能紊乱者报告 IBS 的机会要增加 2 倍以上，而单纯配偶有腹部不适者似乎不受影响。有消化道症状的人可能更会注意家庭成员的相似症状或更多地谈论这些症状，导致了报告的偏移。有报告肠功能紊乱在单卵双胞胎的遗传概率为 33%，而在双卵双胞胎为 13%，提示功能性肠症状的遗传变异率约为 57%。同样的结论适用于 IBS 的肠外表现。

7. "脑－肠轴"的改变

中枢神经系统对肠道刺激的感知异常和"脑－肠轴"调节异常可能参与 IBS 的发生。脑－肠轴是将胃肠道与中枢神经系统联系起来的神经－内分泌网络，对胃肠道各种功能进行调控。IBS 患者存在"脑－肠轴"功能调节异常，主要表现在中枢神经系统对肠道刺激的感知异常与神经－内分泌系统调节异常。IBS 患者大脑相应脑区活化后，继而引起神经、内分泌通路的改变，致敏肠神经系统，包括肠神经重构和神经内分泌递质释放异常等。神经－内分泌递质在 IBS 患者"脑－肠轴"中起到了桥梁和调控的作用。5－羟色胺（5-HT）是胃肠道的关键神经递质之一，影响肠道的动力、感觉和分泌等功能，IBS 患者 5－羟色胺增加，通过"脑－肠轴"调节，最终可影响胃肠道动力和内脏感觉功能。

第三节　分　类

一、中医辨证分型

1）IBS-D 分为 5 个证型：①肝郁脾虚证；②脾虚湿盛证；③脾肾阳虚证；④脾胃湿热证；⑤寒热错杂证。

2）IBS-C 分为 5 个证型：①肝郁气滞证；②胃肠积热证；③阴虚肠燥证；④脾肾阳虚证；⑤肺脾气虚证。

详见本章诊断部分。

二、西医分型

IBS 患者临床表现差异很大，排便异常可表现为腹泻、便秘或腹泻与便秘交替。罗马Ⅳ分型标准仅根据粪便性状来分型（表 25-1、表 25-2），IBS 可分为便秘型（IBS-C）、腹泻型（IBS-D）、混合型（IBS-M）和不定型（IBS-U），并建议用交替型 IBS（IBS-A）来特指腹泻型和便秘型亚型随时间而转换的患者。粪便性状可参考布里斯托（Bristol）粪便性状量表图，其中 1 型和 2 型界定为便秘，6 型和 7 型界定为腹泻。粪便性状反映了肠道传输时间。罗马Ⅳ分型标准与罗马Ⅲ标准相似。

表 25-1　IBS 的分型

分型	描　述
便秘型 IBS（IBS-C）	>25% 块状或干硬粪便（指 Bristol 粪便性状量表中的 1、2 型），<25% 糊状或水样粪便（指 Bristol 粪便性状量表中的 6、7 型）
腹泻型 IBS（IBS-D）	>25% 糊状或水样粪便，<25% 块状或干硬粪便
混合型 IBS（IBS-M）	块状或干硬粪便、糊状或水样粪便均 >25%
不定型 IBS（IBS-U）	粪便性状不符合上述诊断标准者

亚型的分类标准须根据至少 14 天的患者报告，使用"25% 原则"（即根据存在排便异常时的主要异常排便习惯，结合 Bristol 分类表对粪便性状进行记录，从而判断属于哪一亚型）对 IBS 进行亚型分类。其中，主要排便习惯依据至少出现 1 次异常排便的天数。

表 25-2　Bristol 粪便性状量表

分型	图示	特点
1 型		分散的干球粪，如坚果，很难排出
2 型		腊肠状，多块的
3 型		腊肠样，表面有裂缝
4 型		腊肠样或蛇状，光滑而柔软
5 型		柔软团块，边缘清楚（易排出）
6 型		软片状，边缘毛糙，或糊状
7 型		水样，无固定形成分

第四节　症　状

一、症状

IBS 一般起病隐匿。症状反复发作或呈慢性迁延，病程可达数年至数十年。就诊常常由于以下原因：严重的疼痛、排便急迫感、大便过频、血便、焦虑、对癌症恐惧等。临床症状多样，轻重不一。所有症状皆可见于器质性胃肠病。症状虽有个体差异，但对于具体患者则多为固定不变的发病规律和形式。尽管 IBS 患者的症状发作常表现为症状群，但一些症状可呈现顺序发作，或表现为随时间改变症状的类型、发作部位及严重程度的改变。IBS 症状的发作频率在不同患者之间变化很大，一些患者每天均有症状发作或连续发作，而其他患者可长期无症状。

1. 腹部疼痛或不适感

腹痛为一项主要症状，大约 2/3 的 IBS 患者主诉的症状之一是腹部疼痛，多伴有排便异常并于排便后缓解，临床提示症状主要源于结肠。腹痛或不适感可发生于腹部任何部位，呈局限性或弥漫性，但多位于左侧腹部，以左下腹为多。一般无放射痛，但患者常难以准确定位，常用手掌旋转抚摸疼痛区域而不是直接用手指指示。疼痛性质多样，如胀气样、痉挛状或烧灼状钝痛，持续或间歇性发作，有时也为刀割样锐痛。腹痛程度多为轻中度，也有因腹痛剧烈而误为外科疾病的情况。急性剧烈刀割样剧痛可发生于持续性或间断发作的钝痛基础之上。IBS 腹痛虽然程度各异，但不会进行性加重。患者也常有反映结肠功能紊乱的其他症状如腹胀气、排便急迫感及排不净感。腹痛常可由进餐诱发，排便后缓解。夜间睡眠中痛醒的情况极为罕见。伴有抑郁的患者常有凌晨早醒的情况，醒后可能会注意到腹痛而诉为痛醒，但详细询问觉醒与腹痛的关系则可明确其早醒并非腹痛所致。

2. 排便习惯改变

排便异常一般包括次数异常和性状异常，排便次数少于 3 次/周或多于每日 3 次，稀便或水样便及干硬便均视为排便异常。IBS 患者腹泻有以下特点：粪量少，每日总量极少超出正常范围（一般低于 200 g/d）；禁食 72 小时后应消失；夜间不出现；约 1/4 患者可因进食诱发；不少患者有腹泻与便秘交替现象。以便秘为主的 IBS 患者，亦可间或与短期腹泻相交替。此时患者常感排便不尽感明显。粪便可带较多黏液。便秘初发时多为偶发性，患者有时自行使用导泻药物缓解症状，继而发展成持续性便秘，药物用量逐渐加大，严重者则需靠灌肠维持排便。由于肠内容物在肠内滞留时间延长，水分吸收过多，便秘 IBS 患者大便常为纤细的硬结，常被描述为铅笔状或带状，多被认为是结直肠痉挛收缩所致。也有患者的大便被描述为小丸状、石块状或小硬球状，为结肠节段性收缩增强所致，X 射线钡灌肠检查可见过度的结肠袋形成。一些患者可有排便不尽感和（或）排便费力。

IBS 患者常有黏液便，其原因不明，可能与肠黏膜分泌亢进有关。其程度轻重不一。某些患者黏液便症状明显，并以此而就诊。而另一些患者只有在医生询问时才注意到大便带有黏液成分。与腹泻为主的 IBS 患者相比，以便秘为主的 IBS 患者黏液的分泌可能更为常见。

3. 腹胀

腹部膨胀不适是各型 IBS 患者共同的主诉，一般白天加重，夜间睡眠后减轻。腹围一般不增加。常伴有呃逆或胃肠气体增多，部分患者的腹胀症状十分严重，以至于他们难以忍受而需松解裤带予以缓解。气体增多可能来自肠道细菌产气，人类肠道不能完全消化的糖类也极易被肠道细菌发酵分解而产生气体。另外，结肠黏膜吸收气体减少，致使在肠腔聚集增多也是可能的原因之一。虽然部分患者确有多于正常的胃肠气体，但定量测定表明，大多数主诉气体增多，腹胀不适，患者的肠道产气量仍同正常，甚至小于正常，提示 IBS 腹胀可能主要由内脏高敏感导致。

4. IBS 的肠外表现

IBS 患者非结肠源性症状和胃肠外症状出现率很高；近半数患者有胃灼热、早饱、恶心、呕吐等上胃肠道症状。并且 IBS 症状可以和其他功能性胃肠病如功能性消化不良症状重叠，甚至有主要症状转变为其他功能性胃肠病的表现。同样，IBS 患者还可有其他系统疾病的表现，例如头痛、非心源性胸痛、功能性消化不良、腰背痛、排尿困难、慢性疲劳综合征等，以致患者常常就诊于其他临床科室。

5. 精神心理特征

IBS 的症状与精神及心理因素密切相关。患者多伴有抑郁、焦虑、紧张、多疑、敌意等精神症状。IBS 患者同精神科患者有类似的神经质，常常表现出高度的抑郁、焦虑和对躯体的担心。这些症状的程度比普通胃肠道疾病的患者要重得多，常常达到可以诊断为精神性疾病的程度。他们报告和可能主观感受的腹痛症状比其他类似的肠道疾病患者更多。

6. IBS 症状出现或加重的诱因

IBS 常由精神因素或遭遇应激状态诱发。部分患者尚有不同程度的心理精神异常表现，如抑郁、焦虑、紧张、多疑、敌意等。精神因素主要影响 IBS 患者症状发作的频率、严重程度、总的健康状况、对健康资源的利用以及临床结局。此外饮食不当、劳累、全身或消化道感染、药物使用不当也可以诱使症状复发。

二、体征

通常无阳性发现，但这种检查仍为排除其他诊断的最初步骤，不应忽视。体格检查中，患者由于迷走神经紧张性增强而引起不适，部分患者有多汗、心率快、血压高等自主神经失调表现。有时可于腹部触及乙状结肠曲或表现为乙状结肠区的触痛。

三、辅助检查

实验室检查和目前所有的影像学检查主要目的是为排除潜在的器质性疾病，对 IBS 的诊断并无阳性意义。在临床实践中，应严格把握诊断标准，遵从卫生经济学的原则，有针对性地选择检查项目。

1. 常规检查

实验室检查项目包括血细胞计数和分类、粪常规潜血及虫卵、粪细菌培养、尿常规、血沉、血生化、血糖，是诊断 IBS 之前必做项目。

2. 影像学检查

影像学检查包括全胃肠道造影、钡灌肠造影或结肠镜检查、腹部 B 超检查。结肠镜检查时，IBS 患者极易感到腹痛，对注气反应敏感，肠道极易痉挛而影响操作，这些现象对诊断有提示性。近期从卫生经济学角度探讨纤维乙状结肠镜和结肠镜诊断价值的研究发现仅采用价格低廉及无创的检查方法确立 IBS 诊断的可能性在 80% 以上，在一般患者中肠镜检查占 IBS 诊断费用的 50% ~ 70%，却并不明显增加诊断的特异性和敏感性。因此，肠镜检查应保留给那些诊断确有疑问患者，不应盲目使用。

3. 结直肠动力和内脏敏感性相关检测

（1）结肠转运试验

采用不透射线的标记物测量结肠转运时间，即放射线造影法。一次吞服 20 个不透 X 射线标志物，在其后 24、48、72 小时摄腹部平片观察，直至标志物全部排出，摄片最多不超过 7 天。虽然转运试验尚不能作为诊断 IBS 的一项客观指标，但可用于鉴别诊断，如便秘型 IBS 和功能性便秘的结肠动力特征不同，功能性便秘转运时间延长主要在左半结肠和直乙状结肠部位，而在 IBS 结肠各段通过时间均延长，但以右半结肠更明显。结肠转运试验可反映 IBS 不同亚型的动力紊乱特征。

（2）结肠测压

按常规将结肠镜插至结肠脾曲以上，留置导丝，经导丝插入测压导管，检测结肠收缩波、高幅传导性收缩、胃结肠反射等指标。结肠测压对 IBS 分型诊断有一定意义，但是因 IBS 及其亚型测压图形特异性不高，而且测压各指标常难以区别蠕动性和固定的收缩，测压操作方法也有一定难度，因此临床应用价值有限，目前主要用于临床科研。

（3）直肠肛管测压

患者取左侧屈膝卧位，测压导管经肛门插入，不同导管放置于直肠肛管不同位置。观察指标包括最大自主性收缩压、排便压力、静息压力、直肠扩张引起的肛门内括约肌抑制性反射、排便动力等。通常同时进行直肠感觉测定。直肠肛管测压主要用于便秘型 IBS 患者，排除潜在的结肠、直肠或肛门结构异常，与功能性便秘、出口梗阻性便秘相鉴别。亦可用于直肠疼痛或腹泻症状评估，但其敏感性和特异性还未得到很好验证，目前，临床由于直肠肛管测压的测定方法、程序尚未标准化，这部分限制了其临床应用价值。

4. 结肠肌电图

应用黏膜接触电极或浆膜植入电极可做结肠肌电活动记录。结肠肌电活动可被分为持续数秒钟的短峰突发波和持续约 30 秒的长峰突发波。可以用于 IBS 腹泻型和便秘型的鉴别诊断。

5. 内脏感觉测定

利用恒力伸张器用电子气压泵检测容量感觉及顺应性，检测时在向肠腔内气囊注气过程中结合直观模拟量表记录感觉阈值及排便阈值，并测定肠壁对气囊壁的压力，做出顺应性曲线。内脏感觉的参数包括适应性调节、顺应性、腔壁张力及肛门直肠感觉阈值，肛门直肠感觉阈值包括疼痛、容量感觉（引起感觉的最小容量及最大耐受容量阈）、排便阈值等。这种方法是目前检测 IBS 内脏敏感性的最常用方法，约 94% 的 IBS 患者利用该方法判定痛觉敏感性增加。因此，很多学者认为直肠感觉异常可以作为 IBS 的生物学标志。最近的研究认为该方法诊断 IBS 的敏感性为 95.5%，特异性为 71.8%。

总之，目前尚无一种检查被公认为是 IBS 动力异常及内脏超敏感性诊断标准，多作为研究手段，在临床上不作常规诊断性检查。内脏感觉测定是目前最有希望作为 IBS 的生物学标志方法，结合动力检测可能提高诊断价值。但需要进一步多中心、大样本研究遴选出具有特征性、特异性的精确标准，以充实 IBS 诊断的客观依据。

6. 其他检查

对 IBS 的诊断有疑问或症状顽固，常规治疗不能缓解的患者，应根据临床特征选择下列检查项目，一方面明确诊断；另一方面借此了解症状的可能机制，利于针对性的治疗。

1）精神心理因素的测评：了解患者的人格特质、精神心理状态和应激性生活事件等情况，明确其与 IBS 症状的演变关系。

2）甲状腺功能检查：排除甲状腺功能异常引起的肠功能紊乱。

3）乳糖氢呼气试验：排除乳糖不耐受。

4）粪便细菌培养和镜检及胃十二指肠液镜检和培养：排除可能的细菌性肠炎和肠道寄生虫感染。

5）72 小时粪脂定量：用于观察有无胆汁酸吸收不良，排除慢性胰腺功能异常。

6）小肠造影、小肠镜、腹腔镜等检查：排除器质性肠病和腹部其他疾病。

第五节 诊断与鉴别诊断

一、西医诊断

1. 诊断标准

依据罗马Ⅳ标准诊断 IBS。

罗马Ⅳ诊断标准为诊断前症状至少出现 6 个月，近 3 个月满足以下标准：反复发作的腹痛，最近 3 个月内平均发作至少 1 日/周，且合并以下 2 条或多条。①腹痛和排便相关；②发作时伴有排便频率改变；③发作时伴有大便性状（外观）改变。

以下症状支持 IBS 的诊断：①排便频率异常：每周排便 <3 次或每天排便 >3 次；②排便性状异常：块状便/硬便或糊状便/水样便；③排便费力；④有排便急迫感或排便不尽感；⑤排黏液便；⑥腹胀。

2. 诊断注意事项

1）诊断应建立在排除器质性疾病的基础上。

2）IBS 的肠道症状具有一定的特点，如腹痛或腹部不适与排便的关系，这组症状有别于其他的功能性肠病（如功能性便秘、功能性腹泻、功能性腹痛）。

3）IBS 常与其他功能性胃肠病共存。

二、中医诊断

证候诊断：主症 2 项加次症 2 项，参考舌脉，即可诊断。

1. IBS-D 分为 5 个证型

（1）肝郁脾虚证

主症：①腹痛即泻，泻后痛减；②急躁易怒。次症：①两胁胀满；②纳呆；③身倦乏力。舌脉：舌淡胖，也可有齿痕，苔薄白；脉弦细。

（2）脾虚湿盛证

主症：①大便溏泻；②腹痛隐隐。次症：①劳累或受凉后发作或加重；②神疲倦怠；③纳呆。舌脉：舌淡，边可有齿痕，苔白腻；脉虚弱。

（3）脾肾阳虚证

主症：①腹痛即泻，多晨起时发作；②腹部冷痛，得温痛减。次症：①腰膝酸软；②不思饮食；③形寒肢冷。舌脉：舌淡胖，苔白滑；脉沉细。

（4）脾胃湿热证

主症：①腹中隐痛；②泻下急迫或不爽；③大便臭秽。次症：①脘闷不舒；②口干不欲饮，或口苦，或口臭；③肛门灼热。舌脉：舌红，苔黄腻；脉濡数或滑数。

（5）寒热错杂证

主症：①大便时溏时泻；②便前腹痛，得便减轻；③腹胀或肠鸣。次症：①口苦或口臭；②畏寒，受凉则发。舌脉：舌质淡，苔薄黄；脉弦细或弦滑。

2. IBS-C 分为 5 个证型

（1）肝郁气滞证

主症：①排便不畅；②腹痛或腹胀。次症：①胸闷不舒；②嗳气频作；③两胁胀痛。舌脉：舌暗红；脉弦。

（2）胃肠积热证

主症：①排便艰难，数日一行；②便如羊粪，外裹黏液；③少腹或胀或痛。次症：①口干或口臭；②头晕或头胀；③形体消瘦。舌脉：舌质红，苔黄少津；脉细数。

（3）阴虚肠燥证

主症：①大便硬结难下，便如羊粪；②少腹疼痛或按之胀痛。次症：①口干；②少津。舌脉：舌红苔少根黄；脉弱。

（4）脾肾阳虚证

主症：①大便干或不干，排出困难；②腹中冷痛，得热则减。次症：①小便清长；②四肢不温；③面色㿠白。舌脉：舌淡苔白；脉沉迟。

（5）肺脾气虚证

主症：①大便并不干硬，虽有便意，但排便困难；②便前腹痛。次症：①神疲气怯；②懒言；③便后乏力。舌脉：舌淡苔白；脉弱。

三、鉴别诊断

肠道器质性疾病是必须首先与 IBS 相鉴别的疾病，见表 25-3。一旦患者病史中出现胃肠道出血、发热、体重减轻、贫血及可触及肿块等警戒特征时基本可排除 IBS，应进一步通过各种检测手段明确诊断。对有器质性疾病征象或年龄 >50 岁、症状新近发作或改变发作形式及症状严重者应进行全面检查；对无器质性疾病征象或年龄 <50 岁、慢性复发性症状者可采用以主要症状为基础的诊断方法，尽管如此，对这类患者进行诊断后还要注意临床随访，以确保诊断的可靠性。

1. 以腹痛为主 IBS 的鉴别诊断

对腹痛位于上腹部或右上腹，且餐后疼痛明显者，应与胆系和胰腺疾病相鉴别。需行 B 超、粪脂定性或定量及胰腺外分泌功能检查，必要时逆行胰胆管造影检查等有助于诊断。如腹痛位于下腹部，伴有或不伴有排尿异常或月经异常者，应与泌尿系统疾病及妇科疾病鉴别。腹痛位于脐周者，需与肠道蛔虫症鉴别。腹痛位于剑突下者，应与消化性溃疡、慢性胃炎鉴别，内镜检查是最可靠的方法。

2. 以腹泻为主 IBS 的鉴别诊断

主要应与感染性腹泻和吸收不良综合征鉴别。如粪常规检查见大量白细胞、红细胞、脓细胞、大量黏液，提示感染性腹泻，应进一步做细菌学及寄生虫学检查，明确感染源。与吸收不良的鉴别需做有关吸收不良的试验和粪脂检查。IBS 与乳糖不耐受症的鉴别较困难，乳糖不耐受症是典型的渗透性腹泻原因之一，是由于乳糖酶缺乏，乳糖吸收试验及氢呼气试验阳性是乳糖不耐受症诊断的可靠标准，常用于鉴别，但最简便实用且最有意义的为无乳糖饮食试验性治疗。给予患者 2 周无乳糖饮食后，如症状持续存在无改变可排除乳糖不耐受症，如症状，特别是多气腹泻症状部分改善则说明乳糖不耐受仅在某种程度上与症状有关，如症状完全缓解则表明为乳糖不耐受症。

3. 以便秘为主的 IBS 的鉴别诊断

应与药物不良反应所致的便秘、慢性便秘及结直肠器质性疾病所致的便秘鉴别，充分了解药物作用及不良反应，停药后便秘改善有助药物所致便秘的诊断。结直肠器质性疾病所致的便秘主要见于肿瘤和各种炎症所致的直肠腔狭窄，除各自的临床特点外，X 射线钡灌肠及结肠镜检查是确诊的重要手段。

表 25-3　肠易激综合征与肠道器质性疾病的鉴别诊断

	肠易激综合征	器质性疾病
症状	多见于中、青年女性	各年龄组均有，老年多见
	慢性经过，每次表现类同	进行性加重
	腹泻或便秘，粪量少，不带血	大便带脓血或脂肪泻
	睡眠中不出现	惊扰睡眠

续表

	肠易激综合征	器质性疾病
症状	一般情况较好	明显消瘦
	下腹痛，进食加重，便后缓解	腹痛与排便关系不定
	症状与应激有关，心理疾病较突出	可伴心理疾病，但多为继发
体征	无发热	可有发热
	多有紧张、焦虑、自主神经功能紊乱	有紧张、焦虑多属继发，不如 IBS 突出
	乙状结肠易触及痛觉过敏	腹肌紧张、反跳痛、高调肠鸣音
	结肠镜检查时易出现肠道痉挛腹痛，钡灌肠示结肠痉挛、结肠袋少	结肠镜检或钡灌肠示器质性疾病或明显炎症表现
实验室检查	粪便一般正常 可有结直肠压力和通过异常 其他实验室检查一般无异常	粪检见大量白细胞、脓血或油脂、虫卵 血沉加速，血白细胞升高，明显贫血 可有甲状腺功能异常（甲亢或甲低） 可有氢呼气试验异常

第六节 治 疗

IBS 对患者最主要的危害是腹痛、腹胀、腹部不适和排便障碍等主观痛苦感受，以及对生命质量（包括社会功能）的影响。其具有反复发作的特点，目前尚无法"治愈"。IBS 的治疗目标是改善症状、提高患者生命质量，需要制定个体化治疗策略，即针对每例 IBS 患者，均需要个体化细致分析病因、病理生理改变、分型、心理因素、诱发因素等，需考虑到所有的症状及其背后的病理生理学环节。分析病因时，特别要重视精神心理和社会生活因素。

目前尚未有一种药物或单一疗法对所有 IBS 患者完全有效，应根据主要症状类型进行对症治疗和根据症状严重程度进行分级治疗。因此治疗应遵循两个主要原则：个体化的原则，即根据患者不同症状特点、诱发因素有针对性地选择药物；综合性原则，即采取综合性治疗措施，包括饮食治疗、中西药物治疗及心理、行为治疗等。

一、建立良好的医患关系

临床医师与 IBS 患者之间建立良好的沟通和信任关系，能够帮助医师准确把握病因和病理生理学的关键环节，正确选择治疗策略，取得患者的理解和配合也是获得满意疗效的前提。医师在 IBS 的处置实践中应尽量做到：

1）真正了解和把握患者的关切点。尽量用客观的证据解释患者的症状，使患者确信 IBS 不危及生命，消除患者的恐病疑虑状态。

2）尽可能取得患者的配合，准确把握和区分各种致病因素对症状的不同影响，使患者正确理解症状的病理生理变化。

3）努力使患者充分理解并自愿接受治疗。

二、认知治疗

认知治疗是 IBS 治疗中的必要环节。一定程度上，IBS 患者对疾病病因和危害的不恰当认知是导致其就医的主要原因，有时超过其症状本身，故认知治疗非常重要。部分患者如能克服疑虑，其症状就可明显减轻，以至于不影响日常生活。认知治疗和针对治疗策略的良好沟通，能够显著提高安慰剂对 IBS 患者的近期和远期疗效。

认知治疗的内容和目标是使患者充分了解 IBS 属于"功能性疾病"的本质，即①IBS 是功能性疾病；②没有证据显示 IBS 可以直接进展成严重的器质性疾病或恶性肿瘤；③通过生活方式调整，以及适当的药物治疗，多数患者的 IBS 症状可以得到比较理想的改善；④IBS 症状有可能复发，但调整生活方式可能预防症状复发。

三、饮食治疗

避免摄入诱发或加重症状的食物、调整相关的生活方式对改善 IBS 症状有益。限制的食物种类包括：①富含 FODMAP 等成分的食物（难吸收的短链碳水化合物如果糖、乳糖、多元醇、果聚糖、低乳半聚糖），见表25-4；②高脂肪、辛辣、麻辣和重香料的食物；③高膳食纤维素食物可能对便秘有效（但对腹痛和腹泻不利）；④一旦明确食物过敏原，应避免摄入含有该过敏原成分的食物。

表 25-4　具有高发酵性低聚糖、二糖、单糖和多元醇的食品

食品	低聚糖	二糖	单糖	多元醇
酱类	菊粉饮料、番茄酱、奶油意大利面酱、番茄意大利面酱、能量棒、草莓酱、泡菜、大酱、辣椒酱、饺子、点心、冬阴功汤、泰国咖喱酱	—	蜂蜜，高果糖玉米糖浆	—
食品添加剂	菊粉、芥末粉、果油	—	—	山梨醇、甘露醇、麦芽糖醇、木糖醇、异麦芽酮糖醇
水果	桃子、柿子、西瓜	—	苹果、樱桃、芒果、梨、西瓜	苹果、梨、李子、樱桃、黑莓、杏
蔬菜	大蒜、韭菜、洋葱、豌豆、甜菜根、布鲁塞尔芽菜、菊苣、茴香、朝鲜蓟	—	芦笋、朝鲜蓟、糖豌豆、腌洋葱	蘑菇、白菜、花椰菜、豌豆
牛奶和奶制品	—	牛奶、酸奶、冰淇淋、蛋奶、软奶酪	—	—
谷物	小麦、黑麦、大麦	—	—	—
坚果和种子	杏仁、开心果	—	—	—
豆类	豆类、鹰嘴豆、扁豆	—	—	—

值得关注的是不被耐受的食物类型较杂，种类繁多。研究显示不被耐受的食物约有 60 种以上，40% 的患者每人有 6 种或以上食物不耐受。食物不耐受也可能与饮食行为不当和精神心理因素有关，尤其是女性 IBS 患者。IBS 症状发作期和缓解期对食物耐受性也有不同，所采用的饮食方案也应有所区别。

四、生活方式和社会行为的调整

调整生活方式和社会行为能够减轻 IBS 症状，如减少烟酒摄入、注意休息、充足睡眠等行为改善，每周 3～5 次高负荷的体格锻炼，坚持 12 周后，明显阻止 IBS 症状恶化。

五、西医治疗

对症状明显者可酌情使用药物控制症状。近 10 年，IBS 的新药研究进展非常迅速，特别是在肠道类激素物、受体激动剂和拮抗剂等方面。常用的治疗药物总结如表 25-5 所示。

1. 调节肠道运动的药物

（1）胃肠平滑肌钙离子通道阻滞剂

1）匹维溴铵：钙离子通道拮抗剂（选择性作用于肠 Ca^{2+} 通道抑制），商品名得舒特。Ca^{2+} 在平滑肌细胞收缩中起重要作用。选择性肠道平滑肌

表 25-5　肠易激综合征的常用药物

症状		药　物
腹泻	止泻药	洛哌丁胺（易蒙停）、地芬诺酯（苯乙哌啶）
	调节肠道运动	匹维溴铵、曲美布汀
	作用于黏膜的药物	思密达（蒙脱石散）
	5-HT 拮抗剂	阿洛司琼
	中药	固本益肠丸
便秘	泻剂	乳果糖、聚乙二醇
	促分泌药	利那洛肽、鲁比前列酮
	动力药	莫沙比利、依托比利、普芦卡必利片
	5-HT 激动剂	替加色罗（泽马可）
	中药	四磨汤、六味安消、番泻叶
腹泻、便秘交替	双向调节剂	匹维溴铵、曲美布汀
中枢治疗	抗抑郁药	阿米替林、百忧解等
	抗焦虑药	安眠灵、氟硝西泮等

钙离子拮抗剂具有高度选择性，对心肌等无作用。其对肠肌电的影响主要为减低由进餐所致的结肠运动及峰值肌电活性，调整异常的肌电活性。匹维溴铵是一种具有强肌亲和性和弱神经亲和性的四价氨大分子化合物，可与肠平滑肌细胞表面 L 通道的双氢吡啶位点结合，有效的阻断 Ca^{2+} 内流，发挥对平滑肌的松弛作用，抑制胃－结肠反射，纠正胃肠运动异常。临床上已证实匹维溴铵可抑制进餐后肠平滑肌的高反应性。适用于治疗 IBS 腹泻型和便秘型患者，对腹痛的缓解具有一定疗效。有研究显示缓解症状达 80%，复发症状再用仍有效。匹维溴铵的用法为每次 50 mg，每日 3 次，饭时口服，疗程以 6~8 周为宜。

2）奥替溴铵：为四价氨化合物，具有类似钙离子通道阻滞剂的作用机制，能选择性作用于远段胃肠道，调节肠道平滑肌细胞外和细胞内钙池之间 Ca^{2+} 流动，缓解腹痛、腹胀，提高痛阈，改善排便紊乱。用法：每次 40 mg，每日 3 次，口服。

3）心痛定（硝苯吡啶，硝苯地平）：钙离子通道拮抗剂，缓解肠平滑肌痉挛，改善腹痛和腹泻，有效减少排便次数，对便秘疗效差。

（2）多离子通道调节剂

曲美布汀：IBS 患者结肠平滑肌细胞兴奋性不同，导致临床症状的多样化，此类药物可直接作用于细胞膜的 K^+、Na^+、Ca^{2+} 等离子通道，调节肠平滑肌运动功能。曲美布汀抑制和兴奋平滑肌运动的双重作用与平滑肌机械运动水平、平滑肌细胞生物电活动及药物浓度有关。用法：每次 100~200 mg，每日 3 次，口服。

（3）5-HT4 受体激动剂

胃肠道 5-HT4 受体的激活可促使降钙素基因相关肽（CGRP）、P 物质和乙酰胆碱等在胃肠道运动和内脏感觉方面起重要作用的神经递质释放，进而影响胃肠道动力及内脏感觉，可减少时相性收缩，增加推进性运动，缩短肠通过时间，降低内脏痛阈，在胃肠道感觉信号向中枢神经系统的传递过程中起重要作用，这些生理功能可解释为何 5-HT4 受体激动剂可用于 IBS 的治疗。

琥珀酸普芦卡必利片为一种选择性 5-HT4 受体激动剂，研究发现该药可显著缩短正常志愿者的结肠转运时间，几乎不影响胃和小肠的转运，不影响内脏感觉，用于治疗成年患者中通过轻泻剂难以充分缓解的慢性便秘症状。但对于腹痛的作用尚不显著，对于动物肠道的致癌作用也有待进一步的研究。用法：口服，可在一天中任何时间服用，餐前餐后均可。成人：每日 1 次，每次 2 mg。老年患者（>65 岁）：起始剂量为每日 1 次，每次 1 mg，如有需要，可增加至每日 1 次，每次 2 mg。

（4）抗胆碱能药物

抗胆碱能药物很早就被用来治疗 IBS，但其疗效一直没有被肯定。近年来人们发现，餐前服用抗胆碱能药物能缓解餐后出现的腹痛。这可能是因为抗胆碱能药物直接抑制消化道平滑肌收缩而改善 IBS 患者的肠道动力学紊乱。

2. 通便剂

（1）渗透性泻剂

渗透性泻剂可用于缓解便秘型 IBS 的便秘症状。在渗透性泻剂中，乳果糖可能增加腹胀症状。聚乙二醇可以显著增加便秘型 IBS 患者自主排便频率，降低粪便硬度，有效缓解患者便秘症状，安全性高，美国 FDA 已批准聚乙二醇用于临床治疗便秘型 IBS，但渗透性泻剂不能改善腹痛、腹胀和总体症状。此外，应慎用刺激性泻剂和高渗性泻剂。

（2）利那洛肽

利那洛肽是一种鸟苷酸环化酶 C 激动剂，它与肠道 GC-C 结合后，导致细胞内和细胞外环鸟苷酸（cGMP）浓度升高。细胞内 cGMP 升高可以刺激肠液分泌，加快胃肠道移行，从而增加排便频率；细胞外 cGMP 浓度升高会降低痛觉神经的灵敏度、降低肠道疼痛。美国 FDA 已批准利那洛肽用于便秘型 IBS 患者，我国已上市，适用于成年患者：①便秘型肠易激综合征（IBS-C）290 μg 口服，每天 1 次；②慢性特发性便秘（CIC）145 μg 口服，每天 1 次。空胃服用需在首次餐前至少 30 分钟。

（3）鲁比前列酮

鲁比前列酮为一局限性氯离子通道激活剂，可选择性活化位于胃肠道上皮尖端管腔细胞膜上的 2 型氯离子通道（ClC-2），增加肠液的分泌和肠道的运动，从而增加排便，减轻慢性特发性便秘的症状，且不改变血浆中钠和钾的浓度。可显著增加便秘型 IBS 患者自主排便频率和改善腹痛症状，美国 FDA 批准其用于 18 岁以上女性便秘型 IBS 患者。我国尚未上市。用法：24 μg，bid，餐中服。

3. 止泻剂

（1）地芬诺酯

肠阿片 M 受体激动剂，与吗啡作用相似，但对中枢神经系统作用微弱。通过抑制肠黏膜感受器，反射性减弱肠蠕动促进肠内水分吸收而增强止泻作用。

（2）洛哌丁胺

阿片 M 受体激动剂，药理机制与苯乙哌啶相似，产生对肠环形或纵形肌的影响，减慢胃肠的传输过程，故其中枢神经系统副反应也小。临床上研究证实对粪质稠度、排便次数和疼痛有改善作用。IBS 患者用洛哌丁胺可改善腹泻，但对腹痛无作用。商品名为易蒙停，每次 2 mg，排便后口服，每日不超过 8 mg。

4. 控制精神症状的药物

抗抑郁焦虑药可试用于 IBS 的治疗。

1）抗抑郁药物治疗的适应证：①合并明显精神心理障碍。针对这部分患者，抗抑郁药物治疗比单纯针对 IBS 症状治疗更有效，对改善患者生命质量的效果明显优于常规药物。②常规药物治疗效果不好。对于没有精神心理障碍的患者，如果常规药物治疗 4~8 周不理想时推荐采用抗抑郁药物治疗。

2）小剂量三环类抗抑郁药物（TCA）和 5-羟色胺再摄取抑制剂（SSRI）可以缓解 IBS 总体症状和腹痛症状，即使对于没有明显伴随精神和心理障碍表现的患者也有效。然而，也有研究显示，TCA 和 SSRI 对 IBS 排便相关症状的改善并不优于容积性泻剂和解痉药物。

3）抗焦虑药物或镇静剂亦能够有效改善 IBS 症状，但只推荐短期应用于有显著焦虑情绪或行为的患者。

4）心理治疗主要用于对常规药物没有反应的患者，包括分组集体疗法、认知疗法、人际关系疗法、催眠疗法、应激管控和放松治疗等。

5）IBS 患者伴有的精神和心理障碍达到显性专业诊断程度时，应由有精神专科资质的医师诊断和处置。

6）符合以下条件是尽早转诊精神专科的红色警报信号：①严重抑郁，可能伴有自杀倾向；②慢性顽固性疼痛；③严重的社会功能丧失；④不良的疾病适应行为；⑤医患沟通困难；⑥偏执的健康理念；⑦其他可识别的精神问题（躯体化障碍、创伤后应激障碍、重度焦虑）；⑧导致持续痛苦和（或）明显的痛苦受虐史。

5. 肠道菌群调节药物

益生菌对改善 IBS 症状有一定疗效。多项随机双盲安慰剂对照研究和 Meta 分析表明，益生菌可以改善 IBS 患者腹胀、腹痛、腹泻、便秘和总体症状，且安全性与安慰剂相似。国外指南和共识意见推荐将其用于治疗 IBS。欧洲初级保健肠胃病学会（ESPCG）2018 版《益生菌在下消化道症状管理中的应用国际共识》表明益生菌有助于缓解某些 IBS 患者的全身症状、益生菌可能有助于缓解便秘型 IBS 患者的症状、益生菌有助于缓解腹泻型 IBS 患者的症状。但究竟哪些益生菌、何种剂量、何种组合适合我国患者现在尚难确定，需要在临床实践中深入研究和探索。

6. 利福昔明可改善非便秘型 IBS 总体症状及腹胀、腹泻症状

随机双盲对照研究证实利福昔明对 IBS 的疗效与患者氢气呼气试验转阴有关，对有腹胀和（或）肠道产气增多等菌群失调症状的患者疗效更佳，利福昔明治疗 IBS 的机制可能与调节肠道细菌有关。美国 FDA 近期已批准利福昔明用于临床治疗非便秘型 IBS。

六、中医治疗

中华中医药学会脾胃病分会于 2017 年制定了《肠易激综合征中医诊疗专家共识意见》，对中医中药治疗 IBS 的辨证治疗进行了规范化处理。

1. 中药治疗

（1）IBS-D

1）肝郁脾虚证。治法：抑肝扶脾。主方：痛泻要方（《丹溪心法》）。药物：白术、白芍、防风、陈皮。加减：腹痛甚者，加延胡索、香附；嗳气频繁者，加柿蒂、豆蔻；泻甚者，加党参、乌梅、木瓜；腹胀明显者，加槟榔、大腹皮；烦躁易怒者，加牡丹皮、栀子。

2）脾虚湿盛证。治法：健脾益气，化湿止泻。主方：参苓白术散（《太平惠民和剂局方》）。药物：莲子肉、薏苡仁、砂仁、桔梗、白扁豆、茯苓、人参、甘草、白术、山药。加减：舌白腻者，加厚朴、藿香；泻下稀便者，加苍术、泽泻；夜寐差者，加炒酸枣仁、夜交藤。

3）脾肾阳虚证。治法：温补脾肾。主方：附子理中汤（《太平惠民和剂局方》）合四神丸（《内科摘要》）。药物：附子、人参、干姜、甘草、白术、补骨脂、肉豆蔻、吴茱萸、五味子。加减：忧郁寡欢者，加合欢花、玫瑰花；腹痛喜按、怯寒便溏者，加重干姜用量，另加肉桂。

4）脾胃湿热证。治法：清热利湿。主方：葛根黄芩黄连汤（《伤寒论》）。药物：葛根、甘草、黄芩、黄连。加减：苔厚者，加石菖蒲、藿香、豆蔻；口甜、苔厚腻者，加佩兰；腹胀者，加厚朴、陈皮；脘腹痛者，加枳壳、大腹皮。

5）寒热错杂证。治法：平调寒热，益气温中。主方：乌梅丸（《伤寒论》）。药物：乌梅、细辛、干姜、黄连、附子、当归、黄柏、桂枝、人参、花椒。加减：少腹冷痛者，去黄连，加小茴香、荔枝核；胃脘灼热或口苦者，去花椒、干姜、附子，加栀子、吴茱萸；大便黏腻不爽、里急后重者，加槟榔、厚朴、山楂炭。

（2）IBS-C

1）肝郁气滞证。治法：疏肝理气，行气导滞。主方：四磨汤（《症因脉治》）。药物：枳壳、槟榔、沉香、乌药。加减：腹痛明显者，加延胡索、白芍；肝郁化热见口苦或咽干者，加黄芩、菊花、夏枯草；大便硬结者，加麻仁、杏仁、桃仁。

2）胃肠积热证。治法：泄热清肠，润肠通便。主方：麻子仁丸（《伤寒论》）。药物：火麻仁、白芍、枳实、大黄、厚朴、杏仁。加减：便秘重者，加玄参、生地黄、麦冬；腹痛明显者，加延胡索，原方重用白芍。

3）阴虚肠燥证。治法：滋阴泄热，润肠通便。主方：增液汤（《温病条辨》）。药物：玄参、麦冬、生地黄。加减：烦热或口干或舌红少津者，加知母；头昏脑涨者，加枳壳、当归。

4）脾肾阳虚证。治法：温润通便。主方：济川煎（《景岳全书》）。药物：当归、牛膝、肉苁蓉、泽泻、升麻、枳壳。加减：舌边有齿痕、舌体胖大者，加炒白术、炒苍术；四肢冷或小腹冷痛者，加补骨脂、肉豆蔻。

5）肺脾气虚证。治法：益气润肠。主方：黄芪汤（《金匮翼》）。药物：黄芪、陈皮、白蜜、火麻仁。加减：气虚明显者，可加党参、白术；久泻不止、中气不足者，加升麻、柴胡、黄芪；腹痛喜按、畏寒便溏者，加炮姜、肉桂；脾虚湿盛者，加苍术、藿香、泽泻。

2. 针灸治疗

针灸治疗肠易激综合征具有经济、副反应少的优点，泄泻取足三里、天枢、三阴交，实证用泻法，虚证用补法。脾虚湿阻加脾俞、章门；脾肾阳虚加肾俞、命门、关元，也可用灸法；脘痞纳呆加公孙；肝郁加肝俞、行间；便秘取背俞穴和腹部募穴及下合穴为主，一般取大肠俞、天枢、

支沟、丰隆，实证宜泻，虚证宜补，寒证加灸；肠道燥热加合谷、曲池；气滞加中脘、行间；用泻法。另外，中医按摩、药浴等外治法对缓解症状也有一定的疗效，采用综合的治疗方法可以提高临床疗效。

七、笔者特色疗法

1. 笔者经验方

组成：人参9 g、黄芪9 g、白术9 g、炙甘草3 g、当归9 g、龙眼肉9 g、茯神9 g、酸枣仁9 g、远志9 g、生姜2片、木香3 g、红枣3枚、大黄6 g、肉苁蓉9 g。

主治：心脾两虚、气血不足。

症见食少体倦，面色萎黄，心悸，失眠健忘，泄泻与便秘交替出现，紫癜，便血，脉细弱，舌淡苔白。

方解：脾主气，心主血，心脾气血不足，故方中用人参、黄芪、白术、炙甘草补脾益气为君药，当归、龙眼肉养血，配茯神、远志、酸枣仁养心安神，木香理气醒脾，使补而不滞，通而不痛，姜枣调和脾胃。诸药合用，能治心脾两虚诸症。如苔滑腻加半夏、陈皮、云苓。

2. 中药灌滴疗法

笔者采用中药灌肠治疗痛泻取得了肯定的疗效，保留灌肠使药物直达病所，并能延长药物的作用时间，浓度高，同时避免了胃肠消化液和肝脏对药物的影响，能迅速而且充分发挥治疗作用，减少了副作用，而且中药灌肠机的问世更加提高了灌肠部位，明显增加疗效。

灌滴液组方：白术30 g、白芍20 g、陈皮15 g、防风20 g、柴胡15 g、当归15 g、茯苓15 g、生姜15 g、薄荷6 g、炙甘草6 g、补骨脂15 g。

用法及用量：加水1 000 mL，文火煎30分钟，去渣取汁200 mL，保留灌肠，每日1次。

3. 李氏丹砂穴位敷贴疗法

丹砂方剂组成：白术、白芍、炒陈皮、炒防风、党参、茯苓、熟薏苡仁、甘草等。

方法：将制成的丹砂敷于神阙穴上，隔砂艾灸10分钟后盖以敷贴，嘱患者每日按压3次，每次1~3分钟，疗效确切，价格低廉，患者很容易接受，尤其对久病者更为适宜。

治疗原理：详见炎症性肠病章节。

4. 食疗法

1）莲子粉粥：莲子去皮、心，研为粉，同米煮成粥。有健运脾胃而止泻之效。

2）麻仁粥：用火麻仁炒，去壳研末入粥，或加皂角子炒熟同研，火麻仁与皂角子的比例为3：1，治津枯便秘。

3）山药饭：山药、莲子肉、薏苡仁、扁豆各30 g。洗净切碎，莲肉去皮、心后煮烂，再与粳米一起煮饭。适用于脾虚泄泻、食欲不振。

4）大蒜粥：取大蒜30 g，去皮，切碎末，粳米100 g加水1 000 mL煮粥，早、晚温服，有止痢、止泻效果。

5）马齿苋粥：鲜马齿苋90 g（或干马齿苋30 g），加粳米100 g煮粥，早、晚服用，可止泻。

6）山药莲子粳米粥：山药30 g、莲子20 g、粳米100 g煮粥，早、晚服用，有健脾和胃及止泻之效。

7）山药鱼汤：山药300 g、河鱼1条（约250 g），加适量调料一同煮汤，有健脾建中，益气止泻之效。

八、治疗方法的选择

IBS的治疗应遵循个体化和综合化的原则选择治疗方案。首先应在明确患者临床分型的基础上，明确患者的主要症状，在健康教育和精神心理指导的基础上酌情选择有针对性的药物或疗法。

1）在以疼痛为主的患者中，抗胆碱能药物是最常用的解痉止痛药，如阿托品、654-2、颠茄等，但常可加重腹胀症状，而且有不同程度的不良反应，不适合长期使用。目前常常选择匹维溴铵等选择性钙离子通道阻滞剂，疗效不佳且有条件时也可试用5-HT3拮抗剂等新型药物，其通过抑制内脏传入神经功能，可能成为新的内脏痛治疗方法。抗抑郁药由于有中枢止痛、抗胆碱能作用及减轻并存的抑郁作用，对某些IBS患者有效。

2）以腹泻为主的患者治疗前应仔细询问病史，可能发现与腹泻有关的饮食因素，予以排除，一般患者可用洛哌丁胺，它能减慢肠道转运，增加肠水分和离子的吸收，并且增强直肠括约肌的张力，从而改善腹泻及里急后重等，它不通过

血 – 脑屏障，故优于其他鸦片制剂，此药不宜用于 5 岁以下的儿童。一旦发生便秘、腹胀甚至不全性肠梗阻，应立即停药。地芬诺酯也可应用。对某些原发性胆酸吸收不良者，消胆胺（考来烯胺）可能有效。5-HT3 受体拮抗剂有强力止呕作用，减慢结肠转运，对腹泻有效。腹泻伴腹胀者可用吸附性止泻剂蒙脱石散，氢氧化铝凝胶也可试用。

3）以便秘为主的患者应以饮食指导为主，纤维素饮食对便秘有一定疗效，增加纤维素达 20 ~ 30 g/日，纤维素量不足时疗效不显著，但应该逐渐加量，否则易致腹胀。单用纤维素无效时可加用渗透性泻剂或大便软化剂。一般不用刺激性泻药，因刺激肠道运动可加重便前腹痛，久用则肠道自主功能减弱，反而使便秘加重。饮食治疗效果不佳时可选择莫沙必利等全胃肠动力剂，加快小肠及结肠转运。钙通道阻滞剂对抑制餐后过多的非推进性收缩可能有效。部分 IBS 患者存在肠道菌群紊乱，补充肠道主菌群的双歧杆菌，有时能收到好的疗效。

4）IBS 病情的轻重也是选择治疗方案的重要依据。轻型患者首先应让患者知晓本病虽是慢性病，但预后良好，不需手术，也不会缩短寿命等有关知识，这可给患者极大的安慰，对控制失调有帮助，对饮食调整也有重要的作用。中型患者除轻型患者的治疗外，发作时常需药物治疗。松弛训练、催眠等心理行为治疗对缓解症状有益。重型患者常否认自己有病，或是频繁地找胃肠学家会诊。传统的心理治疗或直接作用于肠道的药物对于这类患者来说往往无效。这就需要医师在常规药物的基础上给予特殊的方法和对精神起作用的药物来治疗。

参考文献

1. 中华医学会消化病学分会胃肠功能性疾病协作组，中华医学会消化病学分会胃肠动力学组 . 中国肠易激综合征专家共识意见（2015 年，上海）［J］. 中华消化杂志，2016，36（5）：299 – 312.

2. 中华中医药学会脾胃病分会 . 肠易激综合征中医诊疗共识意见（2017）［J］. 中医药杂志，2017；58（18）：1615 – 1621.

3. 任成山，刘晓峰 . 功能性肠病［M］. 郑州：郑州大学出版社，2011.

4. 德罗斯曼 . 罗马Ⅳ功能性胃肠病　肠 – 脑互动异常［M］. 方秀才，侯晓华，译 . 北京：科学出版社，2016：611.

第二十六章 放射性肠炎

第一节 病名与源流

放射性肠炎（radiation enteritis，RE）是盆腔、腹腔及腹膜后肿瘤放疗常见的放射性损伤，尤其多见于妇科肿瘤及前列腺肿瘤的放疗后。RE可发生于肠道任何节段。国内外文献报道的发生率差异较大，为5%~17%，而接受过盆腔放疗者可达20%。本病的发生与患者身体一般状况、治疗方案的选择、放疗体位、靶区勾画范围及每次治疗的放射线剂量有关。放射性肠炎的易感因素有老年体弱、贫血、糖尿病、高血压、血管硬化性疾病、憩室病、既往腹部手术史、盆腔炎及小肠粘连固定等。

肠道放射性损伤的程度取决于放疗剂量与照射时间。不同部位的肠道对辐射耐受性也不同，对放射线敏感性的强弱排序为：直肠、乙状结肠、横结肠、回肠、空肠、十二指肠。由于淋巴组织对放射极度敏感，末端回肠含丰富的集合淋巴小结，理论上放射性肠炎的发生率最高，但是由于肠蠕动使小肠不断改变位置，不会接受连续的照射，故少有超过耐受剂量而发生小肠损伤的；回盲部、结直肠位置相对固定，且在大多数常见妇科恶性肿瘤治疗中，腔内照射所接受的剂量比外照射高得多，故容易接受过量照射而发生放射性损伤。

放射性直肠炎根据临床表现和古代医籍的描述，归属于中医学"肠澼""痢疾""泄泻""肠风""脏毒""便血""内痈"等范畴。结合其发病部位及主要症状，将放射性直肠炎中医病名命名为"肠澼"。

第二节 病 因

放射性肠炎的发生率与放射剂量呈剂量依赖

性。肿瘤细胞杀灭剂量与正常组织的最大耐受剂量之间的安全范围很小，胃肠道最小耐受剂量到最大耐受剂量的放射剂量在食管为60~75 Gy，直肠是55~80 Gy，小肠和结肠为45~65 Gy。当放射剂量为45 Gy时，约5%的患者出现RE症状；当剂量达65 Gy时，其发生率高达50%。此外，放射部位越靠近胃肠道，分割剂量越大、放射范围越大、放疗间隔时间越短，则RE发生率越高。

放射性肠炎的发病机制尚不完全清楚。可能与射线所致肠上皮细胞代谢受抑制以及肠黏膜下小血管受损有关。

第三节 分 类

若发生在放疗期间或其后的一段时间内的肠道损伤称为急性放射性肠炎。症状持续3个月或以上则为慢性放射性肠炎。临床表现详见本章"症状及诊断"部分。

第四节 症 状

放射性肠炎的症状缺乏特异性。急性起病者多在放疗1~2周后出现恶心、呕吐、腹泻、食欲不振、黏液血便，累及直肠时有里急后重感。晚期则呈慢性腹痛且以脐周下腹部多见，呈痉挛性和间歇性，伴有乏力、贫血或吸收不良，严重者可出现肠梗阻、腹腔炎、腹腔脓肿、肠瘘等并发症，且有癌变可能。长期出现的慢性放射性肠炎还可出现恶病质，严重影响患者的疾病康复和生活质量。

一、急性放射性肠炎

急性放射性肠炎多为肠黏膜层变化，表现为

黏膜糜烂、浅表溃疡形成，并可继发缺血性损伤和感染，较少出现瘘管、穿孔。

1）腹痛、腹泻与射线导致胃肠道动力异常，小肠黏膜绒毛萎缩、吸收面积受损，肠黏膜上的乳糖酶不足致乳糖吸收不良以及损伤的末端回肠重吸收胆盐和维生素 B$_{12}$ 障碍等因素有关。表现为阵发性或持续性腹痛，大便呈水样或黏液便，严重者可出现血便。

2）恶心、呕吐由中枢神经系统对放射线的反应所致。

3）由于血液和淋巴液不断从损伤的小血管和淋巴管外流，加之频繁的呕吐及腹泻导致大量液体丢失而造成水、电解质紊乱和循环衰竭。肠腔内毒素及细菌直接进入血液引起中毒和感染可加重症状，这是急性放射性肠炎患者死亡的主要原因。

4）急性肠梗阻、肠穿孔罕见。

二、慢性放射性肠炎

1）结直肠炎在放疗后 6～18 个月出现，临床表现与慢性非特异性溃疡性结肠炎相似。表现为腹泻、便血、黏液便及里急后重，偶有大量血便致贫血甚至休克。

2）肠腔狭窄并不少见，可出现完全或不完全肠梗阻表现。

3）严重病损可并发瘘管形成、腹腔或盆腔脓肿及腹膜炎。

4）小肠炎在晚期以吸收不良为主要表现，伴有间歇性腹痛、脂肪泻、消瘦、乏力、贫血等，小肠发生狭窄时肠内容物滞留所致的大量细菌繁殖、小肠-结肠瘘及小肠胆盐吸收不良均加重腹泻。有多例放疗后经过数年甚至十余年仍有发生肠道尤其是小肠狭窄的报道。

5）直肠指检可有直肠前壁水肿、增厚、变硬、指套染血，有时触及溃疡及瘘管。

第五节 诊断及鉴别诊断

一、诊断

有放疗史，结合临床表现、辅助检查，并除外原发肠道疾病，可以明确诊断。

1. 实验室检查

实验室检查无特异性。根据病情的不同程度，可出现白细胞升高、贫血、血沉加快、电解质紊乱、白蛋白降低等。大便潜血可呈阳性，大便中可检测到白细胞。

2. 肠道 X 线钡剂检查

无特异征象，但有助于病变范围及性质的确定。

3. CT 检查

肠段病变呈区域性分布，肠壁增厚、强化，对应肠系膜密度增高，病变区域内邻近脏器炎性改变。

4. 肠镜检查

急性期可见受累肠段黏膜充血、水肿、颗粒样改变及脆性增加、血管纹理模糊，黏膜触之易出血，可见糜烂、溃疡。慢性期可见血管纹理稀疏、黏膜苍白、变硬、出血、糜烂、溃疡等，溃疡可呈斑片状或钻孔样，大小不等，溃疡周边有特征性毛细血管扩张，还可见肠腔狭窄。有时结肠病变酷似癌肿，增厚、变硬的黏膜及环状狭窄的肠段或边缘坚硬的钻孔样溃疡均可被误认为癌肿，活检须谨慎，以防穿孔。结肠镜检查时若腹腔有广泛粘连形成、疑有穿孔和肠瘘形成应属于相对禁忌。

放射性肠炎根据临床转归、病情程度及治疗后的转归等不同，有各种分类，代表性的分类为分田分类和 Sherman 分类，分别见表 26-1 和表 26-2。

表 26-1 放射性肠炎的内镜下分类（分田分类）

分类	描述
0a	内镜下未见异常
0b	毛细血管变得稀疏，部分呈丛状扩张，无出血及易出血性
Ⅰa	黏膜面散在发红和毛细血管，脆，易出血
Ⅰb	无溃疡，弥漫性发红，更加易出血
Ⅱ	形成有灰色黏膜性痂皮样白苔的溃疡
Ⅲ	在Ⅱ度表现的基础上，可见肠腔的狭窄
Ⅳ	在Ⅲ度表现的基础上形成瘘

表 26-2　Sherman 分类

分类	描　述
Ⅰa	局部发红，毛细血管扩张，黏膜脆弱，易出血，溃疡，无狭窄
Ⅰb	弥漫性发红伴随有直肠周围炎和疼痛
Ⅱ	形成溃疡，灰白色的痂皮，坏死物质附着于直肠前壁
Ⅲ	可见狭窄，伴有直肠炎、溃疡
Ⅳ	直肠炎，溃疡，狭窄，伴有肠穿孔

二、鉴别诊断

应与以下疾病进行鉴别。

1. 急性感染性肠炎

各种细菌感染，如志贺菌、空肠弯曲杆菌、沙门菌、产气单胞菌、大肠埃希菌、耶尔森菌等。常有流行病学特点（如不洁食物史或疫区接触史），急性起病常伴发热和腹痛，具有自限性（病程一般为数天至 1 周，一般不超过 6 周）；抗菌药物治疗有效；粪便检出病原体可确诊。

2. 妇科疾病

对于女性患者应行妇科检查，排除妇科疾病。

3. 肿瘤复发与转移

放射性直肠炎的慢性期表现和癌肿的复发与转移具有相似性，需做 X 线钡剂检查、肠系膜血管造影、内镜检查、活组织检查以鉴别。

4. 溃疡性结肠炎（UC）

有反复发作史，大便细菌培养阴性。结肠镜下 UC 病变多从直肠开始，呈连续性、弥漫性分布。轻度炎症的内镜特征为红斑、黏膜充血和血管纹理消失；中度炎症的内镜特征为血管形态消失，出血黏附在黏膜表面、糜烂，常伴有粗糙呈颗粒状的外观及黏膜脆性增加（接触性出血）；重度炎症则表现为黏膜自发性出血及溃疡。

5. 克罗恩病（CD）

好发于青年，常见腹痛、腹泻、发热、消瘦、贫血、食欲减退、恶心、呕吐、腹部肿块及瘘管形成等症状和体征。结肠镜检查和黏膜组织活检是 CD 诊断的常规首选检查。早期 CD 内镜下表现为阿弗他溃疡，随着疾病进展，溃疡可逐渐增大加深，彼此融合形成纵行溃疡。CD 病变内镜下多

为非连续改变，病变间黏膜可完全正常。其他常见内镜下表现为卵石征、肠壁增厚伴不同程度狭窄、团簇样息肉增生等。少见直肠受累和（或）瘘管开口、环周及连续的病变。

6. 肠阿米巴病

有流行病学特征，果酱样粪便，结肠镜下见溃疡较深、边缘潜行，间以外观正常的黏膜，确诊有赖于粪便或组织中找到病原体，非流行区患者血清阿米巴抗体阳性有助于诊断。高度疑诊病例采用抗阿米巴治疗有效。

第六节　治　疗

对放射性肠炎，目前除了对症和支持治疗外，仍缺乏有效的预防或根治措施。

一、急性放射性肠炎的治疗

主要是保守治疗，一般无须终止放疗。但可适当减小放射剂量，因为 RE 的发生与放射剂量密切相关，呈放射剂量依赖性，因此，在不影响疗效的基础上可适当减小放射剂量，如将每日放射剂量减少 10%。

1. 要素饮食

放疗期间要素饮食可以降低放疗所致腹泻的发生率及严重程度。

2. 肠外营养

严重营养不良者可行胃肠外营养支持。

3. 药物治疗

（1）腹痛

可用选择性的钙通道拮抗剂，比如匹维溴铵或奥替溴铵治疗。抗胆碱能药物需慎用。

（2）腹泻

轻度腹泻可以应用蒙脱石散，益生菌也可能有一定疗效。腹泻较重应用盐酸洛哌丁胺治疗。复方地芬诺酯应慎用。

（3）氨基水杨酸类药物

近年来氨基水杨酸类药物在急性放射性肠炎治疗中的作用已比较明确。

1）柳氮磺胺吡啶：是 5 - 氨基水杨酸（5-ASA）与磺胺吡啶的偶氮化合物，经机体吸收后在结肠微生物作用下分解成 5-ASA 和磺胺吡啶。

多国肿瘤支持治疗协会/国际口腔肿瘤学会（MASCC/ISOO）于 2014 年制定的《胃肠道黏膜炎临床指南》建议患者在接受盆腔放疗期间给予口服柳氮磺胺吡啶 500 mg，每日 2 次，能有效降低放射性肠炎的发生率及严重性。

2）巴柳氮：经口服后在结肠微生物的作用下释放出 5-ASA 和 P－氨基苯甲酰 β 丙氨酸。巴柳氮能有效降低放疗患者的直肠乙状结肠炎的发生率。

上述两种药物对急性放射性肠道损伤均有预防作用，但是否对慢性放射性肠炎有效尚缺乏相关研究。

二、慢性放射性肠炎的治疗

1. 营养支持治疗

营养支持在放射性肠炎的治疗中非常重要，可分为肠外营养（PN）和肠内营养（EN）。当患者腹胀、腹泻症状控制后，应及时由 PN 向 EN 过渡，最终以 EN 形式供能。

2. 药物治疗

（1）谷氨酰胺

谷氨酰胺在维持胃肠道黏膜正常结构功能、提高肠道免疫力等方面发挥重要作用。可见将谷氨酰胺用于防治放射性肠炎并取得较满意疗效的报道。但也有研究显示谷氨酰胺对于放疗结束后的慢性放射性肠炎并无明显的预防作用。因此，谷氨酰胺对放射性肠炎的预防及治疗效果还有待进一步研究。

（2）生长抑素

生长抑素通过减少放射性肠炎消化液的分泌和丢失，保持内稳态，减轻肠道的负荷。生长抑素也对放射性肠炎引起的出血、肠瘘、腹泻、肠梗阻有明显的效果。生长抑素能治疗放射引起的难治性腹泻，且比洛哌丁胺、地芬诺酯和阿托品等传统治疗更为有效。目前生长抑素已被列为控制放化疗后严重腹泻的一线药物，安全可靠。一般应用至腹胀、腹泻明显减轻或症状完全消失。

（3）益生菌

益生菌可用于治疗放射损伤所导致的腹泻。2015 年耶鲁与哈佛益生菌工作组发表了《2015 益生菌应用建议：进展与共识（更新版）》，并指出，

某些益生菌如嗜酸乳杆菌、VSL#3（干酪乳杆菌、植物乳杆菌、嗜乳酸乳杆菌、德氏乳杆菌保加利亚亚种、长双歧杆菌、短双歧杆菌、婴儿双歧杆菌、唾液链球菌嗜热亚种组成的益生菌混合制剂）可以用于缓解放射性肠炎的症状。益生菌在放射性肠炎治疗中应用的恰当时机还需进一步探讨。

（4）黏膜保护剂

1）硫糖铝凝胶：研究较多的是硫糖铝凝胶。硫糖铝并不推荐用于急性放射性肠炎的治疗。硫糖铝可用于慢性放射性肠炎的治疗，能改善症状，较为安全有效。MASCC/ISOO 的《胃肠道黏膜炎临床指南》就推荐硫糖铝凝胶可用于治疗有出血症状的慢性放射性直肠炎。

2）蒙脱石散：具有修复消化道黏膜屏障，固定、清除多种病原体和毒素的作用，通过与黏膜糖蛋白结合，提高黏膜屏障功能，促进损伤的消化道黏膜上皮再生。蒙脱石散（思密达）在放射性肠炎的治疗上有一定的效果。

（5）康复新液

康复新液为美洲大蠊干燥虫体提取物制成的溶液，有效成分为多元醇类、肽类和黏糖氨酸，具有祛腐生肌、促进表皮细胞生长和肉芽组织增生、促进血管新生、改善胃肠黏膜创面微循环、加速机体病损组织修复再生、抑菌抗感染等作用。有将康复新液用于防治宫颈癌放疗引起的放射性肠炎并有较好效果的报道。

（6）放射防护剂

氨磷汀（又称阿米福汀）是目前较受关注的放射防护剂，它是有机硫代磷酸化合物，在体内经由正常细胞所含的碱性磷酸酶作用脱磷酸后转换成具有细胞保护作用的代谢产物 WR-1065，通过清除放化疗引起的氧自由基从而起到保护作用。MASCC/ISOO 制定的《胃肠道黏膜炎临床指南》推荐应用氨磷汀（剂量 ≥340 mg/m²）用于防治放射性直肠炎。于化疗或放疗前 15～30 分钟给予。

3. 粪菌移植

有研究显示，粪菌移植能够提高放射性损伤动物的生存率、减少其症状，因此病菌移植技术有望成为治疗放射性肠炎的一种新的可靠方法。但尚需大量临床研究证实。

4. 内镜治疗

内镜治疗放射性肠炎限于局部止血作用，包括内镜下氩离子电凝（APC）、药物止血及甲醛凝固等。内镜治疗对放射性肠炎的出血症状具有安全、有效、经济、简单的优点。

1）内镜下使用甲醛主要是通过化学腐蚀作用于新生扩张的毛细血管和黏膜溃疡面，可使组织变性和硬化，封闭血管从而发挥止血作用。甲醛的使用方法主要有肠镜下用纱布或棉拭子直接接触病变部位。

2）氩离子凝固法（APC）：对于病变范围较小的畸形血管，尤其有活动性出血者，APC 是目前推荐的治疗方法。但对于病变范围较广的畸形毛细血管网，由于 APC 会先损伤正常的肠黏膜，才能破坏畸形的毛细血管网，治疗的范围和程度不易控制，因此疗效不确定。《ASCRS 临床实践指南：慢性放射性直肠炎的治疗》推荐该技术用于慢性放射性肠炎的止血治疗，但不推荐内镜下电凝术、射频消融、Nd-YAG 激光术、冷冻疗法用于治疗慢性放射性肠炎。有报道称接受 APC 治疗者有 7%～26% 会出现并发症，因此建议该治疗由经验丰富的医师实施。

5. 灌肠疗法

在对放射性直肠炎的治疗中，保留灌肠是应用较多的外治疗法。保留灌肠以其局部药物浓度高、不良反应少、起效快、操作简便等优点被临床广泛应用。有临床报道显示复方苦参注射液、三乙醇胺乳膏、蒙脱石散、硫糖铝、康复新液、中药制剂等药物保留灌肠在放射性直肠炎的防治中显示出较好的效果。但仍需循证医学证据。

6. 手术治疗

（1）急性放射性肠炎

绝大多数能通过非手术治疗缓解，但当治疗无效或出现严重的并发症时，考虑手术治疗。

（2）慢性放射性肠炎

约 1/3 患者最终需要手术治疗，小肠梗阻是最常见的手术指征，其他手术指征包括内科不能控制的出血、肠穿孔、腹腔感染、肠瘘等。

手术原则应当以解决临床症状为首要目标，应慎重选择手术时机及手术方式，最大限度地降低手术死亡率及并发症发生率，提高患者预后及远期生活质量。手术方式主要包括病变肠管切除吻合术和保留病变肠管的手术（短路吻合术、粘连松解术和肠造口术）。

慢性放射性肠炎术后并发症的发生率在 30% 左右，主要包括吻合口瘘或肠瘘、小肠梗阻、消化道出血、切口感染等，术后吻合口瘘为严重并发症，有报道病死率可达 18%。

三、中医治疗

2017 年中华中医药学会肿瘤分会制定的《放射性直肠炎（肠澼）中医诊疗专家共识》提出的中医辨证治疗包括中药单纯口服，或单纯灌肠，或口服灌肠并用，但以口服与灌肠并用效果最佳。

1. 整体分证论治

急性期以热毒伤络型多见，慢性期以寒热错杂多见。

（1）热毒伤络

症见大便脓血，里急后重，肛门灼热，腹痛，尿痛，舌红、苔黄，脉滑数。治法：清热解毒，凉血止血。推荐方药：

1）葛根芩连汤加减（《伤寒论》）。常用药：葛根、黄芩、黄连、甘草等。

2）芍药汤加减（《素问病机气宜保命集》）。常用药：白芍、槟榔、大黄、黄芩、黄连、当归、肉桂、甘草、木香等。

3）白头翁汤加减（《伤寒论》）。常用药：白头翁、黄柏、黄连、秦皮等。临证加减：便血量多、色鲜红者加地榆炭、槐花炭等凉血止血；肛门灼热较甚者加马齿苋、苦参等清热利湿；肛门下坠者加当归、枳壳等理气除滞；腹痛较甚者加炒白芍、延胡索、甘草等缓急止痛。

（2）寒热错杂

症见腹冷，肠鸣，口干口苦，心烦，嗳气，泛酸，舌红、苔黄，脉弦滑。治法：辛开苦降，平调寒热。推荐方药：

1）半夏泻心汤加减（《伤寒论》）。常用药：半夏、黄芩、干姜、人参、炙甘草、黄连、大枣等。

2）乌梅丸加减（《伤寒论》）。常用药：乌梅、细辛、干姜、黄连、当归、炮附子、蜀椒、桂枝、人参、黄柏等。临证加减：便血者改干姜为炮姜，加白及、仙鹤草加强止血作用；热邪偏重者加蒲公英、白头翁、牡丹皮增强清热凉血之功。

（3）脾虚湿滞

症见排便不爽，自汗，头晕，头重，身重，纳呆，腹胀，肢体倦怠，舌淡胖、苔白腻，脉细缓。治则：健脾化湿。推荐方药：参苓白术散加减（《太平惠民和剂局方》）。常用药：人参、茯苓、白术、山药、白扁豆、莲子、薏苡仁、砂仁、桔梗、甘草等。临证加减：腹胀较甚者加厚朴、白豆蔻行气燥湿；便下黏液者加干姜、半夏温化痰湿。

（4）脾肾阳虚

症见泄泻，畏寒肢冷，腰膝酸软，小便清长，舌淡，苔白，脉沉。治则：温补脾肾，固涩止泻。推荐方药：

1）附子理中汤加减（《三因极一病证方论》）。常用药：人参、白术、干姜、炮附子、炙甘草等。

2）四神丸加减（《内科摘要》）。常用药：肉豆蔻、补骨脂、五味子、吴茱萸等。

3）真人养脏汤加减（《太平惠民和剂局方》）。常用药：人参、当归、白术、肉豆蔻、肉桂、甘草、白芍、木香、诃子、罂粟壳等。临证加减：若中气下陷，脱肛者可加黄芪、升麻等补中益气；若久泄不止加石榴皮、诃子收涩止泻。

（5）阴虚津亏

症见泄泻，时有出血，量少，便时疼痛，口干咽燥，五心烦热，舌红、少苔或无苔，脉细数。治则：滋阴生津。推荐方药：六味地黄丸加减（《小儿药证直诀》）。常用药：生地炭、山药、山萸肉、茯苓、牡丹皮等。临证加减：阴虚津伤明显者加麦冬、玄参等养阴生津；泄甚者加诃子、乌梅等涩肠止泻；疼痛明显者加白芍、甘草等缓急止痛。

2. 局部分证论治

（1）热毒伤络

肠镜下表现为黏膜充血、水肿、散在或大片糜烂，或有溃疡，黏膜红白相间以红为主，肠腔有黏液或脓血残留等。治法：清热解毒剂保留灌肠。推荐方药：

1）葛根芩连汤加减：葛根、黄芩、黄连、败酱草、白头翁等。

2）锡类散加减：青黛、壁钱炭、人指甲、珍珠、冰片、牛黄等。

3）其他中药灌肠剂：地榆、三七、儿茶、白及、仙鹤草、阿胶、大黄等。

（2）热毒伤络夹瘀

肠镜下表现为黏膜充血、水肿、散在或大片糜烂，或有溃疡，黏膜变薄、血管显露，或有肠腔狭窄或有瘘管等。治法：清热解毒、化瘀止血剂保留灌肠。推荐方药：

1）葛根芩连汤加减：葛根、黄芩、黄连、败酱草、白头翁、三七、地榆、牡丹皮、槐花等。

2）锡类散加减：青黛、壁钱炭、人指甲、珍珠、冰片、牛黄、牡丹皮、三七、地榆、槐花等。

3）其他中药灌肠剂：地榆、三七、儿茶、白及、仙鹤草、阿胶、大黄、牡丹皮、槐花等。若便血明显可加云南白药。

3. 中药保留灌肠法（肛滴法）

该方法是治疗放射性直肠炎的最优方案。患者体位取左侧卧位，灌肠剂以生理盐水 100 mL 溶解，药液温度 37～39 ℃、插管深度 15～20 cm，滴入时间 30 分钟，保留 2 小时。急性期每日 2 次，慢性期每日 1 次，症状缓解后改为隔日 1 次。疗程：急性期 2～4 周；慢性期 4～6 周。注意事项：出血量较大的患者慎用，有直肠穿孔倾向或梗阻者禁用。

参考文献

1. 孙自勤，刘晓峰. 肠道病学 [M]. 济南：山东科学技术出版社，2005.

2. 中华医学会消化病学分会炎症性肠病学组. 炎症性肠病诊断与治疗的共识意见（2018 年，北京）[J]. 中国实用内科杂志，2018，38（9）：796-813.

3. 中华中医药学会肿瘤分会. 放射性直肠炎（肠澼）中医诊疗专家共识（2017 版）[J]. 中医杂志，2018，59（8）：717-720.

4. 中华人民共和国卫生部. 放射性直肠炎诊断标准 [M]. 北京：中国标准出版社，2002.

5. 陈旻湖，杨云生，唐承薇. 消化病学 [M]. 北京：人民卫生出版社，2019.

第二十七章　药源性肠道疾病

药源性肠道疾病（drug induced enteropathy）是由药物引起的肠道功能及结构的损害。医学科学的迅猛发展，药学的不断更新，令人眼花缭乱，目不暇接。药物应用越多，药源性疾病发生的比例越高，药源性肠道疾病发生率亦会越来越高。因此，临床医师应尽量做到该用的药一定要用，不该用的药一定不用，把药源性肠道疾病的发生率减少到最低程度。

药物不良反应是药物在正常用法和用量时，由药物引起的有害的和不期望产生的反应。根据药物不良反应的性质分为副作用、毒性作用、继发反应、依赖性、特异性反应、变态反应、致癌作用、致畸作用、致突变作用等。必须指出，并不是所有的药物不良反应都是药源性疾病。药物的副作用多呈一过性，药物的治疗作用消失，不良反应亦逐渐消退。不同的药源性肠道疾病与不同的药物不良反应有关。例如：长期服用非甾体抗炎药（non-steroid antinflammafory drugs，NSAID）所致肠黏膜的充血、糜烂，严重者发生溃疡、出血、穿孔等，即为药物的毒性作用所致。NSAID对胃肠黏膜损害的程度与服药的剂量、疗程长短、年龄等因素有关。NSAID 可抑制前列腺素合成，影响肠黏膜的修复。而广谱抗生素引起的菌群失调导致二重感染和维生素缺乏，如假膜性肠炎和真菌性肠炎，不是抗生素本身的效应，而是药物作用所诱发的反应，即继发反应引起的；如免疫抑制剂、糖皮质激素亦可引起二重感染。

在临床工作中，对于每一例疑为药源性肠道疾病的患者，当出现恶心、呕吐、腹痛、腹泻、便血、便秘等症状时，均应考虑药源性肠道疾病的可能性。

我们认为，药源性肠道疾病主要包括药物依赖性便秘，结、直肠黑变病，非甾体类抗炎药相关性胶原性结肠炎，非甾体类抗炎药相关性肠道损害，肠道菌群失调，假膜性肠炎，真菌性肠炎，出血性结肠炎，抗肿瘤药物所致的肠损害，药源性肠梗阻，激素致肠损害等。

第一节　药物依赖性便秘

药物依赖性便秘在临床中非常常见，故现在对该病的研究较多。

一、病因

中医早就认识到了久服泻剂最易伤气耗津，常服大黄、番泻叶、牵牛子、麻仁丸、牛黄解毒片、清宁丸之类，久而久之，不服用便不能自行排便，这是因为苦寒泻剂最易伤人中气、损耗津液，使中气伤而肠道蠕动减弱，津液耗而失濡润滑利，致越泻越秘。现在社会上流行的排毒疗法、减肥品，其中很多大量使用大黄、草决明等药品，长期服用造成药物依赖性便秘的情况很多。对此，李东垣在《试效方·大便结燥论》中曾沉痛指出："若不究其源，一概用巴豆、牵牛之类下之，损其津液，燥结愈甚，有复下复结，极则以至引导于下而不能通者，遂成不救之证，可不慎哉！"《圣济总录》亦说："乳后便难，与夫老者秘涩之病，又以津液不足，止可滑以利之，润以滋之，苟荡以驶剂，即糟粕不通，真气受弊，不可不知也。"《得效方》更具体指出："老人脏腑秘，不可用大黄，老人津液少，所以脏腑秘涩，更服大黄以泻之，津液皆去，定须秘甚于前。"

西医亦认为临床常使用的润滑性泻剂，如液状石蜡、橄榄油、蓖麻油；刺激性泻剂，如双醋酚汀、酚酞、车前草、番泻叶、比沙可啶、舒立通；膨胀性泻剂，如琼脂、甲基纤维素、乳果糖等，均有干扰肠道正常活动和吸收的副作用，长期使用可降低肠壁神经感受细胞反应性，致使不服泻剂或灌肠就难以排便，使其成瘾，形成依赖泻剂排便的顽固性便秘。以下药物使用不当时，均可引起便秘。

1）镇痛药，如吗啡、哌替啶、阿片酊、可待因、美沙酮、吡罗昔康等。

2）解痉药，如阿托品、颠茄、普鲁本辛、胃疡平（含溴化甲基阿托品）等。

3）制酸药，如硫糖铝（胃疡宁）、氢氧化铝（胃舒平）、碳酸钙、碱式碳酸铋、西咪替丁等。

4）降压药，如美卡拉明、可乐定（氯压定）等。

5）降血脂药，如消胆胺（降胆敏）等。

6）抗心律失常药，如胺碘达隆（乙胺碘呋酮）、丙吡胺等。

7）镇咳药，如喷托维林、可待因等。

8）止吐药，如甲氧氯普胺等。

9）抗贫血药，如硫酸亚铁、富马酸亚铁（富血铁）等。

10）收敛吸附剂，如碱式碳酸铋、活性炭、鞣酸蛋白等。

11）抗结核药，如异烟肼（雷米封）等。

12）抗抑郁药，如盐酸丙咪嗪等。

13）抗精神病药，如奋乃静、氯氮平等。

14）抗癌药，如长春新碱、长春碱、秋水仙碱等。

15）放射造影剂，如硫酸钡等。

二、症状

1. 主要症状

1）自然排便次数少、间隔时间延长，不使用泻药大便不能自行排出。

2）排出困难。可分为两种情形：一种为粪便干硬，如板栗状，难以排出；另一种为粪便并不干硬，亦难排出。

2. 伴随症状

1）由于便秘是可由多种疾病在消化道表现出来的一组症状，故便秘患者伴有原发病的特征表现。

2）对于那些经常规检查未发现明显异常的患者，常见的伴发症状有腹胀、腹痛、口渴、恶心、会阴胀痛。多数患者均有心情烦躁，部分患者还有口苦、头痛、皮疹等。少数患者表现为神经质，个别有自杀倾向。

三、诊断与鉴别诊断

1. 诊断

对于药物依赖性便秘的诊断并不难，诊断重点为以下三个方面的内容。

1）有便秘病史，符合便秘的诊断。

2）长期使用泻药帮助排便，若不使用则大便难以排出。

3）除外能导致便秘的原发病以后，才能做出对于本病的诊断。由于便秘不是一种独立的疾病，而是多种病因引起的一组症状，故对便秘的诊断应重在病因诊断，而不是症状诊断，仅做出症状诊断是不完整甚至是危险的。

2. 鉴别诊断

本病属弛缓型便秘（低紧张性便秘），需与以下类型相鉴别。

（1）痉挛型便秘

一般认为痉挛型便秘是由自主神经系统失调，副交感神经亢进致肠的运动异常所致，又称为运动失调性便秘。该型临床上较少见。以便秘或便秘与腹泻交替进行，下腹部有不适感或钝痛，排便后腹痛可减轻，排出的粪便如兔粪或山羊粪状，以食欲不振、嗳气等消化道症状为主。左下腹降结肠和乙状结肠可扪及因痉挛变硬的索状肠管或触及发硬粪块。该型最常见于过敏性大肠炎，肠结核，胃、十二指肠溃疡及神经过敏症等。

（2）直肠型便秘

粪便进入直肠后排出困难或滞留过久，又称直肠排便困难症。一般认为是由于直肠壁的感受神经细胞应激性减弱，不能适时对进入直肠的粪便产生排便反射而致。繁忙工作者、旅行者及肛裂、痔等引起恐惧大便者，多见此型。直肠过长或脱垂、弛缓，肛门括约肌弛缓无力者，也易引起直肠型便秘。该型常与弛缓型合并出现。以肛门下坠，排便困难，有排出不净感、残留感为主要症状。直肠指诊，可触及粪块。

（3）器质性便秘

器质性便秘是大肠发生了形态异常而致粪便

通过障碍形成的便秘。如肿瘤引起的便秘，多有粪便形状的改变，粪便变细变扁，带有血液或黏液。腹腔手术后便秘，应考虑肠粘连。

四、治疗

针对病因，以改善患者不良生活、饮食和排便习惯，终止常服泻药或灌肠，帮助患者建立和恢复正常排便为主。辅以必要的药物治疗。

1. 情志调理

药物依赖性便秘患者往往精神紧张，因此在工作之余，应注意合理地调剂生活，保持精神愉快、舒畅，放松思想、解除焦虑，改变不良生活、排便习惯，无论有无便意，每日早晨定时去厕所，培养、建立正常排便习惯。

2. 饮食调理

随着生活水平的普遍提高，人们更加注重肉类、禽蛋类、鱼类等所含的丰富蛋白质的摄取，而减少了蔬菜、水果等含多量纤维素的食品的摄取，其结果使正常人粪便减少，达不到直肠所需的容积，则不会产生便意和排便，此时使用泻剂帮助排便，无异于雪上加霜。因此，应重视饮食调理，在以下方面需注意：①改变以肉食及精白面为主食的习惯，多吃新鲜的蔬菜、杂粮、水果等富含粗纤维之品。另外，可以适当增加些芝麻、胡麻、花生、核桃、蜂蜜、橘汁、香蕉等有通便作用的食品。牛乳中含有不易被消化道分解的乳糖等润便成分，既可通便，又富营养，对老人、儿童、孕妇、病后之人尤为适宜。②忌食或少食辛辣、肥甘之品，忌烟酒。③某些水果不可多食，如柿、桃、枇杷等，因其含鞣酸相对较多，过食反生收敛固涩作用而使排便困难。④每日晨起饮凉开水一杯或蜂蜜水一杯，可激发胃、结肠反射，促进排便。也可晚上睡前饮一杯鲜牛奶，既可通便，也可安神。

3. 生活调理

①工作性质是少动久坐者，应注意食后散步休息，加强体育锻炼。②久病卧床者，在病情许可时，协助患者采取坐位与卧位交替，增加其运动量，勤翻身，促进肠蠕动。

4. 食疗方法

1）海参木耳炖猪大肠。以海参 250 g、木耳 100 g、猪大肠 100 g，制作时海参、木耳切烂，与猪大肠炖熟，适量食之，适用于虚秘。

2）薤白粥。以薤白 10 g、粳米 50 g，同煮成粥，晨起作早餐服用，适用于冷秘。

3）木耳炒猪血。用鲜木耳 200 g，猪血 500 g 加薤菜少许（盐适量），适用于各种便秘。

5. 按摩

自右下腹开始沿结肠蠕动方向，依次向右上腹、左上腹、左下腹进行推压，如此反复按摩，每次 5~10 分钟，每日 2 次，可促进排便。

6. 针灸治疗

常选用大肠俞、天枢、足三里、照海、支沟等穴。笔者常针刺天枢（双）、大横（双）、腹结（左）治疗便秘，效果较好。

7. 耳穴埋豆法

应用耳穴埋豆，简便易行，无副作用，无痛苦，疗效可靠，深受人们的欢迎。常用处方举例如下：①便秘点、直肠下段、大肠；②大肠、便秘点、脾、直肠下段；③大肠、直肠、脾、膻中；④便秘点、交感；⑤脾、肾、大肠、直肠下段；⑥直肠下段、交感、皮质下。以上 6 个处方，可以根据患者实际情况加减配穴。

8. 生物反馈疗法

生物反馈疗法是近年来提出的有效方法，见便秘的治疗。

9. 中医辨证施治

吴又可在《温疫论》中提到，承气本为逐邪而设，非专为结粪而设。不加辨证，见秘则泻，长期使用泻药帮助通便，即可导致津液不足、气机郁滞、脾肾双虚，治疗上应从下述三方面着手。

1）津液不足：滋阴养血，增液润肠。以四物汤加肉苁蓉、何首乌、阿胶为本法主方，阴虚加女贞子、锁阳、天门冬；血虚加黑芝麻、桑葚；肠燥津枯加火麻仁、柏子仁、蜂蜜；气滞加枳壳、厚朴；血虚有热加地榆、槐角、黄芩。

2）气机郁滞：顺气行滞，升清降浊。即开上窍，通下窍，提壶揭盖之法。以局方苏子降气汤为主，可加莱菔子、瓜蒌、枳壳、杏仁。

3）脾肾双虚：补益脾肾，培本通便法。脾虚中气不足可用补中益气汤加当归尾、肉苁蓉、威灵仙；肾阴虚津亏可用六味地黄汤加麦冬、怀牛膝、肉苁蓉、黑芝麻；肾阳虚可用济川煎加半硫丸。对于本型药物依赖型便秘，也可用运肠通便汤治疗。方药：肉苁蓉 15 g，怀牛膝 10 g，熟地黄、当归、白术各 15 g，威灵仙 10 g，若腹胀结甚者可加莱菔子、厚朴各 10 g，脾肾阳虚、腹冷便结者，加韭菜子、葫芦巴各 10 g。

胡伯虎多年来采用苁蓉通便口服液治疗药物依赖性便秘，疗效肯定。服药后排出成形软便，通便作用主要是滋阴补肾，润肠通便，以补为通。

第二节　结、直肠黑变病

结、直肠黑变病是一种少见病。近年来国外对本病研究较多，国内报道也有增多的趋势。

一、病因

本病多与长期大剂量服用含有大量蒽醌类物质的番泻叶、大黄等中药泻剂有关，因此又称泻剂性肠炎。

尽管蒽醌类药物是引起结、直肠黑变病的主要病因，但对其用量仍有争议，如以药典规定剂量服用不会引起本病，只在大剂量滥用时容易引起本病。顽固性排便困难及便秘患者需长时间服用此类药物，长时间服用必然会产生耐药性，故又必须加大此类药物剂量才能起到排便作用，有的患者需加大几倍，甚至几十倍剂量。大剂量泻剂可使肠腺黏液分泌增加，肠上皮细胞产生组织相容性复合体，增加巨噬细胞的吞噬作用，即引起结、直肠黑变病。

二、症状

大多数本病患者有腹部隐痛、腹胀、排便困难，少数患者有低钾、低钠、低镁、碱中毒或醛固酮增高。低钾可能是泻剂作用于肠腺，使肠腺黏液分泌增多，导致钾丢失。在失钾的同时失水，继而醛固酮分泌增加。钾丢失过多可导致碱中毒。由于血钾减少，血液浓缩，尿素氮、肌酐及酸性产物等消除受影响，肾小管上皮受损，但这种轻微损害是可逆的。

三、诊断与鉴别诊断

仅凭患者无特异性的腹痛、腹胀、排便困难，不能作为本病的诊断依据。但如果患者有长期大剂量服用大黄、番泻叶等中药泻剂时，应想到本病的可能。尤其是同时有电解质紊乱、碱中毒的情况，可高度怀疑本病。并行 X 线钡剂灌肠及肠管内镜检查。

（一）诊断

1. 血液检查

少数患者可有电解质紊乱及酸碱失衡表现。亦可见血浆醛固酮增高现象，以及尿素氮、肌酐增高的变化。

2. X 线钡灌肠检查

X 线钡灌肠检查可见结肠袋消失、右半结肠或回肠末端轻度扩张、回盲瓣关闭不全及假性肠腔狭窄等。

3. 电子结肠镜检查

电子结肠镜检查时看上去很像虎皮或槟榔切面，这是由黏膜固有层巨噬细胞吞噬棕黑色色素颗粒所致。在色素斑块之间可见白色、灰黄色黏膜。病变重者，结肠黏膜呈棕色、深褐色虎皮样改变，深褐色斑块间可见乳白色黏膜，病变区肠黏膜色泽暗淡，反光差。但黏膜完整，不增厚。

大体病理根据黏膜色素沉着不同分为 3 度。Ⅰ度：肠黏膜呈浅褐色，似豹皮花纹状。病变多在盲肠或直肠等某段肠黏膜上发生。色素沉着的肠黏膜与无色素沉着的肠黏膜分界不清。Ⅱ度：暗黑褐色，暗黑褐色黏膜间有乳白色线条状黏膜，在色素沉着区的黏膜血管纹理不易见到。此型多见于大部分结肠黏膜的色素沉着。Ⅲ度：深黑褐色，在深黑褐色黏膜间有细小条状或斑点状乳白色黏膜，见不到黏膜血管纹理。此型多累及全结肠，但不累及回盲瓣以上的远段小肠黏膜及齿状线以下的肛管皮肤。

4. 病理检查

结、直肠黏膜色素沉着组织活检，HE 染色，光镜观察均提示黏膜固有层内有大量巨噬细胞浸润，其他炎症细胞正常。巨噬细胞体积增大，胞质内充满色素颗粒，细胞核多被遮盖不易看到。结肠上皮细胞内无色素颗粒。电镜观察黏膜固有层的巨噬细胞数量及体积显著增加，胞质内出现黑褐色颗粒，这种颗粒主要为暗褐色素类。其形成机制可能是蒽醌类药物对大肠黏膜上皮细胞的损害，尤其是对大肠黏膜隐窝处上皮细胞的损害，致使细胞核固缩，细胞死亡脱落。脱落细胞一部分进入肠腔随粪便排出，另一部分退行性变的上皮细胞、膜性结构及崩解产物形成"脱落小体"陷入固有层，被巨噬细胞吞噬形成褐色。大量吞噬脱落小体的吞噬细胞聚集在结肠黏膜固有层而形成黑变病。蒽醌类药物及代谢产物本身为深棕色，它黏附于崩解的上皮细胞表面，被巨噬细胞吞噬后加重了黑变程度。

（二）鉴别诊断

1. 棕色肠道综合征（brown bowel syndrome）

棕色肠道综合征见于成人乳糜泻（脂肪泻）之有维生素 E 缺乏者，肠褐色素沉积于肠道平滑肌细胞核周围，使小肠和结肠外观完全呈棕褐色，但结肠黏膜则无色素沉着。

2. 结肠色素沉着症伴肠癌

少数结肠癌患者可同时有结肠黏膜色素沉着，如无便秘和长期服用蒽醌类泻剂病史，而有结肠黏膜色素沉着时，应警惕结肠癌的可能性。Shinya 提出本症如同时有结肠息肉恶变存在时，黏膜色素可为粉红色或白色改变，很易鉴别。

四、治疗

从细胞超微结构看，可认为本病是一种溶酶体病。不过它与先天性或原发性溶酶体病不同，属于继发性次级溶酶体病。如能去除病因，大量褐色素经溶酶体消化、分解、色素沉着有可能逐渐减少，甚至消失。

1. 对便秘及排便困难的治疗

让患者多吃蔬菜、水果等含纤维素多的食物，以及多喝水，多活动，可减少便秘或排便困难。如用大黄、番泻叶等泻剂不要盲目加大用量。

2. 手术治疗

本病不宜盲目手术治疗。若发现引起排便困难的直肠前突、直肠内套叠、耻骨直肠肌综合征等疾病时应采取相应的治疗措施，如直肠前突修补、直肠内套叠固定术、耻骨直肠肌部分切除术等，以恢复正常排便。

3. 中药治疗

治宜活血化瘀，方用血府逐瘀汤加减。

第三节 非甾体类抗炎药相关性胶原性结肠炎

胶原性结肠炎（collagenous colitis，CC）是一种少见疾病。Tanner 等粗略估计，在 CC 的患者中大约有 10% 与服用 NSAID 类药物有关，Riddell 等于 1992 年报道的 31 例 CC 患者中，19 例服用 NSAID 6 个月后出现以水泻为主的临床特征，这 19 例患者中，服用阿司匹林 11 例（其中肠镜 8 例），布洛芬、吲哚美辛各 3 例，舒林酸 2 例，对照组中（无 1 例 CC）仅 4 例曾有口服 NSAID 药物史。上述资料表明，CC 与 NSAID 相关的发生率为 62.3%。NSAID 临床应用广泛，据报道，在全世界范围内每天大约有 3000 万人服用 NSAID 类药物。我国人口众多，虽无准确的统计资料，但需要抗炎、镇痛治疗，以及作为心脑血管病及大肠癌的预防，每天服用 NSAID 药物的人数也是一个不小的数字。

一、病因

NSAID 是一类具有抗感染、止痛、退热和降低血小板黏附力作用的药物。大多数 NSAID 是有机酸，进入血液后易与血浆白蛋白结合，容易渗入炎性组织中，因而可使其在组织中的含量增多。根据化学结构不同，这类药大致分为 6 类：①水杨酸类，代表药物阿司匹林；②吲哚衍生物类，代表药物吲哚美辛；③吡唑酮类，代表药物氨基比林；④2-芳基羧酸类，代表药物布洛芬；⑤邻氨苯甲酸衍生物类，代表药物双氯芬酸；⑥昔康类及其他。虽然这 6 类药物结构不同，解热、抗感染、镇痛、抗凝作用也不完全相同，但这类药物均可引起胶原性结肠炎。

NSAID 引起 CC 的机制不明。据文献报道，通过放射性标记物对人体及动物研究发现：①肠黏膜上皮细胞周围间隙通透性增加，使肠道对水和电解质的吸收减少而导致腹泻。由于上皮细胞周围通道间隙增加，肠道内容物有可能进入固有层而引起炎症，病理学证实该处又往往为胶原增厚的部位。并观察到，如同时服用前列腺素可预防吲哚美辛引起的小肠炎症。②胶原合成异常，通过病理活检及电镜观察，胶原的增厚可能与腺管腺窝周围成纤维细胞的功能异常有关。正常情况下隐窝周围的成纤维细胞仅产生少量胶原，其增生的成纤维细胞可摄取氚标记的胸腺嘧啶并游走到腺管周围表面同步地分化为腺上皮细胞。当服用 NSAID 后引起 CC 的患者，成纤维细胞丧失其分化能力而成熟为功能性成纤维细胞，相对形成较多的胶原纤维，而腺管细胞的更新速度减慢。③某种潜在的个体因素，有学者观察到短期小剂量服用 NSAID 的患者，出现不能用其他原因解释的腹泻时，应考虑到与少数患者对药物的特异反应有关。

二、症状

水样腹泻是本病的主要临床表现。大便平均 8 次／日，有的患者可达 30 次／日，症状持续时间长。可伴有阵发性的痉挛性腹痛。体检正常或有腹部压痛。可伴有某些胃肠道疾病、风湿性疾病和自身免疫性疾病如干燥综合征、硬皮病等。

三、诊断与鉴别诊断

（一）诊断

NSAID 相关性 CC 诊断标准：①口服该类药物史，服药时间长达 6 个月～15 年不等，平均 4.4 年；②水样腹泻伴有腹痛；③结肠镜观察肠黏膜无异常发现，或可见轻度充血；④多点黏膜活检可见上皮下基底膜胶原束增厚 > 10 μm（正常 < 7 μm）；⑤无其他可解释的原因，包括硬皮病、放射性损伤、感染性疾病、痛风、糖尿病、甲状腺疾病等；⑥对去麸质饮食疗效不佳；⑦采用腹泻的常规治疗无效。

1. 大便常规检查

无特异性阳性结果。

2. 结肠镜检查

可发现肠黏膜轻度充血或无异常发现。

3. 合并疾病的实验室检查

伴有胃肠道疾病、风湿性疾病和自身免疫性疾病时，可见相应疾病的实验室检查阳性结果。

4. 病理检查

结肠镜检查可观察到肠黏膜轻度充血或无异常发现。组织学检查，可见以表皮下的异常胶原为特征的胶原层。该胶原层可以是连续或斑片状的，明显或不明显。胶原分布在固有层肌成纤维细胞间和毛细血管周围，表面上皮细胞基底膜下缘模糊不清。固有层有慢性炎症细胞浸润（主要是单核细胞和少量中性粒细胞及嗜酸性细胞），表面上皮淋巴细胞、中性粒细胞和嗜酸性粒细胞数量增多，并可有上皮细胞变性及隐窝有丝分裂增加。上述的异常表现也可见于末端回肠，表明在某些患者中本病可能是全肠道病变。

值得注意的是，各种类型关节炎与 CC 的相关性，有学者怀疑它们之间有因果关系，甚至认为 CC 是长期服用 NSAID 的结果。Riddell 等观察的病例中，有 3 例停服 NSAID 后，腹泻好转，再服药物又出现腹泻。故对长期服用 NSAID 的患者，一旦出现不能用其他原因解释的、以水样腹泻为主要表现的，应考虑本病可能。

（二）鉴别诊断

1. 淋巴细胞性结肠炎（Lymphocytic Colitis，LC）

上皮内淋巴细胞增多，无上皮下胶原增厚，固有层有大量的浆细胞，嗜酸性粒细胞较少，常显示显微镜下结肠炎（Microscopic Colitis，MC）的两种形式混合（50% 的 CC 及 25% 的 LC 常见混合）。

2. 炎症性肠病

常见于年轻患者，伴血样腹泻及疼痛，内镜下可见糜烂及溃疡，急性炎症、隐窝炎及隐脓肿，显著的结构扭曲，基底部淋巴浆细胞增多，肉芽肿性炎及幽门腺化生，IBD 与 CC 并不互相独立，有文献报道两者之间可以转化。

3. 淀粉样物或流粉样变性

刚果红染色阳性，炎症无增多。

4. 硬皮病

固有肌层纤维化，无 IEL 增多。

5. 缺血性结肠炎

固有层玻璃样变／纤维化，无上皮内淋巴细胞增多。

6. 急性感染性结肠炎

急性水样腹泻 >4 周，隐窝、固有层弥漫显著中性粒细胞浸润，无上皮内淋巴细胞浸润及无上皮下增厚的胶原带。

7. 增生性息肉

上皮内胶原带轻度增多，息肉状形态，表面上皮锯齿状。

8. 放射性结肠炎

固有层纤维化硬化，毛细血管扩张。

9. 肠易激综合征（IBS）

症状与 MC 有重叠，但形态正常。

10. 黏膜下垂（Mucosal prolapse）

肌层增厚，隐窝扭曲，IEL 无增多，固有层深部纤维化。

四、治疗

1. 止泻剂

应用止泻剂等症状治疗或停用 NSAID，仅对少数患者有效。

2. 抗感染药

症状治疗失败的患者，可采用柳氮磺胺吡啶（SASP）、5－氨基水杨酸（5-ASA）和皮质激素治疗。5-ASA 和皮质激素口服对 80% 以上的患者有效，SASP 对约 2/3 的患者有效。5-ASA 或 SASP 与皮质激素（口服或灌肠）联合应用同样十分有效。而且，对单一药物治疗失效的病例亦有效。

3. 其他药物

如考来烯胺、甲硝唑、奥美拉唑、次水杨酸铋或米帕林也有不同程度的疗效。免疫抑制剂是否有效尚需进一步研究。

第四节　非甾体类相关性肠道损害

Langman 于 1985 年总结了 268 例服用 NSAID 后，引起大、小肠穿孔入院的病例，并与未应用 NSAID 药物而有下腹不适的患者进行配对比较，发现肠穿孔及肠出血发病率是后者的 2 倍。近年来的研究提示吲哚美辛控释剂及其他 NSAID 均能导致下端肠道溃疡、出血及穿孔，这需引起我国临床医师的注意。

一、病因

病因与 NSAID 相关性 CC 相同，NSAID 致肠道损伤的机制不尽相同。对 NSAID 诱导的小肠损伤，目前认为与胃损伤一样，是前列腺素的合成抑制。但是，近年来大量研究资料表明，前列腺素合成抑制不是小肠损伤的主要因素。其可能机制为①局部作用：NSAID，尤其是肠溶剂或肠道控释剂停留于肠道释放高浓度药物，刺激局部黏膜而引起损伤。另外，由于控释剂妨碍药物顺利通过肠道，在特殊部位滞留导致进一步损伤，表现为小肠上皮损伤及上皮细胞通透性改变。因为 NSAID 抑制线粒体的氧化磷酸化过程，ATP 的产生减少，Ca^{2+} 外流，依赖于 ATP 的细胞连接失控，致使通透性发生改变。NSAID 诱导小肠通透性改变是早期事件，一般不引起严重损伤。②肠道内细菌数量增加，肠道内细菌数量增加而发生炎症反应，炎症细胞浸润及炎症介质均引起或加重 NSAID 诱导的小肠损伤。因为应用 NSAID 时加用抗生素可减少 NSAID 诱导小肠损伤。另外，由于肠腔内细菌数量增加，致使一氧化氮合成酶上调，该酶产生的一氧化氮可引起小肠黏膜损伤。③外源性前列腺素不能阻断 NSAID 诱导的小肠损伤，所以认为前列腺素的合成抑制不是 NSAID 诱导小肠损伤的重要因素。上述因素造成小肠黏膜炎症、糜烂、溃疡等，继而使黏膜下层纤维增生变性，导致肠腔狭窄或隔膜样广基结构形成，从而影响肠腔内容物的通过形成肠梗阻。

NSAID 新剂型的应用减少了上消化道的损伤，但结肠的炎症及溃疡逐渐增加。目前认为 NSAID 引起或加重结肠损伤的机制：①局部作用。②前列腺素合成受抑制，使结肠黏膜失去保护，对损伤因素更敏感。内源性前列腺素能够调节炎性物质的合成，还可抑制中性粒细胞的局部浸润。因此，前列腺素合成抑制有利于中性粒细胞的局部浸润，从而导致急性炎症反应，加重结肠黏膜损伤。③白细胞三烯类炎性物质合成增多，NSAID 对环氧化酶的抑制，促进了白细胞三烯类炎症物质的产生，引起炎症性肠病恶化或复发。

二、症状

NSAID 引起的肠道溃疡、出血、穿孔以十二指肠多见，而下消化道损伤少见。多发于原有肠道病变的基础上，如溃疡性结肠炎或克罗恩病在应用吲哚美辛、布洛芬后复发，吲哚美辛及萘普生使结肠憩室穿孔及出血等。临床主要表现有：①下消化道溃疡，可无症状或表现为腹痛，病灶部位体表可有压痛。②下消化道出血，出血量少，仅表现为大便潜血阳性、缺铁性贫血。出血较多，且在肠道积存时间长者，可表现为黑便，短时间内出血较多，则可表现为暗红色或鲜红色大便，伴血容量减少或失血性休克症状和体征，即头晕、心慌、出汗、口干、乏力、尿少、血压下降、脉压小、脉搏细弱等表现。③下消化道穿孔，较小穿孔仅表现为局限性腹膜炎，如局部腹痛、腹肌紧张、压痛及反跳痛，X 线腹部透视可见膈下少量游离气体。如未得到及时诊断与处理，或穿孔较大时，则表现为弥漫性腹膜炎，重者可出现中毒性休克。④下消化道梗阻，早期为机械性不完全性肠梗阻表现，如慢性腹痛阵发性加剧伴或不伴恶心、呕吐、排气或排便不畅等。严重者可出现绞窄性肠梗阻。⑤蛋白丢失性肠病，可引起低蛋白血症，但较少见。⑥回肠吸收功能障碍，包括木糖及脂肪的吸收障碍，临床上一般无症状，严重者可出现脂肪泻，造成严重营养不良等。

三、诊断与鉴别诊断

凡是服用 NSAID 的患者，尤其是较长时间服用 NSAID 者，临床上有下消化道不同损伤的表现，再结合相应的实验室检查，本病的诊断可以确立。但在做出诊断时，需排除其他原因所致。必要时可再次服用 NSAID，如出现同样表现，可肯定NSAID 所致。

（一）诊断

1. 血液检查

下消化道溃疡并出血，出血量小可有缺铁性贫血，短时内出血量大可见血红蛋白明显降低。蛋白丢失性肠病可见低蛋白血症。回肠吸收功能障碍亦可见贫血和低蛋白血症。

2. 大便检查

大便镜检可见红细胞增多，大便潜血阳性。回肠吸收功能障碍出现脂肪泻，大便镜检可见脂肪颗粒。

3. X 线腹部平片

消化道造影或气钡双重造影、肠镜检查，需根据下消化道损害的可能情况加以选择。

4. 病理检查

结肠镜检查可观察到升结肠及乙状结肠孤立性溃疡表现。随着检查技术的不断进步，发现小肠损伤并非少见。服用 NSAID > 6 个月者 60% ~ 70% 有小肠炎症，可并发小肠出血和蛋白丢失，偶见小肠狭窄而需手术治疗。

（二）鉴别诊断

该类患者依据症状、服药史及实验室检查可明确诊断。

四、治疗

1. 停止应用 NSAID。

2. 对症处理

1）少量出血可给予禁食，用止血药物及支持疗法。大量出血除以上措施外，还应给予输血、输液等抗休克治疗，必要时行内镜下止血治疗。

2）穿孔致局限性腹膜炎时，给予禁食、胃肠减压、抗感染及支持治疗，严密观察病情变化及生命体征。若 6 ~ 8 天内不见好转或恶化者应予外科手术治疗。穿孔大者应立即进行手术治疗。

3）不完全性肠梗阻，可先予保守治疗，如胃肠减压、禁食、应用胃肠动力药、抗感染及支持疗法等。如无好转或为完全性梗阻，应立即进行手术治疗。

第五节　肠道菌群失调症

健康人的胃肠道内寄居着种类繁多的微生物，这些微生物称为肠道菌群。肠道菌群按一定的比例组合，各菌间互相制约，互相依存，在质和量上形成一种生态平衡，一旦机体内外环境发生变化，特别是长期应用广谱抗生素，敏感肠菌被抑制，未被抑制的细菌乘机繁殖，从而引起菌群失调，其正常生理组合被破坏，而产生病理性组合，由此引起的临床症状就称为肠道菌群失调症。

一、病因

胎儿的胃肠道是无菌的，出生后细菌开始移

居，并在肠道中迅速繁殖，数量和种类迅速增加，一旦人体内环境发育成熟、稳定，菌群的数量和种类也就稳定下来。虽然不同的人肠道中的细菌数量有所差异，但具体到每一个人，肠道菌群的稳态可保持一生。因为细菌生长需要复杂的微生物生态环境，所以特定的细菌常常生活在胃肠道的特定部位，胃和小肠中的常见菌是乳酸杆菌和厌氧链球菌，而大肠中的常见菌却是粪杆菌、大肠埃希菌。大肠内的酸碱度和温度都适合细菌的生长繁殖，是人体最大的细菌和毒素库。大肠中有 400 个以上的菌种，细菌浓度高达 $10^{11} \sim 10^{12}$ CFU/mL（CFU 即 colony forming unit，菌落形成单位）。细菌总重量几乎占粪便干重的 1/3，其中厌氧菌达需氧菌的 $10^2 \sim 10^4$ 倍，主要菌种为类杆菌属、无芽孢杆菌属和真菌属。肠道菌群的生理学功能主要是合成维生素，协助营养素的消化与吸收，产生糖皮质激素作用增强因子和过氧化氢、硫化氢、各种酸、抗生素等物质，并结合其对宿主免疫功能的影响能力，在机体防御感染中起作用。

在正常情况下，由于人体有一定的抵抗力，与肠内寄生的菌群之间相互适应，细菌和真菌按比例组合，各菌之间相互制约、相互依存，在质和量上保持一种生态平衡，这些菌群称为正常菌群。一旦机体内外环境发生变化，或机体受到某些因素的影响，如长期、大量使用抗生素时，破坏了肠道正常菌群的生理组合，产生病理性组合，就可以产生菌群失调。菌群失调并不都引起疾病，只有在机体抵抗力降低时，才会出现临床症状，称为肠道菌群失调症。本病的发生率为 2%~3%。

本症常见病原菌，主要有金黄色葡萄球菌，发病多在 10 天左右；肠道革兰阴性杆菌，发病多在 20 天左右；霉菌，发病多在 30 天左右。发病主要是由于长期或大量使用抗生素，特别是氯霉素、四环素等广谱抗生素，抑制了寄生在肠道内的某些对这些抗生素敏感的菌群，致使抗药菌株、过路菌以及一向认为非主要的共生菌优势繁殖，破坏了肠道菌群生理组合，导致病理组合，引起菌群失调或菌群交替症。临床滥用糖皮质激素，往往造成机体防御功能受到抑制，以致免疫功能降低，有利于耐药菌株及抗药真菌繁殖和扩散。抗淋巴细胞血清及其他免疫抑制剂均有此等弊端。

临床常见的由于治疗用药不当所致的肠道菌群失调症的类型主要如下。

1. 葡萄球菌性肠炎

健康人 10%~15% 肠道内带葡萄球菌，但不致病，当优势菌或脆弱类杆菌、大肠埃希菌等因抗生素的应用被抑制或杀灭后，比较耐药的金黄色葡萄球菌即乘机繁殖而产生肠毒素，引起肠道菌群失调症的发生。

2. 白色念珠菌性肠炎

白色念珠菌性肠炎是肠道菌群失调症最常见的一种。

3. 绿脓杆菌肠道感染

绿脓杆菌为条件致病菌，常为继发感染。

二、症状

本症以严重腹泻或慢性腹泻为主要临床表现。在应用抗生素的治疗过程中，如突然发生腹泻，或原有腹泻加重，即有可能继发本症。腹泻多为淡黄绿色水样便，有时如蛋花样。真菌感染可呈带泡沫样稀便，有腥臭味，脓血便。个别病例粪便中漂浮有粉红色黏膜样碎片，大小不一。腹泻多数顽固，每日 5~10 次，甚或 20 余次。伴有腹胀，腹痛一般不显著，少数伴恶心、呕吐，吐泻严重者可伴有脱水、电解质紊乱、血尿素氮升高、血压下降，重症可发生休克。

三、诊断与鉴别诊断

（一）诊断

1. 主要表现

本症临床表现为腹泻。

2. 用药史

凡长期使用抗生素、免疫抑制剂、肾上腺皮质激素等治疗者，临床出现腹泻、腹痛、腹胀、高热等表现，并伴有淡黄绿色水样便，应考虑本症的可能，可及时通过有关微生物学检查，迅速做出诊断。

3. 实验室检查

检查本症是通过有关微生物实验室检查，即菌群定性定量分析。定性分析与一般微生物检查相同，如葡萄球菌肠炎粪便涂片，革兰染色可发现成堆的阳性葡萄球菌及中性多形核细胞，粪便培养可有大量的葡萄球菌生长。白色念珠菌性肠炎，可采用病理材料直接涂片，经氢氧化钾溶液处理并革兰染色，镜检可见成簇的卵圆形白色念珠菌，革兰染色阳性，细胞内着色不均匀，细菌培养可形成奶油色表面光滑的细菌样菌落，带有酵母气味。但定性检查除能检查出三度比例失调（即菌群交替症）外，其他比例失调则难以分析，尚需进一步做定量检查，以判断数值是否正常。定量检查首先需将粪便均质化，并按一定比例稀释，培养后须计算各类细菌菌落计数，以求出细菌总数值，手续比较麻烦，一般细菌实验室很少采用。但要尽量定性、定量检查相结合，分析致病菌的类型。

4. 结肠镜检查

肠黏膜呈弥漫性充血、水肿、血管分支模糊不清或消失。有散在的糜烂溃疡及出血，有时可见黄色假膜附着。

（二）鉴别诊断

主要对药物引起的肠道菌群失调症的几种类型进行鉴别。

1. 葡萄球菌性肠炎

腹泻可于用药后 3～6 日开始，日排黄绿色稀便 3～20 余次，伴有腹胀。腹痛一般不重，吐泻严重者可伴有脱水、电解质紊乱、尿素氮升高、血压下降。

2. 白色念珠菌性肠炎

一般多从上消化道开始，蔓延到食管、小肠，甚至肛周。鹅口疮常是白色念珠菌性肠炎最早的信号。如小肠黏膜糜烂或溃疡可引起多次无臭黏液脓性粪便，有时可呈血性，也可呈水泻，伴有消化不良。不及时治疗，可扩散至呼吸道、泌尿道，甚至脑组织。

3. 绿脓杆菌肠道感染

该菌能产生蓝绿色荧光素使粪便带绿色，但并不经常引起腹泻。

四、治疗

1. 饮食调整

发酵性腹泻应限制碳水化合物，腐败性腹泻应限制蛋白质的摄入。

2. 抗菌药物

立即停用抗生素，应根据菌群分析和细菌对药物的敏感试验，选用合适的抗生素以抑制过度繁殖的细菌，从而间接扶植肠道不足的细菌。此外还可以采用广谱抗生素，将肠道大部分细菌消灭，然后再灌入正常肠道菌群的菌液，或健康人的大便（患者很难接受），以使其恢复。

3. 活菌制剂

目前常用的活菌制剂有嗜酸乳杆菌、保加利亚乳杆菌、乳酸乳杆菌、芽孢乳杆菌、双歧杆菌、类链球菌、大肠埃希菌、类杆菌和枯草杆菌等，其中以双歧杆菌制剂疗效最好。枯草杆菌制剂疗效也较好，其疗效机制可能是由于该菌是需氧的，能吸收氧气，降低肠腔氧化还原电位，支持厌氧菌（类杆菌、乳杆菌）的生长，从而间接地扶持了正常菌群。还可以用正常人大便悬液做成复方活菌制剂用来治疗葡萄球菌引起的伪膜性肠炎，并收到较好的疗效。用乳酸链球菌制成的乳酶生，临床上广泛应用效果亦好。选用肠道正常菌群中繁殖不足的耐药菌株做成制剂，以利定殖，亦是调整肠道菌群失调的有效方法。实践证明，以活菌制剂为主的菌群调整疗法，可使部分腹泻患者得到缓解或治愈。

4. 菌群促进剂

常用乳糖扶植大肠埃希菌、叶酸扶植肠球菌，儿科常用双歧杆菌因子促进双歧杆菌生长。应用半乳糖苷 - 果酸，受细菌分解后形成乳酸或醋酸，使 pH 值降低，抑制其他细菌，而支持乳酸杆菌生长。

5. 常用菌苗制剂

①培菲康（双歧杆菌、嗜酸性乳酸杆菌、粪链球菌）散剂：口服，用温水冲服。0～1 岁儿童，一次半包；1～5 岁儿童，一次 1 包；6 岁以上儿童及成人，一次 2 包；每日 3 次。②丽珠肠乐（双歧杆菌）：成人 2 粒，每日 2 次，重症加倍。③整肠生（地衣芽孢杆菌无毒菌株）：成人 500 mg，每日 3 次，首剂加倍；儿童 250 mg，每日 3 次。④布拉氏酵母菌散，0.25 g/袋，口服。成人：每次 2 袋，每日 2 次；3 岁以上儿童：每次 1 袋，每日 2 次；3 岁以下儿童：每次 1 袋，每日

1 次。

6. 耐药性肠球菌制剂

日本目黑等采用增量传代培养法获得了耐链霉素、红霉素、四环素、氨苄西林素的肠球菌 – 类链球菌 BIO-4R 株。经动物和人体试验表明，本菌有耐多种抗生素性，故能阻止其他菌群异常繁殖，克服菌群失调，改善大便形状异常，且比以往单用抗生素治疗疗效迅捷，并能防止链球菌 BIO-4R 株的耐药因子向大肠埃希菌 K-12 株转移。

7. 免疫治疗

对先天性免疫或防御功能缺陷的菌群失调，在调整菌群的同时，还应针对免疫缺陷的原发病进行治疗，如注射转移因子、免疫核糖核酸、胸腺素等。

8. 中医治疗

1）辨证施治：请参照腹泻的治疗。

2）据研究，中药中的清热解毒药对体液免疫有影响，如蒲公英、白花蛇舌草等能促进抗体生成，鱼腥草能提高备解素浓度，而备解素、C_3、Mg^{2+} 组成的备解系统对痢疾杆菌、沙门菌、绿脓杆菌等革兰阴性杆菌有一定杀灭作用，是机体产生抗体前的一种重要的非特异性的免疫防御功能。培补脾肾的中草药则能提高机体非特异性免疫功能，如党参、灵芝、猪苓能促进单核巨噬细胞的吞噬功能，仙灵脾能增强 T 细胞的功能。在应用中医辨证论治治疗肠道菌群失调时，均应考虑以上药物的作用，于清热化湿、补气健脾、和胃渗湿、温肾健脾等法中，适当配伍应用则效果比较理想。

3）其他：大蒜 100 g，捣烂后加入生理盐水 100 mL，保留灌肠，每日 3 ~ 4 次。双花 10 g，栀子 10 g，地榆 15 g，蒲公英 10 g，防风 10 g，黄连 10 g，白芍 10 g，甘草 10 g，水煎适量，80 ~ 100 mL 待温后保留灌肠，每日 2 ~ 3 次。

第六节　假膜性肠炎

假膜性肠炎（pseudome mbranous colitis，PMC）现已证实几乎全部与使用抗生素有关，其病情危重并伴有假膜形成。PMC 是抗生素相关性腹泻的一种特殊类型。随着抗生素的广泛应用（尤其不合理应用），以及新型抗生素的不断出现，其发生率有逐渐增多的趋势。

一、病因

（一）致病药物

1. 抗生素类药物

如林可霉素、克林霉素、四环素、头孢菌素、新霉素、红霉素、氨苄西林、阿莫西林、利福平、克拉霉素等。以前两种最为常见。

2. 非抗生素类抗菌药物

复方磺胺甲噁唑、柳氮磺胺吡啶、甲硝唑等亦可引起假膜性肠炎。

（二）发病机制

自从 20 世纪 50 年代，抗生素应用临床之后，人们注意到应用抗生素治疗期间或治疗后，可能发生腹泻并发症，尤其是手术后的患者，发生率达 14% ~ 27%。根据大便涂片、革兰染色和培养，曾经认为是金黄色葡萄球菌。20 世纪 70 年代，常有使用克林霉素导致假膜性肠炎的报道。1974 年 Tedlesco 报道 200 例（10%）内镜检查有假膜性肠炎，但是在这些患者中并未发现金黄色葡萄球菌。1977 年，Larson 等从假膜性肠炎患者的粪便滤液中发现一种毒素，该毒素由难辨梭状芽孢杆菌产生。用其喂饲无菌感染的鼠能致腹泻，并可被喂服正常鼠粪悬液所抑制。由此认识到难辨梭状芽孢杆菌是引起假膜性肠炎的细菌。这种细菌产生毒素 A、毒素 B、蠕动改变因子和不稳定因子。只有毒素 A、毒素 B 与发病密切相关。毒素 A 能引起动物回、结肠黏膜炎症细胞浸润、出血及绒毛损害，使肠壁通透性增加，导致结肠的水、钠、氯等离子分泌增加，而不影响腺苷环化酶、鸟苷环化酶的活性和环磷腺苷的浓度，所以，临床症状主要由毒素 A 所致。毒素 B 单独对回、结肠黏膜并无作用，只在毒素 A 作用基础上加重黏膜病变，但毒素 B 是检测难辨梭状芽孢杆菌的主要标志。此外，蠕动改变因子亦可通过肌肉收缩的刺激引起腹泻，而且具有一定的致病作用。

二、症状

假膜性肠炎的原发病轻重不一。应用抗菌药

物治疗原发病，发生假膜性肠炎，用药时间多数在抗菌药应用的第 5～第 10 天，少数亦可发生在用药的第 1 天，或者在停药 5～6 周之后。发病后，患者无一例外都有腹泻，90%～95% 为水样便，1～2 次/日到 20 次/日不等，粪便恶臭，粪便形状为黏液便、脓黏液便、柏油便、鲜血便及完谷不化型等多种。较重的病例粪便可见斑片状或管状的假膜。其他症状还有发热，80% 患者表现为中等度发热或高热；80%～90% 患者有腹绞痛，发生反跳痛见于 10%～20% 患者；部分患者有肠麻痹和肠扩张。年老体弱患者常有脱水和电解质紊乱。虽然各年龄组均可发病，但以老年人为多见。此外，暴发性中毒巨结肠、肠梗阻、肠穿孔为首发表现者可达 7%，若未及时诊治，可发生严重并发症，病死率达 16%～22%。

假膜性肠炎主要发生在结肠，又以结肠远端为主。乙状结肠、直肠的病变高达 80%～100%，近端及全结肠亦可受累。肉眼观察可见多数隆起的黄白色斑片，由数毫米至 20 mm 大小不等。中间的黏膜正常或充血水肿。病变早期呈点状，疾病进展期时融合，最后脱落留下大片裸露区域。黏膜上皮常先于间质出现再生修复，由于腺颈部的未分化细胞移行到黏膜表面需 6 天，在假膜脱落后 10 天左右内镜检查可完全正常。显微镜检查可见假膜从表面溃疡的一点开始，同时伴有固有层及慢性炎症浸润。假膜由纤维素、黏蛋白、脱落的黏膜上皮细胞等组成。

三、诊断与鉴别诊断

（一）诊断

1. "疑似" 诊断

对于重病患者、曾大量使用抗生素的患者及手术后患者，在出现非特异性腹泻、腹胀、腹痛、发热及白细胞增高等现象时，应考虑本病的可能。对于轻病患者，或临床医师对本病缺乏认识，容易漏诊和误诊。

2. 病因诊断

本病约 90% 以上患者大便培养可发现难辨梭状芽孢杆菌。但必须指出，培养出该菌还不能肯定其为致病菌。尚需行该菌毒素试验才能确诊，

反之，即使培养阴性而粪便中测得其毒素亦可确诊。

3. 辅助检查

（1）血液检查

患者几乎均有白细胞和中性粒细胞升高。年老体弱患者可见低钾、低钠等电解质紊乱表现。

（2）大便检查

大便检查可见黏液、脓细胞、红细胞，以及大便潜血阳性。大便细菌培养：90% 以上的患者可培养出难辨梭状芽孢杆菌。

（3）影像学检查

腹部平片可见：①小肠扩张，有结肠积气但无液平，结肠扩张少见，肠轮廓不清晰。②指印征，有时广泛而显著，有时仅局限于一节段。气钡灌肠造影显示结肠黏膜紊乱，边缘呈毛刷状，黏膜表面见许多圆形或不规则结节状阴影。CT 扫描示肠壁增厚，皱襞增厚。

（4）内镜检查

该检查是诊断本病的快速而可靠的方法，既可直视结肠黏膜病变特点，又可追踪判断治疗效果。病变较轻、治疗及时的患者，早期无典型表现，肠黏膜正常或仅有轻度充血、水肿。严重者可见黏膜表面附以黄白或黄绿色假膜。活检组织镜下可见肠黏膜炎症细胞浸润、出血和上皮细胞坏死等典型病变，伴假膜形成。假膜由纤维素样物、炎症细胞、上皮细胞碎片及细菌菌落组成。

（5）细胞毒性试验

该试验检查是难辨梭状芽孢杆菌诊断的主要依据。因为大便培养取得难辨梭状芽孢杆菌还不能肯定为致病菌，因为正常人粪便中该菌的阳性率为 25%。该菌毒素 A 与临床症状有关，毒素 B（细胞毒素）对细胞培养特别敏感。标本不需离心和过滤，ELISA 能检出毒素 A 和毒素 B。该检查优点是易于操作，在 2～3 天内可获得结果。

（二）鉴别诊断

本病应与慢性非特异性溃疡性结肠炎、克罗恩病以及阿米巴原虫或细菌引起的结肠炎相鉴别。对少数酷似急腹症的患者，应与急性肠梗阻、急性坏死性胰腺炎等相鉴别。

四、治疗

在抗生素应用过程中，如患者出现了非特异性腹泻，要警惕假膜性肠炎或真菌性肠炎（长期大量应用抗生素者）的可能。需采取如下措施。

1. 停抗生素

立即停用相关抗生素，以免导致病情恶化。

2. 病因治疗

1）首选万古霉素，1.0~2.0 g/日分 4 次。儿童 20~40 mg/kg·d，分 2~4 次。适用于中重型患者，多数患者平均用药 3 天，腹泻、发热症状消失。通常用药 7~10 日，以减少复发。

2）甲硝唑 0.25~5.0 g/次，3 次/日，疗程 7~10 天。适用于缺乏万古霉素或万古霉素治疗后复发的病例。

3）杆菌肽，成人每次 2 500 U，4 次/日。

本病复发率为 15%~25%，平均 20%，复发常在停药后 7~28 天。复发时再用万古霉素或甲硝唑治疗仍有效。

3. 恢复肠道正常菌群

根据病情可应用米雅、整肠生等肠道微生态制剂，以调整肠道菌群；亦可口服蒙脱石散以修复、保护肠黏膜。

4. 加强支持对症治疗

补液，纠正水电解质及酸碱平衡紊乱，重症患者酌情补充血浆、白蛋白。不可应用抑制肠蠕动的药物，如阿托品、山莨菪碱等。

5. 中医辨证施治

1）毒热炽盛型：症见高热、烦渴、衄血、尿短赤、倾泻暴注、下痢色清或蛋花样稀便。甚则热闭于内，耗精灼液，四肢逆冷、神志昏迷，舌质红，脉弦数或细数。治宜清热解毒、分利清浊，常用金银花、连翘、蒲公英、败酱草、黄芩、黄连、栀子、地丁、大青叶、紫雪丹、安宫牛黄丸等。活血化瘀和营，常用赤芍、丹皮、茜草。清热利湿、分利清浊，常用薏苡仁、车前子、滑石、生甘草。养阴清热、生津护液，常用元参、天花粉、麦冬等。

2）热盛阴耗型：症见高热不退，午后潮热，口干欲饮或不欲饮，颧红，五心烦热，尿短赤，便稀泄泻频作，舌苔白，脉数。治宜养阴益气、清热解毒，佐以分清浊。养阴用元参、麦冬、鲜生地、石斛、天花粉、鳖甲、白芍、熟地、白茅根、西洋参。清热解毒用金银花、连翘、蒲公英、败酱草、酒黄芩、栀子等。

3）脾虚湿盛型：症见面色发白、神疲懒言、食少纳呆、口渴不欲饮，或见胃寒怕冷、水肿、腹泻、稀便频作、舌苔白、脉沉细。治宜健脾利湿、升清降浊。常用健脾利湿药如党参、白术、茯苓、猪苓、扁豆、山药、泽泻；温里升阳药如葛根、吴茱萸、炮姜、官桂、肉豆蔻等；滋阴敛气药如熟地、麦冬、五味子等。

4）脾肾虚衰、阳虚欲脱型：症见形体消瘦、四肢逆冷、畏寒倦卧、腹胀腹痛、泄泻直下、肛门外翻，甚者舌卷囊缩，脉微欲绝。治宜回阳救逆、温补脾肾。常用温里回阳药如附子、干姜、肉桂。温中健脾药如党参、白术、茯苓、肉豆蔻、吴茱萸、葛根等。

第七节 真菌性肠炎

真菌性肠炎主要是由白色念珠菌引起的。白色念珠菌是肠道正常菌群之一，长期使用广谱抗生素或肾上腺皮质激素，真菌可大量繁殖引起肠炎。2 岁以下婴幼儿发病较多。起病可急可缓，大便次数增加，为黄色稀水便，泡沫多，有黏液，有发霉气味，有的像豆腐渣样，严重的可为脓便或脓血便，可表现有低热、呕吐、腹胀及腹痛。

一、病因

消化道是真菌侵入体内的主要传输途径，对健康和生命都有较大的威胁。真菌性肠炎（fungal enteritis）是机体深部真菌病的重要类型之一。过去本病甚为少见，近年来由于广谱抗生素、激素、免疫抑制剂、抗肿瘤药等的广泛应用，所引起的真菌性肠炎也日趋增多。但本病的发病率远比浅部真菌病少。

长期使用抗生素、肾上腺皮质激素、化学抗癌药物、免疫抑制剂，皆可使机体和组织的抗病能力减弱，或肠道菌群失调，真菌乘虚而入，大量繁殖，侵袭组织而易引起肠道真菌病。如严重肝肾疾病、粒细胞缺乏症或恶性肿瘤时引起恶病质，均可导致机体免疫功能降低，此类患者需长期药物治疗，故可导致真菌性肠炎。

我国引起肠炎的真菌主要有念珠菌、放线菌、毛霉菌、曲菌、隐珠菌等，其中以白色念珠菌肠炎最为常见。但也有学者认为放线菌引起的肠炎为多见。

二、症状

白色念珠菌累及结肠，约有 85.5% 的患者出现腹胀，泡沫样腹泻或便秘交替出现。早期为黏液样稀便，偶有便血或带血丝，其特点是黏稠似蛋清附于大便上，或全部黏液便。后期为脓性或脓血样稀便，或无明显的脓血便。出血多时为暗红色糊状黏液便。

白色念珠菌性肠炎引起的腹痛及压痛常不明显。消化道放线菌侵犯回盲部时，表现为右下腹隐痛，局部常出现坚实而有压痛的肿块。当腰大肌受到炎症刺激时，可发生右髋屈曲畸形，阑尾手术后有的可发生一个或多个慢性持久性的瘘管。直肠放线菌可形成亚急性或慢性肛周脓肿、坐骨直肠窝脓肿或直肠旁脓肿。直肠周围病变多由腹内病变波及而来，表现为腹泻、便秘、里急后重或较稀带黄色颗粒的脓血便。

三、诊断与鉴别诊断

（一）诊断

因为真菌性肠炎一般可无特殊症状和体征，因此诊断真菌性肠炎有一定困难。诊断本病可从以下几方面考虑。

1. 病史

诊断本病主要依据有长期黏液样腹泻、便秘交替出现的病史。经抗生素、磺胺等久治不愈。

2. 电子结肠镜检查

在结肠镜下，有的肠壁可见到肠腔痉挛或有较多的黄白色稠性分泌物。有的肠壁可见多个表面呈黄色的溃疡改变。

3. 涂片检查，真菌培养

确诊本病除在结肠黏膜组织标本中发现真菌外，主要需多次真菌培养，呈阳性者并证实为同一菌种。在真菌组织的染色检查中往往由于真菌

数量少，苏木素－伊红着色不良，而被忽略，但用 PAS 及 Gram 特殊染色法，阳性率高，易于诊断。

（二）鉴别诊断

本病应与阑尾炎、阑尾脓肿或包块、回盲部结核、盲肠阿米巴、盲肠癌、腰大肌脓肿、女性生殖道附件肿瘤等疾病相鉴别。

四、治疗

1. 一般治疗

少数患者在健康情况较差时发病，一般给予高营养、易消化食品，调节电解质平衡或输血等支持疗法。若合并有其他疾病，如结核病、糖尿病等慢性疾病者，应同时给予必要的治疗。

2. 抗真菌治疗

①白色念珠菌性肠炎：一般口服克霉唑，每次 1 g，每日 3 次。或用制霉菌素 100 万 U，口服，每日 3 次。或用酮康唑 0.4 g/d，连服 3 周可治愈，笔者用特比奈芬 0.25 g/d，伊曲康唑 0.1 g/d 连服 2～4 周取得了很好的疗效。还可用大蒜素胶囊 3～4 粒，每日 3 次，饭后服，能有效控制病损。或苦参 30 g 加水 200 mL 煎至 60～70 mL，每日 1 次保留灌肠，10 次为一疗程。有些患者有反复发作的倾向，可能与机体细胞免疫功能低下有关，可试用转移因子治疗。②毛霉菌性肠炎：早期可用 X 线照射。若为中晚期则不宜保守治疗，而需手术切除或用凝固法治疗。通常口服异烟肼 0.1 g，每日 3 次。维生素 D_2 1 万～2 万 U，每日 3 次，同时给予碘剂，如碘化钠 1 g 静脉注射，每日 1 次，逐渐增至 3 g。也可长期注射两性霉素 B，但该药毒副作用较大。③放线菌性肠炎：青霉素及磺胺类药物等对放线菌有特殊疗效，其中以青霉素为首选，剂量为每天 80 万～240 万 U，疗程持续数周至数月。链霉素对放线菌同样有效，若青霉素疗效不显著或对青霉素过敏者，可以改用链霉素治疗。青霉素和磺胺类药物联合应用，有时可获得更佳的疗效。其他药物如四环素、氯霉素及碘化物等均有一定疗效。④曲菌性肠炎：可用两性霉素 B 注射治疗，同时服用大剂量碘化钾液，每日 20～30 g，服 3～4 周。⑤隐球菌性肠炎：

本病无特殊治疗。可试用两性霉素 B、克霉唑、制霉菌素、口服碘化钾、磺胺嘧啶或局部照射 X 线治疗，或两者同时应用。

3. 中医辨证施治

参照腹泻的中医治疗。

第八节　出血性结肠炎

出血性结肠炎主要由青霉素及其衍生物引起，病变多累及近端结肠。本病如同假膜性结肠炎一样，也是抗生素相关性腹泻（antibiotic-associated diarrhea，AAD）的一种特殊类型。

本病的发病机制尚不清楚。曾有人推测本病是青霉素过敏在大肠的反应，可表现为速发型过敏反应，亦表现为迟发型过敏反应。此种推测用淋巴细胞刺激试验，或用青霉素羊红细胞间接凝集反应等方法初步得到了证明。在使用合成广谱青霉素后发生本病初期得到了产酸克雷伯菌的纯培养，可能是对青霉素中的某种结构的毒性反应。也有学者认为，黏膜下层血管痉挛（微循环障碍）在本病的发病中有重要意义，因本病在许多方面，尤其是在疾病初期与缺血期结肠炎非常相似。总之，鉴于本病多由应用青霉素及其衍生物引起，故推测本病发生与变态反应有关。无论是假膜性肠炎还是本病，机体免疫功能低下也是发病的重要因素。

一、病因

青霉素及其衍生物氨苄西林、氯唑西林、氟氯西林、萘夫西林、替卡青霉素、麦迪霉素等为主要病因。

二、症状

发病急骤，一般在应用抗生素 8 天至 15 天发病，平均 5.4 天，个别患者在停用抗生素后 3 天才发病。各年龄组均可发病，其中女性发病率较高。临床症状以腹痛、腹泻及血便为主。腹痛呈绞痛，腹泻及血便较假膜性肠炎突出，里急后重为本病的特征。本病治愈时间为 2~7 天，平均 4.7 天。

三、诊断与鉴别诊断

（一）诊断

本病的诊断一般根据以下几点：①患者有正在使用或停用青霉素及其衍生物的用药史。②症状发病急骤。③以绞痛性腹痛、腹泻及便血为主要症状，且伴有里急后重感。④内镜检查可见全周性肠管糜烂，黏膜面水肿，脓液性渗出物。但这些改变在轻、重型患者中有差异。

1. 大便检查

大便潜血阳性，大便培养以产酸克雷伯菌生长占优势。

2. X 线检查

依靠 X 线检查诊断本病较难。钡灌肠检查，一般在病变部位痉挛特别明显，结肠肠管对称的伸展性丧失，有时在横结肠可发现纵行的或不整形的溃疡。

3. 内镜检查

轻症患者在比较局限且无糜烂的黏膜面上有出血斑，在肠管分布可为全周性，亦可为偏侧性。少数患者在肛门侧可见散在伴有糜烂的红晕。重症患者为全周性肠管糜烂，黏膜面水肿明显，并可见脓性液状渗出物。这些改变随病变期的不同而迅速改变。日本学者将本病分为 3 型：①非特异性，黏膜水肿、充血的红斑及不整齐的血管网；②类口疮样疹型，小范围的糜烂，周围有红晕；③线状溃疡或线状充血、糜烂型，病变分布与肠管纵轴平行为其特点。

（二）鉴别诊断

本病常易与下列疾病混淆，诊断时应加以鉴别。

1. 急性细菌性痢疾

有痢疾接触史，大便频数，里急后重，呈脓血便，粪质少，多在左下腹有压痛，大便培养可分离出痢疾杆菌。乙状结肠镜检查可见直肠黏膜充血水肿或有浅表性溃疡。

2. 过敏性紫癜

腹部无固定压痛，除腹部症状外，可有皮疹或紫癜、关节疼痛等表现，全身毒血症者少见。

3. 急性肠套叠

多见于婴幼儿，腹部常可扪及肿物，钡灌肠或气灌肠可确诊和复位。

4. 急性克罗恩病

该病与出血性肠炎有许多相似之处。克罗恩病无季节性及发作诱因，腹痛多位于右下腹，腹泻以水样便为主。X 线检查回肠可见广泛的卵石样充盈缺损，肠轮廓不规则，其边缘可显小齿状。如有肠腔狭窄、肠壁僵硬、黏膜皱襞消失，则形成线样征。以上改变具有确诊意义。

5. 绞窄性肠梗阻

本病也表现突然腹痛，持续性进行性加重，位置比较固定，限于梗阻部位。如伴腰背痛，则提示肠系膜受到牵拉，更有诊断价值。腹部可扪及肿块或肠襻，有压痛及反跳痛，可有腹膜刺激征。腹部 X 线可见高张力积气的液平面，而结肠无气更有助于诊断。

6. 重症溃疡性结肠炎

发病急，表现为剧烈腹痛、腹胀、腹泻、便血、发热，满腹压痛，大便呈黏液脓血性。典型者左下腹可叩及增厚的乙状结肠或降结肠，局部压痛较著。乙状结肠镜检查可见肠黏膜呈弥漫性充血水肿，且有颗粒状改变，脆而易出血及糜烂，深浅不一、大小不规则的溃疡。但一般在急性期不做乙状结肠镜检查，以免发生穿孔。

四、治疗

正在使用青霉素或青霉素衍生物的患者，一旦考虑本病，应立即停用所用抗生素。对少数停用青霉素及其衍生物 3 ~ 5 天，出现本病临床表现的患者可给予对症处理。如重症患者出现了水、电解质及酸碱平衡紊乱，可给予补液，纠正水、电解质酸碱紊乱。机体免疫功能低下是发病的重要因素，可酌情给予提高免疫功能的措施。

第九节　抗肿瘤药物所致肠损害

全世界每年死于恶性肿瘤的患者达数百万之多，约占总死亡人数的 1/4。恶性肿瘤的治疗是临床迫切需要解决的问题。随着医学的发展，目前 50% 的肿瘤患者可得到治愈。在现有的治疗手段中，局部治疗（手术切除和放射治疗）可治愈 1/3 的患者。对某些肿瘤，特别是有转移的肿瘤来说，需要药物治疗（化学治疗）来达到治疗的目的。然而，随着抗肿瘤药物的广泛应用，与其相关的不良反应也显现出来，抗肿瘤药物所致肠损伤就是抗肿瘤药物损害的一部分。

抗肿瘤药物抑制肠黏膜上皮细胞的分裂增生，进而影响其修复，造成肠黏膜损伤或术后吻合口溃疡和穿孔。或者是肠道原发性或继发性肿瘤，尤其是肠道淋巴瘤，化疗后，肿瘤坏死组织引起穿孔，当某些抗肿瘤药物致骨髓抑制、机体免疫力明显下降、中性粒细胞大量减少时，病原体侵入肠黏膜引起蜂窝织炎，常见病原体有念珠菌属、假单胞菌属、梭状芽孢杆菌属、大肠埃希菌属及克雷白杆菌属等，临床表现为盲肠炎或中性粒细胞肠病；目前认为长春新碱可能渗入自主神经细胞中，干扰微小管的蛋白装配，阻滞递质的囊泡沿神经轴索下移，临床上表现为便秘和麻痹性肠梗阻。

一、病因

不同的抗肿瘤药物引起的肠损害表现不同，阿糖胞苷、放线菌素 D、氟尿嘧啶、羟基脲、甲氨蝶呤、硝脲类可引起腹泻，甚至血性腹泻；秋水仙碱和甲氨蝶呤可引起轻度脂肪泻；长春新碱、依托泊苷等可引起麻痹性肠梗阻和便秘。

二、症状

不同类型的肠损伤临床表现各具特点，分述如下。

1. 肠穿孔

腹痛或原有腹痛突然加重，腹部压痛，腹肌紧张，反跳痛。腹部 X 线透视可见膈下游离气体。

2. 盲肠炎

盲肠炎多与中性粒细胞减少性肠病变并存，典型表现类似阑尾炎，不同的是本病患者有明显腹痛、腹胀及水样便，钡灌肠显示盲肠僵硬、结肠袋消失和黏膜紊乱。

3. 中性粒细胞肠病

腹痛多为全腹痛，腹泻以血性腹泻为主，轻者可表现为水样泻，全腹压痛，无明显腹肌紧张及反跳痛，中性粒细胞严重减少。

4. 麻痹性肠梗阻

应用长春新碱引起麻痹性肠梗阻发病率为10%，可表现为腹痛、腹胀或便秘。腹部膨隆或见肠型，腹部压痛，肠鸣音减弱或消失，腹透可见气液平、肠管扩张等。

5. 肛门直肠并发症

本并发症在恶性血液病中的发生率高达84%，约80%的患者发生于化疗的初始阶段。临床表现为大便带血、下坠感、骶部或会阴部疼痛、发热等。检查可见直肠黏膜糜烂、溃疡，直肠周围和肛周脓肿，肛裂及血栓性外痔。

三、诊断与鉴别诊断

该病在大小肠均可出现肠穿孔，多发于术后吻合口处或原发于肿瘤的病灶处。该病可致三种类型盲肠炎：①局限型，坏死病变局限于盲肠。②弥漫型，坏死病变散布于盲肠及其附近肠腔。③溃疡型，盲肠及其他部位肠壁有散发溃疡。盲肠壁水肿、充血、坏死，常见有病原体浸润，尤其是铜绿假单胞菌；中性粒细胞肠病可见肠黏膜蜂窝织炎；肛门直肠病变，可见直肠黏膜充血、水肿、糜烂、溃疡、直肠周围及肛周脓肿。

1. 血液检查

盲肠炎及中性粒细胞减少性肠炎，中性粒细胞明显降低。尚可见各原发性肿瘤的血液学表现。

2. 大便检查

腹泻伴出血的患者，大便镜检主要是大量红细胞，大便潜血阳性。

3. X线检查

X线透视，肠穿孔患者可发现膈下游离气体，麻痹性肠梗阻时可见液气平与肠管扩张。结肠炎患者钡灌肠显示盲肠僵硬、结肠袋消失。

4. 内镜检查

出现肛门直肠并发症时，肠镜检查可见直肠黏膜糜烂、溃疡。

在恶性肿瘤化疗过程中，如出现上述临床表现，结合相应的实验室检查，各种肠道损害基本可明确诊断。值得注意的是需要与下列疾病鉴别：①急性阑尾炎，一般不伴水样泻，白细胞、中性粒细胞多增高，钡灌肠无异常发现；②抗生素相关性腹泻，有抗生素应用史；③恶性肿瘤亦可引起肠梗阻，常为机械性肠梗阻。

四、治疗

肠穿孔一般需手术治疗，但部位不同，手术方式亦不同。小肠穿孔者行病灶切除术和肠吻合术；结肠穿孔者，尤其是衰弱患者，行病灶切除术和近端结肠造口术；如为盲肠穿孔，缝合后行回肠末端造口术；麻痹性肠梗阻者，采取禁食、胃肠减压、抗感染及支持疗法，6～8天症状无改善者考虑手术治疗。目前对于盲肠炎有两种意见：①争取早期手术；②先给予抗感染和支持疗法，出现穿孔、病情加剧、保守治疗失效或粒细胞计数恢复后腹部症状仍然存在者，为手术指征。中性粒细胞减少性肠炎，以抗感染治疗为主，加强营养支持治疗，可用粒细胞集落刺激因子以提高血白细胞；有肛门直肠并发症者，给予对症治疗，如坐浴、局部热敷、止痛、使用粪便软化剂及抗感染药物；有脓肿形成时应切开引流。

第十节 药源性肠梗阻

药源性肠梗阻（Drug-induced ileus, DII）是由于使用药物而引起的肠功能性或器质性损害，致使肠腔内容物运行梗阻。患者可有腹痛、腹胀、呕吐、腹肌紧张及压痛，肠鸣音亢进或消失，以及合并水电解质紊乱，严重者可出现休克。

一、病因

引起药源性肠梗阻的药物很多，最常见的是下列几种：①抗胆碱药，如阿托品、山莨菪碱、东莨菪碱、颠茄等；②抗精神病及抗抑郁药，如氯丙嗪、氯普噻吨、奋乃静、氯氮平、多塞平、地西泮等；③含阳离子药，如氢氧化铝、硫糖铝、硫酸亚铁、复方次碳酸铋等；④抗肿瘤药，如长春碱、长春新碱等；⑤抗高血压药，如硝苯地平、维拉帕米、可乐定、六烃季胺等；⑥刺激性泻剂，如大黄、番泻叶、蓖麻油、酚酞等；⑦其他药物，如吗啡、呋塞米、氢氯噻嗪、阿司匹林、吲哚美辛等。

二、发病机制

药源性肠梗阻的发病机制可能与药物影响肠蠕动有关。文献资料表明，同时服用两种以上此类药物，发生肠梗阻的危险性增高。根据药物诱发肠梗阻的作用部位不同分述如下。

1. 肠内梗阻

①硫酸钡引起肠梗阻多发于原有病变基础上，如囊肿、手术后等。钡剂与食物纤维共同形成结石，称钡剂性肠梗阻。②考来烯胺引起的肠梗阻，其机制可能与成团反应有关。③高浓度钾盐可使血管平滑肌强烈收缩，导致肠黏膜的缺血性溃疡形成，当溃疡愈合后造成纤维性狭窄，从而引起不全性肠梗阻。④铁制剂的非可溶片与药物残渣可使原有肠道病变者发生肠梗阻。⑤活性炭作为吸附剂治疗某些药物中毒而引起肠梗阻主要是因为活性炭与食物残渣等聚积成球，影响肠内容物通过。⑥有的患者服用 H_2 受体阻断剂与异丙托溴铵雾化吸入后，可引起粪团性肠梗阻。这些药物影响肠道神经分泌功能，使肠内容物运输延迟。

2. 肠壁内物理性梗阻

①抗凝剂，如华法林、双香豆素等抗凝剂可引起肠壁内多发性血肿，壅滞肠腔使粪便呈团，导致肠梗阻，统计住院治疗的肠壁内血肿患者，约15%与抗凝剂有关，而且均由华法林引起。此并发症一般与肝素无关。②NSAID 引起肠梗阻，机制详见 NSAID 相关性肠道溃疡、出血、穿孔及梗阻一节。③青霉胺并发回肠梗阻，切除回肠病理检查证实，局部缺血性改变继发于血管弹性减退，表明青霉胺长期应用致弹性组织变化而引起梗阻。

3. 影响肠蠕动所致肠梗阻

①排钾药物，如氢氯噻嗪等利尿剂、某些氨基苷类抗生素及肾毒性中草药等可致低血钾而引起麻痹性肠梗阻。②抗组胺药，H_1 及 H_2 受体阻断剂应用不当时，可对抗组胺对肠道肌肉的兴奋作用，引起肠麻痹或梗阻。③阿片制剂，可使肠壁中阿片受体兴奋，增加肠道纵行分节收缩，而横向肌紧张性下降，肠蠕动变慢，肠内压升高，导致肠内容物运送障碍，临床上出现便秘，严重者形成麻痹性或假性肠梗阻。④可乐定可直接作用于血管和肠平滑肌，引起便秘及罕见的假性肠梗阻。⑤钙通道阻滞剂松弛血管平滑肌，可降低血管壁平滑肌张力，导致不全性或完全性肠梗阻。此外，氟桂利嗪尚可导致肛门括约肌痉挛而梗阻。⑥肌肉松弛剂，如丹曲林等可引起严重便秘而导致肠梗阻。⑦β-肾上腺素能受体拮抗剂与硫酸镁治疗先兆子痫时，可诱发麻痹性肠梗阻。⑧红霉素具有较强的拟胃动素作用，肠道手术后使用，可因消化道结构改变而扰乱肠道动力模式，使肠内容物运输出现障碍而致肠梗阻。

4. 肠壁内自主神经功能障碍所致肠梗阻

①神经节阻滞剂在降血压的同时也作用于肠肌层神经节的神经节烟碱受体，常并发麻痹性肠梗阻。②毒蕈碱拮抗剂，包括阿托品以及其他胆碱能、毒蕈碱能受体阻断剂，阻滞副交感神经向神经节的毒蕈碱能受体传导，减缓肠内容物向前推进，此作用可能与剂量有关。如用药过量或阿托品与其他抑制肠道的药物合用，则可引起肠梗阻。③抗精神病药与抗抑郁药，二者均具有强大的抗胆碱能作用，常致便秘，有时引起肠梗阻，甚至穿孔。其他抗胆碱能药，如异丙吡胺，也有引起肠梗阻的报道。④某些抗肿瘤药。

5. 肠壁外血管闭塞所致肠梗阻

①口服避孕药，有报道在停用避孕药时，有的青年女性发生血管扭转性损伤。肠系膜动脉闭塞也与避孕药有关，可导致小肠与结肠的局部缺血和梗死。②垂体后叶素和可卡因可引起肠壁局部缺血，可并发肠梗阻、穿孔等。

6. 肠壁外腹膜纤维化所致肠梗阻

①放射治疗，腹、盆腔放射治疗可并发肠梗阻。②腹腔内化疗，在某些患者中，可造成腹腔内广泛纤维粘连引起肠梗阻。

7. 影响排便反射

容积性泻剂、直肠栓剂、抗肿瘤药物、考来烯胺等均可因局部刺激而影响直肠正常的排便反射，形成便秘，继而发生低位性肠梗阻。

三、症状

引起肠梗阻的药物种类繁多，肠梗阻发生机制不尽相同，临床特征也各有特点，分述如下。

1. 抗精神病及抗抑郁药物

多发生于大剂量或长期应用过程中，精神病患者药物联合应用时更易发生肠梗阻。早期表现为口干、腹部隐痛、腹泻、肠鸣音活跃或便秘乃至大便干结不下，继而腹痛、腹胀加剧，排便、排气停止。有的表现为坏死性小肠结肠炎，腹痛呈渐进性，严重腹泻后发生梗阻，病死率可达75%。氯丙嗪应用过量还可引起急性肠麻痹，常伴尿闭、休克，若不及时停药、补钾及应用新斯的明等处理可危及生命。抗抑郁剂引起肠梗阻，发生缓慢，前驱期表现为口干、便秘、上腹部疼痛，还多伴有食欲不振、恶心、呕吐、腹泻、精神不振、白细胞减少及共济失调等，若及时发现，预后良好。

2. NSAID

应用本类药物的部分患者，多在服用 1.5~5 年发病，狭窄部位呈多发性，临床呈进行性经过，伴低蛋白血症和体重减轻。值得注意的是直肠内给药亦可发病。

3. 对氨基水杨酸钠

有人报道 1 例结核患者，服用本药 9.0 g/d，第 13 天早餐后突然感左中、下腹部疼痛、恶心，继之腹胀、呕吐，无大便及肛门排气，并出现肾功能损害。经停药及相应处理，症状逐渐好转，后试服本药至 3.0 g/d 又出现类似症状而证实为药源性肠梗阻。

4. 抗胆碱药物

本类药物应用量较大或合并用药时，偶见药源性肠梗阻，如过量阿托品合用苯乙哌啶，抗胆碱能药物联用金刚烷胺，抗心律失常药合用抗胆碱剂，常首先出现便秘，继之发生肠梗阻，甚至穿孔。如能在穿孔前加以警惕，及时发现，立即停药，采用支持疗法，可避免手术。

5. 神经节阻滞剂

其中的可乐定、美卡拉明、二甲季胺，近年已很少用。肠梗阻为暂时性可逆现象，称为"结肠假性梗阻"。初期仅感腹胀，后逐渐出现部位不定的腹痛，恶心、呕吐，肛门可有排气，腹胀为渐进性，X 线示右半结肠扩张。

6. 抗凝剂

过量应用可出现"抗凝剂性肠绞痛"，表现为肠梗阻。患者突发痉挛性腹痛、恶心、呕吐、腹胀、腹膜刺激征，肠鸣音减弱甚至消失，严重者有失血性休克。

7. β受体阻滞剂

普拉洛尔、普萘洛尔等可致 5%~10% 用药者出现消化不良、便秘等反应，少数久用者引起脏腹膜大量纤维增生，肠管狭窄变短，这被称为"硬化性腹膜炎"，表现为腹部肿块、小肠梗阻、腹膜刺激征等。偶致结肠胀气，换用索他洛尔即可缓解。

8. 降脂药

大量或久用考来烯胺、考来替泊后，发生脂溶性维生素缺乏，出现便秘、剧烈疼痛及肠管梗阻。老年人多发，但儿童用以退黄疸时亦可发病，原有大便不畅者尤易发生。

9. 抗肿瘤药物

长春新碱可致典型的麻痹性肠梗阻表现，有人报道应用长春新碱 2 mg/d，第 6 天开始出现腹部疼痛，第 12 天呈完全性麻痹性肠梗阻。

10. 其他

尚有许多类药物引起肠梗阻，虽较少见，但仍有报道。如左旋多巴，有人报道 1 例帕金森病患者于用药后运动障碍反见加剧，1 年后出现直立性低血压、排尿障碍、便秘，继之出现不完全性肠梗阻，腹胀剧烈，停药后梗阻缓解，但体温由 38 ℃ 骤升至 42.3 ℃，又发生了恶性综合征（malignant syndrome），硫代苯胺偶可致慢性特异性假性肠梗阻，以缓慢发生的吞咽困难、腹痛、腹胀及排便习惯改变为特征，常伴有排尿障碍；口服避孕药致肠梗阻，以剧烈腹痛、血便、血性腹水及假性腹膜炎为特征。

四、诊断与鉴别诊断

引起药源性肠梗阻的药物很多，而每类药物引起肠梗阻的部位可各不相同，诊断药源性肠梗阻可依下列线索进行：①发病与用药有关；②具有不同程度与类型的肠梗阻表现；③停药配合治疗症状多可缓解，再用药可重新诱发；④需排除非药源性因素；⑤在应用可引起肠梗阻的药物过程中，警惕和考虑肠梗阻是诊断的关键。

1. 血液检查

不同原发病具有各自的血液检查特点。抗凝剂引起肠梗阻，发生消化道出血者可有贫血。

2. X 线检查

神经节阻滞剂致结肠节段型梗阻患者，X 线示右半结肠扩张；β 受体阻滞剂致结肠梗阻患者，偶见结肠胀气。抗凝剂致结肠梗阻患者，X 线钡剂造影可显示僵硬狭窄的肠段，伴黏膜形态粗糙或呈刺篱笆样突起。

五、治疗

药源性肠梗阻一经诊断或疑似诊断，便应立即停药或改换品种，妥善处理肠梗阻：①麻痹性肠梗阻先保守治疗，有肠穿孔、坏死、弥漫性腹膜炎、大量出血、中毒性休克者需手术探查；②结肠假性梗阻在对症处理的同时，可用胃动剂如红霉素、多潘立酮，嘱患者经常更换体位，结肠扩张显著者给予减压处理；③迟发型患者给予低脂、无糖、低纤维素饮食，避免手术；④机械性肠梗阻或长期慢性肠梗阻反复发作均应手术治疗或探查。

第十一节　激素致肠损害

激素所致肠道损害文献报道较少。

一、病因

多发生于原有肠道病变者，如出血性肠炎、肠伤寒等。肠道的损害见于小肠应激性溃疡、出血和穿孔。

激素可改变血管的反应性，使血管对儿茶酚胺敏感性增高，从而增加小血管张力，血管收缩，导致肠黏膜血液供应减少，影响肠黏膜上皮细胞的更新与修复；前列腺素具有细胞保护作用，而激素影响前列腺素的合成，肠黏膜前列腺素合成减少，也就削弱了肠黏膜的防御功能；激素通过抑制蛋白质合成，使黏膜上皮细胞更新率降低，影响肠黏膜修复过程，诱发或加剧溃疡。

二、症状

激素治疗的原发病症状好转或缓解后，突然出现了难以用原发病解释的症状，如剧烈腹痛、腹胀、血样大便等。

三、诊断

激素治疗某种疾病过程中，突然出现的急性腹部症状用原发病难以解释时要想到本病的可能。再根据患者肠损害的性质，如溃疡、出血或穿孔，进行辅助检查有助于明确诊断。

1. 大便检查

血样大便或鲜血便。出血量小，无明显血便的患者，大便潜血可阳性。

2. 血液检查

贫血见于出血量大的患者，白细胞增高见于用激素治疗的患者。

3. X 线检查

腹部平片检查，穿孔患者可见膈下气体。溃疡患者行消化道造影检查；出血患者可行血管造影检查。

四、治疗

立即停用激素，采用禁食、胃肠减压和营养支持等相应肠损害的治疗措施。出血患者给予止血及输血治疗，保守治疗无效者均应行手术治疗。

第十二节　其他药物所致肠损害

除前几节药物引起较为明显明确的肠损害外，还尚有另外一些药物引起肠损害，因有一定的相同发病机制，仅做简要叙述。

一、发病机制

其他一些药物引起的肠损害主要是导致小肠对某些营养物质吸收不良，可能的机制：①药物对小肠形态学损害；②干扰小肠黏膜面和细胞内酶的活性；③沉淀微胶粒物质；④改变另外一药物或食物内铁元素的理化性质。

二、症状

秋水仙碱治疗痛风性关节炎，如每天口服量在 2 ~ 4 mg，即可造成轻度脂肪泻与维生素 B_{12} 吸收不良，对木糖与胡萝卜素的吸收减少，亦可抑制肠黏膜碱性磷酸酶和双糖酶的活力。

双胍类药物是治疗糖尿病的口服药，苯乙双胍、二甲双胍等可引起葡萄糖、木糖、氨基酸、脂肪、维生素 B_{12} 和水、钠的吸收不良。电镜示线粒体基质颗粒改变，黏膜内上皮双糖酶活力下降。对氨基水杨酸酶，有报道可引起脂肪、木糖、维生素 B_{12}、叶酸和铁的吸收不良。

三、诊断

在排除其他原因引起的肠损害后，根据所服药物，当出现相应的临床表现时，即可做出初步诊断。

四、治疗

某些药物治疗原发病常需长期服药，例如双胍类药物治疗糖尿病。所以，有人建议长期应用此类药物者，可采取非胃肠道途径补充相应的营养物质。

参考文献

1. 孙自勤，刘晓峰．肠道病学［M］．济南：山东科学技术出版社，2005.
2. 胡伯虎．大肠肛门病治疗学［M］．北京：科学技术文献出版社，2001.
3. 陈灏珠．实用内科学［M］.11 版．北京：人民卫生出版社，2001：115 - 167.
4. 孙定人，齐平，靳颖华．药物不良反应［M］.3 版．北京：人民卫生出版社，2003：1 - 107.
5. 叶任高，陆再英．内科学［M］.6 版．北京：人民卫生出版社，2004：363 - 368.
6. 芮耀诚，胡晋红，姜远英．临床药物治疗学［M］.北京：人民军医出版社，2001：34 - 47.
7. 李健，王修齐，杨桂仙，等．药源性消化系统疾病［M］.北京：科学出版社，2001：192 - 220.
8. 徐淑云．临床药物学［M］.2 版．北京：人民卫生出版社，2000：122 - 135.

第二十八章　大肠息肉

第一节　病名与源流

《灵枢·水胀篇》最早提出了息肉的命名，其中有："寒气客于肠外，与卫气相搏，气不得荣，因有所系，癖而内著，恶气乃起，瘜肉乃生。"《说文解字》有："瘜，寄肉也"，息者多出、盈余，如利息，就是本钱之外多出的部分。寄居在人体组织上的多出肿物就是息肉和瘤，所以《内经·玉篇》说："瘤，息肉也。"息肉实质是良性肿瘤的一种。后世医家把能脱出肛门外的息肉又称为"息肉痔""樱桃痔"等。

现代医学认为息肉是任何起源于胃肠道黏膜表面并凸入腔内的病变。凡起源于大肠上皮而隆起黏膜面向肠腔内突出的赘生物，无论是否有蒂，统称为大肠息肉。临床上通常所说的"息肉"不表明病理性质，好发部位以直肠、乙状结肠多见。它包括肿瘤性和非肿瘤性。有些疾病的结肠息肉数量很多，甚至同时有胃和小肠的息肉，还有各种全身疾病的表现，称为胃肠道息肉综合征。大肠息肉之所以重要在于它可引起出血或有恶变的可能性。

大部分大肠息肉是单发的，约有 20% 是多发的，一般数目在 10 个以内。如息肉数目多于 100 颗呈密集丛生者称为息肉病。大肠息肉分类方法很多，目前较广泛应用的是 Morgan 的组织学分类，把大肠息肉分为肿瘤性、错构瘤性、炎症性和增生性四类。

第二节　病　因

一、中医病因说

中医学认为息肉的发生与饮食不节、劳倦内伤、情志失调及先天禀赋不足等因素有关。

（一）湿热下注

过食肥甘厚味、辛辣醇酒，致湿热内生，湿邪郁久化热，湿热蕴结，下注大肠，导致肠道气机不利，经络阻滞，瘀血浊气凝聚，蕴结不散，息肉乃生。

（二）气滞血瘀

饮食不节，劳倦过度，导致脾胃运化功能不足，湿邪内生，下注大肠，经络阻塞，瘀血、浊气凝聚不散，日久发为息肉。

（三）脾气亏虚

先天禀赋不足或思虑过度，忧思不解，郁结伤脾，脾气不行，水湿不化，津液凝聚成痰，痰气郁结于大肠，则化生息肉。

二、西医病因说

大肠息肉的病因尚不明确。不论从临床方面或者从实验方面都有过不少研究，但是均未获得确切的结论。

（一）遗传因素

部分大肠息肉具有遗传性，有独特的临床表现，这部分息肉称为遗传性大肠息肉和非息肉病综合征。其中，遗传性多发性大肠息肉是显性基因变异而引起的疾病，较少见，但文献报道其癌变率却高达 100% 。

（二）炎症因素

大肠息肉大多因消化道炎症表现而就诊，而炎性息肉占大肠息肉比例较大，在息肉的活组织病理报告中多有黏膜炎性表现，所以说消化道的炎症与大肠息肉有密切的关系。在治疗中单纯做息肉切除往往不能改善消化道症状，且术后易复发。因为，虽然息肉被切除了，但消化道炎症尚存在，故消化道炎症在息肉的形成与治疗中有非常重要的价值。大肠息肉在临床上越来越多见与消化道感染及消化系统的特点有密切关系。消化道感染的病原体极为复杂，包括原虫、真菌、细菌、病毒和多种寄生虫等。大肠黏膜在各种病原体的作用下，长期慢性炎症可引起肠黏膜的息肉状肉芽肿。这是由于在大肠炎症病变过程中，溃疡面的中央尚存有水肿充血的黏膜区似"黏膜岛"，周围溃疡愈合之后，形成瘢痕，逐渐收缩，使残留的黏膜面突出表面呈息肉状，或者是溃疡面的肉芽组织增生凸起，以后邻近黏膜生长，将其覆盖形成息肉，多见于炎性息肉。也有的是由于直肠黏膜的慢性炎症，致腺体阻塞、黏液潴留而形成息肉，如幼年性息肉。

（三）非特异性炎症

大肠炎症性息肉的发生主要存在于胃肠道非特异性炎症患者中。胃肠道炎症是消化系统对感染、免疫、缺血和其他攻击因素最常见的反应。迄今为止，最常见的炎症仍是针对细菌或病毒感染的急性自限性反应，但是近半个世纪以来，其他炎症已明显增多，它们被统称为非特异性炎症，因以引起大肠黏膜和黏膜下层炎为突出特点，又称炎症性肠病（inflammatory bowel disease，IBD）。其病因尚不清楚，具有慢性和消耗性的特征，严重组织破坏者有导致结肠癌的危险性。最常见的两种IBD是溃疡性结肠炎（ulcerative colitis，UC）和克罗恩病（Crohn disease，CD），但也存在其他类型的IBD，如未定型结肠炎、胶原性和淋巴细胞性结肠炎。这种非特异性炎症的病因不明，多认为是由多种因素相互作用所致，主要包括环境免疫及遗传等因素。发病机制假设是感染、饮食等环境因素作用于具有遗传易感性的人群，使肠免疫反应过度亢进，导致肠黏膜损伤。

（四）微量元素因素

按照元素在体内存在数量的多少，以占体内

万分之一为界限，可以把它们分为常量元素和微量元素两大类。目前已知的常量元素为11种，微量元素约达70种以上。根据微量元素对机体的不同生物学作用，又可将其分为必需和非必需元素。无论是宏量元素还是微量元素，只要膳食调配的食物品种广泛，食用者没有挑食和偏食的习惯，特别是能多吃蔬菜水果，每日膳食中这些元素的含量是可以满足需要的。研究结果表明：大肠息肉患者微量元素与健康人含量差异显著；大肠息肉患者头发中的锌、铁含量显著低于对照组，铜、锰差异不显著。大肠息肉术后复发，可能是与机体缺锌引起肠黏膜免疫功能低下、肠道病原微生物入侵和其他抗原易于入侵、肠内环境不好有关。大肠息肉是公认的癌前期病变，因此机体保持适当的锌摄入对消除大肠息肉复发、减少大肠癌发病具有重要意义。

（五）饮食因素

同大肠癌一样，饮食因素与大肠息肉的形成有一定的关系，尤其是细菌和胆酸的相互作用可能是腺瘤性息肉形成的基础。

脂肪摄入超过膳食热量的40%是一个有关的因素。如脂肪摄入低于膳食热量的15%时，结肠息肉和癌的发生率均较低。高脂肪膳食能增加结肠中的胆酸。大便中总胆酸和胆酸的成分可能与息肉的体积和上皮组织转化的严重程度有关。结肠息肉高发区的人粪中胆酸浓度高，大肠厌氧菌数目也较多。高纤维膳食，粪便容量较大，结肠息肉的发生率较低。

（六）机械损伤和粪便刺激

粪便中粗渣和异物以及其他有关因素造成大肠黏膜损伤或长期刺激大肠黏膜上皮，使处于稳定的平衡状态遭到破坏，或者是细胞的产生增快，或者是脱落速度减慢，或二者兼有之，可形成息肉状突起。息肉的蒂实际上大部分为肠的蠕动使这种凸出息肉上下移动、牵拉而形成的过多黏膜（图28-1、图28-2）。腺瘤样息肉多发生于直肠和乙状结肠，可能与这种因素有关。

（七）现代观点

关于大肠息肉的病因，目前虽然尚无足够资

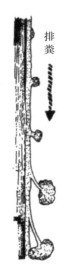

图 28-1　带蒂息肉形成过程

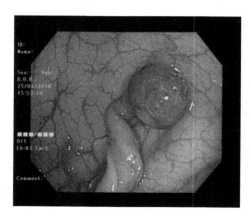

图 28-2　带蒂息肉

料做出结论，特别是对最初发生肿瘤性病变的因素缺乏研究，然而有部分影响大肠息肉生长发生的因素，似乎已较过去有了进一步了解。

1. 过度饮酒与大肠息肉

过量饮酒是发生大肠腺瘤的高风险因子。研究是调查在至少有一种大肠腺瘤的患者中，过量饮酒对发生息肉（腺瘤≥10 mm，绒毛状，高度分化不良）及结肠癌高风险性的影响。至少有一种大肠息肉的患者被分成 3 组进行病例对照分析，401 个重度酗酒者（HD 组），平均每天乙醇摄入量 117（标准差 4）g，持续平均 22（标准差 0.6）年，平均年龄 57（标准差 0.5）岁，其中 78% 为男性；152 例肠易激综合征患者（IBS 组），年龄 61（标准差 0.9）岁，男性 57%；108 例有大肠癌或息肉家族史患者（FH 组），年龄 55（标准差 1）

岁，男性 64%。筛选标准为：贫血，便血，个人大肠腺瘤或癌的病史，对 HD 组和 IBS 组还要有大肠腺瘤和（或）癌的家族史。用 Logistic 回归分析评价发生的相对风险概率（odds ratio，OR），以 95% 作为可信区间临界值（confidence interval，CI）。结论：在已经至少有一种大肠腺瘤的患者中，过量饮酒会增加多发大肠腺瘤或大肠癌的发生概率。

2. 病因研究进展

国内学者进行了大肠息肉的临床流行病学调查与多因素分析，结果发现以下几个因素与消化道息肉的发病有密切关系：腌熏腊制品、年龄、水果蔬菜摄入量、饮酒、恼怒、系统服用强力制酸药。流行病学调查研究资料显示，高盐饮食可升高大肠渗透压，使其蠕动减慢、排空延迟，也间接促进了对有毒成分的吸收。

3. 危险因素

（1）大肠腺瘤

一般认为绝大部分大肠癌均起源于腺瘤，故将大肠腺瘤性息肉看作是癌前病变。腺瘤发生癌变的概率与腺瘤大小、病理类型、不典型增生程度及大体形状有关。一般大于 2 cm、绒毛状腺瘤、重度不典型增生、广基腺瘤癌变的概率较大。据资料统计分析，有些腺瘤的癌变一般需 3～5 年。随着分子生物学技术的发展，人们在分子水平上证实大肠癌的发生发展是一个多阶段、涉及多基因改变的逐渐积累的复杂过程（图 28-3、图 28-4）。一般认为由"正常肠上皮 - 增生性改变/微小腺瘤 - 早期腺瘤 - 中期腺瘤 - 后期腺瘤 - 癌 - 癌转移"这一过程逐渐演变。另外，也有研究表明，部分大肠癌直接起源于大肠正常黏膜生发中心的干细胞而与大肠腺瘤无关，这种癌称为 de novo 癌。在这两种演变过程中，均伴随着多种癌基因和抑癌基因的突变与缺失，这些原癌基因和抑癌基因的突变或丢失将促进大肠癌的发生发展。

（2）炎症性肠病

长期患有炎症性肠病的患者，其大肠癌的发生率增高。据报道，慢性非特异性溃疡性结肠炎患者大肠癌的发生率为一般人群的 10～20 倍。克罗恩病患者的大肠癌发生率虽然低于溃疡性结肠炎患者，也可达到一般人群的 4～7 倍。癌变的概

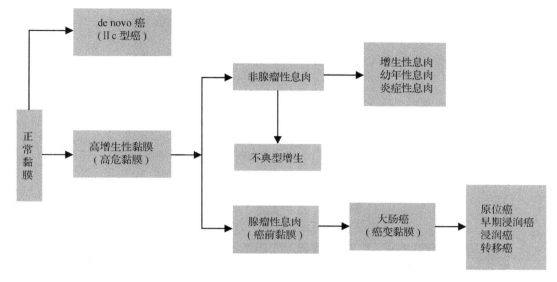

图 28-3　大肠癌癌变组织的形成过程

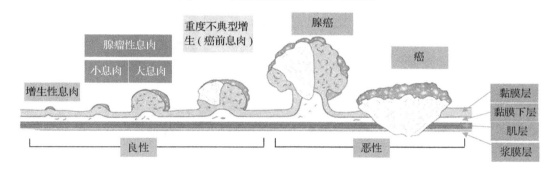

图 28-4　息肉癌变浸润深度的过程

率随着炎症性肠病的病程延长及大肠受累的范围扩大而增加。

（3）其他因素

血吸虫病、慢性细菌性痢疾以及慢性阿米巴肠病患者发生大肠癌的概率均比对照人群高。这些慢性结肠炎症可能通过肉芽肿、炎性或假性息肉而发生癌变。有报道胆囊切除术后大肠癌发病率增高，认为与次级胆酸进入大肠增加有关。近年来发现放射线损害、亚硝胺类化合物也可能是大肠癌的致病因素，原发性与获得性免疫缺陷综合征也可能与本病发生有关。

总之，以上这些因素仅仅可能有助于解释部分大肠息肉的生长发展，而不能解释消化道息肉的发生。

第三节　分　类

消化道息肉是指起源于黏膜腺上皮，并向消化腔内凸出的局限性病变。食管至结肠、直肠均可发生息肉，其中以胃和大肠较为常见。消化道息肉可单发、多发或呈弥漫性。

息肉包括肿瘤性和非肿瘤性两类，前者属癌前病变，因消化道息肉可产生出血及癌变，原则上一经发现应予以切除。治疗的意义在于：①明确息肉的性质；②治疗其出血症状；③预防息肉癌变的发生。

一、形态学分类

大体形态上，它们可分为隆起型、平坦型两类基本型，具体如下。

（一）隆起型（Ⅰ型）

病变明显隆起于肠腔，基底部直径明显小于病变的最大直径（有蒂或亚蒂型）或病变呈半球形，其基底部直径明显大于病变头部直径。此型根据病变基底及蒂部情况分为以下三种亚型（图 28-5）。

1）有蒂型（Ⅰp）：病变基底有明显的蒂与肠壁相连。

2）亚蒂型（Ⅰsp）：病变基底有亚蒂与肠壁相连。

3）广基型（Ⅰs）：病变明显隆起于黏膜面，但病变基底无明显蒂部结构，基底部直径小于或大于病变头端的最大直径。

（二）平坦型（Ⅱ型）

病变为紧贴黏膜面的地毯样形态，可略隆起于黏膜面或略凹陷于黏膜面，病变基底部直径接近或等于病变表层的最大直径，此型分为 4 个亚型（图 28-6）。

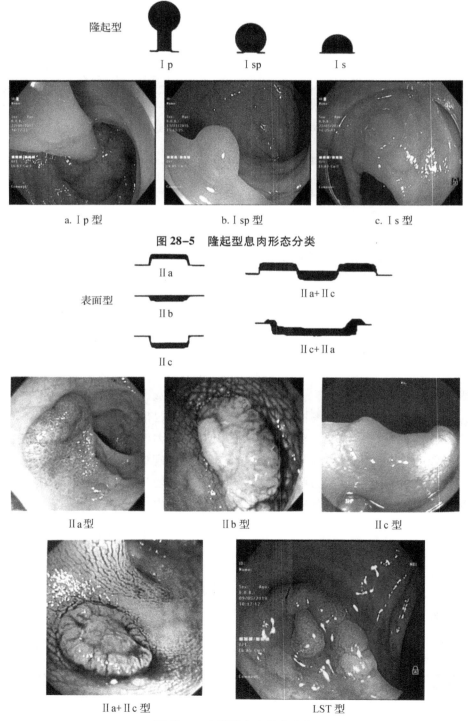

a. Ⅰp 型　　　　b. Ⅰsp 型　　　　c. Ⅰs 型

图 28-5　隆起型息肉形态分类

Ⅱa 型　　　　Ⅱb 型　　　　Ⅱc 型

Ⅱa+Ⅱc 型　　　　LST 型

图 28-6　表面型息肉形态分类

1）Ⅱa，表面隆起型。

2）Ⅱb，表面平坦型。

3）Ⅱc，表面凹陷型。

4）侧向发育型肿瘤（LST）：病变最大直径在 10 mm 以上。

二、组织学分类

在组织学上，国内外广泛采用以 Morson 分类为基础的方式将大肠息肉分为肿瘤性、错构瘤性、增生性和炎症性四类（表 28-1）。

表 28-1　大肠息肉组织学分类

	单发	多发
肿瘤性	腺瘤	腺瘤病
	管状	家族性结肠腺瘤病
	绒毛状	多发性腺瘤病
	管状绒毛状	Gardner 综合征 Turcot 综合征
错构瘤性	幼年性息肉	幼年性息肉综合征
	Peutz-Jeghers 息肉	Peutz-Jeghers 综合征 Cronkhite-Canada 综合征
增生性（化生性）	增生性息肉	多发性增生性息肉
	黏膜肥大性赘生物	
炎症性	炎症性息肉	炎症性息肉及假息肉病
	血吸虫卵性息肉	血吸虫卵性息肉病
	良性淋巴样息肉	良性淋巴样息肉病

（一）肠道息肉

1. 腺瘤性息肉（adenoma）

根据腺瘤中绒毛成分所占比例不同而将腺瘤分为管状（绒毛成分小于 20%）、绒毛状管状（绒毛成分在 20%~80%）和绒毛状（绒毛成分大于 80%），以管状腺瘤最为多见。大肠腺瘤属于上皮内瘤变，以细胞的不典型增生（即异型增生）为特征，依据组织结构和细胞学的异型性可分为低级别上皮内瘤变（Ⅰ级腺瘤和Ⅱ级腺瘤）和高级别上皮内瘤变（Ⅲ级和"原位癌"）。息肉越大，绒毛成分越多，癌变率越高。锯齿状腺瘤（serrated adenoma）是一种较特殊的腺瘤类型。它们含有一定程度的锯齿状腺体、未成熟的杯状细胞及腺上皮不典型性增生。在低倍镜下此类腺瘤具有增生性息肉锯齿状结构的特征，但在高倍镜下检查时，常常由单一细胞群构成，且比大多数腺瘤含有更多的黏液。与传统腺瘤的腺上皮随基底膜和间质的凹凸呈现分支或绒毛结构不同，锯齿状绒毛结构是在较平整的基底膜上，上皮细胞折叠排列而形成的。该类腺瘤体积较大，有发生癌变的可能（图 28-7）。

2. 非腺瘤性息肉（non-adenoma）

1）错构瘤性息肉（Peutz-Jeghers 息肉）表现为正常细胞过度生长和组织结构紊乱，非瘤性但具有肿瘤样增殖的特征。幼年性息肉是黏膜固有间质成分形成的错构瘤，腺管呈囊性扩张，但腺管上皮一般无异型性，息肉体积较大，充血明显，多有蒂（图 28-8）。

2）增生性息肉（hyperplastic polyp）又称化生性息肉，很常见，尤其多见于中老年人。好发于直肠。息肉表面光滑，质地软，其组织学改变是腺体增生延长，被覆的腺上皮可呈锯齿状，腺上皮细胞无异型性（图 28-9）。

3）炎性息肉（inflammatory polyp）常继发于各种炎症性疾病（如溃疡性结肠炎、克罗恩病、血吸虫感染等），由于炎症的损伤使肠黏膜发生溃疡、上皮破坏，继之上皮再修复、纤维组织增生，增生的纤维组织与残存的岛状黏膜构成息肉，即所称的假息肉，该类息肉不会癌变（图 28-10）。

（二）肠道息肉综合征

1. 腺瘤性综合征

特点是多发性腺瘤伴有结肠癌的高发率，主要有以下 3 种。

1）家族性结肠息肉病（familial polyposis coli，FPC）：属常染色体显性遗传性疾病，30%~50% 的病例有 APC 基因突变，具有家族史，息肉分布以大肠为主，全结肠与直肠均可有多发性腺瘤，多数有蒂，绒毛状较少见。息肉数从 100 左右到数千个不等，有高度的癌变倾向。常在青春期或青年期发病，癌变平均年龄为 40 岁。

大多数患者可无症状，也可出现腹泻、出血、腹绞痛、贫血和肠梗阻，内镜检查可明确诊断。治疗主要是手术，过去是做结肠次全切除术和回

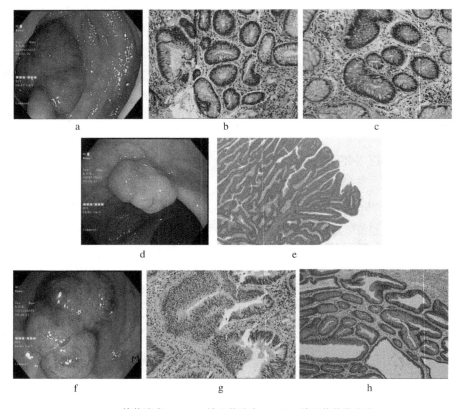

a~c：管状腺瘤；d、e：绒毛状腺瘤；f~h：绒毛状管状腺瘤

图 28-7　腺瘤性息肉内镜及病理结构

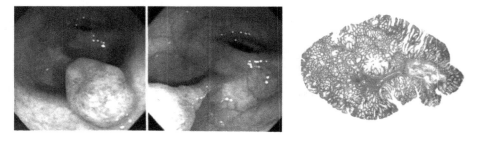

图 28-8　错构瘤型息肉内镜及病理结构

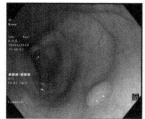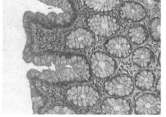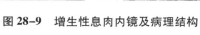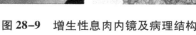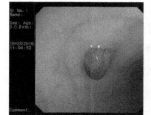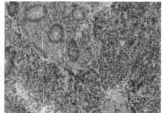

图 28-9　增生性息肉内镜及病理结构　　　　图 28-10　炎性息肉内镜及病理结构

肠直肠吻合术，现在更多是做直肠结肠全切除术和常规回肠造口或回肠 - 肛管吻合术，行保肛手术者，每 12 个月随访 1 次，重点检查直肠残端，

发现腺瘤时及时行内镜下治疗，对患者有危险性的家族成员，从 13~15 岁起至 30 岁，应每 3 年进行 1 次结肠镜检查；30~60 岁应每隔 3~5 年检查

1 次（图 28-11）。

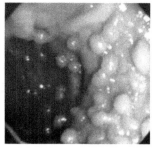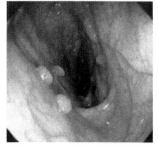

图 28-11　家族性结肠息肉病内镜图像

2）Gardner 综合征：一般认为由常染色体显性遗传引起，其息肉数目较少（一般小于 100个），体积较大，也有高度癌变倾向，常伴有骨瘤（特别是颅骨和下颌骨）或软组织肿瘤（脂肪瘤、皮脂腺囊肿、纤维肉瘤）。此外这些患者也有甲状腺、肾上腺、十二指肠壶腹部癌变的倾向，本病对于大肠息肉的治疗原则与 FPC 相同，骨与软组织肿瘤均应手术切除。

3）Turcot 综合征：属常染色体隐性遗传性疾病，是多发性腺瘤病伴中枢神经系统肿瘤（如胶质细胞瘤、髓母细胞瘤或垂体瘤），因此也有胶质瘤息肉综合征之称，多见于 10～30 岁的年轻人，结肠息肉数常少于 100 个，腺瘤癌变早，一般在 20 岁以下，随时间推移，其癌变率几乎为 100%，应尽早行单纯息肉切除或结肠切除术，并定期做内镜复查。

2. 错构瘤性综合征

这组疾病的特点是某些肠段被一些组织的无规则混合体累及，具有非瘤性但有肿瘤样增生的特征。

1）黑色素斑 - 胃肠多发性息肉综合征（Peutz-Jeghers 综合征，PJS）：其特征为皮肤黏膜色素斑、胃肠道息肉及有遗传性。色素斑为黑褐色，常沉着于口唇、颊黏膜、口周皮肤、手脚掌面等处。息肉分布于胃肠道，以空肠多见，息肉大小不等，形态各异，表面不光滑，有深凹的裂沟，将球形息肉分隔成许多小叶突起而呈树枝样结构，组织学上呈错构瘤改变，癌变率较低，一般小于 3%。

处理原则：遇大出血、肠梗阻、肠套叠时需行急诊内镜或手术治疗，设法将息肉切除。若有

条件，即使无以上并发症，也可以在内镜下高频电切较大的息肉，以防并发症的发生（图 28-12）。

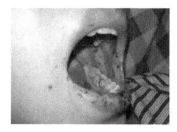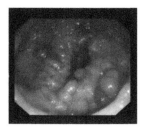

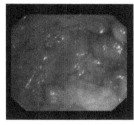

图 28-12　PJS 患者口腔黏膜及内镜图像

2）幼年性息肉综合征（juvenile polyposis，JP）：属常染色体显性遗传，症状由儿童或青少年开始，全消化道息肉常伴有肠外症状，包括先天性异常及肺动静脉畸形等。与 PJS 不同，这些息肉中可有腺瘤性上皮灶区或有腺瘤偕发，文献报道可有 10% 发生癌变。处理原则同 PJS，主要是治疗和预防并发症（图 28-13）。

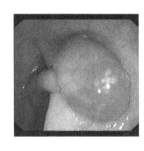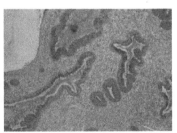

图 28-13　幼年性息肉内镜及病理结构

3）Cronkhite-Canada 综合征：是一种获得性、非家族性综合征，中老年发病，其特征为弥漫性胃肠道息肉病，伴皮肤黑斑、指甲萎缩、脱发、腹泻、体重减轻、腹痛和营养不良等，大部分病例中还伴有吸收不良综合征，呈进展性，预后不良。内镜所见息肉分布于全消化道。大肠中息肉多呈弥漫散在分布，部分肠段可密集呈地毯样，多无蒂，直径以 5～10 mm 多见，表面光滑，质软。息肉的组织学改变多类似于幼年性息肉，但可能合并有腺瘤组织病灶，癌变较少见。

4）Cowden 综合征：又称多发性错构瘤综合征，属常染色体显性遗传病，罕见。一般表现为消化道息肉病合并皮肤病变及口腔炎，可并发多脏器恶性肿瘤。内镜下多表现为多发白色小隆起，

数毫米至数厘米不等。

为进一步认识常见遗传性肠息肉，下面做相关鉴别（表28-2）。

表28-2　几种遗传性胃肠道息肉病的鉴别法

病种	遗传方式	息肉性质	息肉分析	息肉数量	其他表现	癌变情况
Peutz-Jeghers 综合征	常染色体显性	错构瘤	全胃肠道小肠为主，结肠次之	数十个	黏膜、皮肤色素斑	少数胃肠道癌变，可略高于正常人
家族性结肠息肉病	常染色体显性	腺瘤	结、直肠为主	>100 个，平均100 个	—	极高；不治疗几乎发生直、结肠癌
Gardne 综合征	常染色体显性	腺瘤	结、直肠为主	>100 个	软组织癌、骨癌和牙异常	高；易发生十二指肠癌、壶腹周围癌
Turcot 综合征	常染色体隐性	腺瘤	结、直肠为主	约100 个	—	高；中枢系统恶性肿瘤
幼年型结肠息肉病	常染色体显性	错构瘤	直肠、乙状结肠为主	200~300 个	—	高；胃肠道肿瘤

第四节　症状

大多数大肠息肉起病隐匿，早期临床常无任何自觉症状。一般是在有并发症时，或是在行结肠镜检查时，或是在X线钡剂灌肠造影时发现。

一、肠道刺激症状

肠道刺激症状主要表现为腹泻或排便次数增多，继发感染时可出现黏液脓血便。

二、便血

便血是临床上最常见的症状之一，多呈鲜红色或暗红色，或仅有粪潜血试验阳性，或黏附于粪便表面，出血量一般不多。大便带血是管状腺瘤最常见的症状，绒毛状腺瘤则多见黏液血便。一般引起下消化道大出血较少见。

三、脱出

低位直肠息肉若蒂部较长，可脱出肛门外。若息肉较大须用手还纳，如不能还纳则可能出现嵌顿、坏死，甚至蒂部撕裂引起大出血。

四、全身症状

大肠息肉多数无明显全身症状，如为多发性息肉，且病程较长，长期慢性的出血可导致贫血、消瘦，儿童可以导致营养不良及发育迟缓等。反复腹泻可发生低钾血症等电解质紊乱症状。

五、其他

较大的结肠息肉偶可使肠蠕动增强，引起肠套叠，出现腹部绞痛及肠梗阻等症状；多发性或息肉瘤体较大时，还可产生腹痛、便秘、腹泻及排便习惯改变等症状。蒂部细长的息肉可发生蒂扭转，有时坏死后可自行排出。

第五节　诊断与鉴别诊断

大多数大肠息肉并无特殊症状，因此诊断主要依靠临床检查。检查步骤一般由简入繁，首先做直肠指诊及直肠乙状结肠镜检查。一般距肛门25 cm 以内的息肉均可发现，并能进行肉眼观察及活检。由于发现一个大肠息肉后，约有1/3 病例可以有第二个息肉存在，因此乙状结肠镜发现息肉后，应常规做电子结肠镜检查，了解全部大肠

的情况。

X 线钡灌肠仅能发现部分息肉，假阴性率在58% 左右，对于直径小于 1 cm 的息肉可以有82%的漏诊，直径在 1 cm 以上者有23% 的漏诊。况且不能取活检，故有条件的可考虑直接做电子结肠镜检查。

一、诊断要点

1）有大肠息肉的家族史。

2）有便血或黏液血便、腹泻、里急后重感、肛门肿物脱出等症状。

3）直肠指诊可触及柔软、光滑、活动、有蒂或无蒂的肿物。

4）内镜检查可见有蒂或广基息肉状病变，表面为黏膜样组织，可单发或多发。

5）病理学检查可明确病变组织的性质。

二、鉴别诊断

大肠息肉要和以下疾病鉴别。

1. 内痔

以便血及肛门肿物脱出为主要临床表现，但内痔便血为便纸染血、便时肛门滴血或一线如箭的喷射状出血，脱出痔核质软无蒂，位于齿线以上；而息肉呈圆形，表面不光滑，有时呈颗粒样，粉红或暗红色，可有蒂，多位于直肠的中下段。

2. 肛乳头肥大

肥大的肛乳头脱出常常被误诊为直肠息肉。肛乳头肥大位于齿状线附近，脱出肛外多数有蒂，脱出物色苍白，质稍韧，可呈分叶状。病理学检查可明确诊断。

3. 淋巴瘤

发病与肠黏膜炎症有关，多在直肠、乙状结肠末端，肿块较少，直径在 1 ~ 2 mm，形态不规则，呈有蒂或无蒂的结节，黏膜完整，灰白色，不常有充血或溃疡。显微镜下见有黏膜炎症表现，纤维肉芽组织、腺体增生，增生黏膜下有淋巴细胞聚集多是大淋巴细胞。

4. 早期大肠癌

大肠早期癌中的Ⅰ型即息肉型及Ⅱ型即扁平隆起型与息肉的外形相似，内镜下应特别注意加以鉴别。

5. 黏膜下肿物

黏膜下肿物多呈山田Ⅰ型隆起，即隆起的起始部界线不分明，表面黏膜光整。常可见桥形皱襞。活检时常可见黏膜在肿物表面滑动而肿物不与黏膜一同被提起。

6. 乳头型回盲瓣

初看乳头型回盲瓣很像息肉，但注意观察其形态是可变的，有开口，内镜可由开口处进入回肠末端，其下方可见回肠的 Y 形皱襞和阑尾口。

三、大肠腺瘤与癌的关系

结肠腺瘤和癌的关系是多年来争论的问题。一般认为结肠腺瘤是重要的癌前病变，可以从病理标本看到从腺瘤到腺癌演变的移行情况，但不是所有的息肉都会变成恶性。

1. 大肠腺瘤不典型增生

不典型增生主要系指上皮细胞异于常态的增生，增生的细胞大小、形态、排列等方面均有异于其正常的成熟细胞，是一种重要的癌前病变。腺瘤上皮细胞的不典型增生分级，对判断腺瘤的病变程度及估计预后具有重要意义。目前发现的一些与大肠腺瘤恶变的有关因素如腺瘤大小、组织类型、腺瘤解剖分布以及腺瘤数目等，归根到底都是与不典型增生程度有关。

腺瘤不典型增生程度分级有多种方法，国内普遍采用的是 Morson 等提出的 3 级分类法即凡是腺瘤均有不典型增生，在此基础上再分为轻、中、重 3 级。轻度不典型增生（Ⅰ级）以细胞学的异型性为主，腺管内杯状细胞减少，核呈笔杆状，紧挤，复层排列，但高度不超过细胞的 1/2，腺管稍延长。中度不典型增生（Ⅱ级）表现为细胞异型加重并出现组织学异型性，胞核复层，占据上皮细胞的 2/3，细胞顶端仍存在，腺管延长并扭曲，大小不一，部分可见共壁及背靠背现象。重度不典型增生（Ⅲ级）表现为两种异型均较显著，胞核复层，占据整个上皮细胞的胞质，杯状细胞罕见或消失。上皮细胞极性紊乱。腺管延长、扭曲、大小不一，腺管共壁及背靠背多见，有的还出现筛状结构。按照该分类系统，轻度不典型增生腺瘤占 81.9%，中度为 11.6%，重度为 6.5%。然而应用上述分级标准并不十分客观，不容易掌握，故国内病理诊断常以Ⅰ～Ⅱ级或Ⅱ～Ⅲ级较模糊的分类表示。

在日本，对不典型增生程度采用5级分级法，其中上皮假复层（核在细胞内分布）程度和腺体分支类型是分级的重要依据，0～1级相当于轻度不典型增生，表现为轻度假复层，核由平行于细胞长轴变为垂直排列。病变进一步发展则成Lev等所称的腺瘤病变即Kozuka的Ⅳ级病变，相当于中度不典型增生，表现为重度假复层。若腔浆近腔面也被细胞核填塞，则称为Ⅴ度病变，这种以核在细胞内位置分级病变的方法简单易行，是对Morson 3级分类法的重要补充。

由于缺乏统一的客观标准，即使是有经验的胃肠病理学专家对不典型增生分级亦存在较大误差。近年来发现，形态测量分析对客观评价不典型增生程度很有帮助，其中腺体构造异型度、核/浆比值、核面积和核高度的均值标准差（不是指绝对面积和高度）等最有意义。但很显然，常规病理诊断中不可能经常应用到这种形态测量方式，尽管如此，不典型增生程度的正确分级十分重要，因为重度不典型增生往往被视为原位癌或癌交界性病变。

2. 大肠腺瘤癌变

腺瘤癌变表现为细胞核异型，极性消失，核浆比例增加及出现多量核分裂象等。根据其浸润深度可分为原位癌和浸润癌，两者以黏膜肌层为界。Wolff等在855例内镜切除的息肉中发现6.6%原位癌，无一例发生转移。据认为原位癌之所以不转移是因为肠黏膜固有层内无淋巴管存在。正因为如此，临床上所说的腺瘤癌变往往是针对浸润癌而言。原位癌虽为恶性病变，但目前病理学常只将其视为重度不典型增生，一则避免误导医生进行不必要的外科扩大根治手术，二则为了减少患者的精神负担，因为这种病变即使通过内镜，只要能完全摘除，也可获得很好的治疗效果。

绝大多数的大肠癌来自大肠腺瘤癌变，其根据：①腺瘤与大肠癌的性别、年龄相仿；②腺瘤和癌在大肠的分布情况相似，均以直肠和乙状结肠为好发部位；③大肠癌同时伴有腺瘤者不少见；④有腺瘤者与无腺瘤者相比，前者大肠癌和发生率明显增高。

腺瘤癌变的发生率各家文献报告不一。影响腺瘤癌变的因素主要为不典型增生程度、腺瘤增大和绒毛成分增生程度，腺瘤增大和绒毛成分增多均可加重细胞的不典型增生程度。直径在1 cm以下的腺瘤很少发生癌变。Grinnell与Lane报道1352例管状腺瘤的癌变率，表明直径在<0.9 cm、1～1.9 cm、≥2 cm分别为0.7%、4.7%、10.5%。因此认为，管状腺瘤癌变率较低，而绒毛状腺瘤的癌变率约为管状腺瘤的5倍以上。

腺瘤性息肉（adenomatous polyp）从组织学结构实系腺瘤，故又称息肉状腺瘤（polypoid adenoma），较为常见。其中大约有75%发生在直肠及乙状结肠。多为单个，少数为多发。息肉直径一般在2 cm以内，大多有蒂，状如草莓，色红，易出血。广基无蒂者体积较大。组织学上可见由增生的肠黏膜腺体组成。上皮细胞一般分化良好，偶见细胞有异型性。但增生的腺上皮细胞并不侵入黏膜肌层。此型发生癌变者并不多见。

对于大肠癌，充分认识它的有关症状，提高对它的警惕性，及时进行相关检查，是早期诊断的关键。凡40岁以上出现原因不明体重减轻、贫血、腹痛、大便习惯改变或血便、黏液便和肠梗阻等，均应考虑大肠癌的可能。由于大肠癌好发部位是直肠与乙状结肠，故体检时直肠指检十分必要。粪便隐血试验、血清CEA、CCA检测和钡灌肠X线检查等可提供大肠癌线索，但确诊需结肠镜结合病理组织学检查。在鉴别诊断上，右侧结肠癌应与阑尾脓肿、肠结核、血吸虫病肉芽肿、肠阿米巴病以及克罗恩病相鉴别，左侧结肠癌的鉴别诊断包括血吸虫肠病、慢性细菌性痢疾、溃疡性结肠炎、结肠息肉病、结肠憩室炎等。直肠癌应与子宫颈癌、骨盆底部转移癌、粪块嵌塞等疾病区别。

第六节 治 疗

一、治疗原则

小的增生性息肉或炎症性息肉，因无癌变潜能，可以不做处理。但对于较大的息肉，以及组织学证实为腺瘤性息肉者，为避免息肉的出血、梗阻或癌变，一旦发现即行摘除。有蒂息肉或无蒂的小息肉可经内镜摘除，如 >2 cm 的无蒂息肉应予以手术切除。对内镜摘除或手术切除的病例均应定期随访。大肠癌的治疗关键在于早期发现与早期诊断，从而才有根治机会。

二、中医治疗

（一）内治法

1. 湿热下注证

证候：便血，或滴血，或大便带血，或伴有黏液，色鲜红或暗红，息肉脱出或不脱出肛外；兼有下腹胀痛纳呆，大便不畅，小便黄，口干；舌红，苔黄腻，脉滑数。

治法：清热利湿，凉血止血。

方药：黄连解毒汤加减。

2. 气滞血瘀证

证候：肿物脱出肛外，不能回纳，疼痛甚，息肉表面紫黯；兼有腹胀腹痛、纳呆、嗳气、大便不畅等；舌质暗红，苔黄，脉弦涩。

治法：行气活血，化瘀散结。

方药：少腹逐瘀汤加减。

3. 脾气亏虚证

证候：肿物易于脱出肛外，表面增生粗糙，或有便血，肛门松弛；兼有腹痛绵绵，纳呆，便溏，面色萎黄，心悸，乏力；舌质淡，苔薄白，脉细弱。

治法：补益脾胃。

方药：参苓白术散加减。

4. 中成药治疗

增生平片，可抑制息肉形成和防止息肉恶变。

（二）外治法

灌肠法：乌梅 12 g、贯众 15 g、五倍子 9 g、夏枯草 30 g、半枝莲 15 g、槐角 9 g，水煎浓缩至 80 ~ 100 mL，每晚临睡时保留灌肠，10 天为 1 个疗程。具有清热解毒、涩肠止血之功效。

三、西医治疗

1. 一般治疗

1）纠正水、电解质紊乱。

2）营养支持：补充维生素、高热量输液、输白蛋白、输血。

3）继发感染者，予抗感染治疗。

2. 化学预防

一般认为息肉病虽然不能用药物治愈，但非甾体类抗炎药物可以使息肉数量减少或变小，因而用于减轻症状、推迟手术及减少术后直肠内残留息肉的数量。目前认为口服舒林酸有效，但需长期服药。近年来推出的 COX-2 抑制剂如塞来西布的疗效尚待大型临床试验结果验证。其他有一定疗效的药物还有吲哚美辛、氟尿嘧啶、维生素 C 与维生素 E 及纤维素联用。

四、手术治疗

（一）手术原则

根据息肉的组织学类型、大小、数目及部位等选择合适的治疗方案。

1. 组织学类型

增生性、错构瘤性和淋巴性息肉虽常为多发性，但很少有恶变倾向，尽可能内镜下摘除。管状腺瘤恶变率相对较低，宜经肛门或在内镜下行息肉摘除术。广基绒毛状腺瘤癌变率高，一般考虑手术切除。

2. 息肉的形态与大小

若息肉带蒂，且直径在 2.0 cm 以下，可在内镜下摘除；如直径大于 2.0 cm，宜考虑行不同路径的手术切除。

3. 息肉的数目

多个结肠息肉，如数目超过 100 个以上，应考虑息肉病，在详细追问家族史、病史及细致全面检查的同时，可先取 1 枚或数枚做病理组织学检查，然后再决定手术治疗方案。

4. 息肉的部位

根据息肉的位置，可选择在内镜下摘除或经肛门、经骶尾部、经腹腔镜或开腹手术。

（二）内镜治疗

在纤维内镜问世之前，除了硬管乙状结肠镜能达到的直肠、乙状结肠息肉外，均做剖腹手术治疗。1968 年常冈报告镜下单纯机械摘除胃息肉；

1971 年 Classen 和 WioLff 相继报告内镜下配用高频电成功摘除胃和大肠息肉，使消化道息肉治疗常规起了根本变化。1985 年统计日本 697 所医院，摘除 34 037 颗消化道息肉，并发症仅有 0.62%，死亡率为 0.0088%，也低于剖腹手术，且不需麻醉，避免剖腹手术，损伤少、痛苦小，尤其适用于年老体弱或婴幼儿，所以迅速在各国普及。目前已作为消化道息肉治疗的首选方法。现内镜治疗消化道息肉的方法有高频电凝切除、激光凝固、微波凝固、酒精注射、液氮冷冻等方法，其中高频电凝切除法为内镜治疗息肉方法中最重要、最常用的一种。

1. 适应证及禁忌证

（1）适应证

1）各种大小的有蒂息肉和腺瘤。

2）直径小于 2 cm 的无蒂息肉和腺瘤。

3）多发性腺瘤和息肉，分布散在，数目较少。

（2）禁忌证

1）有内镜检查禁忌者。

2）直径大于 2 cm 的无蒂息肉和腺瘤。

3）多发性腺瘤和息肉，局限于某部位密集分布、数目较多者。

4）家族性腺瘤病。

5）内镜下形态已有明显恶变者。

6）尚未纠正的凝血障碍者。

2. 息肉切除方法

原来应用的一些方法，如单纯机械性摘除法、药物注射法已经被逐渐淘汰，目前临床应用较广的是高频电凝切除法，近年来还有激光、微波、冷冻等方法也相继被应用于临床。现主要介绍高频电凝切除法。

（1）器械

1）高频电发生器：是利用高频电流通过人体时会产生热效应，使组织凝固、坏死从而达到息肉切除、止血等治疗目的，且无神经效应，对心肌无影响，是按能保证人体安全的原理设计的。一般电流频率大于 300 kHz 时，无论电流强度如何，对人体绝对安全。故目前应用于临床内镜治疗的高频电发生器，频率均为 575 kHz，电流强度从小到大可调节，最大输出功率为 30 W 至 80 W。

各种类型高频电发生器均可产生电凝、电切和凝切混合电流。切开波是连续等高的正弦波，通电时单位面积密度大，在短时间内由局部组织达到很高温度，使组织水分蒸发、坏死而达到切开效果。凝固波是内减幅波，通电时局部温度低，不引起组织气化，仅使蛋白变性凝固，而达到止血目的。电切组织损伤小但凝血作用弱，易引起出血，电凝波虽有止血作用，但组织损伤大、深，易引起穿孔。而混合波是根据需要可选择一定比例同时发出电凝、电切波。息肉切除时要根据操作者习惯和息肉的具体情况而选择电流种类，一般粗蒂或无蒂息肉选用先电凝、后电切交替使用或用混合电流逐渐切除，使中心血管得到充分凝固，避免出血的并发症发生。对细蒂息肉也可仅用电凝电流加机械力切除。

电流强度选择要根据息肉大小、有无蒂柄、蒂柄粗细、息肉周围有无黏液决定，所以也不恒定。可以用火花肥皂试验，把肥皂置于电极板上，圈套钢丝接触肥皂后，有白色烟雾，表面发白，则是电流强度的最佳指数，如无上述表现可逐渐调大电流强度直至出现上述表现即可。每次使用前需对高频电发生器进行校试，如正常需将电极板上放置一块盐水纱布，缚于患者大腿或置在臀部，使电极板和患者体表皮肤有足够接触面积。如接触面积太小，会产生异常电流引起接触部体表皮肤的灼伤。

2）圈套灼除器：

①圈套器：作息肉圈套摘除用，由圈套钢丝及手柄组成。根据圈套钢丝张开后的形态可分为六角形、新月形和椭圆形。适用于各种大小的有蒂息肉和直径大于 0.5 cm 以上的无蒂息肉。

②热活检钳：与普通活检钳相似，只是两翼无刃，钳身由绝缘套管组成，能咬取组织并通电凝灼息肉。适用于直径 0.5 cm 以下的无蒂息肉。

③电凝器：前端呈球形，通电后可灼除直径小于 0.5 cm 的小息肉。

3）息肉回收器：实际是抓持钳，根据前端张开形态的不同可分为三叉型和花篮型，将摘除的息肉抓住后随镜一起退出，及时送病理检查。

（2）术前准备

除对以上器械做认真测试外，还需了解患者

全身各个脏器功能，特别是凝血机制，如有明显凝血机制障碍，应该纠正后再施行。内镜下息肉摘除术一般可在门诊实施，但对无蒂较大息肉或多发者，估计有较大可能发生出血或穿孔的并发症，则以住院后再施行治疗为好。小儿尤其是学龄前儿童一般需要在麻醉下施行，也需住院。

（3）切除方法

先在内镜下做完整的检查，一旦发现息肉，观察其发生部位、大小、形态和数目，然后选择合适的圈套器，接着调节镜端的角度、旋转镜身、利用肠蠕动改变患者体位方向等，使息肉置于视野中最佳位置，即整个息肉清晰充分暴露在视野中。圈套的位置与息肉蒂的大小有关，若蒂宽广，圈套的位置应远离黏膜，蒂细则近，总体以便于伸出圈套器方便圈套为准。插入圈套器，令助手打开圈套襻，最好使其与息肉相垂直，利用顺套或逆套法，圈套息肉。有蒂息肉套在蒂的息肉侧，无蒂息肉套在基底稍上方，让助手轻轻地、缓慢地关闭和收紧圈套襻。避免用暴力，尤其是细蒂、勒紧过快、用力过猛会在未做电凝前就机械性割断息肉，引起即刻出血。也不能在未选择好适当位置时就关闭套襻，因为一旦套紧后就很难松开，而且套圈钢丝已嵌入息肉，机械性地部分切割会引起渗血，这样干扰视野后不易再选择位置。

根据息肉基底直径选择电凝、电切强度，通常在 15～25 W。一旦钢丝勒紧后即行通电，当即可见消化道腔内有白色烟雾，勒紧部黏膜发白，先电凝、后电切、反复间断多次通电，或用混合电流同样要间歇通电，每次通电数秒钟，发现有蠕动出现要停止通电，避免灼伤邻近黏膜，电凝过深会造成穿孔。然后用抓持钳抓紧切割下的息肉随镜退出，送病理检查。

各种形态息肉的切除方法如下。

1）直径 <0.5 cm 的无蒂小息肉，如用圈套法在关闭套圈襻时经常会滑脱，故一般采取电凝灼除术或热活检灼除法。

①热活检灼除法：适用于相对体积较大的无蒂息肉（图 28-14、图 28-15），用热活检钳咬持息肉头部，然后向上轻轻提起息肉，使基底形成天幕状假蒂，通凝固电流后基底黏膜发白，即可拔取，钳取组织不会灼伤，仍可做病理学检查。

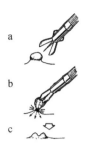

图 28-14 热活检灼除法操作步骤示意图

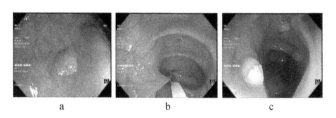

a. 适当注气充分显露病变；b. 夹持病变并轻轻提起，形成天幕状；c. 通电切除后创面

图 28-15 热活检灼除法操作步骤

②电凝灼除术：适用于更小的息肉，插入电凝器，轻轻接触息肉后通电，息肉发白，坏死即可灼除，因该法不能取活组织，可先用活检钳咬取部分组织送病理，后再电凝后灼除。前述方法也可用圈套器钢丝稍伸出数毫米，来代替电凝器行电凝灼除术。本方法最适用于多发性无蒂息肉。

对一些特殊形态或位置的息肉，可采用局部注射套切法，如扁平息肉、弯曲部无蒂息肉，直接切除往往比较困难。这种情况下可在息肉下注射生理盐水，待其局部隆起后，再圈套切除（图 28-16、图 28-17）。

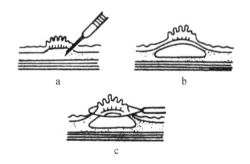

图 28-16 局部注射套切法示意图

2）直径 <2 cm 的无蒂息肉，用圈套器套入息肉后圈套管抵达息肉基底然后稍向上，息肉基底稍上是切除息肉的最佳部位，轻轻关闭圈套襻后，

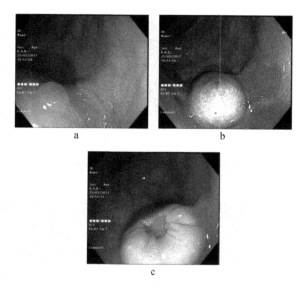

a. 病变基底部黏膜下注射；b. 注射后病变隆起；c. 圈套切除病变

图 28-17　局部注射套切法

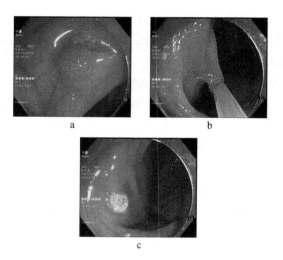

a. 适当注气充分显露病变；b. 收紧圈套器，向肠腔内提起，形成天幕状；c. 通电切除后创面

图 28-19　直径 <2 cm 无蒂息肉摘除术

稍收紧再轻柔地提拉，使息肉向肠腔内提起，基底呈天幕状（图 28-18、图 28-19）后即可通电。先电凝、后电切或用混合电流，注意避免过度电凝，逐渐割下，否则会使肠壁灼伤过深而引起穿孔。圈套息肉时不可选择过深部位或将邻近正常黏膜套入（图 28-20）。

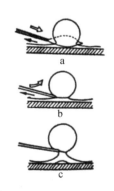

a. 选择适应位置；b. 逐渐收紧圈套器；
c. 向肠腔内提拉，基底部形成天幕状

图 28-18　直径 <2 cm 无蒂息肉摘除术示意图

3）有蒂息肉：长蒂息肉圈套位置选择的中央，尽可能保留残蒂 1 cm 左右长短，不要怕蒂留得过长引起息肉复发，将息肉提起并悬在消化道腔中，在确认息肉与周围肠壁没有接触后再通电行电凝电切术。息肉蒂柄是正常的肠黏膜，因息肉重力和胃肠蠕动将黏膜牵拉而形成，并非肿瘤性组织。一般息肉摘除后残蒂在 3～5 天自然消

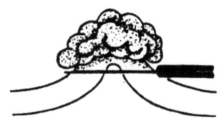

图 28-20　不正确选择圈套部位（过深，易发生穿孔）

失，恢复平坦。如摘除后发生即刻出血，可再圈套残留蒂柄电凝止血。短蒂息肉的圈套位置要尽可能选择在蒂的息肉侧，并将息肉悬在肠腔中，确认与周围肠壁无接触后再通电行电凝电切术（图 28-21、图 28-22）。

注意事项：①息肉圈套位置不要太靠近肠壁；避免圈套息肉与周围或对侧肠壁有接触，以免引起异常电流；圈套钢丝要收紧，否则钢丝会接触周围黏膜而引起灼伤。②对细蒂息肉在关闭钢丝时一定要轻而慢，稍遇阻力即停止勒紧，然后通电，如关闭套襻用力过猛即可引起机械性切割而出血。③对粗蒂息肉有学者主张通电前勒紧蒂柄部，见息肉表面因血供阻断变成暗红色时再通电。但该方法因长时间勒紧钢丝会引起机械性切割而渗血，且能诱发肠道痉挛使蠕动增加导致视物不清，误伤邻近肠壁。因此应在套襻收紧后即行通电，并要交替使用电凝和电切电流，以免很快用电凝电切将息肉割下而实际中央血管并未凝固造

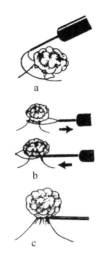

a. 套入息肉；b. 调整圈套位置；c. 圈套的最佳位置

图 28-21 圈套套切息肉过程示意图

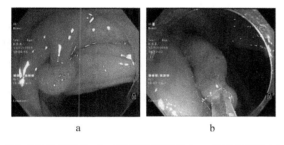

a. 充分显示息肉蒂部；b. 于蒂部距肠壁约 1 cm 处圈套并通电切除

图 28-22 圈套套切息肉过程

成即刻出血。④当头部大的有蒂息肉圈套后完全悬于肠腔中，与周围黏膜不接触有一定困难时，则要用密接法切除，即若要接触，就要让接触面积足够大（图 28-23），以使单位面积中通过电流量减少，不至于灼伤接触部肠壁或穿孔。⑤如头大的息肉一次不能圈套入，可用分块切除，可先切除部分息肉头部，使头部体积变小后再圈套切除。

4）直径大于 2 cm 的无蒂息肉：属相对禁忌范围，在内镜下摘除极易引起出血和穿孔。所以术前应按剖腹手术肠道准备方案施行，一旦切除术后出现并发症可立即手术处理。

基底较窄的息肉可按上述方法圈套切除。宽基底的息肉则采用剥脱活检（Strip biopsy），即先将高渗盐水注入黏膜下，在息肉的基底部注射 1 ~ 2 个点，每点用 1 mL 左右，然后用同样的方法做圈套摘除。如用双活检管治疗镜可先伸入抓持钳

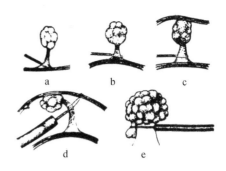

图 28-23 不正确圈套法

咬持息肉头部提拉使基底形成蒂，再圈套电凝切除，该法可避免穿孔。如为更大的息肉可用分块分期切除法，即对圈套息肉头部的一部分做斜形切除，然后再斜形切除对侧部分，使头部变小再用圈套器圈套息肉基底上方，完整地摘除（图 28-24）。但要注意该方法每次摘除息肉宁少勿多，而且每次切除后表面往往残留溃疡，可以间隔 2 ~ 3 周待溃疡愈合再做第二次切除，切除的次数则视息肉的大小而定。既可避免穿孔，又可得到组织，根据病理学检查结果决定治疗是否继续或终止。

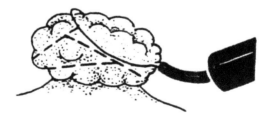

图 28-24 大息肉的分块凝切法

5）特殊息肉：特大蒂粗息肉切除后因中央动脉粗大，极易出血，现主张在套切前先向息肉基底部注射 1∶10 000 肾上腺素溶液或向蒂基底部注射硬化剂后再用圈套器套切（图 28-25、图 28-26）。

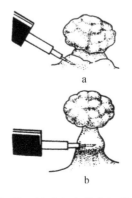

图 28-25 特殊息肉的套切示意图

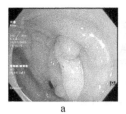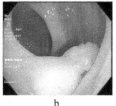

a. 息肉基底部注射肾上腺素溶液；b. 蒂基部注射硬化剂

图 28-26　特殊息肉的套切

6）套扎术：套扎术主要适用于隆起型病变的治疗或辅助治疗。在治疗上，阻断血供，使局部组织缺血坏死和脱落；在辅助治疗上，阻断血供，被阻断血供蒂柄上方进行高频电切除，或者 O 环套扎后切除病灶，防止淋巴结转移。大肠镜下分尼龙套扎术和 O 环套扎两种。尼龙套扎又分为大尼龙套扎和小尼龙套扎。在临床工作中，大尼龙套扎应用更为广泛。大尼龙套扎适用于 2~3 cm 上皮性和非上皮性隆起型病变（山田Ⅰ、Ⅱ、Ⅲ）及蒂柄直径大于 1.2 cm 的息肉。该方法不宜用于小于 1.2 cm 的带蒂息肉，操作时容易引起蒂柄扭曲，难以达到预期效果。操作方法：助手将套扎装置先端部露出钩子，扣住尼龙线的尾部后收紧，推出塑料外套，将尼龙线收入塑料套管内，交给操作者并顺着活检孔道插入，当塑料套管插出大肠镜先端部后，助手收回塑料套管；充分显露息肉蒂部，助手将尼龙套露出并对准息肉套入尼龙

套，在套扎线与肠壁之间距离 5 mm 处，助手边回收塑料套管边钳夹尼龙套直至扎紧；至病变表面色泽由橘红变为暗红或紫红色为止，明确蒂部血供已被阻断后，放松连线钩子，钩子与尼龙线脱离，此时尼龙套扎完成。进一步予高频电圈套器在尼龙线上方 5 mm 处切除；用缝合线剪切器剪去过长的尼龙尾线或不剪除（图 28-27）。

7）内镜下黏膜切除术（EMR）：该法是对伴有重度不典型增生的黏膜病变、大肠侧向发育型腺瘤、黏膜的可疑病变等经内镜下措施（注射和吸引）使病变与其固有层分离，成为假蒂息肉，然后圈套或电切的技术。

EMR 治疗与其他内镜下的处置一样，内镜应处在被充分控制的状态下，也就是肠管不要过度伸展，适当的短缩状态是很重要的。在所谓的"轴保持短缩法"还不全、内镜尚未控制的状态下，不仅从局部注射到回收的一系列操作不能顺利进行而且发生穿孔等并发症的可能性也增高（图 28-28）。另外，对于 EMR 治疗后的即刻出血等处置以及病变的回收也会带来困难。术者从一开始就应该注意肠镜是否完全处在轴保持短缩的状态。

①定位：视野与亮度处于良好状态、钳子放在最易把持病变且易于操作的位置是很重要的。我们用的电子内镜是从电视屏幕右下角（5 点方

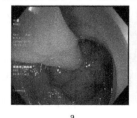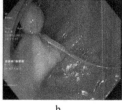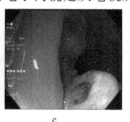

a　　　　　b　　　　　c

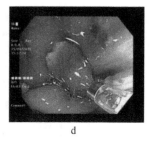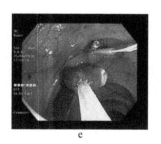

d　　　　　e

a. 充分暴露蒂部；b. 蒂部距肠壁约 1 cm 处予尼龙绳套扎，蒂部紫褐色；c. 圈套切除瘤体；

d. 断端予止血夹夹闭预防创面渗血；e. 回收组织

图 28-27　尼龙绳套扎术

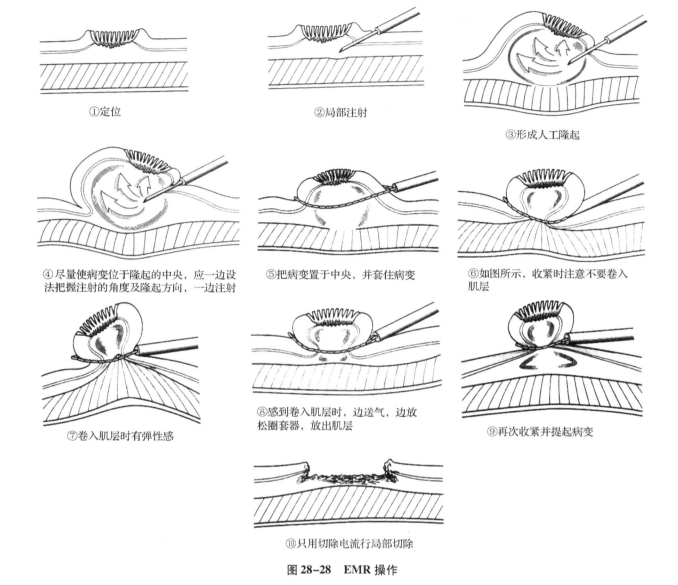

①定位　　　　②局部注射

③形成人工隆起

④尽量使病变位于隆起的中央，应一边设法把握注射的角度及隆起方向，一边注射

⑤把病变置于中央，并套住病变

⑥如图所示，收紧时注意不要卷入肌层

⑦卷入肌层时有弹性感

⑧感到卷入肌层时，边送气，边放松圈套器，放出肌层

⑨再次收紧并提起病变

⑩只用切除电流行局部切除

图 28-28　EMR 操作

向）出钳，因而要控制内镜，把病变置于画面右下方位置。此时，左手操作旋钮与右手旋转镜身的协调操作是非常重要的，若此操作也不能取得合适的位置，那么改变肠管内的充气量及变换患者体位也有效。位置决定之后，预先充分吸引滞留的肠液及色素，尽可能确保视野。此时，若事先确认好管腔内最低部位（色素滞留部位），切除后就能知道病变的脱落位置，以便顺利回收病变（图 28-29）。

②局部注射：于病变的黏膜下注入生理盐水可形成人工隆起，这是 EMR 治疗方法中最重要的部分。一般来说，在大病变的情况下，从肠腔的口侧端开始注入，小病变则从病变的肛侧端注入。

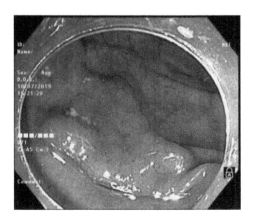

图 28-29　定位

而且，病变尽可能于顶部形成像山田 I 型或 II 型样的人工隆起（图 28-30）。此时，最好一边观察

向黏膜下注入生理盐水的注入情况，一边轻微变换局部注射针的角度及深度。一般情况下，其要领是：从肛侧端穿刺注入时，随着局部注入而形成膨隆，多少有点牵拉穿刺针的感觉，进而使内镜前端向上。像在 LST 这种病变较大的情况下，需从多角度注入，并适当增加注入量，尽可能使整个病变浮起来。仅于侧方才能看到的病变以及横跨于皱襞上的病变，若在首次的局部注射部位及注入量方面下功夫，以后的操作也将变得简单易行。

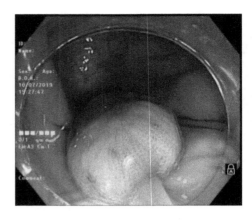

图 28-31　圈套

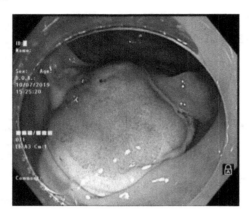

图 28-30　局部注射，形成人工隆起

③圈套：对准经注射后人工隆起的病变，张开圈套器，并慢慢收紧，直至感到轻微的阻力。慢慢收紧可以防止圈套器的滑脱。需要注意的是，阻力可因圈套器的粗细及硬度感到微妙的差异。此时通过轻轻吸引把病变套入圈套器内，其要点是圈套器确实套住病变。然而，加上吸引时，于收紧后一定要稍微松一下圈套器，然后再次送气，并确认是否卷入多余的黏膜及肌层。通过晃动勒紧的部分，肠管是否有不自然的蠕动也可作为参考。收紧时若有异常的弹性感等可疑卷入固有肌层的情况，应放松收紧的圈套器并送气后，再重新收紧（图 28-31）。

④切除：作为 EMR 治疗对象的病变，通常病变内粗血管较少见，因此一般只用切开电流。因切开电流易于切除，且切除边缘组织的损伤小，所以对切除标本的病理学检查也不会造成妨碍。另一方面，如前所述，凝固电流或混合电流向垂直方向的热效应较大，因而穿孔的危险性增高。实际操作时，输出功率为 35～40 W，按病变的大

小分成 1～3 次，边通电边收紧，治疗时，基本上不用太多时间，最好一下子切除。若有较强的阻力不易切除时，可能是由于圈套器套住了固有肌层，需重新套圈套器。因判断收紧时的阻力需要经验，最好由有经验的助手实施。实际切开时，术者与助手间的协调操作是非常重要的（图 28-32）。

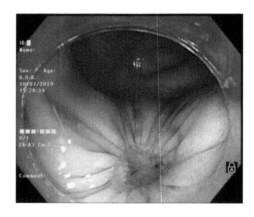

图 28-32　切除

⑤回收：主要用五爪型把持钳或回收网篮进行回收，尽量勿伤及病变。使用五爪钳回收病变时，病变滑脱少、易回收，且病变组织损伤小，因此我们经常使用。用把持钳回收绒毛状肿瘤样大的病变时，有时可卡在肛门部位。回收这样的大病变应使用网篮式回收器及前端透明帽。回收后的切除标本应迅速适当地伸展开（图 28-33），并用细针固定后置于福尔马林液中。

⑥切除断端的判定：术者必须对病变的水平断端及深部断端进行判定。

a. 水平断端的观察：仅用内镜下的普通观察对水平断端的判定大多不充分，必须并用色素喷

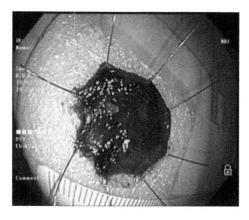

图 28-33　回收并展开标本

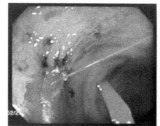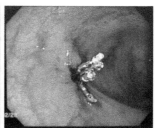

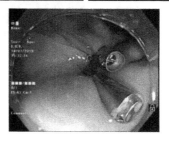

图 28-34　EMR 方法——钛夹使用，预防出血及促进愈合

洒。进一步通过放大内镜的 pit pattern 观察对水平断端的判定极其有效。也就是说，如果仅用普通内镜观察对肿瘤是否残留进行严格判定比较困难，色素内镜在一定程度上可以判断，但不一定充分。用放大内镜对病变切除边缘残留的大肠黏膜的 pit pattern 进行全周性的详细观察，通过确认有无肿瘤性 pit 的残留，能够防止因首次切除后水平断端的残留以及由此引起的复发。看到肿瘤性 pit 残留时，应立即追加 EMR 治疗。待病理结果出来后，即使想做 EMR 治疗，大多因纤维组织增生使操作变得困难，因此，应尽可能于首次治疗就在包括 pit 诊断的正确诊断基础上施行内镜下切除。

b. 深部断端的观察：收紧病变时的阻力与非提起征以及切除时的切割状态等情况，虽然在一定程度上可以预测深部断端有无肿瘤残留，但最终要依靠病理组织学的判断。组织学诊断判定深部断端阳性者，应立刻转外科治疗。

⑦钛夹的使用：于 EMR 治疗时发生出血及可疑出血时，应立即用钛夹止血（图 28-34）。而且，切除后溃疡面较大时，最好用钛夹施行创面缝合。据统计钛夹缝合对促进创面愈合及预防迟缓出血有明显作用。行钛夹缝合时，重要的是确认有无水平断端的残留，如不确认就缝合，则有可能埋入残留病变。必须在确认切除边缘的全周黏膜为正常的 I 型 pit pattern 后再缝合是非常重要的。

8）创面处理：为了促进伤口愈合、减少感染、预防并发症的发生，则应该对息肉切除后的创面进行适当处理。目前临床中较常用的处置方

法为夹子缝合术。钛夹主要由钛合金的夹子和钛夹尾部两部分构成。这两部分为钛夹起主要作用的部分。因其金属部分为钛合金的材质，所以称之为"钛夹"。而不同公司为了区分不同的夹子产品，又有不同的产品名称，比如 Clip、止血夹、和谐夹等。钛夹尾部的作用主要是在释放夹子的过程中为夹闭过程提供力臂空间。所以，在钛夹夹闭后都会看到一个长短不一的尾端暴露在管腔内，这也区别于外科腹腔镜所用的夹闭后没有尾端暴露的"塑料"钛夹。

钛夹释放器（手柄）有不同种类，分为可重复装载的释放器如 Clip，也有一次性的夹子带有一次性的释放器，如"和谐夹"和安瑞止血夹。这些释放器除了具有释放的作用之外，还都具有旋转钛夹以便随时调节方向的功能，不过有旋转旋钮的（安瑞），也有旋转手柄（OLYMPUS）的。随着内镜微创技术的不断进步，ESD、POEM 及 STER 等内镜下前沿治疗已经在短时间内迅速大量开展，并成熟起来。钛夹在这些治疗中的作用非常重要，不过也几乎都是在组织闭合及止血上面，所以一般将夹子称为止血夹或者是钛夹。在息肉切除中主要应用在长蒂（Ip、Isp 型）上面，主要是在蒂部钛夹夹闭后可以阻断营养息肉的滋养血管，起到了预防长蒂或亚蒂息肉切除后出血的风险。缝合顺序，第一只夹子应在创面的中央进行，而后向上下两侧缝合，这样缝合有利于创面对合。如果从一侧向另一侧缝合，则不利于创面

对合。缝合深度，必须将黏膜层、黏膜下层与肌层一并缝合，如单缝合黏膜层与黏膜下层，容易引起缝合后无效腔和感染（图28-35）。

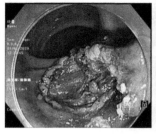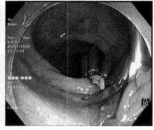

图28-35　钛夹缝合创面

（4）息肉的回收

原则上息肉摘除后均需将息肉取出做完整病理学检查。

1）直径小于0.5 cm的息肉如用热活检灼除法不存在息肉回收问题。用圈套摘除法可用活检钳咬持息肉，退至镜端随内镜一起退出。

2）直径为0.5~1.0 cm的息肉可用吸引方法或用抓持钳回收，要注意一旦吸持息肉就要持续地边吸边退镜（大于1 cm的息肉可用息肉抓持钳取出，如无抓持器可用圈套器代替）（图28-36）。

3）对于直径大于2 cm的息肉因吸持力不大，在通过胃肠生理狭窄，如贲门、大肠多弯处及肛管时，息肉易受挤压而滑脱，这时需用抓持钳取出（图28-37）。

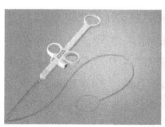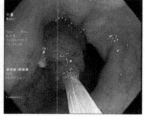

图28-36　圈套器回收息肉标本

4）如一次摘除多颗息肉而需一起回收或大肠息肉摘除后取出困难者，可把内镜插过息肉部位20 cm左右，经内镜注入500 mL生理盐水，拔出内镜后让患者排便，会把息肉一起排出回收。但该法不适合上消化道息肉。

5）对于已切除的多个息肉的回收，为了避免损伤息肉组织，还可以采用网篮法。该法将切除

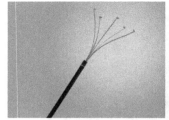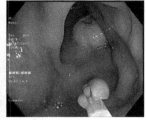

图28-37　抓持钳回收息肉标本

的多个息肉进行一次性回收，而不需要多次退镜和插镜来完成息肉的回收（图28-38）。

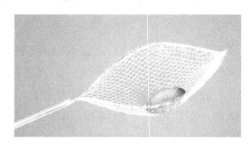

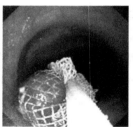

图28-38　回收网篮、内镜下回收

6）对于多发性息肉的切除和标本回收，还可以采取连续回收法。操作方法：第一个息肉在基部注射生理盐水，夹子末端有一根连线，夹子夹在息肉表面，而后进行圈套息肉，收紧并高频电切除，将息肉与夹子暂时留在肠腔内；第二个息肉的操作方法与第一个息肉相同，待息肉切除完毕后，一并取出（图28-39）。

（5）术后处理

原则上是预防并发症的发生。

1）摘除后残端无出血，则尽可能吸尽空气后再回收息肉。

2）术后禁食和卧床休息6小时。

3）留院观察24小时，如息肉小于0.5 cm可回家随时观察，而大的无蒂息肉需要适当延长住院观察期。

4）术后流质饮食1天，以后即可进半流质或

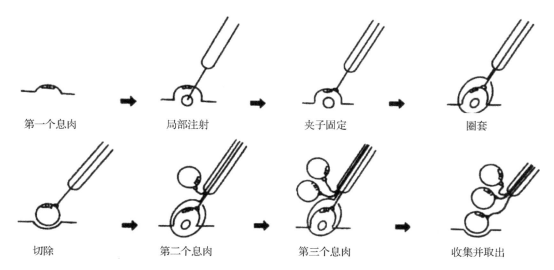

第一个息肉　　局部注射　　夹子固定　　圈套

切除　　第二个息肉　　第三个息肉　　收集并取出

图 28-39　连续回收操作方法

普食。大肠息肉不必严格要求。

　　5）术后 2 周避免重体力活动，小息肉时间适当缩短。

　　6）术前应纠正凝血机制障碍；有出血倾向者，术后需用止血剂 2 周。

　　7）上消化道息肉摘除后需按溃疡病处理，用药 2 周。

　　8）大肠息肉摘除术后需保持通便 2 周，有便秘者需用缓泻剂。

　　9）术后随访目的：a. 及时发现局部复发；b. 早期发现异型性病变。单发性息肉摘除后 1 年随访检查 1 次，阴性者以后 3 年 1 次，再阴性者每 5 年 1 次即可。多发性息肉开始 6 个月随访 1 次，以后 2 年 3 次，后期每 5 年随访 1 次。有人发现息肉内镜切除术后 1 年复查，大约 25% 的患者可发现息肉再生或复发，我国的资料还显示直肠和乙状结肠的息肉要比其他部位息肉易复发，炎性息肉、增生息肉切除后 6 个月复查肠镜未见复发。

　　（6）肠道各部位息肉切除法

　　1）十二指肠：十二指肠肠壁较薄，管腔较狭小，尤其是球部，操作不当极易引起穿孔、出血等并发症。注意圈套后尽可能向腔内提拉，球部的息肉有时甚至需向胃窦腔拉起再通电。息肉摘除后应立即用吸引或回收器把息肉回收，以免其随蠕动掉向肠管深部，使回收失败。摘除后残端因灼伤形成溃疡，早期会出现与溃疡病相似的临床症状，往往会出现明显疼痛，故应常规使用抗

溃疡药物治疗 2 周。十二指肠球部有时有多发性无蒂、小半球形息肉样增生，这实际是 Brunner 腺的增生，无临床意义，无须按息肉电灼处理，而在十二指肠降部要注意与乳头、副乳头相鉴别。

　　2）结肠：

　　①术前准备与电子结肠镜相同，但如无惰性气体注入设备，则禁用口服甘露醇法。因甘露醇进入肠道经细菌发酵能产生氢气及甲烷等易燃性气体，通电后会产生爆炸病。Bigard 曾报道 1 例即是用甘露醇做准备时发生爆炸而死亡的病例。可采用饮食控制－泻剂－灌肠法：术前 3 天少渣饮食，术前 1 天流质饮食，当天晨禁食，术前晚饭后给予蓖麻油 30 mL 或番泻叶 9 g 代茶饮，术前 2 小时用生理盐水 800 ~ 1000 mL 灌肠 2 次。笔者所在医院一直采用口服硫酸镁法进行肠道准备，并取得了良好的效果，即术前晚进半流、流质易消化食物，当天晨禁食并硫酸镁 40 g 加水 150 mL 左右溶解后（或 33% 硫酸镁溶液口服），后可缓慢饮水或矿泉水 3 000 mL 左右，下午即可行息肉电凝电切术。少数患者如仍排出有渣大便，可用生理盐水 800 mL 灌肠 2 次。术前 30 分钟皮下注射抗胆碱能类解痉剂。

　　②先行全结肠检查，待确定息肉位置和数目后，退镜时施行摘除术，施行前尽可能吸尽肠腔中尤其是息肉附近的残留水和黏液，防止干扰视野或通电时产生异常电流。

　　③调整息肉视野的位置，一般将息肉调整在

悬垂状或结肠近端的匍匐状，此时视野清晰，容易圈套；圈套襻可选择蒂上部正确位置再逐渐收紧。对于向结肠远端匍匐的息肉，可将息肉竖起或推向近端，把蒂柄或基底暴露，再选择需切除点收紧钢丝（图28-40）。

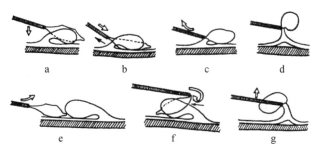

a～d：向近端匍匐，这是最理想的位置；

e～g：向远端匍匐的圈套法

图28-40　匍匐状息肉圈套法

④如肠道准备满意，通电前不需注入惰性气体，可一边注入空气，一边抽气几次，置换肠腔内气体即可防止爆炸。

⑤多发性息肉，一般一次切除的息肉数目并无严格规定，但其切除要以退镜为顺序，先近端、后远端，逐颗切除。如息肉较多也可采用分期分段切除，每次以相隔4周为佳，此时残端溃疡一般均已愈合。

⑥息肉摘除术后尽可能吸尽肠内残气，卧床休息6小时，饮食不必严格限制。如有便秘，可服用缓泻剂，避免剧烈运动2周。

3）直肠：

①术前准备：无须饮食或服泻剂等特殊准备，仅需术前1小时用生理盐水灌肠。

②器械选择，除了用纤维或电子结肠镜外也可用带绝缘的硬管式乙状结肠镜。

③直肠低位息肉，距肛管仅1～2 cm内不适宜内镜下摘除。因一般息肉位置与内镜镜面要求相距1 cm以上，且此时摘除时镜身软管均在体外，失去支持不易控制方向。需实施时可在直肠壶腹内做U形翻转，但该部因有痛觉，故需行肛管周围或骶管麻醉。

（7）并发症及其处理

内镜下息肉电凝电切摘除术引起并发症的发生率，比内镜诊断性操作明显要高。统计资料显示其发生率与从事这项工作时间的长短有关。因此应该给予初学者一定培训。

1985年井木和徐富星报告了日本697家医院和中国上海华东医院两组并发症的发生率分别为0.62%和1.10%，日本统计结果显示上、下消化道各部位的发生率基本相似，而上海华东医院则以十二指肠的发生率为最高（7.1%），其认为大肠、胃、食道相对较低，但因十二指肠及食管息肉总数较少，统计学处理并无意义。

并发症中的出血为多见，大部分经保守治疗而愈，而穿孔均需外科手术治疗。一经出现并发症应迅速处理，死亡率约为0.0088%。

1）出血：根据发生时间和不同原因可分为即刻出血、早期出血和延迟性出血，分别指术中或刚摘除息肉后出血、息肉摘除后24小时内出血以及24小时以后发生的出血，又以3～7天内常见。有人统计武汉2 816例大肠息肉及息肉样病高频电凝切除术后延迟出血的结果显示，共有33例患者发生延迟性出血，出血时间在2～13天，其出血原因与电凝不充分、息肉蒂部直径>2 cm而套切不彻底、电凝面正好位于大血管处、继发感染、高血压患者、术后患者饮食及活动量控制不理想等因素有关。而即刻和早期出血大多与凝固不足、仅选用电切电流、圈套位置选择不佳而反复圈套造成机械性切割或损伤有关。

为预防出血的发生要注意以下几点。

①内镜医生要熟练掌握结肠镜操作技术，熟练掌握高频电凝发生器治疗操作技术，与助手配合要默契。

②术前应做凝血机制检查，对体弱、高血压、心脏病等患者，应待病情稳定后再行息肉摘除术。

③严格按照先电凝、后电切和逐渐切割的原则，粗蒂与无蒂息肉要交替使用电凝、电切电流。术中根据病变大小，选择好恰当的电凝指数，充分电凝。

④对于高危出血者，电切除前，可先在其蒂或基底部注射去甲肾上腺素盐水或用结扎圈、金属夹套住底部，然后行摘除术。

⑤术后对可能出血者，用乳胶保护电凝面，严格控制饮食、运动量并选用抗感染、止血药预防出血。

我们的经验是在圈套息肉前最好调节旋钮或改变患者体位，使息肉位于5~6点钟方位，这样更易行圈套摘除术。

一旦发生出血，要根据出血量及患者情况进行处理。如仅有少量渗血可不做处理，密观随访观察；如出血较多，无论是即刻、早期或延迟性出血均应立即止血。即刻出血可立即施行内镜下药物喷洒、硬化剂注射、电凝、激光微波治疗等。对于有蒂息肉如残蒂较长可再行圈套电凝。对早期或延迟性出血先保守治疗，无效时先行内镜下止血，失败后及时转外科手术治疗，术中最好在内镜的引导下进行，这样可大大减少手术创伤，有利于患者康复。

2）穿孔：是高频电切息肉的严重并发症，常由于圈套息肉基底部组织过多，电流量过大，造成肠壁全层坏死而穿透；也可由正常黏膜被套入或骑跨结肠袋两侧的息肉电切时所致，其他原因还包括电流强度选择过弱，通电时间过长，通电时胃肠蠕动使圈套钢丝损伤肠壁和通电时未将息肉轻轻地向腔内提拉等。

一旦穿孔可引起腹膜刺激征，对可疑穿孔者应做腹部X线透视。由于直肠中、下段，降结肠，升结肠的后壁是腹膜外围的脏器，它们的浆膜面无腹膜遮盖，所以这些部位的穿孔易引起腹膜外穿孔。其早期可无症状和体征，但不久在阴部、阴囊、下腹部出现皮下气肿，腹胀或轻度腹痛。腹部除轻压痛外无任何体征。腹部X线片可帮助确诊。

为防治穿孔要注意并遵循以下几点。

①保留一段蒂，有蒂的在蒂的息肉侧，对广基息肉要拉成蒂后再行电切。

②电流不应过弱，以防通电时间过长损伤肠壁全层。

③通电时要避免蠕动，一有蠕动即应停止通电。

④腹腔内穿孔一旦发生即行外科治疗；如是腹腔外穿孔，可采取保守治疗，禁食、补液、胃肠减压，应用抗生素并严密观察，一般不需要治疗就能治愈，如病情不能控制，应行外科治疗。

3）灼伤、浆膜炎：肠壁灼伤是比较容易发生、程度较轻的并发症，可无任何症状，一般无

须处理就能自愈。只是内镜下见到邻近黏膜灼伤，呈白色浅灼伤溃疡。如灼伤过深或息肉摘除时残端创面过大、过深可引起浆膜炎，只是未穿孔，临床上可出现腹痛甚至反跳痛，但X线透视无游离气体。灼伤主要原因是由息肉与周围黏膜有接触造成的。

灼伤的预防基本与穿孔相同，治疗上不需手术，仅需对症处理，随访观察几天即可。

4）爆炸：是大肠内做高频电手术时特有的严重致命性并发症。肠腔内氢气、甲烷气的浓度达到或超过可爆炸性界限（4% vol）时，做电切时就可能发生爆炸。正常情况下大肠内仅含少量氢气、甲烷气等可燃气体，进食过多豆类食物则产气增加。现用结肠镜为防止爆炸设计有惰性气体输入装置，但实际使用者很少。实践证明只要彻底清洁肠道，电凝电切术前反复吸气、注气即可完全避免上述危险。

1979年Bigard曾报道1例爆炸致死，是因为用口服甘露醇做肠道准备，由于甘露醇进入大肠后可被细菌分解产生氢气和甲烷气，增加两气体浓度，所以为预防爆炸发生，如无惰性气体输入设备，则应禁忌使用甘露醇做肠道准备。

（三）经肛门息肉切除术——缝扎切除术

1. 适应证

距肛门外缘10 cm以内，有蒂或亚蒂，能拖至肛管者。

2. 禁忌证

①有出血性疾病未治愈者；②疑有息肉癌变者及妊娠期患者。

3. 术前准备

①行电子结肠镜检查了解全大肠情况。②息肉较小能拖出肛门外切除者，无须肠道准备，术前用温盐水清洁灌肠。③息肉较大或息肉不能拖出肛门外切除者，应行肠道准备，其方法同直肠癌手术。

4. 麻醉

息肉能脱出肛门外者，可不需麻醉。不能者可用腰俞麻醉或椎管内阻滞麻醉。

5. 体位

取截石位或侧卧位，或折刀位。

6. 手术步骤

（1）息肉能拖出肛门外的手术

1）扩肛至 4 指，探查息肉部位、形态（图 28-41）。

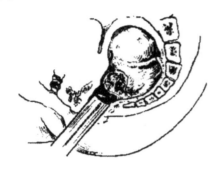

图 28-41　镜检瘤体的形态及部位

2）以组织钳夹住蒂部，将息肉拖出肛门或至肛管（图 28-42）。

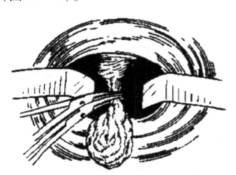

图 28-42　用组织钳夹住瘤蒂部

3）牵开肛门，于息肉蒂的根部上 2 把血管钳。

4）于上方 1 把血管钳的保留侧贯穿缝合蒂部一针（图 28-43）。

5）切断蒂部，移去已切除的息肉，结扎缝线（图 28-44）。

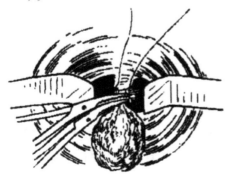

图 28-43　贯穿缝扎后再结扎

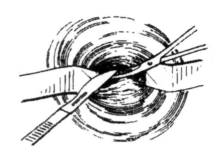

图 28-44　切除瘤蒂根部

6）检查残蒂有无出血，术毕。

（2）息肉不能拖出肛门外的手术

1）扩肛后在息肉的上下左右各缝一针牵引线自肛门牵出，沿息肉边缘 0.5~1 cm 切开黏膜及黏膜下组织，逐步切除息肉，可边切除边缝合直肠壁（图 28-45、图 28-46）。

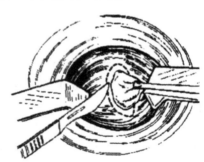

图 28-45　牵引瘤体，拟定切除线

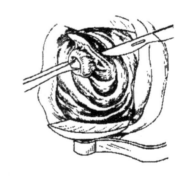

图 28-46　切除瘤体基底部达黏膜下层

2）息肉切除后用 2-0 号可吸收缝线间断或连续缝合黏膜下组织及肌层，再间断缝合黏膜层（图 28-47、图 28-48）。

7. 术后处理

1）术后补液，禁食 3 日后进流质饮食。开始排便后可给予液状石蜡软化大便。

2）术后 1 周内，便后坐浴，痔疮栓 1 枚塞

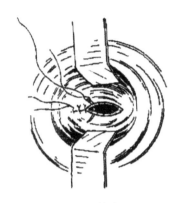

图 28-47　缝合创面

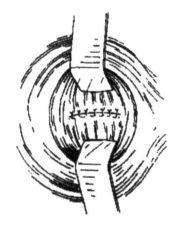

图 28-48　检查创面缝合确切，无渗血

肛，每天 1~2 次。

3）适当应用抗生素。

4）切除息肉的完整标本送病理检查。

5）术后若出现肠穿孔，应立即手术。

8. 术中注意点

不能拉出肛门外的息肉切除时，不宜切除过深，以免切穿肠壁。如万一切穿肠壁，缝合时应先做肠壁的全层缝合，再缝合黏膜层。牵拉息肉时不宜过猛。

（四）经骶直肠息肉切除术

1. 适应证

直肠 4 cm 以下的息肉，包括较大不能经肛门切除、腹膜外段直肠不宜经腹手术、广基息肉未占肠壁周径 1/3 以上者。1 cm 以下的原位癌或类癌、血管瘤等亦可用此手术局部切除。

2. 禁忌证

①严重的心、肝、肾疾病及糖尿病、高血压

患者；②凝血功能障碍与瘢痕体质；③直肠肿瘤位于腹膜反折线以上。

3. 术前准备

①结肠镜下了解全大肠情况，检查血、尿、便常规，血糖，肝肾功能及凝血功能等；②肠道准备。

4. 麻醉

椎管内阻滞麻醉。

5. 体位

取折刀位，臀部垫高，两腿稍分开。

6. 手术步骤

1）切口：在中线上由骶骨下端至肛门做 4~6 cm 切口。

2）切开皮肤、皮下，显露尾骨、肛尾韧带，肛门外括约肌及肛提肌（图 28-49）。

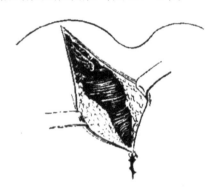

图 28-49　切断皮肤、皮下组织，显露臀大肌后缘

3）切开尾骨骨膜，骨膜下剥离后切掉尾骨，切断肛尾韧带（图 28-50）。

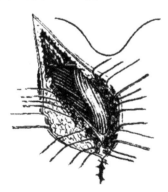

图 28-50　切断、缝扎肛提肌

4）于中线切开肛提肌，切开直肠固有 Waldyers 筋膜，分开直肠后脂肪组织，显露直肠后壁（图 28-51）。

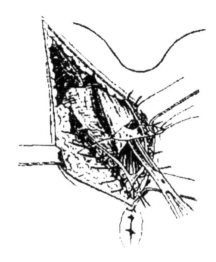

图 28-51　分离、结扎 Waldyers 筋膜

5）分离直肠周围组织，游离显露直肠，用纱布条穿过直肠前壁提起直肠（图 28-52）。

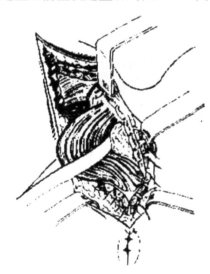

图 28-52　游离、提起直肠

6）切开肠壁，显露直肠息肉，距息肉边缘 0.5 ~ 1 cm 于上下左右 4 角上各缝一针做牵引，即"降落伞法"。在其外侧做横梭形切口，全层切除息肉（图 28-53）。如息肉有恶变，应切除距息肉边缘 2 cm 的直肠壁。

7）边切边缝。关闭创面，检查无出血。

8）横行关闭直肠后壁切开处（图 28-54）。

9）肌层间断缝合包埋。再依次缝合直肠后脂肪、肛提肌、皮下及皮肤，可留置橡皮引流膜。

7. 术后处理

1）术后禁食 3 ~ 5 日，补液，应用抗生素。

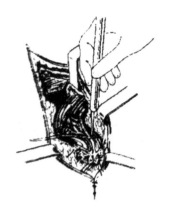

图 28-53　切开肠壁、切除息肉

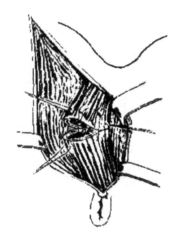

图 28-54　缝合直肠

2）术后 5 ~ 7 日可进流质，逐渐过渡到少渣饮食，2 周后恢复普食。

3）术后 36 ~ 48 小时后拔除引流膜，保持会阴部清洁干燥。女性患者留置导尿 7 ~ 10 天。

4）术后息肉肠镜随访，同经内镜息肉切除术。

8. 术中注意点

切口不宜过大，以防损伤骶神经及血管。在切开肛提肌时应注意与肛门括约肌鉴别，一般不切断肛门括约肌。止血彻底。要熟悉局部解剖，避免损伤骶尾部神经。

（五）经肛门括约肌直肠息肉切除术

1. 经肛门后括约肌切开切除术

（1）适应证

直肠息肉位置近于肛门，瘤体较大，广基，地毯状或多发，难以经肛门切除，经骶入路手术显露困难和切除有困难者。

（2）禁忌证

直肠息肉能够经肛门或经骶尾入路切除者。

（3）术前准备

同经骶直肠息肉切除术。

（4）麻醉

椎管内阻滞麻醉。

（5）体位

取折刀位。应用宽胶布牵开双臀，显露肛门。

（6）手术步骤

1）切口：骶尾关节上方至肛门正中或左正中做长 8~10 cm 切口。

2）切开皮肤、皮下组织，显露尾骨、肛尾韧带、肛提肌及肛门外括约肌。

3）剥离尾骨骨膜，结扎骶中动脉和骶外侧动脉分支，切断肛尾韧带，切除尾骨。

4）纵行切开肛提肌和直肠骶管筋膜达直肠后间隙，显露直肠后壁。

5）向下切断耻骨直肠肌和肛门外括约肌，切断时应将耻骨直肠肌和肛门外括约肌各部断端分别用线结扎标记，以便缝合修补时对位准确。

6）以示指伸入直肠内判断腺瘤位置、范围，若位于直肠后壁，则距瘤 0.5~1 cm 用电刀全层楔形切开肠壁，切除腺瘤。止血后可用 000 号可吸收缝线横行全层连续缝合关闭直肠切口。

若腺瘤位于直肠前壁或侧壁，则纵行切开直肠后壁，向下切开肛门内括约肌和肛管筋膜，直视下切除腺瘤，然后彻底止血，分层或全层缝合切口，若腺瘤为广基、地毯状、沿肠壁环绕生长则宜行直肠节段性切除，即在肛提肌与直肠之间由两侧向中间游离，在直肠前会合，用纱布条牵提病变处直肠，距腺瘤 1 cm 切除部分直肠肠段后，做直肠对端吻合。先缝合直肠全层，再缝合肌层及外膜层。

7）创口用氯己定溶液冲洗后再用碘伏液冲洗干净，缝合直肠、肛管后壁切开处，依次缝合肛门外括约肌各部和耻骨直肠肌的断端。骶前放置引流管，缝合肛提肌及皮下组织和皮肤。

（7）术后处理

①保持会阴部清洁，及时更换敷料，女性患者应留置导尿管 7~10 天。②术后 48~72 小时拔

出引流管。③术后禁食 3~5 天，同时补液、应用抗生素。④术后控制大便 2~3 天。

（8）术中注意点

①在不切断肛门括约肌的情况下即能切除腺瘤时，应尽量不要切断肛门括约肌。②如必须切断肛门括约肌，应先结扎、后切断，并保留断端结扎线做牵引及标记。③术中严格无菌操作，充分冲洗创口，彻底止血，以防血肿、感染等影响切口愈合。

2. 经肛门前括约肌切开切除术

（1）适应证

适用于直肠息肉位置近于肛门但难以经肛门切除的女性患者，尤其息肉位于直肠前壁者。

（2）禁忌证

①月经前及月经期女性患者；②未婚女性患者慎用；③女性盆腔及生殖器急性炎症期患者；④凝血功能障碍及不能耐受手术者。

（3）术前准备

①应行阴道分泌物检查，有滴虫、真菌感染者应先治疗；阴道清洁度 3 度或 4 度者需冲洗阴道 3 天；②避开经前或经期；③按肠道手术要求行肠道准备。

（4）麻醉

椎管内阻滞麻醉。

（5）体位

取截石位。

（6）手术步骤

1）切口：在肛门前方做 5~6 cm 的横向切口（图 28-55）。

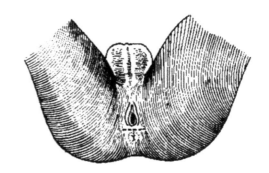

图 28-55　肛门前方切口

2）分离：分离直肠阴道隔（图 28-56），显露肛门外括约肌、直肠前壁。

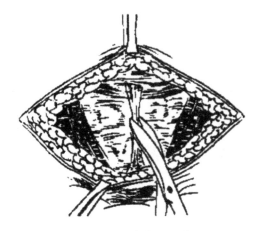

图 28-56　分离直肠阴道隔

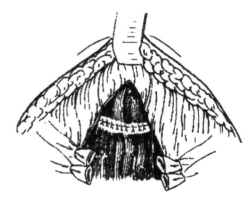

图 28-59　缝合切口

3）切除息肉：切断肛门外括约肌（图28-57），于前壁中线纵行切开肛管、直肠，显露息肉，并将其切除（图28-58）。短蒂息肉于基底部上血管钳后贯穿缝合一针，广基息肉以"降落伞法"做横梭形切口，边切边缝，关闭创面。缝合直肠、肛管前壁切开处，肌层包埋（图28-59、图28-60）。

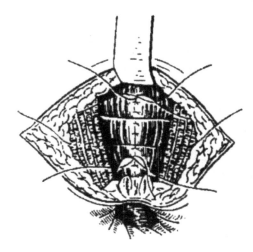

图 28-60　缝合直肠、肛管前壁

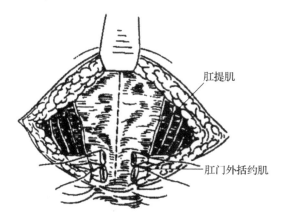

图 28-57　切断肛门外括约肌

4）修补切断的肛门括约肌断端（图28-61），缝合两侧提肌脚。纵行缝合皮下、皮肤，可留置橡皮引流膜。

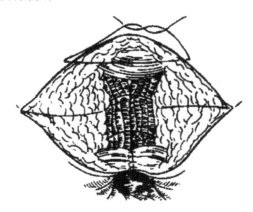

图 28-61　缝合肛门外括约肌

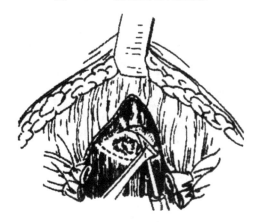

图 28-58　直肠前壁切开，切除直肠后壁腺瘤

（7）术后处理

及时清除阴道分泌物，其他同经肛门外括约肌切开切除术。

（8）术中注意点

①分离直肠阴道隔时要在直肠与阴道疏松组织间进行；②切断肛门括约肌时同样要结扎、标记；③严格无菌操作，缝合前冲洗切口。

（六）经腹直肠切开息肉切除术

（1）适应证

腹膜反折以上，有蒂巨大息肉或 3 cm 以内的广基息肉，难于经内镜切除者。无严重心肺及肝肾功能不全等剖腹手术禁忌证者。

（2）禁忌证

直肠息肉位于适宜经内镜切除者；直肠息肉位于距肛门 8 cm 以下，能经肛门切除者。

（3）术前准备

同一般肠道手术。

（4）麻醉

椎管内阻滞麻醉或全麻。

（5）术后处理

同一般肠道手术。

（6）术中注意点

术中常需肠镜定位；切开肠管前，用纱布保护好肠壁切口；直肠内有内容物时，应先用肠钳在近端钳闭肠管，防止肠内容物外溢。

（7）体位

取截石位。

（8）手术步骤

1）切口：经左下腹正中旁或腹直肌切口入腹，保护切口。

2）定位：显露盆腔及直肠，以触诊确定息肉部位，若息肉小于 2 cm 或有多个，取截石位行术中结肠镜检查，确定息肉部位并标记。

3）切除：切开息肉部肠壁（图 28-62）。消毒肠腔，必要时用肠钳阻断肠道近侧粪流。切除息肉（图 28-63），有蒂或亚蒂者，切除后蒂部贯穿缝合（图 28-64），切除后结扎。广基者以组织钳提起后做横梭形切口切除，间断关闭创面。

4）横行全层缝合直肠前壁切开处，再缝合外膜层（图 28-65）。冲洗盆腔，逐层关腹。

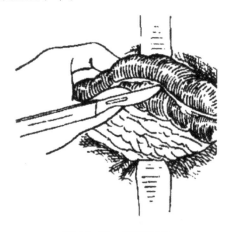

图 28-62　切开肠壁

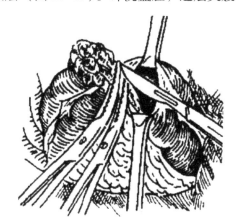

图 28-63　钳夹、切除

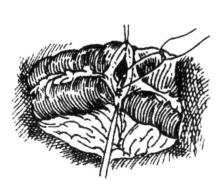

图 28-64　缝扎

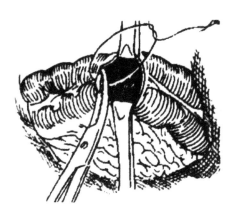

图 28-65　横行缝合直肠切口

（七）经腹直肠前切除术

1. 适应证

直肠息肉位于腹膜反折以上，广基息肉或状如地毯，或占据肠壁1/3周以上，或多发密集性息肉者。

2. 禁忌证

直肠腺瘤有蒂者，不必采用本术式，宜切开肠壁切除或经内镜切除。

3. 术前准备

同结肠手术。

4. 麻醉

椎管内阻滞麻醉或全麻。

5. 体位

取仰卧位或截石位。

6. 手术步骤

1）切口：左下腹旁正中或腹直肌切口。

2）探查腹腔：将小肠置于上腹腔用大块纱布垫阻隔，防止其滑入下腹腔，显露直肠、乙状结肠（图28-66）。用手触诊直肠，确定腺瘤位置、大小，决定直肠切除范围。

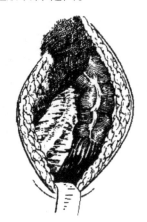

图28-66　显露直肠、乙状结肠

3）游离、切断直肠：剪开直肠两侧腹膜，靠近肠管切断直肠系膜，在盆筋膜脏层与壁层之间（即骶前间隙）向下游离直肠。在距肿瘤1 cm以上的肠管两端，钳夹、切断直肠（图28-67）。

4）吻合肠管：将近切端乙状结肠或直肠送入盆腔，与直肠远端行开放式对端吻合（图28-68）。

5）冲洗、缝合：冲洗盆腔，缝合关闭系膜裂孔。骶前放置引流管。关腹，逐层缝合肠壁切口。

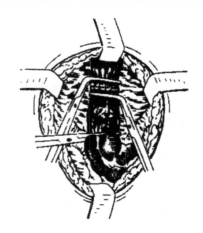

图28-67　钳夹、切断直肠

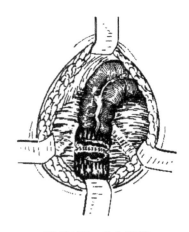

图28-68　吻合肠管

7. 术后处理

1）双套管持续腹压吸引，一般不超过0.02 MPa。引流管术后5~7天拔除。

2）术后3~5天拔出尿管。

3）持续胃肠减压，待肠功能恢复、肛门排气后进流质饮食。

4）补液，必要时输血、血浆或白蛋白，保持水、电解质平衡。

5）全身应用抗生素及止血药。

8. 术中注意点

低位直肠肿瘤切除术后，远端直肠位置过低无法用手法吻合者，可采用吻合器吻合，或行改良Bacon手术，或行结肠肛管吻合（Parks）术等。切除标本应送病检，如有恶变，则行根治性手术。

第七节　预　后

大肠息肉患者在息肉切除术后较常发生复发

和癌变。复发的危险性从术后 5 年的 20% 上升到术后 15 年的 50%，多发性息肉的复发率更高，术后 15 年的复发率可高达 80%。其中以绒毛状腺瘤和混合性腺瘤术后局部复发率最高，一般认为这种复发多为原肿瘤切除不当致使肿瘤残留所致。

有学者对患结肠绒毛状腺瘤和绒毛管状腺瘤病例分析结果表明：

1）有息肉病史者，复发率增高 2~3 倍。

2）直肠腺瘤的复发率比结肠腺瘤高 9 倍。

3）腺瘤直径大于 4 cm 者的复发率比小于 4 cm 者高 14 倍。

4）电凝治疗后的复发率比局部切除高 10 倍。

复发的腺瘤都有癌变的潜在危险，绒毛状腺瘤患者术后患大肠癌的概率高于正常人群 8 倍以上。同时，大肠腺瘤具有多发倾向，而多发的腺瘤可同时发生，亦可先后发生，因此对大肠腺瘤术后的患者进行随访观察非常必要。

5）有学者治疗腺瘤患者分为低危险组与高危险组，并提出随访方案如下。

①低危险组：行电子结肠镜检查全结肠，仅发现单个、有蒂（或广基，但小于 2 cm 的管状腺瘤），伴轻或中度不典型增生的腺瘤，行肿瘤切除术后应在第 2 年重复结肠镜检查及 X 线气钡双重造影，若阴性，则每年查便潜血，3 年重复查肠镜。如果 3 次结肠镜连续检查未发现腺瘤，内镜检查可延至每 5 年 1 次。

②高危险组：凡有以下情况之一者，属高危患者。a. 多发性腺瘤；b. 腺瘤直径大于 2 cm；c. 广基的绒毛状或混合性腺瘤；d. 伴重度不典型增生的腺瘤或伴原位癌及由浸润性癌变的腺瘤。

高危组患者治疗后 3~6 个月做内镜检查，如镜检阴性，6~9 个月重复镜检；仍阴性者则镜检间隔可延至 1 年，连续 2 次镜检阴性，镜检间隔延至 3 年。同时每年查便潜血。如镜检发现新的腺瘤，应确定是否癌变，并进行积极的治疗。

家族性腺瘤性息肉病（FAP）患者应终生随访，随访方案同高危组患者。由于本病患者的子代患病可能性为 50%，故应积极随访并发现临床前患者。患者及其亲属应接受遗传学检查，对检出的突变基因携带者应从 12~13 岁开始每年行全结肠镜检查至 35 岁。此外，还包括每 1~3 年进行 1 次胃镜检查、眼科检查、牙齿和下颌骨的检查。女性患者还需特别重视甲状腺检查。

参考文献

1. 孙自勤，刘晓峰. 肠道病学 [M]. 济南：山东科学技术出版社，2005.
2. 林三仁，钱家鸣，周丽雅，等. 消化内科学高级教程 [M]. 北京：人民军医出版社，2009.
3. 何永恒，凌光烈. 中医肛肠科学 [M]. 北京：清华大学出版社，2012.
4. 郭先科. 消化道息肉诊防治 [M]. 北京：人民军医出版社，2003.
5. 工藤进英. 大肠内镜治疗 [M]. 孟尼丽，译. 沈阳：辽宁科学技术出版社，2007.
6. 徐富星. 下消化道内镜学 [M]. 上海：上海科学技术出版社，2003.

第二十九章　结直肠神经内分泌肿瘤

第一节　病名与源流

神经内分泌肿瘤（neuroendocrine neoplasms，NENs）是一类起源于干细胞且具有神经内分泌标志物、能够产生生物活性胺和（或）多肽激素的肿瘤。其中，胃肠胰神经内分泌肿瘤（GEP-NENs）主要发生在消化道或胰腺，能产生 5 - 羟色胺代谢产物或多肽激素，如胰高血糖素、胰岛素、胃泌素或促肾上腺皮质激素等。如果肿瘤分泌的激素能引起相应的临床症状，归为功能性 NENs；如果血和尿液中可以检测到胰多肽（PP）等激素水平升高，却无相关症状（即使存在肿瘤压迫的表现），通常归为无功能性 NENs。

1808 年 Merling 首次描述了一些发生于胃肠道类似于癌的上皮性肿瘤，结构单一，侵袭性低于胃肠癌。1867 年 Langhans 首先描述 1 例回盲部类癌。1888 年 Lubarsch 与 Bege 报道并描述了阑尾类癌的形态特征。1907 年 Oberndorfer 首先使用 Karzinoide 一词来概括这种"非恶性"特征的"类癌样"病变。1912 年 Saltykow 报告首例尸检直肠类癌。Masson 于 20 年代研究证明类癌起源于嗜银或嗜铬细胞（又名 Kulchitsky's cell），位于 Lieberkuhn 腺胞基部。1934 年 Cassidy 报道恶性类癌综合征（malignant carcinoid syndrome，MCS）。Lemberck 于 50 年代初从类癌组织中分离出 5 - 羟色胺。1955 年 Page 在类癌综合征患者尿中发现大量的 5 - 羟吲哚乙酸及 5 - 羟色胺代谢产物。1954 年 Thorson 阐明了类癌综合征及其临床表现，诸如潮红、哮喘、发绀、腹泻及右心损害等症间的关系。1968 年英国伦敦大学 Pearse 首先将胺前体摄取脱羧细胞（APUD）系统地归类于这类细胞，并称源于 APUD 系统的肿瘤为胺前体摄取脱羧细胞瘤（Apudomas）。2000 年 WHO 认为"类癌"这一概念并不能说明肿瘤的各种生物学行为。因此将此类肿瘤重新命名为"神经内分泌肿瘤（neuroendocrine neoplasm，NEN）"，并进行了分类。

胃肠道神经内分泌肿瘤（GI-NENs）包括胃、十二指肠、小肠、阑尾、结肠及直肠 NENs。根据美国 SEER 研究的数据统计，NENs 的年发病率由 1973 年的 1.09/10 万上升到了 2004 年的 525/10 万，其中胃肠道是最好发部位。最新的研究资料显示，在胃肠道中，回肠、直肠和阑尾 NENs 最为常见。日本的一项流行病学资料显示，直肠为胃肠道 NENs 的最好发部位，占全部胃肠道 NENs 的 60%～89%。一项韩国的单中心回顾性分析显示，直肠为消化道中的最好发部位，约占胃肠道的 58%。近年来我国相关的研究亦越来越多，最近一次关于 GEP-NENs 的全国性多中心回顾性流行病学研究表明：原发于胃肠胰的神经内分泌肿瘤病例数从 2001 年到 2010 年 10 年间增长约 4.6 倍，其中原发于直肠的病例数增长约 8 倍，成为增长率最高的部位。且直肠神经内分泌肿瘤（r-NENs）大多为非功能性，起病较为隐匿，约 20% 的患者在疾病初次诊断时肿瘤已发生转移。由于 NENs 具有侵袭性及转移性，所以最近修订的美国癌症联合会（AJCC）癌症分期指南方针将所有的 NENs 列为恶性肿瘤。

第二节　病　因

一、中医病因说

中医学认为，本病多由郁怒忧思，饮食不节，久泻久痢，损伤脾胃，运化失司，湿热内生，湿热毒邪蕴结，乘虚下注大肠，浸淫肠道，湿毒瘀滞凝结而成肿瘤。其中气滞、血瘀、热毒、湿毒和正气虚弱是主要的病因病机。

二、西医病因说

胃肠道神经内分泌肿瘤是起源于弥散性神经内分泌系统（DNS）中具备胺前体摄取与脱羧基功能（APUD）的一类神经内分泌细胞。源于APUD 系统的肿瘤，具有内分泌功能，如甲状腺髓样癌、胰岛细胞癌、垂体腺瘤、小细胞肺癌和肾上腺腺瘤等。

分化好的神经内分泌瘤（曾称类癌，carcinoid）是一组起源于胃肠道和其他器官嗜银细胞的新生物。最具特征性的生化异常是 5 - 羟色胺（5-HT）及其代谢产物 5 - 羟吲哚乙酸（5-HIAA）的过量生成。除了 5-HT 以外，类癌及类癌综合征患者还可以产生其他介质，如缓激肽、肾上腺素类、前列腺素类，以及多种胃肠肽和神经肽，这些激素可以作为肿瘤标志物而有助于类癌的诊断，对神经内分泌肿瘤的病理生理研究也有重要意义。

第三节　分　类

一、依据起源分类

Williams 根据胚胎起源将类癌分为三类。

1. 前肠类癌

胃、胰腺、近端十二指肠。

2. 中肠类癌

远端十二指肠、空肠、回肠、阑尾和右半结肠。

3. 后肠类癌

左半结肠及直肠。

二、依据嗜银染色反应分类

病理学根据癌细胞对嗜银染色反应的差异，将类癌分为亲银性（argentaffin）与非亲银性（non-argentaffin）2 大类。Willams 与 Sandler 于1963 年根据胚胎起源将类癌分为前肠、中肠和后肠 3 种。凡胚胎属于前肠和中肠的器官（胃、十二指肠、胰、胆道、盲肠和阑尾等）发生的类癌大多属于亲银性类癌，这种类癌细胞多能产生各种生物活性胺类物质，如 5 - 羟色胺、组胺、激肽释放酶、缓激肽和前列腺素，易产生类癌综合征；而源于肠脏器（结肠、直肠）发生的类癌绝大多数属非亲银性类癌，因不产生上述活性物质，故临床罕见类癌综合征表现。

三、依据生物学分类

据其生物学行为可分为：①良性；②低度恶性；③高度恶性。

四、依据内分泌功能分类

根据内分泌功能可分为：①功能性；②无功能性。

五、WHO 最新分类

2010 年 WHO 提出了新的分类系统，将高分化的称为"瘤"，低分化的称为"癌"。将 NENs 分为四种类型，即神经内分泌瘤（NET）、神经内分泌癌（NEC）、混合性腺神经内分泌癌（MANEC）和部位特异性和功能性 NENs。

六、分级

在 2006 年，欧洲神经内分泌肿瘤协会对肿瘤进行了详细的分级，主要依据是肿瘤细胞的分裂指数与 Ki-67 阳性指数（说明细胞的增生活性），分为 G_1、G_2、G_3 期。G_1 期（低级别）：核分裂象数 1 个/HPF，Ki-67 阳性指数 ≤2%；G_2 期（中级别）：核分裂象数为 2 ~ 20 个/HPF，Ki-67 阳性指数为 3% ~ 20%；G_3 期（高级别）：核分裂象数 > 20 个/HPF，Ki-67 阳性指数 > 20%。

第四节　症　状

结直肠 NENs 症状与结直肠癌类似，大多数为非功能性的。没有与激素分泌相关的类癌综合征症状，仅表现为疼痛、肛周坠胀感、贫血及便血等非特异性症状，另外，原发肿瘤或肝脏转移引起的占位效应可引起相应症状。在 GI-NENs 中，结肠 NENs 预后较差，5 年生存率为 43% ~ 50%，大部分患者发现时已出现转移，转移性结肠 NENs 的生存期仅为 5 个月。

直肠 NENs 大多表现为直肠息肉，总的转移率为 2.3%。直径 <1 cm 者发生淋巴结转移概率为 1%~4%，直径 >2 cm 的息肉以及淋巴血管受侵犯的直肠 NENs，更易发生转移。

直肠 NENs 的直肠指诊颇为重要，其特征是肿瘤位于直肠前壁及侧壁，早期多呈 0.3~0.5 cm 圆形或椭圆形结节，位于黏膜下，表面黏膜光滑完整，色泽较正常黏膜苍白或略黄，质略硬，无压痛并易推动。胃肠不同部位 NENs 的临床表现和生物学行为各异见表 29-1。

表 29-1 胃肠不同部位 NENs 的临床表现和生物学行为

部位	分泌激素	临床症状	类癌综合征	常见转移部位
胃	胃泌素	1 型：症状较轻，可有腹胀等症状 2 型：反酸、胃灼热、胃痛等胃泌素瘤症状 3、4 型：腹部不适、疼痛、消化道出血、缺铁性贫血、体重下降	极少	2 型易向肝及远端淋巴结转移；3 型易出现腹腔外转移；4 型与胃癌类似
十二指肠	GI 肽/胺	疼痛、黄疸、消化不良	4%	区域淋巴结、肝、骨
空回肠	5-羟色胺、速激素	腹痛（易误诊为应激性肠炎）、体重下降、乏力和发热（少见）、肠梗阻、出血	转移性患者中 20%~30%	肝、肠系膜上动脉淋巴结
阑尾	无	阑尾切除术后发现（不特异的右下腹腹痛）	极少	肝（预后不良）
结肠	突触素、少量 5-羟色胺、生长抑素	与结肠癌类似：腹泻、腹痛、出血、体重减轻	极少	肝脏、淋巴结、肠系膜或腹膜
直肠	胰/肠道胰高血糖素	与直肠癌类似：大便习惯改变、便血、肛门症状（里急后重、不适或疼痛）、体重减轻	极少	骨、淋巴结、肝脏

第五节 诊断与鉴别诊断

一、诊断

因结直肠 NENs 在早期常无症状，故临床上很难发现。多数患者常在其他腹部手术中意外发现。部分患者虽可并发出血、梗阻、黄疸等，但由于这些症状均无特异性，而多数临床医生又未能重视本病，未做有关检查，易误诊为胃肠道癌。其诊断方法如下。

（一）化验指标

大便潜血试验意义甚微。大多数直肠 NET 可分泌胰多肽、肠道胰高血糖素、β-人绒毛膜促性

腺激素或碱性磷酸酶。然而，上述标志物均阴性也不能排除直肠病变的存在。不同部位的 GI-NENs，必选和可选的生化指标见表 29-2。

表 29-2 不同部位 GI-NENs 需检测的生化指标

部位	血 CgA	其他
胃	+	胃泌素（必查）、HP 抗体、甲状腺功能、甲状腺过氧化物酶、胃壁细胞抗体
十二指肠	+	胃泌素、生长抑素、生长激素、皮质醇
空回肠	+	无
阑尾	+	无
结肠	+	β-hCG
直肠	+	β-hCG、胰腺多肽

（二）影像学检查

常规的影像学手段（CT/MRI）及特殊检测手段，如生长抑素受体显像（SRS）、正电子发射型计算机断层显像（PET）。

（三）内镜检查

GI-NENs 主要通过内镜和镜下活检病理组织学和免疫组化检测诊断，EUS 可以协助局部肿瘤的分期和内镜下的处置。

对结直肠 NET 推荐先行常规内镜检查。直肠 NENs 在普通内镜下多显示为黏膜下隆起，较常见的有半球状、亚蒂或广基隆起，颜色发白或略黄，表面光滑，触之较硬（图 29-1）。

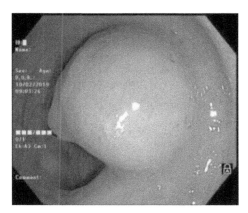

图 29-1 直肠 NET 内镜像

超声内镜对胃肠道和胰腺的 NET 具有较好的诊断价值。超声内镜有助于判断胃肠道 NET 的起源和浸润深度，并可经超声内镜引导下行细针穿刺活组织检查，帮助诊断与鉴别诊断。

（四）病理学特征

NENs 应按病理组织学和增生活性进行分级，根据核分裂象数和（或）Ki-67 标记率两项指标可分为 G₁、G₂ 和 G₃，具体内容参见表 29-3。

病理组织学诊断应当采用 HE 染色观察，免疫组化除常规检测血浆嗜铬粒蛋白（CgA）和突触素（Syn）外，CgB 辅助诊断结直肠 NETs。目前大多直肠 NENs 的确诊是联合内镜诊断及免疫组化检查结果完成的（图 29-2）。

表 29-3 2010 年 WHO 神经内分泌肿瘤分级

分级	核分裂象数 （/10HPF）[a]	Ki-67 标记率 （%）[b]
G₁（低级别）	< 2	≤ 2
G₂（中级别）	2 ~ 20	3 ~ 20
G₃（高级别）	> 20	> 20

注：[a]：核分裂活跃区至少计数 50 个高倍视野；[b]：用 MIBI 抗体，在核标记最强的区域计数 500 ~ 2000 个细胞的阳性百分比；目前对于应当采用 Ki-67 2% 还是 5% 区分 G₁、G₂ 存在争议，但根据全球通用的指南，本共识仍将 2% 作为 G₁、G₂ 的分界标准，建议在病理报告中注明 Ki-67 的标记率。

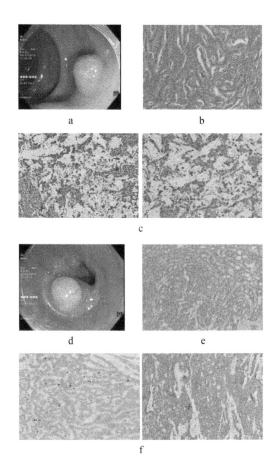

a. 直肠 NENs 内镜像。b. 组织学检测：病变累及黏膜层及黏膜下层。c. 免疫组化检测：（直肠）高分化神经内分泌肿瘤（NET），G1。直径约 0.6 cm。免疫组化：Syn：（+）、CEA：（灶+）、CD56（+）、K8/18：（+）、Ki-67：阳性细胞数约≤2%。d. 直肠 NENs 内镜像。e. 组织学检测：病变位于黏膜肌及黏膜下层。f. 免疫组化检测：（直肠）神经内分泌肿瘤，G2。免疫组化：CK20（-）、Syn：（+）、CD56（+）、Ki-67：阳性细胞数约 3%

图 29-2 内镜像、病理组织学检测及免疫组化检测

凡是贫血、便血、大便变化及有肠梗阻表现的患者，诊断应考虑大肠肿瘤，应想到有结直肠 NENs 发生的可能。结直肠 NENs 临床表现无特异性，故根据临床表现诊断比较困难，诊断主要依靠病理检查，多通过内镜取活体检查或手术后病理报告。

二、鉴别诊断

本病应与大肠的其他恶性肿瘤和炎症性病变相鉴别。

1）阑尾 NENs 应与阑尾炎或克罗恩病鉴别，消化道钡餐造影和 5-HT、5-HIAA 测定有助于鉴别。

2）小肠 NENs 应与小肠其他肿瘤鉴别，小肠钡餐造影、小肠镜检查和 5-HT、5-HIAA 测定等可做出鉴别。

3）直肠 NENs 应与直肠腺瘤或腺癌鉴别，依靠直肠镜检查并取活检，有确诊价值。

4）类癌综合征应与系统性组织嗜碱细胞增多症鉴别，后者皮肤潮红历时 20～30 分钟或更长，常伴有瘙痒和色素荨麻疹，骨髓涂片检查可查到组织嗜碱细胞异常增生。

第六节　治　疗

一、治疗原则

早诊断，早治疗。对未转移患者根治性切除原发灶；围手术期药物控制症状；抗肿瘤药物控制肿瘤生长；肝动脉栓塞术或手术减负荷以便缩小肿瘤。对放化疗均不敏感者，手术是唯一有效的治疗手段。

二、非手术治疗

（一）辨证论治

1. 气滞血瘀证

证候：情志抑郁，胸闷不舒，腹胀腹痛，局部肿块坚硬如石；舌质紫暗，或舌边有瘀斑，脉象细弦或细涩。

治法：行气化瘀，解毒消癥。

方药：桃红四物汤加减。

2. 湿热毒蕴证

证候：脘腹疼痛，痞满不适，食欲不振，腹泻与便秘交替出现，里急后重，肛门灼热，黏液脓血便，腥臭难闻，小便黄赤；舌质红，苔黄腻，脉濡数或弦数。

治法：清热利湿解毒。

方药：槐角地榆汤加减。

3. 脾肾阳虚证

证候：面色萎黄无华，形瘦如柴，腰膝酸软，或有阳痿，形寒肢冷，气短乏力，腹痛纳差，大便溏薄或五更泄泻，小便清长；舌质淡胖，苔白，脉沉细弱。

治法：温补肾阳，健脾益气。

方药：四神丸合参苓白术散加减。

4. 肝肾阴虚证

证候：头晕目眩，腰膝酸软或胁肋疼痛，形体极瘦，面色无华，耳鸣盗汗，五心烦热，口苦咽干，大便秘结，小便短赤；舌质红，苔黄而光剥，脉细数。

治法：柔肝补肾，滋阴清热。

方药：知柏地黄丸加减。

5. 气血虚衰证

证候：形体消瘦，面色苍白无华，神疲倦怠，气短乏力，肛门坠胀剧痛；舌质淡，苔薄白或花剥，脉沉细无力。

治法：益气养血，扶正解毒。

方药：十全大补丸加减。

（二）西医治疗

主要针对类癌所释放的不同血管活性物质行对症处理和支持疗法。

1. 血清素合成抑制剂

对氨苯基丙氨酸（parachlorophenylanine）能抑制色胺酸羟化酶的活力，阻断血清素的合成，剂量每日 2～4 g，分 4 次口服。使腹泻完全缓解，并可减轻皮肤潮红的发作。目前此药很少应用，被 5 - 氟色氨酸（5-flurotryptophan）所代替，作用与前者相似，但副作用少。剂量 600 mg，分 3 次口服，6～8 周时尿内 5-HIAA 明显减少。甲基多巴及盐酸 4 - 脱氧吡哆醇（4-deoxypyridoxine）抑制

5 - 羟色胺的脱羟作用，从而阻断血清素的合成，对缓解腹痛、腹泻有一定效果，尤其对胃的类癌综合征所致的症状有效，剂量每次 250～500 mg，3～4 次/日。但对产生血清素的多数类癌无效，其副作用易产生血压下降。

2. 血清素拮抗剂

有下列三种。

1）甲基麦角酰胺（methysergide）：每天 6～24 mg，口服。急性发作时，可予 1～4 mg 一次静脉注射，或用 10～20 mg 加于 100～200 mL 生理盐水中在 1～2 小时内静脉滴注，能较好地控制潮红、哮喘发作和腹泻，其控制腹泻作用强于赛庚啶。副作用有低血压、晕厥、倦怠和抗药性，长期应用可并发腹膜后、心瓣膜和其他组织纤维化性损害及水潴留。

2）赛庚啶（cyproheptadine）：6～30 mg/d，口服。如为了缓解急性症状，可予 50～75 mg 加于 100～200 mL 生理盐水中静脉滴注，疗效与甲基麦角酰胺相似，但控制潮红比后者为优。副作用与甲基麦角酰胺相似，但不会引起纤维化性病变。

3）Noznam：可分解 5-HT，常用 2.5 g 静脉注射。

3. 激肽释放酶抑制剂

下列药物可选用。

1）抑肽酶（trasylol）：可抑制激肽释放酶，作用最快最强，可使血中缓激肽迅速破坏，低血压得以缓解。常用 2.5～12.5 万 U 静脉注射，24 小时内可用 250 万 U。

2）6 氨基己酸（6-amino caproic acid）：能对抗激肽释放酶，先以 5 g 静脉滴入，继以 1 g/h 维持。

3）Iniprol（cy66）：也能抑制激肽释放酶，可用 100 万 U 静脉注入，必要时可加大剂量。

4）酚苄明（phenoxybenzamine）：予 10～30 mg/d，可抑制激肽释放酶的释放。

4. 其他药物的应用

1）抗组胺类药物：对少数组胺升高者有助于控制潮红。

2）皮质类固醇：可予泼尼松 15～40 mg/d，对伴有类癌综合征的前肠型类癌有明显效果，对其他类癌无效。

3）丙氯拉嗪（prochlorperazine）：10 mg，每日 3～4 次，偶有助于控制潮红。酚噻嗪（Phenothiazine）对缓解前肠型类癌内分泌症状有一定疗效。

4）甲基多巴（methyldopa）：250～500 mg，每 6～8 小时 1 次，有助于缓解腹泻。

5）干扰素：干扰素能刺激 NK 细胞，使激素分泌减少且控制类癌生长。据报道 40% 的患者出现生化反应和肿瘤停止生长，15% 的患者肿瘤明显缩小。推荐剂量是 5 MU，每周 3～5 次。Hanssen 报道栓塞术后用干扰素能改善临床反应延长生命。

6）奥曲肽：奥曲肽能抑制肿瘤的激素释放和胃肠胰的分泌，能缓解类癌综合征的症状。类癌综合征患者围手术期和栓塞术前必须使用奥曲肽预防类癌危象，奥曲肽还有抗肿瘤增生作用。但前瞻性研究并不能证明其能改善生存率。推荐剂量 50～200 μg，bid，静脉注射。Diaco 报道奥曲肽加肝动脉栓塞化疗 10 例，症状基本缓解，6 例肿瘤缩小超过 50%，3 例肿瘤停止生长。奥曲肽长期使用的副作用是发生胆石症，可高达 60%，原因是抑制 CCK 释放，胆囊排空受阻。

5. 辅助治疗

1）化学治疗：化学治疗常被用于术后的辅助治疗，目前常用的治疗效果较理想的链佐星（streptozocin，STZ）用于治疗分化较好的 NENs（G_1、G_2 级），可联合氟尿嘧啶、阿霉素、铂类进行全身静脉化疗。对于 G_3 级肿瘤，目前比较有效的方案是铂类与依托泊苷联合化疗。口服化疗药替莫唑胺（TMZ）是一种新型口服化疗药，也可用于治疗神经内分泌肿瘤。

2）生物治疗：目前治疗直肠 NENs 的生物治疗主要有干扰素（IFN）和生长抑素类似物（SSA）。多数学者认为 IFN 对增生系数低的 NENs 具有更好的疗效。而 SSA 对于功能性生长抑素受体阳性的胃肠道 NENs 有较好疗效，对无功能性 NENs 的治疗存在争议。

3）靶向治疗：近年来靶向治疗得到了学者们的广泛关注，常用的靶向药物有舒尼替尼和依维莫司。其作用原理是：舒尼替尼通过作用于血管内皮生长因子受体（VEGFR）和血小板源性生长因子受体（PDGFR）来阻断生长因子，干扰新生血管的形成。依维莫司通过作用于 PI3K/AKT/mTOR 信号通路来阻断信号转导，从而阻止肿瘤细胞分裂。美国 NCCN 指南将舒尼替尼和依维莫司作为进展期胰腺 NENs 的治疗选择。总之，对于辅助治疗的相关临床研究仍缺乏，且大大降低了患者的生活质量，因此目前还是主要依靠手术和内镜下治疗，仅少数出现类癌综合征的晚期患者可考虑在术后接受辅助治疗。

4）肽受体放射性同位素治疗（PRRT）：如果 SRS 提示病灶有放射性摄取时，PRRT 可作为一种治疗选择。临床常用来标记 SSAs 的放射性同位素主要有 ^{90}Y 和 ^{177}Lu。PRRT 治疗相关不良反应的发生率较低，主要为血液学毒性和肾毒性。建议 PRRT 用于 SSAs、化疗及靶向药物之后。

6. 支持疗法

食物应富于营养和热量，可补充蛋白质，给予足够维生素，避免可诱发皮肤潮红和腹泻的食物如牛奶制品、蛋类、柑橘等。

三、手术治疗

1. 手术原则

由于不同胚胎起源的结直肠 NENs 有其在生物学上的异质性，故外科治疗原则亦不一样。

2. 阑尾 NENs 的治疗

手术方式包括单纯阑尾切除以及右半结肠切除术。<2 cm 的且局限于阑尾内的肿瘤，行单纯阑尾切除即可；对于极少数位于根部且未完整切除、侵犯系膜 >3 mm 的肿瘤，需考虑行右半结肠切除术。对于 >2 cm 的 NENs，建议行右半结肠切除术。对于 1～2 cm 的肿瘤，如果存在预后不良的因素，如有淋巴结转移、肿瘤位于阑尾根部（特别是 R_1 切除）、侵犯系膜 >3 mm 以及血管受侵及的患者，建议行右半结肠切除术。

3. 结直肠类癌的治疗

结肠 NENs 的根治性手术与结肠腺癌的手术切除范围及淋巴结清扫类似。对 <2 cm 的 NENs 可以考虑内镜下切除。对于切除不完整或者是 G_3 的患者，应按照结肠腺癌的规范进行手术。对于转移性结肠 NENs 手术理念与腺癌不同，由于易引起梗阻，通常需要切除原发灶，再针对转移灶进行治疗。

直肠 NENs 如 >2 cm、T_3/T_4、分级为 G_3 或者存在区域淋巴结转移者，治疗方法同直肠腺癌，可考虑全直肠系膜切除（TME）的直肠前切除术（AR）或腹会阴联合切除术（APE）。对于 <2 cm 的肿瘤建议先超声内镜检查，明确肿瘤侵犯深度，再决定是否经肛门或内镜下行局部切除。对于高级别转移性结直肠 NETs，有研究表明切除原发灶对患者总生存并没有获益。

4. NENs 肝转移的治疗

NENs 广泛肝转移后，肿瘤产生的活性肽超过肝脏处理能力，产生类癌综合征。NENs 肝转移的治疗方法有肝切除、肝移植、肝动脉栓塞和栓塞化疗、干扰素及奥曲肽等。

四、内镜下治疗

在内镜技术尚未广泛开展前，治疗直肠 NENs 多使用手术治疗，但近年来，随着内镜技术的成熟，并且得到了广泛的开展，内镜下治疗已成为广大患者的初选。目前临床中较常用的内镜下治疗方式主要有内镜下黏膜切除术（EMR）、内镜下黏膜剥离术（ESD）。其优点为创伤小、恢复快、花费少。对于直径 <1 cm 的直肠 NENs，若未侵犯固有肌层，且无淋巴结及远处转移，均可先行内镜下切除，多数预后较好。直肠 NENs 的具体诊疗流程见图 29-3。

第七节 预 后

NENs 患者的预后受诸多因素影响。近年来有关 NENs 患者预后的研究较多，多数学者认为肿瘤大小、病理分级、淋巴结转移、远处转移是影响患者预后的主要因素。

1. 大小

有研究报道，直径 <1 cm 的直肠 NENs，很少发生转移；1～2 cm 的转移率为 10%～15%；>2 cm 的转移率为 60%～80%。直径 ≥2 cm 的直肠 NENs 转移率高，预后最差。

2. 分级

WHO 2010 年分级系统可以作为判断消化系统 NENs 预后的独立指标。多数学者认为 NENs 的分

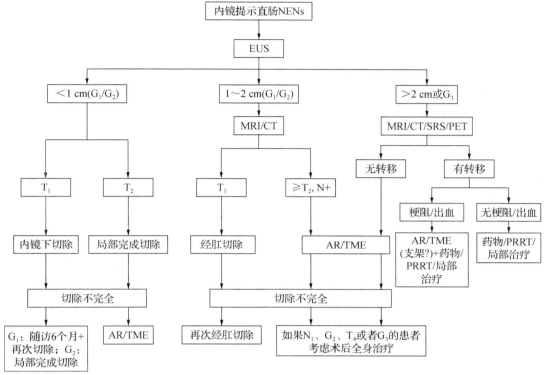

图 29-3　直肠 NENs 的诊疗过程

级越高，预后越差，并且已有多数研究证实，但样本量较少，大样本的研究报道仍缺乏。

3. 淋巴结转移与远处转移

有研究报道，直径 ≤1 cm 且未侵犯肌层及血管，无局部淋巴结转移的直肠 NENs 患者经规范治疗后，5 年生存率可达 98.9%～100%；直肠 NENs 的发病较局限且转移率低，预后较好，5 年生存率可达 75.2%～88.3%，在消化道 NENs 中是预后最好的。

4. 结直肠 NENs 的随访

对于 G_1～G_2 患者，每年复查 1 次；G_3、肿瘤 <2 cm 者，每年复查 1 次；肿瘤 >2 cm 者，第 1 年每 4～6 个月复查 1 次，以后每年复查 1 次。

参考文献

1. 中国临床肿瘤学会神经内分泌肿瘤专家委员会. 中国胃肠胰神经内分泌肿瘤专家共识（2016 年版）［J］. 临床肿瘤学杂志，2016，21（10）：927.

2. 李景南，张红杰，陈洁，等. 胃肠胰神经内分泌肿瘤内科诊治若干建议［J］. 中华消化杂志，2014，34（6）：361 – 367.

3. 李景南，徐天铭. 胃肠胰神经内分泌肿瘤诊断进展［J］. 中华消化杂志，2019，39（8）：505.

4. 孙自勤，刘晓峰. 肠道病学［M］. 济南：山东科学技术出版社，2005.

5. 曹乐. 直肠神经内分泌肿瘤的研究进展［J］. 中西医结合心血管病杂志，2017，5（10）：11 – 12.

6. 何永恒，凌光烈. 中医肛肠科学［M］. 北京：清华大学出版社，2012.

7. 丁绍冬，张新军. 直肠神经内分泌肿瘤相关危险因素的研究进展［J］. 临床医药实践，2019，28（1）：57 – 60.

第三十章　大肠癌

第一节　病名与源流

大肠癌是结、直肠癌和肛管癌的总称，是常见的消化道恶性肿瘤。在欧美等西方国家发病率较高，占恶性肿瘤死因第二位；在我国大肠癌发病率位于恶性肿瘤第三位，死亡率 10.25/10 万，位于恶性肿瘤致死原因第五位。据我国国家癌症中心发布的《2019 中国癌症统计数据》显示：2015 年我国结、直肠癌估算新发病例和死亡病例数分别为 38.8 万和 18.7 万。与西方国家相比，中国人大肠癌的流行病学特点如下：①直肠癌比结肠癌发病率高，约 1.5∶1。②中低位直肠癌（齿状线以上 5 cm 以内的下段直肠癌和 5 ~ 10 cm 的中段直肠癌）所占直肠癌比例高，为 60% ~ 70%，因此大多数直肠癌可在直肠指检时触及。③ < 30 岁的青年人比例较高，占 12% ~ 15%。上段直肠癌（距齿状线 10 cm 以上的直肠癌）的生物学行为与结肠癌相似，根治性切除术后总的 5 年生存率为 60% ~ 80%，直肠癌在 50% ~ 70%。Dukes A 期患者根治性切除术后的 5 年生存率可达 90% 以上，而 D 期的患者在转移灶完整切除或根治性治疗后，5 年生存率为 20% ~ 30%。远处转移灶未得到根治性治疗，而仅仅采用辅助性放、化疗的 5 年生存率 <5%。

近年来，随着对大肠解剖、大肠癌的生物特性及淋巴转移规律认识的深化，术前诊断准确性提高、手术技巧和方法的改进，腹腔镜及机器人等外科器械的发展，新辅助治疗的应用及术后放、化疗水平的提高，我国大肠癌的治疗水平已进入新的层次，我们的治疗目标亦从单纯追求"癌肿根除，挽救生命"变为"根除癌肿，改善生活"的双重标准。

大肠癌在中医文献中已早有类似记载，通常称为"脏毒""肠覃""锁肛痔""结阴"等。例如《外科正宗》脏毒论指出："蕴毒结于脏腑，火热流注肛门，结而为肿，其患痛连小腹，肛门坠重，二便乖违，或泻或秘，肛门内蚀，串烂经络，污水流通大孔，无奈饮食不餐，作渴之甚，凡犯此未得见其有生。"

第二节　病　因

一、中医病因说

中医认为本病的病因病机是忧思郁怒，饮食不节，久泻久痢，损伤脾胃，运化失司，湿热内生，湿热毒邪蕴结，乘虚下注大肠，浸淫肠道，湿毒淤滞凝结而成肿瘤。其中气滞、血瘀、热毒、湿毒和正气虚弱是主要病因病机。

二、西医病因说

（一）遗传易感性因素

大肠癌半数以上来自腺瘤癌变，它的发生发展是一个多步骤、多阶段及多基因参与的细胞遗传性疾病。在癌变过程中，遗传突变包括癌基因激活（K-ras、c-myc、EGFR）、抑癌基因失活（APC、DCC、p53）、错配修复基因突变及基因过度表达。遗传性非息肉性结肠癌（HNPCC）的错配修复基因突变携带者的家族成员（图 30-1），应视为结肠癌的高危人群。

（二）饮食因素

根据地理和移民流行病学的资料显示大肠癌发病率具有明显的地理分布性差异。大肠癌高发

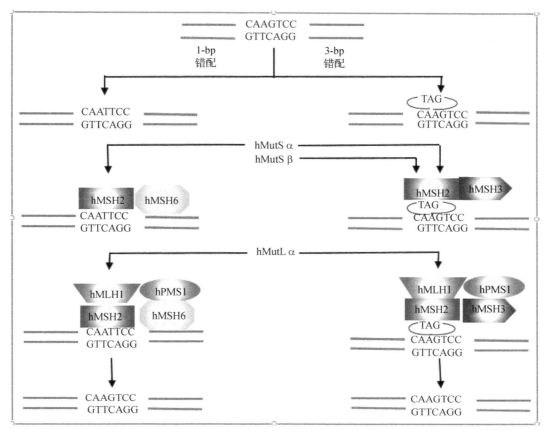

图 30-1　DNA 错配修复

国家的饮食具有高脂肪、高动物蛋白、低纤维的特点。高脂、高蛋白食物能使粪便中的甲基胆蒽物质增多，可直接诱发结、直肠癌，此外肉类、鱼类经高温烹调产生的热解物中有多种大肠癌的诱变剂和致癌物质。饮食纤维可以加快肠道的排空速度，减少肠道有害物质的形成及降低其活性，缩短致癌物质与肠黏膜的接触时间，从而降低大肠癌的发病。近来流行病学研究发现维生素 D 及钙的摄入与大肠癌发病存在负相关。

（三）癌前病变

人们已经逐渐接受了大肠癌并非是在结、直肠黏膜上突然发生病变的观点，而是要经过正常黏膜 - 腺瘤 - 癌变这样的一个过程，如结、直肠腺瘤，尤其是绒毛状腺瘤的癌变机会最高，为 25%～30%，腺管状腺瘤为 3%～8%，直径 1 cm 以上的腺瘤或息肉癌变率增高。据结、直肠腺瘤癌变率的临床统计分析证明，大肠癌的发生率为具有 1 个腺瘤的患者比无腺瘤的高出 5 倍，多个腺瘤的患者比单个腺瘤的患者高出 1 倍，且临床上对已发现的腺瘤进行早期切除，能在预防大肠癌中起到明显的正相关效果。此外，家族性结肠息肉病，已被公认为是大肠癌的癌前病变（图 30-2）。

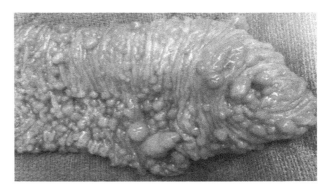

图 30-2　家族性腺瘤息肉病（FAP）

（四）结、直肠慢性炎症

溃疡性结肠炎与大肠癌的发病关系最为密切，其发生率可能比正常人高 5～10 倍，一般在病期 5 年以上发生，其癌变率随年龄增加而增加。溃疡性结肠炎癌变的特点多为中心性生长，以浸润型多见，组织结构以未分化癌和黏液癌为多。血吸虫病可以使肠黏膜处于反复破坏和修复状态而癌变。

（五）其他

既往患结、直肠癌的人群，女性患乳腺癌、卵巢癌和宫颈癌的患者，盆腔肿瘤接受放疗的患者，发生大肠癌的风险较高。

第三节　分　类

一、部位分布分类法

一般可分为直肠癌、结肠癌两大类。我国直肠癌比结肠癌发病率高，为 1.2~1.5 : 1，中低位直肠癌所占直肠癌比例高，为 60%~70%，其次为乙状结肠、升结肠、回盲部、横结肠、降结肠（图30-3、图30-4）。近几十年来，随着人民生活水平的提高及饮食结构的改变，直肠癌的发病率比较稳定，而结肠癌的发病率上升较快。

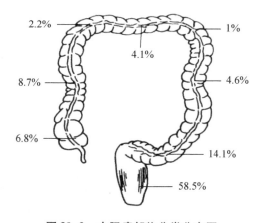

图30-3　大肠癌部位分类分布图

二、大体病理分类法

可分为隆起型、浸润型、溃疡型、胶样型4类（图30-5）。

1. 隆起型

隆起型较多见于早期阶段的肿瘤，肿瘤主体向肠腔内突出，浸润较浅，此型多见于右侧结肠，特别是盲肠。

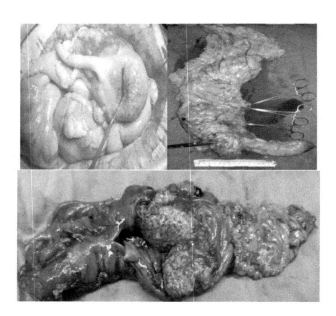

图30-4　大肠癌切除标本

2. 浸润型

肿瘤向肠壁各层呈浸润性生长，容易引起肠腔狭窄或肠梗阻，好发生于左侧结肠。

3. 溃疡型

为最常见类型，特点是向肠壁深层生长并向周围浸润，肿瘤中央形成较深的溃疡，溃疡底部深达或超过肌层，分为局限溃疡型和浸润溃疡型。

4. 胶样型

肿瘤边界不清，肿瘤外观及切面呈半透明的胶冻状，质软，切面有较多黏液。此型少见，在结肠癌中占5%左右，常与溃疡性结肠炎有关，多见于青年人，预后较差。

三、组织学分类

1. 腺癌

结、直肠腺癌细胞主要是柱状细胞、黏液分泌细胞和未分化细胞，进一步分类主要为管状腺癌和乳头状腺癌，占75%~85%。其次为黏液腺癌，由分泌黏液的癌细胞构成，癌组织内有大量黏液，恶性程度较高，占10%~20%。印戒细胞癌由弥漫成片的印戒细胞构成，胞核深染，偏于胞质一侧，似戒指样，恶性程度高，预后差。

2. 腺鳞癌

也称腺棘细胞癌，肿瘤由腺癌细胞和鳞癌细胞构成，分化多为中度至低度，主要见于直肠下

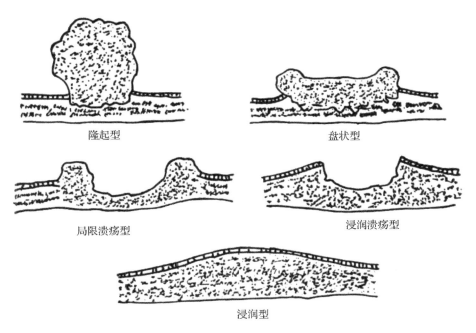

隆起型   盘状型

局限溃疡型   浸润溃疡型

浸润型

图 30-5 大肠癌病理分型图

段和肛管。

3. 未分化癌

癌细胞弥漫呈片状或团状,不形成腺管状结构,细胞排列无规律,癌细胞较小,形态较一致,预后差。大肠癌可以在一个肿瘤中出现 2 种或 2 种以上的组织类型,且分化程度并非完全一致,这是大肠癌的组织学特征。

4. 组织学 Broders 分级

按癌细胞的分化程度分为四级。Ⅰ级:75% 以上癌细胞分化良好,属高分化癌,呈低度恶性;Ⅱ级:25% ~75% 的癌细胞分化良好,属中度分化癌,呈中度恶性;Ⅲ级:分化良好的细胞不到 25%,属低分化癌,高度恶性;Ⅳ级:未分化癌。

四、扩散途径

1. 直接浸润

结、直肠癌向三个方向浸润扩散,即肠壁深层、环状浸润和沿纵轴浸润。肿瘤向深层及环状浸润一般较慢,浸润肠壁 1/4 周约需 6 个月,浸润肠壁一圈可需 1.5 ~ 2 年。直接浸润可穿透浆膜层侵入邻近脏器如肝、肾、子宫、膀胱等。下段直肠癌由于缺乏浆膜层的屏障作用,易向四周浸润,浸入附近脏器如前列腺、精囊、阴道、输尿管等。结肠癌向纵轴浸润一般局限在 5 ~ 8 cm 内,

直肠癌向纵轴浸润发生较少,多组大样本临床资料表明:直肠癌标本向远侧肠壁浸润超过 2 cm 的在 1% ~ 3%,在下切缘无癌细胞浸润的前提下,切缘的长短与 5 年生存率、局部复发无明显相关,说明直肠癌向下的纵向浸润很少,所以对结肠癌一般要求手术切缘距肿瘤边缘 10 cm 以上,而直肠癌根治术要求切除肿瘤下缘大于 2 cm 已足够,这也是目前保肛术的手术适应证适当放宽的病理学依据。近 20 年来,约有半数左右的中低位直肠癌按原标准需行 Miles 手术者得以行 Dixon 手术,保留了原位肛门,改善了生活质量。

2. 淋巴转移

淋巴转移为主要转移途径,引流结肠的淋巴结分为四组:结肠上淋巴结、结肠旁淋巴结、中间淋巴结及中央淋巴结。结肠癌首先转移到结肠上和结肠旁淋巴结,再到肠系膜血管周围和肠系膜血管根部淋巴结。

直肠的淋巴引流有三个方向:①向上引流:由肠上、肠旁淋巴结至系膜内淋巴结,然后沿直肠上动脉旁、肠系膜下动脉旁淋巴结达主动脉旁淋巴结,最后汇入胸导管,这是直肠最主要的淋巴引流途径;②向侧方引流:为沿直肠侧韧带中淋巴结至髂内淋巴结和闭孔淋巴结;③向下引流:穿过盆底肛提肌和坐骨直肠窝淋巴结引流至腹股

沟淋巴结和髂外淋巴结。上段直肠癌主要向上沿直肠上动脉、肠系膜下动脉及腹主动脉周围淋巴结转移，下段直肠癌（以腹膜反折为界）主要向上和侧方转移，很少发生逆行性的淋巴转移，除非在流出道受阻时，可逆行性向下转移。齿状线周围的癌肿可向上、侧、下方转移，向下方腹股沟淋巴结肿大，因此从理论上讲，齿状线周围的癌（非原位癌）才是 Miles 术的绝对适应证。

3. 血行转移

多数情况下癌肿侵入静脉后沿门静脉转移至肝脏，结、直肠癌手术时有 10%~20% 的病例已发生肝转移；也可转移至肺、骨和脑等。大肠癌梗阻和手术操作挤压时，也易于造成血行转移。

4. 种植

腹腔内播散，最常见为大网膜的结节和肿瘤周围壁腹膜的散在砂粒状结节，也可融合成团块，继而向全腹腔播散，如在卵巢种植生长的继发性肿瘤，称 Krukenberg 肿瘤。腹腔内种植播散后产生腹水，结直肠癌如出现血性腹水多为腹腔内播散转移。此外，切口种植、吻合口种植、会阴部复发也属于种植转移的一个途径。

五、临床分期

结直肠癌的病理分期是判断患者预后的重要指标，准确的分期对患者的治疗选择、术后随访计划的制定和临床研究的开展都十分关键。根据肿瘤浸润情况及扩散范围、有无区域淋巴结转移以及有无远处脏器播散 3 项指标来划分。目前常用的分期方法有两种，即 Dukes 分期和 TNM 分期。目前以 Dukes 改良分期方案作为全国统一的标准。

1. Dukes 改良方案见表 30-1。

2. TNM 分期是结、直肠癌分期的标准方案，见表 30-2。

表 30-1 Dukes 分期及定义

分期	定义
A 期	癌肿浸润深度未穿出肌层，且无淋巴结转移
A_0	肿瘤局限于黏膜
A_1	肿瘤侵及黏膜下层
A_2	肿瘤侵犯肌层
B 期	癌肿已穿出深肌层，并可侵入浆膜层、浆膜外或直肠周围组织，但无淋巴结转移

续表

分期	定义
C 期	癌肿伴淋巴结转移
C_1 期	癌肿伴肠旁及系膜淋巴结转移
C_2 期	癌肿伴有系膜动脉结扎处淋巴结转移
D 期	癌肿伴有远处器官转移，或因局部广泛浸润或淋巴结广泛转移而切除后无法治愈或无法切除

表 30-2 AJCC/UICC（国际抗癌联盟）结、直肠癌第八版 TNM 分期法

	分期	定义
原发肿瘤（T）	T_x	原发肿瘤病灶无法评估
	T_0	无原发肿瘤的证据
	T_{is}	上皮内或黏膜内原位癌
	T_1	肿瘤侵入黏膜下层
	T_2	肿瘤侵入肠壁肌层
	T_3	肿瘤穿破肠壁肌层侵入浆膜下层或侵入无腹膜覆盖的肠周组织或直肠周围组织 T_3 扩展分期： pT_{3a}—最小浸润：超出肠壁肌层 <1 mm pT_{3b}—轻度浸润：超出肠壁肌层 1~5 mm pT_{3c}—中度浸润：超出肠壁肌层 5~15 mm pT_{3d}—扩散浸润：超出肠壁肌层 >15 mm
	T_4	pT_{4a} 肿瘤直接浸润邻近器官或组织 pT_{4b} 肿瘤穿破脏腹膜
区域淋巴结（N）	N_x	区域淋巴结无法评估
	N_0	无区域淋巴结转移
	N_1	1~3 个淋巴结转移 N_1 扩展分期： N_{1a}—有 1 枚区域淋巴结转移 N_{1b}—有 2~3 枚区域淋巴结转移 N_{1c}—浆膜下、肠系膜、无腹膜覆盖结肠/直肠周围组织内有肿瘤种植（tumor deposit，TD），无区域淋巴结转移

续表

	分期	定义
区域淋巴结（N）	N_2	4 个或以上淋巴结转移 N_2 扩展分期： N_{2a}—4~6 枚区域淋巴结转移 N_{2b}—7 枚及更多区域淋巴结转移
远处转移（M）	M_x	远处转移灶无法评估
	M_0	无远处转移
	M_1	有远处转移 M_1 扩展分期： M_{1a}—远处转移局限于单个器官（如肝、肺、卵巢、非区域淋巴结），但没有腹膜转移 M_{1b}—远处转移分布于一个以上的器官 M_{1c}—腹膜转移有或没有其他器官转移

3. TNM 分期与 Dukes 分期的对应关系

大肠癌临床分 0 ~ Ⅳ 期，其中 TNM 分期与 Dukes 分期的对照关系如表 30-3 所示。

表 30-3　TNM 分期与 Dukes 分期的对照关系

期别	T	N	M	Dukes	MAC
0	T_{is}	N_0	M_0	—	—
Ⅰ	T_1	N_0	M_0	A	A
	T_2	N_0	M_0	A	B_1
Ⅱ A	T_3	N_0	M_0	B	B_2
Ⅱ B	T_{4a}	N_0	M_0	B	B_2
Ⅱ C	T_{4b}	N_0	M_0	B	B_3
Ⅲ A	T_{1-2}	N_1/N_{1C}	M_0	C	C_1
	T_1	N_{2a}	M_0	C	C_1
Ⅲ B	T_{3-4a}	N_1/N_{1C}	M_0	C	C_2
	T_{2-3}	N_{2a}	M_0	C	C_1/C_2
	T_{1-2}	N_{2b}	M_0	C	C_1
Ⅲ C	T_{4a}	N_{2a}	M_0	C	C_2
	T_{3-4a}	N_{2b}	M_0	C	C_1
	T_{4b}	N_{1-2}	M_0	C	C_3

续表

期别	T	N	M	Dukes	MAC
ⅣA	任何 T	任何 N	M_{1a}	—	—
ⅣB	任何 T	任何 N	M_{1b}	—	—
ⅣC	任何 T	任何 N	M_{1c}	—	—

注：①cTNM 是临床分期，pTNM 是病理分期；前缀 y 用于接受新辅助（术前）治疗后的肿瘤分期（如 ypTNM），病理学完全缓解的患者分期为 $ypT_0N_0cM_0$，可能类似于 0 期或 Ⅰ 期。前缀 r 用于经治疗获得一段无瘤间期后复发的患者（rTNM）。Dukes B 期包括预后较好（$T_3N_0M_0$）和预后较差（$T_4N_0M_0$）两类患者，Dukes C 期也同样（任何 TN_1M_0 和任何 TN_2M_0）。MAC 是改良 Astler-Coller 分期。②T_{is} 包括肿瘤细胞局限于腺体基底膜（上皮内）或黏膜固有层（黏膜内），未穿过黏膜肌层到达黏膜下层。③T_4 的直接侵犯包括穿透浆膜侵犯其他肠段，并得到镜下诊断的证实（如盲肠癌侵犯乙状结肠），或者位于腹膜后或腹膜下肠管的肿瘤，穿破肠壁固有肌层后直接侵犯其他的脏器或结构，例如降结肠后壁的肿瘤侵犯左肾或侧腹壁，或者中下段直肠癌侵犯前列腺、精囊腺、宫颈或阴道。④肿瘤肉眼上与其他器官或结构粘连则分期为 cT_{4b}。但是，若显微镜下该粘连处未见肿瘤存在则分期为 pT_3。V 和 L 亚分期用于表明是否存在血管和淋巴管浸润，而 PN 则用于表示神经浸润（可以是部位特异性的）。⑤肿瘤种植（卫星播撒）是宏观或微观不连续的散落在远离原发肿瘤部位、结直肠周围淋巴引流区域脂肪组织内的癌症结节，且组织学证据不支持残余淋巴结或可辨认的血管或神经结构。如果苏木精 - 伊红、弹力或其他染色可辨认出血管壁，应归类为静脉侵犯（$V_{1/2}$）或淋巴管侵犯（L_1）。同样，如果可辨认出神经结构，病变应列为神经周围侵犯（pN_1）。肿瘤种植的存在不会改变原发肿瘤 T 分层，但改变了淋巴结（N）的分层。如果有肿瘤种植，所有区域淋巴结病理检查是阴性的则认为是 N_{1c}。

第四节　症　状

大肠癌早期无明显特异性症状，癌肿生长到一定程度，根据其生长部位不同而有不同的临床表现。

1. 右半结肠癌

①腹痛：右半结肠癌有 70% ~ 80% 患者有腹痛，常为定位不确切的持续性隐痛，或仅为腹部不适或腹胀感，出现肠梗阻时腹痛加重，呈阵发性绞痛。

②贫血：由癌灶的坏死、脱落、慢性失血引起，约有 60% 的患者 Hb 低于 100 g/L。

③腹部肿块：有时可在右侧腹部触及肿块，

但因盲肠、升结肠管腔直径较大，腹部肿块同时伴肠梗阻的病例临床上并不多见。

2. 左半结肠癌

①便血、黏液血便。

②腹痛：多为隐痛，造成肠梗阻时，出现腹部绞痛。

③腹部肿块：40% 左右的患者可触及左侧腹部肿块。

3. 直肠癌

①早期直肠癌多数无明显症状。

②直肠癌生长到一定程度时出现排便习惯改变、血便、脓血便、便前肛门下坠感、里急后重、便秘、腹泻等。

③癌肿侵犯致肠管狭窄，初时大便变形变细，晚期则有排便困难，出现肠梗阻表现。

④肿瘤侵犯膀胱、尿道、阴道等周围脏器时表现为尿路刺激症状、阴道流出粪液、骶部及会阴部持续性疼痛等。晚期出现肝转移时可有腹水、肝大、黄疸、贫血、消瘦、水肿等。

第五节　诊断及鉴别诊断

一、诊断方法

大肠癌的诊断通过病史、查体、影像学检查、内镜及病理活检等检查方式正确性可达 95% 以上，但大肠癌的早期症状多不明显，易被忽视。凡 40 岁以上有以下任一表现者应列为高危人群：① Ⅰ 级亲属有大肠癌病史者；②有消化道息肉、腺瘤或癌症病史者；③直肠指诊大便隐血试验阳性者；④以下五种表现具有两项及以上者：慢性便秘、慢性腹泻、慢性阑尾炎、黏液血便史及精神创伤史。对此高危人群，行结肠镜检查及镜下病灶取活检或 X 线钡剂灌肠或气钡双重对比造影检查，不难明确诊断。诊断大肠癌时，应遵循由简到繁的步骤进行检查，常用的方法有以下几项。

1. 大便潜血检查

作为大规模普查或高危人群大肠癌的初筛手段，阳性者需做进一步检查。

2. 肿瘤标志物

血清癌胚抗原（CEA）是一种主要参与细胞黏附的糖蛋白，它由正常结肠黏膜柱状细胞和杯状细胞分泌。CEA 和糖类抗原 19 - 9（CA19-9）分别在约 45% 和 30% 的大肠癌患者中升高。此外，在重度吸烟者、胰腺炎、炎性肠病及胃肠道系统外的恶性肿瘤患者中也出现升高，它不是大肠癌敏感性或特异性强的筛查指标，对于判断术后预后效果及大肠癌的复发具有一定价值意义。

3. 直肠指诊

直肠指诊是简单而重要的直肠癌检查方法，对及早发现肛管、直肠癌意义重大。据统计，我国直肠癌中低位直肠癌患者约占 70%，能在直肠指诊中触及。因此，凡遇有便血、大便习惯改变、大便变形等症状，均应常规做直肠指诊。

4. 内镜检查

内镜检查包括肛门镜、乙状结肠镜和结肠镜检查，目前直肠指检和电子结肠镜检查是大肠癌最基本的检查手段。电子结肠镜的优点是在可取病理活检明确病变性质和治疗的同时，避免遗漏同时性多原发癌和其他腺瘤的存在，但应注意其在肿瘤定位上欠准确，导致术中探查肿瘤位置与内镜下肿瘤位置不符，手术方案改变。此外，术前对体积较小的癌肿或切除后还需外科处理的恶性息肉，建议手术当日行肠镜检查，并在镜下行钛夹定位，便于术中寻找（图30-6）。

5. 影像学检查

1）钡剂灌肠：是结肠癌的重要检查方法，可以用于排除结、直肠多发癌和息肉病，但对低位直肠癌的诊断意义不大。

2）腔内超声：对中低位直肠癌行腔内超声的意义较大，可以检测癌肿浸润肠壁的深度（T 分期）、有无邻近脏器的侵犯及周围淋巴结的肿大情况。T 分期优于 MRI。

3）CT：是大肠癌术前常用的检查方法，可以了解直肠盆腔内扩散情况，有无侵犯膀胱、子宫及盆壁，也可判断肝、腹主动脉旁淋巴结是否转移，对直肠癌的诊断、分期、有无淋巴结转移以及向外侵犯的判断有重要意义（图30-7）。

4）MRI：对大肠癌的浸润扩散范围、正确分期及术后复发的鉴别诊断较 CT 优越，也可以用于

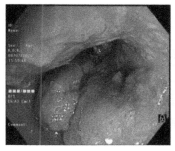
①结肠癌

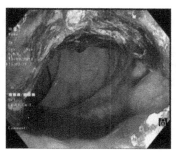
②肛管恶性黑色素瘤

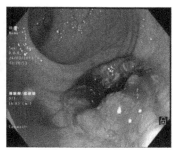
③直肠癌（局限溃疡型）

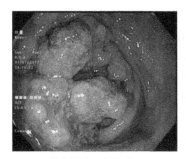
④直肠癌（盘状型）

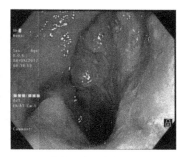
⑤直肠癌（隆起型）

图 30-6　大肠癌内镜像

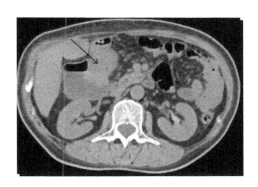

图 30-7　腹部 CT 示结肠肝区肿瘤

术前 CT 扫描未明确的病灶较小的可疑肝病及肝转移肿瘤，特别是在存在脂肪肝的情况下，灵敏度高达 97%（图 30-8）。

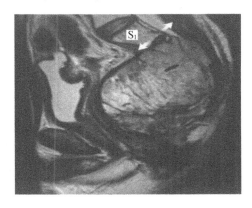

图 30-8　MRI 示直肠癌复发向 S_1 骶骨体延伸

5）PET-CT：并非是大肠癌初期的常规检查方法，对病程较长、肿瘤固定的患者，为排除远处转移、评价手术价值以及诊断肿瘤复发时，有条件者可 PET-CT 检查，从而排除远处转移，避免不必要的剖腹探查（图 30-9）。

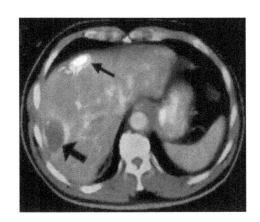

图 30-9　PET-CT 示直肠癌肝转移灶

二、鉴别诊断

1. 痔

便血是直肠癌的常见症状，易误诊为痔。大肠癌中有便血表现者约达 40%，以便鲜血为首发症状者约 25%，对便鲜血者应强调做直肠指诊和乙状结肠镜检查以免漏诊。

2. 肠炎或菌痢

直肠癌和乙状结肠癌常有脓血便并伴里急后重，误诊为肠炎或菌痢者不少见，有时可误诊达数月之久。脓血便遇下列情况时，应考虑肠癌的可能：①发病不在传染病流行季节；②粪便中血多于脓；③按炎症治疗效果不佳或好后不久复发；④便潜血试验持续阳性；⑤患者年龄较大，为肿瘤高发年龄段。

3. 阑尾炎、肠结核、克罗恩病等

右半结肠癌可有右下腹痛、腹部肿块等，需与阑尾炎、阑尾脓肿、肠结核、克罗恩病等相鉴别。左半结肠癌和直肠癌需与阿米巴肉芽肿、血吸虫病肉芽肿等相鉴别。

4. 卵巢肿瘤

结肠癌的腹部肿块在女性患者应与卵巢肿瘤相鉴别，但由于大肠癌的多发性，有时也可与卵巢肿瘤并存。

5. 肠易激综合征

大肠癌患者可有排便规律改变、排便不畅，或便秘腹泻交替，有时可误诊为肠易激综合征。对于年龄较大、既往无此病史者近期发生的排便习惯改变，应想到结肠癌或其他器质性疾病，不要轻易诊断为"功能性疾病"。

6. 缺铁性贫血

右半结肠癌的患者，可以贫血为首发症状。贫血多由小细胞低色素性或缺铁性、胃肠道慢性失血所致。对任何年龄原因不明的贫血患者，特别是年龄较大者，或缺铁性贫血及予铁剂治疗效果不好时，应想到结肠癌的可能，注意从胃肠道找失血原因，要观察粪便颜色是否变深褐色，多次做粪便潜血试验，必要时做结肠镜检查。

第六节 治 疗

一、治疗原则

采用以手术治疗为主的综合治疗，应尽量争取行结肠癌的根治性手术切除，对于丧失手术治疗时机的晚期患者，应采取化学治疗、放射治疗、免疫疗法、中医药治疗等综合治疗措施。

二、手术治疗

手术切除仍然是大肠癌的主要治疗方法。结肠癌的手术切除范围应包括肿瘤在内的足够两端肠段，一般要求距离肿瘤边缘 10 cm 以上，还应包括切除区域的全部结肠系膜，并清扫腹主动脉旁淋巴结。直肠癌的切除范围包括癌肿在内的足够肠段、全部直肠系膜或至少包括癌肿下缘下 5 cm 的直肠系膜、周围淋巴结及受浸润的组织，其中低位直肠癌的下切缘距肿瘤边缘 2 cm 即可。近年来，随着 TME（全直肠系膜切除术）、CME（全结肠系膜切除术）、直肠癌侧方淋巴结清扫、PANP（保留盆腔自主神经）等新观念的融入，以及对大肠癌浸润转移规律的更深层次认识和腔镜、吻合器等新手术器械的广泛使用，人们对于大肠癌的手术治疗，已不再满足于单纯的术后长期生存，解决好手术根治与保留功能间的关系，即在保证根治的前提下，最大限度地保留排便、排尿及性功能以提高生活质量，已成为直肠癌根治术的重要原则之一，也是现代大肠癌外科研究和发展的趋势。

欧美等国家认为，已发生侧方淋巴结转移的直肠癌已失去手术根治的意义，即使进行了侧方淋巴结清扫，效果也较差。而据日本治疗数据资料及我国大肠癌临床治疗大数据回顾性分析，在予侧方淋巴结清扫后，Dukes C 期的低位直肠癌的 5 年生存率自 40.2% 上升到 54.7%，局部复发率由 31.6% 下降到 10% 左右，且在清扫中尽量保留全盆腔自主神经，术后排尿及性功能较好，且未见增加局部复发率，但国内实行此类手术主要局限在少数大医院，有待于进一步推广和规范。

下面介绍大肠癌的常见外科术式。

1. 结、直肠癌的内镜治疗

近年来，随着结肠内镜的普及和内镜技术的快速发展，早期的大肠癌被大量发现，经内镜下高频电灼切除，切除后的病理标本经连续病理切片提示切缘无癌细胞浸润且癌肿未浸润黏膜下层可不追加外科手术；浸润范围超过黏膜下层的结、直肠癌根据肿瘤部位、分期、细胞分化程度而采取不同的手术方式。①套圈切除，适用于有蒂、亚蒂或无蒂的早期结、直肠癌，亚蒂切除部分直径大于 1.6 cm，无蒂病变直径大于 2 cm，应注意灼伤深度，避免穿孔等意外。②黏膜切除：包括 ESD（内镜黏膜下剥离术）和 EMR（内镜黏膜切除术），适用于大肠的扁平息肉及 T_1 期肿瘤。③TEM（经内镜显微外科手术），适用于距肛门 16～18 cm 以内的早期直肠癌及腺瘤（图 30-10）。

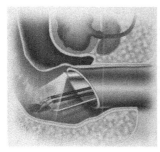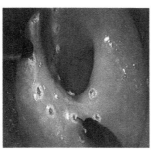

图 30-10 经肛内镜显微手术（TEM）

2. 结肠癌的手术治疗

（1）右半结肠癌切除术

右半结肠癌切除术适用于盲肠、升结肠以及结肠肝区部癌。切除范围包括右半横结肠、升结肠、末端 10～20 cm 长的回肠及其相应肠系膜及大网膜。淋巴结清扫范围包括结扎血管根部的淋巴结及其切除区域系膜的淋巴结。手术常规操作步骤如下：①取仰卧位，麻醉成功后常规消毒、铺

巾、铺单。②取右侧旁正中切口逐层切开入腹，探查，并行卡纳琳浆膜下注射示踪。③打开侧腹膜，游离升结肠、结肠肝曲、横结肠右半，并切除幽门右侧的大网膜。④距回肠末段 20 cm 切断小肠，近端予荷包缝合后置入吻合器抵钉座，收紧荷包线，留待吻合。距结肠肝曲 15 cm 切断横结肠及横结肠血管左支，近心端双重结扎血管。在根部切断结扎右结肠血管，楔形切除小肠系膜，取出病变送病理检查。⑤远端横结肠距断端 6 cm 经对系膜侧与小肠断端行吻合器吻合顺利。检查吻合口通畅，无出血，无狭窄，无漏。断端和吻合口分别予浆肌层缝合加固。⑥术区止血，封闭系膜裂孔。冲洗术野，置引流管一根于右结肠旁沟经切口右侧戳孔引至体外。⑦清点器械，纱布无误后逐层缝合关闭切口。肿瘤无法切除时，可行回 - 横结肠侧侧吻合，解除梗阻（图 30-11）。

（2）横结肠癌切除术

此处主要指横结肠中部癌，手术方式为横结肠切除术，切除范围为横结肠及其系膜、大网膜，部分非居中的横结肠癌包括部分升结肠或部分降结肠。横结肠肝区和脾区肿瘤在治疗上分别采取右半结肠切除术和左半结肠切除术。手术常规操作步骤如下：①切除范围：切除横结肠、结肠肝

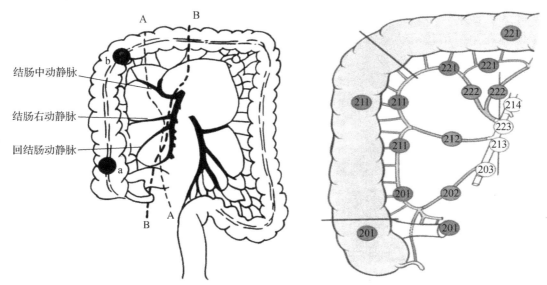

右半结肠癌切除范围：a、b 示癌肿位置，A - A 为癌 a 的切除范围

清扫回结肠动脉（#201、202、203），右结肠动脉（#211、212、213），结肠中动脉（#221、222 - rt，如结肠肝曲附近的滋养血管是结肠中动脉时加#222 - lt，223）的区域淋巴结并处理相应血管的根部（结肠中动脉通常处理右支，扩大右半结肠切除时处理根部），切除右半结肠。

图 30-11 右半结肠癌的外科解剖及切除、清扫范围（D3 淋巴结清扫）

曲和脾曲，必要时切去升结肠上部和降结肠上部。要完整清除横结肠系膜和与之相连的胰、十二指肠前筋膜，以及部分升、降结肠系膜。在根部切断结肠中动脉，完整清除引流横结肠的三组淋巴结。切除全部大网膜，清除幽门下淋巴结。②切口：以上腹为主的正中切口。③探查。④隔离病变，原理同右半结肠癌切除术。⑤分离全部大网膜，分离胃结肠韧带，分离结肠肝曲与结肠脾曲分别同右半、左半结肠癌切除术，暴露、结扎、切断结肠中动脉及胃结肠静脉干的结肠支，并清除周围淋巴结。⑥充分游离结肠，经空肠无血管区打孔，行横结肠直肠端端吻合，关闭系膜裂孔。⑦冲洗腹腔，关腹同右半结肠癌切除术，一般不放置引流管。

（3）左半结肠癌切除术

左半结肠癌切除术用于结肠脾曲、降结肠和乙状结肠癌。切除范围包括左半横结肠及大网膜、降结肠、乙状结肠、相应肠系膜及其根部淋巴结（图30-12）。手术常规操作步骤：①麻醉成功后，取膀胱截石位，常规消毒、铺巾、铺单，取左侧旁正中切口约15 cm，逐层切开入腹。②术中探查，并于肿瘤周围组织浆膜下多点注射卡纳琳，显示区域淋巴结。③打开降结肠侧腹膜，向上分离至横结肠中段，向下至乙状结肠，注意保护左侧输尿管。游离左半横结肠，显露结肠中血管根部、升结肠血管根部，切断并双重结扎（图30-13）。④离断中结肠动脉左侧分支，降结肠血管，离断横结肠系膜，降结肠系膜。将切除的标本及左半大网膜完整移去，清扫肠系膜下血管周

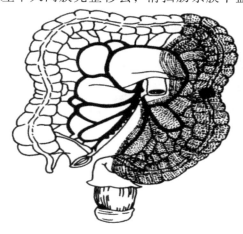

图30-12 左半结肠癌的切除范围

围淋巴结（图30-14）。⑤行横结肠乙状结肠吻合或横结肠直肠吻合，检查吻合圈完整，吻合口通畅，间断缝合加固吻合口，关闭肠系膜裂隙。⑥冲洗术野，严密止血，于吻合口旁放置血浆引流管一根，经左侧腹壁戳孔引出。⑦清点纱布器械无误，逐层关腹，术毕。

（4）结肠癌伴急性肠梗阻的手术治疗

在给予胃肠减压、维持内环境稳态后尽早行急诊手术治疗。右侧结肠癌伴梗阻时，可行右半结肠切除一期回结肠吻合术。如肿瘤不能切除，可行回横结肠侧侧吻合解除梗阻。左侧结肠癌并发急性肠梗阻时，也可行左半结肠切除一期肠吻合术，粪便较多，可行术中灌洗。若肠管扩张、水肿明显，可行近端造口、远端封闭，二期行还纳术。如肿瘤不能切除，可在梗阻部位近侧做横结肠造口，术后行放、化疗，待肿瘤缩小降期后，再评估二期手术切除。

3. 直肠癌的手术治疗

切除范围包括癌肿在内的足够肠段、全部直肠系膜或至少包括癌肿下缘下5 cm的直肠系膜，周围淋巴结及受浸润的组织，其中低位直肠癌的下切缘要求距肿瘤边缘2 cm以上。直肠全系膜切除术（TME），也称直肠周围系膜全切除术，主要适用于无远处转移的直肠中下部的$T_{1\sim3}$期直肠癌，并且癌肿未浸出筋膜脏层，大多数适合低位前切除者基本上均适用于TME。对于癌肿较大侵及壁层筋膜或周围器官、骶骨的患者，TME已经失去了原有的意义。而对于直肠上段和直乙交界处的直肠癌，直肠本身为腹膜反折所覆盖，可以保留一部分远端直肠系膜，因此完整的直肠系膜切除术并非必要。TME的手术原则是：①直视下在骶前间隙中进行锐性分离；②保持盆筋膜脏层的完整无破损；③肿瘤远端直肠系膜的切除不得少于5 cm。凡不能达到上述要求者，均不能称作直肠系膜全切除术。手术常规操作步骤：先从左侧游离乙状结肠，解剖出肠系膜下静脉，分别距主动脉和脾静脉1 cm处结扎肠系膜下动静脉，完成淋巴结清扫。随后在直视下用剪刀或电刀沿盆腔脏层、壁层筋膜之间将左右腹下神经内侧的脏层筋膜、恶性肿瘤以及直肠周围系膜完全游离，直至肛提肌平面，保持脏层筋膜的完整性，在处理直

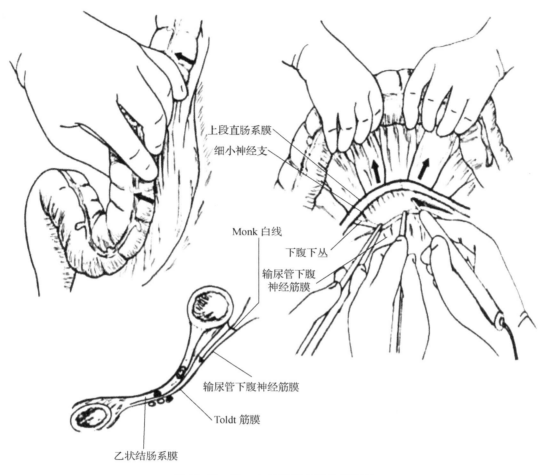

上段直肠系膜

细小神经支

Monk 白线

下腹下丛

输尿管下腹
神经筋膜

输尿管下腹神经筋膜

Toldt 筋膜

乙状结肠系膜

图 30-13 降、乙结肠游离的外科解剖

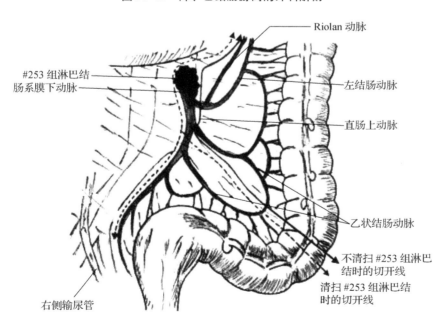

Riolan 动脉

#253 组淋巴结
肠系膜下动脉

左结肠动脉

直肠上动脉

乙状结肠动脉

不清扫 #253 组淋巴
结时的切开线

清扫 #253 组淋巴结
时的切开线

右侧输尿管

图 30-14 左半结肠切除清扫肠系膜下动脉周围

肠侧韧带时靠近盆壁锐性分离，尽量避免钳夹结扎，这样可以避免损伤盆筋膜而保护自主神经丛。

术中尽量避免牵拉、挤压肿瘤，防止脏层筋膜在分离中发生破损。如果分离的层次正确，除直肠侧血管外，并无其他大血管，不会导致严重的出血。

　　TME 与传统的手术方式有很大的不同。首先，分离直肠系膜时采用剪刀或电刀，沿直肠系膜周围的脏壁层盆筋膜之间无血管区进行，直至全部游离直肠系膜及直肠，传统手术通常以钝性分离直肠，解剖层面不清，容易撕裂系膜或肿瘤导致直肠系膜的残留及肿瘤的播散。这是 TME 与传统手术的最大区别；其次，TME 强调的是环绕剥离直肠系膜，包括直肠及肿瘤，肿瘤远端的直肠系膜切除应达 5 cm，或全部直肠系膜，与传统手术只注重切缘距肿瘤距离不同；另外，TME 对直肠侧韧带的分离中亦采用锐性分离，避免了传统手术中钳夹、剪开、结扎的方式，有利于骨盆神经丛的保护（图 30-15）。

　　根据直肠癌的部位、大小、活动度、细胞分化程度及术前的排便控制能力等因素选择不同的手术方式。

　　（1）经骶直肠局部肿块切除术

　　适应证：肛管上缘 2 cm 以上和腹膜反折以下的早期瘤体较小、局限于黏膜或黏膜下层、分化程度高的直肠癌。手术常规操作步骤：①切口：自骶尾关节稍外上方至肛门后缘 2 cm 处，沿近中线做一长 8 ~ 10 cm 的切口。切开皮肤、皮下组织，至上方显露臀大肌边缘，切断附着于骶尾骨的部分臀大肌纤维，剥离尾骨骨膜，结扎骶中动脉和骶外动脉，切断尾骨，切断肛尾韧带，移去尾骨。②显露直肠后壁：显露肛提肌、耻骨直肠肌，分离肛提肌表面的脂肪、结缔组织，然后自上向下沿中线纵行切开肛提肌，边切断边结扎出血点。打开肛提肌深面的直肠骶骨间隙，即可显露直肠后壁。③直肠局部切除：用手指经肛门确

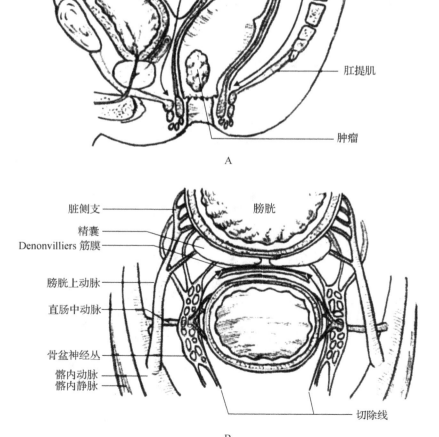

图 30-15　TME 操作和保留神经

定病变的位置。分离直肠后壁，仔细剥离直肠周围的脂肪，结扎直肠上动、静脉的分支达直肠后壁的肌层，在距病变周围 1 cm 楔形切除直肠后壁全层，然后两层缝合关闭直肠后壁的切口。若病变位于直肠前壁，则剥离直肠后壁达肌层，纵行切开直肠后壁，在直视下找到直肠前壁的病变，距病变周围 1 cm 楔形切除直肠前壁全层，移去标本，充分止血后，两侧缝合关闭直肠前壁的切口，然后再两层缝合关闭直肠后壁的切口。若病变在直肠侧壁，须仔细将直肠全周游离。先切断骶骨直肠韧带和直肠侧韧带，于 Denonvilliers 筋膜的前方游离直肠前壁。用一橡皮管将直肠完全牵出切口外，距病变周围 1 cm 楔形切除直肠侧壁全层，然后两侧缝合关闭直肠侧壁的切口。④缝合切口：将直肠送回盆腔，用大量蒸馏水冲洗盆腔与切口。于骶前间隙放置双套引流管，自切口旁另开口引出。缝合肛提肌、臀大肌，尾骨断端充填骨蜡。依次缝合皮下组织、皮肤。充分扩肛，肛管内植入以软质外裹凡士林纱布的肛管。

（2）经腹直肠切除吻合术

即 Dixon 术，适用于距齿状线 5 cm 以上的直肠癌，随着现在医学技术和器械的发展，5 cm 也非最低限制，更近距离的直肠癌行 Dixon 术已非常普遍，但手术必须以根治原则为前提，远端切缘要求距癌肿下缘 2 cm 以上。手术常规操作步骤：①全麻成功后，取截石位，常规消毒术野，铺巾。②取下腹正中切口长约 15 cm，逐层切开入腹，探查腹腔。③沿乙状结肠系膜根部切开腹膜，显露、保护双侧输尿管，向下游离乙状结肠系膜至直肠膀胱陷凹。在骶岬前进入骶前间隙，保护骶前静脉丛、膀胱后壁，直视下锐性分离直肠系膜至肿瘤下缘 5 cm 处。④分离直肠上血管，切断并双重结扎近端，乙状结肠近端距肿瘤约 10 cm 处切断乙状结肠，距肿瘤远端约 5 cm 用切割闭合器切闭远端，移除标本。⑤乙状结肠断端置入吻合器钉座，荷包缝合备吻合用；充分扩肛后，于肛门置入管型吻合器将直肠与乙状结肠在无张力情况下行端端吻合。"补胎试验"检查吻合口吻合严密，无张力，通畅，血循好，浆肌层加固吻合口。⑥生理盐水冲洗盆腔，充分止血后，于盆腔留置血浆引流管一根，于左下腹戳孔引出并固定，关闭盆底筋膜。⑦清点手术器械、纱布无误，检查术野无活动性出血后，逐层关腹。超低位吻合的术后患者可能出现吻合口愈合差的吻合口瘘、排便次数增多、排便控制差等术后并发症，遂建议低位吻合或超低位吻合后行临时回肠造口或横结肠造口术，二期行还纳手术（图 30-16）。

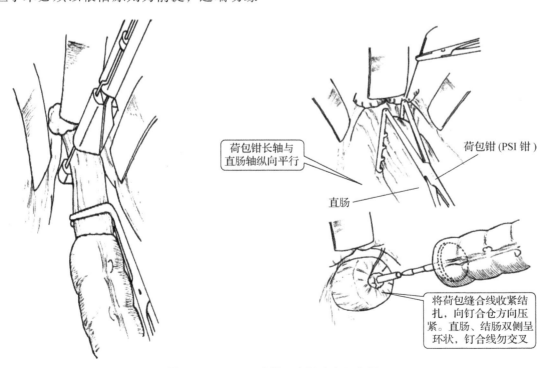

荷包钳长轴与直肠轴纵向平行

荷包钳（PSI 钳）

直肠

将荷包缝合线收紧结扎，向钉合仓方向压紧。直肠、结肠双侧呈环状，钉合线勿交叉

图 30-16　Dixon 术结、直肠吻合示意图

（3）直肠经腹切除、左下腹结肠造口术

即 Hartmann 术，经腹直肠癌切除、近端造口、远端封闭手术，适用于直肠癌已广泛浸润盆腔周围组织或直肠癌并发急性肠梗阻、穿孔或全身情况很差的直肠癌患者，虽原发肿瘤可切除，但不宜做一期低位吻合术。手术常规操作步骤：①腹壁切口、腹腔探查、乙状结肠系膜游离、乙状结肠切断及左下腹壁结肠造口等，与 Mils 术相同；直肠分离与 Dixon 术相同。②在距癌肿上缘 10～15 cm 处切断乙状结肠。③在距癌肿下缘 3～5 cm 处切断直肠。④缝合关闭直肠远侧残端，缝合盆底腹膜，将直肠残端置于腹膜外。⑤乙状结肠近端造口：移除切除的乙状结肠、直肠及癌肿标本，乙状结肠近端行左下腹结肠造口（图 30-17），关闭造口乙状结肠系膜与侧腹膜间隙，防止小肠嵌入。⑥缝合腹壁各层。

（4）经腹会阴联合肛管直肠切除术

即 Miles 术，经腹会阴联合直肠癌切除，于左下腹行永久性结肠造口术。适用于巨大的、浸润性的或分化差的距齿状线 5 cm 以内的直肠下段癌；距齿状线 3 cm 以内的直肠癌；肛管及肛门周围癌；肛管癌经局部切除加化疗失败的患者。切除范围包括肛管及肛门周围约 5 cm 范围的皮肤、皮下组织以及括约肌、肛提肌、坐骨直肠窝内脂肪、全部直肠、部分乙状结肠远端及其相应肠系膜、肠系膜下动脉及其区域淋巴结。手术常规操作步骤：①全麻满意后，取膀胱截石位，常规消毒铺巾。②取下腹部正中切口，上至脐下，下至耻骨联合上缘，逐层进腹，保护膀胱。腹腔探查后，拟行 Miles 手术。③用纱布条于肿瘤近端结扎后提起乙状结肠，沿乙状结肠系膜左侧根部及降结肠腹膜反折处剪开，并向盆腔部延长到直肠膀胱陷凹（女性为直肠子宫陷凹）。向左分离盆腔腹膜，显露并保护左侧输尿管、精索（或卵巢）血管。向右游离乙状结肠系膜到腹主动脉分叉处。④切开乙状结肠系膜的右侧根部，上至肠系膜下动脉根部，下至直肠膀胱陷凹（女性为直肠子宫陷凹），与对侧切口相会合，并认清右侧输尿管的

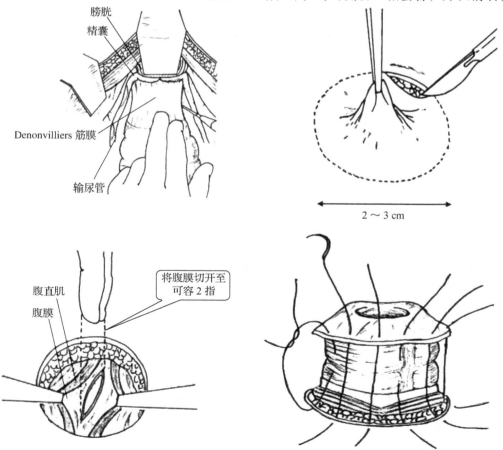

图 30-17　人造肛门示意图

走向。⑤切断肠系膜下动、静脉，近端双重结扎。提起乙状结肠及其系膜，钝性分离直肠后壁直达尾骨尖肛提肌平面。分离直肠前壁和两侧直肠侧韧带，将直肠前后、左右都分离到肛提肌平面（图30-18、图30-19）。⑥在左髂前上棘与脐连线的中、外1/3交界处做一直径约3 cm的圆形切口，切除皮肤、皮下组织和腹外斜肌腱膜，分开腹内斜肌、腹横肌后切开腹膜。用一把肠钳由造口处伸入腹腔内，夹住近端乙状结肠，远侧再夹一把止血钳后，在两钳间切断乙状结肠。将近端乙状结肠断端自造口处拉出腹腔外4 cm，采用开放吻合法做人工肛门，即将肠壁边缘全层与周围皮肤间断缝合一周，针距约1 cm。观察造口处结肠血供正常。远端结肠断端结扎后用橡皮手套套上，

送入骶前凹内。⑦会阴部手术组用荷包缝合关闭肛门口，距肛门3 cm处做一梭形切口，前至会阴中间，后至尾骨尖端。切开皮肤和皮下组织，沿坐骨结节及臀大肌内侧缘分离，并尽量切除坐骨直肠窝脂肪，显露肛提肌，结扎肛门动脉。在尾骨尖前方切断肛门尾骨韧带。切断左侧和右侧髂骨尾骨肌。将肛门直肠向前方牵拉，切开盆筋膜壁层，钝性分离至骶骨前间隙，与腹部手术组会合。将远端乙状结肠和直肠拉出切口外，切断部分耻骨直肠肌，直至将肛门、直肠和乙状结肠由会阴部切除。⑧冲洗腹腔及盆腔创面，确切止血，缝合盆腔底部两侧腹膜，重建盆底。盆底放置引流管，会阴部戳洞引出，清点器械无误后逐层关腹。

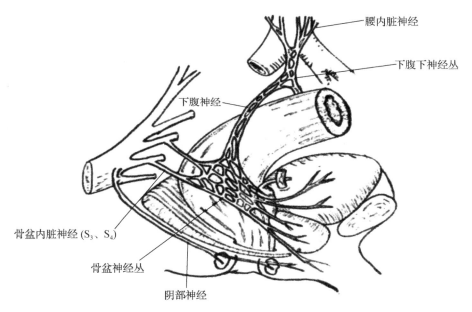

图30-18　直肠与周围脏器、神经的外科解剖

（5）其他

对于中下段Dukes C期直肠癌应扩大到盆侧方淋巴结清除。直肠癌侵犯子宫时，可一并切除子宫，称后盆腔脏器清扫；直肠癌侵犯膀胱，行直肠和膀胱（男性）或直肠、子宫和膀胱（女性）切除，称为全盆腔清扫术（图30-20）。

4. 肛管及肛门周围癌的手术治疗

（1）肿瘤局部切除术

适应证：恶性程度较低的鳞癌、基底细胞癌中肿瘤直径小于2 cm者。手术常规操作步骤：麻醉满意后，常规消毒铺巾。以肿瘤为中心，做梭

形切口，切除肿瘤边缘2~3 cm皮肤、皮下和部分括约肌，修复缺损的括约肌，必要时可加做转移皮瓣术或肛管成形术以避免肛管狭窄。

（2）经腹会阴联合切除、乙状结肠造口术

即Miles术，此术式对能切除的肛管癌、肛门周围癌均是有效的手术方式，具体参见本章直肠癌的相关内容。

（3）腹股沟淋巴结浅组清扫术

适应证：肛管癌或肛门周围癌有腹股沟浅组淋巴结转移者。手术常规操作步骤：①麻醉满意后，常规消毒铺巾。在腹股沟韧带下方2 cm，与

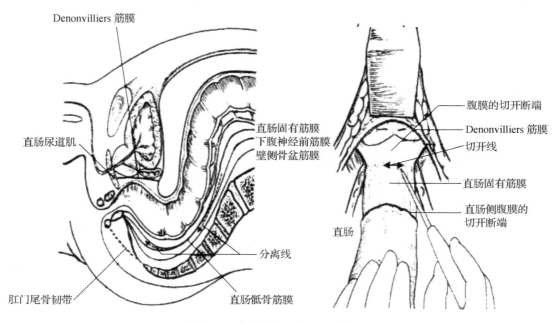

图 30-19　游离直肠前、后壁解剖

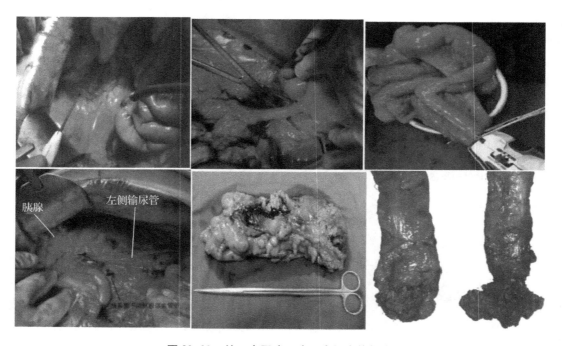

图 30-20　结、直肠癌开腹手术及大体标本

韧带平行，做与腹股沟韧带中 3/5 等长的切口。必要时可取出肿大淋巴结行冰冻切片，无转移则缝合切口；证实有转移后，于切口内侧端向下做 10 cm 长的垂直切口。②翻开皮瓣，可留一薄层脂肪组织与皮肤相连，锐性向深层分离，在腹股沟韧带上方 3 cm 显露腹外斜肌腱膜，在腹股沟韧带下方显露阔筋膜，外至缝匠肌外侧，下到切口下端，内侧近耻骨结节。从术野下部开始解剖，结扎切断大隐静脉。③由下向上、由外向内解剖，由外向内依次显露缝匠肌、髂腰肌、股神经、股动脉及股静脉，切除包括阔筋膜、脂肪、结缔组织及其中的淋巴结和大静脉近段，最后摘除肌深淋巴结，将准备切除的组织向内翻，与髂腰肌分离，勿伤及股神经及其分支。④将股血管鞘连同

结缔组织及其中的淋巴结，从股动脉及股静脉上分离，将大隐静脉于汇入股静脉处结扎切断。应注意摘除股血管上端位置最高的淋巴结（Cloquet淋巴结）。⑤彻底止血，将缝匠肌在髂前上棘附着点下方2~3 cm处切断，向内侧转移覆盖股血管，与腹股沟韧带缝合。于皮下置多孔引流管，冲洗创面，缝合皮肤。

（4）腹股沟深组淋巴结清扫术

适应证：肛管癌或肛门周围癌等有腹股沟深组淋巴结转移者。手术常规操作步骤：①在腹股沟浅组淋巴结清扫术切口的基础上于其外侧端扩大切口，使具备13~15 cm长的垂直切口。②完成腹股沟浅组淋巴结清扫后，在腹股沟韧带上方，由皮下环向外平行切开腹外斜肌腱膜，沿腹股沟韧带由内向外切断腹内斜肌、腹横肌之附着部，直达髂嵴，近髂外动脉、静脉结扎切断腹壁下血管将腹壁肌肉拉向上方，将手术床改为头低脚高位，使壁腹膜向上内回缩，并向上推腹膜至髂总动脉分叉处摘除髂腰肌前面、血管旁和闭孔内肌内侧的脂肪和淋巴结。③彻底止血，冲洗创面，将切断的腹横肌、腹内斜肌、腹外斜肌分别缝于腹股沟韧带上，重建腹股沟管解剖，留置引流管，关闭切口。

（5）局部广泛切除并双侧臀大肌皮瓣重建术

适应证：肛周Paget病不伴有其他肛周假囊性疾病者。手术常规操作步骤：①扩肛：常规消毒铺巾后，用手指缓慢扩肛至4指，探查肛周及肛管皮肤。②切除直肠黏膜：沿齿线上0.5 cm做环形切口，切除直肠黏膜。③切除肛周病变皮肤：沿病变皮肤边缘外3 cm做切口，深度达皮下脂肪组织，将病变皮肤及皮下脂肪组织一并切除。若病变较深，则需切除部分肛门外括约肌。术中取5~6块切口边缘组织送病理科做术中冰冻切片，确认无残留Paget细胞后，方可进行皮瓣移植。④双侧臀大肌旋转皮瓣移植：双侧带血管蒂（臀下动脉）臀大肌皮瓣切下后，经皮下隧道向下旋转，与直肠黏膜和肛门外括约肌缝合。供皮瓣处也可进行一期缝合。皮瓣修补缺损时，忌留无效腔，切除区留置引流管。

（6）结肠造口术

适用于肛管癌及肛门周围癌过大或全身情况太差不能切除者，不能切除且放疗无效者，或严重反射性坏死、严重肠梗阻者。

5. 微创手术在大肠癌手术中的应用

（1）腹腔镜的应用

时至今日，微创外科大肠癌手术在我国的开展已超过30个年头，尤其是进入21世纪以来，以腹腔镜结、直肠癌手术为代表的微创外科手术在我国蓬勃发展，我国的大肠癌外科手术已进入一个以精细、微创为代表的新阶段。不断成熟的技术、不断更新的设备与器械，使得微创大肠癌手术的开展不仅得到广泛认可，并得到循证医学证据的支持。COREAN、COLOR II、ACOSOGZ 6051、ALaCaRT等多项高级别循证医学研究充分证实了腹腔镜手术应用于适应证内大肠癌患者的安全性和可行性。英国27所医疗中心参与的CLASSIC临床试验研究证明，腹腔镜和开腹大肠癌手术在总手术并发症发生率、五年生存率和总复发率方面并无统计学明显差异。美国国立综合癌症网络（NCCN）指南、欧洲肿瘤内科学会年会（ESMO）、日本大肠癌研究会（JSCCR）发布的治疗指南均推荐腹腔镜技术用于结、直肠癌根治，确立了腹腔镜技术在结、直肠癌手术治疗中的地位。目前，微创手术已成为我国大肠癌手术的主要术式，部分医院腹腔镜大肠癌手术可占大肠癌总手术量的一半以上甚至达80%。

腹腔镜辅助下大肠癌根治手术，目前最先进的操作系统为4K/3D腹腔镜系统，因其术野放大和照明作用，可使解剖观察更加放大精细，可协助术者提高解剖辨识精度，提供更加清晰的手术视野、更良好的定位及定向力，能更有利于通过筋膜走行、不同筋膜层次及组织上细微色泽差异以及筋膜表面微血管分布的差异，更准确地把握组织分离层次，进而顺利而安全地完成精细解剖和精准化手术治疗。同时该系统更高的色彩还原度，也有利于辨认脂肪结节与细小淋巴结，为降低血管根部及系膜周边细小淋巴结残留提供更好的条件。尤其是在游离直肠肠段时，能够深入狭小的骨盆，视野更清晰，且对盆腔筋膜脏、壁两层之间疏松结缔组织间隙和手术入路判断更加准确，从而实施TME更完整，有效地保护盆腔自主神经丛（图30-21）。

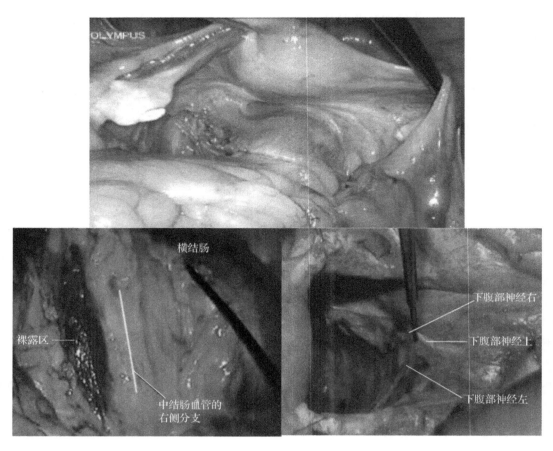

图 30-21 腹腔镜大肠癌术中照片

大肠癌微创根治手术仅以下腹部长 4~5 cm 切口取出切除标本，相比开腹手术 15~20 cm 的切口，患者痛苦更轻，愈合更快，且手术对肠管的影响更轻，术后下床时间提前，胃肠道功能恢复快，住院时间缩短，减少术后肠梗阻、肺不张、肺部感染、血栓等并发症的出现。同时，微创大肠癌手术也存在许多争议，如术中无法触摸淋巴结的转移情况，且遗漏结肠同时多源性肿瘤的机会可能增加；此外，在 Trocar 部位或开窗部位肿瘤细胞种植转移的可能性存在很大的分歧。微创大肠癌手术的禁忌证包括：①肿瘤广泛转移或与周围组织广泛浸润；②多次手术后，腹腔内严重粘连或急性肠梗阻、穿孔等影响腹腔内暴露；③出血或严重凝血功能障碍者；④严重的心肺功能异常或一般情况差、不能耐受手术者；⑤妊娠期患者；⑥不能耐受 CO_2 气腹者。

（2）达·芬奇机器人的应用

近年来，随着微创科技的不断发展，机器人已经在盆腔解剖中成为一项成熟且实用的新技术。

笔直的传统标准腹腔镜器械使得在狭小的骨盆中进行解剖游离很困难，也使外科医生遭受来自人体工程学的压力，而机器人平台具有增强的 3D、高分辨率和器械的关节联动，可以稳定的牵拉，使得外科医生拥有更好的手上灵活性。但因费用高及综合技术复杂等原因，目前仅在我国一些大型三甲医院使用（图 30-22）。

三、辅助治疗

（一）化学药物治疗

1. 术前化疗

术前化疗可以使肿瘤缩小或降期，使手术切除肿瘤成为可能，有利于提高保肛手术成功率，降低局部复发率，且对远期生存率无不利影响。据报道，术前动脉灌注化疗（PAIC）已在直肠癌术前化疗取得良好效果，它主要采用 Seldinger 法经皮股动脉穿刺置管，用 5-FU 和丝裂霉素，加栓塞基质制成血管栓塞剂，做选择性肠系膜下动脉、

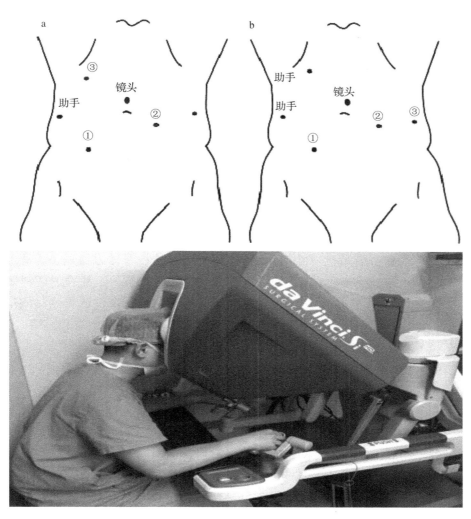

图30-22　达·芬奇机器人在大肠癌手术中的应用

直肠上动脉或髂内动脉给药。

2. 术中化疗

1）肠腔化疗：主要方法为术中在拟切除肠段的两端各距肿瘤8～10 cm处用布带环扎肠管，然后将5-FU 30 mg/kg溶于50 mL注射用水中注入肠腔内，30分钟后按常规手术步骤完成手术。据国内临床报告统计可提高Dukes C期患者5年、8年生存率。

2）门静脉化疗：主要方法为手术当天起经肠系膜上静脉分支或胃网膜右静脉置管24小时内缓慢滴入5-FU，一般连用7天，预防肝转移，从而提高结、直肠癌术后5年的生存率。

3）术中热灌注化疗：常用药物为丝裂霉素、DDP和5-FU等。主要方法为：在完成根治术后，腹腔内安置4条硅胶管，2条做灌注，2条做引流，通过灌注仪不断灌注加温含有化疗药物的液

体（灌注时长约1小时，腹腔内温度控制在43 ℃左右），可以使化疗药物更容易接近和进入靶细胞，提高肿瘤内药物浓度，延长药物作用时间，旨在杀灭已播散、种植腹膜的癌巢或术野中的癌细胞，近年来该方法在国内外大肠癌治疗新进展中被高度重视。

3. 术后化疗

对高危TNM Ⅱ期和TNM Ⅲ期患者根治性切除术后应行辅助性化疗，方案多种，常采用5-FU及四氢叶酸联合或不联合铂类药物（奥沙利铂）。

（二）放射治疗

放射治疗主要用于：①有禁忌或拒做手术、术后复发的直肠癌患者；②根治术的术前联合化疗治疗，以达到肿瘤降期的目的；③姑息性治疗晚期大肠癌以缓解疼痛、止血、改善症状。该方

法主要针对中下段直肠癌患者，虽直肠癌多为腺癌，对放疗敏感度较低，但仍属于放疗有效肿瘤之一。放疗有发生放射性直肠炎、吻合口狭窄、瘘、粘连等并发症可能。

（三）靶向治疗

能特异性的识别肿瘤组织的单克隆抗体为载体，联合抗肿瘤药物到达肿瘤部位，以特异选择性的杀伤肿瘤细胞的治疗方法。目前常用的靶向药物主要为以表皮生长因子受体信号传导通路为靶点和以血管内皮生长因子为靶点的两类药物，如 Kras 基因野生型患者，西妥昔单抗可增加化疗效果。

（四）免疫治疗

免疫治疗包括特异性主动免疫治疗、特异性被动免疫治疗和非特异性生物调节反应三类。

（五）基因治疗

大肠癌的基因治疗拥有良好的应用前景，目前常用的基因转移系统包括：①反转录病毒载体：已广泛应用于基因的转染；②腺病毒载体：是最常用的一种基因转染载体；③脂质体载体；④特点是无免疫源性，能够携带大片段的外源基因，其产物不产生感染因子。近年来，大肠癌在细胞因子基因治疗、自杀基因治疗、抑癌基因治疗、VEGF 基因治疗及反义基因治疗等方面取得较大进展，基因治疗已成为手术、放化疗的有效补充，但因基因表达不稳定、目的基因靶向性差、费用昂贵及技术难度大等问题，基因治疗仍处于试验阶段，但未来可期。

四、中医治疗

西医在大肠癌的治疗中把手术、放化疗作为主要手段，主攻方向是攻瘤，在疗效评估上以肿瘤缩小程度为指标，但对中晚期癌肿，以放化疗攻之，尽管肿瘤缩小，但并不延长寿命，还常会因副作用影响生活质量而缩短寿命；而服用中药虽肿瘤仍存在，但有改善症状、提高生活质量、延长生存之优势，所以中医药治疗更有用武之地。且从我国基本国情考虑，仍有部分地区受医疗设

备、技术条件限制，广大农村和基层患者医疗条件有限，遂采用中医治疗或中西医结合治疗的患者占一定比例，特别是大量晚期肿瘤患者和经过放疗、化疗后有严重反应的患者，绝大多数都愿接受中医药治疗，故中医药在肿瘤治疗中具有不可替代的作用。中医药治疗肿瘤注重调整全身，纠正阴阳气血失调状态，提高抗病能力和适应能力而延长存活期，这在某种程度上和西医的免疫疗法有相似之处，实验和临床已证实诸多补气养血、清热解毒、健脾益肾等中药有增加细胞免疫和体液免疫的作用。患者服用中药后常感自觉症状好转，精神及体力增强，活动增加，统计生存质量的记分有提高，生存时间有延长。这种不强调"攻瘤"而旨在"改善生活质量"的思想，已被广大中晚期患者接受。在临床上中医药治疗大肠癌有以下特点优势。

1. 对大肠癌引起的腹胀、出血、癌痛等症状比西医的办法多、效果好

如采用理气宽肠、疏肝解郁的白术、枳实、厚朴、大黄、郁金、木香、当归、白芍、丹参等，常可使痛消肠通。如便血、脓血便、晚期癌肿出现的弥漫性血管内凝血，西医常用肝素类药物来阻止血栓的形成，如在用药时机和剂量上稍有疏忽，便可加重出血，而在止血治疗中，又常用抗纤溶药6－氨基己酸等，却又容易加重凝血及血栓形成，甚至引起肾衰竭。可见在利弊的选择上应慎之又慎。而中药没有这些副作用，汉三七、蒲黄、地榆、大黄、白及、槐花、花蕊石、五灵脂、云南白药等，既能活血又能止血，具有双向调节作用，可安全地长期使用，使血便、脓血便、血管内凝血得到明显改善。活血化瘀还有利于攻克癌之瘀积，有一定抗癌作用。

2. 对化疗、放疗后的副作用有较好疗效

如针对白细胞减少、食欲不振、倦怠无力等症状，中医常用药有苦参、党参、太子参、黄芪、虎杖、麦冬、生地、枸杞子、山萸肉、阿胶、肉苁蓉、灵芝、女贞子、当归等。

3. 止痛

中医药治疗癌性疼痛有肯定效果，在中晚期癌性疼痛治疗中，发挥着不可低估的作用。中药止痛的特点是作用缓慢但持久，基本无耐药及成

癌，与西药止痛配合可减轻西药的副作用。中医学在阐述疼痛病机方面有"不通则痛"之说。而气滞血瘀又常是造成"不通"的原因，"癖结成块"或"症瘕积聚"又常是"不通"的后果。《医学心悟》说："痛有定处而不散者，血也。"这与阐述癌痛的瘀血病因有颇多相似之处。并且古人还有"诸痛为实，痛随利减"之说，指出以通利之法缓解疼痛的必要，为活血、行气、化瘀、散结的治疗方法打下了理论基础。

（1）血痛

病因：气滞日久，血脉凝滞，脉络不通。

特点：痛有定处，痛如针刺，拒按而夜间加重。

治疗：活血止痛。桃红四物汤、逐瘀汤、复元活血汤。

常用中药：归尾、赤芍、川芎、丹参、元胡、三七、乳香、没药等。

（2）结痛

病因：积滞结块，痞塞气机，如结肠癌梗阻等。

特点：腹痛剧烈，腹满拒按，大便躁结。

治疗：软坚散结，通下止痛。如鳖甲煎丸、调胃承气汤等。

常用中药：元胡、莪术、三棱、桃仁、红花、夏枯草、大黄、枳实、厚朴等。

（3）气痛

病因：精神不畅，气机不调。

特点：痛无定处，胀痛为多，受情志影响明显。

常用中药：柴胡、青皮、木香、乌药、郁金等。

笔者经验方：癌痛轻方，主治结肠、直肠、肛管中晚期癌性疼痛。

处方：白屈菜 15 g、汉三七 10 g、元胡 10 g、大黄 6 g、莪术 10 g、当归 10 g、丹参 10 g、甘草 10 g。

用法：上药共制成粉末，每次 2~5 g、一日 2~3 次，开水冲服。或装入胶囊，每次 4~6 粒，一日 2~3 次。

方解：方中白屈菜、罂粟壳含鸦片类，是止痛要药；三七、莪术、元胡活血化瘀、止痛消结；当归、丹参活血润燥；大黄通肠化滞，既可以止痛，又能防止罂粟引起便结；甘草和中。共奏活血化瘀、理气通结、抗癌止痛之功效。本方还有良好止血、消胀、一定的抑癌作用。患者可长期服用。

近年来，李佩文等使用自创方"去痛灵"膏外敷治疗癌痛，取得了良好疗效；观察治疗组 144 例中，肺癌 62 例、消化道癌 38 例、乳腺癌 30 例、其他 14 例，总有效率为 79.2%，完全缓解和明显缓解率为 72.2%，镇痛持续时间 6.24 小时。

处方：元胡、丹参、乌药、蚤休、地鳖虫、血竭、冰片。

患者多已是晚期，经过放疗及反复应用强吗啡类药，预后很差。中药外治方法历史悠久，古人有"外治之理即内治之理"的说法。古往今来，中药外治已治愈了诸多的顽疾杂症，这种疗法简便易行。毒副作用小，发挥药效迅速，可避免口服用药被消化道、肝脏等的消化酶破坏，是不可忽视的重要给药途径。本方外用仅少数人出现皮疹，无西药镇痛剂的副作用，既便于制作又便于推广。

4. 辨证论治常用处方

（1）邪实证（以祛邪为主的治疗）

1）湿热型：症见腹部阵痛，便下脓血，里急后重，便稀或溏，食欲不振，或发热寒战，苔黄腻，脉滑数。治以清热利湿，健脾理气。

方药：地榆 10 g、生薏苡仁 30 g、云苓 10 g、厚朴 10 g、黄柏 10 g、蒲公英 30 g、槐花 10 g、败酱草 30 g、野菊花 20 g、元胡 10 g、生大黄 6 g、黄连 10 g。

2）瘀毒型：症见烦热口渴，腹胀不适，便下脓血黏液，里急后重，舌暗红，有瘀斑，苔薄黄，脉弦数。治以化瘀解毒。

方药：三棱 10 g、莪术 10 g、苦参 10 g、木香 10 g、厚朴 10 g、当归 10 g、赤芍 15 g、黄连 20 g、败酱草 30 g、红藤 20 g、半枝莲 30 g、土茯苓 30 g、马齿苋 30 g、蒲公英 30 g。血多加汉三七 3 g，另包冲服。

（2）正虚证（以扶正为主的治疗）

1）脾肾阳虚型：症见肢冷便溏，少气无力，腹痛，五更泻，舌苔白，脉细弱。治以温补脾肾。

方药：党参 20 g、白术 10 g、茯苓 10 g、补骨脂 10 g、吴茱萸 10 g、肉蔻 10 g、生薏苡仁 30 g、五味子 10 g、干姜 6 g、黄芪 20 g、诃子 10 g、女贞子 10 g、枸杞子 10 g。

2）肝肾阴虚型：症见五心烦热，头晕目眩，口苦舌干，便秘，舌质红，脉弦细。治以滋养肝肾。

方药：知母 10 g、黄柏 10 g、生地 15 g、麦冬 10 g、枸杞子 15 g、女贞子 15 g、茯苓 10 g、泽泻 10 g、丹参 10 g、西洋参粉 3 g（另包冲服）。

3）气血双亏型：症见气短乏力，形体消瘦，便溏，面色苍白，脱肛，舌质淡，脉沉细。治以补益气血。

方药：党参 20 g、白术 10 g、茯苓 10 g、黄芪 20 g、陈皮 10 g、当归 10 g、白芍 15 g、熟地 10 g、升麻 15 g、柴胡 10 g、扁豆 10 g、汉三七 3 g（另包冲服）。

（3）升白方

太子参 10 g、苦参 10 g、丹参 10 g、黄芪 20 g、女贞子 10 g、当归 10 g、灵芝 10 g、五味子 6 g、枸杞子 10 g、红枣 10 g。

（4）外治法

1）灌肠法：败酱草 30 g、白花蛇舌草 30 g，水煎至 100 mL，保留灌肠，每周 1 次。

2）坐浴法：苦参 30 g、五倍子 30 g、龙葵 30 g、马齿苋 30 g、败酱草 3 g、黄柏 10 g、土茯苓 30 g、山豆根 30 g、黄药子 30 g、枯矾 3 g、冰片少许，煎水坐浴，每日 2 次。

参考文献

1. 胡伯虎 . 大肠肛门病治疗学 ［M］. 北京：科学技术文献出版社，2001.

2. STEELE SR，HULL TL，READ TE，et al. The ASCRS textbook of colon and rectal surgery ［M］. Springer，2019. ISBN 978 - 7 - 5659 - 1881 - 0.

3. 张启瑜，钱礼 . 腹部外科学 ［M］. 北京：人民卫生出版社，2006.

4. 何永恒，凌光烈 . 中医肛肠科学 ［M］. 北京：清华大学出版社，2012.

5. 赵玉沛 . 外科学 ［M］. 北京：人民卫生出版社，2005.

6. 渡边昌彦 . 直肠肛门外科手术操作要领与技巧 ［M］. 北京：人民卫生出版社，2012.

7. 彭裕文 . 局部解剖学 ［M］. 北京：人民卫生出版社，2008.

8. 戴恒兵 . 大肠癌预防与综合治疗策略 ［M］. 昆明：云南科技出版社，2020.

9. 孙世良，温海燕，张连阳，等 . 现代大肠癌诊断与治疗 ［M］. 重庆：重庆出版社，2005.

10. 金黑鹰，谢英彪 . 大肠癌防与治 ［M］. 2 版 . 西安：西安交通大学出版社，2013.

第三十一章　大肠寄生虫病

肠道寄生虫病是由寄生虫在人体肠道内寄生而引起的疾病。常见的有原虫类和蠕虫类，以蠕虫病的发病率最高。蠕虫类包括：蛔虫、钩虫、蛲虫、鞭虫、绦虫、姜片虫、巨吻棘头虫。原虫类包括阿米巴原虫、蓝氏贾第鞭毛虫、隐孢子虫、结肠小袋纤毛虫等。由于肠道寄生虫的种类多，在人体内寄生过程复杂，所以肠道寄生虫的各发育期不一定都在肠道，引起的病变也就并不局限于肠道。

肠道寄生虫病严重影响人类健康。其中较为重要的有全球性的阿米巴病、蓝氏贾第鞭毛虫病、蛔虫病、鞭虫病、钩虫病、蛲虫病等，还有一些地方性肠道蠕虫病，如猪带绦虫、牛带绦虫等。Peters（1989）估计全世界蛔虫、鞭虫、钩虫、蛲虫感染人数分别为 12.83 亿、8.7 亿、7.16 亿和 3.60 亿。在亚洲、非洲、拉丁美洲，特别是农业区，以污水灌溉、施用新鲜粪便，导致肠道寄生虫病的传播；在营养不良的居民中，肠道寄生虫病更加严重影响其健康。在不发达地区，尤其是农村的贫苦人群中，多种寄生虫混合感染也是常见的。肠道寄生虫病的发病率已被认为是衡量一个地区经济文化发展的基本指标。因此，寄生虫病是阻碍第三世界国家发展的重要原因之一，但在经济发达国家，寄生虫病仍然是公共卫生的重要问题。蓝氏贾第鞭毛虫的感染在苏联特别严重，美国也几乎接近流行。蓝氏贾第鞭毛虫病、隐孢子虫病是与水源有关的重要疾病，也是旅游者腹泻的病因。蓝氏贾第鞭毛虫呈全球分布而且是发达国家中最常见的肠道寄生虫，在亚洲、非洲、拉丁美洲大约有 20 亿患者，每年有 50 万新感染病例。在澳大利亚土著社区中，蓝氏贾第鞭毛虫感染率在 5 岁以下儿童高达 50%，这些儿童中的大部分曾有低体重和发育不良的现象。隐孢子虫分布于世界热带到温带约 50 个国家。据 WHO 1975—1995 年估计，阿米巴感染者约占世界人口 1%，每年死亡人数为 4 万至 11 万；贾第鞭毛虫感染者 2 亿；钩虫感染者 13 亿；蛔虫感染者 13 亿。每年死于蛔虫引起肠梗阻者 1550 人；鞭虫感染者 9 亿；绦虫病和猪囊虫病患者为 6500 万，粪类圆线虫病患者为 3500 万，姜片虫病患者为 1000 万。我国肠道寄生虫病流行状况亦不容乐观。据 1988—1992 年全国人体寄生虫分布调查结果，共查到人体肠道寄生虫 56 种，平均感染率为 62.632%，感染率最高的海南省为 94.735%。全国钩虫平均感染率为 17.166%，全国钩虫感染人口约 1.94 亿；全国蛔虫、鞭虫感染人数分别为 5.31 亿和 1.12 亿。可见，肠道寄生虫病仍在威胁全人类的健康。

第一节　阿米巴病

阿米巴病（amoebiasis）是由溶组织内阿米巴感染所致的原虫病。溶组织内阿米巴（entamoeba histolytica schaudinn，1903）又称痢疾阿米巴，主要寄生于人的结肠内，在一定条件下可侵入肠壁或血流，按感染部位不同可分为肠阿米巴病和肠外阿米巴病。前者包括阿米巴痢疾、阿米巴后慢性结肠炎、阿米巴瘤和阿米巴阑尾炎等；后者以阿米巴肝脓肿最多见。《内经素问》《诸病源候论》《伤寒论》等书中就有"下痢、疫痢、赤痢、白痢"等病名，有："若下痢脓血，赤多白少，用白头翁汤治之"。溶组织阿米巴因具有溶解组织的作用而在 1903 年被 Schaudin 命名。1925 年法国寄生虫学家 Brumpt 发现有两种在形态上相同并且都能感染人类的内阿米巴，一种是致病性的，称为溶组织阿米巴（entamoeba histolytica）；另一种为非致病性的，称为迪斯巴内阿米巴（entamoeba dispar）。溶组织阿米巴的滋养体和包囊，在形态上无法与迪斯巴内阿米巴区别。

一、病因

（一）病原学

1. 形态

溶组织内阿米巴的形态，主要包括滋养体和包囊。

1）滋养体为溶组织内阿米巴活动、摄食及增生阶段，分为两型。

大滋养体：为组织致病型滋养体，直径为 20～40 μm，内、外质界限分明，运动活泼，常伸出指状或舌状单一的伪足，做定向的阿米巴运动。内质中可见被吞噬的红细胞，虫体经铁苏木素染色后，球形的核被染成蓝黑色，核膜内缘有大小均匀排列整齐的染色质粒，核仁小而圆，多位于核中央。

小滋养体：为肠腔型或共栖成囊型滋养体，以细菌及肠内含物为营养。虫体较小，直径为 10～20 μm。内、外质分界不明显，运动缓慢，胞核结构与大滋养体相同。

2）包囊为溶组织内阿米巴不活动、不摄食阶段。球形，直径为 5～20 μm，囊壁透明。经碘液染色的包囊呈淡棕色，胞质内含 1～4 个核。其结构与滋养体相同。四核成熟包囊具有感染性。在 1～2 核的包囊中可见糖原泡和棒状的拟染色体，随着包囊的发育成熟而逐渐消失。

2. 生活史

溶组织内阿米巴的生活史有滋养体、囊前期、包囊和囊后期滋养体各期。其中囊前期和囊后期滋养体分别是滋养体转化为包囊和包囊转化为滋养体的短暂过渡期，仅出现于肠道寄生阶段。整个生活史过程仅需一种哺乳类宿主，人是主要的适宜宿主。狼、猕猴、犬、猪、鼠均有自然或实验感染的报道，但并无重要的流行病学意义。

溶组织内阿米巴包囊随宿主粪便排出体外，因误食被四核包囊污染的食物或饮水而进入人体。在小肠消化液的作用下，四核滋养体脱囊而出，迅速分裂形成小滋养体，定居于结肠黏膜皱褶或

肠腺窝处，进行二分裂繁殖。部分小滋养体，由于肠内环境改变、小滋养体逐渐团缩、胞质分泌外壁形成包囊混于宿主粪便中排出。故溶组织内阿米巴生活史的基本过程是包囊-小滋养体-包囊。当宿主机体抵抗力降低、肠功能紊乱以及肠壁受损时，小滋养体以伪足的机械作用和酶的分解作用侵入肠壁组织，吞噬红细胞和组织细胞，转变为组织型大滋养体，并大量增生，不断破坏和溶解肠壁组织，形成肠壁溃疡。部分大滋养体可随溃疡物落入肠腔，随宿主粪便排出。在肠壁内的大滋养体有时可随血流至肝、肺、脑等部位寄生繁殖。大滋养体不能直接形成包囊，可离开肠壁组织落入肠腔转变为小滋养体。大、小滋养体随人粪排出后迅速死亡。包囊对外界环境有较强的防御力，存活时间较长（图31-1）。

（二）流行病学

1. 分布

痢疾阿米巴为世界性分布，是世界上第三种最常见的寄生虫病，全世界约有 10% 的人被溶组织内阿米巴和迪斯巴内阿米巴感染，其中，90%～99% 为无症状的肠道感染。每年约有 5000 万人患侵袭性阿米巴病，每年死于重症阿米巴病和阿米巴病并发症的约有 10 万人。在全球近 5 亿感染者中，侵袭型的发病患者约占 10%，肠阿米巴病的发病率为阿米巴肝脓肿的 5～50 倍，后者的病死率为 2%～10%，暴发性阿米巴肠炎则高达 70%，估计每年死亡人数仅次于疟疾和血吸虫病，列为世界上死于寄生虫病的第三位。阿米巴病以热带和亚热带地区较多，平均感染率在 20% 以上，个别地区如埃及可达 57%～87%。据报告，我国近年的人群感染率在 0.7%～2.17%，我国各地均有分布，大多见于经济条件、卫生状况、生活环境较差的地区，农村高于城市。目前由于我国卫生状况的改善和生活水平的提高，肠道及肠外阿米巴病的病例大为减少。包囊在外环境中具有较强的生存力，在酱油、醋、酒内可存活 60 分钟；在西瓜切面上可存活 6 小时以上；在潮湿低温环境可存活 12 天以上，水中可活 9～30 天。但对干燥、高温和化学药品的抵抗力不强，却可无损伤地通过蝇或蟑螂的消化道。阿米巴滋养体在体外极易

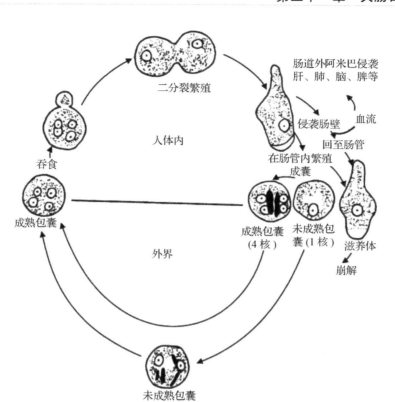

图 31-1 阿米巴生活史

死亡，无传播作用。人群的经济、文化、生产、生活习惯及旅游设施等，均对阿米巴病的流行产生影响。

2. 流行因素

（1）传染源

慢性阿米巴痢疾患者及带虫者是重要的传染源。据估计带虫者每天排出包囊可达 3.5 亿个；包囊在外界环境中具有较强的生存力。在潮湿低温环境中，能存活 12 天以上，在水中可存活 9~30 天。一般消毒用水的氯量不能杀死包囊。包囊通过蜚蠊及蝇类的消化道可完整无损。但包囊对干燥、高温和化学药品的抵抗力较弱。50 ℃ 时，在短时间内致死。干燥环境中生存时间不超过数分钟，在 0.2% 盐酸、10%~20% 盐水、酱油及醋等调味品中，均不能长时间存活。

（2）传播途径

溶组织内阿米巴的感染主要通过人与人之间的传播，经口感染。水源被含有包囊的粪便所污染是主要的传播环节，其次是手指、食物或用具的污染。蜗类及蜚蠊在包囊的传播上也起一定作用。

（3）人群易感性

任何年龄、性别的人对阿米巴均易感，因血清抗体对再感染不具有保护性，缺乏有效地获得性免疫，患过阿米巴病的人仍是易感者。易感性与性别、年龄无相关性，流行统计中的男性高发现象，多与生活习惯和职业等因素有关。

二、症状

阿米巴病的临床表现较多变，常有迁延现象，即病程延长，症状隐显无常。按 WHO 建议的临床分型可分为无症状的带虫感染和有症状的侵袭性感染。前者占 90% 以上。后者又分肠阿米巴病（包括阿米巴痢疾、肠炎、阿米巴肿、阿米巴性阑尾炎等）和肠外阿米巴病（包括阿米巴肝、肺、脑脓肿及皮肤阿米巴病等）两类。肠道阿米巴病包括无症状带囊者、阿米巴痢疾、非痢疾性阿米巴结肠炎、阿米巴瘤、阿米巴阑尾炎。

1. 无症状带囊者

无症状或偶有腹部不适、腹胀、便秘等不明

确的临床表现，粪检时常可查到包囊，偶可查到肠腔型滋养体，部分可有血清抗体阳性。此种带囊者可多年保持亚临床水平，但任何时候都可发展为侵袭性阿米巴病。

2. 急性肠阿米巴病

起病一般较缓，以腹泻、腹痛开始。突出表现为腹泻、大便带黏液和血，有腐败腥臭气味，内含阿米巴大滋养体。患者体温和白细胞计数大多正常。数天或数周后，腹泻可能自行缓解，但极易复发。其中，阿米巴直肠炎较为常见的表现为腹泻伴有特别严重的里急后重；阿米巴盲肠炎常易导致阿米巴阑尾炎，具有一般阑尾炎的临床表现。此外，尚有单纯发热型，其热型酷似伤寒病或结核病；还有假性肾炎型，伴有显著的腰部疼痛。幼儿阿米巴病常伴有发热、呕吐和脱水等全身症状，尤其当阿米巴痢疾和细菌性痢疾并存时，病情互相加重，可造成严重的混合性结肠炎，表现为严重腹泻、高热和显著脱水。孕妇、产妇和婴幼儿易发生暴发型肠阿米巴病。结肠黏膜溃疡，易发生肠穿孔，继发腹膜炎或局限性腹膜脓肿，表现为全身剧痛、腹肌紧张；若有麻痹性肠梗阻则表现为腹部膨胀。若病情不断发展，可发生阶段性结肠坏死，患者往往在数天或数周内死亡。

3. 急性暴发型肠阿米巴病

急性暴发型肠阿米巴病也称为超急性、恶性或中毒性肠阿米巴病，该型罕见，但十分危重，多是感染严重、抵抗力低下或合并其他感染所致。好发于过度劳累、营养不良、儿童、孕妇或服用皮质激素者及同时患有其他寄生虫病或肠道细菌性疾病的患者。本型肠阿米巴病起病急，常以腹泻和发热开始，其主要临床表现为重症中毒感染和重症痢疾综合征。

4. 慢性阿米巴痢疾

患者有持续较长时间的临床症状，如反复发作的腹泻，有时为脓血便，或腹泻与便秘交替出现。常伴有消化不良、胆囊或幽门功能障碍及机体抵抗力低下等非典型表现。

5. 结肠阿米巴肿

多发生于盲肠，偶见于乙状结肠，易误诊为肿瘤。若溃疡深入到黏膜下层的较大血管或肉芽肿破裂，可造成急性肠出血，往往危及患者生命。

典型的阿米巴痢疾以常伴有腹绞痛及里急后重、含脓血黏液便的急性腹泻为临床特征，粪便呈褐果浆状，奇臭，一日可达数十次。由于抗生素的广泛应用，典型的痢疾已不多见，大多表现为亚急性或慢性迁延性肠炎，可伴有腹胀、消瘦、贫血等。肠外阿米巴病以阿米巴肝脓肿最多见，系血行播散，好发于肝右叶，常伴肠阿米巴病史。大多起病缓慢，有弛张热、肝大、肝区痛及进行性消瘦、贫血和营养性水肿等。阿米巴肺脓肿较少见，有肝源性和肠源性2种。前者多由阿米巴肝脓肿直接穿破所致；后者是血流传播，病灶不限于右下叶。极少数情况下，肝脓肿可穿入心包、穿破腹壁。肠道阿米巴也可进入肛周、阴道、尿道等引起相应部位的脓肿或炎症。

三、诊断与鉴别诊断

（一）诊断

1. WHO专家会议建议的诊断原则

1）从新鲜粪便标本中查到吞噬有红细胞的滋养体或从肠壁活检组织中查到滋养体是本病确诊的最可靠依据。

2）从粪便标本中仅查到1~4个核包囊或肠腔型滋养体，应报告为溶组织内阿米巴、迪斯巴内阿米巴感染。此时即使患者有症状，也不能据此就得出肠阿米巴病的诊断，应根据流行病学史、血清抗体检测、粪抗原检测或PCR检测证实感染虫株确属溶组织内阿米巴后，诊断才能成立。否则必须寻找引起患者腹泻的其他原因。

3）对于无症状的患者，也应结合上述检查，明确感染虫株的属性。

4）在有症状患者的血清中若能查到高滴度的阿米巴抗体，也是本病确诊的有利证据。

2. 实验室检查

（1）病原检查

病原检查是确诊肠阿米巴病的方法，常用的有粪便检查、人工培养、肠镜活组织检查或刮拭物涂片检查和基因检测。

1）粪便检查：①生理盐水涂片法：适用于急性痢疾患者的脓血便或阿米巴肠炎的稀便，主要检查活动的滋养体，但标本必须新鲜，送检越快越好。置 4 ℃不宜超过 4~5 小时。典型的阿米巴痢疾粪便为酱红色黏液样，有腥臭味。镜检可见黏液里含很多黏集成团的红细胞和较少的白细胞，有时可见棱形结晶（Charcot-Leyden crystal）和活动的滋养体。这些特点可与细菌性痢疾的粪便区别。②包囊浓集法：对慢性患者的成形粪样，也可用直接涂片法查找包囊期，常做碘液染色以显示细胞核，便于鉴别诊断。但包囊检查可用浓集法提高检出率。常用的方法有硫酸锌浮聚法和汞碘醛离心沉淀法。

临床上多见的不典型迁延型阿米巴病，常不易在粪便内找到病原体。据分析，无症状患者或病变局限于盲肠和升结肠者，常规湿涂片或固定染色涂片的一次检出率不超过 30%，间隔一天以上的 3 次送检，阳性率可提高至 60%~80%，送 5 次者可达 90% 以上。

2）人工培养：已有多种改良的培养基可供选用。从粪便标本分离培养虫体的诊断常规都用有菌培养，但一般在多数亚急性或慢性病例的检出率不高，故培养法不宜用作常规检查。微生物共培养需特种培养基和技术要求，宜用于研究。

3）组织检查：借助乙状结肠镜或纤维结肠镜直接观察黏膜溃疡并做活检或刮拭物涂片的检出率最高，约 85% 的痢疾患者可用此法检出。活体标本必须取材于溃疡边缘、脓腔穿刺也应取材于壁部，并注意脓液性状特征。

4）基因检测：用溶组织内阿米巴 rDNA 或 30 000 蛋白编码基因引物和 PCR，可准确检出粪便标本中溶组织内阿米巴相应的基因片段。

病原检查要特别注意盛器洁净及患者服药和治疗措施的影响。某些抗生素，杀虫药物，泻剂，收敛剂，高、低渗灌肠液，钡餐及自身尿液污染均可使滋养体致死而干扰病原体的检出。

（2）免疫诊断

由于阿米巴病的病原查诊容易漏检与误诊。免疫学诊断虽属间接的辅诊手段，却具有很大的实用价值。近年以酶联免疫吸附试验（ELISA）的各种改良法应用较多。大体上特异循环抗体的检测在肝脓肿患者的检出率可高达 95%~100%。侵袭型肠病患者 85%~95%，而无症状带虫者仅 10%~40%，滴度视病情可不一致，但脓肿大者多为高滴度。因此血清学诊断仅对急性发病患者有较大的辅助诊断价值，在血清流行病学调查中，人群抗体滴度的消长水平可提示地区发病情况。

单克隆抗体和 DNA 探针杂交技术的应用为探测宿主血液和排泄物中的病原物质提供了特异、灵敏并能抗干扰的示踪工具。应用单克隆抗体检测粪便、脓液内虫源抗原及 DNA 探针鉴定粪内虫种均已见有报告。

（二）鉴别诊断

肠道阿米巴疾病应与细菌性痢疾、非特异性溃疡性结肠炎、结肠癌、急性坏死性出血性肠炎等疾病进行鉴别。

1. 阿米巴痢疾和细菌性痢疾的鉴别要点（表 31-1）

表 31-1　阿米巴痢疾和细菌性痢疾的鉴别要点

	阿米巴痢疾	细菌性痢疾
症状体征		
发热	低热或无热	多有高热，毒血症明显
腹泻	次数较少	次数较多
腹痛	较轻	较重
里急后重	较轻	明显
压痛	较轻	较重，以左下腹明显
粪便检查		
外观	量多、血性黏液便或红色果酱样大便	量少，脓血便
镜检	多数为红细胞呈线状排列，少数为白细胞，滋养体（＋），夏科 - 雷登结晶（＋/－）	多数为白细胞、成堆存在，少数为红细胞，滋养体（－）

续表

	阿米巴痢疾	细菌性痢疾
培养	溶组织阿米巴阳性，痢疾杆菌阴性	溶组织阿米巴阴性，痢疾杆菌阳性
乙状结肠检查		
急性期	烧瓶样溃疡，其间肠黏膜可正常	肠黏膜弥漫性充血、水肿、散在性出血或浅表性溃疡
慢性期	肠黏膜增厚、肠腔狭窄、息肉	
免疫学检查	阿米巴抗体（+）	阿米巴抗体（-）

2. 非特异性溃疡性结肠炎

一般情况较差，有慢性痢疾样症状，与慢性阿米巴痢疾难以区别。乙状结肠镜检查可见肠黏膜广泛充血、水肿、出血、糜烂和众多的散发溃疡，几乎见不到正常黏膜，多次病原学检查阴性，血清阿米巴抗体阴性，抗菌及抗阿米巴治疗均无效。

3. 结肠癌

慢性阿米巴痢疾合并肠狭窄、肉芽肿或有阿米巴瘤时，应与结肠癌鉴别。直肠指诊、乙状结肠镜检查、活组织检查、血清抗体检测及诊断性治疗有助于鉴别。

4. 急性坏死性出血性肠炎

本病颇似暴发型阿米巴痢疾，有急性腹泻、腹痛、发热、血水样恶臭的大便。本病好发于儿童，有呕吐和明显的腹膜刺激征，少有里急后重，病原学检查阴性。

四、治疗

1. 一般治疗

急性期患者应卧床休息，根据病情给予流质或半流质饮食，纠正水、电解质紊乱。慢性患者应增加营养，避免刺激性食物。

2. 中医治疗

1）鸦胆子：将鸦胆子仁装入胶囊，成人每日用鸦胆子仁15～30粒，小儿每日每公斤体重1粒，分3次口服，疗程为7天。有恶心、腹痛等副作用。

2）白头翁：成人每日用白头翁根茎30 g，加水煮沸10分钟，分3次口服，疗程为10天。或用30～50 g煎成100 mL做保留灌肠，每晚1次。儿童量酌减。

3）大蒜：每日服生紫皮大蒜头1枚，疗程为10天。或用去皮的生紫皮蒜5～10 g捣碎后浸于100 mL热水中，经1小时以纱布滤过，做保留灌肠，每晚1次，共5～7次。

4）针灸：主穴天枢、足三里、大横、上巨虚，有发热者加大椎、曲池。有止痛、退热、抗炎等辅助治疗作用。

3. 病原治疗

按药物作用部位不同可将抗阿米巴药物分为杀组织内阿米巴药物和杀肠腔内阿米巴药物两类。杀组织内阿米巴药物能通过血流作用于组织深部的阿米巴滋养体，如甲硝唑、替硝唑等尼立达唑类药物。本类药物吸收后在肝脏内的浓度特别高，通过肠肝循环后分布于各组织，最后在肠腔内的浓度甚微或无，因此对肝等肠外阿米巴病及侵袭肠壁组织的肠阿米巴病很有效，而对肠腔内的阿米巴无作用或作用甚微。用药者中有20%～30%的人可能发生副反应，多为食欲减退、恶心、呕吐、腹痛、腹泻等胃肠道症状，少数人出现血白细胞减少、尿路刺激、面部潮红等。个别人可能有神经毒性反应，如头部眩晕或感觉性周围神经病或共济失调及惊厥等。甲硝唑还是乙醇脱氢酶的抑制剂，用药过程中应忌酒和酒精。

杀肠腔内阿米巴药物口服后很少或几乎不被吸收，因此结肠腔内的药物浓度很高，所以能杀肠腔内的阿米巴，但对组织内的滋养体无作用。本类药物有二氯乙酰胺衍生物（如二氯尼特糠酸酯、替克洛占等）、卤化羟基喹啉和巴龙霉素等抗生素。本病的治疗目的是彻底杀灭和清除肠腔内及肠壁内溶组织阿米巴原虫。

（1）肠阿米巴病的治疗

1）硝基咪唑类药物。①甲硝唑（灭滴灵）：

对阿米巴滋养体有较强的杀灭作用，是目前治疗肠内、外各型阿米巴的首选药物。成人剂量：400~800 mg/kg·d，每日 3 次口服，连用 5~10 天。儿童剂量：50 mg/kg·d，每日 3 次口服，连用 7 天。危重病例可按此剂量用 0.5% 葡萄糖溶液静脉滴注。②替硝唑：吸收快，半衰期 12 小时，1 次服用有效浓度可维持 72 小时。成人剂量 2 g/d，儿童 50 mg/kg·d，清晨顿服，连用 3~5 天。③二甲硝咪唑：对各型阿米巴病均有疗效。成人 1.5~2.0 g，儿童 30 mg/kg·d，清晨顿服，连用 5 天。能直接杀灭阿米巴滋养体，对包囊无杀灭作用，适用于危重病例。剂量 1 mg/kg，成人 ≤ 60 mg/d。每日 1 或 2 次，深部肌内注射，连用 6 天。心脏病、幼儿及孕妇禁用，有肾脏病和体弱患者慎用。二氯尼特糠酸酯（安特酰胺）为目前最有效的杀包囊药物。对轻型和带包囊者的疗效为 80.0%~90.0%。成人 500 mg，一日 3 次。儿童 20 mg/kg·d，每日 3 次，连用 10 天。

2）卤化羟基喹啉类。主要有双碘喹啉、氯碘喹啉、喹碘仿。适用于慢性和无症状型阿米巴病。

（2）急性暴发型阿米巴病的治疗

首选 0.5% 甲硝唑溶液按 15 mg/kg 体重剂量静脉滴注，以后每 6~8 小时按 7.5 mg/kg 体重静脉滴注。必要时应用去氢依米丁肌内注射，剂量为每天 1 mg/kg，最多不超过 60 mg，4~6 天为 1 个疗程，用此药时应加强对心率、血压和心电的观察。待急性症状控制后可改为急性普通型肠阿米巴病治疗。在抢救过程中注意对症支持疗法，其中包括口服或肠外给抗生素、抗休克、纠正水和电解质紊乱、注意营养状况，必要时输血，肠穿孔时可考虑做回肠造口术或结肠造口术甚至结肠切除术。尽管及时采取上述措施，预后仍十分差，死亡率很高。

（3）无症状包囊携带者的治疗

单用杀肠腔内药物即可，以二氯尼特糠酸酯为首选药物。二氯尼特糠酸酯，500 mg，每日 3 次口服，疗程为 10 天；巴龙霉素，500 mg，每日 3 次口服，疗程为 7 天；双碘喹啉，0.6 g，每日 3 次口服，疗程为 20 天。

（4）阿米巴后慢性结肠炎的治疗

若粪便中查不到溶组织内阿米巴滋养体和包囊，主要是对症治疗。不吃富含纤维素及具有刺激性的食物（咖啡、脂肪、调味品等）。可用活性炭、白陶土等肠道保护药。腹痛可用阿托品等解痉剂。腹泻可用复方樟脑酊、洛哌丁胺。便秘时可用液状石蜡。根据粪便培养的结果，可选用相应的抗生素。在粪便中发现包囊时，有指征用杀肠腔内阿米巴药物，疗程为 10~20 天。

疗效考核：对无症状包囊携带者，在抗阿米巴疗程结束后定期粪检连续 3 周，然后在第 1、第 2、第 3 个月再检查，阴性者可认为治愈；对有症状的肠阿米巴病患者，在疗程结束后再观察 2~4 周，若症状消失、原虫转阴、溃疡愈合，则可认为治愈。因肠阿米巴病有复发倾向，故若有可能，最好在疗程结束后第 1、第 3、第 6 个月复查，若只有胃肠道症状但未发现阿米巴原虫者，则不必使用杀阿米巴药物。

五、预防

1）加强粪便管理，进行粪便、垃圾的无害化处理，保护水源，消灭苍蝇和蜚蠊为切断阿米巴病传播途径的重要措施。

2）注意饮食卫生和个人卫生，防止病从口入。

3）治疗患者和包囊携带者，消灭传染来源。甲硝唑为治疗各型阿米巴病的首选药物。

第二节　钩虫病

钩虫病（ancylostomiasis, uncinariasis, Hookworm disease）是由钩口科线虫所致的感染或疾病的通称。钩虫是十二指肠钩口线虫（ancylostoma duodenale dubini, 1843）、美洲板口线虫（necator americanus stiles, 1902）、犬钩口线虫（ancylostoma caninum, 1859，犬钩虫）、锡兰钩口线虫（ancylostoma ceylanicum loose, 1911，锡兰钩虫）和巴西钩口线虫（ancylostoma braziliense, 1951，巴西钩虫）等的统称，是消化道的线虫中危害最为严重的一种。在我国以前两种多见。人是十二指肠钩虫和美洲钩虫的正常宿主。钩虫病是由钩虫（十二指肠钩虫、美洲钩虫）的幼虫在人体内移行和成虫寄生于人体小肠所引起的疾病，主要表现为肠功能紊乱、营养不良、贫血，严重者可并发消化道大出血。

一、病因

（一）病原学

1. 形态

（1）成虫

虫体细长，体长约 1 cm，半透明，肉红色，死后呈灰白色。虫体前端较细，顶端有一发达的口囊。雌虫较雄虫略粗长，尾端呈圆锥形。雄虫略小，尾端角皮扩张形成膨大的交合伞。雄虫有 1 对交合刺，某些虫种雌虫有尾刺。

（2）幼虫

钩虫幼虫分为杆状蚴和丝状蚴两个发育阶段。杆状蚴，自虫卵内刚孵出的为第一期杆状蚴，虫体透明，前端钝圆，后端尖细而较短，大小约 0.25 mm × 0.017 mm。第一期杆状蚴经蜕皮后发育为第二期杆状蚴，形态与第一期杆状蚴相似，但略粗长，大小约 0.4 mm × 0.029 mm。丝状蚴，第二期杆状蚴蜕下的皮形成鞘，覆于体表，有一定的保护功能。

（3）虫卵

椭圆形，壳薄，无色透明，大小（56 ~ 76）μm ×（36 ~ 40）μm。

2. 生活史

成虫主要寄生在人体小肠上段，以口囊吸附于肠黏膜，摄取宿主血液并以肠黏膜组织为食。包括幼虫在外界土壤中发育和虫体在人体内发育两个阶段。

（1）体外发育阶段

寄生于宿主小肠内的雌雄虫体，发育成熟后交配产卵，钩虫卵随感染者粪便排出体外，若在温度适宜（25 ~ 30 ℃）、泥土湿润、疏松含氧充分而且荫蔽的环境里，24 小时内即可发育第一期杆状蚴。在 48 小时内幼虫第一次蜕皮，成为第二期杆状蚴。经 5 ~ 6 天后，虫体口腔封闭，停止摄食，咽管变长，进行第二次蜕皮后成为丝状蚴，因丝状蚴具有感染性，因此，又称为感染性幼虫。一般能存活 15 周左右。

（2）体内发育阶段

感染性幼虫与人体的皮肤或黏膜接触，需 30 ~ 60 秒钻入人体，进入人体后 24 小时内，大多仍可停留在侵入处皮肤和肌肉组织中，24 小时后，以较快的速度离开局部向远处移行。经血循环到肺，进入肺泡。在肺泡内幼虫可游动，沿支气管、气管到达喉部，随人体的吞咽动作被咽下，经胃到达小肠。一部分幼虫也可随痰液被咳出。幼虫在小肠内发育为成虫。自幼虫侵入至发育为成虫产卵，十二指肠钩虫约需 5 周，美洲钩虫约需 8 周。主要经皮肤感染，也可通过口腔、胎盘、母乳、食肉等途径感染。

（二）流行病学

钩虫病是世界上分布极为广泛的寄生虫病之一，某些地区人群中的感染相当普遍。我国现有钩虫感染人数估计达 2 亿以上。出现相当严重或严重临床症状的患者亦有数百万之多，在重流行区常引起暴发流行。我国钩虫感染率为 22% ~ 53%。在热带、亚热带美洲钩虫感染率显著高于十二指肠钩虫感染率，而暖温带、中温带则是十二指肠钩虫感染率高。不同职业、性别和年龄人群的钩虫感染率有明显差异，且具有家族聚集现象。钩虫病患者和带虫者是本病的传染源。钩虫感染与自然条件、种植作物、耕作方式及人的生活习惯等密切相关。此外，食生菜也有经口感染的可能。

二、症状

感染初期感染部位出现皮疹或皮炎，民间称为"粪毒"，有奇痒感。当幼虫随血流到达肺脏时，引起干咳和气喘等呼吸道症状；成虫主要造成人体贫血。病初时有食欲亢进，好食易饿，喜食泥土、生米等异嗜症，继而发现食欲不振、呕吐、恶心、大便潜血阳性，面色、指甲苍白，表情淡漠，毛发枯干。慢性长期感染影响生长发育，严重时可发生贫血性心力衰竭。

1. 幼虫所致病变和症状

（1）钩蚴性皮炎

感染期幼虫侵入皮肤后，患者可感到局部皮肤有烧灼、针刺或奇痒等感觉。继之出现红色点状丘疹或小疱疹，有的 1~2 天变为含淡黄色液体的小水疱，如搔破可继发感染出现脓疱，并可有腹股沟和腋窝部淋巴结肿大及疼痛。钩蚴性皮炎多见于手指、足趾间皮肤嫩、薄处，也可见手、足背部等，俗成"粪毒""粪疙瘩"等，一般经结痂、蜕皮而自愈。

（2）呼吸道症状

幼虫移行至肺泡后，患者可出现咽痒、咳嗽、痰中带有血丝，并常伴有畏寒、发热等全身症状，有的患者可出现荨麻疹。严重感染者可出现剧烈干咳、肺大咯血及类哮喘样发作症状。上述症状一般经数日至 1~2 个月消失。由于部分十二指肠钩蚴侵入人体后，潜留在某些组织内有一个长时间的迁移过程，经 200 多天才相继到达肠腔。因此，有的患者可在一次感染后，出现咳嗽、哮喘反复发作，持续很长一段时间。

2. 成虫所致病变及症状

（1）消化道症状

病初时有食欲亢进、好食易饿，继而出现腹部隐痛或不适、消化不良、腹泻或腹泻与便秘交替、食欲减退、消瘦、乏力等。少数患者出现"异嗜症"，如吃生米、泥土、瓦片、破布及自己的衣袖等。异食癖的原因不明，可能是一种神经精神变态反应，似与患者体内缺乏铁有关。钩虫病可引起消化道出血，以柏油样便、血便和血水样便为主，有的伴有呕血，可造成急性失血性贫血，甚至出现消化道大出血而导致失血性低血压、休克等。临床上应与消化道溃疡、食管胃底静脉曲张破裂、急性胃黏膜病变、胃癌、胆管出血、痢疾等所致消化道出血症状相区别。

（2）嗜酸性粒细胞增多症

急性钩虫病患者周围血中嗜酸性粒细胞增高，常达 15% 以上，最高可达 86%，白细胞总数也增高。非急性钩虫病可呈轻度至中度嗜酸性粒细胞增多，白细胞总数大多正常。而重度贫血钩虫病患者的嗜酸性粒细胞往往在正常范围。

3. 贫血

贫血是钩虫病的主要症状。患者出现面色和指甲苍白、头昏、眼花、耳鸣、乏力等。严重者有心慌、气促、腹水及全身水肿、胸腔及心包积液等贫血性心脏病表现。有的患者表现为肝大、四肢肌肉松弛无力，甚至完全丧失劳动能力。妇女则可引起闭经、流产、妊娠高血压综合征及产后感染等。

4. 婴儿钩虫病

患儿表现为急性血性腹泻、柏油便、面色苍白、精神萎靡、食欲不振、心尖区可有收缩期杂音、肺部可闻及啰音、肝脾大等。特征：贫血严重，嗜酸性粒细胞明显增高，患儿发育缓慢，并发症多，预后不良，可并发支气管肺炎、肠出血、心功能不全，病死率高。

三、诊断与鉴别诊断

1. 病原诊断

虫卵检查采用浮聚法，可用于大规模普查。

2. 钩蚴检查

用钩蚴培养法培养 3~5 天从粪便中培养钩蚴，一般用肉眼或放大镜即可判定结果，其检出率高于盐水浮聚法，还可鉴定虫种，适合于流行病学检查。

3. 成虫检查

少数十二指肠钩虫病，可经纤维镜检查时发现虫体做出诊断。

4. 免疫诊断

用于钩虫产卵前，结合病史可早期诊断。方法有皮内试验、间接荧光抗体试验、ELISA 等。但仅 ELISA 阳性率和特异性较高，但与马来丝虫之间存在非特异交叉反应。

5. 其他检查

血常规、痰、骨髓检查等。如痰中有钩蚴及表现小细胞低色素性贫血可辅助诊断。粪检查到钩虫虫卵或孵出钩蚴即可确诊。

四、治疗

钩虫病患者如无严重贫血或营养不良，可进行驱虫治疗。如果贫血严重，应首先纠正贫血，然后驱虫治疗。

驱虫治疗选用阿苯达唑（丙硫咪唑、肠虫清、Albendazole，是一种广谱驱肠虫药）。该药能不可逆地抑制钩虫摄取葡萄糖的功能，使虫体糖原耗竭和抑制延胡素酸还原酶，阻碍 ATP 产生，导致成虫死亡。近年研究还表明该药能杀死处于移行期的幼虫及钩虫卵。目前国内外研究均表明，阿苯达唑治疗钩虫的虫卵阴转率为94%～98%。本药副作用少，易耐受，以每日400 mg，连服2～3日。孕妇忌用。甲苯达唑（mebendazole），一种广谱驱肠道寄生虫药物，作用机制与阿苯达唑相似。由于该药熔点高，所以可制成药盐全民服药。甲苯达唑，100～200 mg/次（儿童25～50 mg/kg），日服2次，早晚空腹服，连用3～4日，儿童、老人、体弱患者的剂量和疗程酌减，妊娠期妇女禁用，小于2岁的幼儿也不宜使用。甲苯达唑用于钩虫感染者治疗，治愈率达91%。左旋达唑（levomisole）150 mg，儿童3 mg/kg，顿服，连用2日。严重心脏、肝脏病患者慎用；妇女怀孕1～3个月及对本药过敏者忌用。左旋达唑常与其他药物制成合剂（如复方甲苯达唑：每片含C型甲苯达唑100 mg，左旋咪唑25 mg）用于临床；也能制成皮肤涂抹剂，用于经皮肤感染的美洲钩虫。双羟萘酸噻嘧啶（pyrantel pamoate），本药为神经肌肉阻滞剂，能使虫体产生痉挛性麻痹而被排出。本药驱除美洲钩虫作用较阿苯达唑、甲苯达唑为差。奥苯达唑（oxibendazole、丙氧咪唑），该药治疗钩虫疗效与噻嘧啶相近。治疗后钩虫卵阴转率为75%～85%，钩虫卵减少率为94%～98%。伊维菌素（ivermectin），本药是除虫菌素（avermectin）的22，23－二氢衍生物，具有广谱、高效、有效剂量小和副作用轻等优点，是一种神经传导阻滞剂，使虫体麻痹致死。0.2 mg/kg顿服，可使虫卵减少率达70.6%。

五、预防

及时治疗钩虫病患者及钩虫感染者以控制传染源。做好粪便管理，粪便无害化。不要用新鲜人粪施肥，应把粪尿混合泥封堆肥或经沼气发酵杀灭钩虫卵后施用，如急需用新鲜粪便施肥时，应先用敌百虫、石灰等化学药物或热草木灰杀灭钩虫卵后再用。搞好环境卫生，养成不随地大便及良好的饮食、卫生习惯。避免雨季粪便溢出粪坑而造成钩虫病传播。做好个人劳动防护，如穿防护鞋等，减少手足直接与土壤接触的机会。

第三节 蛔虫病

蛔虫病（ascariasis）是由蛔虫的成虫寄生于小肠引起的肠道寄生虫病。似蚓蛔线虫（ascaris lumbricoides linnaeus，1758）简称蛔虫，是人体内最常见的寄生虫之一。人感染后可无明显症状，或有一过性呼吸器官炎症及肠功能障碍。有时因虫体进入胆道、肝脏、胰腺、阑尾等造成严重并发症。

一、病因

（一）病原学

1. 形态

1）成虫：为寄生人体的肠道线虫中体型最大者，虫体呈长圆柱形，头、尾两端略细，形似蚯蚓。活虫呈粉红色或微黄色，体表可见有细横纹和两条明显的侧索。口孔位于虫体顶端，其周有三个呈"品"字形排列的唇瓣。背唇瓣1个，较大，亚腹唇瓣2个，略小。唇瓣内缘有细齿，外缘有乳突。雌雄异体，雄虫尾部向腹部卷曲，雌虫较雄虫粗长，尾部尖直。直肠短，雌虫消化道末端开口于肛门，雄虫则通入泄殖腔。雌虫长20～35 cm，个别虫体可达49 cm，最宽处直径为3～6 mm，尾端钝圆。雌性生殖系统为双管型，盘绕在虫体后2/3部分的原体腔内，阴门位于虫体前、中1/3交界处的腹面。雄虫长15～31 cm，最宽处直径为2～4 mm，尾端向腹面卷曲。雄性生殖系统为单管型，盘绕在虫体后半部的原体腔内。具有一对象牙状交合刺，在泄殖腔前、后有多对乳突。

2）虫卵：自人体排出的蛔虫卵，有受精卵和未受精卵两种。受精蛔虫卵呈宽卵圆形，大小为（45～75）μm×（35～50）μm，卵壳自外向内分为三层：受精膜、壳质层和蛔甙层。壳质层较厚，另两层极薄，在普通显微镜下难以分清。卵壳内有一个大而圆的细胞，与卵壳间常见有新月形空隙。卵壳外有一层由虫体子宫分泌形成的蛋白质膜，表面凹凸不平，在肠道内被胆汁染成棕黄色。未受精蛔虫卵多呈长椭圆形，大小为（88～

94）μm×（39～44）μm，壳质层与蛋白质膜均较受精蛔虫卵薄，无蛔甙层，卵壳内含许多大小不等的折光性颗粒。若蛔虫卵的蛋白质膜脱落，卵壳则呈无色透明，应注意与其他线虫卵鉴别。

2. 生活史

蛔虫的发育过程包括虫卵在外界土壤中发育和虫体在人体内发育两个阶段。生活史不需要中间宿主，属直接发育型。

成虫寄生于人体小肠内，雌雄交配后，一条雌虫每日可产卵24万个，虫卵随粪便排出体外，虫卵对外界抵抗力强，受精卵在温暖（21～30 ℃）、潮湿、荫蔽和有氧的泥土中，约经2周，虫卵内的细胞发育为幼虫。再经过1周，幼虫进行第一次蜕皮后变为二期幼虫。卵内含有二期幼虫的蛔虫卵，称为感染期虫卵。不需中间宿主。感染期虫卵通过被污染的食物、水、手、玩具等经口或随灰尘飞扬被吸入咽部吞下而进入小肠，在小肠环境条件（温度、pH、低氧等）的综合影响下，幼虫分泌含有酯酶、壳质酶及蛋白酶的孵化液，分别作用于卵壳各层。同时，卵内幼虫的活动性增大，最后破卵壳孵出。幼虫孵出并侵入肠黏膜和黏膜下层，进入小静脉或淋巴管，经门静脉系统到肝，再经右心到肺，穿过毛细血管进入肺泡和细支气管，停留10日左右，蜕皮2次（约在感染后10天内），发育为第四期幼虫。然后沿支气管、气管移行至咽部，再被吞咽经胃达小肠，在小肠内，幼虫进行第四次蜕皮后，经数周逐渐发育为成虫。自误食感染期虫卵至发育为成虫交配产卵，需60～75天，蛔虫在体内生存时间一般为1年左右。

（二）流行病学

蛔虫是世界上感染人数最多、分布最广的寄生虫，尤其在温暖、潮湿和卫生条件差的地区，人群感染较为普遍。蛔虫感染率，农村高于城市。目前，我国多数地区农村人群的感染率仍高达60%～90%。儿童高于成人，并且多见于5～15岁儿童。女性感染率高于男性。蛔虫的感染具有家庭聚集性。人群感染蛔虫的季节与当地气候、生产活动等因素有关，感染季节各地不尽相同，常年可以感染，主要在春、夏季节，但一般认为感染期虫卵的出现率在我国大部分地区以7月至9月为高。另外，蛔虫的普遍感染与广泛流行，还与经济条件、生产方式、生活水平以及文化水平和卫生习惯等社会因素有密切关系。因此，发展经济、提高文化水平和养成良好的卫生习惯，就会使人群蛔虫的感染率大为降低。粪便内含受精蛔虫卵的人是蛔虫感染的传染源。使用未经无害化处理的人粪施肥，或儿童随地解便是造成蛔虫卵污染土壤、蔬菜或地面的主要方式。鸡、犬、蝇类的机械性携带，也对蛔虫卵的散播起一定作用。主要经口感染，儿童由于在地面玩耍时污染手，或吸吮手指，或用污染的手取食物，感染性虫卵即被食入。感染性虫卵污染水源时，饮水也可感染；强风时自鼻、口吸入附有感染性虫卵的尘土也可感染。不洁的手、苍蝇及其他昆虫亦可成为传播媒介。人因接触被虫卵污染的泥土、蔬菜，经口吞入附在手指上的感染期卵，或者食用被虫卵污染的生菜、泡菜和瓜果等而受到感染。国内，曾有人群因生食带有感染期卵的甘薯、胡萝卜及腌菜后，在一个地区引起爆发性蛔虫性哮喘的报道；也曾有因食用在干粪坑埋藏过又未经清洗的甘蔗而致由幼虫引起数十例过敏性肺炎的报道。造成蛔虫流行的原因有以下几个方面：生活史简单，产卵量高，虫卵抵抗力强，粪便管理不严，不良生活习惯。蛔虫产卵量大，虫卵对外界理、化等不良因素的抵抗力强，在荫蔽的土壤中或蔬菜上，一般可活数月至1年；食用醋、酱油或腌菜、泡菜的盐水，也不能将虫卵杀死。蛔虫卵对一些化学品具有抵抗力，主要是由于卵壳蛔甙层的保护作用，如10%的硫酸、盐酸、硝酸或磷酸溶液均不能影响虫卵内幼虫的发育；而对于能溶解或透过蛔甙层的有机溶剂或气体，如氯仿、乙醚、乙醇和苯等有机溶剂，以及氰化氢、氨、溴甲烷和一氧化碳等气体则很敏感，卵细胞或幼虫皆可被杀死。

二、症状

成虫在小肠内不但夺取人体的营养物质，且蛔虫对肠壁的机械性、化学性刺激损伤肠壁，影响肠道的消化和吸收功能，而出现脐周不定时、反复发作的腹痛、食欲减退和腹胀，常可排出蛔虫或呕吐出蛔虫。重度感染可导致营养不良、发育障碍、智能障碍及贫血。儿童多有烦躁不安、易怒、失眠、磨牙、皮肤瘙痒，甚至爱挖鼻孔、咬衣角及嗜食泥土、茶叶、火炭等表现，有的患儿面部出现淡色白斑，巩膜出现蓝色斑点，下唇可出现颗粒样大小白点。

虫体有时可扭结成团，堵塞肠腔引起肠梗阻。成虫有钻孔及乱窜的习性，当虫体受激惹时，可钻入与肠腔相通的生理孔道，引起移位性损害，以钻入胆道引起胆道蛔虫症最常见。尚可钻入阑尾、咽管、气管，甚至引起窒息。蛔虫幼虫和成虫对人体均有致病作用，主要表现为机械性损伤、变态反应及肠功能障碍等。

1. 幼虫期致病

在人体内，自二期幼虫侵入肠壁开始，到经肝、肺移行，发育至最后在小肠内寄生等，均可引起组织损伤。在肝、肺，幼虫周围可有嗜酸性粒细胞和中性粒细胞浸润，进而转变为由组织细胞、上皮样细胞与多核巨细胞形成的肉芽肿。其中以肺部病变更为明显，重度感染时，可有肺出血、肺水肿、支气管扩张及黏液分泌增加等表现。患者可出现发热、咳嗽、哮喘、血痰及血中嗜酸性粒细胞比例增高等临床征象。部分患者肺部 X 线检查可见浸润性病变，病灶常有游走现象，并多在 1～2 周内可自行消散。这种单纯的肺部炎性细胞浸润及血中嗜酸性粒细胞增多的表现，即称肺蛔虫症，亦称 Loeffler 综合征。当重度感染时，幼虫也可侵入甲状腺、脾、脑、肾等器官，引起异位损害。若通过胎盘，也可到胎儿体内寄生。

2. 成虫期致病

蛔虫对人体的致病作用主要由成虫引起，可有以下几种表现。

（1）掠夺营养与影响吸收

由于蛔虫以人体肠腔内半消化物为食，以及代谢产物毒性刺激的原因，不但掠夺营养、损伤肠黏膜，造成食物的消化和吸收障碍，而且影响机体对蛋白质、脂肪、碳水化合物，以及维生素 A、维生素 B_2 和维生素 C 的吸收，导致营养不良。患者常有食欲不振、恶心、呕吐，以及间歇性脐周疼痛等表现。重度感染的儿童，甚至可引起发育障碍。

（2）引起变态反应

蛔虫病患者也可出现荨麻疹、皮肤瘙痒、血管神经性水肿，以及结膜炎等症状。这可能是由于蛔虫变应原被人体吸收后，引起 IgE 介导的变态反应所致。

（3）常见的并发症

蛔虫有钻孔习性，当寄生环境发生改变，如人体发热、胃肠病变、食入过多辛辣食物，以及不适当的驱虫治疗时，常可刺激虫体活动力增强，容易钻入开口于肠壁上的各种管道。如胆道、胰管、阑尾等，可分别引起胆道蛔虫症、蛔虫性胰腺炎、阑尾炎或蛔虫性肉芽肿等。胆道蛔虫症是临床较为常见的并发症，虫体侵入部位多在胆总管，主要症状是突发性右上腹绞痛，并向右肩、背部及下腹部放射。疼痛呈间歇性加剧，伴有恶心、呕吐等。如诊治不及时，由于虫体带入胆管的细菌造成严重感染，导致化脓性胆管炎、胆囊炎，甚至发生胆管坏死、穿孔等。

肠梗阻也是常见的并发症之一，梗阻原因是大量成虫纽结成团，堵塞肠管，寄生部位肠段发生蠕动障碍所致，阻塞部位多发生在回肠。临床表现为脐周或右下腹突发间歇性疼痛，并有呕吐、腹胀等，在患者腹部可触及条索状移动团块。个别患者甚至出现蛔虫性肠穿孔，引起局限性或弥漫性腹膜炎。

三、诊断与鉴别诊断

1. 实验室检查

1）粪便、虫卵检查：生理盐水直接涂片法即可满足诊断要求。由于蛔虫产卵量大，采用直接涂片法，查一张涂片的检出率为 80% 左右，查 3 张涂片可达 95%。对直接涂片阴性者，也可采用沉淀集卵法或饱和盐水浮聚法，检出效果更好。

2）免疫学诊断：应用酶联免疫吸附试验，可检测血中蛔虫抗体。

2. 诊断

1）自患者粪便中检查出虫卵，即可确诊。

2）痰中查蛔蚴疑为肺蛔虫症或蛔虫幼虫引起的过敏性肺炎者，可检查痰中蛔蚴确诊。

3）驱虫治疗性诊断对粪便中查不到虫卵，而临床表现疑似蛔虫病者，可用驱虫治疗性诊断，根据患者排出虫体的形态进行鉴别。

四、治疗

常用的驱虫药物有阿苯达唑、甲苯达唑、左旋咪唑和枸橼酸哌嗪等，驱虫效果都较好，并且副作用少。对有并发症的患者，应及时送医院诊治。驱虫宜在感染高峰后的秋、冬季节进行，而且最好每隔3~4个月驱虫1次，以防再次感染。

1）阿苯达唑：400 mg顿服，成人与儿童剂量相同。虫卵阴转率为75.4%~100%，必要时可加大剂量或增加服药次数以提高疗效。副作用为少数患者有头晕、恶心、呕吐、腹痛、腹胀、吐蛔现象。

2）噻嘧啶：成人剂量500 mg，儿童可按5~10 mg/kg计算，晚间顿服。虫卵阴转率为80%~95%，适用于钩虫混合感染。副作用有轻微头晕、恶心、呕吐、腹痛、腹泻、皮疹、ALT升高。

3）甲苯达唑：成人与儿童剂量相同，100 mg，每日2次，3天为一个疗程，虫卵阴转率为83.7%~90.7%。疗效与剂量有关，200 mg，每日2次，3天为一个疗程，疗效为91.8%~100%。副作用有头晕、腹痛和腹胀等，程度与剂量大小有关。3天疗程引起蛔虫骚动、游走致吐虫现象持续较长，不易为患者接受。多与噻嘧啶或左旋咪唑合用减轻反应提高疗效。

五、预防

对蛔虫病的防治，应采取综合性措施，包括查治患者和带虫者、处理粪便、管好水源和预防感染几个方面。

加强宣传教育，普及卫生知识，注意饮食卫生和个人卫生，做到饭前、便后洗手，不生食未洗净的蔬菜及瓜果，不饮生水，防止食入蛔虫卵，减少感染机会。

使用无害化人粪做肥料，防止粪便污染环境是切断蛔虫传播途径的重要措施。在使用水粪做肥料的地区，可采用五格三池贮粪法，使粪便中虫卵大部分沉降在池底。由于粪水中游离氨的作用和厌氧发酵，虫卵可被杀灭，同时也会增加肥效。利用沼气池发酵，既可解决农户照明、煮饭的问题；又有利于粪便无害化处理。可半年左右

清除1次粪渣。此时，绝大部分虫卵已失去感染能力。在用粪做肥料的地区，可采用泥封堆肥法，3天后，粪堆内温度可上升至52 ℃或更高，可以杀死蛔虫卵。

对患者和带虫者进行驱虫治疗，是控制传染源的重要措施。驱虫治疗既可降低感染率，减少传染源，又可改善儿童的健康状况。驱虫时间宜在感染高峰之后的秋、冬季节，学龄儿童可采用集体服药法。由于存在再感染的可能，所以，最好每隔3~4个月驱虫1次。

第四节　蛲虫病

蛲虫病（enterobiasis）是相当常见的肠道寄生虫感染，是由蛲虫成虫寄生在人体回盲部，引起的肠道寄生虫病。蠕形住肠线虫（enterobius vermicularis Linnaeus，1758）简称蛲虫（pinworm），俗称线头虫，是一种小型肠道线虫，人是蛲虫唯一的正常宿主。

一、病因

（一）病原学

1. 形态

1）成虫：蛲虫又称为线虫，长度只有约1 cm，呈白色，状似短线。雌虫和雄虫在形态上差别较大，雌虫大小为（8~13）mm×（0.3~0.5）mm，透明状；雄虫大小为（2~5）mm×（0.1~0.2）mm。从感染到排卵约需1个月。

2）虫卵：无色透明，大小（50~60）μm×（20~30）μm，为一椭圆形的不等面三角体，卵壳稍厚，两侧不对称，一侧扁平，一侧隆起。自虫体排出时卵内的幼虫已发育至蝌蚪期，与外界空气接触后，胚在卵内很快发育为卷曲的幼虫。有些蛲虫卵在室内可存活2周，但在发育至感染期1~2天后就逐渐失去感染性。

2. 生活史

成虫寄生在人体的阑尾、盲肠、结肠及回肠下端。以肠内容物、组织或血液为食。雌雄交配后，雄虫多即死亡。妊娠雌虫体内充满虫卵，离开原寄生部位，向肠腔下段移行。在肠内湿度和

低氧压的环境中一般不排卵或极少排卵。一条雌虫子宫内含卵量为 5 000 ~ 17 000 个。但宿主睡眠时雌虫移行至肛门外，在肛周皮肤的湿润区，受到温度变化及空气的刺激排出带黏性的虫卵或者雌虫在此处被压破裂释放出大量虫卵，排卵后雌虫一般都萎缩死亡，但也有的可返回肛门甚至进入阴道膀胱等处。产于肛门周围皮肤上的虫卵，因温度、湿度适宜，氧气充足，卵内幼虫约经 6 小时发育并蜕皮 1 次，成为感染期卵。感染期卵通过污染的手指或食物经口进入人体，在十二指肠内孵出幼虫，幼虫沿小肠下行，途中蜕皮 2 次，至结肠再次蜕皮发育为成虫。自吞入感染期虫卵至虫体发育成熟，约需 1 个月。雌虫的存活期为 2 ~ 4 周。

（二）流行病学

蛲虫分布于世界各地，感染率儿童高于成人，集体生活的儿童高于散居者。常发生于学龄前和学龄儿童，以及感染儿童的母亲。目前国内儿童的感染率一般在 40% 左右。本虫有家族聚集性。患者和带虫者是本病的传染源，感染方式主要是间接感染或经肛门—手—口直接感染。蛲虫虫卵抵抗力较强。在指甲垢内可存活 10 天左右，在湿度高的室内可存活 3 周。患者瘙痒时，手指可能被污染。如患者烹调食物前不洗手，其他吃了受污染食物的人便可能被传染。在幼儿园、托儿所室内的地面、玩具、用品、被褥及床单等处均可查到感染性卵，故易造成蛲虫的传播流行（图31-2）。感染方式如下。

1. 自身感染

雌虫一般在夜间移行至肛门产卵，患儿用手瘙痒时虫卵黏附于手指及甲垢中，极易造成自身反复感染。

2. 接触感染

由于患者手部常被虫卵污染及由此再污染玩具或日常用品，从而易将虫卵传给其他人。虫卵可散落到被褥及席垫等上面或地面的尘土中，使其他人接触虫卵而感染，因此接触传播是本病的主要传播方式。

3. 吸入感染

散布在外界的蛲虫卵可被动飞散到空气中，或附在飞扬的尘土中，随着人的呼吸虫卵进入人体内，使人感染。

4. 逆行感染

蛲虫卵可在肛门孵化，逸出的幼虫可再钻入肛门内，引起自身逆行感染。

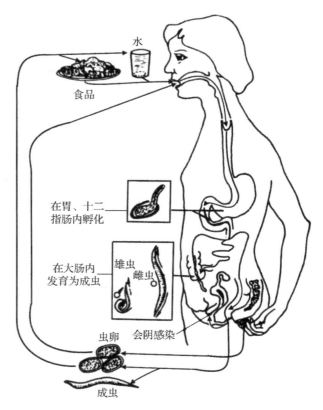

图31-2　蛲虫感染过程

二、症状

常引起肛周瘙痒和刺激，睡眠不佳。有些患者可能不出现任何症状。再感染很常见。如继续接触寄生虫，可能需多次治疗。蛲虫病多见于幼儿，症状较轻，主要是由于雌虫常在夜间由肛门爬出，在肛门或会阴部产卵而引起奇痒。感染蛲虫主要造成肛门口瘙痒，抓破后引起继发性感染，常伴有噩梦、失眠、烦躁不安、食欲不振、夜间磨牙及夜惊等症状。当虫体侵入其他部位，可造成异位损害。如蛲虫性阑尾炎，蛲虫成虫寄生在人体的盲肠、结肠及回肠的下段，有时可达胃、食管等处，因阑尾与盲肠直接相连，蛲虫很容易钻入阑尾引起蛲虫性阑尾炎；蛲虫性泌尿生殖系统和盆腔炎症，女性多见。雌虫经阴道、子宫颈逆行入子宫和输卵管，可引起阴道炎、子宫颈炎、子宫内膜炎和输卵管脓肿，甚至并发输卵管穿孔等。

三、诊断与鉴别诊断

因蛲虫一般不在人体肠道内产卵，所以粪便检查虫卵的阳性率极低，故诊断蛲虫病常采用透明胶纸拭子法或棉签拭子法，于清晨解便前或洗澡前检查肛周。此法操作简便，检出率高。若首次检查阴性，需再连续检查 2~3 天，此外，也可在粪便内或肛门周围检获成虫，根据蛲虫形态特点诊断。

四、治疗

驱除蛲虫可将几种药物合用效果更好，并可减少副作用。甲苯达唑与噻乙吡啶或噻嘧啶与甲苯达唑一次服用，治愈率可达 98% 左右。另外，复方甲苯达唑、阿苯达唑等药也具有用量少、效果好和副作用轻等优点。除药物驱虫外，也可用生理盐水（0.8%）灌肠驱虫，效果也很好。但要注意生理盐水用量，以防发生意外。将蛲虫膏、2% 氧化氨基汞膏或甲紫等药物涂于肛周，有止痒杀虫作用。

1）甲苯达唑：成人与儿童剂量相同。100 mg 顿服（儿童可咀嚼服），阴转率 90% 以上。100 mg，每日 1~2 次，连服 3 天，疗效可达 100%。副作用极轻微，偶有恶心、腹部不适、腹泻、头晕、嗜睡或皮肤瘙痒、吐蛔现象等。

2）阿苯达唑：成人 400 mg 顿服，儿童 100 mg 或 200 mg 顿服，疗效可达 80% 以上。副作用有轻微头痛、头晕、恶心、腹泻等。

3）噻嘧啶：常用量 10 mg（基质）/kg 顿服，疗效为 59%~87%。剂量 12 mg/kg，2 天内 4 次分服，可提高疗效。副作用轻，偶感腹部不适、恶心、头痛等。

五、预防

由于虫卵在体外发育时间短，很容易传播及反复感染，故防治应同时进行，尤以预防最为重要。搞好公共卫生、家庭卫生及个人卫生，防止相互感染。提倡小儿穿封裆裤睡觉，饭前、便后洗手，纠正吮手指的习惯，常剪指甲，勤洗会阴

部，在治疗的同时，应每天将内裤进行煮沸消毒以灭虫卵，外衣、被褥应勤洗勤晒，或用 0.05% 的碘液处理玩具，1 小时后虫卵可被全部杀死。使人们了解蛲虫的传染方式，以尽量减少感染机会。治疗患者和带虫者，控制传染源。

第五节　鞭虫病

鞭虫病（trichuriasis）是由毛首鞭形线虫 [（trichuris trichiura linnaeus，1971 简称鞭虫（whipworm）] 的成虫寄生在人体盲肠所引起。当鞭虫的数量多、宿主感染严重时（有多达 6 900 条者）也可见于阑尾、结肠、直肠，甚至回肠下段。

一、病因

（一）病原学

1. 形态

1）成虫：鞭虫虫体分前后两部分。前部细长，约占 3/5，后部较粗，约占 2/5，全虫外形似鞭状。前端有口。消化系统包括口腔、咽管、肠和肛门。口腔极小，无唇瓣，具一长 7~10 μm 前端呈尖刀状的口矛，虫体活动时可从口腔伸出。咽管细长，占据虫体的整个细长部分，管外有杆状体包绕。杆状体由一单行排列的杆细胞组成。杆细胞具有分泌功能，能分泌经咽管到体外消化宿主组织的酶，所以杆状体本身就是一组咽管腺。肠管和生殖器官（单管型）位于虫体后较粗部，肛门位于虫体后端。雄虫长 30~45 mm，尾端向腹面呈环状卷曲。生殖器官包括睾丸、输精管和射精管。射精管与直肠共同开口于泄殖腔。交合刺虫卵呈纺锤形，大小（50~54）μm×（22~23）μm，棕黄色。

2）虫卵：卵壳较厚，由外往里分别是蛋白质膜（被胆质染成棕黄色）、壳质层（由壳质和蛋白质的复合物组成）和脂层。卵壳两端各具一个透明塞状突起，称为盖塞。盖塞也具有上述三层。但由于壳质层所含蛋白质成分较卵壳少，故呈透明状。虫卵随宿主粪便排出体外时，内仅含一长圆形卵细胞，尚未分裂。成虫多寄生于人体盲肠中。雌虫每日产卵数 1 000~10 000 个。

2. 生活史

虫卵随宿主粪便排出体外，在适宜的温湿条件下（氧充足，适宜温度近30 ℃、适宜相对湿度近100%），经3~5周发育为感染期卵（即内含成熟幼虫的卵）。虫卵抵抗力强，在温暖（22~23 ℃）、潮湿、荫蔽、氧充足的环境中，可保持活力达数年之久（但在阳光直射或低温干燥的环境中，不能长久生存，这也是在北方感染率低于南方的主要原因之一）。虫卵随食物或饮水进入人体。苍蝇和蟑螂也可携带虫卵，在鞭虫病的传播方面起着一定作用。在小肠中，卵内幼虫受到宿主肠道的特殊刺激会分泌壳质酶，使盖塞降解和破裂。其口矛穿破脂层，虫体经盖塞逸出，侵入宿主肠黏膜，摄取营养并发育，10天左右回到肠腔，然后移行至盲肠发育为成虫。自宿主吞入感染期卵到发育为成虫产卵需1~3个月。成虫自然寿命为3~5年。

（二）流行病学

该虫呈世界性分布，尤其在温暖潮湿地区，人群感染率可达60%~90%，仅次于蛔虫和钩虫，是世界上排列第三位的肠道寄生蠕虫。国内各地感染较普遍，鞭虫流行广泛与虫卵抵抗力强有关。虫卵对干燥、低温的抵抗力较蛔虫卵弱，因此，在我国南方地区感染率明显高于北方地区。人对鞭虫感染无抵抗力，甚至婴儿或6个月的儿童都可被感染，其中5~15岁的人群感染率最高，少年期即开始下降。儿童的感染率较成人高，这与儿童卫生习惯较差、接触感染期虫卵机会多有关。人为唯一的传染源及宿主，感染方式为粪－口感染。一般感染度较轻，个别严重感染者虫负荷数可达4 000条以上。鞭虫感染来源主要为虫卵污染的土壤和地面，用人粪施肥或有虫卵污染的生活用水灌溉的蔬菜是主要的传染源。家蝇体表可查见鞭虫卵，可作为传播媒介。

二、症状

鞭虫感染本身可无特征性临床表现，但感染严重者可能继发贫血，更重要的是，这些"无症状带虫者"长期未被治疗，是人群中重要的传染源。宿主轻度感染时，一般无明显症状，只是在进行常规粪检时，才发现有鞭虫寄生。感染较重时（每克粪便中虫卵数在5 000个以上），特别是营养不良的患者，可出现头晕、恶心、呕吐、食欲减退、乏力、消瘦、腹痛、慢性腹泻、便血、贫血和直肠脱垂（在脱出的直肠上可见许多虫体附着）等症状。此外，鞭虫感染还可诱发或加重其他疾病如荨麻疹、阿米巴痢疾、阑尾炎和其他肠道细菌感染。

三、诊断与鉴别诊断

1）可采用生理盐水涂片法、离心沉淀或水洗自然沉淀法、饱和盐水浮聚法检查粪便内的鞭虫卵。为确定感染度，可采用定量板—甘油玻璃纸透明计数法（加藤改良法）。

2）鞭虫病主要靠粪便直接涂片法或饱和盐水浮聚法查找虫卵。目前，肠镜检查中发现成虫有确诊价值，且肠镜下能清晰地看到成活的鞭虫，其具有直观、准确、快捷、无创等优点，不失为鞭虫病诊断的有效方法之一，但结肠镜下看不到可能存在的虫卵，且结肠镜观察范围未能覆盖全消化道，某些结肠区域解剖结构特殊或被粪便覆盖未能看清，结肠镜检的阴性结果不能排除鞭虫感染。粪检与结肠镜检应互补。研究提示，因下消化道症状而行常规结肠镜检查者，操作者应注意发现鞭虫病，使患者得到及时治疗，有效减少人群中的传染源。同时，对慢性右下腹痛的患者，除排外肿瘤、克罗恩病、肠结核、慢性阑尾炎等疾病外，应注意鞭虫感染的可能，结肠镜对于诊断和鉴别均有重要意义。由于肠鞭虫感染的临床表现缺乏特异性，临床上容易误诊，故临床医师对不明原因的腹痛、腹泻、便秘、黑便、腹胀及不明原因的贫血，甚至下消化道出血的患者应考虑到本病的可能性，并做进一步的检查，而结肠镜可在直视下观察虫体形态、数量，黏膜损害的程度，具有确切的诊断价值。故可作为确诊肠鞭虫感染的检查方法之一。

四、治疗

鞭虫病不易根治，但用药后可使虫数减少。过去治疗常用药物如四氯乙烯、槟榔煎剂、驱虫净等有一定疗效，但效果均不理想。现用甲苯达唑驱虫（100 mg/次，每日 2 次，连服 2 天），3 ~ 5 日为一疗程，转阴率可达 73.7 ~ 96.4%。另外，阿苯达唑（400 mg/d，连服 3 天）对鞭虫病也有较好的驱虫效果。

五、预防

鞭虫病的预防应从加强粪便管理、环境卫生、消灭苍蝇和蟑螂、保护水源、个人卫生和饮食卫生等方面着手。要养成良好的卫生习惯，不吃生的瓜果蔬菜或洗净开水烫过后食用。田间劳动要尽可能穿着胶鞋或鞋套，戴涂塑手套或厚布手套。托儿所和幼儿园应加强卫生教育，玩具等要定期消毒处理。常洗晒被子，勤剪指甲，不要随地大小便，以免虫卵污染土壤。

第六节　猪带绦虫病

猪带绦虫病（taeniasis suis）是由猪带绦虫（taenia solium，linnaeus，1758）成虫寄生在人体小肠所引起的一种人畜共患的肠绦虫病。猪带绦虫也称为猪肉绦虫、链状带绦虫或有钩绦虫，是我国主要的人体寄生绦虫。临床上无特异的症状。

一、病因

（一）病原学

1. 形态

1）成虫：虫体为乳白色，扁长如带，薄而透明，前端较细，向后逐渐变宽，体长 2 ~ 4 m。虫体分为头节、颈节和体节三部分，由 700 ~ 1 000 个较薄的节片组成。头节有 4 个杯状吸盘和 25 ~ 50 个小钩。颈节是虫体最细的部分。体节分为未成熟节片、成熟节片和孕节。每一孕节内含有 3 万 ~ 5 万个虫卵。孕节中充满虫卵的子宫向两侧分支，每侧 7 ~ 13 支，每一支又继续分支，呈现不规则的树枝状。

2）虫卵：呈圆球形或近似圆球形，直径 31 ~ 43 μm，卵壳很薄，内为胚膜。虫卵自孕节散出后，卵壳多已脱落，成为不完整虫卵。胚膜较厚，呈棕黄色，由许多棱柱体组成，在光镜下呈放射状的条纹。胚膜内球形的六钩蚴（onchosphere），

直径 14 ~ 20 μm，有 3 对小钩。

2. 生活史

猪带绦虫成虫寄生在人体的小肠内，人是其唯一的终宿主，但也可成为中间宿主。成虫寄生于人的小肠上段，虫体借头节上的吸盘和小钩附着在肠黏膜上，虫体后端的孕节脱落到肠腔。孕节常单独或 5 ~ 6 节相连地从链体脱落，随粪便排出，脱离虫体的孕节，仍具有一定的活动力。孕节中的虫卵可因受挤压节片破裂或排便而散出。当虫卵或节片被猪等中间宿主吞食，虫卵在小肠内经消化液作用，胚膜破裂，六钩蚴逸出，然后借其小钩和分泌物的作用，钻入小肠壁，经循环或淋巴系统而到达中间宿主身体各处。在寄生部位，虫体逐渐长大，中间细胞溶解形成空腔，充满液体，约经 10 周后，囊尾蚴发育成熟。囊尾蚴在猪体内寄生的部位为运动较多的肌肉，以股内侧肌最多，再依次为深腰肌、肩胛肌、咬肌、腹内斜肌、膈肌、心肌、舌肌等，还可以寄生于脑、眼等处。囊尾蚴在猪体内可存活数年，被囊尾蚴寄生的猪肉俗称为"米猪肉"或"豆猪肉"。如宿主未被屠宰则久后囊尾蚴死亡并钙化。当人误食生的或未煮熟的含囊尾蚴的猪肉后，囊尾蚴在小肠受胆汁刺激而翻出头节，附着于肠壁，经 2 ~ 3 个月发育为成虫并排出孕节和虫卵。成虫在人体内寿命可达 25 年以上。

（二）流行病学

猪带绦虫病广泛分布于世界各地，而以发展中国家较多，尤其是中非和南非、拉丁美洲和南亚。在我国以东北三省、内蒙古、河南、山东、河北及西南部为高发区。一般以青壮年为主。男性感染率高于女性，农民明显高于其他职业者，有明显的家庭聚集性。该病流行主要由于猪饲养不善，猪感染囊尾蚴和人食肉的习惯或方法不当，如使用同一个刀或砧板切生、熟肉，均易造成交叉污染。虫卵在外界存活时间较长，4 ℃左右能存活 1 年，−30 ℃ 也能活 3 ~ 4 个月，37 ℃ 时只能活 7 天左右。虫卵的抵抗力也较强，70% 酒精、3% 来苏水、酱油和食醋对其无作用，只有 2% 的碘酒和 100 ℃ 的高温可以杀死它。

二、症状

患者一般无显著症状，粪便中发现节片是多数患者的主诉和求医原因。也可有腹部不适、腹痛、食欲亢进、饥饿、消化不良、腹泻、乏力、头痛、头晕、消瘦等症状。偶有因绦虫头节固着肠壁而导致局部损伤，或穿破肠壁，或引起肠梗阻。个别严重的病例可以引起巨细胞性贫血。除消化道症状外，可出现面色苍白、轻度水肿、四肢远端麻木、双下肢僵硬及步态不稳等。值得注意的是，如果人患有绦虫病后误食了自己排出的虫卵（有的因为患病时胃内容物反流、呕吐而使虫卵从肠道进入胃中，有的是因为便后没有洗手就吃东西，手沾染了排出的虫卵而导致误食），或者误食其他人排出的虫卵，就会引起更为严重的囊虫病。

三、诊断与鉴别诊断

1）粪便检查虽可查到虫卵，但检出率不高。有人用抗猪带绦虫成虫抗原抗体和超免疫兔血清进行 ELISA 检测宿主粪便中的特异性抗原，敏感性达 100%。亦有人提出用 DNA 斑点印迹法检测虫卵，利用 PCR 技术为猪带绦虫的诊断增加了灵敏性。

2）应询问有无"豆猪肉"史及粪便中是否曾发现节片。由于该虫节片蠕动能力较弱，检获孕节和虫卵的机会较少，对可疑的患者应连续数天进行粪便检查，必要时还可用槟榔和南瓜子试验性驱虫。收集患者的全部粪便，用水淘洗检查头节和孕节可以确定虫种，明确疗效。将检获的头节或孕节夹在两张载玻片之间轻压后，观察头节上的吸盘和顶突小钩或孕节的子宫分支情况及数目即可确诊。加用肛门拭子法可提高虫卵检出率。

四、治疗

1. 药物治疗

驱治绦虫的药物均系在小肠中与虫体接触，然后麻痹或破坏虫体，故服药前晚建议禁食或稍进流食，早晨空腹服药，以使药物与虫体能更好地接触。服药后加服泻药并多喝水，可使麻痹或破坏的虫体迅速从体内排出。首选药物是吡喹酮，

5～10 mg/kg 单剂空腹服用，或氯硝柳胺 3.0 g，空腹分 2 次，间隔 1 小时服用，片剂需嚼碎后吞服，2 小时后服用硫酸镁等泻剂。服硫酸镁溶液半小时后，尽量多饮凉开水，以利导泻。中药有南瓜子和槟榔合剂，清晨空腹服用南瓜子仁粉 60～80 g，2 小时后服用槟榔煎剂，槟榔片 60～80 g 置于非金属容器内加水 500 mL 煎制，将水煎至 100～200 mL 时止。所用容器不宜用金属制品，因槟榔所含有效成分槟榔碱与金属离子结合后能降低药效。0.5 小时后服用 50% 硫酸镁 60 mL。槟榔碱具有降低血压、心动过缓、恶心、呕吐、虚弱和晕厥等副作用，南瓜子无副作用。也可给予甲苯达唑，300 mg，每日 2 次，连服 3 天，疗效好，副作用少。服驱绦药物时，应尽量防止呕吐反应，以免虫卵反流入胃内而导致囊虫病，故服药前以空腹为宜，必要时服止吐剂。另外亦可服用巴龙霉素。

2. 疗效考核

驱虫后应留取 24 小时全部粪便，观察排虫情况，以寻找头节，如未获取头节，也并不一定表示治疗失败，因绦虫头节不一定在治疗的当日排出，或驱绦药在肠腔内使头节变形或头节在肠内腐败而难以辨认，检查头节以确定疗效。若未获得头节应继续随访，3～4 个月后复查，复查粪便中是否带绦虫虫卵并观察粪便中是否还排绦虫节片，若粪检无孕节和虫卵发现可视为治愈，若见带绦虫虫卵或发现绦虫节片，应及时复治。

五、预防

1）治疗患者，人是唯一传染源。及早驱虫不仅可减少传染源，而且可预防自身感染囊尾蚴。孕妇或晕车、船者常会因呕吐造成自身感染，更应及早驱虫。

2）加强粪便管理，改进养猪方法，严格肉类检查。

3）加强卫生宣传，掌握烹调的温度和时间，不用切过生肉的刀或菜板再切熟食。

第七节　牛带绦虫病

牛带绦虫病（taeniasis bovis）是由牛带绦虫

（taenia saginata goeze，1782）成虫寄生人体小肠引起的一种肠绦虫病。牛带绦虫又称为牛肉绦虫、无钩绦虫或肥胖带绦虫。人是牛带绦虫的唯一终宿主。

一、病因

（一）病原学

1. 形态

1）成虫：乳白色长带状，虫体长 4～8 m 或更长，含有头节、成熟节片和妊娠节片，头节无小钩，含有吸盘。孕节是链体上最大的节片，每一孕节约含虫卵 12 万个。

2）虫卵：卵壳甚薄，在排出时卵壳多已脱落。虫卵多为具有胚膜的六钩蚴，直径为 30～40 μm。不完整的虫卵与猪带绦虫的虫卵不易区别，所以不能单以虫卵定种。

3）囊尾蚴：大小如黄豆，白色半透明，囊壁内侧有一个米粒大小的头节，但无顶突和小钩。

2. 生活史

人是牛带绦虫唯一的终宿主。牛是牛带绦虫最主要的中间宿主。成虫寄生在人的小肠上段，头节常固着在十二指肠空肠曲下 40～50 cm 处，孕节多逐节或相连数节脱离链体，随宿主粪便排出。通常每天排出 6～12 节，最多 40 节。每一孕节含虫卵 8 万～10 万个，但其中 40% 的虫卵需到外界发育 2 周才成熟，具有感染性，另有 10% 为未受精卵。从链体脱下的孕节仍具有显著的活动力，有的可自动地从肛门逸出。当孕节沿地面蠕动时可将虫卵从子宫前端排出，或由于孕节的破裂，虫卵得以散播污染环境。牛吞食孕节或虫卵后，虫卵内六钩蚴在小肠内孵出，钻入肠壁，并随血循环散布周身各处，以肌肉为多，经 60～70 天，在牛小肠内发育为牛囊尾蚴，一般认为牛囊尾蚴在牛体可生存 7～9 个月，或可达 3 年，感染囊尾蚴的牛可产生免疫力。牛囊尾蚴一般不寄生在人体。当人食入生的或未煮熟的感染牛囊尾蚴的牛肉后，经胆汁的作用，囊尾蚴的头节在小肠上段自囊中翻出，固着于肠壁，并以皮层上的微绒毛直接从人体肠壁吸取营养，经 8～10 周牛囊尾蚴可发育成为成虫。牛囊尾蚴寿命可达 3 年。除牛科动物黄牛、水牛、犊牛、印度牛等外，羊、长颈鹿、羚羊、野猪等也可被牛囊尾蚴寄生。成虫寿命为 20～30 年，甚至可达 60 年以上。

（二）流行病学

呈世界性分布，在喜食牛肉，尤其是有吃生的或不熟牛肉习惯的地区和民族中形成流行，一般地区仅有散在的感染。我国 20 个省区仅见散在感染，但在少数民族地区可呈地方性流行，男性多于女性，年龄最大 86 岁，最小 10 个月，以青壮年居多。造成牛带绦虫病地方性流行的主要因素是患者和带虫者粪便污染牧草和水源以及居民食用牛肉的方法不当。其次，人感染牛带绦虫与牛的囊尾蚴感染程度有密切关系。流行区农牧民患者在野外排便，牛带绦虫虫卵和孕节遂污染牧场地面和水源，加之虫卵在外界可存活 8 周或更长，容易造成牛的感染。这些地方牛的囊尾蚴感染率可高达 40%。而非流行区居民多因生熟菜板、菜刀不分污染了熟食或偶然误食未煮熟的牛肉而感染。当地少数民族又有吃生的或不熟牛肉的习惯。调查中发现牛带绦虫病患者指甲缝中常带有绦虫卵，误食虫卵的机会多。

二、症状

患者的临床表现差异较大。轻度感染者一般无明显症状，重度感染者，可有腹部不适、肌痛、消化不良、腹泻、体重减轻、贫血、嗜酸性粒细胞增高及头痛、头昏、失眠等精神症状。部分患者食欲亢进，也有食欲减退、消化不良、恶心、呕吐和腹痛等表现。腹痛一般为上腹部、脐区或全腹隐痛，偶有绞痛。恶心与腹痛以晨间明显，进食后有所缓解。有时患者可以感到肛门瘙痒和不适或有节片从肛门逸出。儿童患者常导致发育迟缓和贫血。并发症有阑尾炎、胆囊炎或胰腺炎及肠梗阻等。

三、诊断

1）因为虫卵不直接排入肠腔，而当节片通过肛门时，由于节片活动增强而破裂，虫卵散出，因此，粪便中虫卵的检出率较低。而采用肛门拭子法、透明胶纸法的检出率较高。血常规检查：

早期白细胞大都增加，后期减少，部分患者嗜酸性粒细胞中等度增高，也有嗜酸性粒细胞高达20%~30%者。

2）目前国内对带绦虫病的诊断主要依靠病原学检查。询问病史是诊断牛带绦虫最简单、最可靠的方法。因为牛带绦虫孕节活动力强，常自动逸出肛门，更易引起患者的重视。常有患者自带着排出的孕节前来求诊。在粪便中查到虫卵或节片是确诊的依据。由于牛带绦虫虫卵与猪带绦虫虫卵形态相似，所以需要根据孕节中子宫的分支数来确定虫种。若节片已干硬，可用生理盐水浸软，或以乳酸酚浸泡透明后再观察。采用肛门拭子法查到虫卵的机会更多。

四、治疗

1. 治疗方法

以驱虫治疗为主，症状严重者辅以对症治疗。采用南瓜子和槟榔驱牛带绦虫早有报道。用法：同治疗猪带绦虫。近年来有应用甘露醇导泻驱牛带绦虫的报道。20% 甘露醇为过饱和溶液，口服后不被肠道吸收，由于服用甘露醇后又加 1 000 mL 葡萄糖生理盐水，使肠腔内保持大量溶液，刺激肠蠕动加快，从而使瘫痪麻痹后的绦虫随大量肠液一同排出，缩短了排虫时间。25% 硫酸镁同样为过饱和溶液，但渗透压较 20% 甘露醇低，并且服硫酸镁后不加服葡萄糖生理盐水，使肠腔内液体量相对不足，刺激肠蠕动不强烈，从而使排虫时间延长，影响了驱虫效果。驱虫常用槟榔、南瓜子合剂疗法。该法疗效高，副反应小。用南瓜子、槟榔各 60~80 g，清晨空腹时先服南瓜子，1 小时后服槟榔煎剂，半小时后再服 20~30 g 硫酸镁导泻。多数患者在 5~6 小时内即排出完整的虫体，若只有部分虫体排出时，可用温水坐浴，让虫体慢慢排出，切勿用力拉扯，以免虫体前段和头节断留在消化道内。用过的水应进行适当的处理以免虫卵扩散。服药后应留取 24 小时粪便，仔细淘洗检查有无头节。如未得头节，应加强随访，若 3~4 个月内未发现节片和虫卵则可视为治愈。其他的驱虫药物如吡喹酮、阿苯达唑、甲苯达唑都有很好疗效。但服用后虫体崩解，无法从粪便中淘选出节片。

2. 疗效考核

无论服用何药驱虫，虫体排出时都应检查有无头节，排出头节者视为驱虫成功。若未检查到头节应再连续观察 2 个月，检查患者粪便内是否还有节片排出，无节片排出者视为治愈，仍有节片排出者，可再驱虫。

五、预防

1）治疗患者和带虫者。在流行区应进行普查普治，以消灭传染源。

2）注意牧场清洁，管理好人的粪便，勿使其污染牧场水源，避免牛受感染。

3）加强卫生宣教，注意饮食卫生，改变不卫生的饮食习惯，不吃生肉和不熟的肉。

4）加强肉类检查，禁止出售含囊尾蚴的牛肉。

第八节　姜片虫病

姜片虫病（fasciolopsiasis）是由布氏姜片吸虫（fasciolopsis buski，简称姜片虫）寄生于人、猪肠内引起的一种人畜共患寄生虫病，临床以腹痛、腹泻等胃肠道症状为主。

一、病因

（一）病原学

1. 形态

成虫扁平肥大，生活时呈肉红色，形似鲜姜之切片故得名。虫体长 20~75 mm，宽 8~20 mm，厚 2~3 mm，为寄生于人体的最大吸虫。成虫有口、腹吸盘各一个。成虫雌雄同体，子宫中充满大量虫卵。虫卵呈椭圆形，淡黄色，大小为（130~140）μm ×（80~85）μm，是人体中最大的蠕虫卵，卵壳薄而均匀，一端具有不十分明显的卵盖，近卵盖端有一尚未分裂的卵细胞，周围有 20~40 个卵黄细胞。

2. 生活史

成虫吸附在终宿主人或猪十二指肠和空肠黏膜上，同体受精或异体受精后，受精卵随粪便排出体外，每一条虫每天可产卵 15 000~20 000 个。

虫卵随粪便入水,当温度适宜时,卵内细胞分裂发育为成熟毛蚴。受光线照射毛蚴从虫卵孵出,进入中间宿主扁卷螺后,经发育为胞蚴→母雷蚴→子雷蚴→尾蚴。尾蚴从螺体不断逸出,吸附在周围水生植物表面,形成囊蚴。囊蚴在潮湿情况下生存能力较强,但对干燥及高湿抵抗力较弱,当中宿主吞食囊蚴后,在小肠经肠液作用囊壁破裂,尾蚴逸出,吸附在小肠黏膜上吸取肠腔内营养物质,经 $1 \sim 3$ 个月即可发育成成虫。成虫在人体内寿命为 $4 \sim 4.5$ 年,在猪体内约为 1 年。

(二)流行病学

1. 分布

主要分布在亚洲的温带与亚热带地区的一些国家,如中国、泰国、老挝、越南、柬埔寨、朝鲜、日本、马来西亚、菲律宾、孟加拉等。我国主要分布在长江流域及以南和台湾、河南、河北、甘肃、陕西等省区。流行区多为点状小面积分布,主要取决于居民是否有食水生植物的习惯。

2. 流行环节

1)传染源:除患姜片虫患者外,猪亦是重要的传染源。

2)传染途径:人、畜均通过吃带有囊蚴的生的或半生的水生植物感染,也可能因饮用带有囊蚴的生水而感染。常见的水生植物有大红菱、大菱、四角菱,其次为荸荠和菱白。国外报道莲藕也是重要媒介植物。流行区多以水浮莲、蕹菜等喂猪,故猪感染率很高。

3)人群易感性:普遍易感,感染后的人对再感染亦无明显的保护性免疫。国内调查姜片虫感染者以 15 岁以下的青少年多见,$6 \sim 10$ 岁为高峰期,随年龄增长逐渐下降,50 岁以下感染率降低一半左右。但在重流行区,60 岁以上年龄组感染率也较高。

二、症状

潜伏期 $1 \sim 3$ 个月。轻度感染者症状轻微或无症状,中、重度感染者可出现食欲不振、腹痛、间歇性腹泻(多为消化不良粪便)、恶心、呕吐等胃肠道症状。腹痛常位于上腹部与右季肋下部,少数在脐周,发生于早晨空腹或饭后,以腹痛为主,偶有剧痛与绞痛。患者常有肠鸣音亢进、肠蠕动增强、肠胀气。不少患者有自动排虫或吐虫史。儿童常有神经症状如夜间睡眠不好、磨牙、抽搐等。少数患者因长期腹泻、严重营养不良可产生水肿和腹水。重者晚期患者可发生衰竭、虚脱或继发肺部、肠道细菌感染,造成死亡。偶有虫体集结成团导致肠梗阻者。

三、诊断与鉴别诊断

凡在姜片虫病流行区,有生食水生植物史,伴有不同程度的胃肠道症状者,均应考虑本病。确诊有赖于粪便中检出姜片虫卵,一次粪便 3 张涂片多可获阳性结果,虫卵少者可用甲醛 - 乙醚法浓缩集卵,以提高检出率。姜片虫卵应与肝片吸虫卵、棘隙吸虫卵鉴别。

四、治疗

首选驱虫药物为吡喹酮,常用剂量为 10 mg/kg,分早、中、晚 3 次服用,1 天内服完。治疗 1 个月,虫卵阴转率可达 97.5% ~ 100%。国外有人用 15 ~ 25 mg/kg,分 3 次口服,1 天疗法,虫卵阴转率为 100%。不良反应有头昏、头痛、乏力、腹痛、肠鸣等。一般症状较轻且能自行消退,无须特殊处理。此外,硫氯酚、槟榔煎剂、硝酸硫胺也有一定疗效。

五、预防

在流行区广泛开展卫生宣传教育,不生食水生植物、不喝生水。猪饲料的水生植物必须经过煮熟。加强对传染源的控制,普查、普治患者与积极开展猪姜片虫病防治。加强新鲜猪粪或人粪的管理。消灭中间宿主,开展灭螺。

参考文献

1. 孙自勤,刘晓峰.肠道病学[M].济南:山东科学技术出版社,2005.

2. 胡伯虎.大肠肛门病治疗学[M].北京:科学技术文献出版社,2001.

3. 陈佩惠.人体寄生虫学[M].4 版.北京:人民卫生出版社,1995.

4. 卢思奇.医学寄生虫学[M].北京:北京大学医学出版社,2003.

5. 詹希美 . 人体寄生虫学［M］.北京：人民卫生出版社，2001.

6. 齐小秋 . 肠道寄生虫病防治手册［M］.福建：福建教育出版社，1996.

7. 陈兴保，吴观陵，孙新，等 . 现代寄生虫病学［M］.北京：人民军医出版社，2002.

第三十二章 大肠肛门手术后并发症及其防治

由于肛门直肠位置较深，手术均在较狭窄的盆腔内进行，显露较差，手术操作困难。近年来，虽然各种保护肛门微创手术的广泛开展，肛门直肠手术的并发症时有发生，但若能早期诊断，恰当处理，预后良好。

第一节 肛门直肠周围疼痛

一、病名与源流

肛门直肠痛是以肛门直肠及周围疼痛为主的一种症状。肛门部神经丰富，感觉敏锐，受刺激后易发生疼痛，给患者带来较大痛苦。表现为刺痛、胀痛、灼痛、坠痛等，可发生在便时、便后或其他时间，多种肛门直肠病均可引起。中医多称为"谷道痛""魄门痛"。早在《五十二病方》中已有记载。《太平圣惠方》云："治五痔下血疼痛，里急不可忍。"《兰室秘藏》说："治痔疾若破，谓之痔漏，大便秘涩，必作大痛。"

二、病因

（一）中医病因说

中医多认为，湿热风燥等邪之侵袭、七情郁结、劳倦内伤等，可致肛门局部气血瘀滞、经络阻塞，不通则痛。

（二）西医病因说

认为引起肛门直肠疼痛的原因如下。

1）肛门直肠及其周围炎症：如肛窦炎、肛乳头炎、肛周脓肿、肛瘘、外痔发炎等；细菌性痢疾、阿米巴肠病、溃疡性结肠炎等，当其直肠病变较重时或其炎性渗出物刺激肛门局部即可引起肛门直肠疼痛。

2）肛门直肠损伤刺激：如肛裂、肛周皮肤皲裂、肛门异物损伤；过量食入辣椒、烈酒等辛辣之品后，便中含有刺激成分，也可使肛门疼痛不适。

3）括约肌痉挛：如肛裂、内痔嵌顿等可引起括约肌痉挛，使肛门产生剧烈疼痛。

4）血栓形成：如血栓外痔、内痔血栓形成，均可压迫神经引起疼痛。

5）肛门及周围组织受压迫。

6）如晚期肛管直肠癌、子宫颈癌、前列腺癌等。

7）精神、神经血流因素：如神经官能症、阴部神经综合征、大面积肛门直肠部瘢痕等。

8）肛门直肠手术后：如痔瘘手术后可引起不同程度的疼痛。

三、分类

一般可分为排便时疼痛、持续性疼痛和间断性疼痛3类。也可按疼痛程度分为轻度疼痛、中度疼痛和剧烈疼痛。

四、症状

主要症状是肛门直肠周围疼痛，因致病原因不同，疼痛的表现也不同，肛窦炎、过食辣椒的刺激性疼常伴烧灼感；感染后脓肿形成的痛常伴红、肿、热；炎症性疼痛常伴下坠或里急后重；癌性疼痛常为持续性疼痛。

五、诊断与鉴别诊断

（一）诊断

依据病史、症状、体征，肛门直肠痛的诊断

并不十分困难。须注意以下病症。

1. 阴部神经综合征

阴部神经综合征又称肛提肌痉挛综合征，是由于乙状结肠套叠入直肠（内脱垂）、直肠内气体或粪便积聚、周围血管痉挛等刺激阴部神经而肛提肌紧张痉挛，出现骶尾部胀痛、肛门直肠胀痛不适的综合征。过去常将本症误诊为肛门神经症，其实是阴部神经受压力刺激的一种症候，排便、排气和休息后可以得到缓解。

2. 肛门直肠神经官能症

肛门直肠部无明确的病变，只有患者处于恐惧时而产生的一种官能症，如恐惧自己患了直肠癌，而自觉肛门直肠疼痛、不适、发臭等，例如：有的患者诉说肛门内有一虫咬或虫子行走感，还有的说肛门内刮风样，出现这些离奇症状后肛门周围就痛或不适，患者可伴有神经衰弱、抑郁及胃、肠神经官能症状。

3. 直肠炎症

当患有细菌性痢疾、阿米巴肠病、血吸虫肠病、溃疡性大肠炎、肠结核及严重直肠炎症时，均可有里急后重和腹泻后肛门直肠痛，是由于炎症和分泌物刺激肛周皮肤所致。

4. 括约肌间隙感染

笔者在长期的临床中发现，肛门内外括约肌像棉袄里衬一样形成了两层椭圆状间隙，排便时翻出缩进，断切便条，并有腺体通于内，间隙内有网状弹性纤维，起到拉长、收缩、外翻等作用。由于炎症加之排便压力增大超限时，部分纤维断丝，形成轻微炎症和痉挛下垂状态，引起疼痛。这类患者因还不到化脓阶段，所以指诊通常不能触到，B 超、X 线、CT、磁共振等检测不明显。指诊时仅有一侧或一周微痛，但不明显，肛门口有轻度下翻松弛，平卧休息后可缓解。

（二）鉴别诊断

1. 疼痛部位

肛裂疼痛多在肛管前后位，外痔血栓所致疼痛多在一侧或两侧，阴部神经综合征疼痛在肛门直肠部、前阴和尾部；肛管直肠癌早期多无痛，随着病情发展，体积向周围侵犯，可有肛门直肠、前阴和骶尾部疼痛，甚者放射到腰背部或大腿内

侧；神经官能症疼痛多无定位。总之疼痛部位多与病灶位置及疾病性质相关联。

2. 疼痛时间

肛裂、肛窦炎、肛乳头炎、肛周皮肤损伤等，多在排便时和排便后疼痛。肛周脓肿、内痔嵌顿、血栓外痔、炎性外痔，晚期肛管直肠癌、异物损伤和术后疼痛，呈持续性；肛裂疼痛为间歇性，先轻后重；神经官能症疼痛无定时，前后主诉不一甚至离奇，睡觉后不觉痛；瘢痕多在天气剧变时痛。

六、治疗

（一）治疗原则

总的治疗原则是寻找致痛原因，审因施治。止痛仅能作为对症处理措施。在手术中要特别注意操作，避免术后引起疼痛。

（二）保守治疗

1. 明确解剖关系，尽量减少损伤

肛门直肠的神经分布，齿线以上的为自主神经，是无痛区。齿线以下的解剖学肛管和周围组织（包括内外括约肌、联合纵肌、肛提肌）受体神经（骶2～骶4）支配，是有痛区。在无痛区的肛管部手术，一般不会引起明显疼痛，只有一过性肛门坠胀感。有痛区神经末梢分布致密，内外括约肌平时又处于收缩状态，手术时此部位受到较大损伤或操作不当，就会引起"损伤-疼痛-括约肌痉挛-疼痛"的恶性循环，并引起反射性排尿困难、尿潴留等。肛门疼痛除与神经损伤有直接关系外，还与联合纵肌的损伤有密切关系。由于联合纵肌有 2 种肌纤维构成，同时受内脏神经和体神经支配。所以损伤了联合纵肌，就会产生肛门的特殊疼痛，一种持续性痉挛性疼痛。又由于肛门有痛区和尿道外括约肌群挛缩时，就必然会引起排尿困难。括约肌群的挛缩还会使局部血流和淋巴回流受阻，产生局部水肿和炎症。水肿和炎症刺激又会加重疼痛。所以手术操作中研究减少联合肌纤维的损伤方法，就成了减轻手术后疼痛，防止排尿困难、水肿、炎症的关键之一。为此，要防止粗暴操作，如任意钳夹肛门括约肌

等。外痔剥离、内痔结扎或内痔注射都应在齿线以上。不能过多损伤齿线、肛管，尽量减少对联合纵肌的损伤。

2. 手术中要使括约肌充分松弛

括约肌充分松弛可预防术后的痉挛，是减轻术后疼痛的重要环节。为此，手术中要有良好的麻醉，手术前应常规扩肛，使括约肌充分松弛后再进行手术。注射消痔灵等治疗三期内痔时强调在充分麻醉下进行，就是因为这样做不仅可以使肛门松弛、操作方便，而且可使术后肛门坠胀感消失或减轻。

3. 控制感染

感染可引起炎性疼痛，特别是脓肿形成后可引起剧痛。所以控制感染，早期治疗炎性病灶，对减轻疼痛有重要意义。脓肿一旦形成应及时切开引流，开放肛门部创口。肛管及肛缘切口宜底小口大，使引流通畅。手术前后要合理选用抗生素及熏洗坐浴以控制感染，防止肛缘水肿和炎性反应。对肛门内外括约肌间隙沟感染，网状弹力纤维撕裂的肛门直肠周围疼痛，应用抗生素及止痛剂效果不理想。笔者采用3、9、6三点微切口通风进氧瘢痕修复加直肠上方硬化剂点状注射的方法，只要辨证准确疼痛必解。

4. 合理使用止痛剂

对痔切除或结扎创面，为防止术后疼痛可合理使用长效止痛剂，局部注射。严重括约肌痉挛引起持续剧痛，可行1%~2%利多卡因20 mL骶麻，或用长效止痛剂局麻。大肠肛门术后疼痛，可给予枸橼酸酚酞尼50~100 μg/次，肌内或静脉注射。该药可用于各种原因引起的疼痛、麻醉的辅助给药。盐酸二氢埃托啡、盐酸哌替啶、哌替啶主要用于各种原因引起的剧痛。硫酸吗啡10~20 mg口服，该药主要用于晚期癌症的止痛、术后剧痛。一般疼痛可选用双氯芬酸钠缓释片、双氯芬酸钾片、盐酸曲马朵、布洛芬片、芬必得、对乙酰氨基酚、促氨酚、布桂嗪、索米痛片、元胡片等药物。

5. 心理疏导治疗

对所谓的肛门直肠神经官能症，笔者应用抗抑郁药物加心理辅导也取得了很好的效果。

6. 针灸气功治疗

针灸对痔、瘘、肛裂及直肠术后创伤性疼痛效果良好。常用穴为由束骨、合谷、长强、大肠俞、足三里、三阴交等。也可气功针灸按摩、磁贴或电刺激上述穴位。还可尝试传统功法的治疗（详见本书传统功法章节）。

7. 中药治疗

湿热蕴结，以清热除湿，用止痛如神汤加减。气滞血瘀，以活血理气，用血府逐瘀汤加减。详见大肠癌止痛中药项。

（三）手术治疗

主要适应证为引起剧痛的急性大肠疾病，如肠穿孔、肠梗阻、肠损伤、炎性外痔、血栓外痔、肛门直肠周围脓肿、肛裂等。具体处理方法详见本书相关章节。

第二节　出　血

一、骶前出血

骶前出血是指骶前静脉丛或骶椎椎体静脉大出血，是盆腔内手术的严重并发症，其发生率为2.9%，平均死亡率为1.3%，为肛肠科最严重并发症之一，应引起高度重视。

（一）原因

1. 解剖因素

脊椎静脉系统是一个缺乏静脉瓣、相互沟通的静脉网，伸展至整个椎管内外，引流脊髓、脊髓膜、神经根及椎旁肌肉血液。骶前静脉丛为该系统的尾端部分。根据静脉位置，脊椎静脉系统可分为脊椎内、脊椎外及椎体内3个静脉系统。脊椎静脉是血液的储藏所，是一个大的、具有低压力的"血库"，为上、下腔静脉间的巨大侧支通道。由于该系统具有独特的解剖、生理功能，因此被称为是肺静脉、腔静脉及门静脉系统之外的第4个静脉系统。手术中骶前区处于最低位，一旦静脉损伤，实为整个脊椎静脉系统出血。另外，第1及第2骶椎椎体较其他锥体前部的骨密质厚，骨小梁架构密度也高。粗口径的锥体静脉即经这一宽广的骨松质间隙，并通过从骶骨内及骶骨后、外侧面引出的无数静脉支，与脊椎内静脉系统及后组脊椎外静脉系统广泛交通。这一构造特点即为椎体静脉损伤后，骨孔大量涌血的解剖学基础。一旦发生出血，钳夹、缝扎或电凝止血等通常止血措施均无效。

2. 病变因素

直肠的肿瘤易造成骶前筋膜间炎性反应，形成粘连或瘤体浸润，解剖关系不清，血管脆弱、扩张，管壁及间质呈炎性浸润与水肿，使术中分离困难，强行分离直肠与骶骨间粘连，稍有不慎即可损伤骶前静脉丛而出血不止。

3. 操作失误

由于术区深在、狭窄、直视条件较差，若解剖关系不清，在非直视下强行分离，过多钝性分离或分离直肠后壁过于贴近骶前筋膜，使其间的脂肪和结缔组织完全剥脱，甚至因缝合时缝针不慎刺伤，或血管钳、镊子不慎刺破骶前静脉丛而造成大出血。

（二）治疗

1. 熟悉解剖

熟悉解剖结构是防治骶前出血最基本的措施。直肠会阴曲因个体差异、曲度、宽度、深度多不相同，其间隙主要为脏器占有。血管与脏器之间的间隙很窄，在有病变时，常有变异，故掌握骶前筋膜及骶前静脉丛的正确位置至关重要。骶前筋膜为盆腔筋膜壁层的增厚部分，其上方附于第3、第4骶椎，下方向前附于直肠肛管交界处和直肠筋膜，此筋膜和骶骨之间有3或4条成束状的骶前静脉丛。在骶前筋膜和直肠深筋膜之间有疏松的结缔组织，用钝性分离方法容易分开，在进行钝性或锐性分离时必须始终沿着这一间隙进行操作。要善于利用此间隙的连续性，直肠后间隙乃腹膜后间隙之延续，乙状结肠自腹膜后间隙游离后，自腹主动脉分叉平面沿腹膜后间隙向前、向下方稍分离即进入直肠后间隙。认清上述解剖关系，直视下锐性或钝性分离，逐步分离，逐步深入，既不伸入骶前筋膜下，又要切净直肠周围脂肪组织及淋巴结，直达尾骨尖或肛提肌平面。为了扩大骶前深部视野，在肿瘤可切除病例中，

可提前切断乙状结肠，将远侧肠段向前牵引。深部的分离操作，可在直肠两侧与盆侧壁分离后进行。另外，直肠后壁游离度偏高，未达尾骨平面至会阴部游离时过深或盲目地沿尾骶骨面向上分离，至骶前筋膜从骨面掀起，易造成骶前出血。因此游离直肠后壁必须达尾骨平面，才便于经会阴游离直肠后壁时与盆腔会师。在尾骨平面切断肛尾韧带、肛提肌，在尾骨附着部及该部增厚的骶前筋膜，再经此切口下缘伸入一示指至直肠后间隙，沿直肠深筋膜向前、向上方稍加分离即顺利入盆腔。也可以借腹腔组术者将手伸入直肠后间隙，用一手指向下顶住，会阴组术者在其顶端切断骶前筋膜而达盆腔，从而避免误入骶前筋膜下层，误伤骶前血管。

2. 正确处理

根据骶前静脉丛解剖的特点，一旦出血，采取常规缝扎、钳夹、电凝，甚至结扎双侧内静脉的止血方法常难以奏效，有时反而使出血创口加深、扩大，而且撕断的静脉缩入骨孔壁表现为骨孔涌血，更加重出血和处理难度。

1）压迫止血法：是最常用的方法，一般先采用热盐水纱布加凝血酶或含有止血剂的吸收性明胶海绵压迫止血，对一般性渗血有效，对于大出血可作为临时应急措施。无效时可将 20 cm × 20 cm 干纱布或油纱布块 7 号丝线串联缝一长带，根据残留骶前腔的范围，逐步填充，压迫止血。粗糙的纱布面有促进血液释放血小板、加速凝血的作用，也可用纱布或棉球填塞于乳胶手套内，再将手套填塞于出血部位，使其持续压迫止血。同时应快速输液或输血，静脉注射止血剂如氨基己酸、巴曲酶等，进行血流动力学监测，以防休克，对早期休克患者采用参麦注射液 20 mL 加入 50% 葡萄糖注射液 50 mL 中，静脉注射，隔 30 ~ 60 分钟重复给药 1 次，然后用本品 40 mL 加入 5% ~ 10% 葡萄糖注射液 500 mL 中，静脉滴注维持；或用参附注射液 20 ~ 80 mL 加入 5% ~ 10% 葡萄糖注射液 500 mL 中，静脉滴注，对稳定病情有较好作用。此时应急则治标，视出血情况决定是否继续手术，对出血已有效控制、患者全身情况好者，可争取完成手术。若仍有出血，出现休克，应立即终止手术，以止血、抗休克为主。休克纠

正后，经 24 ~ 48 小时后可再开腹，取出纱布垫，完成直肠癌手术。若仍有出血，对腹会阴式者，其填塞的油纱布尾端自会阴部引出；行姑息切除者自腹膜外耻骨联合后引出。一般术后 5 ~ 7 天，逐日分次取出，约 1 周取尽，残腔经换药后即可闭合。此时仅缝合盆骶部腹膜，会阴部切口皮肤可不予缝合。

2）其他止血措施：尚有涂擦骨蜡封闭骨孔阀、不锈钢图钉止血法、快速医用胶止血法、双侧内动脉结扎止血法等，可根据具体情况选用。

（三）预防

为避免骶前出血，术前应仔细体查，包括全身及癌肿局部情况，做好充分准备，如输血补液、压迫止血用品器械、抢救用药等，有备则无患。术中应由经验丰富医生主刀，操作宜轻巧、仔细、切忌强行分离骶前粘连，对不能分离者，可考虑改变术式，或残留少许癌组织，术后放疗；一旦发生大出血，则应镇静处理，万不可惊慌失措。为防止纱布、图钉等术后可引起的感染或骨髓炎的发生，术后应给予适量的抗生素控制可能发生的感染。

二、结肠出血

常见的有结、直肠息肉行内镜下治疗造成的大出血，结肠癌、结肠憩室、肠造口、炎症性肠病等术后出血。结肠术后大出血常以排出大量鲜血或紫酱色血块而被发现，一旦发生大量便血，首先要估计出血量，给予适量输血或输液补充血容量，纠正休克。同时应用止血剂，促进凝血。随之就是要寻找出血源，明确出血部位，予以局部处理。常用的处理办法有内镜下点凝、局部硬化剂注射，如 5% 石炭酸甘油、消痔灵注射液等；局部止血剂应用，如内镜下向出血部位喷洒孟氏液或去甲肾上腺素、凝血酶等，详见第十章便血。绝大多数经上述处理后即可止血，对常规止血无效的患者应进行外科处理。

三、直肠出血

常见于痔、直肠息肉、肛瘘等肛门直肠术中或术后。英国 Goligher 报道痔术后大出血的发生率

占痔核结扎切除术病例的 1.4% ；日本鸣海裕行报道占 0.9% ；隔越幸男报道占 0.6% ；国内统计占 0.5% ~ 2% 。大出血一旦发生，大量血液流入直肠及结肠，达到一定量时，小腹及肛门可出现坠胀感、欲排便感。排便时，突然排出数百毫升鲜血或黑色血块，患者表现面色苍白、晕昏、心慌、血压突然下降。不及时处理，将导致休克甚至死亡。术后出血分为原发性出血和继发性出血两种。

（一）原发性出血

多发生在术后数小时，是由于手术操作不当或手术中对创面止血不完善所致，一般有下列 5 种。

1. 外伤口过大、过深

结扎疗法治疗内痔时，减压切口或外痔剥离伤口过大、过深，伤及大的动脉血管，术中又未予以结扎，止血不完善，术后伤口继续出血，流入肠腔而不被及时发现。

2. 内痔切除过多

结扎痔核后，剪除结扎上方的痔组织过多，术后稍用力活动，使扎线滑脱。

3. 结扎线松脱

结扎痔核时扎线不紧或麻药注入痔组织内过多，扎时似乎较紧，但当切除多余痔组织后，血液外流，组织体积变小，使扎线变松或滑脱，未闭锁的动脉断端出血。

4. 胶圈滑脱

行胶圈套扎疗法时，外剥创面过大过深，或减压切口过深、损伤动脉血管，套扎橡胶圈套得过浅或不正，未套住出血的部位，或因病人其他原因等，术后短时间内胶圈滑脱或断开脱落，均可导致出血。

5. 术中使用血管收缩剂

麻醉药中加入肾上腺素，术中血管收缩，未发现出血点，术后血管扩张而出血。

（二）继发性出血

多发生在术后 7 ~ 14 天，是痔核坏死脱落形成创面血管出血，在下列情况下发生。

1. 内痔行结扎、套扎、注射坏死剂疗法

术后 7 ~ 14 天，痔核组织因断绝血液供应而坏死脱落，形成新鲜创面，动脉血管尚未闭锁，

血栓脱落，管口开放，再遇剧烈活动，非常容易出血。

2. 内痔结扎疗法

缝针贯穿过深，伤及大的动脉血管，当痔核坏死脱落时，深部创面的动脉血管闭锁不牢，就会发生大出血；注射坏死剂疗法，注射药液量大，针刺过深，坏死脱落时，创伤面过深、过大，损伤了动脉血管；胶圈套扎疗法，套扎面积过大，痔核坏死脱落时，形成大面积新鲜创面，若大便秘结，排便过于用力，撕裂伤口及动脉血管，就会引起大的出血。

3. 术后感染

肠道存在大量细菌，伤口若继发感染、组织坏死，致凝血酶原降低，血栓形成缓慢，血管不能闭锁。小动脉若出血就会形成严重大出血，患者出血前常有低热、倦怠、全身不适、食欲不振、肛门坠痛、伤口渗液带脓血，量多有恶臭，之后在排便时突然大量出血、昏倒或休克。

4. 外力因素

在痔核坏死脱落及创面修复过程中，若遇剧烈活动及排便过于用力，使闭锁不牢的动脉血管血栓脱落，血管口开放。

5. 其他疾病

某些全身性疾病，如血小板减少、出凝血时间延长、门静脉高压、高血压、再生障碍性贫血、血友病等，均为术后出血的基础，术前未做详细体检，都可被忽略。

（三）治疗

1. 纠正休克

患者出血量较多，处于休克或半休克状态时，立即给予输液或输血，迅速扩充血容量，纠正休克。同时给予抗菌药和止血药，以控制感染，改善血凝。

2. 缝合止血

输液的同时，肛门在局麻或骶麻下，清除肠腔积血，在肛门镜下，找出出血点，用"0"号肠线、细丝线或可吸收缝合线，贯穿缝扎止血。注意结扎时不要用血管钳直接夹出血部位，因出血部位常因组织坏死而易被夹碎，形成更大出血创面，此时宜用无损伤肠钳钳夹痔上区，先在痔上

区结扎血管，然后再缝扎出血位，穿针时宜不可太近伤口，以免结扎时撕裂松脆的伤口组织（图32-1）。对肛门表面伤口动脉搏动性出血，可用电凝或细丝线缝合止血。

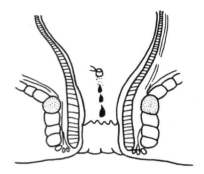

图32-1　先在出血部位上区结扎止血，然后处理出血区

3. 填压止血

位置较高的出血点，不便结扎或为大的创面渗血，可用气囊袋压迫止血或用纱布填充压紧止血（图32-2）。

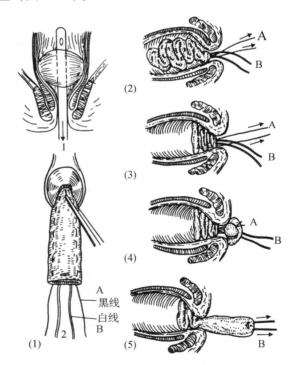

1. 气囊压迫法；2. 纱条压迫法
图32-2　直肠内压迫止血法

4. 经内镜止血

一般的肛门术后出血通过麻醉下压迫、缝扎、套扎、电凝、硬化剂注射及配合全身使用止血药均可得到有效控制，但针对出血位置较高、多发

性创面、弥漫性渗血等情况较为棘手，止血效果较差，也有出现失血性休克及死亡的病例报道。这就要求我们寻求更为安全、有效的治疗方法。经内镜止血是不错的选择，内镜下止血方式较多，有局部喷洒凝血酶、孟氏液、组织黏合剂；局部注射止血法使用的药物包括 15%～20% 高张盐水、无水乙醇、1% 乙氧硬化醇、5% 鱼肝油酸钠等；凝固止血法，常用 YAG 激光、微波、热探头和高频电凝；机械止血法，使用 Hemoclip 钳夹、球囊压迫或结扎法。笔者在电子结肠镜下采取黏膜下注射、表面喷洒、钛夹缝合、氩离子凝固、高频电凝、套扎等方法治疗较为困难的肛门术后大出血均取得显著疗效。

5. 药物治疗

出血后的继发性贫血，可采取输液、口服铁剂、维生素 B_{12} 和维生素 C 等，以及中药补中益气汤、八珍汤加减治疗。

（四）预防

预防原发性出血，正确的手术操作是关键。结扎或套扎痔核，一定要扎紧，大的痔核可贯穿结扎，不让扎线滑脱；减压切口和外痔剥离伤口，不可过大、过深，遇有动脉出血，一定要结扎，完善止血，即使伤口有小的出血点也要注意电凝或结扎止血，或麻药中加入肾上腺素。预防继发性出血应注意以下几点。

1. 术中避免伤及肌层

结扎痔核，缝针要在黏膜下层穿过，不可伤及肌层，结扎面积要适当，不要破坏健康组织。硬化剂注射，针刺不能达到肠壁肌层和肠壁以外，防止痔核坏死脱落后创面过大、过深。

2. 预防感染

术前、术后加用抗生素，防止感染。

3. 保持排便通畅

痔核脱落及创面修复过程中，嘱患者不做剧烈运动，保持大便畅通。遇有大便秘结对症处理，可给予苁蓉通便口服液，每晚 1 支口服，有良好润肠通便效果。

4. 注射硬化剂预防出血

先用"消痔灵注射液"等硬化剂做直肠上动脉区注射，然后行内痔套扎、结扎，有预防痔脱落时直肠上动脉出血的效果。对术前有 3 个月注射硬化剂或局部炎症的患者，应推迟手术时间。

5. 基础病患者需谨慎选择手术方案

对全身性疾病，如血小板减少、再生障碍性贫血、出凝血时间延长、门脉高压及口服阿司匹林等患者，要在术前治疗或选择适当的治痔方法，谨慎从事。

第三节　泌尿系并发症

一、尿路损伤

结、直肠与泌尿系相邻，血管、神经交会，在肛门直肠手术时，因解剖关系不清、手术经验不足、操作不慎、肿瘤浸润等原因可损伤输尿管和尿道，多见于直肠手术中。输尿管损伤根据国内外文献资料，发生率为 0.7%～5.7%，平均 3.7%，主要发生在左侧输尿管腰段，或双侧输尿管的骨盆段。由于损伤的形式不同，损伤的类型有多种，包括部分结扎、全部结扎、切开、横断、钳夹挫伤及血供障碍引起的坏死等。

（一）原因及部位

自肾盂输尿管移行部至跨越髂动脉处为输尿管腰段。左侧输尿管腰段前内侧有与其平行向下走行的肠系膜下动脉，结扎该血管时，可误伤及结扎左侧输尿管腰段；左输尿管前方有乙状结肠系膜跨越，游离乙状结肠系膜或处理肠系膜下动脉时，如层次不清，盲目操作可将输尿管误伤。结扎内动脉时，损伤越过动脉前方至骨盆侧壁的输尿管。两侧输尿管入盆后约在坐骨棘平面转向前内方，经肛提肌上方的结缔组织内向膀胱后面走行入膀胱后壁。在此盆段输尿管走行的前下方即为直肠侧韧带，切断直肠侧韧带时未将输尿管下部牵开，或大块集束切断，结扎可损伤输尿管的盆段。分离直肠膀胱和直肠内宫隐窝两侧时层次不清，可钳夹或切断近膀胱部输尿管。分离粘连或游离输尿管长度超过 10 cm，可影响输尿管的血运，并可发展至坏死。肿瘤浸润或病变粘连、推挤，以致输尿管被包裹或移位，术中未能辨认而损伤。手术发生大出血，匆忙大块钳夹止血和结扎造成损伤。缝合盆腹膜误将靠近腹膜缘的输尿管缝扎。

（二）临床表现与诊断

术中损伤、切开或横断输尿管等，术野内可见澄清尿液溢出，如当时未能发现，将在术后数日内自伤口渗尿，导致尿瘘。输尿管一侧结扎可无症状，如术中检查可见近端输尿管有扩张，双侧输尿管结扎术后发生无尿。钳夹挫伤或输尿管血循环障碍所致的尿瘘，一般在术后 5 ~ 7 天发生。对漏出液体检查尿素定性，或经静脉注射亚甲蓝或靛胭脂后观察漏出液颜色均可对尿瘘做出诊断。必要时可做排泄性尿路造影，尤适用于单侧损伤无症状者；或行膀胱镜逆行造影，予以确诊和做出定位。

（三）防治

单纯误施结扎者予以解除结扎线即可；输尿管钳夹伤、无尿液外渗者，可插入支撑管，做腹膜外引流。输尿管腰段部分损伤或横断时，可采用在输尿管内放置导管直达膀胱内作为支持固定支架，在支架上用细肠线缝合破裂口，进行修补。缝合口可选用斜形或抹刀形对接吻合，缝线不要过紧，应无张力，采用连续或间断缝合均可（图32-3）。熟悉输尿管的解剖和毗邻关系，精细操作，避免认为直肠手术轻车熟路而轻率大意是预防损伤的关键。结扎肠系膜下动脉及游离乙状结肠之前，应常规显露双侧输尿管，以便术中追寻、保护。肿瘤或病变范围较大可能侵及输尿管，或预计分离困难者，或有手术史、腹部放疗史、盆腔炎、盆腔手术史者，术前应做排泄性尿路造影，查明输尿管走行，必要时术前置输尿管以便术中辨认。处理直肠侧韧带时，将盆段输尿管下部及膀胱牵开，同时将乙状结肠及直肠向对侧上方提

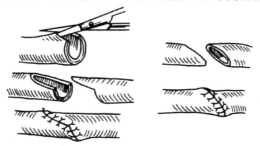

图32-3　输尿管吻合的两种方法

起，在直视下分束分离侧韧带，并靠近盆壁切断结扎即可避免损伤。手术时注意有无手术野渗尿或输尿管扩张，关腹前宜再次检查输尿管的完整性，尽可能在当时发现及时修补，这些都是预防损伤的重点。

二、膀胱损伤

（一）原因

常见于肿瘤浸润、粘连，解剖不清，手术时误入膀胱。分离时损伤膀胱壁，膀胱内压力增高，致使破裂。直肠切除术前未放尿管或切口不当，膀胱被误为腹膜而切开，发生率为 1.2%。

（二）诊断

术中盆腔渗液异常增多，持续尿管引流为血尿，要想到膀胱损伤。术后腹痛、腹肌强直、高热、有腹膜炎症状、引流液异常增多、B 超检查提示盆腔包块应考虑膀胱损伤。多数问题直到膀胱插管去除后才能被发现。通常可形成膀胱直肠瘘、膀胱阴道或会阴瘘。可用导尿管在膀胱内注入亚甲蓝溶液或气体，以及尿 pH 值、无机铵、肌酐定性检查等明确诊断。

（三）防治

术中发现即应做膀胱修补及耻骨上膀胱造瘘，术后确诊者则应首先采用导尿管延长至膀胱充分引流，多数可自行愈合，极个别的需瘘管切除或行膀胱造口。对直肠膀胱瘘，应同时做腹部结肠造口术，待瘘修补后结肠造口再予还纳。术前常规放置尿管。对肿瘤浸润、粘连广泛时遇包块不可贸然切开。分离直肠，最忌粗暴。仔细操作，熟悉解剖是预防损伤的关键所在。

三、尿道损伤

发生率在 0.7% ~ 6.7%，男性为主。多见于直肠癌或溃疡性大肠炎术后，偶见于肛瘘和肛周脓肿切开切除术的患者，也可见于局麻及注射硬化剂过深。损伤部位为尿道部、球部和前列腺部。

（一）原因

直肠分离时直肠肿瘤侵及尿道，或在经腹部

或会阴部分离时偏离间隙，结扎止血时损伤尿道。术后会阴引流不畅合并感染，导致尿道会阴瘘发生。少数情况为会阴伤口搔刮时损伤所致。行局麻、肛周封闭、硬化剂注射过深，这主要是对解剖部位不熟的原因。也有极个别将硬化剂当麻药误注的情况发生。

（二）诊断

术中见尿液渗出或见到尿管外露，术后会阴引流液异常增多，或去除引流管时会阴伤口有多量渗液，应考虑有尿道瘘的可能。术后或注射硬化剂后尿潴留、排尿不畅持续存在，经正常处理仍不见好转，指诊触及有硬块及硬节并触痛明显，十多天仍有发烧者等即可诊断。

（三）防治

术中发现应及时予以修补，置入尿管作支架延期拔除；术后尿瘘形成时则充分引流，择期修补。

预防要点：术前放置粗导尿管，减少损伤机会。晚期直肠下段癌浸润、粘连固定时，不可强行切除，以防损伤尿道。会阴部游离肛管直肠时，要触摸尿管，防止误伤。会阴伤口充分引流，勿填塞过紧。术者要熟练掌握解剖部位关系，前位的麻醉或注射硬化剂时不要过深，一般局麻注入不会出现大问题，很快就会缓解，感染者要给予抗生素等对症处理。硬化剂的注入是一件很麻烦的事，误注后组织就会逐渐硬化带来严重后遗症，在术时要将两个装药杯分开放置，并明显标有区别标示，最可靠的办法是先做完局麻后再兑硬化剂到小药杯中。

四、性功能障碍

结、直肠术后常会引起性功能障碍，男女均可发生。男性以阳痿为主；女性以性交痛为主。其发生率因手术方式、疾病性质、年龄而异。日本土屋周二等报道，在直肠癌一般性淋巴结清扫病例中，勃起功能障碍为47.1%，射精障碍为88.2%。而在扩大淋巴结清扫的病例中，勃起功能障碍为65.5%，射精功能障碍为93.1%。Williams 等比较了 Miles 术式和保肛术式性功能障碍，

前者占67%，后者占30%。年龄越大术后性功能障碍越多，40岁以下发生率为17%，30岁以下仅为8%。Weinstein 和 Roberts 随访44例直肠癌术后性功能情况，经腹前切除者几乎不影响性功能，但行 Miles 术式者，术后皆出现阳痿。由此可见，直肠癌术后排尿及性功能障碍发生率，Miles 术比前切除术高，扩大根治术比传统术式高，保留盆腔自主神经可以预防发生。如果手术过程中能注意不使骶前神经、盆内神经及盆丛遭受到损伤，应采用保留盆内自主神经的手术方法。

（一）原因

性功能因女性难以做出客观评价，通常以男性的射精和勃起功能为研究对象，射精是在骶前神经作用下，输精管等处的平滑肌突然收缩，先将精液由输精管、精囊、前列腺驱入后尿道，再靠阴部神经作用下的海绵体肌收缩射出体外，因此骶前神经又叫射精神经；勃起是在盆腔内脏神经作用下，阴茎内的小动脉扩张，海绵体内的血窦充血膨胀，阴茎的体积增大，因此盆内脏神经又叫勃起神经。当 Miles 术和 Bacon 术剥离面广，切除范围大，骶前神经、盆内脏神经及盆丛遭受到不同程度损伤后，临床上便会出现轻重不一的排尿、射精和勃起障碍。一般副交感神经的骨盆神经损伤会导致勃起反射丧失，引发阳痿；下腹部交感神经通路的破坏会引起不射精，肠系膜丛破坏后因膀胱颈不能关闭而导致逆射精。

（二）防治

关键在于熟知神经分布与走向，骶前神经是由腹主动脉丛的下部与交感干3、4腰节分出的腰内脏神经构成。该丛跨过主动脉分叉处，又分为左、右下腹神经，并继续沿髂内动脉下行，由后上角进入盆丛。当结扎剪断肠系膜下动脉及静脉，向下游离乙状结肠系膜时，于主动脉前可见到银白色的1 mm 左右的多缕纵行神经纤维束。因为其位于腹膜下筋膜的前面，剥离操作一定要在腹膜和筋膜之间进行。另外，通常神经的分支部要比主动脉分叉偏低，只要细心剥离和仔细止血，不难辨认。再循一侧的下腹神经向下追踪，直达腹膜反折下的直肠侧壁，这时若能紧靠直肠剪断盆

丛的多数细小的直肠分支，盆丛便会与直肠分开。不少患者术后阳痿、性交痛与安装了腹部人工肛门、体质与心理变化有密切关系，故一些患者经过一个阶段的调整，会恢复正常性生活。对部分患者针灸气海、关元、足三里、三阴交、百会有较好疗效。中医认为与伤损肾气有关，可选用金匮肾气丸等治疗，常用药有淫羊藿、巴戟天、肉苁蓉、山萸肉、熟地、人参、附子、女贞子、枸杞子、五味子、覆盆子等。

第四节　排尿困难

大肠肛门术后排尿困难的发生率颇高，文献报道在 20% ~ 100% 。许多文献报道，手术时患者的年龄越大，术后排尿和性功能障碍发生率越高，患者年龄大于 60 岁，发生率明显增高。在直肠癌、炎症性肠病、肛瘘、痔、直肠脱垂、肛裂等疾病术后，均可发生排尿困难，引起尿潴留或排尿不畅。

一、原因

引发术后排尿困难的原因很多，神经损伤、麻醉及应用镇痛药、手术刺激、疼痛、填塞、精神紧张、前列腺肥大等都可能致反射性排尿困难。排尿功能是靠膀胱壁及括约肌的收缩、扩张完成的。交感神经的传出冲动使内括约肌张力加强，阻止排尿，故骶前神经又叫贮尿神经；副交感神经的传出冲动，可引起膀胱壁平滑肌（逼尿肌）收缩及内括约肌松弛，有助于排尿，故盆内脏神经又叫排尿神经。术中损伤了支配排尿和性功能的盆腔自主神经，以及优良神经参与构成的盆丛（构成盆丛的还有属交感神经系统的骶内脏神经，但此神经常与盆内脏神经混合进入盆丛），从而导致排尿和性功能障碍发生。排尿反射是一个由多种因素参与的活动，环境不良、心情紧张、肛门疼痛等都可以引起膀胱及后尿道痉挛而引发反射性的排尿困难。

1. 麻醉

手术麻醉除能阻滞阴部神经引起会阴部及肛门括约肌松弛外，还能同时阻滞盆内脏神经，引起膀胱平滑肌收缩无力和尿道括约肌痉挛，这是术后早期尿潴留发生的主要原因。

2. 手术刺激

手术中若在前正中处结扎组织过多，注入麻药或药物过多，致使局部张力过大压迫尿道，或牵拉到尿道，或术后为压迫止血，在肛管直肠内塞入大量纱布，压迫了尿道括约肌，均可引起刺激或异物性尿潴留。由于女性直肠与尿道之间有阴道，空间较大，男性直肠与尿道紧密相邻，故术后刺激性尿潴留多见于男性。

3. 疼痛

一方面术后肛门括约肌收缩或痉挛引起的剧痛，直接能反射性地引起或加重尿道括约肌痉挛而致排尿困难；另一方面因肛门疼痛，患者不敢用力排尿，故疼痛常能引起尿潴留。

4. 前列腺肥大

慢性前列腺肥大的患者，肛门直肠手术后常因手术刺激而引发急性充血，引起前列腺急性肥大，压迫尿道形成尿潴留。年老体弱者因腹肌、膀胱肌收缩无力，加上多有慢性前列腺肥大病史，手术刺激常可发生排尿困难或尿潴留，故其发生率最高。

5. 环境改变

习惯在便所排尿的人，手术后环境改变，可反射性地引起病房排尿困难症等。

6. 精神因素

有的患者术后还很紧张，使肛门括约肌高度痉挛，不能充分放松，引起排尿困难。

二、防治

1. 一般处理

术后应鼓励患者多饮水，及时排尿。8 小时后仍未排尿，可给予局部热敷。对因环境改变所致排尿困难者，可护理至便所排尿。让患者听流水声，可起暗示和条件反射作用，促进排尿。疼痛和肛管填塞物过多引起的排尿困难，可给予止痛药或填塞物取出。

2. 针灸

对解除排尿困难和尿潴留有良好作用。常用穴有阴陵泉、足三里、三阴交、关元、中极、水道等。一般用泻法，针后约 0.5 小时可排尿。笔者用丹砂穴位敷贴疗法取得了可喜的疗效。

3. 局部按摩

术者掌指微屈，在患者膀胱前壁、底部轻柔按压数十次，有增强膀胱平滑肌收缩作用，常可促使排尿。也可用示指点穴按压关元、气海、中极穴。按压时用力要均匀，示指应在原处做旋转、提压，使患者产生尿意感。当尿意感产生后，用右手掌放在病者膀胱底部，朝耻骨下方持续加压，使膀胱内压增高，嘱患者用力排尿，常可逼尿而出。

4. 药物治疗

新斯的明有兴奋胃肠道平滑肌及膀胱逼尿肌、促进排气和排尿的作用。对术后尿潴留、肠胀气疗效较好。口服 15 mg，常于术后 0.5 小时即可排尿。笔者采用新斯的明 0.5 mg 足三里穴位注射，注射剂量小而作用快，效果甚佳。本药哮喘及机械性肠梗阻者忌用。中药方剂常用的有：五苓散、八正散等。对老年前列腺肥大者可选用济生肾气汤加减。单味鲜柳叶或干柳叶 30～60 g 水煎服，对尿潴留很有良效。用大葱 250 g、盐 200 g，共捣成泥状，炒热，贴敷小腹部，或用蒜、葱汁涂擦男性尿道口，有刺激尿道、兴奋逼尿肌、促进排尿的作用，也常用于尿潴留的治疗。

5. 导尿

上述方法无效病例，可采用导尿术，一般不需保留导尿管。因尿管易引起感染，故不到不得已，不能轻易导尿。

6. 预防

排尿、性功能障碍预防的关键在于手术中避免骶前神经和盆内脏神经损伤。骶前神经由腹主动脉丛的下部与交感干 3、4 腰节分出的腰内脏神经构成。该丛跨过主动脉分叉处，又分为左、右下腹神经，并继续沿内动脉下行，由后上角进入盆丛。盆丛位于腹膜反折以下至肛提肌之间的盆骨直肠间隙内，上下 20～30 mm，前后约 40 mm，为一菱形扁平、网状神经丛。该丛与直肠之间有一层较致密的直肠筋膜相隔，此筋膜虽与神经丛连接较紧，与直肠壁结合较松，术中若紧靠直肠壁细心分离，即使是腹会阴联合切除直肠，也会免于损伤盆丛。膀胱、输尿管、精囊等的细小分支，只要看准层次，控制好手术的剥离范围，避免牵拉和大块结扎，也可避免损伤。盆内脏神经，因穿过 2～4 骶骨孔及盆壁侧筋膜后，于盆膈上结缔组织内进入盆丛后下角。故行走的纤维最靠近内侧和腹侧，所以术中如向上牵拉直肠，或不沿骶前筋膜分离直肠，或切断结扎直肠侧韧带时，都可能会损伤该神经。不过如在分离膀胱直肠间隙时，不损伤前列腺包膜，会阴部手术不掀起骶前筋膜向上推进，始终紧靠直肠壁轻柔操作，又不过分地剥离和切除肛提肌，一般就可保存该神经。

第五节　术后感染

术后感染是大肠肛门疾病的主要并发症。有人报告发生率为 20%～60%，笔者对 45 年来处置的病例经统计发现术后感染率≤1%。可能与手术方法和技巧、抗生素的合理应用及配伍方案、围手术期护理、术后换药及责任心等问题有关。据统计结果发现术后感染以肛门直肠部感染最为多见。

一、肛门直肠周围感染

肛门直肠周围因齿线处的肛窦及肛门腺最易有粪便停留、细菌入侵而并发肛周感染，加之淋巴血运丰富，直肠肛管周围外间隙组织疏松，常可造成感染和炎症扩散，而达肛提肌以上、腹膜反折以下，形成高位的直肠间隙脓肿，甚至穿透入膀胱、阴道或腹腔，引起脓毒血症。所以肛门直肠手术后的引流及局部处理至关重要。其原因、症状及处理请参考第八章肛门直肠周围脓肿。

二、腹部切口感染

结肠术后最常见的感染是皮肤和皮下组织的切口感染。一般只需充分引流和局部处理，即可治愈。深及腹壁的伤口感染较为少见，需手术清创，充分引流、换药，才能治愈。葡萄球菌感染一般发生在术后 4～6 天，大肠埃希菌或厌氧菌感染出现较晚，在术后 7～14 天。临床表现以局部红肿、压痛或疼痛、红斑为主，全身表现多有术后 3 天后仍发热不退、倦怠不适、食欲不振等。易感因素包括年老体弱、低蛋白血症、合并其他感染、术前放疗或合并全身性疾病等。术中分离直肠时造成肠体破损，致内容物外溢、污染术野，可使感染率增加1倍。手术部位止血不彻底或伤口引流不当造成局部积液或血肿。手术时间过长、组织暴露过久、手术操作粗暴及大块结扎、切口残留异物等均可增加感染机会。

感染的防治：①术前适当纠正贫血、低蛋白血症、糖尿病等，以降低易感因素。②切实有效的肠道准备：肠道机械清洗包括清洁洗肠，口服甘露醇、硫酸镁等泻剂，全胃肠道灌洗。均应配合饮食的调整，术前少渣饮食3天，以便清洗肠道。③合理应用预防性抗生素。详见抗生素在肛肠科的应用章节。

三、腹腔感染

术后腹腔感染多见于结、直肠切除术后，引起弥漫性腹膜炎及盆腔脓肿，病因主要为伴有细菌的肠道内容物的直接外溢。在结、直肠手术中，由于肠壁薄，血液供应较差，肠吻合术最易发生破裂、穿孔，使含大量细菌的肠内容物流入腹腔，而致腹腔感染。另外，如发生肠管扭曲，则会影响保留肠管的血液供应，使肠管缺血、水肿、渗出、坏死及肠穿孔等，均易并发感染。切口局部出血、血肿、坏死、血液循环障碍、异物残存等，无菌观念差，术前肠道清洁准备不充分或围手术期未能合理应用抗生素，也是感染发生的诱发因素。并发腹腔感染后，随着炎症的扩散，腹膜炎症状呈持续性、进行性加重，最后腹痛剧烈，难以忍受，呼吸、咳嗽或活动则更甚。腹痛范围可能局限，也可延及全腹，但仍以原发病变部位较为显著。体温明显升高，脉搏加快。因腹膜刺激，可引起反射性恶心、呕吐等。若病情恶化，则出现感染中毒症状，如高热、大汗、口干、脉数、呼吸浅速等。晚期则全身衰竭，出现严重失水、代谢性酸中毒或感染性休克。血常规检查白细胞计数明显升高，以嗜中性粒细胞为主。腹腔感染后含有中毒颗粒。腹部X线透视可见大、小肠普遍胀气和多个液平面，部分患者膈下见游离气体。如果肠内容物进入腹腔或渗出较多时，腹腔穿刺阳性。查体时腹膜刺激征阳性。

治疗方案：若腹腔内存在脓性渗出液，应尽快采取措施，促使其局限吸收，或通过引流而排出。如肠穿孔较小，肠内容物流入腹腔较少，腹膜炎症轻者，可采取非手术疗法。无休克时，患者宜采取半卧位，这样有利于腹内渗出液积聚在盆腔而便于引流，并能使腹肌松弛，腹肌免受压迫，有利于呼吸、循环的改善。同时，胃肠减压可以减轻肠胀气，改善肠壁血液循环，减少肠穿孔时肠内容物的漏出，亦可促进肠蠕动的恢复。全身支持疗法：若全身症状明显，必要时可输血、输液，以补充血容量和纠正水、电解质的紊乱。应该给予高蛋白、高热量、含丰富维生素的食物。抗生素的应用参考相关章节。若腹膜炎症状较重，除采用上述治疗外，应及时行二次手术。如为盆腔脓肿，可用肛门扩张器暴露直肠前壁，在脓肿波动处先行穿刺抽得脓液后，沿穿刺针做一小切口，再用血管钳分开切口排出脓液，然后放置软橡皮管引流，手术后3~4天拔除。已婚妇女的脓肿向阴道突出者，可经阴道后穹隆切开引流。

四、肛门周围感染

肛门周围感染主要有创面不规则、换药不正确、桥形愈合引流不畅、手术致穿孔、局封亚甲蓝等长效止痛药过于集中、坏死剂或硬化剂注射过深或过浅及量大过于集中等医源性因素。手术切口要规则正确，不要留有窦洞，因肛门部有收缩皱褶，创面要上宽底窄呈"V"字形，让其从基底部向上生长愈合。换药时要压紧纱条，该修整时一定要修好，不让粘连桥形愈合，化脓性创面先用中药祛腐膏纱条一般7~10天，再用生肌膏纱条或生肌散至愈合。术中两腔道如有误伤、穿孔、穿通，要积极采取补救措施处理。局部封闭长效麻醉剂时注药不要过于集中，注射坏死剂及硬化剂时不可过深误注肌内，注射内痔及黏膜时不可太浅，以黏膜出现红纹为宜，如注射后黏膜发白很容易坏死感染。肛门部手术一般不易感染，因人体有特殊的自身免疫功能。但是，一经感染需长时间才能治愈。

五、术后感染发热

术后2~3天内，体温常增高到37.5℃左右，这是常见的吸收热，一般不需处理可自行退热。如持续发热或超过38℃以上，则应考虑术后感染发热或发生了其他疾病。应积极认真的辨证处理。

（一）病因

1. 药物反应

药物反应（吸收热），应用枯痔丁或注射明矾制剂，有时可使患者体温升高，随着药物的排出，体温不断下降，回到正常。

2. 感染

局部感染或血行全身感染，由于细菌毒素、组织坏死、毒物被吸收，可使体温超过 38 ℃，同时伴有白细胞增高、局部分泌物增多、组织红肿疼痛等炎症表现。

3. 并发其他疾病

并发上呼吸道感染、尿路感染、肺结核等疾病的患者常伴有相应的症状。

（二）防治

1. 术前预防

首先要做好术前查体等准备，对患者有一个全面了解，术中注意严格无菌观念和熟练操作技术，防止局部和全身并发感染。术前可常规预防性口服抗生素，既可防止术后出现吸收热，又可预防局部和全身感染的发生。

2. 术后处置

术后吸收热，可不必特殊处理，常规给予抗生素及维生素即可。

3. 中药治疗

局部或全身感染引起的发热，应积极处理，合理选用抗生素。清开灵注射液，清热、泻火、滋阴类中药也有很好的退热消炎作用。笔者经验方：柴胡 10 g、黄芩 10 g、茯苓 10 g、葛根 10 g、金银花 10 g、连翘 10 g、大黄 3 g、麦冬 9 g、甘草 6 g，对术后吸收热、感染发热有较好疗效。

4. 手术治疗

如局部感染已形成脓肿应及时切开引流。

5. 相关实验室检查

发热后应查血、尿、便常规和进行全身检查，及时查清原因，不要简单退热。

6. 及时处置其他疾病

感冒、泌尿道感染及其他原因引起的发热，应辨明原因，对症处理。

第六节　伤口愈合缓慢

创口愈合过程一般分为 4 期：①凝血期：一般渗血及结扎后出血，因个体凝血机制差异颇大，凝血机制好的压迫 10 分钟即可止血，凝血机制差的压迫 24 小时方可止血。②炎症反应期：术后 3～7 天为炎症反应期，伤口局部可出现水肿、充血、潮红等炎症反应。此期组织变化是创口与静脉回流分开，启动吞噬系统消灭异物，控制感染。③肉芽组织形成期：需 8～20 天，此期胶原蛋白合成，细胞在创口处的增生，形成肉芽增生，填充创面。④皮肤愈合期：在 20～30 天，此期胶原纤维及细胞的重新组合，以提高最大的机械强度，形成皮肤、伤口愈合。正常伤口一般需 4 周愈合，以上任何一个阶段受到影响，均可导致愈合迟缓。

一、病因

影响伤口愈合的因素很多，常见的有以下两大类。

（一）局部因素

1. 感染

创口感染是影响愈合的重要原因。感染所致的组织坏死、血管栓塞、低氧状态、胶原纤维沉积障碍和中性粒细胞所释放的蛋白酶、氧自由基等都可影响愈合。

2. 缺血

良好的血供能为创口处提供氧及养料，并运走代谢产物，是创口愈合的基础。血供受解剖和切口部位、局部压迫及血管本身病变，特别是动脉粥样硬化的影响，如骶尾部切口深大时，因该部位血供较差，其创口愈合常较其他部位迟缓。血肿可以形成内压，阻碍皮肤血液循环构成坏死，血肿还为细菌感染提供了条件，故亦可影响愈合。

3. 异物

异物残留，如结扎线头过长，纱布、棉球、引流条滞留伤口内，使用生肌散等散剂换药，散剂中的不能吸收物滞留伤口内，原为促进伤口愈合，却影响了愈合。异物能为创口感染提供机会，是影响创口愈合的一大因素，许多久不能愈合的伤口常是异物作怪，笔者曾遇 3 例久不愈合的肛瘘创口，详细检查发现是滞留已久的腐烂纱布和油纱条等，取出异物清创后很快愈合。

4. 引流不畅

切口口小底大，坏死组织清除不彻底或留有死腔，窦洞或赘皮等残留过多，使创口引流不畅，形成假愈合，孔洞样伤口，最易影响愈合。

5. 机械刺激

术后过早及频繁活动，换药、扩肛方法不当，大便长期干结等因素，使局部创口持续经受外伤而使张力升高均可影响创口愈合。另外，手术切除组织过多，组织缺损严重，创面再生能力减低，亦是重要因素之一。

6. 其他

肠道内排出刺激性分泌物，如慢性溃疡性大肠炎、克罗恩病、绒毛乳头状瘤、家族性息肉病、肠瘘等，蛲虫病、滴虫病、肛门湿疹等亦可影响创口愈合。

（二）全身因素

1. 年龄

创口愈合迟缓多发于老年人，国外有人对 18～50 岁和 65 岁以上两组健康志愿者做创面愈合的对比观察，结果发现前者创面较后者提前 1.9 天生成上皮组织。反应总蛋白聚积情况的氨基氮含量前者也显著升高，但在炎性渗出、血管生成及纤维组织形成等方面均无显著差异，说明年龄增长可影响创面上皮组织形成和总蛋白的沉积量，但不影响胶原的沉积。

2. 营养

蛋白质缺乏可引起纤维增生和胶原合成不足，血浆胶体渗透压改变、组织水肿、氨基酸和糖不足又可直接影响胶原和黏多糖的合成。营养不良时，对创口愈合有多种作用的血浆纤维蛋白（FN）值下降；维生素 C 对中性白细胞产生过氧化物，杀灭细菌是不可缺少的，并作为脯氨酸和赖氨酸转化的辅助因子，可促进胶原合成，提高创口张力。维生素 A 可促进胶原聚合和上皮再生，使受皮质类固醇抑制的创口恢复生长。维生素 E 的抗氧化作用可保护伤口不被中性粒细胞释出的氧基破坏，但大剂量时可延迟愈合。维生素能维持神经之正常功能，促进

碳水化合物的代谢，临床实践证实，应用大量的维生素 B_1、维生素 B_2 可促进创面愈合。锌是许多酶系统包括 DNA 和 RNA 聚合酶的辅助因子，缺乏时可影响细胞增生和蛋白合成，可发生创口愈合迟缓。全身性疾病如贫血、糖尿病、恶性肿瘤、尿毒症、黄疸等，可妨碍创口愈合。

二、治疗

目前尚无统一规定的标准。一般认为：①创口病程在 1 个月以上未愈者；②常规治疗效果不明显。符合此 2 条，可认为是创口愈合迟缓。

（一）全身治疗

1. 抗感染

可根据创口感染的具体情况及创口分泌物细菌培养和药敏试验的结果，选用适宜的抗生素及其他抗菌药，具体用药及给药方式见抗生素的应用相关章节。

2. 支持治疗

补充维生素 C、维生素 B_1、维生素 B_2、锌及糖蛋白等相关营养物，必要时输血、补液、注射丙种球蛋白、胎盘球蛋白。

中医药治疗：可服用十全大补汤、人参养荣汤、归脾丸等。

（二）局部治疗

1. 扩创引流

伤口久不愈合首先要看引流是否通畅，有无异物。引流不畅，滞留异物，使用再好的药物也不会有效，故使创口底小口大，无异物、无污染是促进创口愈合的先决条件。对于创口因某种原因而致引流不畅导致创口愈合迟缓者，应行扩创术，但要注意不可切除组织过多，否则会因创口过大而影响愈合。创口过大者，应做缝合固定。

2. 植皮

对于肛瘘等有大面积的创面，可考虑采用植皮覆盖创面促使愈合，具体方法见肛门直肠瘘章节。

3. 生长因子

生长因子是一类生物活性多肽，对创面愈合有明显的促进作用，且有立即应用比延迟应用愈合更快、瘢痕过度增生突起较少等优点，使用时

可涂抹于创面。

4. 外源性透明质酸

透明质酸（HA）对创口愈合有显著意义。胎儿的皮肤创口修复迅速，且无瘢痕形成，可能与胎儿创口中 HA 的早出现及浓度维持在一较高水平有关。HA 有利于细胞移动、繁殖和再生。国外有人在叙利亚雌性金色鼠右颊袋试验创口上外用透明质酸的结果显示，实验动物的创口缩小速度比对照组快 2 倍。创口愈合时间缩短 7 天。

5. 局部处理

便后坐浴，清洁创面、更换敷料、防止局部感染，保持引流通畅，清除异物（线头），防止假愈合，创面肉芽生长过盛或有胬肉则使用 50% 食盐水湿敷或 10% 硝酸银烧灼创面（现在常用高频电刀、电离子等），创面敷化腐生肌散或红升丹，必要时还须进行修剪。创面肉芽生长缓慢，敷用 5% 猩红软膏，皮肤愈合缓慢用珍珠散、生肌散或赛霉安外敷。创面分泌物多可用糜蛋白酶涂抹，有清除坏死组织、促进愈合的作用。创面特殊感染、绿脓杆菌感染等，应做相应处理。中医认为去腐才能生新，有"腐肉不去，新肉不生"之论，是临床经验之谈，许多久不愈合的创面，常有组织坏死、肉芽生长不良或过高、引流不畅等因素，通过清除坏死组织，才能促使新生组织生长，创面愈合。东营肛肠病医院制剂室配制的"一招生肌散"和生肌膏有很好的效果，对正常伤口使用能达到提前 2 ~ 3 天愈合，对愈合缓慢之创面能达到预期效果，深受患者和医家称绝。

第七节　肛缘水肿

肛缘水肿是指肛管及肛缘皮肤出现水肿、充血、隆起肿胀疼痛的症状。一般原因为局部循环障碍、血管渗透压增加、淋巴回流障碍，使组织内渗透压增加而引起的水肿，称为充血水肿；因肛管及肛缘感染引起的水肿，称为炎性水肿。临床上这两种原因常同时存在，互相渗透形成肛缘水肿。

一、病因

1. 血液回流受阻

环状混合痔一次性全部外剥结扎，或注射造成血液回流障碍，或痔核脱出嵌顿、血液回流障碍造成充血水肿。

2. 淋巴回流受阻

切除皮肤、缝合、结扎等操作不当，影响肛门部淋巴血液回流，常引起术后切口皮瓣水肿、发炎。

3. 排便异常

术后当日排便或坐厕过久，肛门静脉淤血；或因肛门疼痛，反射引起括约肌痉挛，血液回流障碍而发生水肿。

4. 感染

术后局部感染发炎，渗出增加，组织水肿。便秘、粪块阻塞堆积于直肠，压迫血管阻碍血液回流，使肛门静脉淤血水肿。

二、防治

1. 术中操作细致

正确处理切口皮瓣，不要牵拉、挤压肛门或肛管皮肤。皮瓣应缝合整齐，切口应呈放射状。对多发性内痔应做切口减压，术后将内痔核送回原位。

2. 正确排便

术后解便或用力使内痔脱出，要及时还纳，防止嵌顿水肿。

3. 便后熏洗

便后应用祛毒汤等中药坐浴，清洁肛门，防止局部感染。外用坐浴方：大黄 15 g、黄柏 15 g、芒硝 20 g、地榆 10 g，前 4 味水煎后再放入食盐 30 g 熏洗坐浴。

4. 手术治疗

水肿并有血栓形成，要早期切开、减压，取出血栓，减少疼痛。

5. 高渗湿敷

局部可用 50% 食盐水外敷，以脱水消肿，有良好效果。忌用不利于水肿内液量外渗的凡士林制剂或油膏制剂外敷，否则会加重水肿。

6. 针刺治疗

疼痛较重，并有肛门括约肌痉挛者，应采用针刺长强、足三里、承山、内关、三阴交等穴，及时缓解括约肌痉挛。

7. 预防感染

感染引起的炎性水肿，应消炎止痛。选用适当抗生素或服清热利水、活血化瘀、除湿消肿的中药。笔者经验方：野菊花 10 g、赤小豆 30 g、泽泻 10 g、云苓 10 g、猪苓 10 g、车前子 10 g、甘草 6 g。

第八节　肛管上皮缺损

一、病因

肛管上皮缺损不是一个单独疾病，而是痔疮、肛瘘等手术，特别是痔疮环状切除（Whitehead 法）后造成的一种手术后遗症。手术中切除肛管上皮皮肤过多，或切口太低，切除了 Panks 韧带，黏膜和皮肤缝合后，由于肛管上皮缺损，可牵拉直肠黏膜翻到肛门外面，看上去就像裂开的西红柿，鲜红的肠黏膜露在肛门外，发炎时可引起出血、糜烂，平时可因分泌物增多，感到肛门湿痒不适。由于引起排便反射的感觉神经，主要分布在肛管上方的直肠末端黏膜，这地方的黏膜被切除，就会招来感觉性排便失禁，加上肛管皮肤切除后肛门收缩不紧，常常会流出粪便，使患者感到非常痛苦。痔疮也容易复发，形成旧病未好、新病加重的局面，所以痔环切手术现已较少采用。

二、防治

采用肛门部皮肤移植术、肛管成形术等，可以修补肛管上皮的缺损，治愈黏膜外翻，但由于肛管上皮结构特殊，上部为移行上皮，下部为鳞状上皮，处于黏膜与肛门皮肤过度之中，所以植皮后总不如原来的肛管皮肤敏感光滑。对于轻度

的部分缺损引起的黏膜脱出，注射硬化剂可使其不再脱出，如消痔灵注射液、5% 酚杏油等，方法是注射在脱出黏膜的上方及黏膜下层，使黏膜与肌层粘连固定，向上移位。具体操作可参考本书痔疮章节中痔的注射疗法。

1. S 形皮片肛管成形术（Hudson 法，1967）

方法是沿皮肤与黏膜连线做一环状切口，将黏膜及瘢痕组织与内括约肌分离后加以切除，然后以肛管为中心做一双侧性"S"状切口，沿切口分离皮片。皮片顶端彼此相对，底宽应与长度相等或稍长，薄厚一致，带少量脂肪。将一侧分离皮片的顶端牵至肛管前方，另一侧牵向后方，覆盖缺损区，与黏膜边缘间断缝合。皮片移植后，皮片缘在肛管前后正中线自行对合，缝合数针加以固定。取皮片切口可缝合，也可部分开放（图 32-4）。

2. 星状皮肤移动肛管成形术

方法是环状切除肛管瘢痕狭窄区，在肛周两侧做几处联合"V"形切口，形成一星状创面。沿星状创面游离皮瓣，但不要全部使之分离，应保持较多中心血液供应点，然后将皮瓣内缘与直肠黏膜缝合，星状创缘由"V"形缝合成"Y"形，使皮肤向肛管中位移位，覆盖肛管（图 32-5）。该法适合于肛管全周皮肤缺损及瘢痕狭窄、肛管外翻等。

3. 移皮覆盖术

对于肛管缺损不严重的轻度狭窄与黏膜外翻，可采用简单的肛缘皮肤移动覆盖缺损，方法见图 32-6（a），先分离缺损下方的肛缘皮肤，带些皮下组织。然后将皮肤向上移动，覆盖缺损，将皮肤与黏膜缝合，如图 32-6（b）即可。对中度狭窄可采用双侧的移皮覆盖术（图 32-7）。

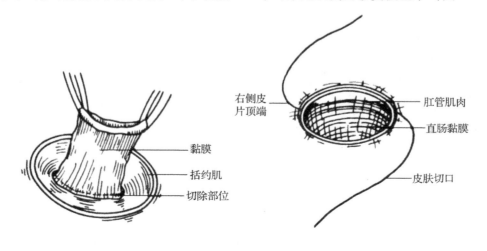

黏膜
括约肌
切除部位

右侧皮片顶端
肛管肌肉
直肠黏膜
皮肤切口

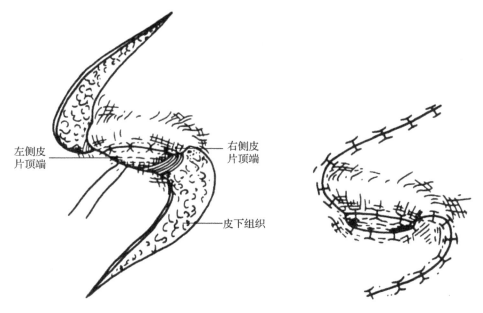

图 32-4　"S" 形皮片肛管成形术

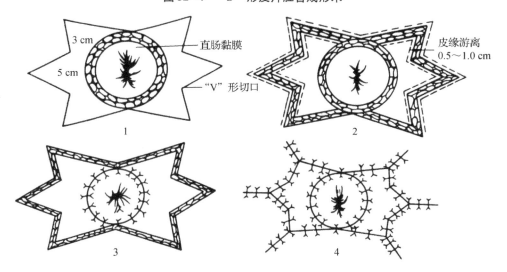

1. 环状切除瘢痕区；2. 星状游离皮瓣；3. 皮瓣与黏膜缝合；4. 创缘由 "V" 形缝合成 "Y" 形

图 32-5　星状皮肤移动肛管成形术

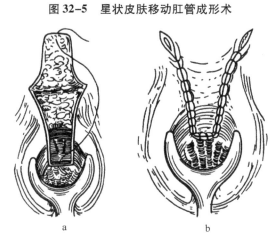

a. 上提后方皮瓣、切开部分括约肌；b. 将皮瓣与直肠及其下方的内括约肌缝合

图 32-6　轻度狭窄的肛门成形术

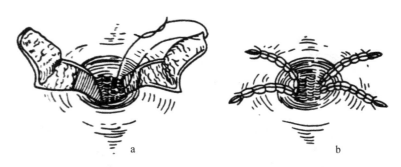

a. 左右侧皮肤切口，上提皮瓣；b. 皮瓣与直肠及内括约肌切缘缝合

图32-7　中度狭窄的肛门成形术

参考文献

1. 胡伯虎. 大肠肛门病治疗学［M］.北京：科学技术文献出版社，2001.

2. 何永恒，凌光烈. 中医肛肠科学［M］.北京：清华大学出版社，2012.

3. 宫毅，谢钧. 中医肛肠病学［M］.北京：科学出版社，2018.

第三十三章 抗菌药物在肛肠科的应用

抗生素对于人类的健康和社会的发展功不可没，但我国目前抗生素滥用现象已引起国内外的严重关注，为规范抗菌药物的合理使用，世界上许多国家都制定了抗菌药物使用指南，我国也颁布实施了《抗菌药物临床应用指导原则》。在肛肠科的临床中如何合理、经济、有效地应用抗菌药物是肛肠科临床中必须掌握的基础知识。

第一节 围手术期抗菌药物的合理应用

大肠肛门是消化道末端，由于解剖部位较为特殊，肛肠手术属于一种污染区手术，为避免患者在围手术期出现感染，一般需要对其使用抗生素。导致大肠肛门疾病感染的病原菌有两类：一是外源性菌群，来自周围环境如手术室空气、手术器械、手术者和患者的体表，是以金黄色葡萄球菌为主的革兰阳性球菌，如严格遵循消毒灭菌制度，通常这类菌群并非引起术后感染的主要病原菌；二是内源菌群，是以厌氧类杆菌属和需氧肠杆菌为主的革兰阴性杆菌，这类菌群均是寄居于大肠内的条件致病菌。大量有关病原菌的细菌学研究资料已表明，术中内源菌的污染是导致术后感染的主要病原菌。

大肠是人体内最大的细菌库，细菌浓度高达 $10^{12} \sim 10^{14}$ CFU/mL（CFU 即 colonyformingunit，菌落形成单位），每克肠黏膜所含细菌的数量与每克大便中所含细菌的数量是相同的，细菌几乎占粪便干重的 1/3。结肠或粪便中的细菌有 400 多种，包括需氧菌和厌氧菌，这些细菌都是导致腹部感染的常见致病菌。大肠中的常见菌是类杆菌、大肠埃希菌。大肠中厌氧菌占整个细菌的 90%，主要有无芽孢杆菌属、类杆菌属和真菌属。

肠道内细菌的繁殖受到细菌与细菌之间和细菌与宿主之间的关系互相制约。肠道内的不同菌属之间既有互相支持、又有互相制约的作用，从而保持肠道内细菌的生态平衡。如大肠埃希菌在适宜的培养条件下，每20分钟便分裂1次，而在体内的大肠埃希菌分裂速度则要慢得多，每天只有 1~4 次。机体具有一系列措施来限制肠道中细菌的繁殖，肠蠕动将肠内容物连同细菌一起向下排送，便是一个非常重要的将菌群保持在一定范围内的防范措施。在正常生理情况下，肠道中的一些细菌可以利用食物残渣合成人体所必需的维生素，如硫胺素、核黄素、叶酸和维生素 K，这些物质对人体有营养作用。

在正常肠道菌群的情况下，机体与细菌共生，保持一个生态平衡系统，这是正常的肠道结构与功能，大肠菌群生态系统的稳定对保持正常的肠道功能起着非常关键的作用，因而不能轻易地破坏大肠中的细菌稳定。抗生素对大肠微生物生态稳定性的影响是巨大的，口服抗生素可使肠道中菌群种类和数量发生改变。被抗生素杀灭的绝大多数菌株是大肠中的常驻菌，而要恢复肠道中正常菌群结构则是一个很缓慢的过程，以广谱不吸收的抗生素对肠道菌群影响最大。

临床上常需要进行手术预防性抗生素的应用，既要杀灭肠腔内的部分细菌，使手术造成的污染降低到最小限度，同时又不至于破坏菌群的生态系统稳定。这就要求预防性使用抗生素的时间要短，短期使用虽然作用时间短暂，但这样可以在最关键的时刻显著降低肠道中细菌的数量，降低大肠术后的感染率。虽然短时间使用抗生素，会造成肠腔中细菌的抑制，但不会造成细菌的迁徙。在停用抗生素后，正常常驻菌将较迅速地恢复原先水平。

围手术期合理使用抗菌药物，可降低术后感

染的发生率和死亡率，缩短住院时间，而抗菌药物的滥用又会加重医院感染的发生和肠道菌群失调。

临床报告显示：目前肛肠外科围手术期抗菌药物使用率为 100%。患者术后均使用了抗菌药物。所用的抗生素主要品种的前 10 位包括环丙沙星、头孢噻肟钠、头孢曲松钠、阿莫西林、头孢他啶、庆大霉素等。主要为静脉给药，常用注射药剂为头孢替唑钠、庆大霉素、盐酸头孢替安钠、甲硝唑、头孢噻肟钠、甲磺酸帕珠沙星、硫酸依替米星、头孢西丁钠、甲磺酸左氧氟沙星注射液等。口服药物以诺氟沙星胶囊、阿莫西林双氯西林钠胶囊、替硝唑片、盐酸小檗碱片等为主。但仍有以下几个问题值得重视。

一、术前使用

过去因抗生素在围手术期使用均在术后使用，很少有人术前使用，因此没有达到满意的效果，从而得出围手术期抗生素使用与不使用没有区别。有的甚至得出了有害无益结论。近年来的研究发现，抗生素在围手术期的先期使用能够降低术后感染的发生率，可有效防止术后感染。术后 3 小时内使用抗生素几乎没有预防感染的效果。必须在细菌污染之前，让组织建立起有效的抗生素浓度，使随后而至的细菌难以生存和繁衍，从而起到预防感染的效果。相反，在细菌污染之后，细菌很快繁衍，加上创伤影响正常的机体防御机制，抗生素进入创面困难，达不到控制和杀灭细菌的目的，因而预防感染难以奏效。所以，在围手术期抗生素的预防性使用上强调术前使用。大多数医生已认识到了这一问题，围手术期患者的术前预防用药比例为 24.9% ~ 91.95%、二联用药为 28.01%、单一用药为 71.92%。但仍有一些医生未重视术前使用。

二、使用时间

最佳时间应在术前 1 ~ 2 小时或麻醉开始时应用。应一次给予足量有效的抗生素。如手术时间超过 3 小时，术中可追加 1 次，以保证组织内药物浓度的维持，术后再用 1 ~ 2 天，最多不超过 3 天。一般采用静脉给药，过早或术后长时间使用抗生素并无益处。但许多肛肠外科医生抗菌药物使用的随意性较大，表现为时间较长、用药量大等，主要原因是担心术后发生感染。

三、给药指征

围手术期预防性给药有严格的指征，一般说来，Ⅰ类切口不主张使用抗生素，但对于创面大、手术时间长、渗血多或一旦感染后果严重者可考虑使用；Ⅱ类切口均考虑使用；Ⅲ类切口必须使用。目前使用率高达 100%，痔注射、痔套扎、浅表脓肿切开等是不主张使用抗生素的。主要原因是因为肛肠外科手术医生认为污染区手术具有一定的特殊性，为了能够避免患者出现感染，医务人员常常会让患者使用各种抗生素。

研究表明，各种手术均有一定的感染危险期，目前已经明确的是：右半结肠手术为 12 小时，左半结肠手术为 24 小时。预防性使用抗生素时间以能覆盖整个感染危险期为宜。

四、药物选择

所用的抗生素种类需要达到针对性的要求，预防性给药的目的是防止一两种细菌引起的感染，不能无目的的选用多种抗生素联合用药来预防多种细菌感染；时间较短的清洁手术尽量不用抗生素；头孢菌素类、喹诺酮类、硝基咪唑类以及氨基糖苷类等不同的抗生素对于患者肠道的革兰阴性菌具有显著的抗菌活性，所以称为肛肠外科患者围手术期使用较为普遍的一种抗生素，但是，肠道革兰阴性菌对于很多抗生素类药物的耐药性也逐渐呈现出上升发展的趋势。药物的选择最好根据本院的药敏情况、可能污染的菌种以及药物的抗菌谱、组织渗透力、半衰期等综合分析选用药物。在预防性用药的同时，必须重视无菌技术、手术技巧、消毒隔离、营养支持、心理、环境卫生等诸多因素。

对围手术期抗生素的合理应用重视不够，围手术期抗生素的使用在我国普遍存在不合理性。了解肛肠科感染病原菌变化，熟悉掌握围手术期抗生素的正确使用，具有十分重要的意义。

第二节　感染期抗生素的治疗性使用

对于已经感染的大肠肛门疾病，则要积极进行抗感染治疗。但也应遵循如下几个原则。

一、积极地确定病原学诊断

确定抗菌药物的敏感度。肛肠科感染的病原菌日趋复杂，抗菌药物品种繁多。理想的方法是及时收集有关的体液、分泌物，进行微生物学检查和药敏试验，以选择或调整药物的品种。微生物学检验需要一定的时间，而药物的最佳疗效应该是在感染的早期。为此还需要"经验性用药"，特别对一些危重患者。经验来自对有关感染的认识，包括本地区、本单位常见菌和药敏动态。熟悉所选药物的抗菌谱、抗菌活性、临床药理、适应证及可能产生的不良反应。结合患者的具体情况合理用药。还要重视综合治疗的重要性，如加强人体免疫功能、原发病灶的处理、局部病灶的清除、水电解质和酸碱平衡的纠正、改善微循环、补充血容量等均不可忽视，不应过分依赖抗菌药物而忽视人体的内在因素。

二、降阶梯治疗

所谓降阶梯，曾被称为"重锤猛击"（hitting-hard）策略。近年来一些设计合理的研究发现，初始治疗力度足够的危重感染患者的病死率远远低于初始治疗不足者。开始时的治疗不足是导致治疗失败的主要原因。因此，从临床终点评价角度出发，初始的"全面覆盖，一步到位"的策略具有很强的治疗学合理性。然而，对此也有不同意见：此举很可能导致抗生素的滥用！

三、合理掌握抗生素疗程

抗菌药物疗程因感染不同而异，一般宜用至体温正常、症状消退后 72～96 小时，特殊情况，妥善处理。多数大肠肛门病感染应以短疗程（7～8 天）的抗生素治疗为主，这一推荐基于循证医学依据。许多研究表明，如果经验性抗生素治疗有效，治疗 6 天就可以达到很好的临床疗效，8 天和 14 天的临床预后相同。这样可降低耐药菌发生的概率。

四、肛肠科常见病原菌及其耐药状况

文献资料显示，肛肠科感染常见病原菌是金黄色葡萄球菌，耐药性较强的阴性杆菌、大肠埃希菌、产气杆菌、不动杆菌和肠球菌。近年来真菌感染率有明显上升趋势，也应该引起足够的重视。

常见病原菌的耐药状况细菌耐药与滥用抗生素的关系极大。近年来的多项调查显示，细菌对抗生素的耐药率仍在持续增长。如金黄色葡萄球菌和凝固酶阴性葡萄球菌的耐药率对青霉素和氨苄西林高达 84%～94%，对哌拉西林为 45%～73%。甲氧西林耐药葡萄球菌（MRSA 和 MRC-NS）半数以上，对绝大多数抗生素耐药。肠球菌对庆大霉素耐药率为 92%。肠杆菌属和不动菌属对氨苄西林以及第一、第二代头孢菌素的耐药率已达到或接近 100%。由此可见，合理使用抗生素已成为非常重要的问题。80 年代初，头孢他啶和头孢噻肟问世时，对绝大多数的金黄色葡萄球菌敏感，然而不久细菌即产生出超广谱 β 内酰胺酶，使致病菌对新一代抗生素产生耐药性。到了 90 年代，第三代头孢菌素广泛应用于临床，开始效果很好，但不久敏感性就下降，尤其肠球菌耐药最快。事实表明，单纯依靠研制和使用新型抗生素解决不了根本问题，合理应用抗生素才是控制细菌耐药的关键所在。

五、预防二重感染

直肠腔内的细菌多为条件致病菌，它们是在相互制约下维持着平衡状态，如果较长时间滥用广谱抗菌药物，可使敏感细菌受到抑制，未被抑制的细菌（优势菌）即大量繁殖，这种优势菌多为耐药菌株或真菌。一旦导致菌群失调，并发二重感染，治疗常颇棘手，病死率高。因此，合理应用抗菌药物是防止二重感染的主要措施，尤须注意选用药物品种时，如能获得同等疗效，能用窄谱抗生素则尽量不联合用药；更应注意，一旦感染被控制即应及时停药。

参考文献

1.《抗菌药物临床应用指导原则》修订工作组，抗菌药物

临床应用指导原则 2015 年版 [M].北京：人民卫生出版社，2015：2 – 26.

2. 黄海球，高峰，董坤．肛肠外科围手术期抗菌药物的使用情况分析 [J].中国实用医药，2019（5）：129.

3. 雷绍奎，蒋家顺．肛肠外科围手术期抗生素应用情况的调查研究 [J].特别健康，2017（18）：235 – 236.

4. 史传昌．痔围手术期不应用抗生素的可行性研究 [J].中国现代医生，2014（23）：138 – 140.

5. 杨乾，郭小彬，斯日古楞，等．临床药师参与肛肠科抗菌药物合理使用管理的效果评价 [J].内蒙古医科大学学报，2020，42（3）：322 – 324.

6. 朱海华．肛肠外科围手术期抗生素应用情况的调查研究 [J].世界最新医学信息文摘，2016，16（59）：17，11.

7. 孙金山．天祝县医院肛肠外科围手术期抗生素应用评价 [J].中国肛肠病杂志，2017，37（1）：14 – 15.

8. 陈恩．我院 2015 年肛肠住院患者抗感染药物的使用情况分析 [J].医学信息，2016，29（30）：218 – 219.

9. 文建珍．肛肠外科围手术期抗生素应用情况的调查分析 [J].临床合理用药杂志，2014，7（20）：88 – 89.

第三十四章　针灸在肛肠科的应用

第一节　针灸的调理作用

针灸已走向世界，被临床及实验研究证明其具有调理偏盛偏衰或失调紊乱的器官系统功能并使之恢复常态的治疗作用。现代研究表明，针灸对各器官系统的功能均有不同程度的调理作用。

一、对消化功能的调理作用

单用足三里穴或辨证取穴针刺，均可使十二指肠溃疡患者胃液及胃酸的分泌有回到正常点的趋势，针后胃酸过高或胃酸缺乏的例数减少，胃酸正常的例数明显增多，患者症状缓解，有的病例溃疡病灶愈合。穴位特异性研究表明，足三里穴对胃功能的影响效果最为显著。研究表明，针灸对高张力、运动亢进的肠管具有抑制作用，可使肠管病理性痉挛得到解除；对低张力肠管具有兴奋作用，可促进肠管的运动。针刺狗的公孙穴，从其小肠瘘中观察到小肠分泌液明显增加，小肠对葡萄糖的吸收率也显著升高。针刺蛔虫患儿的四缝穴，可使肠中胰蛋白酶、胰脂肪酶和胰淀粉酶含量增加。

二、对呼吸功能的调理作用

临床上应用针刺治疗呼吸骤停疗效很好。当休克患者呼吸中断时，针刺人中穴，可使呼吸功能恢复和改善。但刺激强度过大，则引起呼吸的抑制。针刺可使哮喘患者呼吸道的阻力下降，针后 10 分钟，阻力下降 24.1%，1 小时后下降 29.9%，2 小时后下降 27.4%，表明针刺可改善患者肺通气功能。其机制可能是由于针刺调整了自主神经功能、血中肾上腺素水平，使细支气管痉挛得以解除。肛肠病发生术中、术后过敏性休克和出血性休克时，针刺人中、曲池、合谷、足三里、涌泉、百会有良好效果。

三、对泌尿排尿功能的调理作用

临床观察表明，针刺肾俞、气海或照海、列缺、太溪、飞扬可使肾炎患者肾泌尿明显增加，酚红排出量增加，尿蛋白减少，高血压也有所下降，患者水肿减轻或消失。针灸治疗尿失禁、尿频或非阻塞性尿潴留均有效。对痔、瘘、肛裂以及盆腔器官因创伤、炎症或疼痛刺激引起膀胱括约肌痉挛造成反射性尿潴留，针后具有良好的效果，排尿率达 90% 以上。因硬膜外麻醉术后尿潴留患者，针刺的有效率达 95%。针刺关元、三阴交，治疗遗尿症 240 例，有效率达 97.5%。针刺可使处于平静状态的膀胱收缩，内压上升，而促进排尿。常用穴位：曲骨、中极、关元、三阴交、阴陵泉、足三里、阴谷、列缺等。

四、对血液循环功能的调理作用

针灸可以纠正心率或心律失常，改善心脏功能。如针灸膻中、内关、足三里等穴治疗冠心病 621 例，其心绞痛、心率、左心功能均有不同程度的改善。针刺可调整血压、降低高血压，并有明显的升压和抗休克作用。针刺也可影响血液成分，当白细胞偏高时针刺可使之降低，原来偏低者，针后大多升高。有人报道，针刺膏肓，治疗恶性贫血，5 日后红细胞由 $1 \times 10^{12}/L$ 上升至 $3.37 \times 10^{12}/L$。针刺治疗缺铁性贫血，可使网状红细胞剧增，使病理性异染红细胞色调复常。临床报道显示：针灸膈俞、膏肓，加配足三里，对贫血有显著疗效。针刺足三里、合谷、肝俞、脾俞，可使血小板减少性紫癜和脾性全血细胞减少症患者症状好转，血小板数升高。

五、对神经－体液功能的调理作用

针灸能调理内分泌腺的功能，既可治疗甲状腺功能亢进，又可治疗甲状腺功能低下。组织学方法表明，针刺对家兔甲状腺功能的影响为双向性。电针可使动物高血糖降低，低血糖升高，表明针灸对胰岛功能有调理作用。应用功能或形态学方法，证明针灸对人体或动物肾上腺皮质功能的影响表现为良性调理作用。针灸对肾上腺髓质功能的影响也因其原有功能状态而异。针灸治疗阳痿、遗精等也有较好疗效。针灸对周围神经和中枢神经功能也有一定影响。当周围神经病损导致感觉、运动功能障碍时，针灸治疗有一定效果。其机制可能与病因的去除或中枢功能的改善有关。针灸有稳定交感神经功能的作用。针刺可使腰麻后下肢麻痹恢复时间缩短；对冷刺激引起的血管收缩反射则有抑制作用。针刺即可解除皮层的抑制，又对兴奋状态的皮层功能有保护性抑制效应，故对神经官能症有良好效果。

六、针灸促防卫免疫作用的研究

试验表明，针灸具有抗炎、退热、调整免疫反应、促进机体防卫免疫功能的作用。

1. 抗炎作用

临床观察证明，针灸治疗急、慢性炎症有一定效果。应用炎症动物病理模型，观察到针灸对炎症过程的渗出、变质和增生等病理变化均有明显影响。如在大白鼠肩区皮下注入 20 mL 空气造成气囊，然后经同一针孔注入 10% 巴豆油 10 mL，使其形成肉芽囊肿。电针或艾灸足三里组囊内渗出液明显少于对照组。囊肿皮肤坏死出现率、坏死面积也较对照组小。囊肿壁湿重比对照组轻。表明电针或艾灸有抑制病灶血管通透性、减少炎性渗出、延缓或防止坏死发生、调整肉芽组织增生过程的作用。针麻患者或经针灸治疗的急腹症患者，粘连减少，原因之一可能与针灸调整了炎症过程有关。

2. 退热作用

针灸对细菌性发热或非细菌性发热都有一定的退热作用。急性菌痢患者，采用单纯针刺治疗，平均退热时间为 1.86 天。用伤寒三联疫苗注入家兔背侧皮下，引起动物体温升高，电针或针刺可抑制体温上升或使升高的体温下降。给家兔注射牛奶后针刺"百会"，对开始发热者有抑制效应，对发热已达高峰者则有迅速降温的效应。

3. 对免疫反应的影响

人体及动物试验表明，针灸对细胞免疫和体液免疫均有促进作用或调整作用。针刺健康人足三里、合谷穴，可使白细胞对金黄色葡萄球菌、鼠疫杆菌的吞噬指数明显增高。艾灸足三里、内关也有相似效应。对于菌痢或阑尾炎患者，这种效应更为显著。针刺可使菌痢患者、乳腺增生患者淋巴母细胞转化率和玫瑰花结形成率明显提高，可见针刺对 T 淋巴细胞免疫功能有促进作用。艾灸家兔"百会""肾俞"，血清免疫球蛋白（G）含量升高明显。针刺足三里等穴，可使阑尾炎患者 γ 球蛋白大多升高。针灸也可增加血中凝集素、间接血球凝集素、沉淀素及溶血素的含量。

七、针灸镇痛作用

针灸镇痛效果明显，表现为针灸治疗各种痛症与针刺麻醉。已有大量试验证明，针灸信息和痛觉信息经传入神经进入骨髓，可抵达中枢的各级水平，在其相互作用下通过神经体液途径和痛觉调制系统的整合加工，使疼痛性质发生变化，使疼痛刺激引起的感觉和反应受到抑制。

八、针灸作用的基本特点

1. 整体性

针灸作用的整体性是指针灸作用具有多层次、多方位的特点。针灸作为一种非特异性疗法，既可在器官水平发挥治疗作用，也可在细胞乃至分子水平发挥治疗作用；既可对不同器官系统发挥治疗作用，也可因疾病性质不同表现出不同的治疗作用，如对偏盛偏衰的脏腑功能表现为调理作用，对外伤或感染性疾病表现为促防卫免疫作用，对痛症则表现为镇痛作用。针灸作用的整体性，使针灸疗法具有综合效应。

2. 双向性

这是指针灸作用具有兴奋或抑制效应。如采用平补平泻针法或温灸法取同一穴位施治，常可治疗性质截然相反的两种疾病（例如腹泻与便秘、尿失禁与尿潴留、痉挛与瘫痪等）。正是由于针灸作用具有这种双向性特点，所以针灸的治疗作用是一种良性调整作用，而对正常生理功能无明显干扰。因此，它不会给机体带来像化学药物疗法所致的那类毒副作用。

第二节　针灸的诊疗作用

针灸治疗大肠肛门疾病有悠久历史和丰富经验，早在《五十二病方》《内经》中已有不少记载，《针灸甲乙经》《千金方》等已广泛应用于临床，后世医家记述更详，如《针灸大成·肠痔大便门》列有肠鸣、食泄、暴泄、痢疾、便血、大便失禁、大便不通、五痔、肠风、脱肛等24种疾病，用穴80余个。临床报道颇多，简要综述如下。

一、痔

针灸对痔出血、疼痛、脱出和引起的贫血有明显的改善症状作用，可较快止血、止痛、消肿，取得满意近期疗效。如马重麟等单取长强，深刺2寸，以捻转手法，使患者感到热、麻、胀。留针20分钟，每隔5分钟行针1次。1~2日针1次，5日为一疗程，治疗痔疮31例，便血停止26例，肛门疼痛消失31例，便秘好转31例，痔核明显缩小15例。

吕兴斋治疗内痔出血22例，主穴：咽口（双）、兑端、承浆；配穴：承山（双）、足三里（双）、承扶（双）。采用捻转泻法，得气后留针3~5分钟，结果22例全部出血停止。治疗次数：最少1次，最多12次，平均6次。随访1个月~1年，6例复发。针刺有迅速止血效果。

吴刚采用电针法，主穴取痔俞（命门穴旁开1寸）、会阴、长强、承山；配穴：便血加二白；脱出加气海、肾俞，每次2~3穴。针刺得气后通电5分钟，稍重刺激，便产生麻胀，以能耐受为度，每周治疗2~3次。共治疗28例痔疮，大都经1~3次治疗后止血。在复查的12例中，内痔5例，4例治愈，1例显效，效果较佳；外痔5例，1例显效，4例进步；混合痔2例，1例显效，1例进步。

李毅文用挑治加针刺治疗痔50例，基本治愈21例，明显好转12例，好转7例，无效10例。取穴：八髎、腰俞、长强。长强用1.5寸针直刺0.8~1.0寸；八髎、腰俞常规消毒，局麻下用锋针于经络循行线横行挑破皮肤约0.5 cm，向下深挑0.5~1.0 cm。将皮下脂肪挑断，挑出乳白色纤维样物，以挑口下无阻碍为止，术毕消毒，包扎。

针灸对术后疼痛和尿潴留疗效颇佳，如张仲如以针刺束骨穴治疗肛门术后疼痛12例，立即止痛8例，缓解3例，无效1例。周云鹏等用束骨埋针24小时，治疗肛门术后疼痛102例，立即止痛71例，缓解28例，较差3例。赵宝文用针灸承山治疗痔术后疼痛100例，显效70例，好转20例，有效7例，无效3例。胡伯虎等治疗痔术后尿潴留50例，留针时间最长16小时，最短8小时，取穴气海、关元、曲骨、三阴交，用平补平泻手法，得气后留针15~20分钟，年老虚寒者加艾条灸10分钟，结果47例排尿，3例未排导尿（2例为老年性前列腺肥大，1例精神过度紧张）。针灸对减轻肛门疼痛和解除尿潴留有双重良好作用，效速、效高、优于用药和其他疗法。彭建平治疗痔疮术后尿潴留23例，亦取得了良效。

二、细菌性痢疾

广州中医药大学等用针灸治疗细菌性痢疾30例，其中急性菌痢20例，慢性菌痢10例。全组病例系由200余例急、慢性菌痢中不加选择的抽出之病例，自始至终用针灸治疗。取穴：急性菌痢，主穴取阴陵泉、天枢、足三里。配穴：兼表证者兼刺大椎、曲池、合谷。主穴均用平补平泻法，配穴均用泻法。初期每日针2次，症状控制后每日针1次，待症状消失、湿热已净时，则调理脾胃，施用补法，并灸足三里、气海，以充实元气，7~10日为一个疗程，全部病例均有效（1962年）。

王刚等用针灸治疗细菌性痢疾40例。取穴：主穴取阴陵泉（双），配穴取外陵（双）。有高热者，配内关。针刺穴位出现酸、麻、胀、痛为度，行针1小时左右，每隔10~15分钟行捻转或雀啄术1次，以强化刺激，每日针2次，7~10日为一个疗程。疗效：全组病例，体温恢复正常日数平均为1.2天。呕心、食欲不振、周身疼痛等均随同体温的下降而减轻或消失。腹痛消失日平均为

2.6 天；里急后重消失日平均为 2.24 天；便次恢复正常日平均为 3.3 天；大便成形正常日平均为 3.5 天，脓血便亦随之消失；大便培养痢疾杆菌转阴日平均为 6.7 天（1959 年）。

张涛清用针灸治疗菌痢 330 例：取下脘、天枢、关元、足三里、神阙。前 4 穴用毫针进针到适当深度后行提插捻转手法至得气，使腹部穴针感向四周放散，下肢穴针感上下传导。同时隔盐艾灸神阙两壮，每壮用艾绒 2 g。高热者，加刺大椎、曲池；腹痛剧烈且小便短赤者，加刺三阴交。每日针灸次数视病情轻重而定，为 1~3 针，留针 30~60 分钟，每 5~10 分钟行针 1 次，连续治疗 5~9 日。对无症状痢疾杆菌带菌者，重用艾条，即隔盐灸下脘、神阙、关元 3 次，每次 3 壮。针刺天枢（双）、足三里（双）二穴，采用快速进针，得气后进行紧按慢提的提插补泻手法；留针 30 分钟，隔 10 分钟行针 1 次，每日 1 次，连续 7~14 日。治疗结果：针灸组累计 330 例，其中急性菌痢 317 例，治愈 286 例，治愈率为 90.2%，平均治愈日为 4.12 天；16 例无症状带菌者，经针灸治疗 7~14 天全部痊愈，细菌培养阴转日为 6.8 天。不同药物对照组共 114 例，其中 107 例为急性菌痢。用 6 种药物分组分别治疗，共治愈 95 例，总治愈率为 88.79%，次于针灸治愈率（$P < 0.005$），而且临床症状、体征的消失、恢复及粪便镜检与细菌培养阴转日，均比针灸组延长。

三、阿米巴肠病

朱瑶昌报道，用针刺治疗阿米巴痢疾 13 例，取穴：主穴为天枢、石门、足三里，配穴为曲池、下脘。操作用重刺激法，得气后留针 30 分钟以上，每隔 5 分钟捻转 1 次，其中 1 例用穴位封闭法。结果 13 例中痊愈 11 例，好转 2 例。针治次数最少 2 次，最多 14 次，平均 6 次。大便次数及形态恢复正常，粪便阿米巴原虫检查阴转（1965 年）。

四、慢性结肠炎

史宝瑞等用针灸治疗慢性肠炎 43 例，取穴中脘、天枢、足三里。得气后行捻转手法，留针 30 分钟。治愈 35 例，无效 8 例。

陶正新用针灸治疗慢性结肠炎 35 例，均治愈。最短 3 次，最长 15 次。远期疗效亦较稳定。取穴：主穴为天枢、关元、止泻（脐下 2 寸 5 分处）、大肠俞、长强穴上 2 寸；配穴为足三里、太溪。方法：长强穴左右透刺，余穴平补平泻，得气后留针并加灸 5 壮，隔日 1 次。

史宇广针刺辨证治疗慢性结肠炎 3 例，脾胃虚弱取章门、天枢、关元、腹结、足三里；脾肾阳虚加肾俞、命门，肝气乘脾加太冲、期门。

梁粹英等用艾灸配合捏脊、拔火罐治疗慢性溃疡性大肠炎 50 例，基本治愈 37 例，显效 10 例，进步 2 例，无效 1 例。随访 30 例，3 年后 28 例疗效巩固，2 例复发。方法：艾灸天枢、中脘、关元、脾俞、胃俞、大肠俞等，灸 30~40 分钟。

五、急性肠炎

林曼蕙针灸治疗急性胃肠炎 31 例，取穴：腹痛取足三里、中脘、梁门；腹泻取足三里、大横、大巨、腹结、大肠俞；呕吐取鸠尾，采用针刺和温灸配合。效果：31 例均 1 次针灸治愈。

陕西中医研究所电针治疗急性胃肠炎 65 例。主穴：天枢、足三里（双）；配穴：发热加合谷，呕吐加内关，心口胀痛加中脘，腹泻严重伴有转筋加小肠俞、承山，均采用强刺激，使针下酸、麻、胀、困。每日 1 次，每次 30 分钟，10 分钟行针 1 次。效果：65 例均在治疗 1~3 次后痊愈，1 次治愈者 42 例，平均疗程 1.3 次，对腹痛、呕吐，大多数有症状立即消失、顿感轻快的速效。

王文超用消炎解痛膏（上海卫生材料厂产）贴敷：神阙、天枢、气海、大肠俞、足三里。合并胃炎加中脘等穴。治疗急性肠炎 52 例，50 例于贴药后 24~48 小时内治愈，有效、无效各 1 例。对虚寒者较好，湿热证较差。柳岸用针灸治疗暴发性胃肠炎 301 例。寒症：金津、玉液、委中针刺放血，足三里用烧山火手法，得热感后出针，神阙隔姜（或葱或蒜或盐）艾灸 3 壮。热症：针刺大椎；金津、玉液、委中针刺放血；足三里用透天凉手法，得凉感后出针，神阙穴灸 3 壮。结果：治愈 296 例，5 例因有宿疾转用其他疗法。多数治疗后 15~30 分钟内病情缓解，3 小时后症状全部消失。

六、便秘

乔志勇治疗习惯性便秘40例，取穴支沟、足三里、大肠俞、天枢、丰隆，均为双穴。用捣针法，行针3~5分钟出针，每周3次，6~12次为一个疗程。结果：有效36例，无效4例。

宋冠生等选穴丰隆、水道（左）、归来（左）及水道、归来旁开2寸处。进针2.5~3寸，均施捻转手法，留针30分钟，每日2次。结果：治疗108例，有效103例，无效5例。

章金声选穴咳肛（尺泽下2cm处）。每穴注射生理盐水3~5mL；神门注0.5~1.0mL，隔天注射1次，4次为一个疗程。治疗便秘50例，48例有效，2例无效。对35例随访1年，均有效。咳肛是作者经验穴，能治痔疮、便秘与咳嗽，故名咳肛。

王民集用王不留行籽耳穴压丸治疗习惯性便秘30例，治愈14例，显效7例，有效6例，无效3例。取穴：大肠、角窝、直肠。热秘加耳尖点刺放血，气秘加脾、心，冷秘加脾、肾，每次选穴3~4穴。双耳轮换。每周1次，3周为一个疗程。休息1周，再行第2疗程。

张文进认为应辨证施针，热秘取支沟、天枢、大肠俞、上巨虚、内庭、厉兑，用泻法，持续行针5分钟出针；肝郁便秘，取太冲、侠溪、大肠俞；肺气阻郁取列缺、肺俞、丰隆、大肠俞；气机郁滞、传导失职取阳陵泉、支沟、内关；血虚选膈俞、三阴交；肾亏选肾俞、命门、关元等。其中支沟可清三焦、理气机，为通便要穴。

近年来，针灸治疗便秘取得了长足发展，详见便秘章。

七、脱肛

沈阳市传染病院治疗脱肛80例（74例为痢疾并发脱肛，6例为习惯性脱肛）。取穴百会、神阙、气海、关元、肛门四周（上下左右）呈45度角各刺3~5分，速刺不留针。其他穴用补法，留针40~60分钟，出针后加灸10~15分钟。效果：痊愈75例，好转5例。平均针灸4次。

吕兴斋治疗脱肛35例，脱出长度3~4cm者为多。取穴分3组。1组：针百会、足三里（双）、长强、承山（双）；2组：针长强、承山（双）、环门（位于肛门两侧，赤白肉际分界处）；3组：针长强、环门（双）、承山（双）、百会，用补法，留针3~5分钟，隔日1次。效果：1组10例，4例治愈，6例好转；2组16例，14例治愈，1例好转，1例无效；3组9例，6例治愈，3例好转。对22例随访1~12个月，未见复发。

杨永清用电热针法治疗脱肛13例，有效12例。主穴：提肛；配穴：长强、命门、次髎、大肠俞、承山、委中。大便不规律加天枢、足三里。每日配合3次坐浴。

王树鹏用艾炷灸百会治疗小儿脱肛27例，王志平治疗小儿脱肛28例，均获基本治愈，显示下病上治的理论确具实践基础，行之有效。

金安德治疗儿童虚性脱肛症67例，治愈63例，无效4例（均为脱肛10~13cm）。取穴：百会、长强、会阳、承山。手法：快速进针，紧按慢提9次，留针20分钟。6次为1个疗程，连续3疗程。

高琪瑜取长强、承山、大肠俞、气海、次髎、百会（灸）。每次2~3穴，留针20~30分钟，灸20分钟。每天1次，7次为1个疗程。行针后使麻胀感至肛门。治疗脱肛62例，痊愈27例，显效30例，进步5例。年龄最小2岁，最大74岁。

文登发用针刺治疗小儿脱肛21例，亦获满意疗效。

据笔者的观察，针灸对小儿直肠脱垂和直肠黏膜内脱垂有较好疗效，对成人完全性直肠脱垂疗效不肯定。

八、肛门失禁

安西川等针刺治疗隐性骶椎裂引起排尿和肛门功能障碍254例。取穴：排便失控取长强、会阴、肛周穴。方法：针刺得气后接电针，留针20~30分钟，每日或隔日1次，6~10次为1个疗程。近期疗效优良61例（24%），1~12年随访101例，保持疗效50例，基本保持30例，反复到治疗前15例，死亡6例。针灸或电针可直接改善肛门括约肌的功能，加强收缩能力和自控能力，故对功能性肛门失禁有肯定疗效。

九、肛裂

齐少照针刺治疗肛裂 60 例，取穴：长强，沿尾骨尖缘下直进针，采用捻转加强刺激，针深 5 ~ 8 分，留针 10 ~ 20 分钟，保持酸麻胀感觉。每日施针 1 次或隔日 1 次。疗效：治愈 54 例，好转 5 例，无效 1 例，一般 1 ~ 2 次后即感排便疼痛、便秘等症状减轻，3 ~ 6 次后便血、疼痛消失，括约肌消除紧张。

叶松荣等针刺长强、白环俞、承山、八髎，配耳穴直肠、肛门、皮质下、神门，治疗陈旧性肛裂 311 例，有效 309 例（99.4%），痊愈 273 例（88%），好转 36 例（11.5%），无效 2 例。治愈为症状消失，肛裂愈合；好转为症状消失，溃疡基本愈合；无效为无改变。方法：长针朝尾骶骨方向斜刺，进针 2 ~ 3 寸，捻转使酸、麻、胀或电针刺激感传至肛门，有肛门上提感；白环俞、八髎宜长针深刺，朝直肠肛门，使针感到肛门部。6 次为一个疗程。大多数 1 ~ 2 次止痛收效。

参考文献

1. 胡伯虎. 现代针灸医师手册 [M].北京：北京出版社，1990.
2. 王雪苔. 中国针灸大全 [M].郑州：河南科技文献出版社，1998.

第三十五章 传统功法在肛肠科的应用

新冠肺炎是近百年来人类遭遇的影响范围最广的全球性大流行病，对全世界是一次严重危机和严峻考验，人类生命安全和健康面临重大威胁，这是一场全人类与病毒的战争。面对前所未知、突如其来、来势汹汹的疫情天灾，中国果断打响疫情防控阻击战。中国把人民生命安全和身体健康放在第一位，以坚定果敢的勇气和决心，采取最全面、最严格、最彻底的防控措施，有效阻断病毒传播链条。14亿中国人民坚韧奉献、团结协作，构筑起同心战疫的坚固防线，彰显了人民的伟大力量。在救治方案中充分发挥中医药特色优势。坚持中西医结合、中西药并用，发挥中医药治未病、辨证施治、多靶点干预的独特优势，全程参与深度介入疫情防控，从中医角度研究确定病因病机、治则治法，形成了覆盖医学观察期、轻型、普通型、重型、危重型、恢复期发病全过程的中医诊疗规范和技术方案，在全国范围内全面推广使用。在救治过程中将传统功法，如八段锦、太极拳等列入其中，取得了扶正祛邪功效，充分体现了在防治疾病中传统功法的重要作用。

传统功法包括了许多练功治病的方法，如道家、道医的内丹功、导引吐纳功、调息服气功、静功、中医气功、八段锦、太极拳等，非独气功一门。故本书以传统功法命名而论之。

第一节 发展简史

中华民族有5000多年的文明历史，传统文化博大精深，奥妙无穷。《吕氏春秋·古乐篇》曰："昔陶唐氏之始，阴多滞伏而湛积，水道壅塞，不行其原，民气郁阏而滞著，筋骨瑟缩而不达，故作为舞以宣导之。"先民为了与一些疾病做斗争，在生活劳作中发现了一些手舞足蹈的动作，能舒展筋骨、活动肌肉产生快感，起到了减轻身体不适甚至减轻病痛的功效，后来不断创新发展成为传统功法。当时不叫气功，气功这个名词最早见于春秋战国时期，广泛收集补遗的《素问·遗篇刺论法》中记载了导引法治疗肛肠病的论述。书云："肾有久病者，可以寅时面向南，净神不乱思，闭气不息十遍，以引颈咽气顺之，如咽甚硬物，如此七遍，饵舌下津，令无数。"《沈氏尊生书》有云："大便秘结肾病也。经曰北方黑水，入通于肾，开窍于二阴，盖以肾主五液，津液盛，则大便调和。"而便秘是肛肠科许多疾病的一个最常见的症状和致病因素，因此《素问》中这段记载，就是古代运用功法治疗的描述。

长沙马王堆三号汉墓出土的"导引图"，绘有40多幅人体各种运动姿势的帛画，其中有数种动作被后世痔瘘科导引术效仿。例如：一足踏地，一足屈膝，双手交叉抱于膝，一只脚金鸡独立一式等。近年来，国外学者经过试验证实，只脚独立一式由于臀大肌、肛周及盆底肌肉得到拉伸收缩锻炼，能明显的改善下肢肌和直肠肛门静脉丛的血液循环，有效的防治肛肠病。这充分证明早在2000多年前，我国古代的许多传统功法，对肛肠病有一定防治作用。

汉代大医学家张仲景在《金匮要略》一书中提到："若人能养慎，不令邪风干忤经络，适中经络，未经流传腑脏，即医治之，四肢才觉重滞，即导引吐纳，针灸膏摩，勿令九窍闭塞。"肛门即魄门，为九窍之一。这里所说，就是肛门疾病可以通过导引吐纳的功法防治，可见张仲景也非常重视导引吐纳防治肛肠疾病。

至隋唐时期巢元方的《诸病源候论》更详细记载了12种肛肠疾病的30多个功法。明代的《古今图书集成·医部全录》收录了许多肛肠病功法，其中一些系已散失的《保生秘要》内容，还有一些散落在民间的好功法在这里就不一一讲述了。综上所述，我国古代劳动人民在几千年的长期实践中，积累了丰富的传统功法防治经验，其在肛肠病的防治方面尤为突出。

新中国成立后，为了继承和弘扬中医药学宝贵遗产，我国逐步开展了发掘整理各种传统功法养生治病的工作，特别对气功疗法更是十分重视。从20世纪50年代起，多学科都在研究推广，应用气功防治本科常见多发病或疑难重症方面，已经取得了很好的效果。1984年我的老师黄乃健教授在《祖国医学肛肠病学文献初考》中首次将"导引术"列入传统疗法文献中，选介了《诸病源候论》《保生秘要》等医籍中的"痔疮导引术"和"痔漏导引术"共计七式。后来又在他为主编的《中国肛肠病学》《中国肛肠病杂志》中开设了气功疗法专栏。笔者的另两位老师史兆岐、胡伯虎在《中国康复医学》和《中国大肠肛门病学》等书的有关章节中，也介绍了肛肠病的导引及体育疗法的部分内容，尤其是前书在肛门直肠病部分把气功疗法作为主要的一种康复治疗方法，共选录了痔疮、肛瘘、肛裂、直肠脱垂四种病数十种功式。《中国痔瘘病学》等亦记载有古代痔瘘"导引功"。1989年，李德应在《气功治疗肛肠病前景广阔》一文中，对中医肛肠病气功疗法做了比较系统的整理和研究探讨，引起了国内外医疗气功专家学者的关注。

70—80年代笔者在农村担任"赤脚医生"。那个年代，缺医少药，老百姓治不起病，笔者就采用祖传地弓拳十八式一些功法治疗肛肠病，深受农民百姓欢迎，也治好许多肛肠疑难病。

第二节　传统功法的现状

一、功法及应用

1959年在北戴河召开的第一次全国气功经验交流会议上，所介绍的气功治疗25个病种中就有结肠炎。此后，陆续有一些气功治疗经验，见于各种气功学术会议资料。近些年来，随着我国改革开放的不断深入和扩大，群众性传统功法练习活动日益活跃，特别是道医中医的一些功法，道家的"内丹功"及武术功法等，治愈一些疑难肛肠病的报告病例更是常见于报刊。

传统功法应用于治疗肛肠病的主要病种有：内痔脱垂、便血、痔术后防复发、肛瘘、肛裂、脱肛、结肠炎、便秘、结直肠癌、肛门失禁、腹痛、痔术后疼痛、直肠黏膜内脱垂、直肠前突、肛内下坠感、术后尿潴留等。

治疗肛肠病的主要功法有：道家的内丹功、导引吐纳功、真气运行内养功、化痔功、三圆式站桩功、太极气功十八式、地弓十八式、强壮功、痔疮气功操、提肛功、五行功、调息功、运肛转腹功等。

二、原理探讨

经过这些年来，对传统功法原理的探讨，包括道家的内丹功、道医功法、中医养生功、中医气功、武术内外功、武术气功等，所有传统功法都练得是一个"气"字，都是在运用气。人体的内气与外气运行于体内经络，开于穴道，入气海，沉丹田，走命门，循环大小周天，周游复始，开放收合，规律生消，息息相通，能循于内，也能发于外，但这些必须练功至高乘之人才能办到。

传统功法对肛肠病的防治有明显的效果，如对功能性便秘、结肠炎、痔的预防和治疗、脱肛的防治、对痔瘘术后止痛、尿潴留伤口愈合、血栓性外痔、肛门坠胀、肛窦炎、肛门神经官能症、结直肠癌术后康复、肛门益养保健等均有明显效力。

肛门功法锻炼对肛肠病术后疼痛、出血、创口愈合缓慢等不良反应和并发症有很好的防治效果。

练功通过放松和入静身心达到一种愉悦感。练到一定层次后，使大脑皮层逐渐趋于保护性抑制状态，肛门术后刺激产生的影响减少，使内源性吗啡样物质微量增加，练功者的疼痛阈值相对提高，从而减轻了术后疼痛。同时，因疼痛导致的尿道括约肌、膀胱、逼尿肌的反射性痉挛亦随之得到缓解。故练功者能使小便困难和肛门坠胀也相应下降。这和中医的"以松治痛、活血通络、通则不痛"的理论是一样的。通过一呼一吸配合意念，疏通经络，开合穴道，达到身体的周天循环，阴阳平衡，瘀散滞通，毒解结消，缓急解痉，全身经脉周流通畅。有报告指出练功者可使血小板增加，皮肤、血管、交感血管中枢趋向抑制，血管曲线运动平稳，因此可以有效地防治术后创面渗血，促进快速愈合。人在练功状态下体内白细胞作用提高，嗜酸性粒细胞增加，组织间吸收加快，随着肛门的一紧一松，肛管直肠内压力也发生了变化，自然减轻了术后创面的水肿、感染、引流不畅等情况的发生。有人报道练功可使人体内血氧饱和度升高，葡萄糖转化为磷酸腺苷的作用可以提高 18 倍，而练功者的能量消耗，基础代谢率降低 19%，这样就给了局部组织以更多的营养物质，从而加速了伤口愈合。因此练功者的术后伤口比不练功者肉芽新鲜红活，弹性增强，平均愈合天数缩短。练功者深长的腹式呼吸，增强了肛提肌和肛门括约肌群的舒张力，可使肛门括约肌的幅度加大，力向均衡，衬垫组织上下移动回弹力强，肛隐窝自行洁净作用加强，故此得出了练功可以恢复肛门直肠功能、加强盆底周围血液循环、更能巩固肛肠病手术远期疗效的结论。

现代科技的高速发展，许多专家学者开展了多学科的传统功法研究。相比之下，肛肠学科在这方面起步较慢，且研究这方面的人员相对很少，应从生物学角度、多普勒彩超、CT、核磁共振、肌电图等方面加以研究传统功法在肛肠疾病和养生保健方面的作用机制。

第三节　传统功法的特点

传统功法是我国古代创造的一项自我身心调理的方法。它通过相应的动作姿势调节呼吸，纳吐采气，松静身心。可通过意念的集中系统化的运用、有节律的气运动作等锻炼方法，来调节人体各部分的功能达到阴阳平衡、气血畅通、经络舒达、穴道吸放、气运内外，起到养生保健、强身健体、防治疾病、延年益寿的玄奥作用。

各种功法的锻炼均以扶助正气、整体调理为目的。如以松弛机体、凝神定志、意守丹田、调整气息四项锻炼内容来说，都是一种整体调理方法。通过练习，普遍反映睡眠质量改善、食欲逐渐增进、大便转为正常、精神大为充沛、身体渐渐强壮等，这正是身体内部正气逐渐旺盛的表现。不少体弱或有病的人，就是在内部力量逐渐充实的基础上恢复了健康，战胜了疾病。

不论哪一种传统功法，即是一种锻炼方式，就必然是自行亲自实践，自己去练，才能收到增强体质、防病治病的效果，否则就不属于练功的范畴。

自我养生或是治疗就要持之以恒的锻炼。因而人的精神因素就非常重要，尤其是一些慢性病患者，易产生一些消极情绪，对疾病焦虑不安、悲观恐惧，这些精神状态，对疾病的治疗都是不利的，对练好功法更会有一些障碍，在练功中要不断注意克服，一定要有信心，想着自己的病会逐渐好起来，这就是一种意念奥妙。要把练功治病作为一次重要任务加以重视，要充分发挥主观能动的作用。要善于体会练功的方式方法，总结每一时间段的经验，抓住有利的各种因素，扩大成果，巩固疗效。

传统功法是一种功夫，要学会它，掌握它，并不是办不到的，但需要一定的时间，要有一个慢慢地过程，不能急于求成，不是一下子就能把功夫全面掌握了，更不是练一段时间功就把身体练强壮了，病也全治好了。练功者常见的误想是一下子就有效，甚至到处寻求"高级功夫"，寻找所谓的"高人"，造成了见异思迁。今天练这种功法，明天又看着那种功法好，常常更换，以求速效，这样更适得其反。要养成持之以恒的习惯，要有很大的恒心和耐心才能功成效验。

第四节　练功目的

一、平衡阴阳

1. 呼吸

呼为阳，吸为阴，而练功中的呼吸非常重要，是主要的采天地之外气和调息之全身内元气的方法，也是各种传统功法中"运气"的主要点。阳亢火旺、湿浊内生等患者注意练呼出，而阳虚气陷、元气不足之人，注意练吸纳。

2. 时间

以六阳时为佳，即子、丑、寅、卯、辰、巳六个时辰，也有人主张一日之内以子、午、卯、酉四个时辰为宜。任何时代的科学都是不断发展前进，根据现在科技资料，笔者推崇以上午九点至十点，下午三点至四点为最佳练功时段，而上班族只有早起晚饭后才行，也可不拘泥于此说，与时俱进。

一年四季，春夏秋冬，练功很有讲究。因为春温万物复苏生发，夏热万物生长速茂，秋凉收获果实累累，冬寒万物收藏闭而潜伏。在练功上要掌握季节变换，有所区别，《素问·四季调神论》中强调要"春夏养阳，秋冬养阴"，这是非常有道理的。

3. 病症与病况

治病必求其本，本者就是调和阴阳平衡。《黄帝内经素问·生气通天论篇》记载："阴平阳秘，精神乃治"，在练功上阳症就是要多放、多动、少泻之。阴症就是要多守、多静、多补。阴阳夹杂者，要注意调配先后功法阴阳，慢慢调理平衡。不管是调阴阳的阳盛或阳衰，或阴阳失调等，都要在功法上有所选项，练法上有所讲究。

二、调理脏腑

功法的锻炼就是通过全身运气，思想入静，肌肉松弛，加上一些意念，达到调养心神，运行气血于四肢百骸，而使心神不受外界任何事物干扰，各经络通畅，穴道开合自如，发挥其协调脏腑的功能，使脏腑间的关系达到相对协调平衡有序的工作。

三、疏通经络俞穴

各种功法与经络有密不可分的关系，练功者可以使全身经络气血畅通，闭塞的穴道开启，经脉俞穴某些闭塞瘀滞现象能够得到改善，疾病得到康复。

练功时注意力集中的部位和气运行的站点，都是身体表面的俞穴。例如头部的百会、印堂，胸部的膻中，腹背部的神阙、关元、气海、会阴、命门、长强，腿脚部的大敦、足三里、涌泉，手掌部的劳宫、少商、合谷、内关、列缺等。

在练功中，把气运行在经络穴道上，在意念下注意力集中在这些俞穴上，虽不像针灸、按摩、砭石等那样直接刺激明显，但它玄之又玄的奥妙，在长时间的锻炼下，起到不可思议的特殊作用。正像前人所言："意到气到，力达穴窍。"如直肠脱垂患者注意在提肛收气的情况下，从百会穴采纳天气，可以改善脱垂症状，有的也能治愈。痔疮患者注意收肛提气和长强穴的运气，有防治效果。结肠类患者注意神阙穴、天枢穴的运用，并加转腹运气，再加魄门和涌泉穴的排浊气功法，能起到一些药物还达不到的效能。又如五行土功、地功。通过气功和内功相结合的作用，运用呼吸、吐纳、导引加意念的配合，启动与引发了十二经的原穴、郄穴、五输穴、八会穴、下合穴的经气，并根据子午流注、生克乘侮规律来进行补泻治疗，这就是练功运用腧穴的例证。

关于意守哪一穴位，古代练家认识不同，有练家意守丹田、会阴、涌泉、印堂、膻中等，也有练家意守气海、百会，守命门的更多。

四、传统功法锻炼与精、气、神

中医非常强调人的精、气、神，《古今医统大全》云："夫善养生者善内，不善养生者善外。"养内就是调养精、气、神，精、气、神有"人身三宝"之称。医经《八正神明论》："血气者，人之神不可不谨养也。"《黄庭经》曰："仙人道士非有神，积精累气以为真。方寸之中谨盖藏，精神还归老复北。"《金丹歌》云："为甚神仙却爱身，也须借壳养精神。"茅真君《靖中吟》："气是添年药，心为使气神，若知行气主，便是得仙人。"《经脉篇》说："人始生，先成精，精成而脑髓生。"《阴阳应象大论》说："精华为气。"所以先天之气，气化精，后天之气，精化气。精之与气，本自互生，精气既足，神自王矣。虽然神由精气而生，但是，能够统驭精气而为运用做主的，则又在我们内心之神，三者合一为要。

医家李东垣《省言箴》云："气乃神祖，精乃气之子，气者精神之根蒂也，积气以成精，积精以全神，必清必静，御之以道，可以为天人矣。有道者能之。"天地万物生化之道，莫不以气为本，故气在天地之外则包罗天地，气在大地之内，则运行天地，日月星辰得以明，雷雨风云得以施，四时万物得以收藏，均为气之为，人生更赖此气也。

俗话说："油枯登顶，髓竭人亡。"炼养之士，首先要以体内精血为宝，精满则气壮，精壮则神旺，神旺则身健而少病。内则五脏由此而精气敷化，外则皮肤由此而精气润泽，自然颜容光彩，耳聪目明，老当益壮，神气坚强。

综上所述，古今许多练养名家都把"练精化气、练气化神、练神还虚"作为传统功法修炼要领，由筑基入门渐次到较高境界的三个重要层次。

第五节　练功要领

1. 松静自然

强调练功必须在身体放松和情绪安静的条件下进行，要保持安静，避免烦躁紧张，克服分心之念头。

2. 动静结合

在练功方式上，动功与静功应相结合，在练功时掌握"动中求静，静中不止"。动功主练阳刚，静功主练柔顺。刚柔相济，功必大成。所以八段锦、太极拳在习练中非常重视动中求静，静中求动，以气运功。

3. 练养相兼

练功就是调动真气正常运行的过程，因而练中有养，养中有治。也就是说，练功要与日常的养生保健、防病治病相融合，以发挥两者兼顾而又相互促进的作用。

4. 意气相依

练功者身体局部会出现胀、麻、热、痒、蚁行，甚至有些穴位点疼痛、变色等现象。练功达到一定层次者真气运行旺盛，经络任督二脉通达，可以意到气到、力达指尖、气沉丹田、充盈气海、发放外气。但初练者不要片面强调以意领气，以免走邪，反而伤身，要循序渐进，先能蓄气运气，才能逐次上成。

5. 循序渐进

练功不要急于求成，更不能练得过急过猛超量，要松柔顺静，日积月累慢慢练成。再者更不能松懈散漫、放任自由、三日打鱼、两日晒网，

要根据自己的理解学习能力，以自己的身体状况，克服客观上的一些困难，安排好自己的时间，排除一切干扰，下定决心，一心磨炼。避免见异思迁，这功看着那功好，乱换功法，今天学习这功，明天又去学习那功，贪多嚼不烂，什么也练不好。盲目乱学乱练，人云亦云，人非亦非，无鉴别能力；出现虎头蛇尾，到头来一场空，什么功法也不成，甚至还练出了一身毛病。

6. 呼吸要领

传统功法呼吸锻炼，即所谓的"气"的练习。这是传统功法核心。关于"气"的概念，内涵有三个要点，一指先天之气，即父母精血构胎时的元阳之气；二指后天之气，即通过饮食所化生的能维持生命存在的源动力，以及各脏腑器官的功能作用等；三指自然界的空气，即呼吸之气，通过呼吸锻炼达到养气全神、祛病延年的作用。传统功法把呼吸的锻炼称为"调息""调气"或"吐纳"。呼吸调理最基本、最重要的是调整呼吸节奏，加大呼吸容量，加紧呼吸力度，扩张肺部的吐故纳新功能。按功法讲，一般分为胸式呼吸、隔膜呼吸、腹式呼吸、意念呼吸、胎息五类型。《庄子·刻意》书中曰："吹嘘呼吸、吐故纳新。"嵇康《养生论》云："呼吸吐纳，吸气养身"，就是指呼吸锻炼。呼吸中还有行气和布气，当气体进入身体后，在主观意念的诱导下，循行人体内一定的路线，作用于四肢经络，五脏六腑，引起内脏功能的某些非器质性变化。在这一运行中，潜在的就存在着疏通气血、改善机体功能的防病治病作用。所以《疗病论》曰："以我之心，使我之气，使我之本，攻我之疾，何往而不愈哉！"这种呼吸行气养身疗病功法所根据的理论是建立在中医学的经络学说"脏象学说"的基础上的。因此《疗病论》中又说："用气攻病，虽攻其处，肤腠散出，然兼依明堂图，取其所疗之穴，想而引去，尤佳。"这种功法在现代临床治疗中实践证明确有疗效。

现代有些功法大师用发放外气等手段为人治疗疾病，都离不开锻炼呼吸，呼吸锻炼是一步一步深入，一层一层提高的，因此在日常练习中要循序渐进。每日以行两次呼吸功锻炼为原则，时间最好在清晨初见阳光和夜晚临睡以前，环境要

选在磁场很好幽雅的环境中，早上面东太阳初升方位，夜晚应面向北或面临清泉，或向日月星辰，以吸纳清新空气为宜。这是取用日月星辰精华，山林树木水灵之爽气，是练功之绝境之妙，应非常讲究。

总之，呼吸锻炼掌握得好，就会有利于整个练功的收益，以及疾病的迅速好转和康复，否则会出现一些偏差和不良作用。要注意以下几点：①不能盲目追求对于自己体质和疾病不相适合的呼吸形式和方法；②心平才能气和，无论何种呼吸方法都应该以形体放松、情绪安宁入静下手，而渐趋于有规律的缓慢状态；③要松静自然柔和，注意不要从一开始就不顾呼吸规律，追求某种呼吸形式，深长的腹式呼吸是逐步练出来的；④随息等方法是临时手段，在达到预期要求后，就应放掉；⑤停闭呼吸在练功初期不宜应用。

7. 用意要领

在排除杂念、思想宁静的情况下，把意放在身体内某一部位，道家称为存神。而宁神一般只是把意念放在丹田或者是膻中、泥丸中，用意要求若有若无、勿忘勿助、似守非守、顺其自然，但亦有不意守之功法。社会上对意念的练习争议很大，笔者根据几十年修炼经验，答案是肯定的，请同人务必信则灵。

8. 松与放松

松与放松是传统功法都讲究的重要锻炼内容之一，必须在整个练功过程中贯彻始终。练功者往往因为某些病或对疾病的思想顾虑，怕练不好，治不好病而情绪紧张；或在练功中姿势呆板、用意太重、追求感觉、使劲用力等，均可造成紧张状态而不利于练功治病。松才能静，静下来才能松，放松的姿势才能通畅劲顺，才能持久快感，松静能易于驱散杂念。松是练功之纲要，可分为以下三个层次。

1）松弛：感到手足摆得很安稳，头部也感觉轻松，全身舒适快感。

2）松开：进一步放松到哪一部位，便感觉到哪一部位的肌肉经筋都像在松开，全身的经络畅、运气顺达，血液似乎可以感觉到在静静地运行。

3）松静：练功达到松静就是再进一步，全身如婴儿状，好像融化似的，完全没有什么拘束，

悠然自得，杂念全无，感觉说不出的爽快和安静。如不能松静时，可在练功前做些自我按摩，沉下心来，在呼气时默想该部位"放松"，能达松静忘我之感就是上乘了。

9. 静与入静

入静是内功法锻炼的主要内容，是指练功者在思想静下的状态下，而出现的一种习练者在清醒状态中，而又与外界中断联系的高度安静、轻松舒适的境界。并有入静高低深浅之分。

要入静就得排除杂念。对于杂念，既不能讨厌，又不能硬压，而是如何在出现时，能较顺利的慢慢排除它。排除杂念可试用如下方法。

1）数息法：一边呼吸，一边默默数其数，从一到十，或更多，如此周而复始。

2）外观法：睁开两眼，轻轻注视远方某一物，固定深看，待杂念消除后再进行练功。

3）计数法：睁眼注视某一目的物，自数一至十，再闭眼数一至十，反复进行，可使入静。

4）存想法：把自然景象作为想象的对象，如蔚蓝的天空、美丽的花朵、怡人的景色、绿色的树木、一潭碧水、一轮明月等，以代替杂念，待较安静时，再回到练功上来。

5）目视鼻准法：用双目轻轻注视鼻尖二三分钟，要似看非看，避免用力，慢慢沉静亦可。

6）外动法：可暂时走一走，逛一逛，分散杂念。也可拍打上下肢，打散杂念，根据笔者经验，练功者双膝微微弯曲下蹲，气沉丹田，男者掐左手内关穴，女掐右手内关穴，很快消除杂念并能入静。

10. 练功反应

对某些因功法掌握不好，而引起的某种反应，可采用下列方法处理。

1）头胀：一般是因情绪紧张，急于求成，以至用意太过而产生的。可做整体放松，解除心理不良情绪，慢慢练功，养成习惯即可。

2）头痛：如真是因练功引起，也就是因用意太重，以后再练要轻用意，也可用静功缓解。

3）胸闷、胸痛：这主要是对呼吸调息掌握不准、屏气过多等引起，可正确用调息法缓解，练顺即走上正轨。

4）腹痛、腹肌酸：这可能是有意鼓腹，追求

腹式呼吸，或腹部用力过猛，暂停腹式呼吸，减少小腹部用力过大，做腹部按摩，热敷均能缓解。让有功夫的老师点穴推拿即可缓解消除。

5）腰背痛：这可能是站或坐的姿势不正确，或者用劲过大，练不好反复训练而为，慢慢用劲，姿势熟练了自动好转。

6）丹田或身体过热：这是由意守时间过长、用意僵重引起，把握火候自然即愈。

7）内气阻滞不畅：如有些功法在通三关时，在夹脊或玉枕处气长时间不上不下，或有气团到了头部，如有紧箍感，叫气冲头，或到处流窜等。可当场终止本次练习，这是气的归位，经脉中的经气还不顺的原因，练一段时间全身的经络通了，穴道打开，周天循环形成自然，气顺畅流，也可拍打按摩某一部位缓解。

11. 练功期间的注意事项

1）时间安排：不同的功法对时间有着不同的要求，在职人员每天一般练一次为宜，退休老年人每天一般练两次为宜，专业道士、住院疗养人员根据要求可练次数多点，时间也可按练功规定而行。要在不过饥、过饱、过劳、情绪正常、环境适宜的情况下行功。每套功法按要求的时间长短去认真练习。

2）练功时宽衣松带，有条件的专业人士可穿练功服，唾液增多不可吐出，可分几口咽下，练功期间不吸烟，酒后不能练功，生气后更不要去练功。

3）妇女经期一般停止练功，也有妇女专门精血功的练习。练功治病期间不要频繁过多的性生活，以免影响功法走邪伤及肾元之气。

4）练功期间要经常取得老师的具体指导，避免某些不良现象的发生，获得较好的养生治疗效果。

第六节　传统功法在肛肠病的临床治疗

根据笔者多年来的练功实践体会，下面介绍一些比较好学易懂且行之有效的功法。

一、痔疮功法

（一）疗痔功

本法载自《卢丹亭真人玄谈集》中，属道医功法。

具体操作方法：肛肠患者生活中宜节制喜怒、平稳情绪、淡薄滋味及五辛、烧炙、酒苔诸物。然后进入静室，澄心静坐于凳子上，双腿自然下垂触地，两手呈圆心状捧于气海，双拇指和双示指造型成桃状手型。安神专注脐下3~4 cm处（是气海位置，而不是丹田）。调文火（持续轻微的呼吸）三百六十息，每三十六息时，咽津补气三口。调息完毕。舌抵上腭，内气不出，外气不入，待息稍急，再收敛肛门，提气三口，干咽气一口，以神运气，自尾闾、夹脊上升泥丸，兼用鼻提气，入口化为甘津，分三口咽入脐中下气海中，自用念珠默记遍数。每次行功36遍，每日行练2次，分早晚静练。坚持练功月余，自然痊愈，并有预防保健肛门、直肠及盆底的良好功能。

（二）消痔功

本功法是"德顺堂·李氏痔科"祖传功法之一，也就是笔者常教练的方法。

具体练功方法：肛门肿痛带血者，自然站立，两脚分开呈大八字状，两手贴于两腿外侧，掌心向内。静心调息渐入平稳，两目闭七睁三，观其鼻，入其心，两手竖状慢慢抬起至平行，从劳宫穴发气对应冲击，有气感后，掌心转向上，慢慢回收至腰肾部捂住，也就是发于命门，掌心捂住不动，向内发气。缓慢提肛至感觉最高位，再缓慢放松至全松开，收提放松做36次，叩齿36次，吞津三口，使气沉丹田。两手背弯曲向前，掌心向下，抬至平肩，缓慢有气感的向下放至下丹田，男左手在下，女右手在下，交叉扶于丹田穴上，双脚十指抓地，涌泉穴采地气于体内循经而上，两手劳宫发气于丹田内，稍静定神，慢慢睁开双眼平视，凝心定志后，双手回撤两腿外侧，定式，功法完毕。每日练2~3次，一般七天肿消、痛减、血止。

（三）去痛点穴功

主治一切痔疮疼痛。

具体操作方法：让患者平卧于床上，露出双小腿，取承山穴，发功者运气聚于气海，右手中指出尖呈半握拳状，形成鹤嘴指顶状拳型，用鹤嘴指手法顶按和顶钻双腿的承山穴 10 分钟，并加以发射外气，然用手掌揉搓两小腿正后面 20 分钟，用泻法，强刺激。适用于痔疮疼痛或术后之痛。

（四）防止痔疮简法

杨良美用下述方法治疗和预防痔疮有确切的疗效。姿势：根据身体情况，可选择其中一种。第一种是仰卧法：平卧于床上，双手重叠放于丹田，左手在下，右手在上，双脚自然放直即可。第二种是俯卧位：双膝跪在床上，双手支撑于床，头向上望。第三种是站立：双脚平行站立与肩同宽，双手重叠于丹田位。

功法：意守会阴，呼吸缓慢，吸气时要提肛收腹，至不能再吸气为止。略停一会，再慢慢呼气，会阴放松。反复进行 20 次以上，逐渐增加次数，早晚均可练习。

二、肛裂功法

（一）运肛转腹功

第一步：转腹左右各 100 次。方法：两脚与肩同宽，自然站立。下肢微曲，两手叉腰，头部和下肢不动，口眼微闭，舌舔上腭，用双手自左向右转腹共 100 次，然后自右向左转腹共 100 次。转腹时配合呼吸，呼吸应缓慢而匀长，每一呼或每一吸需要完成 5 次转腹，意念集中于丹田，排除杂念。

第二步：气功提肛沉肛运动。站法和呼吸要求同上，两手自然下垂。随着吸气缓慢提肛时，意念由肛门升至百会，再随着呼气缓缓沉肛时，意念由百会降至肛门。一呼一吸为 1 次，早晚各 15 分钟。孙荣根报道，此法可治愈严重肛裂。

（二）针气运行

针气运行又称针灸气功。笔者在北京跟胡伯虎老师学习时，胡老教针灸气功功法。

方法：让患者取右侧卧位，取长强穴，消毒处理后，快速针刺，速捻转行泻法后，医者用右手劳宫穴发气于针穴上，询问患者针感和发功感，发功得气后即起针。笔者在临床上体会到，对肛

裂止痛有速效，也治愈了不少肛裂患者，值得学习推广。

三、直肠脱垂功法

（一）吸气提肛法

晨起便后，寻觅一个空气新鲜、环境安静处；也可在室内练习。两脚自然分开比肩稍宽，成骑马式站立。虚顶百会，沉肩坠肘，虚腋松腕，含胸拔背，松腰适腹。眼、唇微闭，目视前方若有若无，舌抵上腭，心静神宁，意守神阙穴（肚脐眼）。意念天之清气，悠缓细匀地从鼻经胸入腹，而聚于神阙。同时十个脚趾用力抓地，刚劲站立，意念地之大气从涌泉穴经双下肢后内侧达会阴，从肛门进入腹内。这时猛缩肛门，汇天地之气与神阙交融，并用此气将肛门紧系于神阙，屏气 1 分钟左右。然后以波浪式推进，并呈放射状由体内向外慢慢排出气体。排气时，舌体还原，脚趾和肛门慢慢放松，回到平常。排气毕，复吸气提肛，终而复始。嘱患者根据自己的耐受力每次练功 10～30 分钟不等。练功完毕，恢复松静站立。叩齿 30～50 次后，鼓液 30～50 次，而后将口中津液分三次徐徐吞下。

邓世发报道，1 例中气下陷性脱肛经练吸气提肛法 2 个月而治愈。笔者用此功法治疗直肠黏膜内脱垂和直肠前突也取得了显著的效果。

（二）运气提肛法

每天早晨于空气新鲜的安静处，面东向阳而立，也可在室内练习。两足自然分开，与肩同宽，两手重叠（左上右下），按于脐下丹田处。两眼微闭视鼻尖，舌尖轻抵上腭，精神高度集中，默然存意于丹田之处。启动时，意念气从头顶百会穴入（用鼻做深呼吸），领气沿督脉循经路线下行，至任脉承浆穴，沿该经循行路线下至丹田。此时，两手顺时针方向旋摩丹田 2～5 转。在气下行至会阴穴时，两手向曲骨穴（耻骨联合上）下推按。呼气时，两足跟提起，足尖着地，两侧臀部肌肉尽力收缩上提。此时意念气由会阴过肛至长强穴，沿督脉上行，进入泥丸，至头顶百会穴而出，此为一遍。每次治疗可做 15～50 遍，先由少而多，

循序渐进。

朱全栋报道对 5 例脱肛患者采用运气提肛法试治，其中 4 例坚持锻炼，3 例痊愈，1 例好转。

（三）撮谷道功（即提肛功）

两脚呈八字状自然站立，稍比肩宽，两手放于脐下丹田，呈红心掐诀状，平心静气开始行功。首先同时吸气提肛，即将肛门的肌肉收紧，感觉收到最高。闭气，维持数秒，直至不能再忍，然后呼气慢慢放松下来。这套功法无论何时都可以练习。最好是每天早晚各做 20 ~ 30 次。相传本功是十全老人乾隆最得意的养生功法。笔者用于养生练习和治疗直肠脱垂、直肠黏膜内脱垂和直肠前突症，还可以用于肛内下垂感又查不出其他器质性病变者，本功法效果显著，医者患者均可很快掌握，深受欢迎。

四、结直肠炎功法

（一）真气运行法

第一节功法意守丹田。每日早、午、晚练功 3 次，每次 30 分钟以上，练功 7 天感觉气海内有气感后，再开始练第二节功法，用意念运气在小腹部（也就是气海内）做圆周运功，先顺时针，再逆时针转动，自己感觉有一股气随意念运转。练 7 天后，再开始练第三节功法，即在第二节的基础上用意念运气在下腹部走八卦形。

朱国庆报告 1 例直肠疾病患者练此功 30 天后，黏液血便消失，大便正常。

（二）内丹止泻功

此法载入《卢丹亭真人玄谈集》中。具体练功方法：入室静坐，澄心定意，微闭双目（睁 3 闭 7），两手握固成拳放在后腰眼，即命门处。极力提气 50 口，待缓息后，专注存神意守脐下丹田，调息运气，行文火（轻缓的呼吸）36 次，即咽津吸气一口，为 1 遍，每次行文火 3 遍，便继行武火一遍（即强烈呼吸 36 次，咽津一次），三文一武，行足三百六十息为毕。舌抵上腭，内气不出，外气不入。待气稍稳，以神运气，自尾间、夹脊上升泥丸，兼用鼻提气，入口化为甘津，漱

之分三口咽入脐间，自用念珠暗记遍数。如此行功 50 遍或 30 遍。对结直肠炎、肠炎痢疾有很好的疗效。

五、便秘功法

（一）咽津功

口津是由口腔舌下腺、腭下腺、腮腺三大腺体所分泌的液体。古代传统功法家、道家称之为玉泉、玉池水、华池水、神水、金浆玉液、天潭池之水、离宫之水、琼浆、金津玉液，中医称作津液。若遵循一定方法，将口水当作食饵服下，称咽津，也叫吞津。进行咽津练习的功法，就叫咽津功。两千多年前的《黄帝内经》一书中，就简单扼要地阐述了十余种咽津的功法，它包括养生及治病两大类。当时就已经把这一功法应用于治病实践上了。

笔者为什么把咽津提到首选治疗便秘的位置，是因为它不但有良好的养生功能，而且治疗各种便秘效果颇佳。

1. 咽津功的原理功能

传统观点早就对咽津功有较全面的认识。李时珍曰咽津功具有"灌溉脏腑，润泽肤体"的作用，若能终日不唾，则精气长流，颜色不槁。《寿世青编》云："灌溉五脏，降火甚捷。"《修龄要指》言："久行之，则五脏之邪火不炎，四肢之气血流畅，诸疾不生，久除后患，老而不衰。"

中医认为，津液外濡皮毛肌肤，内泽五脏六腑，并能注窍利节，充髓养脑。《灵枢·决气篇》说："腠理发泄，汗出溱溱，是渭津。谷入气满，淖泽入注入骨，骨属屈伸，泻泽，补益脑髓，皮肤润泽，是谓液。"咽津功，功简益大。《黄庭内景经》云："开通八脉血液始，颜色生光金玉泽。"炼津可以化精，炼精可以化气，炼气可以化神，炼神可以还虚。可见古代医道非常重视咽津功的修炼。

现代医学研究表明：正常人唾液分泌量每日约为 1500 mL，其中 99.3% 是水分，0.7% 为固体物，固体物中 0.5% 为有机物，内含黏蛋白、白蛋白、球蛋白、溶菌酶、麦芽糖酶、淀粉酶、蛋白分解酶、多种氨基酸、尿素等。近年来，科学研

究发现，津液中含有大量酵素，能调和荷尔蒙分泌。日本学者绪方知三郎等发现唾液中尚含有"腮腺激素"，其量虽微，但作用很大，它影响纤维结缔组织、网状内皮组织、软骨和骨组织的发育和营养。津液具有免疫、杀菌、助消化、促进胃肠明显蠕动和保护胃肠黏膜的多种作用，可强健脾胃，延年益寿。笔者从自己多年来坚持每日练此功法和结合临床患者练习此功法的经验体会是：咽津吞入了空气，空气中含氧等，使胃及肠道含氧量增高，并且气的动力增强（比单纯吃喝进气量大），提高了杀死厌氧菌的能力和胃肠道动能，起到平衡消化道菌群、促进胃肠蠕动的作用。津液内还含有其他重要的物质成分，只是现代医学科学还没有完全研究出来，它还有玄奥的妙用所在。故在溃疡性结肠炎、便秘、胃肠道菌群失调病上的作用显现不难解释。

2. 咽津功的适应证

阴虚不足所致咽干、唇燥、口渴少津、皮肤干燥、小便短少、大便秘结难排，有增液汤之妙。还能治疗一些皮肤疮疡、胃肠溃疡等疾病。因本书的专业性其余不再赘述。

3. 功法操练

最好选择优美的有树木山石水流的环境，也可在普通院落内，冬季或因条件限制也可在室内，有专门室内练功房的最佳。一般室外环境取站立式，也可坐在石头上面对潺潺流水，背靠大山，面对大古树，早上面东，上午面南，下午面南，不面西，晚上面北水方位，也可面月。站立或坐定后，宁心定志，放松全身，排除杂念。站立时两手掌成圆心状放于脐下约4指处，坐位式可将手掌心向上平放于腿上，也可掐子午诀，微闭目（睁3闭7）。用舌在齿门内外上下搅动，鼓漱三十六次，然后分三口汩汩有声的咽下去，直达丹田。咽时仰头屏气，咽完之后，深呼吸3次，叩齿3次。一般咽36次，呼吸调息36次，叩齿36次头颈恢复正常目视前位为一整套练习套路。有的患者是初练养生学员，津液不多，咽几口就没了，不一定非练一整套，开始渐渐加次。练完恢复原状，静心凝气，结于丹田内。此功法看似简单，实为重要养生治病好功法，不可轻视，特别对便秘、胃肠溃疡、阴虚内燥、肾精亏虚甚为有效。

（二）擦丹田

练功方法：将两手搓热，先用左手掌沿大肠蠕动方向绕脐做圆圈运动，即由右下腹至右上腹、左上腹、左下腹而返回至右下腹。如此周而复始做60次，再次两手搓热，用上法以右手擦丹田（一般脐下3~4寸）60次。擦丹田能增强内脏功能，特别是帮助胃肠蠕动，有缓解便秘、腹胀的良好作用。

（三）和带脉

练功方法：自然盘坐，两手胸前相握，上身旋转（摇山晃海），先自左而右转16次，再自右而左转16次，后仰时吸气，前俯时呼气，能增强胃肠活动的功能，强腰固肾，专治便秘、肾虚、腰痛等症。

（四）武功推拿术

术式动作：术者按武功推拿功法程序，令患者俯卧，从腰椎上下推揉按摩数分钟，再用拍打、叩击、震动法进行调理发功。然后以指代针，内气外发点按下椎、长强、承山穴。之后令患者仰卧，用内劳宫在患者腹部进行抚摩，再点中脘穴，拿足三里，摸气海穴发功，收式。主治年老体弱、中气不足而引起的便秘。

（五）天地人回春功

天地人回春功也叫自然抖动功，是边治中道长传承下来的。笔者得师父苏德仙道长传授而得。"文革"时期本功法曾在山东省中医研究院做试验研究，它是内丹回春功的第四式。

1. 预备式

晨朝东，午向南，夜朝北或朝月直立，两脚并拢，舌抵上腭，目视前方，自然而视，身体放松，两臂自然下垂，身体脊柱要直，练功时，身体不可前倾后仰，亦不可左倾或右斜。同时在练功时，心情放松，脸带微笑，对练功的效果会很好。

2. 功法

两脚并立，左脚平行向左踏开一步，两脚与肩同宽（或略宽），两膝下蹲，两膝间与两脚趾间呈垂直状态，上身不动下身动，要有节奏、富有弹性的抖动。因抖动带动上身五脏六腑及上身所有部位一起运动。抖动节奏是下、上、下、上。此有弹性的抖动，男子双肾囊，在两腿根部空档中上下摆动，女子玉门微开。抖动过程中两手垂直于身两侧。

3. 要领

抖动时，身体要轻松自然，要富有弹性和有节奏。胸及双乳、全身肌肉和内脏腑器官皆要有震动感，牙齿会相互击打从而加强牙根坚固。抖动的速度与幅度是：开始稍慢，幅度稍小，中间稍快，幅度稍大，结尾时，稍慢及稍小，而慢慢停止抖动。

4. 功效

因屈蹲双腿，阳气由下往上运行，至头顶；复由上往下，往返的运行，助肠胃蠕动，使胃肠之气及六腑中浊气，都会化成矢气由肛门排出。若有消化不良、胃肠胀气、便秘、饮食中毒等疾病，抖动500次以上，胃肠浊气宿便自可被练功后排出。对常有四肢发冷、手掌出冷汗者，练时两手掌一起弹动或抖动，久后气血流畅，此疾自消。练完功时，会感到全身湿暖，暖气充沛，收功后两拳交叉双抱于背后腰肾间，仰头吞津三口为止。功法简单，效果神妙。

5. 练功次数

一上一下共抖动164次。

6. 练功口诀

上身松静如天云，下肢抖动似地震。一上一下适度颤，天地人分自回春。

上述功法，古时又称服气养肾悠动功，属道家回春功的一个式子，主要是通过活动人体先天之本（两肾）元气，达到增加生命本源精、气、神均衡稳定。古今中外无数修炼者实践经验证明，练好回春功，可有效地预防和治疗一些常见的慢性病、某种疑难杂症，并可增强及强化体质，提高身体功能，特别是肾功能，增强免疫功能及排除体内的毒素。

仔细地说，肠胃肛门功能好与坏，对身体的健康影响很大。肛肠科有一句古语："要想长生，肠道长清（青）。"因便秘、消化不良、胃满、腹胀、慢性腹泻等苦恼，有些药物或方法不是很理

想，故增强肠胃肛门功能是十分必要的，寻求治本就显得是非常重要的特殊方法。近年来，国外一些专家学者反而非常重视中国传统功法的治疗。

回春抖动功在增强精、气、神的同时，可使肠胃肛门有不同方式的蠕动。有利于增强肠胃的吸收功能，随着肠胃的蠕动，滞留于肠胃的腐败有实物质和气体被排出体外，胃满腹胀消失，便秘等问题也会好转，甚至治愈。由于肠胃毛病而引起的疾病，亦会得到改善。凡练回春抖动功的人，都会有身心回春与肠胃通达舒畅的感受。

回春抖功动作，不仅能使便秘等疾病恢复，而且对胃肠、肛门、盆底周围有良好的保健作用，对泌尿生殖系统也有明显的保健治疗作用。肾和膀胱随着练功微微的抖动震动，可增强其功能，减少有机盐的沉积，预防膀胱结石的产生，同时控制排尿的神经也得到调整和改善。故术后尿潴留、尿频者，膀胱开阖有问题者也可练习，短时间内便会有良好的收效。这也是笔者大篇幅详细介绍本功法的用意所在。

六、大肠肛门癌功法

（一）功夫点穴法

医者的拇指或示指伸直，其余四指向手心卷握，以拇指或示指的指尖或指腹触压患者的某些穴道，称为一指禅功。一指禅功原本是武术中常用的擒拿点穴手法，也可用于点穴治疗某些疑难病症。

用一指禅手法点大肠俞、腰俞、承山、孔最、长强治疗结直肠肛门癌，也可用于术后化疗期间、化疗后身体恢复元气的康复。

（二）周天功

道家的修炼，炼己筑基，目的是完成及达到周天运行，周天的运行又分为大周天及小周天两种功法。任督二脉通，则身强力壮、阴阳平衡、五脏协调、疏通了四肢百骸经络穴道，有利于津液的输布、气血的流畅等。故百病不生，顽疾自消。癌症患者不愿手术或不能手术带瘤生存者及术后康复者，若有决心练成此功法，定收可喜效果。大小周天也是养生保健的重要功法，历来深

受练功者青睐。

1. 小周天功

主要是炼精化气，气行任、督二脉。《道源浅说篇》说："未成后天精质之先天气名元精者是也。夫此气虽动，不得神宰之，而顺亦不能成精；不得神宰之，而逆亦不返气。修仙者于此逆修，不令其出阳关，即因身中之气机合以神机，收藏于内，而行身中之三妙运，以呼吸之气而留恋神气，方得神气不离，则有小周天之气候。"

功法：盘腿而坐，排除杂念，调息平和，掐无名指，右掌加左掌上置于脐下。叩齿三十六通，舌搅于牙齿内外三十六遍（名赤龙搅海），双目随舌转运，舌抵上腭，唾液满口时分次徐徐咽下，引丹田气过肛门到尾闾，缓缓上夹脊中关，闭目上视，吸气引气过玉枕，到泥丸，下口腔，经胸部，下入气海。连续行功三次，口中唾液分三次咽下，又称天河水逆流。静坐片时，将双手擦丹田，各一百八十次，注意丹田部位保暖。再将大指背擦热，拭目十四遍，祛心火；擦鼻三十六遍，润肺；擦耳十四遍，补肾；擦面十四遍，健脾；双手掩耳，鸣天鼓；徐徐双手向上，同时徐徐呵出浊气，收入清气；双手抱肩，转动腰身；擦玉枕二十四下；擦腰眼一百八十下，擦足心左右各一百八十下。功效：通任、督脉，强身健体，防病治病。

2. 大周天功

大周天功指练气化神时绵绵不断至胎息神火。《乐育堂语录》："斯时凡息停而胎息见，日夜运起神火，胎息绵绵，不内不外，若有若无，练为不二元神，如此练气化神适为大周天火候。"张祖云："终日绵绵如醉汉，悠悠只守洞中春。"

功法练习：见《杂病源流犀烛》。功法：坐式，凝神调息，神气相合，注于丹田，意念令元气运于脐轮，由小而大，由大而小。上至璇玑穴（位于胸正中线，平第一胸肋关节处），沿左臂内侧而下至指尖，再由手臂沿手臂外侧而至肩，从大椎而下，直达尾闾。再从尾闾延督脉上泥丸，面部、舌、经胸入腹至右腿，经膝入足背到涌泉，再沿尾闾升泥丸，下入璇玑沿右臂内侧而下指尖，由手外侧至肩入脑而下丹田。功效：协调五脏六腑，平衡阴阳，疏通经络穴道，打开四肢百骸

运行。

大小周天功是很好的两套功法，如有决心，克服困难练成的话，百病消除，延年益寿。

七、祛腹痛、腹胀功

（一）去腹痛功法

1）常法：仰卧位，弯曲一腿，口鼻闭气，用意念使气推腹处，想着气运到痛上去，感觉痛处热了，意念消散，腹痛即好了。

2）又法：仰卧位，展开两胫两手，仰足趾，用鼻纳气自然七息，除去腹中弦急的痛。

3）又法：仰卧位，口纳气，鼻出气，咽气十次，使肚脐中感觉温热。呕吐腹痛，口纳气六十次，自然振腹肌，咽气十次，两手相互摩擦使之发热，再来抚摩腹部痛处，使气下行。

4）又法：仰卧位，仰两手两足，鼻纳气七息，身体先半坐起再平躺下，连坐六次后，去厕所大便或放屁，没有时使劲做以上动作即痛止。

（二）去腹胀功法

（1）功法：垂手蹲坐，静心，卷两手呈拳，缓慢向胸前平伸，拳心向下，大拳眼向内侧，小拳眼向外，与两肩齐平后，住心，左右手同时向后缓慢摇双臂。卷头筑肚，双手冲脉到脐下气海，来去三七。渐渐地去除腹胀、肚急、积食不消化等。

（2）又法：（李氏祖传法）仰卧位，医者用针灸针在酒精灯上烧红，快速刺入气海穴，不留针，立即拔出。医者向针眼处发气功，用意念想着把胀气从魄门排出，胀消很快。

八、排尿功

（一）砂穴功

砂穴功是笔者自己研创的疗法，主要是用于养生治疗许多疾病，本节段主要是介绍治疗肛肠病术后尿潴留的并发症。

方法：患者取仰卧位，将神阙穴（肚脐眼）先清洗消毒干净，放入自己炼制的丹砂，贴上敷贴盖住，先按摩点压几分钟，再向神阙穴内丹砂

处发功，让患者叩齿36次，每6次吞津3口，无津时也要尽量做吞津动作，做完即去排尿。还不能排时，间隔15分钟再重复1次，做3次仍不能排尿者，可采取其他疗法。通过此法近几天能排尿但不很畅顺，每日嘱患者自己按摩肚脐砂穴处4次，连续至排尿正常，若7日排尿还是不畅，则需要更换丹砂继续治疗，叩齿吞津如上述法，至痊愈。本功法能避免针刺和插尿管的痛苦和恐惧感。若效果不理想时，要根据实际病情再导尿或采取其他方法处理。

（二）针灸气功

胡伯虎老师传授笔者针刺气功一法，现介绍如下：选阴陵泉、足三里、三阴交、关元、中极、水道等穴位。一般用针刺泻法。采取快速针刺不留针后，即向水道穴、关元穴发功，15分钟仍尿不出，再发功1次，一般效果不错。后来笔者取以上穴位不等，也主要是取关元穴、水道穴，采取一指禅功点穴拿法也取得了很好的疗效，仅供同人参考交流。

九、肛门神经官能症功法

在长期的临床中，有些患者内外痔手术已经把痔切除干净了，但仍诉感觉肛门有块肉，有的说肛门很痛，有的说坠胀不适，甚至有的说肛内如刮风、虫咬虫钻，并且说感觉虫子很长很大，有的创口已经愈合的很好了，但他老说伤口没长好，感觉还没合口，还感觉里边有东西等。诉说一些离奇古怪的病症。当医生经多次多种手段检查后，都没有新发现器质性病变，一听便知不符合医学专科道理。这些人多是患有神经衰弱、抑郁、精神和神经因素的疾病。他来到医院找到以前给治疗的医生无限期的纠缠，即使医生给他指明病因和正确诊断都无济于事，给医者带来很多困扰，相信一些临床同行或多或少遇上以上这些问题，肛肠书上病名说法不一，我们把它统称为肛门神经官能症，一般是心理不健康或过于心思重的人发生的一种肛肠疑难病症，有精神因素、抑郁的人占多数，故在这里介绍一种比较有效的方法。

静功：静功一般在临睡前和每日早晨天刚明时为最佳时间。静功是以身心二者完全休息为原则，姿势不限，或盘腿坐，或垂腿坐，或仰卧，或侧卧。两眼半闭或全闭，两手相握，左拇指插入右拳眼内，呈阴阳鱼作揖抱拳状，一般放在丹田之处。不管什么姿势，首先凝心定神、去除心中杂念、放松全身。静下来后，就开始行"听息"法的练习，就是听自己的呼吸之气，初下手只用耳根，不用意识，并非以这个空虚念头代替那个念头，并不是专心死守鼻窍或肺窍，也不是听鼻中有什么声，只要自己觉得一呼一吸的下落，勿让它瞒过，这就算练对了，至于呼吸的快慢、粗细、深浅，皆任其自然用功，不用意识去支配它，听到后来，神气合一，杂念全无，连呼吸也忘记了，渐渐地入于睡乡，这才是神经由损伤后恢复健康的过程中最有效力的时候。就要乘这个机会熟睡一番，切不可勉强提起精神和睡意相抵抗；睡醒之后，可以从头再做听呼吸法，又能够安然入睡。若是晚上临睡前练功一直睡到天明更佳，中间起夜小便后能自然又睡也很好，早晨练功睡醒即收功，白天不用再练习。早晨练功后，不是冬天可到院子里和环境好的场所练习吐纳功或进行内丹动功、武术等功法的练习更有效力。

本功法能养生治病，特别对肛门神经官能症、抑郁症等奇特疑难杂症有效。

十、肛肠病术后康复功法

海底捞月功（地功十八式）：松静站立，两手抱阴阳鱼拳放于丹田处，双目微闭（睁三闭七），自然下垂，以看到眼前之物而又不能辨清为度。两耳返听于内，屏除外界一切干扰，如入万籁俱寂之境地，凝耳内听。内听之义，非在于听到声音。乃是凝其耳韵，神意内注，使收心入静境。要求抿口合齿，忘言默守。舌抵上腭，就是把舌面反卷过来，以舌尖底面抵住上腭。因为上腭有两个小窝，名曰"天池穴"，上通泥丸，最容易漏神漏气。故以舌抵住，如同婴儿哺乳之状。自然呼吸，心稳住后，两手松阴阳拳向两侧上举左右画大圆弧，并同时开左脚呈自然八字状，双掌向两侧外翻转大弧于胁外，同时弯腰，两臂做交叉自然翻转得劲上举，再做重复外划圆弧，再弯腰下交叉两上肢及手掌，男左掌在前，女右掌在前，重复翻转划弧练习 36 次开始收功。两手向外做圆弧动时，不再弯腰下捞，两掌持于胸平时，缓缓对掌，自劳宫穴发出的气相对应，感到明显的气抵抗感，意念进入下丹田，并注入肛周。两掌与肩同宽，手心翻掌向上，收至腰部捂于两腰，意念发功于命门穴。睁眼目视前方，凝视最远物像片刻，先转头颈，男向左侧，女向右侧，再回视正前方向，男转向右，女向左，最后再回到目视前方，定神凝视，双手掌从腰背后掌心向下缓缓朝前伸展出来，在慢慢捂向丹田，意念发气，感觉热流流向魄门（即肛门）周围，不让去尾闾转脊后，松推肛门放气，紧接着收缩提肛至最极限，再自然放松肛门至正常状态，两手回复到两侧腿旁，仰头咽津三口，定睛宁神收功毕。

此功法是地功十八式之一式"海底捞月功"，相传是由姜太公所创，由笔者祖传武术内功传承至今，有很好的内功修炼、保健复元之功力。适用于肛肠患者恢复元气，促进伤口愈合等康复疗养。

生物反馈疗法，是在依据中国气功放松入静，进行有意识的"意念"控制和心理训练，从而可消除病理过程的养生实践和经验的基础上，利用现代生理科学仪器，通过人体内生理或病理信息的自身反馈，使患者经过特殊训练后，恢复身心健康的新型心理治疗方法。由于此疗法训练目的明确、直观有效、指标精确，无任何痛苦和副作用，深受广大患者欢迎。已广泛应用于紧张性头痛、血管性头痛、支气管哮喘、消化性溃疡、高血压、腰背痛、儿童多动症、类风湿性关节炎、痛经、内分泌失调、生殖系统发育不良、精卵质量低下等多种疾病。

综上所述，传统功法预防治疗肛肠病，包括许多功法，笔者选用了一部分有实践经验，行之有效的功法供大家交流参考。有句名言是："高手在民间"，又道是："真传一句话，不传万言难"。还有很多有效功法技艺，藏于民间留在高人手中。例如笔者的师父崂山太清宫方丈李宗贤所传全真内丹静功，三清山道长玄林师父所传"鬼门十三针（不是针具）"等功法，在这里因篇文所限，不再撰述。今后我们将继续挖掘传承，造福人类健康！

参考文献

1. 黄乃健. 中国肛肠病学 ［M］. 济南：山东科学技术出版社，1996.
2. 苏仁华，李金顺. 实用道家养生 ［M］. 太原：山西科学技术出版社，2009.
3. 马道宗. 中国道教养生秘诀 ［M］. 北京：宗教文化出版社，2002.
4. 熊春景. 道医学 ［M］. 北京：团结出版社，2009.
5. 吕凤刚. 中华气功精选 ［M］. 北京：轻工业出版社，1989.
6. 奚潘良. 武功推拿术 ［M］. 上海：上海中医学院出版社，1989.
7. 张大勇，张凌岚. 功夫指诊 ［M］. 福州：福建科学技术出版社，2004.
8. 陈樱宁. 道教与养生 ［M］. 北京：华文出版社，1989.

附录 肛肠病常用方剂

二画

二宝丹《经验方》
组成：煅石膏 80 g、升丹 20 g。
功效：化腐生肌。
主治：肛瘘术后瘘管创面化腐，促进肉芽生长。

二妙散《丹溪心法》
组成：黄柏、苍术各等份。
功效：清热燥湿，消肿止痛。
主治：湿热下注所致的肛门湿疹、下坠不适等。

七仙条《药蔹启秘》
组成：白降丹、红丹、石膏、冰片、乳香、没药、血竭。
功效：化腐生肌，促进肉芽生长。
主治：创面陈旧，肉芽生长缓慢。

十灰丸《十药神书》
组成：大蓟炭、陈棕炭、大黄灰、丹皮炭、荷叶炭、小蓟炭、侧柏炭、山栀炭、茜草炭、茅根炭各等份。
功效：清热凉血，收敛止血。
主治：血热妄行、便血、衄血及皮下出血等。

十全大补汤《和剂局方》
组成：人参、肉桂、川芎、地黄、茯苓、白术、甘草、黄芪、当归、白芍。
功效：补气养血。
主治：气血双亏、体倦神疲、术后体虚等。

人参启脾丸《医宗金鉴》
组成：人参、白术、茯苓、陈皮、扁豆、山药、木香、谷芽、神曲、甘草。
功效：健脾养胃，益气和中。
主治：脾胃虚弱，消化不良，术后食欲不振。

人参养荣汤《和剂局方》
组成：人参、黄芪、茯苓、白术、甘草、当归、熟地、白芍、肉桂、五味子、远志、陈皮、生姜、大枣。
功效：益气养血，宁心安神。
主治：气虚血亏，术后虚弱，心悸怔忡。

人参五味汤《外科正宗》
组成：人参、五味子、前胡、陈皮、白术、桔梗、当归、茯苓、熟地、甘草、黄芪、枳壳、桑白皮、地骨皮、柴胡。
功效：益气养血，清热除蒸。
主治：疮疡病气阴不足，低热，食少，倦怠，一切虚损消瘦困乏，寒热往来。

人参黄芪汤《外科正宗》
组成：人参、白术、黄芪、麦冬、当归身、苍术、甘草、陈皮、升麻、神曲、黄柏、五味子（炒）。
功效：补气养血，扶正托里。
主治：疮疡病后气血不足，内蕴湿热。

九华膏《经验方》
组成：滑石 60 g、硼砂 90 g、龙骨 120 g、川贝 18 g、冰片 18 g、朱砂 10 g。共研细面，放凡士林油中均匀搅拌，配成 20% 软膏，冬季可适当加入香油，外用涂敷。

功效：消肿止疼，生肌润肤。

主治：内外痔发炎、肛裂、肛窦炎及肛门手术后创面换药。

三画

三品一条枪《外科正宗》

组成：明矾、白砒、雄黄、乳香。

功效：脱管枯痔。

主治：内痔、肛瘘及淋巴结核等，易因白砒中毒，现已少用。

三仁汤《温病条辨》

组成：杏仁、白蔻仁、滑石、通草、竹叶、薏苡仁、厚朴、半夏。

功效：宣畅气机，清化湿热。

主治：外感湿热之邪、头痛身重、身热不扬、胸闷不舒等。

三甲复脉汤《温病条辨》

组成：甘草、生地、白芍、麦冬、阿胶、麻仁、牡蛎、鳖甲、龟板。

功效：滋阴潜阳，透热复脉。

主治：下焦温病，热深厥甚，心悸，甚则心中痛者。

大连翘饮《外科正宗》

组成：连翘、瞿麦、滑石、赤芍、车前子、山栀、木通、当归、牛蒡子、防风、黄芩、柴胡、甘草、荆芥、蝉蜕、石膏。以上各味均2 g，水2盅，灯心20根，煎8分。

功效：清热解毒，除风止痒。

主治：湿热性肛门周围脓肿初起，肛门湿疹。

大承气汤《伤寒论》

组成：大黄、厚朴、枳实、芒硝。

功效：峻下热结。

主治：阳明腑实，热结旁流，便秘腹胀，苔黄厚、脉沉实或滑数。

大补元煎《景岳全书》

组成：人参、山药、熟地、杜仲、当归、山茱萸、甘草、枸杞子。

功效：滋补心肾，培元固本。

主治：肾亏腰痛，元气不足，心悸神疲。

大补阴丸《丹溪心法》

组成：知母、黄柏、熟地、龟板、猪脊髓。

功效：滋阴降火。

主治：肝肾阴虚，虚火上亢，骨蒸潮热，盗汗咯血。

土大黄膏《外科正宗》

组成：硫黄240 g、白矾120 g、川椒60 g。各为末，用土大黄根捣汁，和前药调成膏碗贮，新癣抓损擦之，多年顽癣加醋擦之，如日久药干，以醋调搽，牛皮癣用穿山甲抓损擦之。

功效：清热燥湿，祛毒止痒。

主治：顽癣、牛皮癣、神经性皮炎等。

万灵丹《医宗金鉴》

组成：茅苍术、甘草、羌活、荆芥、川乌、乌药、川芎、石斛、全蝎、防风、细辛、当归、麻黄、天麻、雄黄、何首乌。

功效：除风祛湿，宣通表里。

主治：疮疡初起、风疹、肛门瘙痒症等。

小承气汤《伤寒论》

组成：大黄、枳实、厚朴。

功效：清热泻下。

主治：阳明腑实、便结、痞满、痢疾初起。

小儿痛泻灌肠方（经验方）

组成：公丁香、焦山楂、焦神曲、广木香、姜黄各6 g，陈皮5 g。临证加减：辨证为饮食积滞腹痛者加莱菔子、枳壳等；寒凝气滞腹痛者加吴茱萸、干姜等；脾胃气虚者加用麸炒白术、炒山药等；气滞血瘀者加香橼、肉桂、赤芍、延胡索、郁金等。使用方法：该方采用中药配方颗粒，由配方颗粒调配机按剂量调配而成。每副分装2包，每次取用配方颗粒1包，先加入少量温水以湿润颗粒剂，充分搅拌后用100～120 mL开水冲兑，拌匀后置38～39 ℃备用。睡前以30～50滴/分的速度予直肠灌滴治疗。

功效：温中降逆，散寒止痛，芳香健脾。

主治：小儿肠系膜淋巴结炎、伤食腹痛。

己字汤《中医症状鉴别诊断学》

组成：黄芩、大黄、当归、升麻、柴胡、甘草。

功效：清大肠湿热。

主治：痔疮、肛瘘、湿热便秘。

四画

五倍子散《外科正宗》

组成：五倍子大者，敲一小孔，用阴干癞蛤蟆草揉碎填塞五倍子内，用纸塞孔，湿纸包煨，片时许取出待冷；去纸碾为细末，每3g加轻粉9g、冰片2g，共研极细；待用"洗痔枳壳汤"洗患处后，用此药干搽痔上，即睡勿动，其肿痛即除。

功效：收敛止血。

主治：痔疮肿痛、出血。

五积散《外科正宗》

组成：苍术6g、陈皮3g、桔梗3g、川芎3g、当归3g、白芍3g、麻黄2g、枳壳2g、桂心2g、干姜2g、厚朴2g、白芷1g、半夏1g、甘草1g、茯苓1g。姜3片，水2盅煎8分，不拘时服。头痛恶寒者加连须葱头3根，出汗为效。引药下行加木瓜、牛膝。

功效：解表散寒，温中消积。

主治：外感风寒，内伤生冷，疮疡风疹。

五五丹《中医症状鉴别诊断学》

组成：熟石膏、升丹各等份。

功效：化腐生肌。

主治：痔瘘术后，早期应用可化腐、促进肉芽生长。

五味消毒饮《医宗金鉴》

组成：金银花、野菊花、蒲公英、紫花地丁、紫背天葵。

功效：清热解毒，消散疮疡。

主治：疮疡疔毒，红肿热痛，肛门周围脓肿。

五虎追风散《晋南史·全恩家传方》

组成：蝉衣、天南星、天麻、全蝎、僵蚕。

功效：祛风定搐。

主治：破伤风。

太乙膏《外科正宗》

组成：玄参、白芷、当归身、肉桂、赤芍、大黄、生地、阿魏、轻粉、血余炭、乳香、没药、章丹、麻油、土木鳖、柳枝、槐枝。

功效：散寒祛风，消肿止痛。

主治：痈肿疮疡属阴寒者。

止痛如神汤《医宗金鉴》

组成：秦艽、桃仁、苍术、防风、黄柏、泽泻、槟榔、当归尾、熟大黄、皂角子（烧灰存性研末）。

功效：清热祛风利湿。

主治：诸痔发作时，肿胀痒痛。

止痒散《陈孟桑方》

组成：石膏50g、滑石50g、黄丹10g、梅片10g、炉甘石50g、三仙丹10g。将上药粉碎混合，过100目筛，外敷患处。

功效：止痒燥湿。

主治：肛门瘙痒症，肛门湿疹。

内疏黄连汤《外科正宗》

组成：黄连6g、栀子9g、黄芩6g、桔梗3g、木香6g、槟榔6g、连翘9g、芍药9g、薄荷3g、当归6g、大黄6g、甘草3g。

功效：清肠热，通二便。

主治：肛窦炎，肛门周围脓肿，大便秘结，热毒里盛，壮热烦渴。

内托黄芪散《外科正宗》

组成：黄芪3g、川芎3g、当归3g、陈皮3g、白术3g、白芍3g、皂角刺3g、槟榔9g、穿山甲3g。

功效：扶助正气，破痈排脓。

主治：肛门脓肿已成，红色光亮，正气不足，未溃破者。

内消散《外科正宗》

组成：金银花 3 g、天花粉 3 g、知母 3 g、贝母 3 g、白及 3 g、半夏 3 g、穿山甲 3 g、皂角针 3 g、乳香 3 g、水酒各 1 碗，煎 8 分，服之。留药渣捣烂加秋芙蓉叶细末 30 g、白蜜 5 匙，同渣调敷疮上，一宿自消，重者再用 1 副。

功效：清热散结。

主治：肛门周围脓肿初起。

内补黄芪汤《外科正宗》

组成：黄芪 3 g、人参 3 g、茯苓 3 g、川芎 3 g、当归身 3 g、白芍 3 g、熟地 3 g、肉桂 3 g、麦门冬 3 g、远志 3 g、甘草 1.5 g，水 2 盅、姜 3 片、枣 2 枚，煎 1 盅，食远服。

功效：补中益气，托疮生肌。

主治：气虚之人患肛门脓肿，或肛瘘反复发作致气虚血亏者。

内托千金散《外科正宗》

组成：白芍、黄芪、川芎、当归、防风、桔梗、人参、天花粉、金银花各 3 g，肉桂、白芷、甘草各 1.5 g，乳香、没药（二味痛甚加入）各 2 g，加水 2 碗，煎 8 分，临服入酒 1 小杯，食远服。

功效：托里透脓。

主治：肛门周围脓肿，肛瘘反复发作者。

双解复生散《外科正宗》

组成：荆芥、防风、川芎、白芍、黄芪、麻黄、甘草各 1.5 g，薄荷、山栀、当归、连翘、滑石、金银花、羌活、人参、白术、大黄、芒硝各 6 g。水 2 碗，表证甚者，姜 3 片，葱头 2 茎；里证甚者，临服加生蜜 3 匙。

功效：发表攻里，双解病邪。

主治：肛痈、痔、瘘、表里俱实者。

中满分消丸《兰室秘藏》

组成：白术、人参、甘草、猪苓、姜黄、茯苓、干姜、砂仁、泽泻、陈皮、知母、黄芩、黄连、半夏、枳实、厚朴。

功效：健脾行气，泄热利湿。

主治：中满热胀，二便不利。

少腹逐瘀汤《医林改错》

组成：小茴香、干姜、延胡索、没药、当归、川芎、肉桂、赤芍、蒲黄、五灵脂。

功效：活血化瘀，理气止痛。

主治：少腹积块疼痛，月经不调。

丹栀逍遥散《医统》

组成：当归、白芍、白术、柴胡、茯苓、干草、煨姜、薄荷、丹皮、山栀。

功效：疏肝解郁，和脾养血。

主治：肝脾不和、胁痛、目眩、腹胀、脉弦。

六柱饮《济生方》

组成：人参、附子、茯苓、木香、肉豆蔻、诃子。

功效：温阳散寒，健脾止泻。

主治：脾肾阳虚、腹泻、肠鸣、泻下清冷。

六磨汤《证治准绳》

组成：沉香、木香、槟榔、乌药、枳实、大黄。

功效：理气通便。

主治：气滞便秘，腹胀，胸闷。

六味地黄丸《小儿药证直诀》

组成：地黄、山药、山茱萸、泽泻、茯苓、丹皮。

功效：滋阴补肾。

主治：肾阴不足、头晕目眩、腰膝软痿、遗精盗汗等。

六君子汤《医学正传》

组成：人参、白术、茯苓、甘草、陈皮、半夏、生姜、大枣。

功效：甘温益气，健脾养胃。

主治：脾胃气虚，食少便溏，四肢无力。

双解通圣散《医宗金鉴》

组成：防风、荆芥、当归、白芍、连翘、川芎、白术、薄荷、麻黄、山栀、黄芩、桔梗、石膏、甘草、滑石。

功效：解表通里，清热败毒。

主治：痔疮肿痛，肛痈初起。

五画

玉真散《外科正宗》

组成：南星、防风、白芷、天麻、羌活、白附子各等份。

上共为末，每服 6 g，热酒 1 盅调服，更敷伤处；若牙关紧急、腰背反张者，每服 9 g，用热童便调服，虽内有瘀血亦愈；至于昏死心腹尚温者，连进 2 副，亦可保全；治疯犬咬伤，要用漱口水洗净，搽伤处亦效。

功效：祛风定惊。

主治：破伤风。

玉露膏《经验方》

组成：芙蓉花叶晒干研成细末，加凡士林制成 20% 软膏，外用。

功效：清热、凉血、消肿。

主治：肛门炎症，痔疮肿痛，水肿。

龙胆泻肝汤《外科正宗》

组成：龙胆草 9 g，车前子 3 g，黄芩、栀子、泽泻、木通、柴胡、生地黄各 6 g，当归 1.5 g，甘草 1.5 g。

功效：泻肝、胆经湿热。

主治：肛窦炎、肛门湿疹。

加减八味丸《外科正宗》

组成：茯苓、山药、丹皮各 120 g，山萸肉 150 g，泽泻（蒸）、五味子（炒）各 90 g，肉桂 18 g，熟地（捣膏酒煮）240 g。上共为末，炼蜜为丸如梧子大，每服 6 g，空腹服，盐汤送下。

功效：滋阴补肾。

主治：肾亏阴虚，潮热盗汗，疮口久不愈合等。

加味导赤汤《中医症状鉴别诊断学》

组成：生地、木通、竹叶、甘草、黄连、黄芩、银花、连翘、牛蒡子、玄参、桔梗、薄荷。

功效：清热利尿。

主治：小便不利、术后尿留、膀胱炎等。

加味桃红四物汤《沈氏遵生书》

组成：生地、当归、川芎、赤芍、桃仁、红花、牛膝、丹皮、通草。

功效：活血化瘀。

主治：腹部积块、肿瘤、气滞血瘀者。

加减除湿胃苓汤《中医症状鉴别诊断学》

组成：苍术、厚朴、陈皮、滑石、白术、猪苓、黄柏、枳壳、泽泻、茯苓。

功效：健脾除湿。

主治：湿疹，阴疮，脾胃湿郁。

归脾汤《外科正宗》

组成：白术、茯神、黄芪、枣仁、龙眼肉各 3 g，木香、人参、炙甘草各 1.5 g，姜 1 片，水煎，食远服。

功效：健脾养心，益气补血。

主治：劳伤心脾，怔忡健忘，食少便血。

生肌玉红膏《外科正宗》

组成：白芷 15 g、甘草 36 g、当归身 60 g、血竭 12 g、轻粉 12 g、白蜡 60 g、紫草 6 g、麻油 500 g。先用当归、甘草、紫草、白芷 4 味，入油内浸 3 日，大勺内慢火熬药微枯色，细绢滤清，将油复入勺内煎滚，下整块血竭溶化尽，次下白蜡，微火亦化。用茶盅 4 枚，炖水中，将分作 4 处，倾入盅内，候片时方下研极细轻粉，每盅内投 3 g 搅匀，候至一伏时取起，不得加减，以致不效。

功效：生肌润肤，活血祛瘀。

主治：肉芽生长缓慢、创面不易愈合及手术后创面换药。

生肌散《外科正宗》

组成：乳香 60 g、没药 60 g、黄丹（飞炒）

12 g、海螵蛸（水煮）15 g、赤石脂（煅）21 g、龙骨（煅）12 g、血竭9 g、胆南星12 g、轻粉15 g、冰片3 g、麝香2 g、珍珠（煅）6 g，共研极细末，瓷罐收贮，每日早晚搽2次，膏盖渐敛而平。

功效：生肌敛疮。

主治：促进肉芽生长，用于术后换药。

生肌凤雏膏《外科正宗》

组成：用鸡蛋煮熟，去白用黄10余个，铜勺内熬油，倾入盏内，约油9 g，加轻粉细末3 g，乳香、血竭、龙骨末各1.5 g，共入油内和匀，每日早、午、晚鸡翎蘸涂患孔内，膏盖避风，深者半个月，可以完口。

功效：生肌润肤。

主治：烧伤、疮面换药、肛裂等。

仙方活命饮《外科发挥》

组成：穿山甲、白芷、天花粉、皂角刺、当归尾、甘草、赤芍、乳香、没药、防风、贝母各3 g，陈皮、银花各9 g。水煎服，1日3次。

功效：清热解毒，消肿止疼。

主治：疮疡肿毒初起，局部红肿热痛。

白头翁汤《伤寒论》

组成：白头翁15 g、黄柏9 g、黄连6 g、秦皮12 g。水煎服，1日2次。

功效：清热解毒，凉血止痢。

主治：热痢、腹疼、便下脓血、里急后重、肛门灼热。

四物消风饮《外科证治》

组成：生地12 g、当归6 g、赤芍6 g、荆芥4.5 g、薄荷4.5 g、蝉蜕4.5 g、柴胡3.6 g、川芎3.6 g、黄芩3.6 g、生甘草3 g。水煎服，1日2次。

功效：散风和血止痒。

主治：肛门瘙痒症。

四君子汤《和剂局方》

组成：党参、白术、茯苓、炙甘草各等份，

每日1剂，水煎分2次服。

功效：益气补虚，健脾养胃。

主治：脾胃气虚，疲乏无力，消化不良，腹泻、腹胀、胃肠功能衰弱，吸收不良等。

四神丸《证治准绳》

组成：补骨脂120 g、五味子60 g、肉豆蔻60 g、吴茱萸30 g、生姜240 g、红枣100枚。前4味为细末，姜枣同煮熟后，和末为丸，每服9 g。

功效：温补脾肾，固肠止泻。

主治：脾肾虚寒，鸡鸣泄泻，腹痛怕冷。

四黄膏《经验方》

组成：黄连、黄芩、黄柏、大黄各等份，研细末加凡士林均匀搅拌配成20%软膏，外用患部。

功效：清热解毒。

主治：痈肿红热疼痛。

四生丸《妇人良方》

组成：生荷叶、生艾叶、生柏叶、生地黄。

功效：凉血止血。

主治：便血、衄血。

六画

冲和膏《外科正宗》

组成：紫荆皮（炒）150 g、独活（炒）90 g、赤芍（炒）60 g、白芷30 g、石菖蒲45 g，上为细末，葱汤、热酒俱可调敷。

功效：散结消肿。

主治：肛门周围脓肿、肛瘘、疮疡等。

托里定痛散《外科正宗》

组成：当归身、熟地、乳香、没药、川芎、白芍、肉桂各3 g，罂粟壳（泡去筋膜，蜜炒）6 g，水2盅，煎8分，随病上下，食前后服之。

功效：托里、养血、止痛。

主治：治痈溃后，血虚疼痛不可忍者甚效。

托里建中汤《外科正宗》

组成：人参、白术、茯苓各6 g，半夏、炮姜各3 g，甘草1.5 g，熟附子2 g。水2盅，煨姜

3片，枣2枚，煎8分，不拘时服。

功效：温中托里。

主治：痈肿因中虚不起，脓成难溃。

托里消毒散《外科正宗》

组成：人参、川芎、白芍、黄芪、当归、白术、茯苓、金银花各3g，白芷、甘草、皂角针、桔梗各1.5g。

功效：补中益气，托里透脓。

主治：痈疮因中虚脓成不溃，服之即溃，未成者可消。

防风通圣散《宣明论》

组成：防风、荆芥、连翘、麻黄、薄荷、川芎、当归、白芍、白术、黑山栀、大黄、芒硝各15g，石膏、黄芩、桔梗各30g，甘草60g，滑石90g。共研细末，每服6g，加生姜3片，水煎温服，或做汤剂，水煎服。用量按原方比例减，或做成丸剂，每服9~12g，开水送下。

功效：疏风、解表、清热泻下。

主治：发热、怕冷、头疼，尿黄、大便秘结、肛门肿痛。

防风秦艽汤《外科正宗》

组成：防风、秦艽、当归、川芎、生地、白芍、赤茯苓、连翘各3g，槟榔、甘草、栀子、地榆、枳壳、槐角、白芷、苍术各2g。水2盅，煎8分，食前服。便秘者加大黄6g。

功效：清热消肿。

主治：痔疮肿痛、便血、脱出。

当归拈痛汤《外科正宗》

组成：羌活、当归、防风、茵陈、苍术各3g，苦参、升麻、白术各2.1g，葛根、甘草、黄芩、知母、泽泻、猪苓、人参各1.5g，黄柏1g。水2盅，煎8分，食前服。

功效：清热利湿，消肿止痛。

主治：痔疮肿痛，湿热下注。

当归饮子《证治准绳》

组成：当归、芍药、川芎、生地、白蒺藜、

荆芥、防风、首乌、黄芪、甘草。

功效：祛风养血。

主治：血虚生风，肛门瘙痒、皲裂。

当归补血汤《内外伤辨惑论》

组成：当归、黄芪。

功效：补血益气。

主治：贫血、血虚头晕、倦怠。

红花散瘀汤《外科正宗》

组成：当归尾、皂角针、红花、苏木、僵蚕、连翘、石决明、穿山甲、乳香、贝母各3g，大黄9g，牵牛子6g。水、酒各1碗，煎8分，空腹服，行五六次，方吃稀粥补之。

功效：活血化瘀，通下解毒。

主治：腹中、肛门结块，肿瘤，二便不利。

红粉生肌膏《经验方》

组成：红粉5g、朱砂15g，加生石膏80g，制成油纱条外用。

功效：化腐生肌。

主治：瘘管手术后清除管壁及创面不良肉芽。

红粉膏《朱仁康临床经验集》

组成：当归、白芷、姜黄、甘草、轻粉、冰片、蜂白蜡、红粉、麻油。

功效：生肌祛腐。

主治：伤口肉芽生长缓慢，用于术后换药。

芍药汤《河间六书》

组成：芍药9g、黄连3g、黄芩3g、当归3g、槟榔2g、木香2g、甘草2g、肉桂1g，水煎服，1日2次，实热重者酌加大黄3g。

功效：清热利湿，调气行血。

主治：湿热痢，便下脓血，腹痛，里急后重。

如意金黄散《外科正宗》

组成：黄柏、大黄、姜黄、白芷各60g，川朴、陈皮、甘草、苍术、南星各18g，天花粉120g。共研细末，加茶水调成糊状，或加凡士林制成20%软膏，外用。

功效：清热除湿，止痛消肿。

主治：肛门周围脓肿，疖肿，痔疮，肛瘘，肛裂发炎。

地黄饮子《证治准绳》

组成：生地、当归、川芎、白蒺藜、防风、荆芥、何首乌、黄芪、甘草。

功效：润肌祛风。

主治：肛门发痒，皮肤干燥。

地榆散《直指方》

组成：地榆、茜草根、黄芩、黄连、山栀、茯苓、薤白。

功效：清热除湿，止血凉血。

主治：湿热腹泻，便血。

回阳玉龙膏《外科正宗》

组成：草乌、煨姜、赤芍、白芷、天南星、肉桂。

功效：温阳散寒。

主治：阴寒凝结所致的疮毒、结毒、痈疽。

血府逐瘀汤《医林改错》

组成：桃仁、红花、当归、生地、川芎、赤芍、柴胡、枳壳、甘草、桔梗、牛膝。

功效：活血逐瘀。

主治：瘀血内阻，头痛胸痛，腹中结块。

约营煎《景岳全书》

组成：生地、芍药、甘草、续断、地榆、黄芩、槐花、乌梅、荆芥穗。

功效：清热凉血、止血止泻。

主治：便血、腹泻、肠风、积热。

导赤散《小儿药证直诀》

组成：生地、木通、竹叶、甘草梢。

功效：清热利尿。

主治：小便不利，尿潴留，口舌糜烂。

阳和汤《外科全生集》

组成：熟地、白芥子、鹿角胶、炮姜炭、麻黄、肉桂、甘草。

功效：温阳散寒，消肿散结。

主治：阴疽、流注、鹤膝风等，属于阴寒之证者。

阳和解凝膏《外科正宗》

组成：鲜牛蒡子根叶梗、鲜白凤仙根、川芎、附子、桂枝、大黄、当归、肉桂、草乌、地龙、僵蚕、赤芍、白芷、白蔹、白及、乳香、没药、续断、防风、荆芥、灵脂、木香、香橼、陈皮、苏合油、麝香、菜油。

功效：温阳散结。

主治：疮疡属阴寒者。

七画

补中益气汤《外科正宗》

组成：黄芪 15 g、党参 12 g、白术 12 g、当归 9 g、炙甘草 6 g、陈皮 3 g、升麻 3 g、柴胡 3 g，水煎服，每日 2 次。

功效：调补脾胃、升阳益气。

主治：脾胃气虚、中气下陷所致的脱肛、久痢。

苏子降气汤《外科正宗》

组成：苏子 4.5 g，厚朴、陈皮、半夏、前胡、官桂各 3 g，甘草 15 g。水 2 盅，姜 3 片，煎 8 分，食远服。

功效：宣肺润肠。

主治：喘咳气逆，便秘，腹胀。

苁蓉润肠丸《济生方》

组成：肉苁蓉、沉香。

功效：润肠通便。

主治：习惯性便秘。

芦荟丸《外科正宗》

组成：胡黄连、黄连、芦荟、白芜荑、青皮、白雷丸、鹤虱草各 30 g，麝香 3 g，木香 9 g，上为末，蒸饼糊丸如麻子大，每服 3 g，空心清米汤送下。

功效：清热解毒，杀虫止痒。

主治：肛门发痒，蛲虫、蛔虫。

护痔膏《外科正宗》

组成：白及、石膏、黄连各 9 g，冰片、麝香各 1 g。共研细末，鸡蛋清调成膏，护住四边好肉，方上枯痔散。

功效：保护肌肤。

主治：枯痔散治疗时，保护周围正常皮肤。

牡丹皮散《外科正宗》

组成：人参、牡丹皮、白芍、茯苓、黄芪、薏苡仁、桃仁、白芷、当归、川芎各 3 g，甘草 1.5 g，官桂 1.5 g，木香 1 g。

功效：消痈排脓。

主治：肠痈，肛门周围脓肿。

赤小豆当归散《金匮要略》

组成：赤小豆、当归各等份，共为散。用开水或加醋适量调服，每服 9 g，一日 3 次，也可作汤剂煎服。

功效：和血祛湿，消肿排脓。

主治：大便下血，先血后便，或粪中带血，肛门肿痛。

肠覃汤《中医症状鉴别诊断学》

组成：柴胡、当归、赤芍、白术、枳实、丹参、昆布、薏苡仁、三棱、莪术、益母草。

功效：活血化瘀，消肿散结。

主治：肠道息肉，肿瘤。

八画

肾气丸《外科正宗》

组成：干山药、山茱萸（去核酒拌）各 120 g，泽泻（蒸）、牡丹皮（白者佳）、白茯苓各 90 g，熟地（用生者）240 g，将熟地酒拌后，铜器蒸半日（砂器亦可），捣膏。地黄煮烂，杵膏，余皆为末，蜜丸如桐子大，每服七八十丸，空腹滚汤、盐汤、温酒送下。

功效：温补肾阳。

主治：肾阳不足，少腹拘急，小便不利，腰痛、冷等。

参术膏《外科正宗》

组成：上好人参 250 g（切片、用水 5 大碗，砂锅内慢火熬至 3 碗，将渣再煎汁 1 碗，共用密绢滤清，复熬稠厚瓷碗内收贮待用）、云片白术 180 g、怀庆熟地 180 g（俱蒸同上法）。以上 3 膏各熬完毕，各用瓷碗盛之，炖入水中，待冷取起，盖勿泄气。如患者精神短少、懒于言动、气短自汗，以人参膏 3 匙、白术膏 2 匙、地黄膏 1 匙，俱用无灰好酒 1 杯炖热化服。如脾气虚弱、饮食减少，或食不知味，或已食不化者，用白术膏 3 匙，人参膏 2 匙，地黄膏 1 匙，好热酒化服。如患者腰膝酸软、腿脚无力、皮肤手足粗涩枯槁，用地黄、人参、白术膏各 3 匙化服。如气血、脾胃无偏胜负者，三膏各 2 匙，热酒化服。

功效：强健精神，补益气血。

主治：疮口不愈合，势大脓多。并能使须发变黑。

参苓白术散《和局剂方》

组成：党参、茯苓、白术、山药、甘草各 60 g，炒扁豆 45 g，莲子肉、薏苡仁、桔梗、砂仁各 30 g，共为细末，每服 6~9 g。开水或大枣汤送服。

功效：补气健脾，渗湿和胃。

主治：脾胃虚弱，挟湿之症，症见食欲不振，消化不良，四肢乏力，腹胀、腹泻、肠鸣、脉象缓弱。常用于溃疡性大肠炎、肠结核等病的腹泻。

青黛散《中医外科学讲义》

组成：青黛、石膏、滑石、黄柏。

功效：清化湿热，解毒止痒。

主治：肛门瘙痒，湿疹、黄水疮。

青蒿鳖甲汤《温病条辨》

组成：青蒿、知母各 6 g，鳖甲 15 g，细生地 12 g，丹皮 9 g。水煎服，一日 2 次。

功效：养阴清热。

主治：肠结核、结核性肛瘘，症见骨蒸劳热，夜热早凉，或久热不退等。

固肠散《景岳全书》

组成：陈皮、木香、肉豆蔻、罂粟壳、炮姜、甘草。

功效：散寒止泻。

主治：寒泻肠滑，脱肛不收。

实脾饮《济生方》

组成：白术、茯苓、大腹皮、木瓜、厚朴、木香、草豆蔻、附子、干姜、甘草、生姜、大枣。

功效：温中止泻。

主治：中寒腹泻、慢性肠炎、痢疾等。

驻车丸《千金方》

组成：黄连、干姜、阿胶、当归。

功效：滋阴清热。

主治：阴虚湿热，腹泻脓血便。

九画

祛虱止痒方（笔者经验方）

组成：地肤子、苦参、艾叶、白鲜皮、蛤蟆草、百部、花椒、炉甘石各30 g，用粉碎机粉碎过筛，取药粉15 g兑入2000 mL开水，熏洗会阴部及肛周，每日早晚各1次，每次10分钟，持续熏洗5天。

功效：祛虱杀虫、祛风止痒。

主治：阴虱。

洗痔枳壳汤《外科正宗》

组成：癞蛤蟆草（又名荔枝草，四季常有，面青背白麻纹累累者是）、枳壳各60 g。水2000 mL，上药煎数滚，先熏后洗，良久，汤留再热熏洗。

功效：消痔止痛。

主治：痔疮肿痛。

洗痔肿痛方《外科正宗》

组成：鱼腥草、苦楝根、朴硝、马齿苋、瓦楞花各30 g，水10碗。煎七八碗，先熏后洗，诸痔肿痛可消。

功效：消痔止痛，消肿化瘀。

主治：痔疮肿痛，血栓外痔。

神授卫生汤《外科正宗》

组成：羌活、防风、白芷、沉香、红花、连翘、石决明（煅）各2 g，金银花、皂角刺、归尾、甘草节、花粉各3 g，乳香1.5 g，穿山甲（土炒研）2 g，大黄（酒拌炒）6 g，脉虚便利者不用。水2碗，煎8分，病在上部先服药，随后饮酒1杯；在下部先饮酒1杯，随后服药以行药势。

功效：解表清里，清热散结。

主治：疮疡痈肿，风热痒疹。

活血散瘀汤《外科正宗》

组成：川芎、归尾、赤芍、苏木、牡丹皮、枳壳、瓜蒌仁（去壳）、桃仁（去皮尖）各3 g，槟榔2 g，大黄（酒炒）6 g。水2盅，煎8分，空腹服，渣再煎服。

功效：活血散瘀，消肿化结。

主治：肠道积热，肠痈、痢疾。

活血化坚汤《外科正宗》

组成：防风、赤芍、归尾、天花粉、金银花、贝母、川芎、皂角刺、桔梗各3 g，僵蚕、厚朴、五灵脂、陈皮、甘草、乳香、白芷梢各1.5 g。水2盅，煎8分，临服用酒1小杯，食后服。

功效：活血化坚。

主治：肠道息肉、肿瘤。

活血祛风汤《朱仁康临床经验集》

组成：当归、赤芍、桃仁、红花、荆芥、蝉衣、白蒺藜、甘草。

功效：活血祛风、止痒。

主治：肛门瘙痒症。

活血润肤汤《中医症状鉴别诊断学》

组成：丹参、赤白芍、当归、红花、桃仁、鬼箭羽、生地、首乌藤。

功效：养血止痒。

主治：肌肤干燥，肛门瘙痒，皲裂。

枯痔散《外科正宗》

组成：白矾60 g、蟾酥6 g、轻粉12 g、砒霜30 g、天灵盖（用清泉水浸，以天灵盖煅红，水内浸煅7次）12 g共研极细末，入小新铁锅内，上用粗瓷碗密盖，盐泥封固，炭火煅至 2 炷香，待冷取开，将药研末搽痔上，每日辰、午、申 3 时用温汤洗净上药 3 次，上至七八日，其痔枯黑坚硬，住药裂缝，待其自落，换洗起痔汤。

功效：枯痔。

主治：内痔。

枯矾散《外科正宗》

组成：枯矾、石膏（煅）、轻粉、黄丹各 9 g。上为末，温汤洗净，搽药即愈。

功效：收湿止痒。

主治：湿疹发痒，黄水疮。

济川煎《医宗金鉴》

组成：当归 9 ~ 15 g、牛膝 6 g、肉苁蓉 6 ~ 9 g、泽泻 4.5 g、升麻 3 g、枳壳 3 g，水煎服，一日 1 次，临睡前服，将头煎、2 煎混在一起顿服。

功效：补肾养血，润肠通便。

主治：肾虚血虚，腰酸腹胀，肠中津亏，大便难出，对习惯性便秘有良好效果。

枳实导滞丸《内外伤辨惑论》

组成：枳实、大黄、神曲、茯苓、黄芩、黄连、白术、泽泻。

功效：清热除湿，行气导滞。

主治：伤食腹泻，湿热痢疾。

祛毒汤《医宗金鉴》

组成：瓦松、马齿苋、甘草各 15 g，五倍子、川椒、防风、苍术、枳壳、侧柏叶、葱白各 9 g，朴硝 1 g。上药加水煎后，煮沸液放盆内先热熏再坐浴 10 ~ 20 分钟。

功效：消肿止痛，抗炎收敛。

主治：内外痔及肛瘘发炎、肿胀、疼痛。

祛湿散《朱仁康临床经验集》

组成：黄柏、白芷、轻粉、石膏、冰片。

功效：除湿止痒。

主治：肛门湿痒。

祛风换肌丸《医宗金鉴》

组成：大胡麻、苍术、牛膝、石菖蒲、苦参、

何首乌、无花粉、威灵仙、当归、川芎、甘草。

功效：养血祛风，滋养肌肤。

主治：肛门瘙痒，肌肤干燥、角化、皲裂。

香连丸《兵部手集方》

组成：黄连 60 g、吴茱萸 30 g。二味同炒，再去吴茱萸加木香 15 g，共研细末，醋糊为丸，每次服 3 ~ 9 g，米汤送下。

功效：燥湿清热，行气化滞。

主治：湿热痢疾，脓血相兼，腹痛，里急后重。

追风逐湿膏《外科正宗》

组成：豨莶草、麻黄、川乌、草乌、风藤、半夏、南星、羌活、蓖麻子（打碎）、桂枝各 90 g，独活、细辛、当归、白芷、苍术、大黄各 60 g。以上药各切碎片，用葱汁、姜汁各 2 碗拌药先浸 1 宿。次日用香油 250 g，同药入锅内慢火煎至葱、姜二汁将干，不干时，将油与药同煎，渣枯为度；细绢滤清，以油 500 g，下飞过炒丹 300 g 为准配用，再将前油入锅内煎滚，以油滴水成珠，不散方下黄丹，徐徐搅入，其膏已成；再下碾净松香净末 700 g，再同熬化，取下锅，以盆倾稳，再下乳香、木香、胡椒、轻粉末各 60 g，白芥子细末 120 g，渐入搅匀，倾入钵内盛贮，渐用热汤顿化，绫缎摊贴。

功效：祛风除湿。

主治：关节肿痛，疮疡初起。

养脏汤（原真人养脏汤）《和剂局方》

组成：白芍 10 g，当归、党参、白术、肉豆蔻、诃皮子各 9 g，肉桂、甘草各 3 g，木香 6 g，粟壳 10 g。水煎服，一日 2 次。

功效：补虚温中，涩肠固脱。

主治：久泻久痢，脾肾虚寒，疲倦食少。

十画

逍遥散《和剂局方》

组成：柴胡、当归、白芍、白术、茯苓各 30 g，炙甘草 15 g。共为细末，每服 6 g，生姜 9 g，薄荷少许同煎服。亦可作汤剂，一日 2 次，

用量按原方比例。

功效：疏肝解郁，健脾养血。

主治：肝郁血虚所致的两胁作痛，疲乏食少，头痛目眩，大便不调，结肠过敏症。

透脓散《外科正宗》

组成：黄芪12 g、山甲3 g、当归6 g、皂角刺4.5 g。水煎服，一日2次，黄酒1小杯为引，脓破即停服本方。

功效：托里透脓。

主治：肛门周围脓肿，脓成未溃者，有促使排脓之效。

调元肾气丸《外科正宗》

组成：生地（酒煮、捣膏）120 g，山茱萸60 g，牡丹皮60 g，白苓60 g，人参、当归身、泽泻、麦门冬（捣）、龙骨、地骨皮各30 g，木香、砂仁各9 g，黄柏（盐水炒）、知母（童便炒）各15 g。上为末，鹿角胶120 g，煮酒化稠加蜜120 g同煎，滴水成珠，和药为丸如桐子大，每服8丸，空腹温酒送下，忌白萝卜、白酒、房事。

功效：补肾固本。

主治：肾阴阳俱虚，小便不利，腰酸头晕。

消风散《外科正宗》

组成：当归、生地、防风、蝉蜕、知母、苦参、胡麻、荆芥、苍术、牛蒡子各3 g，石膏、甘草各1.5 g，木通1.3 g。水煎。食远服。

功效：祛风止痒。

主治：湿疹，肛门瘙痒。

消风清燥汤《外科正宗》

组成：川芎、当归、白芍、生地、无花粉、防风、黄芩、黄连、蝉蜕、苦参、灵仙各3 g，甘草1.5 g。水煎。食远服。

功效：润燥祛风。

主治：湿疹、瘙痒、大便干燥。

凉膈散《外科正宗》

组成：防风、荆芥、桔梗、山栀、玄参、石膏、薄荷、黄连、无花粉、牛蒡子、贝母、大黄各等份。水2盅，煎8分，不拘时服。

功效：清热泻下。

主治：热结膈中，便秘溲赤。

凉血地黄汤《外科正宗》

组成：川芎、当归、白芍、甘草、生地、白术、茯苓、黄连、地榆、人参、山栀、无花粉各1.5 g。水2盅，煎8分，食前服。

功效：凉血止血。

主治：内痔出血，大便干燥。

起痔汤《外科正宗》

组成：黄连、黄柏、黄芩、大黄、防风、荆芥、栀子、槐角、苦参、甘草各30 g，朴硝15 g。上药分3次。用水煎服，待痔落之后，换搽生肌散。

功效：清热解毒。

主治：枯痔散用后消肿止痛，促进愈合。

脏连丸《外科正宗》

组成：黄连净末240 g用公猪大肠尽头一段，长约35 cm，温汤洗净，将黄连末灌入肠内，两端用线扎紧，用黄酒750 mL，砂锅内煮，酒将干为宜，起肠物，共捣如泥。如药烂，再晒1小时许，复捣丸如桐子大，每服70丸，空腹温酒送下，久服除根。

功效：清肠化痔。

主治：痔疮便血，脱出。

桃仁承气汤《伤寒论》

组成：桃仁、大黄、芒硝、桂枝、甘草。

功效：活血逐瘀。

主治：下焦蓄血，痔疮肿痛，血栓形成。

健脾除湿汤《中医症状鉴别诊断学》

组成：茯苓皮、白术、黄芩、山栀、泽泻、茵陈、枳壳、生地、竹叶、灯心、甘草。

功效：健脾除湿。

主治：肛门湿疹，渗出多，湿热并重者。

资生丸《先醒斋医学广笔记》

组成：党参、白术、白扁豆、芡实、茯苓、

石莲肉各 9 g，山楂、神曲各 12 g，泽泻、藿香、橘红各 6 g，白蔻、桔梗、甘草各 3 g，麦芽 15 g，黄连 2 g，淮山药 1 g，薏苡仁 12 g。水煎服，或制丸剂，每日 12～18 g，分 2～3 次服。

功效：调理脾胃，兼清湿热。

主治：脾虚夹湿郁热，腹泻，腹胀，食少倦怠。

十一画

理阴煎《景岳全书》

组成：当归、熟地、干姜、甘草。

功效：补血散寒。

主治：血亏血虚，兼有中寒者。

理中汤《伤寒论》

组成：党参、干姜、甘草、白术各 9 g，水煎服，一日 2 次。

功效：温中祛寒，补益脾胃。

主治：脾胃虚寒、腹痛呕吐、泄泻清稀、腹满食少、慢性痢疾、肠炎等。

排脓内托散《外科正宗》

组成：当归、白术、人参各 6 g，川芎、白芍、黄芪、陈皮、茯苓各 3 g，香附、肉桂各 2 g，甘草 1.5 g，白芷 1 g，桔梗 1.5 g，牛藤 1.5 g，姜 3 片。水 2 盅，煎 8 分，食远服。

功效：益气托里，排脓外出。

主治：中气不足，脓成难以排出。

蛇床子汤《外科正宗》

组成：蛇床子、当归尾、威灵仙、苦参各 15 g，水 5 碗，煎数滚入碗内，先熏待温浸洗 2 次愈。

功效：除湿止痒。

主治：阴部发痒。

蛇床子散《外科正宗》

组成：蛇床子、大枫子肉、松香、枯矾各 30 g，黄丹、大黄各 15 g，轻粉 9 g。上为细末，麻油调搽，湿烂者干搽之。

功效：杀虫止痒。

主治：顽癣、神经性皮炎。

黄连闭管丸《外科正宗》

组成：胡黄连、穿山甲、石决明、槐花。

功效：清化湿热。

主治：湿热肛瘘，可控制发作。

黄土汤《金匮要略》

组成：灶心黄土、甘草、生地、白术、附子、阿胶、黄芩。

功效：温中止血。

主治：先便后血，痔疮出血。

黄连除湿汤《外科正宗》

组成：黄连、黄芩、川芎、当归、防风、苍术、厚朴、枳壳、连翘各 3 g，甘草 1.5 g，大黄、朴硝各 6 g。水 2 盅，煎 8 分，空腹服。

功效：清热除湿。

主治：下焦湿热，肛门湿疹，二便不利。

黄连解毒汤《外科正宗》

组成：黄连、黄芩、黄柏、山栀、连翘、甘草、牛蒡子各等份。水 2 盅，灯心 20 根，煎 8 分，不拘时服。

功效：清热解毒。

主治：疮疡热毒，红肿热痛，发热恶寒。

萆薢渗湿汤《疡医大全》

组成：萆薢、薏苡仁、丹皮、黄柏、茯苓、泽泻、通草、滑石。

功效：清热利湿。

主治：肛门湿疹、丹毒等。

清营汤《温病条辨》

组成：鲜生地、地丁各 30 g，银花、丹皮、赤芍各 9 g，黑栀子 12 g，连翘 12 g，甘草 4.5 g，水煎服，一日 3 次。

功效：清热解毒，凉血散结。

主治：疮疡痈疽未溃，热入营血、高热不退。

麻子仁丸《伤寒论》

组成：麻子仁、大黄、杏仁各 120 g，炒枳实、厚朴各60 g，白芍90 g。共为细末，炼蜜为丸，每次3~6丸，临睡前服，开水送下。

功效：润肠通便。

主治：肠胃燥热，大便秘结，习惯性便秘，痔疮便秘。

痔疮栓《周济民方》

组成：地榆粉20 g、黄柏粉10 g、次没食子酸铋10 g、仙鹤草素片6片、地卡因0.7 g、冰片0.7 g、栓剂基质100 g。做成肛门栓剂70枚，每晚临睡置肛门内1~2枚。

功效：消炎、止血、止痛。

主治：内痔及直肠炎症。

十二画

普济消毒饮《外科正宗》

组成：黄芩、黄连各6 g，人参3 g，陈皮（去白）、玄参、甘草、柴胡、桔梗（炒）各4.5 g，连翘、牛蒡子、马勃、板蓝根、升麻、僵蚕各1.5 g。水2盅，煎8分，食后服，如大便燥加酒煨大黄3~6 g，以利为度，肿势甚者，宜砭去恶血。

功效：清热解毒，疏风散邪。

主治：风热疫毒所致之头痛、痈肿、疮疡等。

滋阴除湿汤《外科正宗》

组成：川芎、当归、白芍、熟地各3 g，柴胡、黄芩、陈皮、知母、贝母各2 g，泽泻、地骨皮、甘草各1.5 g。水2盅，姜3片，煎8分，食前服。

功效：滋阴除湿。

主治：湿毒伤阴、疮久不愈、肛门湿疹等。

粟壳散《外科正宗》

组成：粟壳6 g，当归、陈皮、秦艽、黄芪、生地黄、熟地、黄柏各3 g，黄芩、人参、苍术、厚朴、升麻各2 g，荷叶蒂7个，甘草1.5 g，地骨皮4 g。水2盅，煎8分，食前服。或为细末，每服6 g，空腹温酒调服。

功效：益气固肠。

主治：直肠脱垂，痔疮脱出。

提肛散《外科正宗》

组成：川芎、当归身、白术、人参、黄芪、陈皮、甘草各3 g，升麻、柴胡、条芩、黄连、白芷各1.5 g。水2盅，煎8分，食远服，渣再煎服之。

功效：补中益气，清热固涩。

主治：直肠脱垂，痔脱出。

蛤粉散《外科正宗》

组成：蛤粉、石膏（煅）各30 g，轻粉15 g，黄柏（生研）15 g，共为细末，凉水调搽，冬月麻油调亦好。

功效：收涩止痒。

主治：湿疹。

黑锡丹《和剂局方》

组成：沉香、附子、葫芦巴、阳起石、茴香、补骨脂、肉豆蔻、木香、肉桂、川楝子、黑锡、硫黄。

功效：温肾散寒、降逆定喘。

主治：肾不纳气喘咳，肠鸣滑泄、腹痛。

黑布膏《中医外科学讲义》

组成：黑醋、五倍子、蜈蚣、蜂蜜。

功效：收敛瘢痕。

主治：术后瘢痕多而大。

温脾丹《医钞类编》

组成：木香、半夏、炮姜、白术、陈皮、青皮。

功效：温中散寒。

主治：中寒腹胀，腹泻、肠鸣。

温脾汤《千金要方》

组成：附子、干姜、人参、甘草、大黄、芒硝、当归。

功效：温中通便。

主治：寒实积聚，便秘、腹痛。

痛泻要方《刘草窗方》

组成：白术90 g，白芍、防风各60 g，陈皮

15 g。做成丸散，现在多作汤剂用量按原方比例酌减，水煎服，一日 2 次。

　　功效：泻肝补脾。

　　主治：肠鸣腹痛，大便泄泻，泻必腹痛，即肝旺脾虚所致的腹痛泄泻。

葛根芩连汤《伤寒论》

　　组成：葛根、甘草、黄连各 3 g，黄芩 6 g。水煎服，一日 2 次。

　　功效：解肌透表，清热利湿。

　　主治：菌痢，肠炎伴发热心烦、口渴汗出。

十三画

槐角丸《沈氏尊生书》

　　组成：槐角 120 g，炒枳壳、当归、黄芩、防风、地榆各 6 g。共研细面，炼蜜为丸，每服 9 g，一日 3 次，开水送服。

　　功效：清热凉血，祛风润滑。

　　主治：内痔出血、脱出及肠道炎症等。

槐花散《普济本事方》

　　组成：槐花、侧柏叶、荆芥穗、枳壳。

　　功效：肠风下血，内痔出血。

　　主治：肠炎、内痔。